室性心动过速

——600幅心电图实例

夏宏器　编著

中国协和医科大学出版社

图书在版编目（CIP）数据

室性心动过速／夏宏器编著. —北京：中国协和医科大学出版社，2015.7
ISBN 978-7-5679-0195-7

Ⅰ. ①室… Ⅱ. ①夏… Ⅲ. ①心动过速-诊疗 Ⅳ. ①R541.7

中国版本图书馆 CIP 数据核字（2015）第 008817 号

室性心动过速——600 幅心电图实例

编　　著：夏宏器
责任编辑：许进力　王朝霞

出版发行：**中国协和医科大学出版社**
　　　　　（北京东单三条九号　邮编100730　电话65260378）
网　　址：www.pumcp.com
经　　销：新华书店总店北京发行所
印　　刷：北京佳艺恒彩印刷有限公司

开　　本：889×1194　　1/16 开
印　　张：49.5
字　　数：1200 千字
版　　次：2015 年 7 月第 1 版　　2015 年 7 月第 1 次印刷
印　　数：1—2000
定　　价：200.00 元

ISBN 978-7-5679-0195-7

作 者 简 介

　　夏宏器，男，江苏无锡人，教授，主任医师。1959 年毕业于北京大学医学部（原为北京医科大学）临床医学。1959 年 7 月~1965 年 11 月在北京医科大学第一附属医院内科任职；1965 年 11 月~1983 年 3 月奉卫生部调令参与组建新疆石河子医学院，并在附属医院内科任职。1983 年 3 月起在中国石油中心医院、天津医科大学附属石油医院、河北医科大学石油临床医学院心内科任职。1995 年享受国务院政府特殊津贴；2012 年获中国心电学会、中国心律学会颁发的"中国心电学终身成就奖"。获省、部级科技进步三等奖四项。现任国际心血管杂志副总编；中国无创心功能学会常务副主任委员；中国医药信息学会心脏监护专家委员会顾问；中国远程心脏监护联盟专家委员会顾问。

　　在国内外共发表论文 168 篇。著作有《实用心功能学》、《心律失常的临床分析与决策》、《心律失常临床诊疗手册》、《实用心律失常学》、《室性心动过速》等。

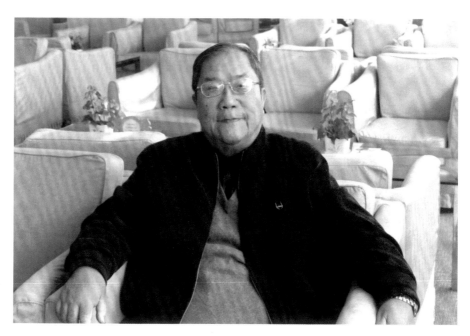

夏宏器照片

前　言

室性心动过速是一组急危重症，已成当今研究的重点，也已取得了许多科研成果，推动和提高了对室性心动过速的认知。然而尚存在许多亟待解决的问题。例如，室性心动过速的分类，至今尚缺乏统一的认识。笔者于 2002 年、2008 年在"心律失常的临床分析与决策"和"实用心律失常学"两书中均提出按室性心动过速心电图形态结合临床特点来分类。把具有室性心动过速发生率最高，并以室性心动过速为主要死亡原因的 17 种室性心动过速疾病，包容在一起成为一组"室性心动过速疾病"。这 17 种室性心动过速疾病，均是在国内外书刊上先后分别报道过的。我们只是将其收集、整理、分类。经 10 余年来的实践，一些读者反应这种分类方法、清晰、找得着、记得住、用得上。2009 年美国 Ziad 等主编的《Braunward 心脏病学》姊妹卷"临床心律失常与电生理学"书中也提出了不同于传统的分类法，"按室性心动过速心电图形态分类和按室性心动过速持续的时间分类"。

本书对 17 种室性心动过速疾病作了更进一步的分类。对每一种均作了较全面、较系统的阐述，并介绍了当今国内外学者的研究成果。

有关室性期前收缩的分类至今未统一。笔者提出了以室性期前收缩结合室性心动过速、心室颤动和临床特点将其分为五型，供参考。

对"非持续性与持续性室性心动过速"分类方法的认识。笔者以大量资料描述、论证二者的临床意义来说明这种分类法的重要价值。笔者建议室性心动过速心电图报告，应写明是那一种类型（如单形性或多形性）以及持续时间（是非持续性或持续性）二者结合在一起的报告，对真正认识其内涵很重要。

对室性心动过速患者可能只重视发作那一刻，辛苦抢救脱离了危险，出院就算完成任务，从本书引证的资料中可了解到对室性心动过速患者应长期治疗、终身随访的重要性。

笔者收集了近 600 幅心电图图片。它包含了各种类型的室性心动过速，也包含了从心脏各起源部位发出的各种较典型的室性心动过速的心电图图片。可称为室性心动过速心电图图谱专辑。

室性心动过速奥妙无穷，我们所知只是冰山一角。许多课题尚待深入研究。

在编写过程中得到了邓开伯、钱剑安、顾菊康、陈国伟教授的热情支持和帮助，更要感谢刘国全教授帮助收集、整理和分析资料。书中引用了大量的国内外资料，向这些资料的作者表示深深的感谢。由于水平有限，不妥之处甚至错误在所难免，请批评、指正。

夏宏器

2015 年 4 月

目　录

第一章　室性心动过速的分类

室性心动过速是一组急、重症，为死亡率极高的疾病。大多数患者是室性心动过速发作时（突然心悸、胸闷、晕厥、猝死）才至医院急诊，医生首先接触到的是表现为室性心动过速的心电图和简单的病史及体格检查等资料。医生要在极短的时间内做出正确的诊断，进行及时而正确的治疗。

一、在急诊室时医生诊治流程

实践经验表明，对于室性心动过速，诊治的程序包括以下六步。

第一步：首先分析出心电图上的室性心动过速的形态是属于哪一种类型：

已知室性心动过速在心电图上的形态表现有以下 6 种类型。

（1）单行性室性心动过速

（2）多形性室性心动过速

（3）尖端扭转性室性心动过速

（4）双向性室性心动过速

（5）心室扑动

（6）心室颤动

实际上心电图上的 6 种室性心动过速可归纳为两大类型。

（1）单形性室性心动过速（双向性室性心动过速是其一特殊类型）。

（2）多形性室性心动过速（尖端扭转性室性心动过速是其一特殊类型）。

当医生确定了患者心电图上室性心动过速类型后，则应进行第二步。

第二步：确定该类型室性心动过速发作持续的时间。它可分为二种类型。其标准如下：

（1）非持续性室性心动过速：为 3 个或 3 个以上的宽 QRS 波群连续出现（频率在 100 次/分以上），持续时间 30s 以内。

电生理检查的标准是 5 个或 6 个以上连续的心室搏动。

（2）持续性室性心动过速：室性心动过速持续的时间在 30s 以上。

非持续性室性心动过速如果未达到 30s，但已伴有血流动力学障碍，需要立即终止室性心动过速者，应归属为持续性室性心动过速。

无休止性室性心动过速：是持续性室性心动过速的一种特殊类型。是指一种室性心动过速（大多为单形性室性心动过速）反复发作，即使多次终止室性心动过速，但 24 小时内仍有一半以上的时间在发作。经电复律终止后又可复发。转复和复发的间隔时间可能是数秒、数分钟或更长。

第三步：依据患者已确定的心电图类型，结合病史、体检等临床资料，按照下述室性心动过速的分类（分为两大类 17 种室性心动过速）（表 1-0-1）去寻找与鉴别：

（一）单形性室性心动过速

（1）加速性室性自主心律

（2）特发性室性心动过速

（3）并行心律性室性心动过速

（4）束支折返性室性心动过速

（5）病理性室性心动过速

（6）致心律失常性右室心肌病

（7）致心律失常性左室心肌病

（8）双向性室性心动过速

（二）多形性室性心动过速

1. QT间期延长型尖端扭转性室性心动过速

（1）获得性长QT综合征

（2）先天性长QT综合征

（3）Timothy综合征

（4）Andersen's综合征

2. QT间期正常型多形性室性心动过速

（1）Brugada综合征

（2）儿茶酚胺敏感性多形性室性心动过速

（3）极短联律间期型多形性室性心动过速

（4）缺血性心脏病型多形性室性心动过速

3. QT间期缩短型多形性室性心动过速

短QT综合征

第四步：做出了初步诊断，立即进行治疗。应考虑到即刻的急救治疗及以后的长远治疗。

第五步：控制住病情，即可作进一步的诊疗。

第六步：制定随诊计划。

二、心电图上6种室性心动过速形态学特点

1. 单形性室性心动过速

（1）心电图特点：QRS时限>0.12s，QRS波形态固定，表明心室反复以同一顺序进行除极（图1-0-1、2）。

表 1-0-1 室性心动过速分类表

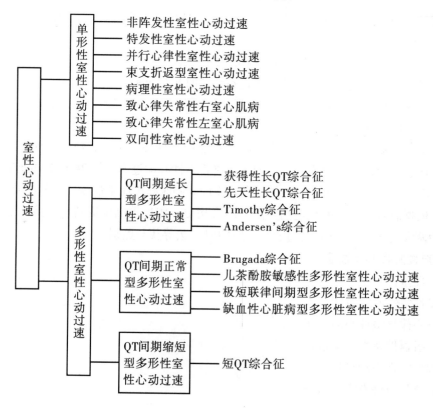

（2）临床意义：在无器质性心脏病患者大多数为良性的，在有器质性心脏病患者，是有危险或有潜在危险的。

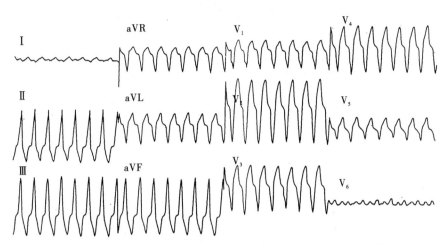

图 1-0-1　单形性室性心动过速（持续性）。呈左束支传导阻滞型。患者系致心律失常右室心肌病

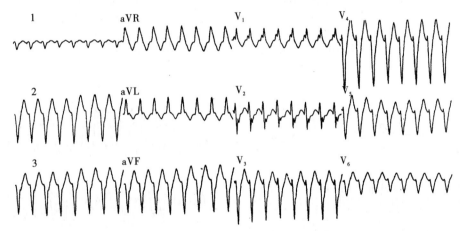

图 1-0-2　持续性单形性室性心动过速（呈右束支传导阻滞及左前分支传导阻滞型），系特发性左室室性心动过速

2. 多形性室性心动过速

（1）心电图特点：QRS 波形态不断变化或存在多种形态（没有 5 个以上 QRS 波群形态是恒定的），无明确的等电位线，或多个同步记录的导联中 QRS 波群形态不同，表明心室激动顺序是变化的，起源部位不是单一的（图 1-0-3、4）。

（2）临床意义：多形性室性心动过速不论其为非持续性或持续性均应属恶性室性心律失常。它很容易演变为心室颤动，导致晕厥、猝死。

3. 尖端扭转性室性心动过速

（1）心电图特点：QRS 波群为多形性，R-R 间隔不等，QRS 波群极性及振幅呈时相性变化，每 5～20 个心搏 QRS 波顶峰（尖端）围绕等电位线上下扭转。典型表现呈纺锤形。心室率 200～250 次/分。QTc 间期延长（图 1-0-5、6）。

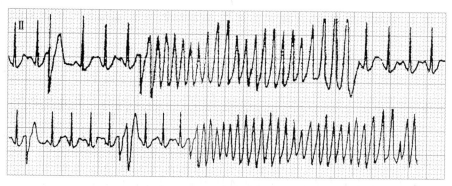

图 1-0-3　非持续性多形性室性心动过速，由极短联律间期 R on T 型室性期前收缩所触发

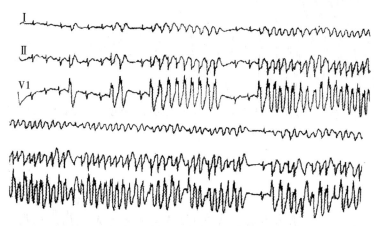

图 1-0-4　非持续性多形性室性心动过速反复发作

（图中 4、5、6 条系 1、2、3 条连续描记）

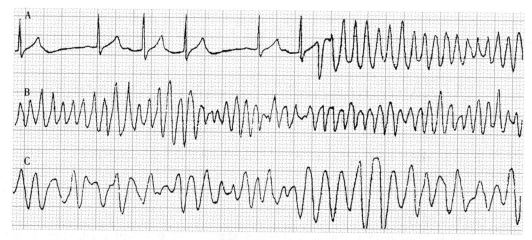

图 1-0-5　急性心肌梗死合并持续性尖端扭转性室性心动过速、二度房室传导阻滞 CM₅ 双极胸导联心电图，A、B、C 为连续记录

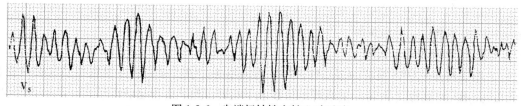

图 1-0-6　尖端扭转性室性心动过速

尖端扭转性室性心动过速是多形性室性心动过速中的一个特殊类型,只有在伴有 QT 间期延长者才能称为尖端扭转性室性心动过速。

(2)临床意义:属于恶性室性心律失常,很容易蜕变为心室颤动,导致晕厥、猝死。多见于获得性或先天性长 QT 综合征患者。死亡率极高。

4. 双向性室性心动过速

(1)心电图特点:QRS 时限 0.14~0.16s,也有等于、小于或稍大于 0.12s,有两种除极向量,QRS 波主波方向发生交替性变化,即一次向上、一次向下;或 QRS 波一次较宽、一次较窄;或一次较高、一次较低。心室率 140~200 次/分。节律大多整齐(图 1-0-7、8)。

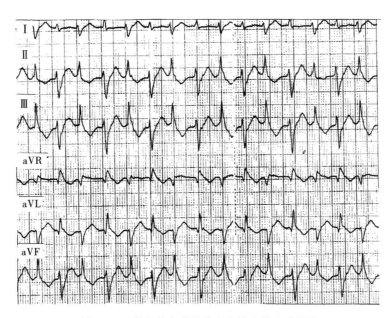

图 1-0-7 洋地黄中毒导致双向性室性心动过速

图示:呈现一次宽、一次窄的双向性室性心动过速

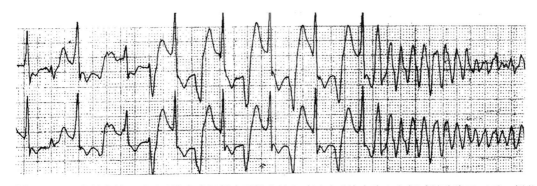

图 1-0-8 双向性室性心动过速演变为短暂多形性室性心动过速后演变为心室颤动导致猝死(系一例儿茶酚胺敏感性室性心动过速患者)

双向性室性心动过速有学者认为应归属于多形性室性心动过速,也有认为应归为单形性室性心动过速。

(2)临床意义:应属于恶性室性心律失常,它极易演变为多形性室性心动过速或心室颤动,死亡率高，易导致晕厥、猝死。多见于儿茶酚胺敏感性室性心动过速、致心律失常性右室心肌病、洋地黄中毒等。

5. 心室扑动

（1）心电图特点：连续而规则、宽大、畸形的QRS波，QRS时限在0.12s以上。QRS波呈向上向下的波幅似正弦样曲线，与T波无法分开，QRS波之间无等电线，频率180~250次/分。（图1-0-9、10）

（2）临床意义：属恶性室性心律失常，血流动力学严重障碍，很快演变为心室颤动死亡。

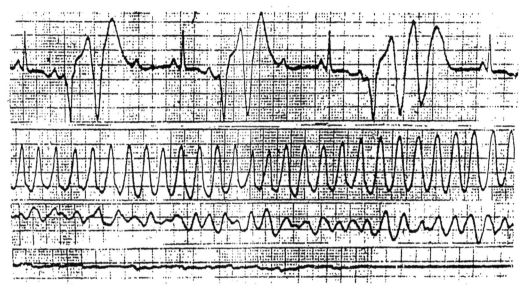

图1-0-9　心室扑动、心室颤动

患者男性，68岁，冠心病。心电图第1条示高度房室传导阻滞（4：1）伴频发成对室性期前收缩呈三联律及短阵室性心动过速；第2条示室性心动过速（前段）、心室扑动（后段）；第3条示心室颤动（粗颤）；第4条示心室颤动（细颤），后为心脏停搏。

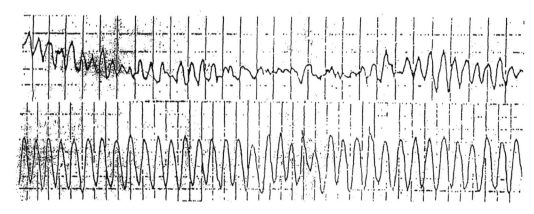

图1-0-10　预激综合征合并心室颤动、心室扑动

图示上条为心室颤动、下条为心室扑动。

6. 心室颤动

（1）心电图特点：QRS-T 波群完全消失，代之以形态不同、大小各异、间距极不匀齐的颤动波。颤动波之间无等电位线，频率为 250~500 次/分（图 1-0-11、12）。

（2）临床意义：属恶性心律失常。血流动力学严重障碍至停顿，很快死亡。

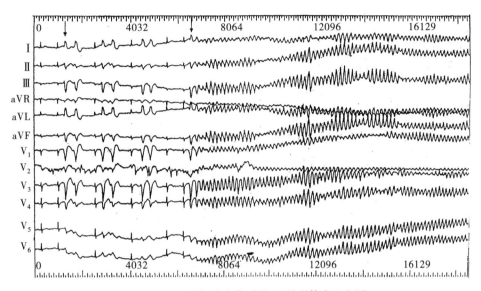

图 1-0-11　心室颤动发作时的 12 导联体表心电图

图示触发心室颤动和第 1 个 QRS 波与室性期前收缩形态相同（箭头所指）（引自江洪等，2004）

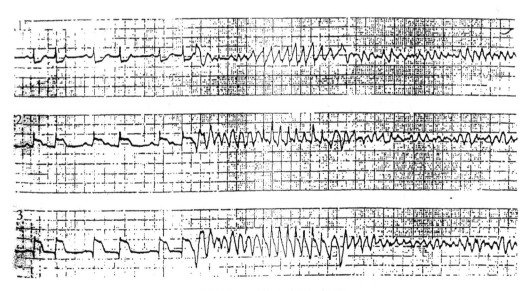

图 1-0-12　急性下壁心肌梗死

伴二度 I 型（3∶2）房室传导阻滞突变为多形性室性心动过速（尖端扭转性）迅速演变为心室颤动。

三、持续性、非持续性室性心动过速在心电图上的特点

每一个室性心动过速的发作，均存在发作持续时间长短的变化（即量的变化）。发作持续时间<30s者称为非持续性室性心动过速，发作持续时间>30s者称为持续性室性心动过速。它们虽不是独立的类型。但这种量化的结果却起到了认识和评估每一个、每一类室性心动过速全貌的非常重要和关键的作用。所以在心电图报告上必须描写出是非持续性还是持续性。例如：

1. 非持续性室性心动过速　（图1-0-13、14、15、16、17、18、19、20）。

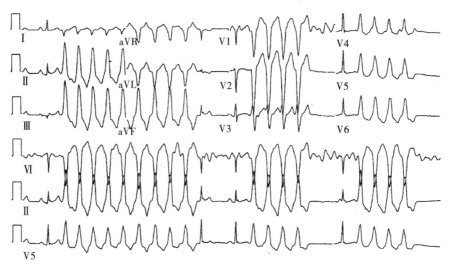

图1-0-13　特发性室性心动过速

图示：右心室流出道非持续性单形性室性心动过速（反复发作），呈左束支传导阻滞型。

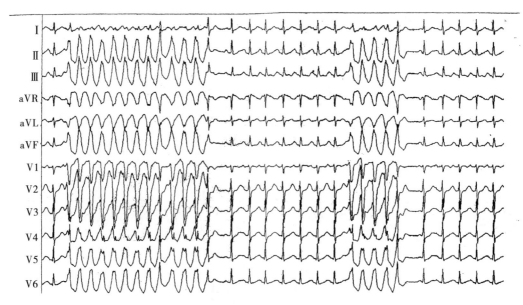

图1-0-14　非持续性单形性室性心动过速

（患者男性，56岁，冠心病）

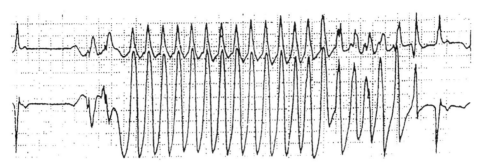

图 1-0-15 非持续性单形性室性心动过速演变为多形性室性心动过速（冠心病患者）

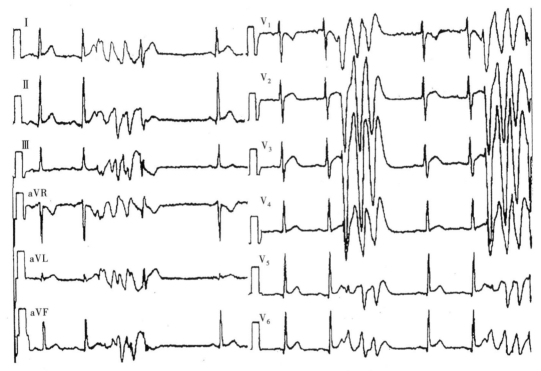

图 1-0-16 非持续性多形性室性心动过速

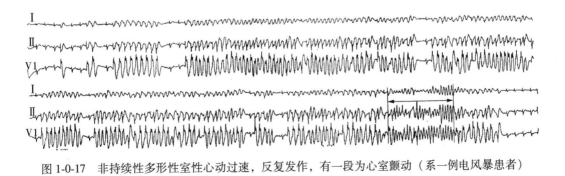

图 1-0-17 非持续性多形性室性心动过速，反复发作，有一段为心室颤动（系一例电风暴患者）

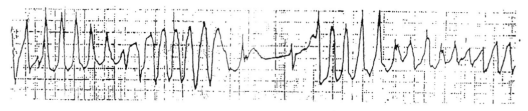

图 1-0-18 非持续性尖端扭转性室性心动过速，U 波增高，R on U 触发 TdP

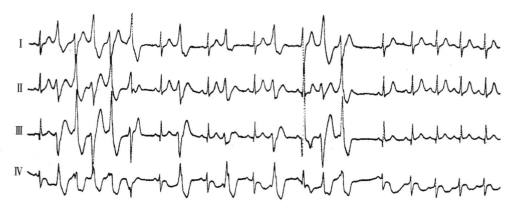

图 1-0-19 非持续性双向性室性心动过速

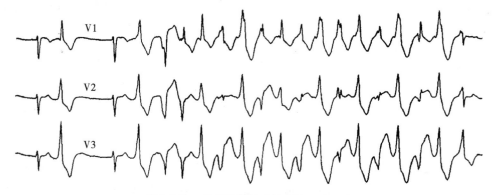

图 1-0-20 儿茶酚胺敏感性室性心动过速

图示：非持续性双向性室性心动过速

2. 持续性室性心动过速（图 1-0-21、22、23）

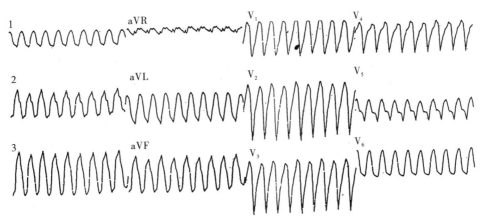

图 1-0-21 束支折返型持续性单形性室性心动过，呈完全性左束支传导阻滞图形（一例扩张型心肌病）

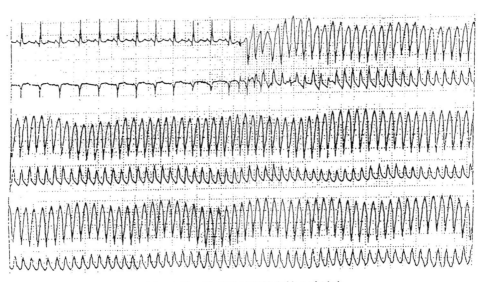

图 1-0-22 持续性单形性室性心动过速

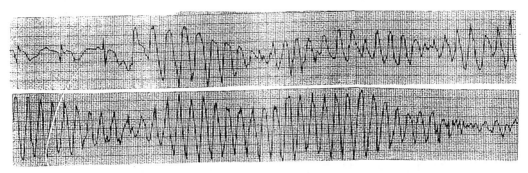

图 1-0-23 持续性尖端扭转性室性心动过速

四、有关分类的若干问题的探讨

（1）关于室性心动过速的分类：至今尚未统一，有多种分类法。例如有根据发病机制分类、按基础疾病分类、有根据遗传性心律失常分类、离子通道病、宽 QRS 波心动过速分类等。它们都有一定价值。但看后仍不清楚室性心动过速到底有多少种，均没有说清楚；其所涉及的内容较局限，也未能突出室性心动过速这个重点。

室性心动过速是一种危重急症，必须及时正确的处理，也是每一种具有发生室性心动过速的重点病情，分类不清，掌握就很难。

我们认为虽然发生室性心动过速的疾病是多系统的，但是如以室性心动过速发生率较高并因其导致的死亡率增高的，具有心律失常的疾病，目前仅发现十余种。故可考虑用室性心动过速这具有共性的特点来包容与此有关的各类疾病。以室性心动过速这个"综合征"来进行分类。基于此我们提出了用室性心动过速冠名的 17 种疾病。

2002 年和 2008 年我们在拙著"心律失常的临床分析与决策"、"实用心律失常学"第 2 版中，均提出过上述分类法。

2009 年美国 Issa、Miller、Zipes 在《Braunwald 心脏病学》姊妹卷《临床心律失常与电生理学》书中提出了室性心动过速的分类：

1）根据心动过速的形态分类：①单形性室性心动过速；②多形性室性心动过速；③尖端扭转型室性心动过速；④双向性室性心动过速；⑤心室扑动；⑥心室颤动。

2）根据心动过速持续时间分类：①持续性室性心动过速；②非持续性室性心动过速。

3）根据 V_1 导联 QRS 形态分类：①类左束支传导阻滞图形的室性心动过速；②类右束支传导阻滞图形的室性心动过速。这与我们上述提法相似。

关于 17 种室性心动过速的来源，它们均是以室性心动过速为突出重点的心律失常疾病，它不单是单纯的心律失常的心电现象，而是"疾病"。这 17 种冠以室性心动过速名的疾病，都是早已先后在国内外杂志上书刊上发表过的，都是公认的较成熟的认知，室性心动过速的名称均是原有的，它们早已是心电图结合临床的产物。我们只是将其归纳分类而已。

随着医学的发展，肯定还会逐渐有新的室性心动过速被发现。2002 年我们只收集到 12 种室性心动过速，2008 年 14 种，2013 年为 17 种，内容也在不断更新，本书仍按两大类 17 种室性心动过分类法（表 1-0-1）书写。目的是让年轻医生能有较全面、较系统的认识室性心动过速至少应牢记这 17 种室性心动过速。

（2）关于双向性室性心动过速：它是属于单形、多形性还是一独立类型的室性心动过速看法仍不一致。多数人将其归纳属于多形性室性心动过速中，但一些资料显示（图 1-0-8）双向性室性心动过速可演变为多形性室性心动过速，似乎是两种类型。此外，双向性室性心动过速是两个起源点发出，各自的形态、间隔、大小均很规则，类似电交替特点。提示对双向性室性心动过速的认识还很不够。

（3）原发性和获得性室性心动过速的问题：在一些同一类型的室性心动过速中确是存在着找不到明确病因的与找到病因的两种各有特色的室性心动过速，例如与长 QT 综合征一样分为原发性（先天性）和获得性（继发性）长 QT 综合征。在其他一些类型的室性心动过速中，也存在同样的特点。如 Brugada 综合征、短 QT 综合征、极短联律间期多形性室性心动过速、心室颤动等，均存在原发性和获得性的类型。这种分类是必要的，但仍需进一步探讨。

（4）每一种室性心动过速病，其所并发的类型大多为一种，少数可出现另一种类型，有的是演变所致，有的是另一起源点产生的。例如：心肌梗死后出现的室性心动过速 90% 为持续性单形性室性心动过速，但少数可呈多形性、甚至尖端扭转型室性心动过速或双向性室性心动过速。又如儿茶酚胺敏感性多形性室性心动过速，主要表现为多形性室性心动过速，但部分可出现双向性室性心动过速为其所特异的类型。

（5）关于持续性、非持续性分类：这是按心动过速时间的分类法，但由于它不是独立的类型，不能单独分类。只有和依据心电图形态学分类法结合起来才有临床意义。其报告应写明例如"病理性持续性单形性室性心动过速、病理性非持续性单形性室性心动过速。

参 考 文 献

1. 夏宏器，邓开伯. 心律失常的临床分析与决策. 北京. 第 1 版. 中国协和医科大学出版社. 2002，519.

2. 夏宏器，邓开伯. 实用心律失常学. 北京. 第 2 版. 中国协和医科大学出版社. 2008. 675.

3. 吴永全，杨新春译. 临床心律失常与电生理学——《Braunwald 心脏病学》姊妹篇. 北京. 第 1 版. 北京大学医学出版社. 2011，432.

第二章　加速性室性自主心律

加速性室性自主心律（accelerated idioventricular rhythm，AIVR），又称非阵发性室性心动过速、心室自搏性心动过速、室性自主性心动过速等。是由 Lewis 等首先于 1910 年报道。它发作时的频率与窦性心率相似（60～120 次/分），它并非突发突止，而是常与窦性心律轮流领导心搏。通常认为它是"良性"的。不导致心室颤动、猝死。它多见于急性心肌梗死（20%～80%），更重要的它系急性心肌梗死后心肌再灌注的特异性指标之一。近年来也有报道个别患者可发生心室颤动、猝死。另一特点是它常与一些其他类型的心律失常相伴随出现，导致心电图鉴别上的困难。但预后良好。

【病因及发生机制】

常见的病因为急性心肌梗死，以下壁心肌梗死较多见，其他尚有洋地黄过量、心肌炎、高血钾、外科手术（特别是心脏手术后）、完全性房室传导阻滞、室性逸搏心律应用异丙肾上腺素后等，少数患者无器质性病因。

室性逸搏及室性逸搏心律的起搏点，是属于生理性保护机制的一种潜在性被动性起搏点，当窦房结、房室交接区起搏点高度受抑制时，此被动性起搏点才控制心室，其频率<40 次/分。如果心室潜在的起搏点由于病理等原因而兴奋时，其频率即可增快，并>60次/分。此就形成加速性室性自主心律。室性起搏点的自搏（自主性、自律性）性有轻度增高，其自搏强度属 3 级，此时的起搏点就不是被动性的，而是主动性的。此种心室起搏点的周围无保护性机制。

引起心室起搏点异常兴奋的机制有：①心室起搏点即房室束支或浦肯野纤维的动作电位的 4 相舒张期除极曲线的坡度变大、变陡时，兴奋性即明显增高；②心室起搏点纤维的除极阈值降低；③静止期电位负值变少，更接近阈值时。这 3 种机制之一或二或三个均发生时，心室起搏点的除极频率便增快而出现加速性室性自主心律。

除上述心室浦肯野纤维的自律性异常外，认为也存在梗死区浦肯野纤维网内的折返节律，或者两者兼而有之。多数人认为浦肯野纤维的自律性增加，伴或不伴有窦房结起搏功能低下，是加速性室性自主心律的发生机制。

除上述机制外，有人认为加速性室性自主心律，是由于快速异位兴奋灶同时伴有传出阻滞所致。因为：①部分加速性室性自主心律发作的第 1 个室性异位搏动与前 1 个窦性搏动的联律间期较短，短于窦性心律的联律间期；②部分病例，加速性室性自主心律与室性期前收缩密切相关；③部分加速性室性自主心律，可发展为病理性持续性室性心动过速；④部分病例加速性室性自主心律的 QRS 形态和并发的持续性室性心动过速的 QRS 形态一致，且前者的频率恰为后者的一半。

加速性室性自主心律与病理性持续性室性心动过速的关系：一般认为加速性室性自主心律发作短暂，是一种良性心律失常，预后较好，极少发展为心室颤动。但是，近年来 Lichstein 等报道急性心肌梗死伴有加速性室性自主心律的患者，其后出现病理性持续性室性心动过速的发生率为 43%。Talbot 报道可达 40%。在急性心肌梗死无加速性室性自主心律的患者，出现病理性持续性室性心动过速的发生率仅为 13% 和 14%。二者差别极显著。Talbot 报道可将加速性室性自主心律，按心率快慢分成两型：①心室率为60~75次/分者，极少发生持续性室性心动过速；②心室率75~100次/分者，容易发生持续性室性心动过速。此外，当联律间期不等的迟发性室性期前收缩和两次连发间隔≥600ms的室性期前收缩常为持续性室性心动过速的先兆。心室率>75次/分并且不规则者更易发展成病理性持续性室性心动过速甚至心室颤动。尽管加速性室性自主心律的发生机制为自律性增高，而病理性持续性室性心动过速为折返。但在加速性室性自主心律时两者具有相同的电生理基础，既可发生加速性室性自主心律，也可发生病理性持续性室性心动过速。因此，认为二者在同一病例可以互相转化。

加速性室性自主心律在急性心肌梗死时的特点：在监护期间检出率文献报道为8%~46%。北京阜外医院报道为43.3%。在急性心肌梗死发病24小时内发生的加速性室性自主心律占90%。在急性期可多次反复发作，是急性心肌梗死发生24小时内常见的心律失常。加速性室性自主心律多见于下壁心肌梗死，且常发生在窦性心律不齐的心率缓慢期。也有学者认为加速性室性自主心律在前壁和下壁梗死时同样常见，并不受梗死面积与左室功能的影响。北京阜外医院的26例中并发于前壁心肌梗死者为54%。发生机制是一个与前一窦性搏动的联律间期稍短于其前面窦性P-P间期的室性期前收缩所诱发，提示该节律系起源于一个伴有传入阻滞的心室异位起搏点。鉴于某些加速性室性自主心律的发作与其前的窦性搏动的联律间期和窦性搏动并偶发室性期前收缩的联律间距相等，而且有时加速性室性自主心律与阵发性室性心动过速交替出现，后者的心室率恰是前者的倍数，于是认为折返或存在传出阻滞是加速性室性自主心律的电生理机制。北京阜外医院的26例加速性室性自主心律在发作前即刻，窦性心率>60次/分的占96%，第1个室性搏动由室性期前收缩促发的占70%，其中15%的患者先后或交替出现心室率为80~100次/分的加速性室性自主心律与心室率为130~200次/分的阵发性室性心动过速。在两种并存的心律失常发作时，未发现心室率呈比例关系，故加速性室性自主心律并非固定是阵发性室性心动过速按比例传出阻滞型。有作者认为，发生机制可能与邻近梗死区的浦肯野纤维分支处自律性增强有关，而将加速性室性自主心律看成是属于自律性增强的室性心律失常。若心室率偏快，由室性期前收缩促发或兼有阵发性室性心动过速的加速性室性自主心律，具有发生心室颤动的潜在危险。

在急性心肌梗死患者发生的加速性自主心律可分为两种亚型：

（1）普通型：基本特征与常见的加速性室性自主心律相同，多以舒张晚期室性期前收缩或室性融合波开始，并且多以室性融合波的出现而使加速性室性自主心律终止。心动过速发作时，QRS波的节律规整，频率为60~100次/分，绝大多数患者在短阵发作后被窦性心律所取代。其发病基础是窦性心律的频率下降，而低于室性异位节律点的自律性。在窦性心律增快后，室性心动过速即可终止。

（2）恶性型：基本特征与常见加速性室性自主心律不同，常以室性期前收缩开始，心动过速的QRS波节律不规则，其前也无恒定的P'波，心动过速终止后有一个较长的代偿间歇，窦性心律的频率增快后室性心动过速不一定能终止，可逐渐转化为阵发性室性心动过速。

加速性室性自主心律多见于急性心肌梗死后前12小时，或急性缺血期、再灌注期。

加速性室性自主心律是急性心肌梗死再灌注时最常见的心律失常：近年来由于急性心肌梗死溶栓疗法的广泛应用，发现加速性室性自主心律是急性心肌梗死缺血再灌注时最常见的心律失常，是血管再通、血流恢复的敏感而特异的指标。北京阜外医院报道的24例急性心肌梗死于发病7小时内，经溶栓及PTCA治疗后血管再通者，不论前降支或右冠状动脉再通，均可发生加速性室性自主心律，而且仅仅发生在再灌注后，发生率为20.8%。如果急性期反复发生加速性室性自主心律，不排除是间歇性血管再通出现的再灌注性心律失常。

加速性室性自主心律也偶见于正常人。发生机制不清，洪惠民等（1984）报道6例经随访10个月到5年均无器质性心脏病依据。

【临床表现】

加速性室性自主心律虽称为心动过速，但其频率并不甚快，故对血流动力学无明显影响，因此，多数患者无明显自觉症状。患者的主要症状、体征大多系原发病的症状及体征。加速性室性自主心律的体格检查有以下特点。

1. 心率特点　心率一般为 55~120 次/分，亦有报道 60~110 次/分。比较规则，大多在 70~80 次/分，很少超过 100 次/分。大多数发作为暂时性、间歇性，持续数秒至 1min，一般不超过 1 周。

2. 第一心音特点　由于第一心音的强弱与心室收缩期开始时房室瓣的位置有关，这种位置与 P-R 间期的长短有关。P-R 间期长时房室瓣位置较高，关闭时第一心音即减弱，如果 P-R 间期缩短时，房室瓣位置则较低，第一心音则增强。加速性室性自主心律患者有房室脱节，P 波与 R 波之间无关，二者相距就可不等，可以在听诊时第一心音的强弱也不等。

3. 颈静脉炮波　加速性室性自主心律时，因房室脱节，右心房收缩时正值三尖瓣关闭，故右心房压力增高，颈静脉可出现炮波。

4. 有时可听到收缩期奔马律。

5. 第一心音与第三心音常有分裂音。

6. 对颈动脉窦按摩无反应，加速性室性自主心律也不会被其终止。

7. 加速性室性自主心律发作时，心率不过速，多呈短阵发作和自行终止。

【心电图特点】

（一）加速性室性自主心律典型心电图特点

1. QRS 波群畸形，时限≥0.12s，其前无相关的 P 波。

2. 心室率 60~110 次/分，一般持续较短，常少于 30 个心动周期。发作起止缓慢（图 2-0-1、2）。

3. 因其频率接近窦性频率，易发生房室脱节、心室夺获或室性融合波（图 2-0-3）。

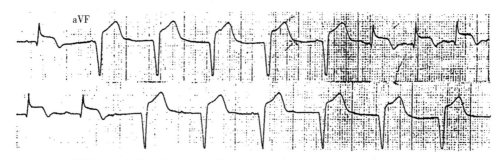

图 2-0-1　急性下壁心肌梗死伴加速性室性自主心律（心室率 60 次/分）

（上下两条为连续记录）

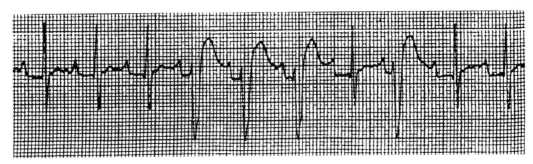

图 2-0-2　加速性室性自主心律伴等频现象（心室率 100 次/分）

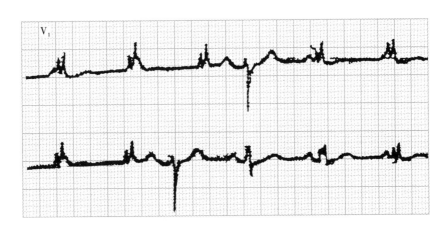

图 2-0-3　正常健康人的加速性室性自主心律，室性融合波
（上下两条为连续记录）

（二）对加速性室性自主心律典型心电图特点的细述

1. 加速性室性自主心律根据有无窦-室竞争现象可分为两大类。

（1）不伴有窦-室竞争现象的加速性室性自主心律：不存在窦性心律与加速性室性自主心律互相竞争。这见于窦性停搏、心房静止故不见窦性 P 波或是室性自主心律其激动通过房室交接区控制心房，引起逆行 P⁻波，逆行 P⁻波常重叠于 QRS 波中，在少数情况下，在 QRS 波后见到逆行 P⁻波。逆行心室冲动可传至窦房结，引起窦性心律重整。心电图表现为 3 个或 3 个以上的宽大畸形的 QRS 波，时限≥0.12s，ST 段、T 波与 QRS 波主波方向相反。心室率 60~110 次/分，大多在 70~80 次/分，很少超过 100 次/分。节律可轻度不齐。

（2）伴窦-室竞争现象的加速性室性自主心律：指窦性心律与加速性室性自主心律之间常常形成间歇性干扰性房室脱节，也即可形成窦室竞争现象。此可见于下列两种情况：

1）在窦性心律和加速的室性自主心律二者并存时，若二者的心律近似（每分钟仅相差数次，多数仅超过 5 次/分左右），当加速的室性自主心律的频率快于窦性心律时，心室则由异位起搏点控制，心房由窦房结控制，形成了等律性干扰性房室脱节。二者的干扰部位在房室交接区。窦性频率快于加速的室性自主心律的频率，则容易被窦性心律夺获心室，此时所夺获的心室，可为完全性夺获，QRS 形态为窦性搏动，也可为不完全性夺获，QRS 形态为室性融合波。窦室夺获可使室性心律发生顺延。另外，由于窦律略快于室性心律时，室性异位激动即被抑制，而恢复窦性心律。但当窦性心律的激动又慢于室性异位激动，则发生房室干扰房室分离而形成了加速性室性自主心律。在连续描记的心电图上可见到这两种心律在相互竞争（图 2-0-4）。

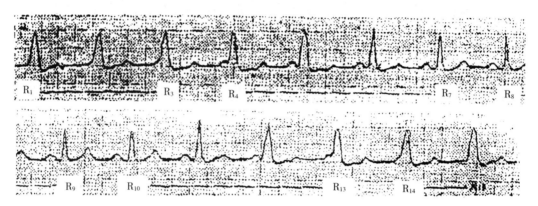

图 2-0-4　窦室竞争性心律致 QRS 波群手风琴样改变

　　患者，男性，45 岁，临床诊断：风湿性心脏病，二尖瓣狭窄并关闭不全，心功能 Ⅱ 级。心电图可见到 2 种基本形态的 QRS 波群，第 1 种呈 qR 形（R_8、R_9），其前可见到直立 P 波，频率 75~81 次/分，P-R 间期 0.16s，QRS 时限 0.08s，为窦性心律；第 2 种呈 R 形（R_1-R_3），其前无 P 波，QRS 波宽大畸形，时限>0.12s，频率 79 次/分，为加速性室性自主节律；qR 形波由 81 次/分逐渐降低为 75 次/分时，随后即可出现数个逐渐变宽的室性融合波组成的过渡区（R_{10}~R_{13}），后即呈现 R 形；反之，当 qR 形波由 75 次/分逐渐增加为 81 次/分时，又可出现数个逐渐变窄的室性融合波组成的过渡区（R_4~R_7），后即呈现 qR 形，如此周而复始，形成 QRS 波群的手风琴样改变。心电图诊断：短阵加速性室性自主节律，窦房结心室异位起搏点竞争性心律伴不同程度的融合波呈手风琴样改变。

　　加速性室性自主节律的起源大多在传导束支的近端或较远端，故畸形的 QRS 波群大多为束支传导阻滞型。本例畸形的 QRS 波群呈左束支传导阻滞型，与此相符（引自周玉燕等，1989）。

　　（上下两条为连续记录）

　　2）窦性心律与加速性自主心律交替出现。

　　2. QRS 频率比较规则，但也并不是十分固定，每分钟心率的变化很少超过 10 次。与窦性频率很少相差每分钟 5 次以上。加速性室性自主心律持续的时间一般较短，常在 30 个心搏内。所以如不做体表心电图、动态心电图检查，则很易漏诊。

　　3. 加速性室性自主心律发作的第一个心搏常出现于舒张晚期，多在窦性心律不齐的缓慢相，与前一个窦性心搏的联律间期较长，而在快速相时恢复为窦性心律。加速性室性自主心律在开始及终止时，常与窦性心搏形成室性融合波。有时可以出现连续数个或更多的不同程度的室性融合波。

　　4. P 波与 QRS 波无固定关系，P 波常重叠在畸形的 QRS-T 波上。

　　5. 在少数情况时，室性异位激动可逆传至心房，这种逆传可呈 1∶1 或其他比例的逆传阻滞。

　　6. Gallagher 经电生理检查证明，加速性室性自主心律的异位激动起源大多在传导束支近端或较远端，故畸形的 QRS 波大多为束支阻滞型（图 2-0-5）。

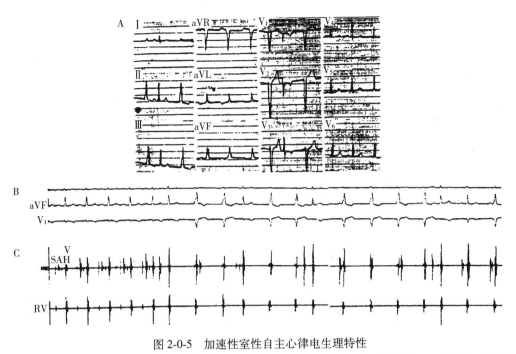

图 2-0-5 加速性室性自主心律电生理特性

患者，女性，34 岁。因体检发现心电图异常半年，外院曾怀疑为预激综合征或加速性交接区心动过速，于 1993 年 9 月 21 日住院行电生理检查。

常规心电图示：窦性心律 R-R 间期 680ms、QRS 波呈两种图形，窄的 QRS 波由窦性 P 波下传，宽的 QRS 波与窦性 P 波无固定关系，QRS≤0.11s，R-R 间期 640ms，V₁ 呈 QS 型，V₅ 呈 R 型，两者交替出现。

心内电生理示：①希氏束电图：窦性心律时 A-A 周长 780ms，宽大的 QRS 波 R-R 间期 700ms，频率 85 次/分，窦性心律下传的 A-H 80~160ms，H-V 70ms（第 9、12、17），第 12 个 A-H 明显延长，因为前一个希氏束刚激动完，影响到后面 A-H 的传导，第 18、19 个为融合波。宽大的 QRS 波前有固定的 H 波、H-V 20ms，A 波与 V 波间无固定关系；②心房程序刺激：S₁-S₁ 间期 540ms，A-H-V 顺序出现，A-H 80ms，H-V 70ms（第 1、2、3、4、5 个）。

本例心电图显示宽的 QRS 波，心内电生理检查，在希氏束电图上 V 波前有 H 波，H-V 20ms，较正常窦性下传的 H-V 明显缩短，而且与窦性 A 波无固定关系，偶见心室夺获及室性融合波，根据心内电生理所见，诊断为加速性室性自搏心律，频率 85 次/分。常规心电图 V₁ 导联 QS 型，呈左束支图形，考虑激动起始点在右束支，由右束支下传心室，逆传希氏束，H 和 V 不是顺传关系，所以 H-V 缩短。且异位心室搏动发生在长间歇之后，不是由单个期前收缩引起，发生的机制考虑是由于自律性增加，而不是折返所致。住院期间曾静脉注射阿托品 2mg，心率上升到 120~130 次/分，全部为窦性心律，逸搏消失，心内电生理检查过程中也见到类似情况，心房程序刺激时频率 120 次/分，全部为 1:1 下传，存在明显的频率依赖性，此类心律失常、心室率不快，一般不引起明显的血流动力学改变，如患者无明显自觉症状，可以不进行治疗（引自余培桢等，1994）。

【心电图的特殊类型】

（一）持续型加速性室性自主心律

加速性室性自主心律的发作通常是短暂的，常少于 30 个心动周期。但有时可持续地存在。有报道一例心肌梗死患者发作持续 6 周。李汉康等（1986）报道一例，短阵与持续发作均有，有时可长达数小时，随访 8 年依然存在，并有预激综合征。陈伟伟（1990）报道一例病毒性心肌炎加速性室性自主心律持续至少 3 个月之久，频率范围 45~150 次/分，节律明显不规则，临床经过良好。Gallagher 报道 4 例中，有 2 例为持续性。经电生理检查证明为心室异位激动逆传，夺获心房或隐匿性室房逆传，使窦性激动持续受到干扰所致。

张作芳、宋洪发（1993）报道一例：患者女性，29 岁，失眠、反复心悸、头晕 4 年，症状加重

1 年，曾在活动时晕倒两次，于 1967 年 6 月 8 日入院。查体：血压 120/80mmHg，心界不大，心率 90 次/分，心律不齐，未闻杂音。血脂、血糖、抗 "O"、血沉、肝功能、眼底均正常。心电图（图 2-0-6）示：①窦性心动过缓（56 次/分）；②加速性室性自主心律（AIVR）。阿托品试验阴性。住院 50 天，除 AIVR 外，未发现心脏病变。出院后随访 4 年，患者一直照常工作，前 9 年多次心电图均示 AIVR（图 2-0-6），9 年后因无明显不适症状未再就医。1990 年发现已转为窦性心律，心率 88 次/分。AIVR 是一种自律性心律失常，虽有人将其归于室性心动过速组，但其产生原理，心电图特点及临床预后均与阵发性室性心动过速不同。AIVR 的频率不快，与正常窦性节律相似，故对血流动力学无明显影响。由于多出现在舒张晚期，不易诱发心室颤动，故多数学者认为属良性心律失常。其频率 Soyza 规定为 60~120 次/分。本例发作长达 9 年，如此长的病程属罕见，但随访证实其经过良性，最终转为窦性心律。

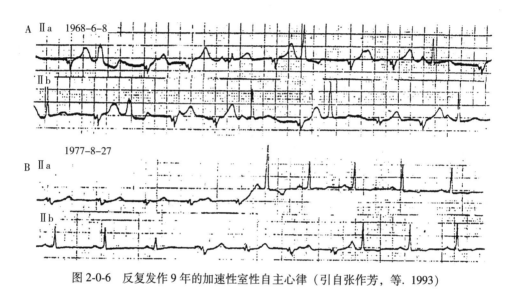

图 2-0-6　反复发作 9 年的加速性室性自主心律（引自张作芳，等. 1993）

陈良华等（2002）报道一例：男性，44 岁，因发作性心前区疼痛 1 年余，被发现加速性室性自主心律入院。1 年前曾患急性下壁心肌梗死。5 个月前心电图发现加速性室性自主心律，近 1 月查动态心电图监测表明呈持续性，但无不适。既往高血压史 8 年，现为 112/83 mmHg。超声心动图左室下壁心肌运动明显减弱，局部变薄、运动消失。冠状动脉造影示右冠状动脉呈串珠样改变，无显著意义狭窄，左回旋支中段次全闭塞。心内电生理检查证实系加速性室性自主节律，高位心房起搏（频率 100 次/分）可夺获心室，QRS 波窄，停止起搏恢复窦性自主心律。心内电生理检查结果见图 2-0-7。

（二）超速型加速性室性自主心律

超速型加速性室性自主心律又称室性期前收缩型加速性室性自主心律，常以室性期前收缩或室性融合波开始，频率 90~100 次/分，超过窦性节律 30 次/分左右，其基本窦性心律可不缓慢，可有较多的心室夺获和间歇出现的室性融合波，而并无前述的接连出现数个室性融合波现象。心室率多较快而不均匀。作者认为这种类型的加速性室性自主心律，其始动因素显然不是窦性心动过缓，而是室性异位起搏点自律性增高的结果。此型可能提示心脏有某种病理改变。

陈伟伟（1990）报道一例：患者男性，52 岁。于 2 月前受凉后感冒发热，继后出现心悸、胸闷、气促，逐日加重。1 月前到当地县医院治疗，胸片示心脏扩大、肺水肿，心电图为加速型室性自主节律（AIVR）。经抗心力衰竭治疗及利多卡因、普鲁卡因酰胺等抗心律失常药物治疗无效而转来我院。体检：T37.4℃，R20 次/分，血压 89/74mmHg，面色苍白，颈静脉轻度怒张，双肺无特殊，心界向左扩大，心音低钝，心率 100 次/分，心律不齐，心尖区闻及 Ⅱ 级收缩期杂音，肝肋下刚及，两下肢

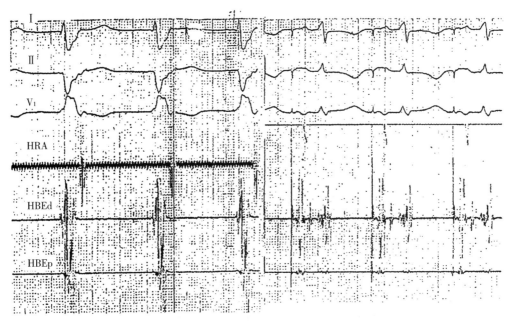

图 2-0-7 1例长期持续加速性室性自主心律患者心内电生理检查结果

　　右图示 QRS 波呈完全性右束支传导阻滞图形，R-R 间期 675ms，每个 QRS 波终末部见有逆行 P⁻波。左图示高位右房 S_1S_2（600ms）刺激，QRS 波形变窄，希氏束记录导联可见清晰的 H 波。停止刺激期恢复右图时的情形，Ⅰ、Ⅱ、V_1 示体表相应导联，HRA 示高位右房，HBEd、HBEp 为希氏束远、近端。走纸速度 50mm/s。（引自陈良华，等. 2002）

　　无水肿。心电图为 AIVR，胸片示心胸比率 55%，心脏超声探查左室内径 61mm，左室后壁活动减弱，EPSS 20mm，实验室：血沉 2mm/h，血钾 4.6mmol/L，SGOT 283mmol/L，LDH458mmol/L，CPK333mmol/L，肝、肾功能正常。拟诊病毒性心肌炎，左室扩大，心力衰竭Ⅲ度，AIVR。先后及联合给予利多卡因、苯妥英钠、普罗帕酮、普萘洛尔、硫酸镁、双异丙吡胺等抗心律失常药物治疗均无明显效果。发病后心电监护、心电图记录绝大多数为 AIVR。图 2-0-8 为入院 2 天来不同时间心电图，可见最快心率达 150 次/分（图 2-0-8A 图），最慢时仅 45 次/分，多数时间频率为 60~100 次/分，有时与窦性心率相近，形成竞争心律（图 2-0-8B 图），有时则心律明显不规则（图 2-0-8C 图）。应用经食管左心房起搏技术，以 75 次/分频率起搏心房即可抑制 AIVT，1 天内持续起搏 12 小时，期

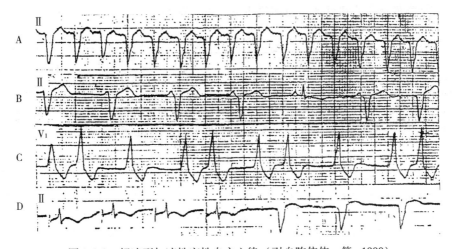

图 2-0-8 超速型加速性室性自主心律（引自陈伟伟，等. 1990）

间未见室性期前收缩及 AIVR，但心房起搏不能终止 AIVR，停止起搏后即刻恢复 AIVR（图 2-0-8D 图）。偶尔记录到窦性心律，心电图示低电压，Ⅱ、Ⅲ、aVF、$V_{5,6}$ 导联 T 波倒置，频发室性期前收缩。经应用极化液、激素治疗，2 个月后胸片复查示心脏明显缩小，心律失常消失，住院 71 天治愈出院。

（三）不规则型加速性室性自主心律

其特点是节律明显不齐，亦毫无规律。加速性室性自主心律可起始于主导心律 R-R 周期的任何位置，或由期前收缩促发，或以加速性逸搏的形式开始，QRS 多呈束支阻滞型，QRS 宽度<0.12s。心室节律不规则提示异位节律点发放速率不均匀。亦有报道长短呈周期性变化，伴有文氏型传出阻滞。本型加速性室性自主节律应与并行心律鉴别。本型异位搏动间不呈倍数关系。也有人如 Schamroth 认为实际上一些所谓并行心律性室性心动过速就是加速性室性自主心律。不规则型加速性室性自主心律可见于无器质性心脏病依据者，预后良好。

（四）加速性室性自主心律与阵发性室性心动过速交替出现

Soyza（1974）对 52 例急性心肌梗死患者，用动态心电图观察了最初 24 小时的心律变化，结果 24 例（46.2%）有加速性室性自主心律，其中 83%同时伴有阵发性室性心动过速。Bissett 等报道伴有阵发性室性心动过速者占 42%~83%。Talbot 等（1976）观察 44 例有加速性室性自主心律的急性心肌梗死患者在 48 小时内有 42 例（95.5%）曾发生阵发性室性心动过速，并认为加速性室性自主心律与阵发性室性心动过速之间有显著的相关性。北京阜外医院报道从急性心肌梗死患者中检出的 10 例加速性室性自主心律，仅 1 例（10%）伴有阵发性室性心动过速。二者的相互关系尚不清，可能是通过不同的机制发生的。Soyza 认为二者的并存有可能会恶化至更严重的室性心律失常，应严密观察及时处理。

（五）三度房室传导阻滞伴发加速性室性自主心律

作者报道一例加速性室性自主心律的频率与窦性心律接近的心律失常患者，其 QRS 波呈完全性左束支传导阻滞型，并存在完全性房室分离。由于不能肯定房室分离是干扰性还是阻滞性的，故在临时起搏下观察，发现心室起搏点有转移，频率减慢至 46 次/分，证实为三度房室传导阻滞，遂安置了永久性起搏器。

（六）逸搏型加速性室性自主心律

常在一个较长的间歇后以室性逸搏开始，心室率 50~85 次/分，平均 62.2 次/分，心室率多慢而规则。可伴有室性期前收缩、三度房室传导阻滞。

（七）混合型

即室性期前收缩型兼典型性或逸搏型加速性室性自主心律。

（八）加速性室性自主心律伴传出阻滞很少见（图 2-0-9）

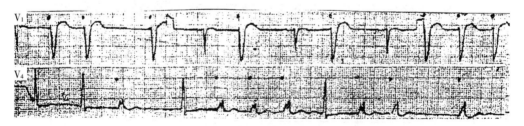

图 2-0-9　加速性室性自主心律伴二度传导阻滞

患者男性，26 岁。充血型心肌病。图 2-0-9 为住院期间心电图（V_1 和 V_4 导联），当时未服洋地黄。在记录本次心电图前 20 天曾进行希氏束电图检查，当时体表心电图上完全是快速（120 次/分）、基本匀齐的宽大 QRS 波群，其形态与本图中宽 QRS 波基本相同。希氏束电图证实是室性心动过速。本图中除室性异位搏动外尚有窦性搏动。窦性频率为 70 次/分，室性异位频率为 94 次/分，可诊断为慢性或非阵发性室性心动过速。在 V_1 导联中开始 3 个和 V_4 导联中倒数 3 个连续发生的室性异位搏动中，有周期长度突然加倍的表现，提示冲动有 2：1 传出阻滞。图中黑点表示室性异位冲动（引自刘士珍，1982）。

（九）加速性室性心动过速致房、室性融合波

加速性室性心动过速系心室潜在起搏点在某种病理情况下（如心肌缺血）其自律性增高，而连续发出数次至数十次规则的心室搏动的一种室性异位心律，常间歇性表现。当其自发频率超过窦性心律时方能显露出来暂时地控制心脏搏动，但是该异位起搏点又缺乏外周保护能力，故当窦性心律增快时将被抑制而恢复窦性心律。由于异位节律与窦性心律发出冲动的频率几乎相等，二者相差很少超过 5 次/分，故往往交替出现。且在交替过程中常出现室性融合波。所以，伴随着室性融合波是加速的室性心动过速的发生和终止常见的表现，因此，室性融合波和心室夺获可作为诊断加速性室性动速相当可靠的指标。但是在加速的室性心动过速有室房传导，并与窦性搏动在房内干扰形成不同程度的房性融合波，并持续十余小时，实属少见。

陶国英等（1996）报道一例：女性，20 岁，因服安非拉酮 750mg 1 小时入院。既往服安非拉酮 25mg/d，1 年余。心电图呈现长时间的窦性心动过速与加速性室性心动过速交替出现。服药 2 小时后心电图（图 2-0-10A 图）窦性 P-P 间距 0.50~0.72s，平均心房率 102 次/分，QRS-T 波群呈 3 种类型：①$R_{2,3,4,7}$ 为正常窦性搏动；②$R_{1,6~15}$ 宽大畸形，时限 0.13s，前无有关 P 波，R′-R 间期规则，心室率约 105 次/分，为加速性室性心动过速，该类 QRS 波具有不同程度室房传导，并与窦性搏动发生房室干扰及形成不同程度的融合波，如 $R_{6,7,14,15}$ 为房室干扰，$R_{8~12}$ 为窦 P 与逆行 P⁻ 波在房内干扰形成的不同程度房性融合波，R′-P 间期 0.19s；③$R_{15,16}$ 形态介于窦性搏动与室性异位搏动之间，为室性融合波。上述加速的室性异位搏动于窦率减慢时出现，于窦率增快时消失。服药后 13 小时监护 Ⅱ 导联记录（图 2-0-10 图 B）示一系列加速的室性心搏，其后均见不同程度的房性融合波，频率约 88 次/分。15 小时（图 2-0-10C 图）前半段转为窦性心律，心室率约 83 次/分，后半段转为窦性心律，心率约 88 次/分。心电图诊断：窦性心律不齐，加速性室性心动过速伴房性和室性融合波。经洗胃、利尿等处理，服药后 16 小时心电图恢复正常。

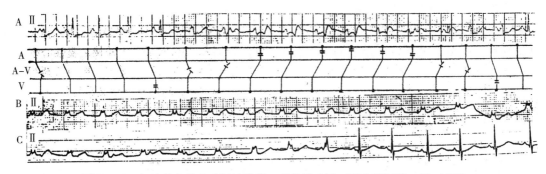

图 2-0-10　加速性室性心动过速致房、室性融合波（引自陶国英，等. 1996）

（十）双重性加速性室性自主心律伴正常化的室性融合波群

时志城（1997）报道一例：男性，68 岁，因脑血管意外 1 天入院，有高血压、冠心病史 10 余年。心电图（图 2-0-11）示：P 波规律出现，频率 115 次/分，P 波落于心动周期的不同时期，与 QRS 波群完全无关，为三度房室传导阻滞。QRS 波群呈现了 3 种形态：①完全性右束传导阻滞（上行 R_1，中行 R_6，下行 R_4）；②完全性左束支传导阻滞型（上行 $R_{2,4,6}$，中行 $R_{1~4}$，下行 $R_{1,2,5,6}$）；③中间型：（上行 $R_{3,5}$，中行 R_5，下行 R_3），形态时限正常。上述 3 种 QRS 波群间断出现，R-R 基本规则，频率 58~65 次/分，考虑为加速性室性自主心律，右束支传导阻滞型 QRS 波群提示冲动源于左心室；左束支传导阻滞来自右心室，形态正常的 QRS 波群为前二者同步激动心室所致的正常化室性融合波群。心电图诊断：窦性心律，双重加速性室性自主心律伴正常化的室

性融合波群，三度房室传导阻滞。

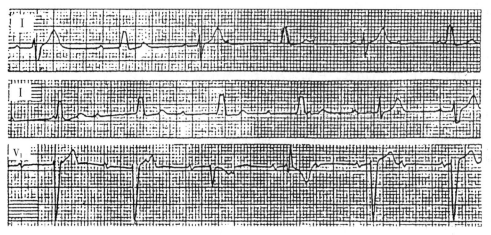

图 2-0-11　双重性加速性室性自主心律伴正常化的室性融合波群（引自时志城，1997）

（十一）直立倾斜试验诱发加速性室性自主心律

王宏治（2003）报道 2 例：均为男性，年龄 46 岁和 28 岁，既往均有反复晕厥史，临床检查排除器质性心脏病及神经系统疾病。为了明确晕厥的原因行直立倾斜试验。结果两例基础倾斜试验阴性，继以异丙肾上腺素诱发试验。1 例用量 4μg/min，心率上升至 142 次/分，停药后患者出现心悸、大汗、随即晕厥。立即放平倾斜床，心电监护示：心率 75 次/分，加速性室性自主心律（图 2-0-12），1min 后恢复窦性心律，心率 78 次/分，患者神志清楚，除感乏力外，无其他不适。另一例静滴异丙肾上腺素 3μg/min 时，出现非阵发性交接区心动过速（心率 120 次/分），停药后心率波动于 120~128 次/分，2min 后出现晕厥，立即放平倾斜床，心电监护示室性自主心律（70 次/分）。30s 后患者神志恢复，出现伴窦室竞争现象的加速性室性自主心律，形成间歇性干扰性房室脱节，持续 4min 后恢复窦性心律。

2 例经直立倾斜试验诱发晕厥，均伴明显血压下降及心率减慢，提示反射性迷走神经活性超过交感神经活性属混合型血管迷走性晕厥，此时窦房结反射性迷走张力增强。而加用外源性儿茶酚胺

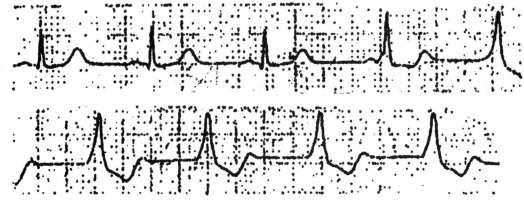

图 2-0-12　直立倾斜试验诱发室性自主心律

（上下两条为连续记录）（引自王宏治，等. 2003）

（异丙肾上腺素）可能在一定程度上提高了心室潜在起搏点的自律性，心室内浦肯野纤维发生较快的激动，一旦超过窦性频率而控制心室，形成加速性室性自主心律。

（十二）普罗帕酮静脉注射致双重性加速性室性自主心律

邵明（2000）报道一例：女性，24 岁。反复心悸史 3 年，心悸 2 小时入院。心电图诊断阵发性室上性心动过速。即予 5% 葡萄糖液 20ml+普罗帕酮 70mg 静脉注射。当注射普罗帕酮达 35mg 时，突然出现两种形态 QRS 波群成对出现的室性心动过速，频率 140 次/分（图 2-0-13 上行）。停药后转复为窦性心律（图 2-0-13 下行）。心电图诊断：双重性加速性室性自主心律（普罗帕酮致心律失常作用）。

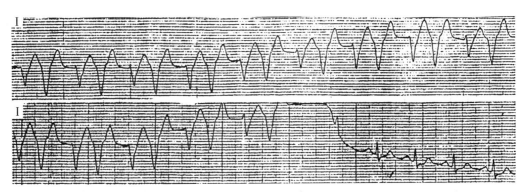

图 2-0-13　普罗帕酮静脉注射致双重性加速性室性自主心律（引自邵明，等. 2000）

【鉴别诊断】

（一）与并行心律性室性心动过速鉴别

1. 并行心律性室性心动过速的异位起搏点存在传入阻滞，故主导心律的窦性冲动不能传入并行心律异位起搏点，所以并行心律性室性心动过速的心动周期不会被重整。而加速性室性自主心律的异位起搏点周围不存在保护性的传入阻滞，所以当窦性心律发生心室夺获时，异位起搏点所发出的节律周期被重整，即以夺获的窦性 QRS 波处开始按异位节律本身的周期重新开始。

2. 并行心律性室性心动过速的异位搏动可开始于心动周期的任何时期（不应期除外），而且异位搏动之长间期是短间期的整数倍数。而加速性室性自主心律的第一个心搏是发生在舒张晚期，异位搏动之间长间期无整数倍数的关系。

（二）与间歇性左束支传导阻滞的鉴别

间歇性左束支传导阻滞虽可呈短阵畸形的 QRS 波，但有正常的 P 波，并与 QRS 波有固定的 P-R 间期，无房室分离现象。而加速性室性自主心律的 QRS 波与 P 波无关，并有房室分离现象。

（三）与预激综合征的鉴别

预激综合征的 QRS 波与 P 波有固定关系，QRS 波起始部有 δ 波，而加速性室性自主心律无这两项特点，故鉴别不困难。

（四）与阵发性室性心动过速的鉴别

1. 阵发性室性心动过速（PVT）　起止突然，发作时第一个 QRS 波是提前发生的，终止时有完全性代偿间歇。而加速性室性自主心律（AIVR）为逐渐发作，缓慢终止，发作时第一个 QRS 波起始于舒张晚期，终止时无完全性代偿间歇。

2. 频率　PVT 多为 150~250 次/分，也可在 110~150 次/分。AIVR 频率在 60~110 次/分，大多数在 70~80 次/分。

3. 室性融合波　PVT 少见，AIVR 多见。

4. PVT 发作持续时间较长，发作间期可见有室性期前收缩；而 AIVR 发作持续时间短，每阵发作只有 3~30 个心搏，发作间歇期无室性期前收缩。

5. PVT 对血流动力学的影响大，可引起血压降低或阿-斯综合征，预后严重，需立即治疗；而 AIVR 不引起血流动力学改变，预后良好，无特殊情况可不需治疗。

【治疗】

由于加速性室性自主心律对血流动力学的影响不大，故认为不需积极纠正心律失常，重点在于治疗原发病。但临床上可见到一些急性心肌梗死患者，相对较快的加速性室性自主心律可发展为快速的持续性室性心动过速，快速的室性心动过速的频率恰为慢速的室性心动过速频率的两倍，并且 QRS 波群形态一致。这种情况并不多见，它可能表明心肌内的自主节律点存在传出阻滞。也有报道，加速性室性自主心律可并发心室颤动。所以，一些学者认为加速性室性自主心律一旦出现，即应设法消除。有人提出加速性室性自主心律的心室率低于 75 次/分者较为良性，多出现在窦性心动过缓时，需用阿托品治疗；如果心室率超过 75 次/分，预后较差，此时的窦性心律大多也超过 75 次/分，宜选用利多卡因静脉滴注，以消除之，并应严密观察，以防转为其他更为严重的室性心律失常如室性心动过速、心室颤动。

心肌梗死并发加速性室性自主心律的治疗可采用下列方案：

（1）短阵发作的加速性室性自主心律，无需特殊处理。

（2）窦性心律较快，由室性期前收缩促发或兼有阵发性室性心动过速者，应给予利多卡因治疗。

（3）以逸搏开始，窦性心率<60 次/分者，利多卡因与 654-2 或阿托品并用（前者一次用 10~20mg，后者一次用 0.5~1.0mg，皮下或肌内注射，或以 5% 葡萄糖液 10~20ml 稀释后静脉推注，或稀释在 100~200ml 液体中静脉滴注）。

加速性室性自主心律可伴发室性期前收缩，如发生频繁则应消除室性期前收缩。

应用较大剂量阿托品后，随着窦性心律的增快，加速性室性自主心律可暂时性消失。因为是窦性心律加快超过异位节律的频率而控制心室活动之故，并不一定意味着异位节律被控制，所以当窦性心律重新减慢时，仍有可能出现加速性室性自主心律。

苯妥英钠、美西律口服疗效轻微，主要应用普鲁卡因酰胺静脉滴注。地西泮等镇静剂有一定帮助。普萘洛尔、维拉帕米等药物具有负性变时性效应，对本症当属禁忌。

【预后】

一般认为加速性室性自主心律的出现，并不伴有住院病死率增高，也不是心室颤动的先兆，一般不转为心室颤动，对血流动力学无明显影响，患者多能耐受，故预后较好。但近年来发现加速性室性自主心律并非均属良性心律失常，其预后取决于是否发展为致命性室性心律失常。对加速性室性自主心律系期前收缩型、心室率>75 次/分，及/或节律不规则者，应高度警惕及时治疗，以防转化为阵发性室性心动过速甚至心室颤动。文献报道并发心室颤动者约为 12%，阜外医院报道的 26 例中有 2 例（7.6%）并发心室颤动。

参 考 文 献

1. 张作芳，宋洪发. 反复发作 9 年的加速性室性自主心律. 临床心电学杂志，1993，2（4）：178.

2. 陈良华，刘同宝，朱兴雷，等. 长期持续性加速性室性自主节律. 临床心电学杂志，2002，11（1）：34.

3. 陈伟伟. 变异的加速性室性自主心律. 心电学杂志，1990，9（3）：183.

4. 陶国英，毛瑞兰. 加速性室性心动过速致房、室性融合波. 心电学杂志，1996，15（3）：110.

5. 时志城. 双重性加速性室性自主心律伴正常化的室性融合波群. 心电学杂志, 1997, 16（3）：162.

6. 王宏治. 直立倾斜试验诱发室性自主心律 2 例. 临床心电杂志, 2003, 12（3）：142.

7. Basu D, Scheinman M. Sustained accelerated idioventricular rhythm. Am Heart J, 1975, 89：227-231.

8. Gorgels AP, Vos MA, Letsch Is. Usefulness of the accelerated idioventricular rhythm as a marker for myocardial necrosis and reperfusion during thrombolytic therapy in acute myocardial infarction. Am J Cardiol, 1988, 61：231-235.

9. Bertolet BD, Belardinelli L, Kerensky R, et al. Adenosine blockade as primary therapy for ischemia-induced accelerated idioventricular rhythm：rationale and potential clinical applicatrion. Am Heart J, 1994, 128：185-188.

10. Attanasio A, Baqlio S, Quatrana M, et al. Accelerated idioventricular rhythm associated to ophthalmic timolol/dorzolamide solution. Int J Cardiol, 2004, 95：343-345

11. Grimm W, Hoffmann J, Menz V, et al. Significance of accelerated idioventricular rhythm in idiopathic dilated cardiomyopathy. Am J Cardiol, 2000, 85：899-904.

12. 夏宏器, 邓开伯. 实用心律失常学. 第 2 版, 北京：中国协和医科大学出版社, 2008, 664~674.

第三章　特发性室性心动过速

室性心动过速最常见于器质性心脏病的患者，但也有 10% 的室性心动过速见于无器质性心脏病的患者，称此为特发性室性心动过速（idiopathic ventricular tachycardia，IVT）。虽然二者的起源点在心电图表现及定位诊断等方面类似，其可互相借鉴，但它与器质性心脏病导致的室性心动过速在病因、发生机制、治疗和预后等方面都有很大的区别。1922 年 Gallavard 等首先报道了一组无器质性心脏病证据的反复单形性室性心动过速（repetitive monomorphic VT，RMVT）患者，表现为频繁发作的单一形态的室性期前收缩，成对室性期前收缩以及阵发性单形性室性心动过速。Hein 等报道在 706 例因室性心动过速接受临床、电生理等检查后，发现有 75 例符合特发性室性心动过速的诊断。特发性室性心动过速患者的预后良好，射频消融可根治。但近年来也偶有报道可发生心室颤动、猝死。

特发性室性心动过速的起源点分布范围非常广泛，可起源于心室内的任何部位以及心外膜，但是其分布仍是有一定的区域性。起源部位所产生的体表心电图（及腔内电图）均有各自的特点，可帮助消融靶点的定位，促使消融成功。

特发性室性心动过速的分类目前尚未统一，根据心动过速的起源部位进行分类是目前广为接受的分类法，特发性室性心动过速的起源点大多集中在心室流出道（约占 80%，其中右心室流出道占 60%~70%，左心室流出约占 10%）和左室间隔的心脏传导系统分支部位（左室分支型室性心动过速）、主动脉窦部，其他部位很少见。也有主张根据其对药物的反应而将其分为腺苷敏感性（流出道）和维拉帕米敏感性（分支型）室性心动过速。有人主张分为右室特发性室性心动过速和左室特发性室性心动过速两类。

目前多数人认为按特发性室性心动过速的起源部位分为流出道、流入道、分支型、心外膜性四大类 13 个主要的起源部位的特发性室性心动过速。

按特发性室性心动过速起源部位分类：

一、流出道特发性室性心动过速

1. 右心室流出道特发性室性心动过速
2. 左心室流出道特发性室性心动过速
3. 主动脉瓣上特发性室性心动过速
4. 肺动脉瓣上特发性室性心动过速
5. 左室游离壁性特发性室性心动过速

二、流入道特发性室性心动过速

1. 三尖瓣环特发性室性心动过速
2. 二尖瓣环特发性室性心动过速
3. 希氏束性特发性室性心动过速
4. 乳头肌性特发性室性心动过速

三、分支型特发性室性心动过速

1. 左后分支型特发性室性心动过速
2. 左前分支型特发性室性心动过速
3. 左上间隔性特发性室性心动过速

四、心外膜性特发性室性心动过速

第一节　流出道特发性室性心动过速

心脏从构成上可分为五部分：心房腔、心室腔、房室沟、流入道和流出道等。在基因表达过程中，这五部分均有各自特定区域的表达限制。

心室流出道分为左心室流出道（LVOT）与右心室流出道（RVOT），他们是血液排出通路。从心脏的发生学角度可认为，人类的心室流出道组织是由动脉球并入心室而成；从组织学角度可认为心室流出道是相对独立的。

流出道包括左、右心室流出道及肺动脉瓣、主动脉瓣区域。

RVOT 位于 LVOT 前部，随着 RVOT 到肺动脉瓣水平逐渐变细，RVOT 转至 LVOT 和主动脉瓣左侧。肺动脉肌袖是相对地对称，从 RVOT 延伸到 3 个肺动脉窦，肺动脉瓣上可能肌袖完整环绕，之后呈非对称片状，长度从几毫米到 2mm 以上。

主动脉瓣位于心脏的中央部位，左冠状窦、右冠状窦在前，分居左右；无冠状窦在后，无冠状窦、右冠状窦交界处与三尖瓣前叶和间隔叶直接相对，希氏束穿过此部位。右冠状窦其前部直接位于 RVOT 后漏斗部下面。左冠状窦大部分和无冠状窦直接与二尖瓣前叶相续，有时心室肌延伸到此处。主动脉肌袖和肺动脉肌袖不同。LVOT 心肌通常呈半月形延伸至右和左冠状窦之上。而大多数无冠状窦之上缺乏心室肌的延伸。

流出道在心脏发育早期属慢反应组织，后期插入心室肌中逐渐转变为快反应细胞，这种差异可引起除极增加，导致心律失常的发生。此外，在心室和流出道之间存在着明显的心肌组织的移行，由于其组织学和电生理特性明显不同，可导致复极离散度增加，使其具有明显的电生理各向异性，可导致室性期前收缩和室性心动过速的发生。

流出道特发性室性心动过速可分为：①右心室流出道特发性室性心动过速；②左心室流出道特发性室性心动过速；③主动脉瓣上特发性室性心动过速；④肺动脉瓣上特发性室性心动过速；⑤左心室游离壁性特发性室性心动过速。

绝大多数的特发性室性心动过速起源于流出道。典型的流出道区域包括肺动脉和三尖瓣间的右心室区；左心室基底部心内膜区及其内主动脉下的左室流出道，主动脉瓣尖，以及左室基底部的心外膜区。起源于这些部位的心动过速临床表现为频发的单形性室性期前收缩、非持续性单形性室性心动过速反复发作，持续性单形性室性心动过速较少见。

Lerman 等的基础研究指出，延迟后除极（DAD）介导的触发电活动是这些心律失常的机制。典型的 DAD 触发活动由细胞内的钙超载介导。流出道特发性室性心动过速受儿茶酚胺类的刺激而频繁发作，导致细胞内环磷酸腺苷（cAMP）和钙离子浓度升高。因此，这种心律失常可被快速刺激诱发，而不论有无异丙肾上腺素的输注。而且，这种对 cAMP 的依赖性很好地解释了这类心动过速对 β 受体阻滞剂、钙通道阻滞剂和腺苷的敏感性。

虽然流出道的解剖学范围相对狭小，但是起源于该区的心动过速的心电图表现非常多样，而且其心电图的形态往往可以预见，所以心电图是这类患者接受电生理检查前准确定位起源点的重要工具。明确起源的部位在治疗方案的制定以及对患者陈述相关风险时非常重要。

流出道的室性心律失常主要表现为非持续性反复发作单形性室性心动过速（RMVT）、阵发性持续性单形性室性心动过速和室性期前收缩三类。流出道室性心动过速可分为右室流出道和左室流出道室性心动过速两类。二者虽有相似之处，但各自仍具有独立亚型的特点。

一、右心室流出道特发性室性心动过速

右心室流出道特发性室性心动过速（right ventricular outflow tract tachycardia, RVOT-VT）是起源于右心室流出道的特发性室性心动过速，即起源于右心室流出道的没有明显的器质性心脏病及致心律失常因素基础上的室性心动过速。1983年Buxton等首先报道RVOT-VT特征。据文献报道RVOT-VT占国外报道全部特发性室性心动过速的80%左右。RVOT-VT主要有两种类型：①非持续性、反复发作的单形室性心动过速（RMVT）最常见；②阵发性运动诱发性持续性室性心动过速。这两型都对腺苷敏感，但临床表现不同。这两型共占RVOT-VT的90%，其中多数为RMVT，持续性室性心动过速只占少数。部分患者可兼有两种表现，部分持续性RVOT-VT可有如RMVT短阵发作，而RMVT患者在静脉滴注异丙肾上腺素或程序刺激时可诱发出持续性RVOT-VT，故两种类型有一定的重叠现象。

证据显示，两类室性心动过速代表着cAMP介导的触发活动所导致的特发性室性心动过速的两端，中间有相当大的重叠。此外，这些亚型的分类尽管有用，依赖于节律记录的方法和时间，并不一定精确。患者通常依据临床表现或标志性心律失常分类。长程遥测和Holter记录证实，表现为一种流出道室性心动过速亚型的大多数患者，还表现出至少一次形态完全相同的另一种亚型的室性心动过速。非持续性、反复发作单形性室性心动过速（RMVT）的特征是频繁发生室性期前收缩或成双、二联律、三联律以及非持续性室性心动过速中间间断出现短阵的正常窦性心律。

特发性右心室流出道室性心动过速的病因：目前尚不清。有以下几种可能的病因：

1. 无明显器质性心脏病的正常人　通常认为特发性室性心动过速大多发生在无器质性心脏病依据的患者。但必须要进行详细检查，以排除任何心脏结构性异常。尤其要排除致心律失常性右室心肌病。

2. 心脏的细微病变　许多学者采用磁共振技术、超声心动图等检查发现约70%的RVOT-VT患者有右心室解剖学异常，其表现为心室壁变薄，脂肪组织代替，退行性增厚或运动减弱等。有人通过磁共振研究证实，取得成功消融的RVOT-VT患者，有30%消融靶点处有上述异常改变。因而提出轻度的右心室异常可能是导致心律失常的病理基础，并认为应对每一例特发性室性心动过速患者进行长期随访观察病情变化。曹克将等（1998）报道29例右室特发性室性心动过速患者，有2例在随后的随访中为致心律失常性右室心肌病和扩张性心肌病。

右心室心内膜、心肌活检发现有62%的患者有异常改变，例如脂肪浸润、心肌肥厚、间质和血管周围纤维化等。类似心肌炎症改变的有8%~30%，符合心肌病改变的有30%~40%，20%~50%为非特异性改变等。但至今值得强调的是上述非特异的病理改变不能证明RVOT-VT与这些改变之间有因果关系。

3. 基因突变　Lerman等（1998）对RVOT-VT患者进行了心肌活检，提取其DNA，经聚合酶链反应扩增和亚克隆后，对抑制性G蛋白Gi（GNAI2）进行了测序，发现RVOT致心律失常部位局部心肌细胞抑制性G蛋白（Gai）GTP连接部位发生点突变（TTT→TTA），使该部位碱基编码由苯丙氨酸（Phe）变为亮氨酸（Leu）（F200L）。但远离室性心动过速起源点的心肌细胞和外周淋巴细胞未发现GNAI2B基因突变。心肌腺苷受体A_1通过Gai2与腺苷酸环化酶连接，各种G蛋白GTP连接部位的突变有对活性和无活性结构均有影响。人类Gai2发生F200L突变可能阻断了腺苷信号传导，因而丧失了内源性腺苷抗肾上腺素的作用（有抗心律失常作用），导致细胞内cAMP增加。这一发现，提示在心肌细胞发育中，体细胞cAMP依赖性信号转导道的突变，可能是某些RVOT-VT的发生原因。

4. 正电子发射体层成像　已经被用于证实特发性室性心动过速患者存有功能上的自律性变化；I^{131}后碘苯甲基胍成像染色能够显示出某些表现为特发性室性心动过速的患者流出道区的异常。

（一）非持续性、反复发作单形性室性心动过速（RMVT）

非持续性、反复发作的单形室性心动过速简称反复发作的单形室性心动过速（repetitive mono-morphic ventricular tachycardia，RMVT）心电图表现为单个室性期前收缩、成对的相同形态的室性期前收缩、短阵室性心动过速交替反复发作，中间间断出现短阵的正常窦性心律。此类 RMVT 通常出现在休息或一段时间运动之后；运动期间室性心动过速通常是减少，但不会完全消失。是最常见的类型占 RVOT-VT90% 以上。

【发生机制】

1995 年 Lerman 等对一组 RMVT 患者进行快速心室起搏诱发室性心动过速时发现，有 30~100ms 的起搏周长诱发窗口，长或短于此周长则不能有效诱发，并且短阵快速刺激诱发的室性心动过速无拖带现象。实验中给患者应用氨茶碱（腺苷受体的阻滞剂）、阿托品或异丙肾上腺素等减弱内源性腺苷和乙酰胆碱对 cAMP 抑制的药物可以使非持续性室性心动过速（RMVT）转化成持续性室性心动过速，并提高 RMVT 的诱发率。反之腺苷、腾喜龙（依酚氯胺）、β-受体阻滞剂等减少 cAMP 的药物则能很快中止大部分 RMVT 的发作。

cAMP 介导的触发活动是 cAMP 可导致细胞内钙的增加和钙从肌质网内释放所致。而延迟后除极的出现与 Na^+-Ca^{2+} 交换产生一过性的内向电流 I_{Ti} 有关。

腺苷能降低细胞内的 cAMP 水平及中止 RMVT，其机制为：①腺苷在心脏的电生理效应主要是对室上性心肌细胞通过抑制性 G 蛋白（Gi）直接激活内向整流钾电流腺苷敏感性钾电流 $I_{K,AdO}$，而对心室组织，腺苷是通过减少受儿茶酚胺刺激后细胞内 cAMP 的水平，从而减弱 cAMP 所激活的 $I_{Ca,L}$ 和 I_{Ti}，而在没有交感神经刺激时，腺苷的心室肌细胞上的离子通道无直接作用。因此，腺苷只对因 cAMP 介导的触发活动所致的室性心动过速有效，而对其他类型触发活性引起的室性心动过速无效；②腺苷的作用可以被百日咳毒素（可以使 Gi 失活）抑制；③腺苷可消除异丙肾上腺素等所致的一过性内向电流（I_{Ti}）和延迟后除极（DADs），但是对抑制 Na^+、K^+-ATP 酶的哇巴因和联丁酰基 cAMP 所致的非 cAMP 介导产生的 I_{Ti} 和延迟后除极无明显的作用；④腺苷对奎尼丁介导的早期后除极的触发活动，儿茶酚胺介导的自律性增高，折返性室性心动过速等均无影响。

所以，RMVT 的发生机制从程序刺激上看为触发活动（折返机制室性心动过速应有拖带现象，而自律性异常的室性心动过速是不能被程序性刺激所诱发）。药物诱发试验也强烈提示触发机制为 cAMP 介导，而 cAMP 介导的触发活动与细胞内钙超载和延迟后除极有关。维拉帕米、地尔硫䓬能终止大多数的 RMVT（提示为触发机制）。

2007 年宋艳东等研究在离子通道水平揭示 RVOT 室性心律失常发生的机制与触发活动有关。引起触发活动的可能机制为：首先是有一部分 RVOT 心肌细胞的 Ito 较小，同时非特异性阳子流（NSCC）小甚至缺如，使动作电位时程（APD）延长，激活 NSCC 可以减小 APD，并消除早期后除极（EAD）。因此，RVOT 心肌细胞较小的 NSCC 是 RVOT 心肌细胞动作电位形成平台和 EAD 的原因。

此外，RVOT 某些心肌细胞随快刺激的增加，表现出 APD 的延长（频率依赖性）也有利于 EAD 的产生。对频率依赖性的解释为：兔心肌细胞的 Ito 失活的移除很慢，前次刺激使 Ito 激活后，再次给予电刺激，Ito 处于部分失活状态，并且随刺激的增加，Ito 越来越小，APD 则越来越长。这种现象只在 RVOT 的部分心肌细胞较为明显，而其余心肌细胞则不明显。这可能是频率依赖性不明显的心肌细胞除了 Ito 外，参与复极的其他电流也很大，例如 NSCC，从而可抵消 Ito 的失活。

迟后去极化的发生是频率依赖性的，即刺激频率越快，迟后去极化越易发生。这与早后去极化完全相反。在 RVOT 的心肌细胞上记录到 DAD，其离子机制不清。

折返机制是由于传导异常而引起心律失常的最常见的原因之一。心肌复极的不均一性，是致心律失常的一个重要因素。RVOT 心肌细胞的 Ito 离散度较右室心肌细胞的 Ito 离散度明显大，这可能会使心肌细胞的 APD 离散度增加，快速刺激 APD 离散度更加明显。因此，RVOT 更容易产生折返性心律失常。

如上所述 RVOT 室性心律失常发生机制是触发激动。但为何 RVOT 容易发生心律失常。在动物模型及人体上发现 RVOT 处的室性期前收缩多数是肾上腺素敏感型，β-受体阻滞剂有抑制作用，提示局部交感沿性增加在心律失常触发及维持中起了重要作用。心脏交感神经活性主要由颈中神经节与星状神经节调节，而他们的一个主要分支腹内侧心神经便走形在肺动脉表面，并最终支配肺动脉近端和右室流出道。将 LASSO 导管置于肺动脉近端，局部给予高频刺激交感神经使腹内侧心神经兴奋，结果模拟出受其支配的右室流出道室性期前收缩/室性心动过速。在人体上也复制出了这结果。这提示右心室流出道室性心律失常与交感神经兴奋性增高密切相关。提示可消融肺动脉外的交感神经来治疗右心室流出道室性心律失常。

【临床表现】

RMVT 多发生在 30~50 岁之间的中青年，男女均可发病，以女性较多见。6~80 岁之间的 RMVT 患者也均有报道。多无器质性心脏病。约 30% 的患者可无症状。主要表现为心悸、胸闷、气短症状，50% 的患者有头昏和不典型胸痛。严重者可有晕厥，约占 7%。RMVT 通常在静息时发作，并有一段时间内不断反复发作短阵的非持续性室性心动过速、室性期前收缩频发。RMVT 也可在运动后诱发。少数患者还可发展成运动诱发的持续性室性心动过速。非持续性室性心动过速的频率在 110~250 次/分，持续数秒至十余秒自发终止，后可再反复发作。

本病是良性临床过程，预后很好，心源性猝死极少见。5%~20% 的室性心动过速可自发缓解。

【心电图特点】

1. 正常窦性心律时的心电图特点　正常窦性心律时的体表心电图通常是正常的。有 10% 患者可有完全性或不完全性右束支传导阻滞图形（RBBB）。

2. 室性心动过速时的心电图特点　频发室性期前收缩、成对室性期前收缩、频繁发作的短阵非持续性单形室性心动过速，反复发作。QRS 波大多为左束支传导阻滞图形，伴额面心电轴右偏或正常，提示起源于右心室流出道，室性心动过速心电轴向下，Ⅱ、Ⅲ、aVF 导联 QRS 波直立。室性心动过速发作时无温醒现象。室性心动过速的形态与室性期前收缩形态相同。在短阵的非持续性室性心动过速期间夹有 1~3 个窦性心搏（图 3-1-1）、（图 3-1-2）、（图 3-1-3）。几乎所有非持续性室性心动过速（RMVT）的患者，均有高密度的反复发作，频发的室性期前收缩。反复出现室性期前收缩的患者中，大约 70% 的患者也可见到非持续性室性心动过速，然而仅有 20% 的患者发展为每阵大于 5 个心搏的室性心动过速。

3. 运动负荷心电图特点　临床所见到的 RVOT-VT 患者中，有 25%~50% 的患者，可被运动试验重复诱发。诱发的室性心动过速通常是非持续性的，少数情况下是持续性的。通常有两种阳性反应模式，在运动试验中诱发室性心动过速或运动恢复期诱发室性心动过速。这二种情况可能反映了室性心动过速的诱发依赖于关键的心率窗口，窗口可能较窄，仅在运动过程中短暂出现，导致仅在恢复过程中诱发室性心动过速。反复单形性室性心动过速的患者运动中室性心动过速通常能抑制。儿茶酚胺敏感性室性心动过速也是运动依赖性的，区别点在于 QRS 波方向发生 180° 的交替，形成所谓的双向性室性心动过速，它可蜕变为多形性室性心动过速和心室颤动。

4. 动态监测　动态心电图可观察到 RVOT-VT 有多种发病形式，如偶发、频发、二联、三联、成对或成串出现的室性期前收缩、短阵、连续或持续发作的单形性室性心动过速。偶有多形性室性心动过速或心室颤动。其发病形式和预后意义虽各有不同，但发作时 QRS 波特征相似，且同一患者有多种形式常并存，其消融方法相似。

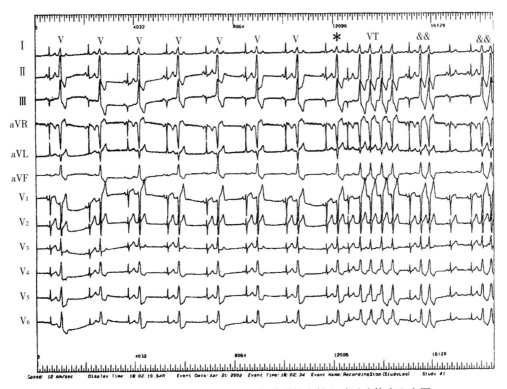

图 3-1-1　起源于右心室流出道的反复单形性室性心动过速体表心电图

室性心动过速形态呈左束支传导阻滞图形，心电轴正常，V_1、V_2 导联呈 rS 形。频发室性期前收缩有呈二联律、成对、间位性（＊）（12 导联同步记录）。

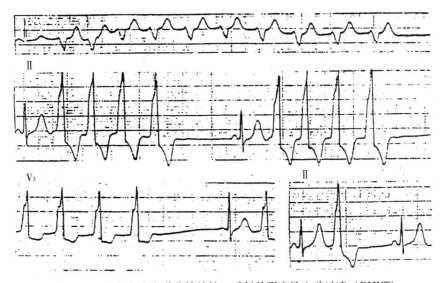

图 3-1-2　右心室流出道非持续性、反复单形室性心动过速（RMVT）

患者女性，29 岁，因反复心悸 11 年。发作时多次查心电图均为"频发室性期前收缩、短阵非持续性室性心动过速"。心脏检查无器质性心脏病依据。上两行和第三行前段为心悸发作时描记：见短阵室性心动过速反复发作，每次室性 QRS 持续 4~10 余次自行终止，QRS 呈 LBBB+RAD 型。发作之间夹 1~3 个窦性心搏。第 3 行后段为非发作时，仅见同型室性期前收缩。

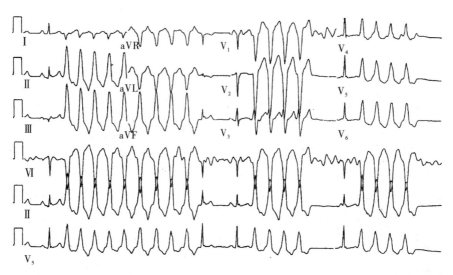

图 3-1-3　反复单形性右心室流出道心动过速的体表心电图。室性心动过速反复
发作，期间偶尔夹杂窦性复合波。

　　动态监测记录可观察到几种室性心动过速的特征。典型情况下，室性异位激动发生依赖于关键的心率范围（CL 延长）。第一个室性期前收缩的联律间期相对较长，室性心动过速发生前的窦性心率与室性心动过速的持续时间呈正相关。此外，室性心动过速的发生呈聚集性最常出现在睡醒、清晨和黄昏。RVOT-VT 对自主神经的影响极其敏感，因而不同时间发作的可重复性很差（图 3-1-4、5、6、7）

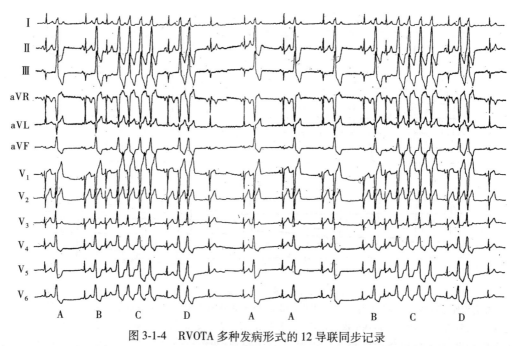

图 3-1-4　RVOTA 多种发病形式的 12 导联同步记录

　　A. 示室性期前收缩二联律，B. 示间位室性期前收缩，C. 示室性心动过速，D. 示成对的室性期前收缩（引自郭成军等，2004）.

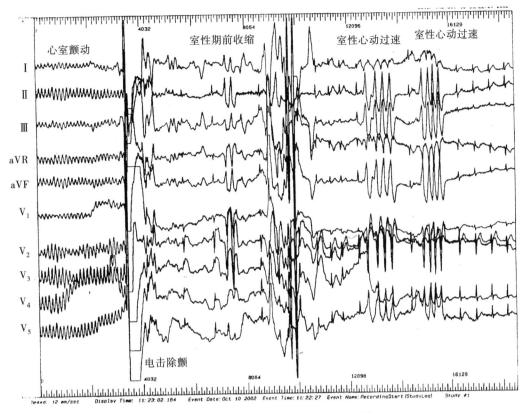

图 3-1-5 RVOTA 的多种形式并存（引自郭成军等，2004）

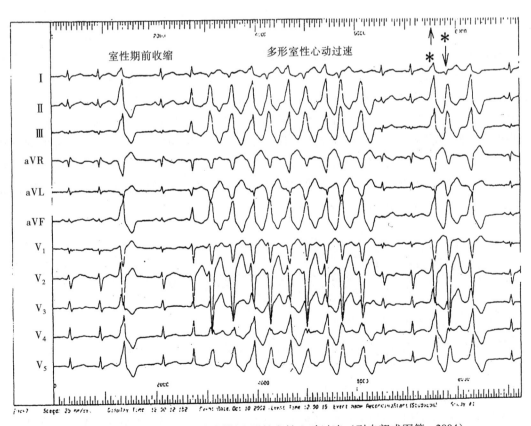

图 3-1-6 RVOT 游离壁和间隔部多形性室性心动过速（引自郭成军等，2004）

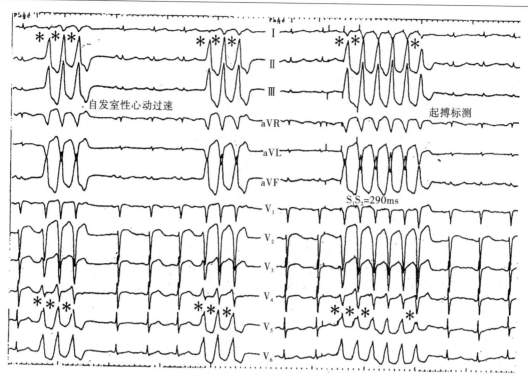

图 3-1-7 右心室流出道单源室性心动过速的多变 QRS 波形态

5. RVOT 起源的室性期前收缩触发 PVT/VF 的个案报告特点：

右心室流出道是非器质性心脏病患者中室性心动过速起源的最常见部位。右心室流出道起源的室性期前收缩具有左束支传导阻滞及下壁导联高 R 波的心电图特点，且一般不引起血流动力学改变，故认为右心室流出道室性期前收缩是"良性"的，预后是好的，所以认为导管消融只限于右心室流出道室性心动过速，而消融右心室流出道的室性期前收缩的意义不大。1996 年以来，文献不断报道检查无器质性心脏病的右心室流出道室性期前收缩，可触发多形性室性心动过速与心室颤动，导致猝死。Haissaguerre 等（2002、2003）等报道对伴有 Brugada 综合征和特发性心室颤动的少数患者，右心室流出道起源的室性期前收缩和非持续性室性心动过速也可触发持续性室性心动过速/心室颤动。这些患者室性期前收缩的数量不一定多，但具有联律间期短的特点，并具有 R on T 型室性期前收缩特点。因此，临床上曾把室性期前收缩联律间期短作为恶性的指标。梁延春等（2012）报道 4 例右室流出道特发性室性期前收缩、非持续性室性心动过速触发多形性室性室性心动过速、心室颤动，如下述（图 3-1-8、9、10、11）（表 3-1-1）。

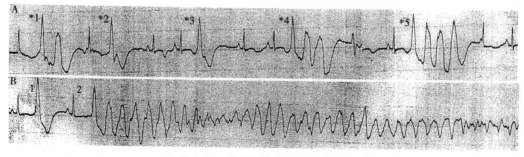

图 3-1-8 病例 1 心电监护记录图

A：监护导联记录频发 PVC（＊），其联律间期不恒定（1～5PVC 的联律间期分别为 520，480，400ms），并可触发短阵 PVT（4 和 5）。PVC 的 12 导联 ECG 特点为左束支传导阻滞伴心电轴右偏。B：与频发 PVC 形态的 PVC（2）触发 VF，但 PVC（2）联律间期最短（400 ms），VF 经电复律终止（引自梁延春，等. 2012）

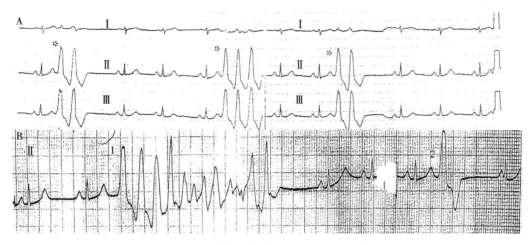

图 3-1-9 病例 2 常规 12 导联 ECG 记录图

A：临床上记录到频发成对 PVC（＊）、短阵 VT。PVC 的 ECG 特点为左束支传导阻滞伴右偏。B：患者晕厥苏醒后体表心电图 Ⅱ 导联记录到 PVT，触发 PVT 的 PVC（1）与临床中频发 PVC（2）形态相同，（1）联律间期 500ms 长于 PVC（2）联律间期（410ms）（引自梁延春，等. 2012）

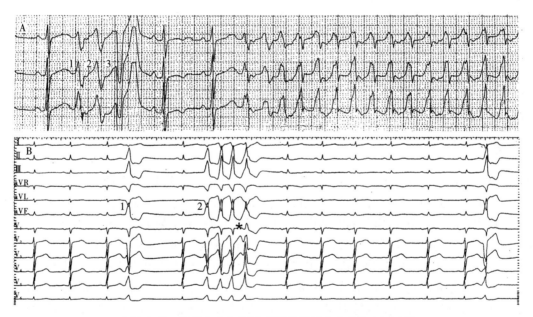

图 3-1-10 病例 3 动态 ECG 模拟导联及电生理检查记录图

A：动态 ECG 模拟导联记录到由同一 PVC 触发短阵 PVT，该 PVT 时 QRS 波形态伴有明显的除极向量改变（QRS1，2 为正负双向除极波但时限不同，QRS3 为单向负向除极波）。该 PVC 亦可触发 VT，该 VT 形态与电生理检查诱发的单形 VT 形态有差别，考虑为 PVT。B：电生理检查记录 PVC 的 ECG 特点为左束支传导阻滞伴心电轴右偏。触发多形性 VT 的 PVC（2）与临床 PVC（1）形态相同，但 PVC（2）联律间期 480ms 长于 PVC（1）联律间期（410ms）。PVT 时 QRS 波形态伴有明显的除极向量改变（＊）（引自梁延春，等. 2012）

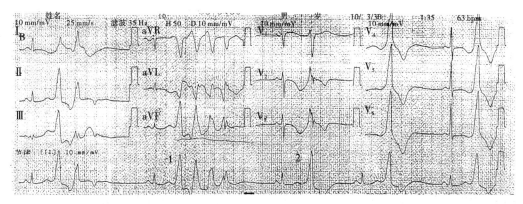

图 3-1-11　病例 4 心电监护及常规 12 导联 ECG 记录图

A：监护导联记录 PVC 触发短阵 PVT。B：PVC 的 12 导联 ECG 特点为左束支传导阻滞伴心轴右偏。与频发 PVC（2）同一形态的 PVC（1）触发 PVT，但 PVC（1）联律间期 400ms 短于频发 PVC（2）联律间期 480ms（引自梁延春，等. 2012）

表 3-1-1　4 例 PVC 触发 PVT/VF 患者的临床特征

序号	年龄（岁）	性别	是否 VF	是否晕厥	电复律	PVC 次数/天	QT 间期（ms）	PVC 平均联律间期（ms）	触发 PVT/VF 的 PVC 联律间期（ms）	PVT 平均周长（ms）
1	30	女	+	+	+	12 435	410	480	400	220
2	19	女	+	+	+	23 524	420	410	500	230
3	26	男	-	前驱症状	-	19 548	400	410	480	250
4	46	女	-	-	-	7 659	420	480	400	270

（引自梁延春，等. 2012）

上述 4 例的临床特点为：①室性期前收缩联律间期不恒定，触发多形性室性心动过速/心室颤动的室性期前收缩联律间期，较自发的孤立室性期前收缩联律间期均有明显改变，自发的也有较大改变；②多形性室性心动过速/心室颤动的平均周长短。过快的心室率易引起血流动力学改变，从而晕厥的发生率高。可能的机制是延迟后除极（DAD）介导的触发活动，因此，具有较快的心室率，心肌 M 细胞容易引发 DAD。M 细胞在 RVOT 占优势这提示该种心律失常好发于右室流出道这一局限区域。而室性期前收缩联律间期不恒定为 DAD 的发生提供了条件。当联律间期缩短时易产生 R on T 现象，即室性期前收缩发生在心室肌易损期。同时室性期前收缩还造成从心外膜向心内膜激动顺序的改变，增加了心室复极离散度，从而触发 PVT/VF。当室性期前收缩联律间期延长时（图 3-1-10、图 3-1-11）触发多形性室性心动过速/心室颤动的室性期前收缩造成从心外膜向心内膜激动顺序的改变，增加了心室复极离散度，为 DAD 触发多形性室性心动过速提供了易损窗口，在此基础上，多形性室性心动过速/心室颤动的第 2 或第 3 个激动的联律间期极短，因此，触发多形性室性心动过速/心室颤动。上述提示非持续性 RVOT VT 和室性期前收缩并非全是良性的，应注意室性期前收缩联律间期不恒定的患者，应尽早积极治疗考虑射频消融术。

6. 室性心律失常的体表心电图定位诊断　随着导管射频消融技术在室性心律失常中的普遍开展，体表心电图对于室性心律失常的定位正日益受到重视，如何提高定位的准确率与消融的成功率密切相关，通过大量消融成功病例的回顾性研究，依据室性心律失常的心电图分析和已知道的心电生理与消融知识，可以对不同类型室性心律失常的诊断、病灶起源部位做出初步判断与预测，为患者进一步选择消融治疗提供有力的诊断依据。

基本原则：由于室性期前收缩、室性心动过速的起源点不同，除极方向随之发生改变，造成在肢体导联与胸前导联的投影不同，在各导联的 QRS 形态也不尽相同，这是体表 12 导联用于室性期前收缩、室性心动过速的理论基础。目前临床一般采用以下原则定位（表 3-1-2）。

表 3-1-2　室性心律失常的定位原则

导联	QRS 波形态	起源点
V_1	完全性右束支传导阻滞	左心室
	完全性左束支传导阻滞	右心室
Ⅰ、Ⅱ、aVF	以 S 波为主	心室下部
	以 R 波为主	心室上部
Ⅰ、aVL	S 波为主	右心室流出道或左心室高侧壁
	R 波为主	远离上述部位
$V_2 \sim V_4$	S 波为主	心脏前壁或心尖部
	R 波为主	心脏后壁

（1）定左右主要根据 V_1、V_5 QRS 波群主波方向：①起源于左心室 V_1 主波向上，V_5 主波向下；②起源于右心室 V_1 主波向下，V_5 主波向上；③起源于左束支，QRS 波群呈右束支传导阻滞型（RBBB）；（4）起源于右束支，QRS 波群呈左束支传导阻滞型（LBBB）。

（2）定上（房室瓣部）下（心尖部）主要根据Ⅱ、Ⅲ、aVF QRS 波群主波方向：①起源于上部主波向上；②起源于下部主波向下。

（3）定前后主要根据Ⅱ、Ⅲ、aVF QRS 波群起始 40ms 的电位正负：①起源于前部电位为正；②起源于后部电位为负。

（4）定右心室流出道（RVOT）间隔部及游离壁，主要根据Ⅰ导联的 QRS 波呈 R 型，且 aVR、aVL 呈 QS 型，振幅 aVR>aVL 提示 RVOT 游离壁起源，如Ⅰ导联的 QRS 波呈双相或极低电压且 QS 振幅 aVL≥aVR 提示 RVOT 间隔部起源。胸前导联移行规律判断起源点位置高低；起源点接近肺动脉瓣和偏向游离壁时移行快，V_3R>S；起源点远离肺动脉瓣和偏向间隔部时移行慢，移行在 V_3 导联之后。

（5）定左侧游离壁或间隔部主要根据 aVL 导联的 QRS 波群电位正负：①起源于间隔侧电位为正；②起源于游离壁电位为负。

室性期前收缩、室性心动过速时 QRS 波除随起源点不同变化外，还受心电轴、电位、心室肥大、束支传导阻滞、梗死性 Q 波等影响而影响定位的准确性，上述定位原则定位准确率大约在 85% 左右，器质性心脏病准确率稍低。

7. 右心室流出道起源的室性心动过速的心电图定位

（1）右心室流出道的解剖特点：RVOT 位 LVOT 前部，随着 RVOT 至肺动脉水平逐渐变细。RVOT 转至 LVOT（左心室流出道）和主动脉瓣左侧，所以流出道部位的解剖关系与心腔不一样，并不是由于 RVOT 属于右心室的一部它就处于心脏的右侧，实际上它是位于 LVOT 的左前侧。RVOT 解剖区域是介于肺动脉瓣下缘，三尖瓣上缘，（与希氏束在同一水平上），外侧为心室游离壁，内侧为室间隔，可分为前壁、后壁、游离壁和间隔壁。由于 RVOT 间隔部上部和升主动脉近端毗邻，故实际上间隔部位只是 RVOT 间隔下部较小范围，而且，它与室间隔不同，RVOT 间隔几乎与冠状面平行，其上部后方为右冠窦。RVOT 向后、轻度向左向着头部方向走。部分人群，左心耳尖部覆盖在肺动脉干或流出道左前壁（图 3-1-12）。

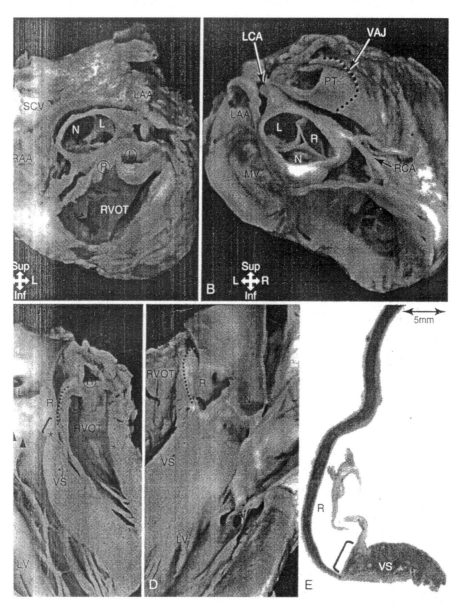

图 3-1-12　流出道和主动脉窦的解剖。这些心脏标本显示了右心室流出道（RVOT）与主动脉窦之间的解剖分布

A，前面观。RVOT 指向左侧，高于主动脉瓣。B，后面观。左（L）、右（R）冠状窦邻近肺动脉圆锥。主动脉无冠窦（N）距 RVOT 较远，但邻近二尖瓣（MV）和中心纤维体。虚线标示的是右室肌与肺动脉干（PT）之间的心室动脉连接（VAJ）。注意位于肺动脉圆锥之后、主动脉根部之前的裂隙面。C 和 D，模拟胸骨旁长轴切面将同一心脏切成两半，同时显示了左和右冠状动脉开口。右侧和左侧肺动脉窦（分别用圆圈中的 R、L 表示）所处位置高于主动脉窦。虚线标示所谓"间隔"区域内下肺动脉圆锥的心外膜面（如图 E 所示）。Inf＝下；LAA＝左心房心耳；LCA＝左冠状动脉；RAA＝右心房心耳；RCA＝右冠状动脉；Sup＝上；TV＝三尖瓣；VS＝室间隔，（引自赵树梅，2010）

（2）右心室流出道起源的室性心动过速心电图定位：RVOT VT 多呈典型的 LBBB，胸前导联移形多在 V_3 及其后，Ⅰ导联呈低幅多相。aVL 导联 QS 振幅多>aVR 导联 QS 振幅，靶点多位于间隔部；而Ⅰ导联呈 R 型（振幅多>0.5mV），aVL 导联 QS 振幅<aVR 导联，多位于游离壁。Ⅰ导联以 R 波为主者，在 RVOT 偏后；以 Q 波为主者，在 RVOT 偏前。V_3 导联中 R>S 者，主要在 RVOT 的后方或上方；R<S 者则在前下方。

多项研究证明 12 导联的心电图能进一步对这些心动过速的起源定位。

1）右心室流出道室性心动过速心电图起源定位，首先肯定是在右心室流出道起源：①V_1 导联呈左束支传导阻滞（LBBB）图形；②Ⅱ、Ⅲ、aVF 导联、$V_5 \sim V_6$ 导联主波向上，呈 R 波；③aVR、aVL 导联 QRS 波主波向下，呈 QS 型；④心前区导联 QRS 波移位（第 1 个 R/S>1 的胸导联），不早于 V_3 导联，大多在 V_3 导联之后，大多出现在 V_4 导联。

2）右心室流出道间隔部起源的室性心动过速的心电图定位：①Ⅰ、aVL 导联 QRS 波主波向下（呈 QS 型）多为前间隔部，如 QRS 波主波向上（呈 R 型或 QRS 型）多为后间隔；中间隔呈正向或负向；②Coggins 等研究显示：aVL 导联 QRS 波主波向下为间隔部；③QRS 时限<140ms、Ⅱ、Ⅲ 导联单向 R 波且无切迹（如无 RR 或 Rr′）。心前区移行较早；④间隔部起源的室性期前收缩，其胸前导联移行稍早，一般在 V_3 或 V_3 与 V_4 之间，下壁导联无顿挫（图 3-1-13、图 3-1-14、图 3-1-15）。

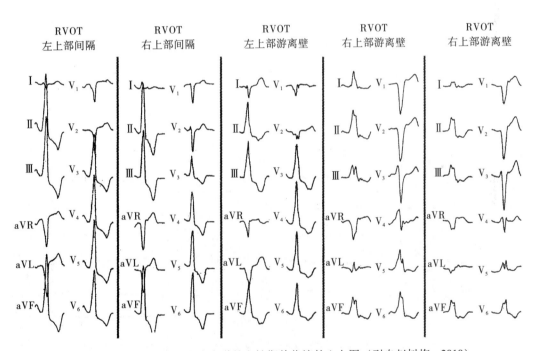

图 3-1-13　起源于右心室流出道的室性期前收缩的心电图（引自赵树梅，2010）

3）右心室流出道游离壁起源的室性心动过速的心电图定位：①QRS 波呈三相的 RR′或 Rr′，可能反映 QRS 时限较长（>140ms），激动自右心室游离壁向左传导（图 3-1-16、17）；②aVL 导联 QRS 波主波向上为游离壁（左侧壁）室性心动过速；③游离壁起源的室性期前收缩，其 S 波在 V_3 导联较深（>3.0mV），胸导联移行一般在 V_4 导联或以后，并且部分患者下壁导联 QRS 波存在顿挫，这种顿挫的特异性较高，可能反映左室激动。

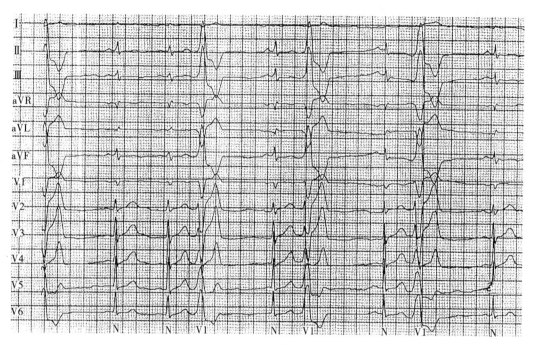

图 3-1-14 起源于右心室流出道间隔部位室性期前收缩

Ⅱ、Ⅲ、aVF 及 V$_{5,6}$导联主波向上，呈 R 型；aVR、aVL 导联 QRS 主波向下，呈 QS 型，3 胸前导联移行区在 V$_4$ 导联之后，Ⅰ 导联 QRS 极低电压，aVL≥aVR 提示 RVOT 间隔部起源。（引自时志城，2013）

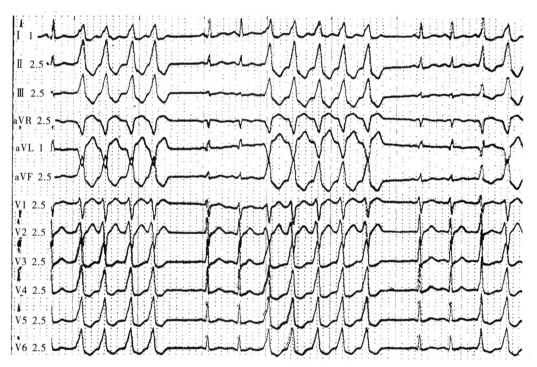

图 3-1-15 右心室流出道起源的室性心动过速

Ⅱ、Ⅲ、aVF 及 V$_{5,6}$导联主波向上，呈 R 型；aVR、aVL 导联 QRS 主波向下，呈 QS 型，胸前导联移行区开始在 V$_3$ 导联。（间隔起源）（引自时志城 2013）

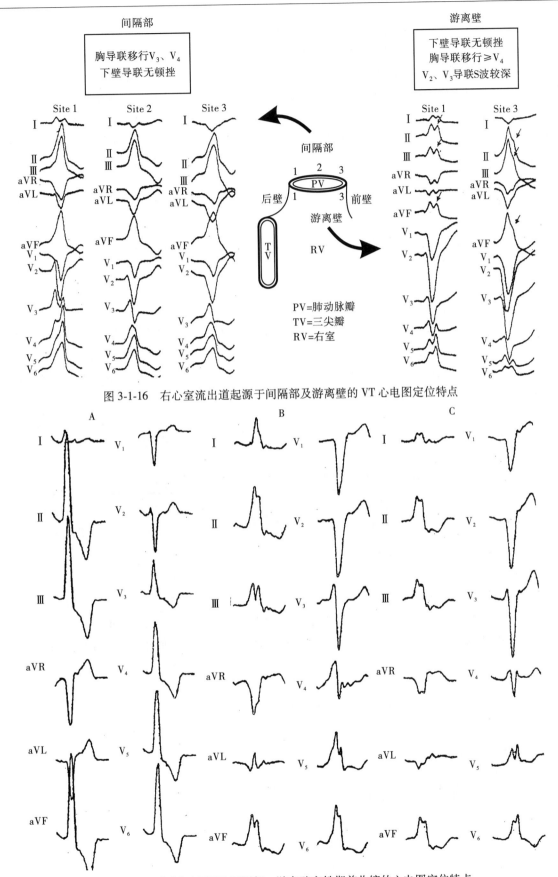

图 3-1-16　右心室流出道起源于间隔部及游离壁的 VT 心电图定位特点

图 3-1-17　起源于 RVOT 间隔部、游离壁室性期前收缩的心电图定位特点

A 示间隔部；B、C 均为游离壁。

苏晞等（2005）报道 60 例右心室流出道室性心动过速，有效消融分别位于右心室流出道偏间隔部 51 例（占 85%），右心室流出道偏游离壁 6 例（10%）、右心室流出道间隔部和游离壁之间者 3 例（5%）。

4）右心室流出道左侧（前内侧部分）与右侧（后外侧部分）室性心动过速的心电图定位：

通常 I 导联的 QRS 波呈 QS 型时，室性心动过速起源于前间隔或靠近前间隔的位点（仰卧前后位观察，位于右心室流出道的最左侧部分）。随起源点向右侧移动（位于间隔或游离壁）。I 导联出现 R 波，并逐渐占主导，QRS 波的电轴更向左。因此：①QRS 波振幅呈 aVL>aVR，提示起源点位于右室流出道的左侧；②QRS 波振幅呈 aVL<aVR，提示起源点位于右室流出道的右侧。

主述方法的诊断准确度为 80%。

有报道：I 导联的 QRS 波主波向上为右心室流出道右侧起源，向下的为右心室流出道左侧起源。诊断的准确度为 83%。

5）右心室流出道上部与下部室性心动过速的心电图定位：起源点越靠近上部和左侧，V_1 和 V_2 导联 R 波振幅越较大。当起源点向右或下移动时，右心前区导联 R 波振幅降低，心前区导联移行区向左侧移动；此外，V_2 导联为 R 波或 V_1 导联和 V_2 导联"r"大于 0.2mV 时，提示上部起源。起源点越靠近肺动脉瓣，电轴越向右和向下；起源点越靠近后下方，电轴越向左偏。

6）右心室流出道起源于近端与远端室性心动过速的心电图定位：如 V_1 和 V_2 导联的 r 波振幅均 ≥0.2mV，则为右心室流出道近端起源，否则为右心室流出道远端起源。诊断准确度为 66%。

然而，不是所有 QRS 波呈 LBBB 形态且电轴正常或向下的室性心动过速都可在右心室流出道成功消融。某些室性心动过速起源于肺动脉瓣上、左心室流出道等，占腺苷敏感性室性心动过速的 10%~15%，偶尔起源于主动脉根部。QRS 电轴向上的特发性右心室流出道室性心动过速通常位于游离壁的右室体部或位于室间隔的中部及远端（表 3-1-3）但是，预测流出道室性心动过速的精确起源尚须

表 3-1-3　RVOT VT 起源部位的 12 导联心电图评估指标

前壁与后壁	QRS 时限 R 波形态	II、III 导联	II、III 导联呈 Rr' 或 rr' 波	II、III 导联呈 R 波
QRS 时限	>140ms	≤140ms		
游离壁	7	1	0	8
间隔	6	21	5	22
右侧与左侧	aVR、aVL 导联 QRS 波振幅		I 导联极性	
QS 振幅	aVR<aVL	aVR≥aVL	I 导联负向	I 导联正向
左侧	18	5	20	3
右侧	2	10	3	9
上部与下部	V_1、V_2 导联起始 γ 波振幅			
V_1 和 V_2 导联	高 γ *		低 γ +	
肺动脉瓣下近端	14		8	
肺动脉瓣下远端	4		9	
LVOT 与 RVOT	V_3 导联 R/S 比值			
V_1 导联	R/S≥1		R/S<1	
LVOT	4		1	
RVOT	6		29	

*高 γ 为两个导联中起始 γ 波振幅均>0.2mV

+低 γ 为一个或两个导联中起始 γ 波振幅<0.2mV.

进一步深入研究。因为流出道区域不同的解剖结构有着密切的解剖关系，认识到这一点很重要。例如：在特发性流出道室性心动过速中，R/S 移行区在心前区 V_3 导联十分普通，高达 58%。统计学上右心室流出道室性心动过速患者 R/S 移行在 V_3 导联的发生率与源自右心室流出道外的流出道室性心动过速并无差别。因此，这些心电图标准的预测价值较低，只有大约 50% 的流出道室性心动过速伴 R/S 移行在 V_3 导联的流出道室性心动过速在右心室流出道成功消融，其余需要在不同的解剖部位才能成功消融右心室流出道室性心动过速，可达 6 个不同的解剖部位，包括左心室流出道、Valsalva、主动脉窦、冠状窦、肺动脉以及通过经皮心包穿刺到达心外膜。

　　7）右心室流出道与左心室流出道室性心动过速心电图定位的鉴别：V_1 导联无 R 波或心前区导联移行区在 V_4、V_5 或 V_6 导联，预示着右心室流出道起源。V_1 和 V_2 导联有 R 波，R/S 移行在 V_1 或 V_2 导联，是左心室流出道的特征。但是，R/S 移行在 V_3 导联是非特异性的，I 导联 QS 波也符合右心室流出道起源。

【电生理检查特点】

　　RMVT 可自发，也可被心室程序刺激诱发和终止。如心室程序刺激不能诱发，可静脉滴注异丙肾上腺素后诱发。也可在撤除异丙肾上腺素心率逐渐减慢时被诱发，也可在心率达到高峰时被诱发，这些提示 RMVT 在窦性心律下有一定的心率诱发窗口。但也有一些患者在静息心电图或动态心电图监测到 RMVT 时，进行电生理检查，结果上述方法均不能诱发出室性心动过速。RMVT 通常不能被拖带。

【诊断】

　　1. 频发室性期前收缩，可呈二联律、三联律、成对出现、非持续性室性心动过速，无规律的反复交替发作。

　　2. QRS 波呈左束支传导阻滞（LBBB）图形，电轴方向向下。

　　3. 心脏结构正常，无器质性心脏病依据。

　　4. 特发性室性心动过速的诊断是排他法的。结构性心脏病、冠心病、儿茶酚胺敏感性室性心动过速和致心律失常性右室心肌病等必须要排除。

【治疗】

　　治疗取决于症状发作频繁程度。对于发作较少、发作轻的患者可不予治疗，但应随诊观察。少部分患者可以进展为心动过速心肌病。积极的治疗可防止儿童或成人发生这类型心肌病。

　　1. 急性期处理　刺激迷走神经或静脉滴注腺苷（6mg）可终止流出道室性心动过速急性发作。腺苷如果需要，则可逐渐加量至 24mg。如果患者维持足够的血压，且以前确诊为维拉帕米敏感性室性心动过速时，可静脉注射维拉帕米（10mg）也是一种选择。血流动力学不稳定时，应紧急电复律。

　　2. 长期处理　流出道室性心动过速患者长期治疗的选择包括药物治疗和导管射频消融。有轻度症状的患者，可接受药物治疗。有症状而药物无效的患者，或药物不能耐受，或不愿长期接受药物治疗的患者可选用导管消融术治疗。

　　药物可选用 β-受体阻滞剂如美托洛尔，12.5~25mg，每日 2~3 次。维拉帕米 40~80mg，每日 2~3 次口服；地尔硫䓬，有效率在 25%~50%，每日 2~3 次口服。还可选择 IA、Ic 类和Ⅲ类抗心律失常药物，包括胺碘酮。

　　应着重消除精神紧张、吸烟、饮酒过度、疲劳失眠、剧烈运动等诱因，应镇静、休息。

　　3. 射频导管消融术治疗　现已越来越普及，成功率高，并发症少，相对安全，目前已成为 RVOT-VT 治疗的首选方法。

　　近年来一些作者认为无器质性心脏病的右心室流出道室性期前收缩可触发多形性室性心动过速与心室颤动，导致猝死的发生虽然不是很高，但也有增加的趋势。射频消融室性期前收缩可防止发生猝死。因此，对RVOTA消融与否，不取决于其发病形式，而取决于其症状和预后的严重性，以及权衡各种治疗措施的得失。对于无症状、提前度小的偶发室性期前收缩，甚至频率缓慢、血流动力学良好的室性心动过速，可能只需要长期随访，无需干预。以药物治疗室性期前收缩预防猝死的大规模临床试验发现药物治疗组死亡率反而更高，其症结在于药物的毒副作用和致命的促心律失常作用。经导管消融可一次性有效消除室性期前收缩，省去了长期用药的不便和毒副作用。心律失常无论是QRS波形态是否多变，只要是位于同一部位或同一区域，导管局灶消融均有效（图3-1-18、19）。

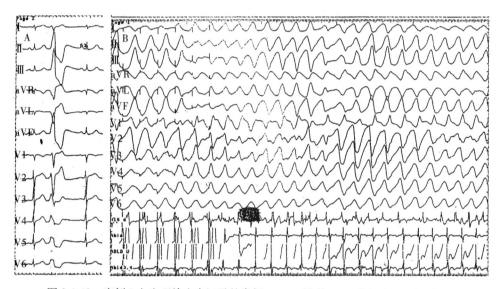

图3-1-18　病例2电生理检查中记录的常规ECG12导联PVC形态及VF诱发情况

A：PVC的12导联ECG特点为左束支传导阻滞伴心电轴右偏。B：RVOT间隔部Burst刺激诱发VF（引自郭成军等，2004）

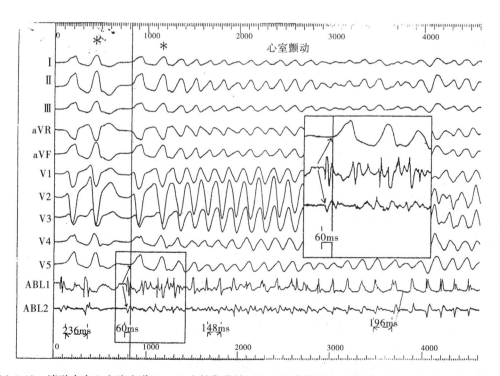

图3-1-19　消融中右心室流出道R on T室性期收缩（＊）反复触发心室颤动、（引自郭成军等，2004）

右心室流出道（RVOT）是右心室心腔内的管状结构，在室上嵴上方。RVOT 室壁厚度为 3~6mm，是肺动脉瓣水平最薄的区域。RVOT 上方是肺动脉瓣，下方是右心室流入道，位于三尖瓣的顶部。RVOT 区的侧面，是右心室游离壁，中部由空间隔构成，位于 RVOT 和右心室肌内组织的底部，与主动脉根部相对，恰好在肺动脉瓣下的区域。从肺动脉瓣上冠状位观察，RVOT 包绕着主动脉根部，并向左侧延伸。RVOT 的顶部凸起或月牙形，后间隔的区域指向右侧，前间隔的区域指向左侧。RVOT 的前间隔部分，实际紧贴左室心外膜，毗邻前室间隔静脉，靠近冠状动脉的左前降支。主动脉瓣位于新月形 RVOT 间隔域内，低于肺动脉瓣。RVOT 后间隔邻近右冠状窦区域，前间隔邻近右冠状窦前部或左冠状窦的中部。

起源于 RVOT 的室性心动过速在解剖上可分成以下三类：前部和后部；右侧和左侧；上方和下方。在左前斜（LAO）60°透视下 RVOT 的前半部定为前侧（或称游离壁侧），后半部定为后侧（或称间隔侧）（图 3-1-20）。在右前斜（RAO）30°透视下，RVOT 的后半部定义为右侧（或后侧附着部），前半部定义为左侧（或前侧附着部）。肺动脉瓣周围 1cm 的区域定义为上部（仅靠肺动脉瓣下的远端），超过 1cm 的区域被定义为下部（近端）。这样 RVOT 是由 8 个亚区组成：①游离壁、右侧、下部；②游离壁、右侧、上部；③游离壁、左侧、下部；④游离壁、左侧、上部；⑤间隔、右侧、下部；⑥间隔、右侧、上部；⑦间隔、左侧、下部；⑧间隔、左侧、上部。

因为流出道区域不同解剖结构具有紧密的解剖关系。精确预测流出道心动过速的起源是非常重要的。建议用分步标测法，特别是当心电图未能提供明确的线索来指示室性心动过速的起源部位时，例如，心前区导联 R/S 移行区域在 V_3 导联。因为大多数室性心动过速、室性期前收缩起源于右心室

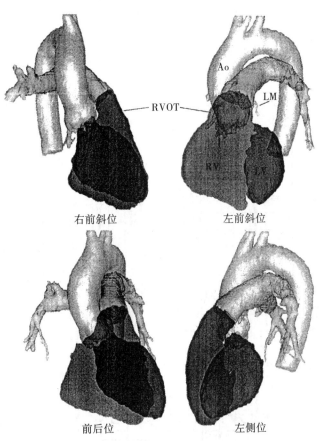

右前斜位　　　　　　　　　左前斜位

前后位　　　　　　　　　左侧位

图 3-1-20　流出道室性心动过速（VT）消融的解剖关系

右心室 VT 的左侧面离左主干很近，因而易损伤大主干。同样应注意右室 VT、主动脉
Valsalva 窦、主动脉下左室之间紧密相连，这样可解释为什么该区域的 VT 有相似的心电图
形态。AO＝主动脉；LM＝左主干；PA＝肺动脉；RVOT＝右心室流出道。

流出道，标测应从这里开始。如果未找到室性心动过速的起源点，可先扩大标测范围至肺动脉（尽管这个区域起源位点少见）。如起搏标测和激动标测提示起源位点不在右心室流出道和肺动脉，通常下一步骤是经动脉逆行标测左心室流出道（LVOT）和主动脉窦。如仍无效可标测冠状窦，可提供额外的信息来帮助确定是否存在左侧心外膜起源。

　　如果上述所有解剖途径均不成功，应当考虑经皮心包途径行心外膜标测。提示心外膜起源的标测结果是：①心室内膜面的起搏图欠佳；②无尖锐的电位提前 QRS 波起点的 15ms；③在最早心内膜位点上存在低振幅的远场电位；④出现极模糊的顿挫样的上升支和宽 QRS 波，提示起源点可能位于心外膜或间隔内。以及 CARTO 或其他激动标测图上显示大面积相等的（或最小的）收缩前位点。

　　1. 标测　常规标测技术为：①激动顺序标测方法：特点为精确、简便、耗时少，成功率高。但是对室性心动过速时血流动力学不稳定和诱发室性心动过速困难时使用受限；②起搏标测法：比较简便，起搏标测方法可在窦性心律时完成，但耗时长，精确度稍差（靶点周围 1cm 的范围起搏的体表心电图都可能类似）。适用于不宜采用激动顺序标测方法者。可用起搏和激动标测相合的方法。

　　三维标测方法：有许多优点，也有局限性，其技术复杂难于掌握，费用高，而大部分 RVOT-VT 患者可经常规标测消融成功，仅在下列情况下考虑应用：①常规方法消融失败，RVOT-VT 又反复发作者；②RVOT-VT 患者发作伴血流动力学障碍或非持续性室性心动过速者；③起源部位不典型、常规方法靶点难以定位者；④要求减少 X 线损伤者。非接触心内膜标测（EnSite3000 系统）可适用于缺少持续性 VT 者、血流动力学不稳定或常规标测难以标测位置者；电解剖标测系统（Carto 系统）可直观地揭示 RVOT-VT 电激动途径及室性心动过速起源点，然而操作很耗时这会影响标测导管的稳定性，会直接影响取点和成图的质量，对于持续时间短的（如 RVOT-VT 非持续性室性心动过速）难以完成标测。

　　2. 电生理检查和消融　两者常一次进行。采用起搏（12 导联图形一致）和激动标测相结合的方法，均标测室性期前收缩或室性心动过速，温度 50～65℃，能量 30～40W。即刻成功标准为放电后 10s 内同形室性期前收缩消失，观察 30min，窦性心律稳定，静脉滴注异丙肾上腺素不能诱发，随访成功标准为术后 24 小时动态心电图室性心动期前收缩少于 100 个，无短阵室性心动过速发作（图 3-1-21）（图 3-1-22）（图 3-1-23）。

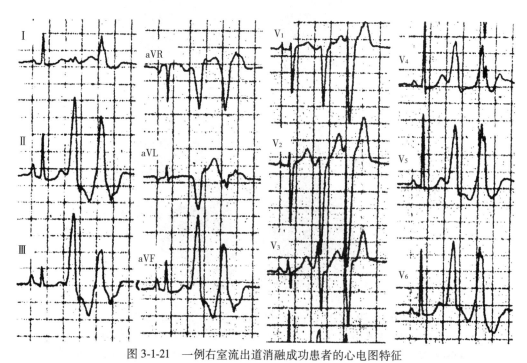

图 3-1-21　一例右室流出道消融成功患者的心电图特征

室性期前收缩形态呈左束支传导阻滞，V₁ 导联呈 rS 形（r 波极小），胸前 R 移行区在 V₄ 导联（引自彭长农等，2004）

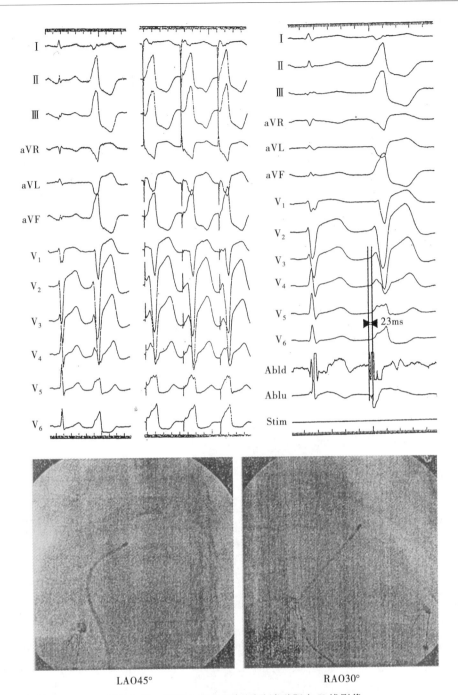

图 3-1-22   病例 1 电生理标测及消融靶点 X 线影像

A：PVC 的 12 导联 ECG 特点为左束支传导阻滞伴心电轴右偏。B：起搏标测：消融靶点处起搏可见与自发 PVC 体表 QRS 波形几乎完全相同。C：激动标准：靶点处 PVC 时 ABL 单极起始即为负向，提前体表 QRS 波约 23ms。下图：X 线透视明确 ABL 电极标测靶点位于 RVOT 间隔部（引自鲁志兵等，2011）

　　杨延宗等（2001）报道 18 例 RMVT 的导管射频消融治疗，起源于右心室流出道 17 例，消融靶点 18 个，其中 16 个位于右心室流出道间隔面，1 个位于右心室流出道游离壁，1 个位于肺动脉瓣上。起源于左心流出道 1 例。即刻成功 17 例。平均随访 6~56（23±14）个月，复发 2 例，RMVT 图形与术前完全相同，其中 1 例于术后 3 个月复发，再次消融成功。另 1 例于术后 6 个月复发，未治（图 3-1-24）。

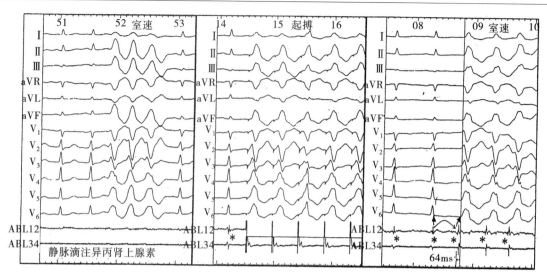

图 3-1-23　右心室流出道短阵室速的起搏标测和冲动顺序标测定位

ABL12＝消融导管远端电极；ABL34＝消融导管近端电极；＊为肺动脉高频电位，比体表 QRS 波提前 64ms

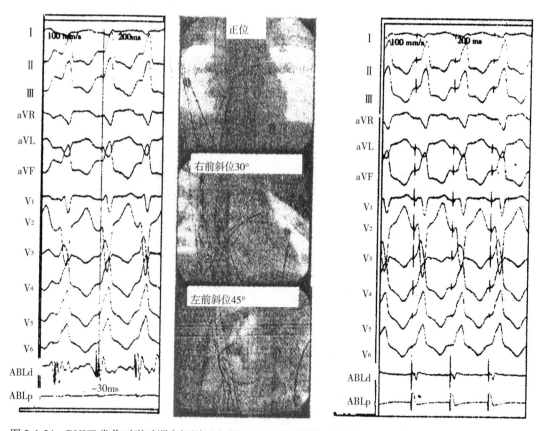

图 3-1-24　RMVT 发作时激动顺序标测（左图）以及起搏标测（右图）。中图为后前位、右前斜位、左前斜位成功消融的 X 线影像

靶点位于右心室流出道高位间隔部。ABLDd：大头导管远端；ABLp：大头导管近端（引自杨延宗等，2000）。

采用温控消融导管在右室流出道行消融比较安全，但由于这个部位比较薄，而左室流出道邻近希氏束及冠状动脉，应注意避免伤及而发生心脏压塞、房室阻滞及冠状动脉闭塞等并发症的发生。

3. 消融的成功率　90%以上，苏晞等报道 60 例患者消融成功率为 98.4%（60/61）。

郭成军等（2004）使用单管消融 RVOTA 成功的关键体会：①术前准确诊断 RVOTA，并与左心室流出道心律失常相鉴别。两者 Ⅱ、Ⅲ、aVF 导联均为高耸的 R 波，但前者胸导联多为左束支传导阻滞型，后者多为右束支传导阻滞型，由于两者解剖结构紧邻，有时鉴别困难。本组 1 例快速室性心动过速或心室扑动，体表心电图定位于左心室流出道，但在肺动脉瓣上标测到提前的高频电位并消融成功（图 3-1-25、26）；②熟悉心脏的影像解剖定位。右前斜位透照，右心室流出道为心影的右

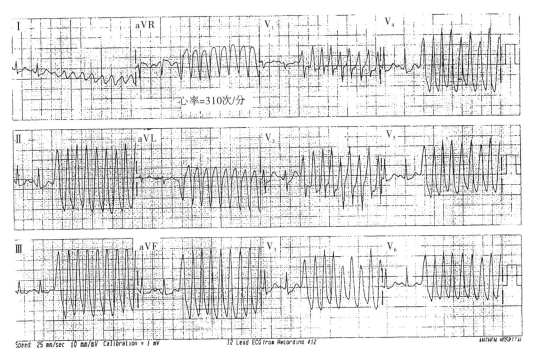

图 3-1-25　心室扑动起源于肺动脉瓣上的 12 导联心电图（引自郭成军等，2004）

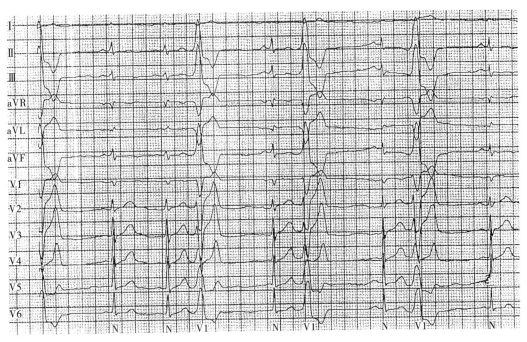

图 3-1-26　起源于右心室流出道间隔部位室性早搏

Ⅱ、Ⅲ、aVF 及 V$_{5,6}$ 导联主波向上，呈 R 型；aVR、aVL 导联 QRS 主波向下，呈 QS 型，胸前导联移行区在 V$_4$ 导联之后，Ⅰ 导联 QRS 极低电压，aVL≥aVR 提示 RVOT 间隔部起源。（引自时志城，2013）

前上缘，左后上邻近主动脉根部与升主动脉，下邻 His 束和右束不支，冠状动脉主干和前降支近端沿肺动脉根部间隔面和游离壁相交处走行。左前斜位透照，可判定导管贴靠游离壁还是间隔以及进入肺动脉瓣上的深度；③激动顺序与起搏标测并用，多数情况下可用起搏标测指导消融，但激动顺序标测有助于发现肺动脉瓣上及非经典部位的心律失常；④消融中密切注视患者主诉、体征和心电变化，避免严重的并发症，如间隔面消融损伤冠状动脉，流出道低位消融损伤 His 束和右束支。

【预后】

通常认为 RMVT 预后良好，Gaita 等（2001）对 61 例右心室单形室性期前收缩病例随访（15±2）年，结果无 1 例发生猝死或进展为心律失常性心肌病。2/3 的患者无明显症状，50% 患者室性期前收缩消失。但一些有症状的患者使用抗心律失常药物不能有效控制 RMVT 发作。偶有 RMVT 可导致心动过速性心肌病，但在射频导管消融根治 RMVT 后心肌病可完全恢复。RMVT 引起猝死的报道极少。少数 RMVT 可发展成运动诱发的持续性室性心动过速。

（二）阵发性运动诱发性持续性室性心动过速

阵发性运动诱发性持续性室性心动过速亦称特发性持续性右心室流出道室性心动过速简称持续性 RVOT-VT。与同样起源于右心室流出道的 RMVT 相比较在临床上较少见。均呈单形性室性心动过速。

【发生机制】

1986 年 Lerman 等发现阵发性运动诱发性持续性心动过速的发生机制为儿茶酚胺介导的延迟后除极和触发活动，少数患者为自律性增高或微折返激动。

阵发性运动诱发性持续性室性心动过速比非持续性反复发作的单形室性心动过速（RMVT）心室程序刺激更易于诱发，二者的临床表现也有所差异，其可能的原因有：

1. RMVT 的患者室性心动过速发作前有心率的自发加速，而心率的维持是交感神经和非交感神经的综合作用。Lerman 等（1995）发现 RMVT 患者的反映迷走神经对心率调控能力的心率变异性指标（RMSSD）无明显变化，心率的加速可能为交感神经活动的加强，这有助于解释 RMVT 在静息条件下的发作。

2. Lerman 等发现 1 例持续性 VT 患者有 β 受体信号传导系统的 G 蛋白突变。发现 VT 起源灶处心肌 GTP 结合位点突变（TTT→TTA，即苯丙氨酸→亮氨酸），而远离 VT 起源灶的部位未发现这种突变。这种突变导致 Gai2 的失活而失去内源性腺苷对 cAMP 的抑制效应（内源性腺苷抗肾上腺素的作用），同时还能提高基础和儿茶酚胺介导的 cAMP 水平。这可能是阵发性运动诱发持续性 VT 对儿茶酚胺敏感，程序刺激也易诱发的原因之一。

现认为本型室性心动过速代表着 cAMP 介导被触发活动所致的特发性室性心动过速。

【临床表现】

阵发性运动诱发性持续性室性心动过速多发生于 30~50 岁之间，男性多于女性。多由运动或情绪激动时诱发，通常在中等量运动时宜诱发。心动过速发作持续时间较长，可以持续数分钟到数小时，数小时到数天者较少见。大多数患者在运动停止后恢复，室性心动过速发作的频率逐步下降直至恢复窦性心律。只有部分患者在心率较慢时室性心动过速发作增加。室性心动过速不发作时室性期前收缩较少。患者可出现心悸、胸闷、眩晕等症，严重者有晕厥或黑蒙等症，或血流动力学障碍。对于女性内分泌的周期性波动也可能是诱因之一。

阵发性运动诱发性持续性室性心动过速有时可呈非持续性发作（但是很少见），也可以发生在休息时。

【心电图特点】

1. 室性心动过速发作的次数并不频繁，每年发作 5~40 次。但每次发作持续时间长，多在 0.5~24 小时。

2. 室性心动过速发作时心电图 QRS 波常呈 LBBB 图形，心电轴右偏（+90°左右）或正常。QRS 时限增宽的程度较小（图 3-1-27）。

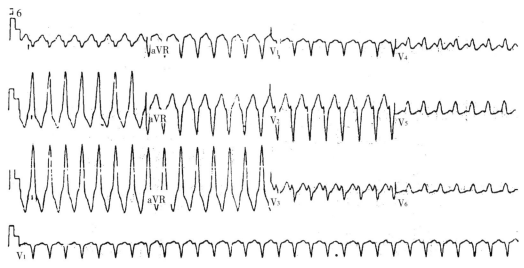

图 3-1-27 阵发性运动诱发性持续性室性心动过速
自然发作时 12 导联心电图记录

3. 心室率常在 115~250 次/分，平均 180 次/分，也有报道在 150~200 次/分，节律不很规则。

4. 发作间歇时心电图正常，室性期前收缩很少。

5. 程序期前刺激较易引发和终止室性心动过速。有时仍需在异丙肾上腺素静脉滴注下进行易于成功。

6. 信号平均心电图正常。

7. 阵发性持续性 RVOT VT 的体表心电图定位诊断与 RMVT 相同。

（1）右心室流出道间隔部起源的持续性单形性室性心动过速（图 3-1-28）

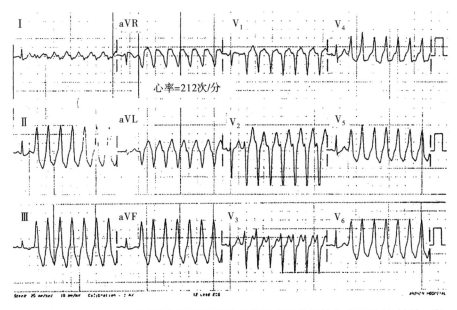

图 3-1-28 右心室流出道间隔部起源的持续性单形性室性心动过速 12 导联心电图（引自张奎俊，等. 2001）

（2）右心室流出道游离壁起源的持续性单形性室性心动过速（图 3-1-29、30）

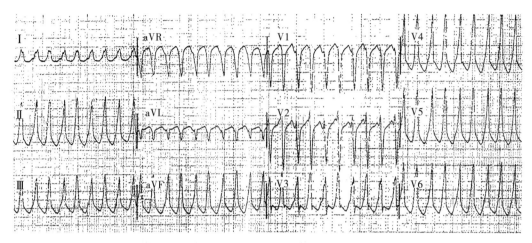

图 3-1-29　右心室流出道起源的室性心动过速（游离壁起源）

Ⅱ、Ⅲ、aVF 及 V$_{5、6}$ 导联主波向上，呈 R 型；aVR、aVL 导联 QRS 主波向下，呈 QS 型，胸前导联移行区开始在 V$_3$ 导联，Ⅰ 导联的 QRS 波呈 R 型且 QS 振幅 aVR≥aVL 提示 RVOT 游离壁起源（引自时志城，2013）

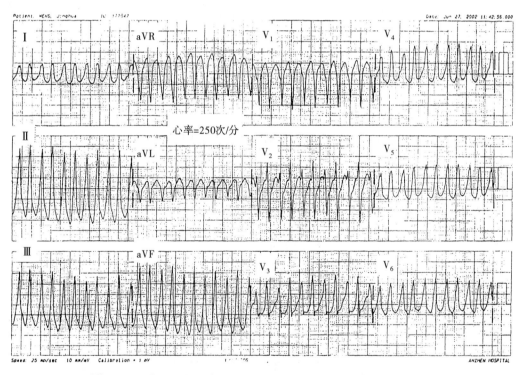

图 3-1-30　右心室流出道游离壁快速室性心动过速的 12 导联心电图

8. 非持续性反复发作的单形性室性心动过速与阵发性运动诱发性持续性室性心动过速两个类型之间的关系

（1）多数仅表现其中一种类型。少数患者可先为 RMVT，后又演变为持续性 RVOT-VT；另外一些患者先表现为持续性 RVOT-VT，然后自然停止发作，在两次发作之间又呈 RMVT，后经一长短不等的时间后不再发生室性心动过速，心律变为窦性。

（2）Ziad 等（2009）认为这两类室性心动过速代表着 cAMP 介导的触发活动所导致的特发性室性心动过速的两端，中间有相当大的重叠。

（3）笔者认为这两型室性心动过速除对腺苷敏感、发生部位相似外，其余在心电图特点、临床特点等完全不同。现尚无明确的解释。

【治疗】

RMVT 的药物选择已如上所述，而持续性室性心动过速患者大多需用药物治疗才能控制。可采用以下药物：

1. 维拉帕米　剂量按每次 0.25mg/kg，总量平均为 18.5±2.8mg。也可首选静脉注射 5mg，10min 后无效可追加 5mg，总量不超过 20mg 为宜。Gill 等（1993）报道不论本型 RVOT-VT 能否被运动所诱发，其疗效为 60%。国内一组报道疗效为 66.7%。也有认为对药物作用的个体差异较大。电生理药理试验可能有助于药物的选择。

2. 普罗帕酮　剂量为静脉注射 35~70mg。能终止自发或诱发的持续性 RVOT-VT。

3. 普鲁卡因胺　剂量 100mg 加入 20ml 的 25% 葡萄糖液内，用 3~5min 静脉推注。如 5min 后仍无效，可再静脉推注 100mg，10~15min 重复一次，直至有效或总量达 1g。当有效后，应静脉滴注，每分钟 2~6mg，维持一段时间。对自发者疗效为 56%，对诱发者疗效为 83.9%。

4. β-受体阻滞剂　其疗效为 25%~50%，并较易耐受，可选用阿替洛尔或美托洛尔等。一些报道认为用 β-受体阻滞剂来防止室性心动过速复发的效果很差。

5. 腺苷 6~24mg 或三磷酸腺苷（ATP）20~40mg，快速静脉推注，大约 75% 的患者室性心动过速可在用药后 1~2min 内终止。

对持续性 RVOT-VT，Ⅰ类和Ⅲ类抗心律失常药物有一定效果，疗效为 25%~50% 不等。Gill 等对比维拉帕米、氟卡尼和索他洛尔的疗效，发现三者之间的差异无显著性，但索他洛尔显示效果较强的趋势。必要时可用胺碘酮静脉推注治疗。

（二）射频导管消融治疗

有症状的持续性 RVOT-VT 或非持续性 RMVT，药物治疗无效或不能耐受，或不愿接受长期药物治疗的患者应采取导管消融治疗以达根治目的。持续性 RVOT-VT 病灶孤立、局限并位于导管容易到达的区域，血流动力学稳定，病灶周围没有瘢痕组织或其他影响消融能量释放的因素存在，适合采用导管射频消融治疗。

1. 射频导管消融持续性 RVOT-VT 的成功率　由于目前各家采用的标测方法不同，其即时成功率和经随访后成功率的报道不一。例如，李学斌等（2001）采用起搏标测和激动标测法消融治疗并根据随访结果成功率为 85.4%（35/41 例）。未成功或复发病例中 2 例为 RMVT，1 例为运动后诱发的室性心动过速，术中未诱发出室性心动过速，术后 1 个月于体力活动中复发，2 例为术中未诱发，经采用起搏标测，仅为十一导联相吻合，1 例因 VT 频率过快出现严重血流动力学障碍，被迫终止手术。方丕华等（2004）采用电解剖标测和在 Carto 标测系统协助下行起搏标测，经随访结果 14 例全部成功，成功率 100%。姚焰等（2003）采用非接触心内膜激动标测（EnSite300 标测系统）消融 20 例，经 12.0±6.2 个月随访结果成功率达 100%。邱春光等（2005）报道对 6 例特发性持续性 RVOT-VT 用环形标测电极（Lasso）放入右心室流出道进行标测。环形标测电极（极距 2mm）双极标测确定最早激动部位后，用大头消融电极在此部位细标并结合起搏标测结果，寻找起搏时与自发室性心律失常至少 11 个导联完全一致的部位作为靶点进行消融。消融放电功率 20～30W 或温度控制在 55℃，放电 10s 内室性心动过速终止或室性期前收缩消失为有效放电，继之巩固放电 120～240s。消融终点：放电结束后，静脉给予异丙肾上腺素后重复上述电生理检查，同形态室性心动过速及室性期前收缩消失。术中将环状电极放置于 RVOT 进行标测结果示 4 例室性心动过速位于 RVOT 间隔部前上区，1 例位于 RVOT 间隔后上区，1 例位于流出道游离壁全部成功。环状电极在肺动脉瓣环下及三尖瓣环上缘进行标测，短时间内快速识别室性心律失常病灶的起源点。大头消融电极根据环形电极标测结果直接在局部进行激动顺序及起搏标测，成功消融点部位与环形电极标测结果一致。因此，环形电极标测可提高标测准确性，迅速标测出室速时环流出道一周的激动顺序，避免在同一部位反复无效放电。

2. 持续性 RVOT-VT 的起源部位与体表心电 QRS 波之间的关系

（1）持续性 RVOT-VT 的起源部位：由于标测方法的不同所报道的起源部位不一。李学斌等报道的 35 例起源部位均在右心室流出道。姚焰等报道 25 个室性心动过速或室性期前收缩起源部位中，1 例起源于肺动脉瓣口部，10 个位于间隔侧，其余的均不同程度地偏向游离壁，其中 7 个偏于右心室流出道的后壁中、下部，4 个位于前壁中、下部，3 个位于游离壁侧。方圣华等报道采用 Carto 标测 RVOT，可以清楚的显示 RVOT 的三维结构，将 RVOT 分为 12 个区。前壁的 3 个区及其他 3 壁下部的 3 个区没有室性心动过速的起源点，因此室性心动过速的起源点主要分布在间隔、后壁和外侧壁的上、中部 6 个区。其中间隔区 8 例（57%），后壁 4 例（29%），外侧壁 2 例（14%）（图 3-1-31）。而传统的 X 线定位（RAO 30°）将 RVOT 的间隔部分为前、中、后 3 部分，然后从肺动脉瓣到三尖瓣环顶端之间为上、中、下 3 个部分，将 RVOT 的间隔部共分为 9 区，Movsowitz 报道的 16 个持续性 RVOT-VT 的起源点都位于 RVOT 间隔部的这 9 个区内。似乎 Carto 标测定位更精确和直观。（图 3-1-32）。

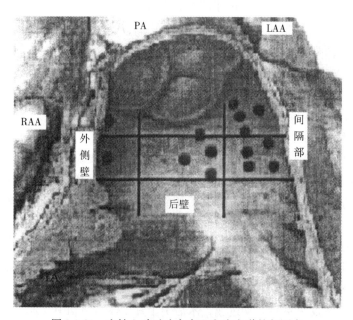

图 3-1-31　室性心动过速在右心室流出道的起源点

间隔部 8 例，后壁 4 例，外侧壁 2 例。PA＝肺动脉；LAA＝左心房耳；RAA＝右心房耳；TA＝三尖瓣环（引自方圣华等，2004）

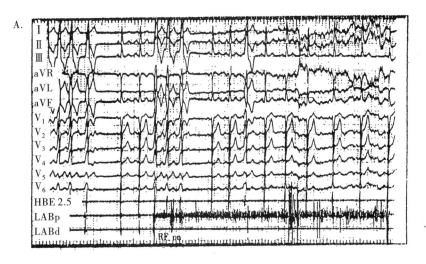

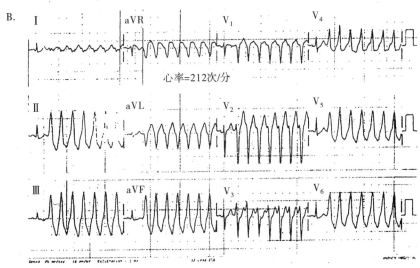

图 3-1-32 起源于右心室流出道间隔侧中部的 RMVT

A 图例 1：患者女性，34 岁，有阵发性心悸史 10 年。术前诊断为反复单形室性心动过速，于右心室流出道间隔侧中部标测到最早激动点，在此处消融后数秒内反复单形室性心动过速即消失。HBE：希氏束电图；LABp：大头电极近端；LABd：大头电极远端（纸速 25mm/s）（引自张奎俊等，2001）

B 图例 2：右心室流出道间隔部持续单形性 VT（12 导联心电图）

1）间隔部 VT：Ⅰ 导联的 QRS 波呈 QS 或 Qr 形。QS 形定位间隔部，其特异度为 100%，灵敏度低为 27.8%；aVL 导联 QRS 波呈 QS 形，其特异度为 56.7%，灵敏度为 86.7%。$QRS_I/QRS_{aVL}<1$，aVL 导联上 QS 波要比 aVR 导联上的 QS 波深。

2）外侧壁（游离壁）VT：Ⅰ 导联的 QRS 波呈 R 或 Rs 形。R 形定位游离壁（外侧壁），其特异度为 77.8%，灵敏度为 86.7%；aVL 导联 QRS 波呈 R 型，其特异度为 100%，而灵敏度为 25.6%，$QRS_I/QRS_{aVL}>1$。

3）RVOT 上部起源的 VT：V_3 导联 QRS 呈 R 型。

4）RVOT 中部起源的 VT：V_3 导联 QRS 呈 RS 形（R/S>1）。

5）RVOT 下部起源的 VT：V_3 导联 QRS 呈 rS 形（r/S<1）。

（2）RVOT 消融成功与未成功的心电图预测：实践证明，持续性 RVOT-VT 患者并非均能从右心室流出道成功消融。有少数患者不能被诱发出 RVOT-VT，行右心室流出道起搏不能获与体表心电图相匹配的起搏心电图。现已发现，在行消融前，根据室性心动过速发作时的体表心电图 V_1 导联上有无 R 波，以及胸前导联移行区可以预测是否能成功从右心室流出道消融。Callans 等（1997）报道了 29 例 RVOT-VT 患者起搏可获得与室性心动过速完全一致心电图的 25 例，其室性心动过速时的胸前移行区在 V_3 导联或其后；而不能获得一致心电图的 4 例，其胸前移行区均在 V_2 导联。Krebs 等（2000）发现 V_1 导联缺乏 R 波者，可以肯定室性心动过速起源于右心室流出道。彭长农等（2004）报道在室性心动过速发作时 V_1 导联无 r 波（或 rS）而呈 QS 形，胸前移行区在 $V_4 \sim V_6$ 导联时，此类室性心动过速可成功从右心室流出道消融；但如果室性心动过速发作时胸前 V_1 导联呈 rS 型，r 波的振幅较高，且移行区在 V_3 导联或之前，此类 VT 如不能从右心室流出道成功消融，则其起源点可能在左心室流出道或主动脉根部左冠状窦下方消融可能取得成功。马坚等（2002）报道室性心动过速时，心电图呈不典型左束支传导阻滞，V_1、V_2 导联有明确的 R 波，胸前移行区在 V_2 或 V_3 导联者，室性心动过速的消融靶点在左冠状窦内，起源点位于左心室流出道。

　　一些研究指出未能从右心室流出道消融的患者，行右心室流出道起搏标测不能获得与室性心动过速时相一致的体表心电图，激动标测亦不能获得更为提前的最早心内膜激动电图，表明室性心动过速可能不是起源于右心室流出道。当在左心室流出道进行了标测，可记录到较右心室流出道提前的心内膜激动时间。此外，最早心室激动电位亦可出现于左冠状窦内、左侧室间隔的上基底部、心前静脉和心大静脉等。

二、左心室流出道特发性室性心动过速

　　特发性左心室流出道室性心动过速（idiopathic left ventricular outflow tract ventricular tachycardia，ILVOT-VT）简称左室流出道室性心动过速（LVOT-VT），又称左心室流出道反复单形室性心动过速（left ventricular outflow tract repetitive monomorphic ventricular tachycardia），维拉帕米、腺苷敏感性室性心动过速等。它是起源于左心室流出道的室性心动过速，其临床表现和电生理特点等，明显异于起源于左心室间隔部位的特发性室性心动过速（即左后分支室性心动过速），而与起源于右心室流出道的反复单形室性心动过速（RMVT）酷似。LVOT 室性心动过速与 RVOT 室性心动过速有共同的发生机制，且两者起源部位有相邻的解剖关系，即 RVOT 的后壁与 LVOT 的前壁紧邻。不仅临床发作方式是以 RMVT 为主（即频发室性期前收缩及/或反复短阵室性心动过速发作），而且常好发于运动时或被异丙肾上腺素所诱发，但心室刺激的诱发率极低，三磷酸腺苷能一过性抑制 LVOT-VT，提示其机制为延迟后除极所致的触发激动。心电图表现为不典型的右束支或左束支传导阻滞图形伴心电轴右偏。患者无器质性心脏病依据。

【解剖部位】

　　左心室流出道的解剖位置：左心室流出道（LVOT）在 RVOT 后面朝向右肩，向右和头端方向走形。LVOT 又称主动脉前庭、主动脉圆锥或主动脉下窦，为左心室的前内侧部分，由室间隔上部和二尖瓣前尖组成。室间隔构成 LVOT 的前内侧壁，二尖瓣前尖构成后外侧壁。此部室壁光滑无肉柱，缺乏伸展性和收缩性。LVOT 的下界为二尖瓣前尖下缘平面，此处室间隔呈一凸形，凸起上方室间隔向右方凹陷形成半月瓣下小窝，室间隔膜部即位于此水平面。LVOT 的上界为主动脉口，位于左房室口的右前方，口周围的纤维环上附有 3 个半月形的瓣膜即主动脉瓣。

【发生机制】

　　LVOT-VT 的电生理机制明显不同于起源于左心室后间隔部位的特发性左室室性心动过速，而与 RVOT-VT 极相似。

　　左室流出道又称主动脉前庭。上部以主动脉为界，并以二尖瓣前叶与左心室流入道分界，通常认为这种室性心动过速起源于室间隔的内部，而出口位于室间隔的左侧。不能通过心室程序刺激诱

发，可被运动、异丙肾上腺素所诱发，维拉帕米或 β-受体阻滞剂可终止发作。常由于 cAMP 介导的细胞内钙超负荷引起的触发活动所致。

【临床表现】

国内几组报道共 26 例，男 15 例，女 11 例，年龄 10～55 岁，心悸等病史 1 月～7 年。临床表现与右心室 RMVT 相似。有反复心悸、心动过速、胸闷、乏力等症状，无晕厥史。有频发室性期前收缩可单发或呈二联律、三联律，伴非持续性室性心动过速反复发作。个别也可发展为持续性室性心动过速。均无器质性心脏病依据。

【心电图特点】

左心室流出道室性心动过速心电图定位特点：LVOT VT 在心电图 V_1 导联呈右束支传导阻滞图形。V_1 导联主波向上或 r 波振幅较大。V_1 导联呈 rS 型。V_1 导联 R 波振幅>V_2 导联。V_1 导联呈左束支传导阻滞，但是 V_5、V_6 导联 QRS 终末部有 S 波，Ⅰ 导联以 S 波为主。如果所有胸前导联呈单向高振幅 R 波，消融靶点多在左冠状窦下方的 LVOT（主动脉瓣与二尖瓣环的交界处），V_1 导联几乎无 S 波。QRS 波图形表现为右束支传导阻滞或左束支传导阻滞图形，胸导联主波提前转变（V_2、V_3）。

1. 左心室流出道心内膜起源的室性心动过速的心电图特点　1997 年 Callans 等把起源点位于主动脉瓣下方左心室流出道心内膜的室性心动过速分为两类。

（1）右束支传导阻滞图形的左心室流出道心内膜起源的室性心动过速：其特点如下：

1）室性心动过速发作时呈右束支传导阻滞图形（RBBB 型）（典型或不典型），伴心电轴右偏（图 3-1-33）。

2）V_1～V_6 导联均以高振幅 R 波为主，V_1 导联几乎无 S 波或 S 波。有时 V_5 和 V_6 导联或单独 V_6 导联有 S 波，Ⅰ 导联以 S 波为主。Ⅱ、Ⅲ、aVF 导联主波向上呈 R 型。胸前导联在 V_2 或 V_3 前移行为 Rs 或 R 型。

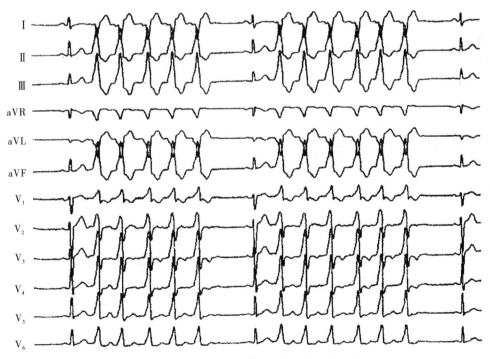

图 3-1-33　左心室流出道起源的室性心动过速

Ⅱ、Ⅲ、aVF 及 $V_{5,6}$ 导联主波向上，呈 R 型；V_1 呈右束支传导阻滞，Ⅰ、aVL 导联 QRS 主波向下，电轴右偏。（引自时志城，2013）

3）频繁发作室性期前收缩，可呈单发或呈二联律或三联律等，伴反复、非持续性的室性心动过速，二者 QRS 形态相同。

4）室性心动过速起源点常邻近主动脉瓣环和二尖瓣环的纤维连接处（左纤维三角），并可在此消融成功。

（2）左束支传导阻滞图形的左心室流出道心内膜起源的室性心动过速：其特点如下。

1）室性心动过速发作时呈左束支传导阻滞图形（呈典型或不典型 LBBB 图形）（图 3-1-34）。

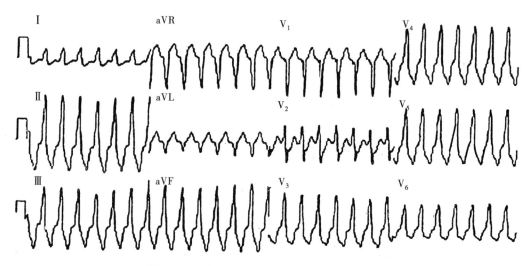

图 3-1-34　左心室间隔基底部起源的 LVOT VT

2）V_1 导联呈 QS 形，R 波移行在 V_2 导联

3）频繁发作室性期前收缩，可呈单发或呈联律，伴反复非持续性室性心动过速，二者 QRS 形态相同。

4）室性心动过速起源点位于左心室间隔基底部上段，因为此处有希氏束电位而无法消融。

以后文献陆续报道的左心室流出道心内膜室性心动过速，绝大部分均符合第一类特点，第二类较少见。

2. 成功消融靶点位于左心室间隔基底部的左心室流出道室性心动过速　心电图呈左束支传导阻滞图形，即 V_1 导联呈 QS 波形，R 波移行区在 V_2 导联。

3. 成功消融靶点位于左冠状动脉窦下方的左心室流出道室性心动过速　所有胸前导联呈单相高振幅 R 波，V_1 导联几乎无 S 波。

4. 左心室流出道室性心动过速（LVOT-VT）和右心室流出道室性心动过速（RVOT-VT）心电图的鉴别（表 3-1-4）。

表 3-1-4　RVOT 与 LVOT 起源室性心律失常的体表心电图鉴别

	RVOT	LVOT
QRS 形态	V_1 呈左束支传导阻滞	V_1 呈左束支传导阻滞或左束支传导阻滞
下壁导联	Ⅱ、Ⅲ、aVF 导联大单相 R 波	Ⅱ、Ⅲ、aVF 导联大单相 R 波
发作特征	反复发作 VT 或单形性室性期前收缩	非持续性
过渡导联	R 波在 V_3、V_4 过渡	R 波在 V_2 过渡
R-R 间期	心动过速周长常有变化	R-R 间期可有变化

起源于主动脉瓣环和二尖瓣环纤维连接处（左纤维三角）的心内膜 LVOT-VT 心电图多呈右束支传导阻滞（RBBB）图形，V_1~V_6 导联均以高振幅 R 为主，易于和 RVOT-VT 鉴别（大多呈左束支传导阻滞图形），但有部分 LVOT-VT（大多数起源于心外膜下）也呈左束支传导阻滞图形、心电轴右偏，易与和 RVOT-VT 混淆，二者的鉴别点如下述：

（1）LVOT-VT：①除了极少数主动脉无冠状窦起源者，Ⅰ导联可呈顿挫 r 波外，其余Ⅰ导联均呈 QS 或 rS 波形；②胸前导联 R 波移行均<V_4 导联，≤V_2 导联占 85.7%（12/14）；③LVOT-VT 的 V_1 和 V_2 导联中 R 波时限较大者和 R/S 比值均明显高于 RVOT-VT。R 波时限指数≥50%和 R/S 波幅指数≥30%时可诊为起源于主动脉 Valsalva 窦内的 LVOT-VT。但两组 QRS 波时限无显著性差异。

（2）RVOT-VT：①Ⅰ导联的形状随着起源部位不同而异。流出道游离壁及间隔偏后起源者Ⅰ导联均可呈 r 或 R 波；②胸前导联 R 波移行晚，大部分发生在 V_4~V_6 导联。胸前导联 R 波移行≥V_4 导联者占 80.7%（26/30），无一例 R 波移行≤V_2 导联；③V_1 和 V_2 导联的 R 波时限指数<50%、R/S 波幅指数<30%。

5. 各起源部位室性心动过速心电图特点的比较

（1）左冠状窦室性心动过速与 LVOT-VT 相似，也与 RVOT-VT 图形相似。从解剖上看互相紧依着似"一墙之隔"应鉴别。由于 LVOT 对 RVOT 解剖位置偏后，除极向量更向前，故反映胸前导联移行早，多在 V_1、V_2 不超过 V_3，V_1 导联 r 波振幅较大，而 RVOT-VT 胸前导联 R 波多≥V_3，V_1 的 r 波极小或无 r 波。电轴右偏Ⅰ导联以 S 波为主也是 LVOT-VT 与 RVOT-VT 的区别。

（2）RVOT 游离壁起源的室性心动过速：在下壁（Ⅱ、Ⅲ、aVF）QRS 波振幅较低，且可见切迹，QRS 宽度较长；移行导联为 V_4 或 V_5 导联。

（3）呈左束支传导阻滞图形的室性心动过速：根据胸前移行导联鉴别，移行导联为 V_1、V_2 者，表明起源于左心室流出道（包括二尖瓣连接区）；当移行导联位于 V_3 导联之后者，表明起源于右心室流出道（包括肺动脉瓣区域）。

（4）左心室流出道起源的室性心动过速：胸前导联移行较早，胸前导联持续为 R 波，伴随小的或无 S 波（瓣上瓣下不同）；V_2 导联 R 波较宽，占 QRS 波比例较大（与右室起源相比）。

（5）二尖瓣环起源的室性心动过速：常呈右束支传导阻滞型，胸前导联有明显 R 波。

（6）起源于左冠状窦的室性心动过速，呈 W 型或切迹者。说明存在间隔激动。

（7）起源于右冠状窦的室性心动过速，呈右束支传导阻滞型：激动穿过间隔至右室，V_1 导联 R 波较宽。

【治疗】

1. 药物治疗　可用维拉帕米、普罗帕酮、β-受体阻滞剂等，与 RVOT-VT 治疗基本相似。但大多数患者效果不佳或无效。

2. 射频导管消融治疗

（1）心内膜起源的 LVOT-VT 的消融途径：可经主动脉逆行途径，跨瓣后在左心室心内膜寻找靶点，多数在主动脉瓣环和二尖瓣环交界的纤维连接体处（左纤维三角）消融成功。

（2）标测特点

1）LVOT-VT 的靶点确定主要依靠起搏标测和激动标测相结合。起搏标测即选择至少 11 个导联 QRS 波形与室性心动过速或室性期前收缩图形相同的起搏部位作为消融靶点。但在左冠状窦内起搏阈值明显高于左心室内，常需 9V 以上才能夺获。有作者强调起搏标测尽可能找到与自发性室性心动过速或室性期前收缩 12 导联心电图一致的起搏心电图图形（如只有十一导联吻合的病例，则复发率明显增高，如经努力始终不能获得 12 导联相吻合的起搏标测，则应考虑起搏部位的不同或诊断问题），激动标测确定最早的激动电位（图 3-1-35）（图 3-1-36）。

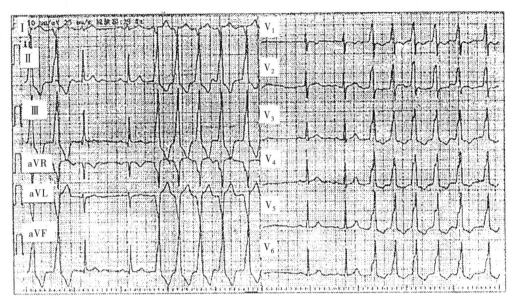

图 3-1-35　图示频发室性期前收缩和短阵室性心动过速，每个导联上的 QRS 波图形一致， I 导联 rS 形，II、III、aVF 呈 R 形，V_1、V_2 呈 RS 形，$V_3 \sim V_6$ 呈 R 形

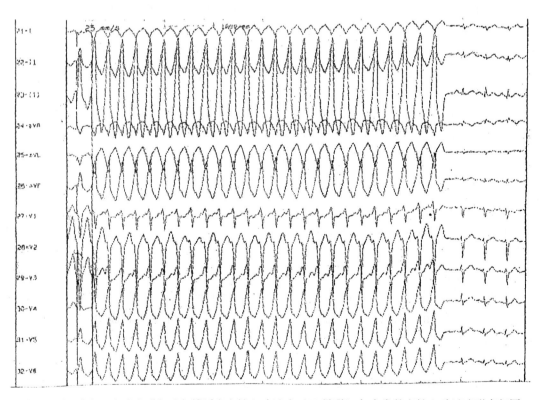

图 3-1-36　在左心室流出道超速起搏诱发室性心动过速（12 导联）与自发的室性心动过速形态相同

2）激动顺序标测选取局部电图比 QRS 波提前最早处作为靶点。

3）单极标测有助于确定靶点，但要强调的是不仅局部单极电图要呈单一负向 QS 波，还要求负向波起始转折斜率（dv/dt）足够大，dv/dt 越大，距离室性心动过速起源点越近。

4）由于 LVOT-VT 频率变化较大，避免室性心动过速频率变化时 QRS 波形的影响，应以室性期前收缩或室性心动过速第 1 个心搏图形为标准。

5）LVOT-VT 常不能记录到左后分支室性心动过速那样的浦肯野电位。

6）LVOT-VT 不能进行拖带。

7）对于部分体表心电图提示右心室流出道间隔侧室性心动过速者，在右心室流出道多个部位不能标测到满意靶点图时，应该到左心室流出道间隔侧进行标测。

（3）射频导管消融左心室流出道室性心动过速的成功率。国内各作者报道较少，成功率均在 100%。

三、主动脉瓣上特发性室性心动过速

半月瓣上特发性室性心动过速包括肺动脉瓣上和主动脉瓣上特发性室性心动过速，从解剖学上应属流出道。但也有人认为严格地说他们不属于流出道。

【解剖基础】

主动脉根部由于冠状动脉开口及希氏束的存在和三个主动脉窦固有结构等使该处的解剖部位较复杂。

主动脉瓣位于心脏的中央部位，它与其他三个瓣环、四个心腔均直接相连。主动脉根部位于肺动脉下基底部偏后、偏右方，与右心室流出道肺动脉瓣下接触（肺动脉瓣环高于主动脉瓣环，右心室流出道位置高于左心室流出道）。

主动脉窦是升主动脉根部与主动脉瓣叶相对应的主动脉管腔。在心室舒张时，由于血液逆流性旋涡，向外呈壶腹样膨出，扩大成 3 个主动脉球，形成开口向上的腔。当主动脉瓣关闭时，主动脉窦的这种结构特点，有利于使之向外扩张，减轻血流对主动脉瓣的压力。

主动脉窦的下界是主动脉瓣环基底部，上界则为主动脉嵴，即主动脉的起始缘。主动脉的高度为 15mm 左右。主动脉窦按位置和有无冠状动脉开口分为左冠状动脉窦（左冠窦）、右冠状动脉窦（右冠窦）和无冠状动脉窦（无冠窦）。60% 的左冠状动脉与 84% 的右冠状动脉口分别位于左、右主动脉窦内。无冠窦的基底部为纤维组织组成，与二尖瓣相延续，无冠窦相邻于三尖瓣环和二尖瓣之间的前间隔，其后与房间隔邻接，其右缘与右房壁邻接，左缘与左房壁邻接，左、右冠窦分别邻近左、右心耳，两者左前方为右心室流出道，无冠窦与右冠窦的交界部邻近中心纤维体，两者交界部的下方为室间隔膜部。His 束穿越中心纤维体后，走在室间隔肌部与中心纤维体之间，向前下行于室间隔膜部的后下缘，同时左束支的纤维陆续从主干发出，右冠窦前部邻近 His 束的分叉部及左束支起始部。左冠瓣环与无冠瓣环之间的三角形瓣间隔，向下借纤维与二尖瓣前瓣相延续。右冠窦前部直接位于右心室流出道后漏斗部下面，故在右心室流出道深部起源的室性心律失常可以在右冠窦前壁或右冠窦与左冠窦交界处成功消融。右冠窦及左冠窦前壁位于右心室流出道的后面。

主动脉窦内射频消融根治的快速性心律失常发生的可能的解剖基质，有两个方面：①直接起源于心室或心房肌与主动脉窦之间的心肌纤维连接；②并非起源于主动脉窦内，而源于邻近的心室或心房组织的心内膜深处或心外膜。

1. 心律失常直接起源于主动脉窦内心肌纤维　对主动脉根部解剖的研究发现，在左冠窦和右冠窦的底部存在半月形的心室肌纤维，类似于肺静脉肌袖。许多学者认为它可能是主动脉窦内消融成功的室性期前收缩、室性心动过速或房室旁道的解剖基质。而无冠状窦内未发现类似的心室肌纤维，

可能是其心律失常极少发生的原因。通过比较在主动脉窦内消融成功的室性心动过速/室性期前收缩，推测主动脉窦内心律失常起源点与右心室流出道或左室间隔部之间可能存在心肌纤维连接以致产生优势传导，且在部分病例中此种心肌连接可能具有缓慢传导的特点。

2. 心律失常起源于主动脉窦邻近心肌纤维　Hachiya 等（2002）发现在左冠状窦内消融时，消融损伤部位在室间隔以上的心外膜。

国内一组报告（2001）11 例反复单形性室性心动过速、频发室性期前收缩符合 RMVT 特点。前 5 例首先在右心室流出道未能标测到心室激动，后改为左心室流出道标测，最早局部心室激动较室性心动过速（或室性期前收缩）的 QRS 波仅提前（17±4）ms。该部位起搏的 QRS 形态与自发的室性心动过速的波形差异明显。后再改在主动脉窦内消融成功。以后的 6 例直接首选主动脉根部标测靶点，消融全部成功。

也有报道在右心室流出道未能标测到靶点，但在流出道进行深部消融也可成功。这些表现提示与上述的解剖组织特点有关。

杨平珍等（2005）依据心电图的初步定位，对 35 例具有 RMVT 特点的患者均在主动脉窦内消融成功。

最近有报道主动脉窦起源的室性心动过速，有 25% 可优先传导至流出道。这种现象可使起搏标测或某些根据心电图特征评估的方法，变得不可靠。实际上在这份报告中，20% 主动窦起源的室性心动过速的 QRS 移行较晚，在 V$_3$ 导联以后，其中一些病例，心室流出道间隔部可能存在有绝缘的心肌纤维穿过。

Gami 等（2007）发现在右冠窦内成功消融局灶性房性心动过速 1 例。通过对窦性心律和房性心动过速时在无冠窦、右冠窦内标测到双心房电位的对比，分析延伸至右冠窦内的心房肌维为局灶性房性心动过速的起源灶，这提示主动脉窦可独立的成为 RMVT 的起源灶。

已有许多报道说明，主动脉窦起源的室性期前收缩，占左室起源室性期前收缩的大多数。一般位于左冠窦和右冠窦，而无冠窦起源的则十分罕见。

主动脉窦起源的室性心动过速、室性期前收缩（RMVT）在左冠窦起源的占大多数，右冠窦及无冠窦起源的少见。杨平珍报道的 35 例主动脉窦起源的 RMVT，起源于左冠状窦者 30 例（占 85.7%），起源于无冠窦者 3 例（8.5%），起源于主动脉根部、左冠状窦下 2 例（为 5.7%），右冠状窦 0 例。马坚报道 11 例均起源于左冠状窦内（100%）。

【临床表现】

报道很少。杨平珍报道的 35 例患者中，男性 6 例、女性 19 例。年龄 25～65 岁。所有患者均有不同程度的心悸、胸闷，或发作性黑蒙。服抗心律失常药物、胺碘酮、β-受体阻滞剂，均无效。35 例经全面检查均排除器质性心脏病。

【心电图特点】

1. 动态心电图　杨平珍的 35 例动态心电图检查结果：室性期前收缩 24 小时均有 1 万个以上。有 10 例反复单形性室性心动过速、短阵室性心动过速、频发室性期前收缩，有的呈二联律、三联律。23 例为单独的单形性室性期前收缩。2 例有阵发性持续性单行性室性心动过速。均呈左束支传导阻滞图形（LBBB）。马坚报道的 11 例 24 小时动态心电图检查，8 例以反复单形性室性心动过速（4723±915）阵为主，单个室性期前收缩（2447±533）个，3 例频发室性期前收缩二联律（32274±7519）。（图 3-1-37、38）

2. 各冠状窦起源的分布　一组报道 44 例主动脉瓣上室性心动过速或室性早搏，各冠状窦起源分别为左冠状窦 54.5%（24/44），右冠状窦 31.8%（14/44），无冠状窦 2.3%（1/44）。起源于冠状窦和右冠状窦交界处的占 11.4%（5/14）。

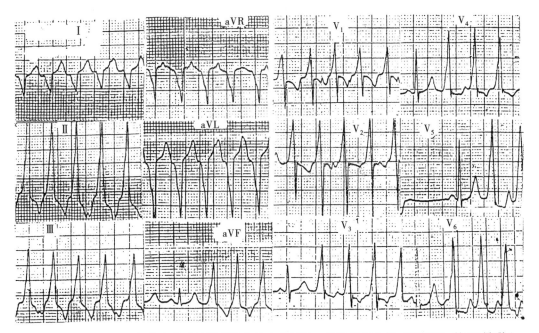

图 3-1-37　起源于左冠状窦的反复单形性室性心动过速、室性期前收缩（RMVT）的 12 导联心电图（引自陈宏等，2001）

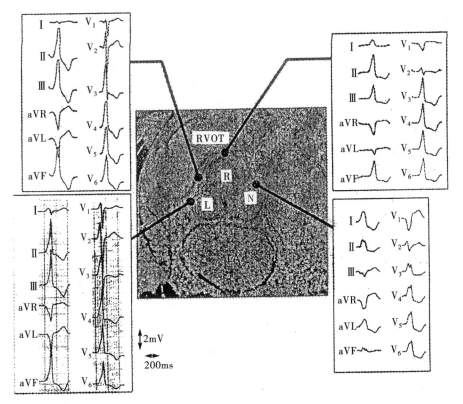

图 3-1-38　主动脉窦起源的室性期收缩

RVOT＝右室流出道，R＝右冠状窦，L＝左冠状窦，N＝无冠状窦（引自鲁志兵等，2011）。

3. 起源于左冠状窦的室性心动过速或室性期前收缩心电图特点　左束支传导阻滞+电轴下偏。类似右心室流出道起源的室性心动过速或室性期前收缩，这可提示左冠状窦起源的指标包括 V_1 导联呈不典型左束支传导阻滞（呈 rS 或 RS 波形，但 R 波移行早，大多移行于 V_2 导联。其心电图特异性高，但敏感性较低。

4. 根据 I 导联可区分起源于左冠状窦或右冠状窦室性心动过速或室性期前收缩　如 S 波宽、深并伴切迹，则为左冠状窦，R 波宽大伴切迹多为右冠状窦。因此，左冠状窦位于心脏左侧，激动由左向右，所以，可形成小 r 波和宽深伴切迹的 S 波，而右冠状窦位于心脏右侧，激动由右向左，所以形成小 s 波和宽大切迹的 R 波。而且由于解剖上左冠状窦的位置稍高于右冠状窦位置，因此，左冠状窦起源者电轴更向下。左冠状窦更靠近左室主要的肌肉，距离右室流出道很近，故能通过室间隔迅速激动右心室，因此，左冠状窦起源者 QRS 间期短于右冠状窦起源的 QRS 间期。

5. 左冠状窦室性心动过速和右心室流出道室性心动过速心电图鉴别的指标　V_1 或 V_2 导联 R 波/QRS 间期的比值 $\geqslant 50\%$ 或者 R 波/S 波振幅的比值 $\geqslant 30\%$ 为左冠状窦。

6. 起源于主动脉窦的室性心动过速、室性期前收缩的心电图定位诊断

（1）呈左束支传导阻滞图形（LBBB）伴电轴右偏。

（2）I 导联、aLV 导联以 S 波为主，呈 rS、rs、QS。

（3）II、III、aVF 导联为高振幅 R 波。

（4）V_1 和 V_2 导联有明确的 S 波。V_5 和 V_6 导联呈高 R 波，均无 S 波（不同于起源左心室流出道的室性心动过速、室性期前收缩）

（5）胸前导联 R 波的移行早，多数在 V_1 或 V_2 导联，少数在 V_3 导联，但一般不超过 V_3 导联（不同于右心室流出道的 RMVT）。

（6）V_1 导联和 V_2 导联 R 波时限指数 $t \geqslant 50\%$，和 R/S 波幅指数 $\geqslant 30\%$（不同于右心室流出道的 RMVT）。

（7）Q 波，aVL/aVR $\leqslant 1.4$，或 V_1 导联 S 波振幅 $< 1.2mV$（不同于左室心外膜起源的室性心律失常）。

（8）左冠状窦与右冠状窦起源的室性心动过速、室性期前收缩基本上相同如上述，可能有以下区别：

①源自右冠窦的室性心动过速：从 V_2 或 V_3 导联开始为 R 波（正向波），而源自左冠窦的室性心动过速从 V_1 或 V_2 导联开始为 R 波。

②源自左冠窦室性心动过速在 I 导联易出现 QS 或 rS 形成，而源于右冠窦室性心动过速在 I 导联有振幅较高的 R 波。但是对于年轻患者垂位心时左冠窦和右冠窦区域，或其附近起源的室性心动过速、室性期前收缩 I 导联 QRS 波可以是负向的。对于横位心患者，主动脉瓣周围的区域相对于左心室心尖一侧壁是朝向右侧的，因而 I 导联可见到正向 QRS 波（R 波为主）。（图 3-1-39）

③左冠状窦起源点的室性期收缩多负向，且振幅 $R_{II} > R_I$；右冠状窦起源点的室性期前收缩 I 导联呈正向，且振幅 $R_I > R_{III}$。

（9）起源于无冠窦的室性心动过速、室性期前收缩，很少见。其心电图定位：①I、aVL 导联呈 Rs 或 R 图形；②II、III、aVF 导联为高振幅 R 波；③胸前导联 R 波的移行早，多数在 V_3 导联。

此外，若 $V_1 \sim V_3$ 导联为 qrS 波形提示室性心动过速、室性期前收缩起源于左冠窦和右冠窦连接处。

源自主动脉根部左冠状窦下者，心电图与左冠状窦内起搏的基本相同，但 V_5、V_6 导联有 S 波。

杨平珍报道的 35 例主动脉窦起源的室性心动过速、室性期前收缩中，有 30 例（占 85.7%）起源于左冠状窦 I、aVL 导联呈 rs、rS 者呈 23 例（占 76.6%），QS 形有 7 例（23.3%），胸前导联 R 波移行区在 V_1 导联 3 例、V_2 导联 19 例、V_3 导联 8 例。3 例无冠状窦者，I、aVL 导联为 Rs 者 2 例，呈 R 波形者 1 例。胸导联 R 波移行区在 V_3 导联（3 例）

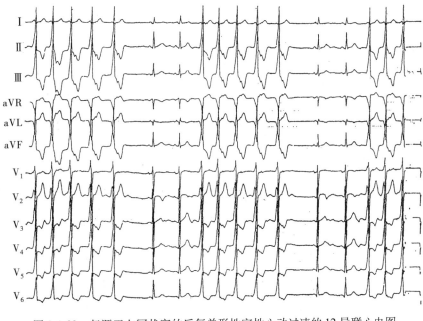

图 3-1-39　起源于左冠状窦的反复单形性室性心动过速的 12 导联心电图

7. 起源于左冠窦的室性心动过速与 LVOT、VT、RVOT VT 鉴别（图 3-1-40、41）

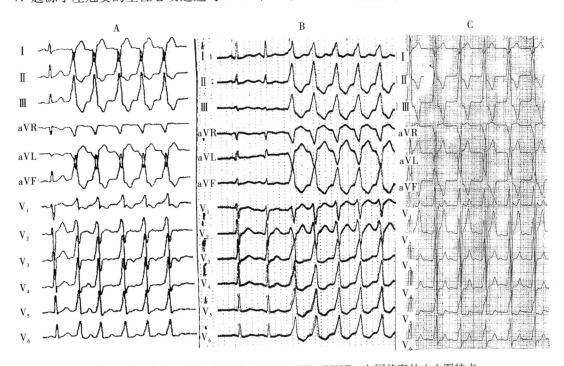

图 3-1-40　室性心动过速起源于 LVOT、VT、RVOT、左冠状窦的心电图特点

图 A　左心室流出道起源的室性心动过速

aVF 及 $V_{5,6}$ 导联主波向上，呈 R 型；V_1 呈右束支传导阻滞，Ⅰ、aVL 导联 QRS 主波向下

图 B　右心室流出道起源的室性心动过速

Ⅱ、Ⅲ、aVF 及 $V_{5,6}$ 导联主波向上，呈 R 型；aVR、aVL 导联 QRS 主波向下，呈 QS 型，胸前导联移行区开始在 V_3 导联。

图 C　左冠窦源室性心动过速心电图特征

一例起源于主动脉左冠窦 VT 的体表心电图，可见 V_1 导联 r 波较宽且振幅高。R/S>1 移行区在 V_3，Ⅰ 导联 rS 形态，且 V_5 导联无 S 波

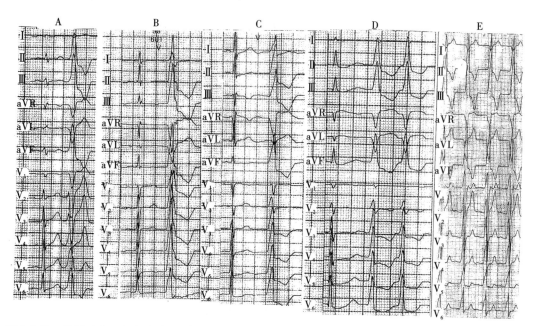

图 3-1-41　起源于右心室流出道间隔部、游离壁、左心室流出道、主动脉窦、左冠状窦的室性期前收缩

图 A　起源于右心室流出道间隔部位室性期前收缩

Ⅱ、Ⅲ、aVF 及 $V_{5,6}$ 导联主波向上，呈 R 型；aVR、aVL 导联 QRS 主波向下，呈 QS 型，胸前导联移行区在 V_4 导联之后，Ⅰ导联 QRS 极低电压，aVL≥aVR 提示 RVOT 间隔部起源。

图 B　左心室流出道起源的室性期前收缩

Ⅱ、Ⅲ、aVF 及 $V_{5,6}$ 导联主波向上，呈 R 型，右胸导联呈 RBBB 型，aVL 导联 QRS 主波向下。

图 C　右心室流出道游离壁起源的室性期前收缩

Ⅱ、Ⅲ、aVF 及 $V_{5,6}$ 导联主波向上，呈 R 型，aVR、aVL 导联 QRS 主波向下，呈 QS 型，胸前导联移行区开始在 V_3 导联，Ⅰ导联的 QRS 波呈 Rs 型，aVR≥aVL，提示 RVOT 游离壁起源。

图 D　起源于主动脉窦的室性期前收缩和短阵性室性心动过速

Ⅱ、Ⅲ、aVF 导联 QRS 波呈高大的 R 波，提示室性心动过速起源于心室流出道；Ⅰ导联幅度较小，呈 rs 型，r/s<1，aVL 导联主波向下呈 QS 型，V_1 导联呈 rS 型，R 波起始部粗钝，胸导联 R/S>1 的移行导联较早（V_2 导联）。

图 E　起源于左冠窦的室性期前收缩

　　Hachiya 等（2002，2003）认为左心室流出道特发性室性心动过速心电图特征通常表现为心电轴右偏，Ⅰ导联以 S 波为主，Ⅱ、Ⅲ、aVF 导联为高振幅 R 波，胸导联 R 波移行早，如 V_5、V_6 导联为高振幅 R 波，无 S 波，则成功消融靶点常在左冠窦内；如 V_5、V_6 导联有 S 波，则成功消融靶点常在主动脉瓣下。杨平珍组有 7 例 aVL 导联以 S 波为主，认为这一点也有助于起源于左冠状窦的反复单形性室性心动过速的定位。Ouyang 等（2002）认为 V_1 或 V_2 导联 $R_{高度}/S_{高度}$≥30%，有助于判断起源于左冠窦的反复单行性室性心动过速。

【电生理检查】

　　大多数起源于主动脉窦或其邻近组织的室性心动过速、室性期前收缩，具有与 RVOT 的 RMVT 相似的电生理特点：如不易被程序刺激或心室分级递增刺激所诱发。静脉滴注异丙肾上腺素可使患者的短阵室性心动过速或室性期前收缩的次数显著增加，或较易诱发。也常好发于运动时。Taxahashi 等（2000）证实静脉注射三磷酸腺苷能够一过性抑制左心室流出道室性心动过速（主动脉窦室性心动过速），提示发生机制可能是延迟后除极所致的触发激动。

【治疗】

1. 药物治疗　与左心室流出道室性心动过速治疗相同。

2. 射频导管消融　因主动脉窦起源的室性心动过速、室性期前收缩的病理机制非折返性，故消融靶点的标测方法同右心室流出道室性心动过速，以激动标测为主起搏标测为副。因为通常在左冠窦内起搏较难。室性心动过速、室性期前收缩发作时，消融导管于主动脉窦内消融靶点处常可记录到包含两种成分的心室电位。第一个电位为高频低振幅的收缩期电位（或称舒张晚期电位 P_1），第二个电位为与消融导管单极记录的负向波同时发生的心室电位（Pv）；窦性心律时，两个电位顺序发生倒转。Tada 等（2004）将倒转后的 P_1 命名为"P_2"。成功的消融靶点处在消融前常可记录到 P_2 电位，而消融后 P_2 电位出现或延迟可作为消融成功的一个评判标准。

当起源于无冠窦内和左冠状窦下的室性心律失常，以激动顺序标测为主，与起搏标测相结合行消融。

激动顺序标测以标测到最早 V 波明显提前于体表心电图 QRS 波（≥28ms）为靶点，起搏标测以12 导联心电图 QRS 波完全一致或极为相似处为靶点。温控 50°~55℃，功率 20~40W，短时间分次放电方式消融。放电 10s 内室性心动过速/室性期前收缩消失为有效靶点。成功消融终点为基础状态或静脉滴注异丙肾上腺素后均不能诱发室性心动过速和室性期前收缩。消融前行冠状动脉造影明确靶点与冠状动脉开口的位置关系。消融后再次行冠脉造影了解血运状态。因为冠状动脉开口于主动脉窦内，射频导管消融有导致冠状动脉损伤甚至闭塞等并发症。应少用普通尖端 4mm 射频导管，而采用盐水灌注射导管或冷凝导管在左冠窦内消融时要小心操作大头导管，避免进入左冠状动脉内，需常规行冠脉造影，必要时留置造影导管作标示，防止消融时损伤冠状动脉。消融时，应密切观察大头导管心内电图的变化及反复间断曝光，如发现大头导管移位，应立即停止放电（图 3-1-42）。

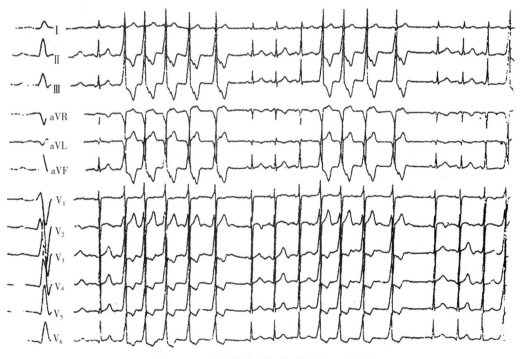

图 3-1-42　左冠状窦反复单形室性心动过速

图示反复短阵室性心动过速呈左束支传导阻滞图形，电轴正常。标测导管在右心室流出道未能标测到有效消融靶点，消融失败。心动过速时，于左心室流出道左冠状动脉窦间隔处标测到最早心室激动，较体表心电图 QRS 波提前 32ms，此处起搏的 12 导联心电图与自发性室性心动过速完全吻合。在左冠状动脉窦内消融成功（引自李菊香等，2002）。

在左冠状动脉窦内起搏标测时，常需要高输出能量才能夺获心室（常需 9V 以上）。

马坚等报道左冠状窦起源的室性心动过速和室性期前收缩患者 32 例行射频导管消融术。术中记录到靶点心室波双电位为 88%（28/32），有 4 例未记录到心室波双电位。靶点距左主干开口距离为（9.2±3.0）mm，成功靶点消融前起搏标测（9.9V）仅 5 例能夺获心室。放电平均（1.5±0.6）次，成功靶点 V—QRS 间期为（38±14）ms。当希氏束部位记录到明显提前的 V 波，应在右冠状窦或无冠状窦标测。左冠状窦起源的室性期前收缩于希氏束部位的 V 波明显晚于 QRS 波。起源于右冠状窦的室性心动过速、室性期前收缩有 11 例。无冠状窦起源的室性心动过速或室性期前收缩成功靶点电图特点，希氏束部位的 V 波提前，无冠状窦处标测 V 波更为提前（2 例 V—QRS 间期分别为 24ms 和 31ms），A~V 波，局部起搏无夺获。

有报道认为左冠状窦室性心动过速或室性期前收缩成功消融靶点图的特点为：小 A 大 V 波。A 波为左房耳远场电位；V 波为双电位、窦性心律与室性心动过速或室性期前收缩顺序反转，V 波较 QRS 波起点提前 ≥30ms。

成功消融靶点位于左冠状窦内室性心动过速，心电图呈不典型左束支传导阻滞图形，V_1、V_2 导联有明显的 S 波，胸前导联 R 波移行在 V_2 或 V_3 导联。此外，还发现心电图 V_5 或 V_6 导联无 S 波的左室流出道室性心动过速。其成功消融靶点常位于左冠状窦内。

四、肺动脉瓣上特发性室性心动过速

Timmermans 等（2003）、Sekiguchi 等（2005）等均已报道过室性心动过速、室性期前收缩可起源于肺动脉内（或肺动脉瓣上、肺动脉主干、肺动脉瓣等处）。肺动脉起源的室性心动过速或室性期前收缩临床发生率并不低，占特发性室性心动过速或室性期前收缩的 4%~16%。

局部解剖特点：肺动脉瓣环在主动脉瓣环的左上方，位于右冠状窦的前、左侧。肺动脉瓣和主动脉瓣并不在同水平面。肺动脉瓣是最靠上的心脏瓣膜，位于左侧第 3 肋软骨与胸骨交界的水平上。主动脉瓣横断面向下倾斜远离肺动脉瓣。

肺动脉瓣上室性心动过速/室性期收缩多为局灶机制非折返性。多为自发或静滴异丙肾上腺素后诱发，少数可为程序电刺激所诱发。

患者多为中青年。

心电图特点：起源于肺动脉瓣上的特发性室性心动过速/室性期前收缩的心电图特征与右心室流出道间隔部位起源的室性心动过速相似

（1）多见非持续性室性心动过速或频发室性期前收缩，少数为持续性室性心动过速。

（2）QRS 形态多为左束支传导阻滞型+电轴右偏提示右心室流出道间隔部起源。

（3）Ⅱ、Ⅲ、aVF 导联 R 波振幅高尖（图 3-1-43、44、45、46）。

（4）aVL、aVR 导联 QS 之比较大，大于右心室流出道室性心动过速。

（5）aVL 导联 Q 波的振幅 ≥aVR。

（6）Ⅰ 导联出现 QS（或 rS）。

（7）V_2 导联的 R/S 明显高于右心室流出室性心动过速。

国内几组报告共 187 例右心室流出道室性心动过速中，从肺动脉瓣上起源的室性心动过速/室性期前收缩只有 3 例。

有人认为在临床上肺动脉瓣起源的室性期前收缩并非依靠 12 导联心电图诊断，而是根据消融成功的靶点位于肺动脉瓣以上而确定的。

Sekiguchi 等（2005）报道一组起源于肺动脉其与起源于 RVOT 的心电图定位特点是有区别的（图 3-1-47）（图 3-1-48）。

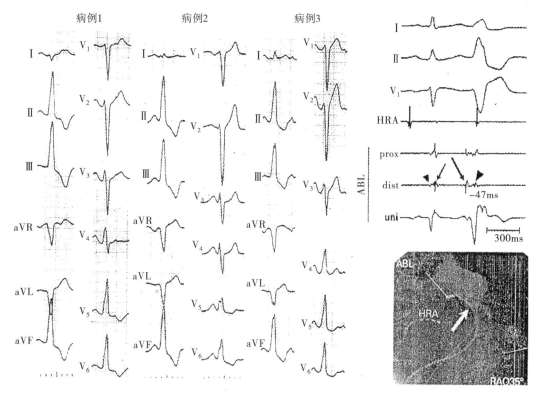

图 3-1-43 肺动脉瓣起源的室性期收缩（引自鲁志兵，等，2011）

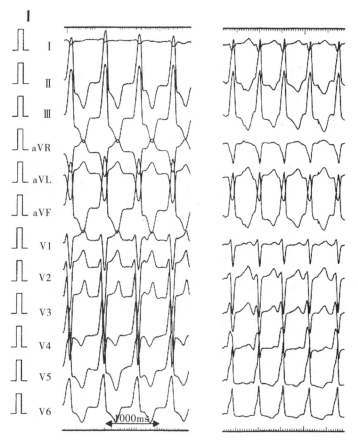

图 3-1-44 肺动脉瓣起源的单形性持续性室性心动过速。

（引自 Sekiguchi，等）

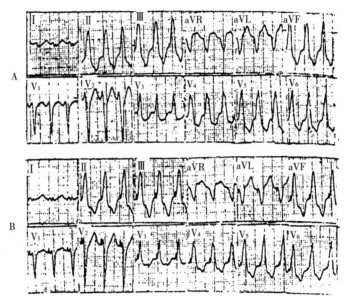

图 3-1-45　RVOT 肺动脉瓣下行起搏标测记录

　　A 图为 RVOT-VT（持续性）体表心电图，示 QRS 呈 LBBB 图形，电轴约+90°。I 导联 QRS 为小"M"型。B 图为右心室流出道肺动脉瓣下行起搏标测记录，可见 QRS 波形与 RVOT-VT 时完全一致（引自杨延宗等，1994）

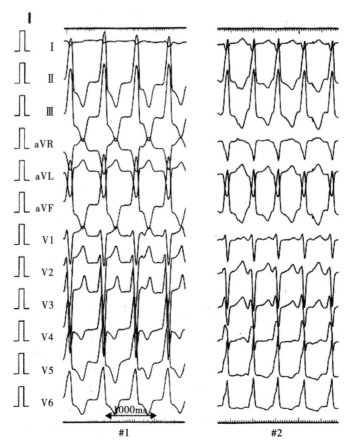

图 3-1-46　肺动脉瓣上起源的室性心动过速（消融成功）

（诱发出与图 3-1-44 相同的图形）

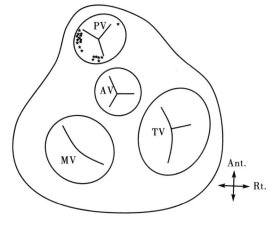

图 3-1-47　Sekiguchi 等报道的一组起源于肺动脉
的起源点分布图

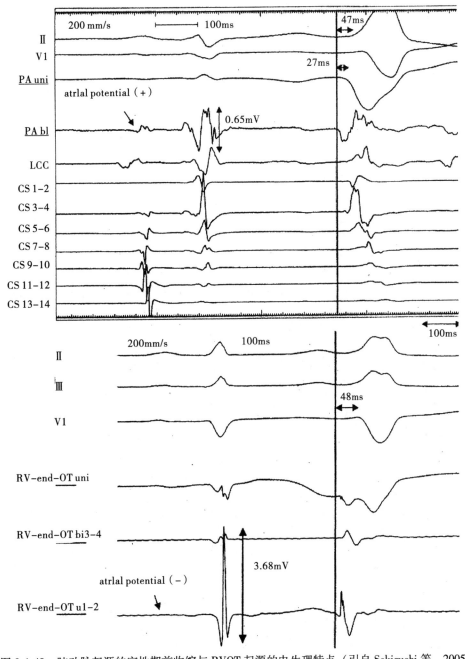

图 3-1-48　肺动脉起源的室性期前收缩与 RVOT 起源的电生理特点（引自 Sekiguchi 等，2005）

【射频导管消融术】

半月瓣上室性心律失常主要采取激动标测，起搏标测多作为参考。因为起搏不易夺获心室肌。

肺动脉瓣上室性心动过速/室性期前收缩时的标测：在与瓣下标测最早激动部位相对应部位可标测到高尖肺动脉电位（PAP），和低电压远场 V 波。窦性心律时局部激动顺序反转。成功靶点为：肺动脉电位较 QRS 波提前（27±12）ms，70% 可起搏夺获，QRS 波完全相同。于肺动脉内消融，放电（3.7±2.2）次。成功率 91%~100%。起源部位多位于肺动脉上间隔部，距肺动脉瓣基底部（14.2±5.8）ms。消融后 50% 肺动脉电位消失，42% 仍存在。

五、左心室游离壁特发性室性心动过速

起源于左心室游离壁的室性心动过速、室性期前收缩是较为罕见的心律失常。姚焰等（2004）认为它既非起源于左室室间隔，也非起源于左心室流出道，它是特发性左心室室性心动过速/室性期前收缩的一个独立的亚型。患者多无器质性心脏病证据。心电图均为单形性室性心动过速，呈右束支传导阻滞型（RBBB）及心电轴右偏，室性心动过速的频率较慢（平均为 110~120 次/分）。发生机制可能包括自律性、触发性和折返性机制，以前两种为主。部分患者室性心动过速/室性期前收缩可频繁发作或无休止的持续。亦可引起心动过速心肌病和心功能障碍。静脉推注维拉帕米无效，可被导管射频消融根治。

姚焰等报道 11 例，男性 9 例、女性 2 例。年龄 20~71 岁。张劲林等（2010）报道 11 例，男性 7 例，女性 4 例。年龄 47.2±14.4 岁。均无器质性心脏病证据。

患者可有心悸、胸闷等症状。有心悸病史可达 6 个月~10 年。有 3 例伴有心动过速心肌病（左心室扩大），冠状动脉造影均排除冠心病。可呈持续性或非持续性室性心动过速，伴频发室性期前收缩（二联律、三联律）。有 3 例至少有超过半年的无休止性室性心动过速或反复发作室性心动过速。

心电图特点：①所有患者的室性心动过速、室性期前收缩均表现为 RBBB 型，心电轴右偏。②室性心动过速的频率较慢，室性心律的周长为 320~580（443.3±76.6）ms。③11 例中 7 例有持续性室性心动过速、4 例为非持续性室性心动过速。均呈单形性、频发室性期前收缩（二联律、三联律）（图 3-1-49）（图

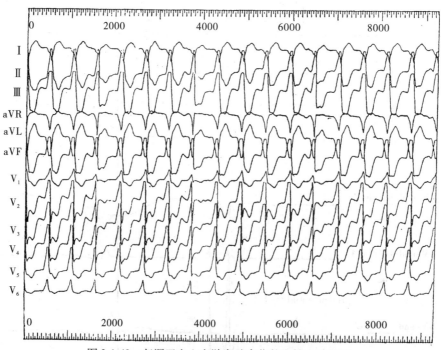

图 3-1-49　起源于左心室游离壁高位的室性心动过速

患者为 23 岁男性，有心悸史 2 年。心电图显示室性心动过速为右束支传导阻滞型及心电轴右偏。标测显示其室性心动过速起源于左心室游离壁高位。图中多个导联可见明显的室房分离。其室性心动过速周长约为 50ms（引自姚焰等，2004）

3-1-50）。④I导联主波向下呈 rS；aVL 导联主波向下；Ⅱ、Ⅲ、aVF 导联主要为 R 型，偶见 qR 型。随着起源点由前、上转向后外、下部。胸前导联 $V_2 \sim V_6$ 则由 R、RS 转为 RS 及 rS（图 3-1-51）

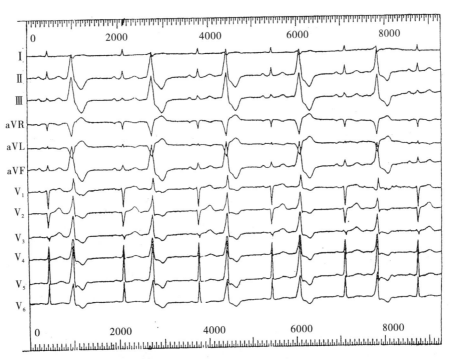

图 3-1-50　起源于左心室游离壁高位的室性期前收缩

患者为男性，71 岁，频发短阵室性心动过速和室性期前收缩 10 年，服用胺碘酮时仍表现为室性期前收缩二联律。图中可见室性期前收缩呈右束支传导阻滞型且心电轴右偏。标测显示其室性期前收缩起源于左心室游离壁高位近基底部（引自姚焰等，2004）

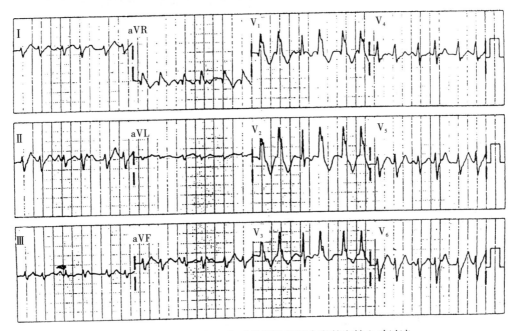

图 3-1-51　起源于左心室后外侧游离壁中段的室性心动过速

与图 1、2 比较，其Ⅱ、Ⅲ、aVF 导联及 $V_4 \sim V_6$ 导联 S 波明显加深。标测显示其室性心动过速起源于左心室后外侧游离壁中下段

11 例中有 2 例频率超过 150 次/分的室性心动过速可被程序刺激所终止和诱发（室性心动过速周长）分别为 320ms 和 400ms，其余病例之室性心动过速/室性期前收缩周长（配对间期）均>400ms，未观察到"温醒"现象或"冷却"现象，不能终止和诱发室性心动过速/室性期前收缩。前 2 例考虑为折返机制。后 9 例更倾向于自律机制和触发机制。

在左心室内室性心动过速或室性期前收缩最早激动处电位平均领先体表心电图 20~60（31.8~11.8）ms，［张劲林组为 24~41（27±9）ms］。在激动顺序标测和非接触式等电位标测所确定的最早激动部位采用与自发室性心动过速相同的周长或配对间期进行的起搏标测显示，11 例患者起搏时的体表心电图全部 12 导联与自发时的室性心动过速/室性期前收缩相同，在最早激动部位所进行的消融均获得即时成功。起源于游离壁非基底部的室性心动过速难以采用常规标测手段进行标测的，需要使用非接触式标测技术（图 3-1-52）。以 55~60℃ 温度上限，40W 功率上限，每次放电 60s。全部患者平均放电 3~20（7.9±0.1 次）。

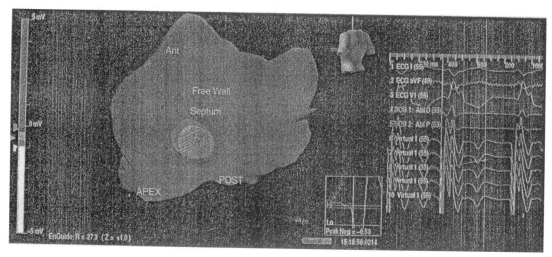

图 3-1-52　心内非接触式标测显示室性心动过速在心内膜的最早激动处

与图 3-1-51 为同一病例。非接触式标测显示室性心动过速起源于左心室后外侧游离壁中下段。此处电位领先体表心电图 24ms。在此处消融后无休止的室性心动过速被终止，但在心室程序刺激下仍可被诱发，且起源于更偏上的想邻区域，扩大消融范围后，室性心动过速不能再被诱发。APEX = 左心室心尖部；POST = 后壁；Free Wall = 游离壁；Ant = 前壁；Septum = 室间隔

参 考 文 献

1. Callans DJ, Menz V, Schwarzman D, et al. Repetitive monomorphic ventricular tachycardia from the left ventricular outflow tract: electrocardiographic patterns consistent with a left ventricular site of origin ［J］. JACC, 1997；29（2）；1023-1027.

2. Frey B, Kreiner G, Fritsch S, Veit F, Gossinger HD. Successful treatment of idiopathic left ventricular outflow tract tachycardia by catheter ablation or minimally invasive surgical cryoablation ［J］. Pacing Clin Electrophysiol, 2000；23（5）：870-876.

3. Ouyang F, Fotuhi P, Ho SY, et al. Repetitive monomorphic ventricular tachycardia originating from the aortic sinus cusp: electrocardiographic characterization for guiding catheter ablation ［J］. J Am Coll Cardiol, 2002；39：500-508.

4. Haissaguerre M, Shoda M, Jais P, Nogami A, Shah DC, Kautzner J, Arentz T, Kalushe D, Lamaison D, Griffith M, Cruz F, de Paola A, Gaïta F, Hocini M, Garrigue S, Macle L, Weerasooriya R, Clémenty J. Mapping and ablation of idiopathic ventricular fibrillation J]. Circulation, 2002；106（8）：962-967.

5. John S. Strobel, Electrocardiographic characteristics of ventricular arrhythmias arising from the aortic sinuses of valsalva: A

Case report and review of the literature ［J］. Journal of Interventional Cardiac Electrophysiology, 2002；7（3）：203-207.

6. Noda T, Shimizu W, Taguchi A, et al. Malignant entity of idiopathic ventricular fibrillation and polymorphic ventricular tachycardia initiated by premature extrasystoles originating from right ventricular outflow tract ［J］. J Am Coll Cardiol, 2005；46：1288-1294.

7. Viskin S, Rosso R, Rogowski O, et al. The short-coupled variant of right ventricular outflow ventricular tachycardia. A not so benign form of benign ventricular tachycardia ［J］. J Cardiovasc Electrophysiol, 2005；16：912-916.

8. Daniels DV, Lu YY, Morton JB, Santucci PA, Akar JG, Green A, Wilber DJ. Idiopathic epicardial left ventricular tachycardia originating remote from the sinus of Valsalva：electrophysiological characteristics, catheter ablation, and identification from the 12-lead electrocardiogram ［J］. Circulation, 2006；113（13）：1659-1666.

9. Zhou J, Scherlag BJ, Yamanashi W, Wu R, Huang Y, Lazzara R, Jackman WM, Po SS. Experimental model simulating right ventricular outflow tract tachycardia：a novel technique to initiate RVOT-VT ［J］. J Cardiovasc Electrophysiol, 2006；17（7）：771-775.

10. Hachiya H, Aonuma K, Yamauchi Y, et al. How to diagnose, locate, and ablate coronary cusp ventricular tachycardia ［J］. J Cardiovasc Electrophysiol, 2002；13：551-556.

11. Arya a, Piorkowski C, Sommer p, Gerds-Li JH, Kottkamp H, Hindricks G. Idiopathic outflow tract tachycardias：current perspectives ［J］. Herz, 2007；32（3）：218-225.

12. Chun KR, Satomi K, Kuck KH, Ouyang F, Antz M. Left ventricular outflow tract tachycardia including ventricular tachycardia from the aortic cusps and epicardial ventricular tachycardia ［J］. Herz, 2007；32（3）226-232.

13. Lerman BB. Mechanism of outflow tract tachycardia ［J］. Heart Rhythm, 2007；4（7）：973-976.

14. Tada H, Tadokoro K, Miyaji K, Ito S, Kurosaki K, Kaseno K, Naito S, Nogami A, Oshima S, Taniguchi K. Idiopathic ventricular arrhythmias arising from the pulmonary：prevalence, characteristics, and topography of the arrhythmia origin ［J］. Heart Rhythm, 2008；5（3）：419-426.

15. Callans DJ>Catheter ablation of idiopathic ventricular tachycardia arising from the aortic root ［J］. J Cardiovasc Electrophysiol, 2009；20（8）：969-972.

16. Shimizu W. Arrhythmias originating from the right ventricular outflow tract：how to distinguish "malignant" from "benign" ［J］? Heart Rhythm, 2009；6（10）：1507-1511.

17. Anderson RH, Davis MJ, Becker AE. Atrioventricular specialized tissue in the normal heart ［J］. Eur J Cardiol, 1974, 22：219.

18. Zipes DP, Foster PR, Troup PJ, et al. Atrial induction of ventricular tachycardia：reentry versus triggered automaticity ［J］. Am J Cardiol, 1979, 44：1.

19. Belhassen B, Rotmensch HH, Laniado S. Response of recurrent sustained ventricular tachycardia to verapamil ［J］. Br Heart J, 1981, 46：679.

20. Belardinelli L, Mattos EC, Berne RM. Evidence for adenosine mediation of atrioventricular block in the ischemic canine myocardium ［J］. J Clin Invest, 1981, 68：195.

21. Rahilly GT, Prystowsky EN, Zipes DP, et al. Clinical and electro physiologic findings in patients with repective monomorphic ventricular tachycardia and an otherwise normal electrocardium ［J］. Am J Cordial, 1982, 50：459.

22. German LD, Packer DL, Bardy GH, et al. Ventricular tachycardia induced by atrial stimulation in patients without symptomatic cardiac disease ［J］. Am J Cardiol, 1983, 52：1 202.

23. Waldo AL, Plumb VJ, Arciniegas JG, et al. Transient entrainment and interruption of the atrioventricular pathway type of paroxysmal atrial tachycardia：a model for understanding and identifying reentrant arrhythmias ［J］. Circulation, 1983, 67：73.

24. Lerman BB, Belardinelli L, West GA, et al. Adenosine-sensitive ventricular tachycardia：evidence suggesting cyclic AMP-mediated triggered activity ［J］. Circulation, 1986, 74（2）：270.

25. Olsson RA, Pearson JD. Cardiovascular purinoceptors ［J］. Physiol Rev, 1990, 70：761.

26. Pelleg A, Hurt C, Miyagawa A, et al. Differential sensitivity of cardiac pacemakers to exogenous adenosine in vivo ［J］. Am J Physiol, 1990, 258：H1 815.

27. Lerman BB, Beladinelli L. Cardiac electrophysiology of adenosine, Basic and clinical concepts ［J］. Circulation, 1991,

83：1 499.

28. Kuck KH, Schluter M. Single-catheter approach to radiofrequency current ablation of left-side accessory pathways in patients with WolffParkinson-White syndrome [J]. Circulation, 1991, 84：2 366.

29. Haissaguerre M, Fischer B, Warin JF, et al. Electrogram patterns prdictive of successful radiofrequency catheter ablation of accessory pathways [J]. PACE, 1992, 15：2 138.

30. Klein LS, Shin HT. Radiofreqency catheter ablation of ventricular tachycardia in patient without sructure heart disease [J]. Circulation, 1992, 85：11 666.

31. Hindricks G. The multicenter European radiofrequency survey (MERFS)：Complications of radiofrequency catheter ablation of arrythmias [J]. Eur Heart J, 1993, 14：1 644.

32. Nakagawa H, Beckman KJ, McClelland JH, et al. Radiofrequency catheter ablation of idiopathic left ventricular tachycardia guided by a Purkinje potential [J]. Circulation, 1993；88：2 607.

33. Wen MS, Yeh SJ, Wang CC, et al. Radiofrequency ablation therapy in idiopathic left ventricular tachycardia with no obvious structural heart disease [J]. Circulation, 1994, 89：1 690.

34. Gonzalez RP, Scheinman MM, Lesh MD, et al. Clinical and electrophysiologic spectrum of fascicular tachycardia. Am Heart J. 1994；128：147−156.

35. Wen MS, Yeh SJ, Wang CC, et al. Radiofrequency ablation therapy in idiopathic left ventricular tachycardia with no obvious structural heart disease [J]. Circulation, 1994, 89：1 690.

36. Ohe T, Facc NA, Shiro K, et al. Long-term outcome of verapamilsensitive sustained left ventricular tachycardia in patients without structural heart disease [J]. J Am Coll Cardiol, 1995, 25：54.

37. Ruffv R, Imran MA, Santel DJ, et al. Radiofrequency delivery Through a cooled catheter tip allows the creation of larger endomyocardial lesions in the ovine heart [J]. J Cardiovasc Electrophysiol, 1995, 6 (12)：1 089.

38. Jadonath RL, Schwartzman DS, Preminger MW, et al. Utility of the 12-lead electrocardiogram in localizing the origin of right ventricular outflow tract tachycardia [J]. Am Heart J, 1995, 130：1 107.

39. Rodiguzlm WHJJ. Ventricular tachycarally normal hearts. In：Zipes DP, Jalife JC eds：Cardiac Electrophysiology：From Cell to Bedside [M]. Philadelphia：W. B. Sundrs, 1995. 780−787.

40. Ellens HU. Ventricular tachycardia in structurally normal hearts. In：Zipes Dp, Jalife Jc eds, Cardiac electrophysiology：from cell to bedside [M]. Philadelphia：W. B. sundrs, 1995. 780−787.

41. Lin FC, Wen MS, Wang CC, et al. Left ventricular fibromuscular band is not a specific substrate for idiopathic left ventricular tachycardia [J]. Circulation, 1996, 93：525.

42. Lerman BB, Stein KM, Markowitz SM：Catecholamine facilitated reentrant ventricular tachycardia：uncoupling of adenosine's antiadrenergic effects. J Cardiovasc Electrophysiol 1996；7：599−569.

43. Kongsgaard E, Steen T, Jense O, et al. Temperature guided radiofrequency catheter ablation of myocardium：comparision of catheter tip and tissue temperature in vitro [J]. Pacing Clin Electrophysiol, 1997, 20 (5)：1 252.

44. Friedman PL, Stevenson Wc, Bittl JA, et al. Left main coronary artery occlusion during radiofrequency catheter ablation of idiopathic outflow tract ventricular tachycardia [J]. PACE, 1997, 20：1 184.

45. Lerman BB, Stein KM, Markowitz SM. Mechanism of idiopathic ventricular tachycardia [J]. J Cardiovasc Electophysiol, 1997, 8：571.

46. Wen MS, Yeh SJ, Wang CC, et al. Successful radiofrequency ablation of idiopathic left ventricular tachycardia at a site away from the tachycardia exit [J]. J Am Coll Cardiol, 1997, 30：1 024.

47. Rodriguez L, Smeets JL, Timmermans C, et al. Predictors for successful ablation of right-and left-sided idiopathic ventricular tachycardia [J]. Am J Cardiol, 1997, 79 (1)：309.

48. Callans DJ, Menz, Schwartzman D, et al. Repetitive monomorphic tachycardia from the left ventricular outflow tract：elee-trocardiographic pattems consisten with a left ventricular site of origin [J]. J Am Caridol, 1997, 29：1 021.

49. Tsai CF, Chen SA, Tai CT, et al. Idiopathic monomorphic ventricular tachycardia：clinical outcome, electrophysiologic character and long-term results of catheter ablation. Int J Cardiol, 1997, 62：143−150.

50. Shimoike E, Ohba Y, Yanagi N, et al. Radiofrequency catheter ablation of left ventricular outflow tract tachycardia：Re-

port of two cases ［J］. J Cardiovasc Electroph-ysiol, 1998, 9（2）：196.

51. Tada H, Nogami A, Naito S, et al. Retrograde Purkinje potential activation during sinus rhythm following catheter ablation of idiopathic left ventricular tachycardia. J Cardiovasc Electrophysiol 1998; 9：1218-1224.

52. De Paola A, Melo W, Tavora M, et al. Angiographic and electrophysiological substrates for ventricular tachycardia mapping trrough the coronary vein ［J］. Heart, 1998, 79　　．

53. Lai LP, lin JL, Chen TF, et al. Clinical electrophysilolgical characteristics and catheter ablation of atrial tachycardia near the apex of kochs triangle ［J］. PACE, 1998, 21（2）：367.

54. Kamakura S, Shimizu W, Matsuo K, et al. Localization of optimal ablation site of idiopathic ventricular tachycardia from right and left ventricular outflow tract by body surface ECG. Circulation, 1998, 98（15）：1525-1533.

55. Lai LP, Lin JL, Hwang JJ, et al. Entrance site of slow conduction zone of verapamil-sensitive idiopathic left ventricular tachycardia：Evidence supporting macroreentry in the Purkinje. J Cardiovasc Electrophysiol 1998; 9：184-190.

56. Hebe J, Volker M, Ants M, et al. Can the epicardial origin of ventricular tachycardial be predicted from the surface ECG? Pacing Clin Electrophysiol 1998; 21（Pt Ⅱ）：843.

57. Robert A. Is an adenosine challenge a useful test for diagnosing sick sinus syndrome ［J］. Am Heart J, 1999, 137：377.

58. Kim YH, Xie F, Yashima M, et al. Role of papillary muscle in the generation and maintenance of reentry during ventricular tachycardia and fibrillation in isolated swine right ventricle ［J］. Circulation 1999, 100：1 450.

59. Delacretaz E, Stevenson WG, Winters GL, et al. Ablation of ventricular tachycardia with a saline-cooled radiofrequency catheter：Anatomic and histologic characteristics of the lesions in humans ［J］. J Cardiovasc Electrophysiol, 1999, 10（6）：860.

60. Tsuchiya T, Okumura K, Honda T, et al. Significance of late diastolic potential preceding Purkinje potential in verapamil-sensitive idiopathic left ventricular tachycardia ［J］. Circulation, 1999, 99：2 408.

61. Nogami A, Naito S, Tada H, et al. Demonstration of diastolic and presystolic Purkinje potentials as critical potentials in a macrore-entry circuit of verapamil-sensitive idiopathic left ventricular tachycardia ［J］. J Am Coll Cardiol, 2000, 36：811.

62. Hachya H, Aonuma K, Yanmauchi Y, et al. Electrocardiographic haracteristics of left ventricular outflow tract tachycardia ［J］. PACE, 2000, 23（2）：1 930.

63. Kerbs ME, Krause PC, Engelstein ED, et al. Ventricular tachycardia mimicking those arsing from the right ventricular outflow tract. Jcardiovasc Electrophysiol 2000; 11：45-51.

64. Kottkamp H, Hindricks G：Catheter ablation of idiopathic left ventricular tachycardia：use of new mapping technologies-when and why. J Cardiovasc Electrophysiol 2000; 11：1102-1104.

65. Hitoshi H, Kazutake A, Yasuteru Y, et al. Electrocardiographic characteristics of left ventricular outflow tract tachycardia ［J］. PACE, 2000, 1 930.

66. Hachiya H, Aonuma K, Yamauchi Y, et al. Successful radiofrequency catheter ablation from the supravavular region of the aortic valve in patients with outflow tract ventricular tachycardia. Jpn Circ J 2000; 64：459-463.

67. Chen CC, Tai CT, Chiang CE, et al. Atrial tachycardia origination form the atrial septum：electophysiologic characteristics and radiofrequency ablation ［J］. JCE, 2000, 11（3）：744.

68. Hu DY, Guo CJ, Yang JJ, et al. Left ventricular tachycardia originating near the left main coronary artery ［J］. J Intervention Cardiac Electrophysiol, 2000, 4：423.

69. Anderson, Robert H. Clinical anatomy of the aortic root ［J］. Bri Heart J, 2000, 84（6）：670.

70. Takahashi N, Saikawa T, Oribe A, et al. Radiofrequency catheter ablation from the left sinus of Valsalva in a patient with idiopathic ventricular tachycardia. PACE, 2000, 23：1172-1175.

71. Kanagaratnam L, Tomassoni G, Schweikert R, et al. Ventricular tachycardia asing from the aortic sinus of valsalva：an under-recognized variant of left outflow tract ventricular trachycardia. J Am Coll Cardiol：2001; 37：1408-1414.

72. Tada H, Nogami A, Naito S, et al. Ventricular epicardial outflow, tract tachycardia：a new distinct subgroup of outflow tract tachycardia. Jpn Circ J, 2001, 65（8）：723-730.

73. Longan K, Gery T, Robert S, et al. Ventricular tachycardias arising from the aortic sinus of Valsalva：an under-recognized variant of left outflow tract ventricular tachycardia. J Am Coll Cardiol, 2001, 37（5）：1408-1414.

74. Aiba T, Suyama K, Aiharn N, et al. The role of Purkinje and prePurkinje potentials in the reentrant circuit of verapamil-sensitive idiopathic LVtachycardia [J]. PACE, 2001, 24 : 333.

75. Aiba T, Suyama K, Aihara N, et al. The role of Purkinje and prePurkinje potentials in the reentrant circuit of verapamil-sensitive idiopathic LV tachycardia [J]. Pacing Clin Electrophysiol, 2001, 24 : 333.

76. Tada H, Nogami A, Naito S, et al. Left ventricular epicardial outflow tract tachycardia-a new distinct subgroup of outflow tract tachycardia. J Circ J 2001; 65 : 723-730.

77. Frey B, Kreiner G, Gwechenberger M, et al. Ablation of atrial tachycardia originating from the vicinity of the atrioventricular node: significance of mapping both sides of the interatrial septum [J]. JACC, 2001, 38 (2) : 394.

78. LI YG, Groenefeld g, Israel C, et al. Sustained monomorphic ventricular tachycardia ablation from the aortic sinus of valsalva [J]. J Cardiovasc Electrophysiol, 2002, 13 : 130.

79. Nakagawa M, Takahashi N, Nobe S, et al. Gender differences in various types of idiopathic ventricular tachycardia [J]. J Cardiovasc Electrophysiol, 2002, 13 (7) : 6.

80. Borger van der Burg AE, de Groot NM, van Erven L, et al. Long-term follow-up after radiofrequency catheter ablatlon of ventricular tachycardia: a successful approach? J Cardiovasc Electrophysiol, 2002, 13 : 417-423.

81. Nogami A. Idiopathic left ventricular tachycardia: assessment and treatment [J]. Card Electrophysiol Rev, 2002, 6 : 448.

82. Ouyang F, Fotuhi P, Ho SY, et al. Repetitive monomorphic ventricular tachycardia originating from the aortic sinus cusp: electrocardiographyic characterization for guiding catheter ablation [J]. J Am Coll Cardiol, 2002, 39 : 500.

83. Strobel JS. Electrocardiographic characteristics of ventricular, arrhythmias arising from the aortic sinuses of valsalva: A Case report and review of the literature [J]. Journal of Interventional Cardiac Eectrophysiology, 2002, 7 (3) : 203.

84. Haissaguerre M, Shoda M, Jais P, et al. Mapping and ablation of idiopathic ventricular fibrillation [J]. Circulation, 2002, 106 : 962.

85. Hachiya H, Aonuma K, Yamauchi Y, et al. How to diagnose, locate, and ablate coronary cusp ventricular tachycardia [J]. J Cardiovasc Electrophysiol, 2002, 13 : 551.

86. Hsia HH, Marchlinski FE, Characterization of the electroanatomic substrate for monomorphic ventricular tachycardia in patients, PACE, 2002, 25 : 1114-1127.

87. Ouyang F, Cappato R, Ernst S, et al. Electroanatomic substrate of idiopathic left ventricular tachycardia unidirectional block and macrore-entry within the Purkinje network [J]. Circulation, 2002, 105 : 462.

88. Tada H, Naito S, Taniguchi K, et al. Concealed left anterior acessory pathyways: two approches for successful ablation [J]. JCE, 2003, 14 (2) : 204.

89. Brugada J, Berruezo A, Cuesta A, et al, Nonsurgical transthoracic epicardial radiofrequency ablation: an alternative in incessanl ventricular tachycardia, J Am Coll Cardiol, 2003, 41 : 2036-2043.

90. Blomstrom-Lundqvist C, Scheinman MM, Aliot EM, et al. ACC/AHA/esc guidelines for the management of patients with supraventricular arrhythmias executive summary [J]. Circulation, 2003, 108 (15) : 1 871.

91. Tada H, Naito S, Nogami A, et al. Successful catheter ablation of an anteroseptal accessory pathway from the noncoronary sinus of Valsalva [J]. JCE, 2003, 14 (5) : 544.

92. Ito S, Tada H, Naito S, et al. Development and validation of an ECG algorithm for identifying the optimal ablation site for idiopathoc ventricular outflow tract tachycardia [J]. JCE, 2003, 14 (2) : 1 280.

93. Timmermans C, Rodriguez LM, Crijns HJ, Moorman AF, Wellens HJ. Idiopathic left bundle-branch blockshaped ventricular tachycardia may originate above the pulmonary valve. Circulation 2003; 108 (16) : 1960-1967.

94. Dhalla AK, Shryock JC, Shreeniwas R, et al. Pharmacology and therapeutic applications of A_1 adenosine receptor ligands [J]. Curr Top Med Chem, 2003, 3 (4) : 369.

95. Khairy P, Chauvet P, Lehmann J, et al. Lower incidence of thrombus formation with cryoenergy versus radiofrequency catheter ablation [J]. Circulation, 2003, 107 : 2 045.

96. Gerstenfeld EP, Dixit S, Callans DJ, et al. Quantitative comparison of spontaneous and paced 12-lead electrocardiogram during right ventricular outflow tract ventricular tachycardia [J]. J Am Coll Cardiol, 2003, 41 (11) : 2 046.

97. Dixit S, Gerstenfeld EP, Callans DJ, et al. Electrocardiographic patterns of superior right ventricular outflow tract tachy-

cardias: distinguishing septal and free-wall sites of origin [J]. J Cardiovasc Electrophysiol, 2003, 14 (1): 1.

98. Haissaguerre M, Extramiana F, Hocini M, et al. Mapping and ablation of ventricular fibrillation associated with long-QT and Brugada syndromes [J]. Circulation, 2003, 108: 925.

99. Hachiya H, Aonuma K, Yamauchi Y, et al. Electrocardiographic charactrtistics of left ventricular outflow tract tachycardia [J]. PACE, 2003, 23: 1 930.

100. Kassotis J, Slesinger T, Festic E, et al. Adenosine-sensitive widecomples tachycardia: an uncommon variant of idiolathic fascicular tachycardia-a case report [J]. Angiography, 2003, 54: 369.

101. DiMarco JP. Adenosine and digoxin. In: Zipes DP, Jalife J. eds. Cardiac electrophysiology: from cell to bedside [M]. 4rd ed. Philadelphia, Pa: WB Saunders, 2004. 933-938.

102. Tada H, Naito S, Ito S, et al. Sigificance of two potentials for predicting successful catheter ablation from the left sinus of valsalva for left ventricular epicardial tachycvardia [J]. PACE, 2004, 27 (8): 1 053.

103. Berruezo A, Mont L, Nava S, et al. Electrocardiographic recognition of the rpicardial origin of ventricular tachycardias. Circulation, 2004, 109: 1842-1847.

104. Lerman BB, Stein KM, Markowitz SM, et al. Ventricular tachycardia in patients with structurally normal hearts. In: Zipes DP, Jalife J, editors. Cardiac Electrophysiology. From Cell to Bedside [M]. 4th edition. Philadelphia, PA: Saunders, 2004. 668.

105. Tada H, Naito S, Miyazaki A, et al. Successful catheter ablation of atrial tachycardia originating near the atrioventricular node from the non-coronary sinus of valsalva [J]. PACE, 2004, 27 (10): 1 440.

106. Da Costa A, Faure E, Messier M, et al. Effect of isthmus anatomy and ablation catheter on radiofrequency catheter ablation of the cavotricuspid isthmus [J]. Circulation, 2004, 110 (9): 1 030.

107. Kubo R, Shoda M, Fuda Y, et al. Anatomical structure of the isthmus between the inferior vena cava and tricuspid annulus investigated with a three-dimensional electroanatomical maping system [J]. Heart Vessels, 2005, 20 (2): 50.

108. Yamauchi Y, Aonuma K, Takahashi A, et al. Electrocardiographic characteristics of repetitive monomorphic right ventricular tachycardia originating near the His-bundle [J]. J Cardiovasc Electrophysiol, 2005, 16 (10): 1 041.

109. Azegami K, Wilber DJ, Arruda M, et al. Spatial resolution of pace mapping and activation mapping in patients with idiopathic right ventricular outflow tract tachycardia [J]. J Cardiovasc Electrophysiol, 2005, 16 (8): 823.

110. Sosa E, Scanavacca M. Epicardial Mapping and ablation lechniques to control ventricular tachycardia. J Cardiovasc Electrophysiol, 2005, 16: 449-452.

111. Farzaneh-Far A, Lerman BB. Idiopathic ventricular outflow tract tachycardia [J]. Heart, 2005, 91 (2): 136.

112. Koji K, Yasntern Y, Atsushi T, et al. Idiopathic left ventricular tachycardia originating from the mitral annulus [J]. J cardiovasc Electrophysiol, 2005, 16: 1 029.

113. Sternick EB, Fagundes ML, Cruz FE, et al. Short atrioventricular Mahaim fibers: observations on their clinical, electrocardiographic, and electrophysiologic profile [J]. J Cardiovasc Electrophysiol, 2005, 16 (2): 127.

114. Tada H, Ito S, Naito S, et al. Idiopathic ventricular arrhythmia arising from the mitral annulus: a distinct subgroup of idiopathic ventricular arrhythmias [J]. J Am Coll Cardiol, 2005, 45 (6): 877.

115. DavidL, Henry HH, Edward PG, et al. Idiopathic fascicular left ventricular tachycardia: Linear ablation lesion strategy for noninducible or nonsustained tachycardia. Heart Rhythm 2005; 2: 934-939.

116. Kumagai K, Yamauchi Y, Takahashi A, et al. Idiopathic left ventricular tachycardia originating from the mitral annulus [J]. J Cardiovasc Electrophysiol, 2005, 169 (10): 1 029.

117. Sanjay D, Edward PG, David L, et al. Identification of distinct electrocardio-graphic patternsfrom the basal left ventricle: distinguishing medial and lateral sites of origin in patients with idiopathic ventricular tachycardia [J]. Heart Rhythm, 2005, 2 (5): 485.

118. Chen ML, Yang B, Zao JG, et al. Non-contact mapping and linear ablation of the left posterior fascicle during sinus rhythm in the treatment of idiopathic left ventricular tachycardia [J]. Europace, 2005, 7: 138.

119. Cabrera JA, Sánchez-Quintana D, Farré J, et al. The inferior right atrial isthmus: further architectural insights for current and coming ablation technologies [J]. J Cardiovasc Electrophysiol, 2005, 16 (4): 402.

120. Hiroshi T, hiko I, Shigeto N, et al. Idiopathic ventricular arrhythmia arising from the mitral annulus: a distinct subgroup of idiopathic ventricular arrhythmias [J]. J Am Coll Cardiol, 2005, 45 (6): 877.

121. Sekiguchi Y, Aonuma K, Takahashi A, et al. Electrocardiographic and electrophysiologic charac teristics of ventricular tachycardia originating within the pulmonary artery [J]. J Am Coll Cardiol, 2005, 45 (6): 887.

122. Joshi S, Wilber DJ, Ablation of idiopathic right ventricular outflow tract tachycardia: current perspectives [J]. J Cardiovasc Electrophysiol, 2005, 16 (Suppl 1): S52.

123. Noda T, Shimizu W, Taguchi A, et al. Malignant entity of idiopathic ventricular fibrillation and polymorphic ventricular tachycardia initiated by premature extrasystoles originating from right ventricular outflow tract [J]. J Am Coll Cardiol, 2005, 46: 1 288.

124. Dong J, Dickfeld T, Dalal D, et al. Initial experience in the use of integrated electroanatomic mapping with three-dimensional MR/CT images to guide catheter ablation of atrial fibrillation [J]. J Cardiovascular Electrophysiol, 2006, 17: 459.

125. Bazan V, Bala R, Garcia FC. et al. Twelve-lead ECG features to identify ventricular tachycardia arising from the epicardial right ventricle. Heart Rhythm, 2006, 3: 1132-1139.

126. Volkmer M, Ouyang F, Deger F, et al. Substrate mapping vs tachycardia mapping using CARTO in patients with coronary artery disease and ventricular tachycardia; impact on outcome of catheter ablation [J]. Europace, 2006, 8: 968.

127. European Heart Rhythm Association, Heart Rhythm Society, Zipes DP, et al. ACC/AHA/ESC 2006 guidelines for management of patients with ventricular arrhythmias and the prevention of sudden cardiac death: a report of the American College of Cardiology/American Heart Association Task Force and the Europeanof Cardiology Committee for Practice Guidelines (Writing Committee to Develop Guidelines for Management of Patients With Ventricular Arrhythmias and the Prevention of Sudden Cardiac Death) [J]. J Am Coll Cardiol, 2006, 48 (5): e247.

128. Atienza F, Almendral J, Moreno J, et al. Activation of inward rectifier potassium channels accelerates atrial fibrillation in humans: evidence for a reentrant mechanism [J]. Circulation, 2006, 114: 2 434.

129. Ma FS, Ma J, Tang K, et al. Left posterior fascicular block: a new endpoint of ablation for verapamil-sensitive idiopathic ventricular tachycardia [J]. Chinese Medical J, 2006, 119: 367.

130. Okumura Y, Watanabe I, Ashino S, et al. Anatomical characteristics of the cavotricuspid isthmus in patients with and without typical atrial flutter: analysis with two-and three-dimensional intracardiac echocardiography [J]. J Interv Card Electrophysiol, 2006, 17 (1): 11.

131. Salem YS, Burke MC, Kin SS, et al. Slow pathway ablation for atrioventricular nodal reentry using a right internal jugular vein approach: a case series [J]. PACE, 2006, 29 (1): 59.

132. Iwal S, Cantillon DJ, Kin RJ, et al. Right and left ventricular outflow tract tachycardias: Evidence for a common electrophysiologic mechanism [J]. J of Cardiovasc Electrophysiol, 2006, 17: 1 052.

133. Ouyang F, Ma J, Ho SY, et al. Focal atrial tachycardia originating from the non-coronary aortic sinus: electrophysiological characteristics and catheter ablation [J]. JACC, 2006, 48 (1): 122.

134. Dora SK, Namboodiri N, Valaparambil AK, et al. Induction of atrioventricular nodal reentry tachycardia with intravenous adenosine [J]. Singapore Med J, 2007, 48 (5): 130.

135. Otomo K, Suyama K, Okamura H, et al. Participation of a concealed atriohisian tract in the reentrant circuit of the slow fast type of atrioventricular nodal reentrant tachycardia [J]. Heart Rhythm, 2007, 4 (6): 703.

136. Kim RJ, Iwai S, Markowitz SM, et al. Clinical and electrophysiological spectrum of idiopathic ventricular outflow tract arrhythmias [J]. J Am Coll Cardiol, 2007, 49 (20): 2 035.

137. HRS/EHRA/ECAS expert consensus statement on catheter and surgical ablation of atrial fibrillation: recommendations for personnel, policy, procedures and follow-up [J]. Europace, 2007, 9 (6): 335.

138. Lee KT, Chu CS, Dai ZK, et al. Successful catheter ablation of idiopathic left ventricular tachycardia tachycardia during sinus rhythm [J]. International Journal of Cardiology, 2007, 115: e74.

139. Chang SL, Tai CT, Lin YJ, et al. The electroanatomic characteristics of the cavotricuspid isthmus: implications for the catheter ablation of atrial flutter [J]. J Cardiovasc Electrophysiol, 2007, 18 (1): 18.

140. Ashikaga K, Tsuchiya T, Nakashima A, et al. Catheter ablation of premature ventricular contractions originating from the

His bundle region [J]. Europace, 2007, 9 (9): 781.

141. Lim KT, Murray C, Liu H, et al. Pre-ablation magnetic resonance imaging of the cavotricuspid isthmus [J]. Europace, 2007, 9 (3): 149.

142. Tada H, Tadokoro K, Ito S, et al. Idiopathic ventricular arrhythmias originating from the tricuspid annulus: prevalence, electrocardiographic characteristics, and results of radiofrequency catheter ablation [J]. Heart Rhythm, 2007, 4 (1): 7.

143. Yamada T, Murakami Y, Yoshida N, et al. Efficacy of electroanatomic mapping in the catheter ablation of premature ventricular contractions originating from the right ventricular outflow tract [J]. J Interv Card Electrophysiol, 2007, 19 (3): 187.

144. Srivathsan KS, Jared Bunch T, Asirvatham sJ, et al. Mechanisms and utility of discrete great arterial potentials in the ablation of outflow tract ventricular arrhythmias [J]. Circ Arrhythmia Electrophysil, 2008, 1: 30.

145. Bogun F, Desjardins B, Crawford T, et al. Post-infarction ventriculararrhythmias originating in papillary muscles [J]. J Am Coll Cardiol, 2008, 51: 1 794.

146. Saremi F, Pourzand L, Krishnan S, et al. Right atrial cavotricuspid isthmus: anatomic characterization withmulti-detector row CT [J]. Radiology, 2008, 247 (3): 658.

147. Liu XK, Barrett R, Packer DL, et al. Successful Management of recurrent ventricular tachycardia by electrical isolation of anterolateral papillary muscle [J]. Heart Rhythm, 2008, 5: 479.

148. Doppalapudi H, Yamada T, EcElderry HT, et al. Ventricular tachycardia originating from the posterior papillary muscle in the left ventricle: a distinct clinical syndrome [J]. Circ Arrhythmia Electrophysiol, 2008, 1: 23.

149. Good E, Desjardins B, Jongnarangsin K, et al. Ventricular arrhythmias originating from a papillary muscle in patients without prior infarction: a comparison with fascicular arrhythmias [J]. Heart Rhythm, 2008, 5: 1 530.

150. Yamada T, McElderry HT, Doppalapudi H, et al. Idiopathic ventricular arrhythmias originating from the aortic root prevalence, electrocardiographic and electrophysiologic characteristics, and results of radiofrequency catheter ablation [J]. J Am Coll Cardiol, 2008, 52 (2): 139.

151. Wu XY, Liang ZG, Tan Z, et al. Radiofrequency catheter ablation of idiopathic ventricular tachycardia and symptomatic premature ventricular contraction originating from valve annulus [J]. Chin Med J, 2008, 121 (22): 2 241.

152. Jastrzebski M, Bacior B. Repetitive Monomorphic ventricular tachycardia originating from the inferior tricuspid annulus [J]. Cardiol J, 2008, 15 (3): 277.

153. Yamada T, Yoshida N, Murakami Y, et al. Electrocardiographic characteristics of ventricular arrhythmias originating from the junction of the left and right coronary sinuses of Valsalva in the aorta: the activation pattern as a rationale for the electrocardiographic characteristics [J]. Heart Rhythm, 2008, 5 (2): 184.

154. Yamada T, Allison JS, Mcelderry HT, et al. Successful catheter ablation of premature ventricular contractions originating from the tricuspid annulus using a Halo-type catheter [J]. Europace, 2008, 10 (10): 1 228.

155. Yamada T, Tabereaux PB, Doppalapudi H, et al. Successful catheter ablation of a ventricular tachycardia storm originating from the left ventricular posterior papillary muscle involved with a remote myocardial infarction [J]. J Interv Card Electrophysiol, 2009, 24: 143.

156. Doppalapudi H, Yamada T, Ramaswamy K, et al. Idiopathic focal epicardial ventricular tachycardia originating from the crux of the heart [J]. Heart Rhythm, 2009, 6 (1): 44.

157. Yamada T, Mcelderry HT, Okada T, et al. Idiopathic focal ventricular arrhythmias originating from the anterior papillary muscle in the left ventricle [J]. J Cardiovasc Electrophysiol, 2009, 20: 866.

158. Boukens BJD, Christoffels VM, Coronel R, et al. Developmental basis for electrophysiological heterogeneity in the ventricular and outflow tract myocardium as a substrate for life-threatening ventricular arrhythmias [J]. Circ Res, 2009, 104: 19.

159. Mustafa SJ, Morrison RR, Teng B, et al. Adenosine receptors and the heart: role in regulation of coronary blood flow and cardiac electrophysiology [J]. Handb Exp Pharmacol, 2009, 1993: 161.

160. Yamada T, McElderry HT, Allred JD, et al. Ventricular fibrillation induced by a radiofrequency energy delivery for idiopathic premature ventricular contractions arising from the left ventricular anterior papillary musclev [J]. Europace, 2009, 11: 1 115.

161. Wilber DJ. Ventricular ectopic beats: not so benign [J]. Heart, 2009, 95 (15): 1 209.

162. Lim HE, Pak HN, Tes HF, et al. Catheter ablation of atrial fibrillation via superior approach in patients with interruption of the inferior vena cava [J]. Heart Rhythm, 2009, 6 (2): 174.

163. Callans DJ. Catheter ablation of idiopathic ventricular tachycardia arising from the aortic root [J]. J Cardiovasc Electrophysiol, 2009, 20 (8): 969.

164. Yokoawa M, Good E, Desjardins B, et al. Predictors of successful catheter ablation of ventricular arrhythmias arising from the papillary muscles [J]. Heart Rhythm, 2010, 7: 1 654.

165. The Task Force for the Management of Atrial Fibrillation of the European Society of Cardiology (ESC). Guidelines for the management of atrial fibrillation [J]. Eur Heart J, 2010, 31 (19): 2 369.

166. Thomsen PEB, Johannesen A, Jons C, et al. The role of local voltage potentials in outflow tract ectopy [J]. Europace, 2010, 12: 850.

167. Tung RJ, Osephson ME, Reddy V, et al. Influence of clinical and procedural predictors on ventricular tachycardia ablation outcomes: an analysis from the substrate mapping and ablation in Sinus Rhythm to Halt Ventricular Tachycardia Trial (SMASH-VT) [J]. J Cardiovasc Electrophysiol, 2010, 21 (7): 799

168. Yamada T, Doppalapudi H, McElderry HT, et al. electrocardiographic and electrophysiological characteristics in idiopathic ventricular arrhythmias originating from the papillary muscles in the left ventricle: relevance for catheter ablation [J]. Circ Arrhythm Electrophysiol, 2010, 3 (4): 324.

169. Yamabe H, Miyazaki T, Takashio S, et al. Radiofrequency energy induced ventricular fibrillation in a case of idiopathic premature ventricular contraction originating from the left ventricular papillary nuscle [J]. Inter Med, 2010, 49: 1 863.

170. Yamada T, Doppalapudi H, Mcelderry HT, et al. Idiopathic ventricular arrhythmias originating from the papillary muscles in the left ventricle: prevalence, electrocardiographic and electrophysiological characteristics, and results of the radiofrequency catheter ablation [J]. J Cardiovasc Electrophysiol, 2010, 21: 62.

171. Yamada T, Tabereaux PB, McElderry HT, et al. ldiopathic premature ventricular contractions arising from the intraventricular septum adjacent to the His bundle [J]. Pacing Clin Electrophysiol, 2010, 22 (11): 1.

172. Yokoshiki H, Mitsuyama H, Ueno M, et al. Idiopathic reentrant right ventricular outflow tract tachycardia with presystolic potential of central pathway [J]. J of Cardiovasc Electrophysiol, 2010, 26: 1.

173. Crawford T, Mueller G, Good E, et al. Ventricular qrrhythmias originating from papillary muscles in the right ventricle [J]. Heart Rhythm, 2010, 7: 725.

174. Abouezzedding O, Suleiman M, Buescher T, et al. Relevance of endocavitary structures in ablation procedures for ventricular tachycardia [J]. J Cardiovasc Electrophysiol, 2010, 21: 245.

175. Komatsu Y, Otomo K, Taniguchi H, et al. Catheter ablation of ventricular arrhythmias arising from the right ventricular septum close to the His bundle: features of the local electrogram at the optimal ablation site [J]. J Cardiovasc Electrophysiol, 2011, 22 (8): 878.

176. Jastrzebski M, Bacior B, Olszanecka A, et al. Cryoablation of ventricular arrhythmias originating from septal aspects of mitral and tricuspid annulus [J]. Kardiol Pol, 2011, 69 (4): 409.

177. Bian C, Ma J, Yao S, et al. Transjugular approach for radiofrequency ablation of premature ventricular contractions originating from the superior tricuspid annulus [J]. PACE, 2012, online (DOI: 10. 111/; 1540−8159. 2012. 03380. X).

178. 嵇民, 张风薇. 儿童分支性室性心动过速. 中华心律失常杂志. 2001, 5: 52.

179. 李鼎, 郭继鸿. 左室特发性室速的新的分类方法及电生理特点. 临床心电学杂志, 2002, 11: 46.

180. 刘志琴, 杨天和, 蔡运昌. 特发性室性心动过速的临床特点及治疗. 临床心电学杂志, 2002, 12: 160.

181. 姚焰, 张澍, 张奎俊, 等. 起源于左心室游离壁的单形性室性心动过速和早搏的射频导管消融. 中华心律失常学杂志, 2004, 8: 71.

182. 李德才, 蒋涛, 王庆旭, 等. 双起源灶位于右室流出道的特发性室性心动过速的射频消融一例. 中国心脏起搏与心电生理杂志, 2004, 18: 299.

183. 郭成军, 吕树铮, 张英川, 等. 右室流出道心律失常的发作方式与单导管消融治疗. 中国心脏起搏与心电生理杂志，2004，18：419.

184. 徐亚伟，张劲林，徐剑刚，等. 冷刺消融治疗左室间隔部特发性室速一例. 中国心脏起搏与心电生理杂志，2005，19：237.

185. 杨平珍，吴书林，陆纯波，等. 起源于主动脉窦内反复单形性定速和/或频发室早的心电图特征及射频消融治疗. 中国心脏起搏与心电生理杂志，2005，19：335.

186. 苏晞、李振、韩宏伟. 射频消融治疗特发性室性心动过速 103 例. 中国心脏起搏与心电生理杂志，2005，19：341.

187. 周益锋. 心房扑动合并特发性左室室性心动过速. 临床心电学杂志，2006，15：203.

188. 张晓星，马坚. 维拉帕米敏感性室性心动过速的电生理特性及消融治疗. 中国心脏起搏与心电生理杂志. 2007，21：292.

189. 吴晓羽，李为民，谭震，等. 起源于左右心室流出道心动过速和早搏的射频导管消融治疗. 中华心血管症杂志，2007，35：620.

190. 宋艳东，杨新春，刘泰槰，等. 源于右室流出道的室性心律失常的电生理机制研究，中国心脏起搏与心电生理杂志，2007，21：47.

191. 刘怀霖，袁义强，于力，等. 特发性室性心动过速持续发作下的急诊射频消融，及远期随访. 中国心脏起搏与心电生理杂志，2007，21：308.

192. 张劲林，苏晞，李振，等. 起源点邻近二尖瓣环的频发室性早搏体表心电图特征及射频消融治疗. 中国心脏起搏与心电生理杂志，2008，22：400.

193. 张晓星，马坚，麻付胜. 射频消融左后分支治疗维拉帕米敏感性特发性室性心动过速. 中国心脏起搏与心电生理杂志，2008，22：504.

194. 吴健，秦立军，刘启明. 主动脉窦的解剖及电生理特点. 中国心脏起搏与心电生理杂志，2008，22：79.

195. 殷乐，陈岗，汪芳，等. 左后分支性室性心动过速射频消融治疗 12 例. 中国心脏起搏与心电生理杂志，2008，22：180.

196. 卢春山，郭成军，宋洪勇，等. 乳头肌起源的室性心动过速的特征及治疗. 中国心脏起搏与心电生理杂志，2009. 23：328.

197. 洪浪，王洪，赖珩莉，等. 经心包穿刺行心外膜室性心动过速射频消融术. 中国心脏起搏与心电生理杂志，2009，23：389.

198. 刘启明，欧阳非凡，周胜华，等. 心外膜和心内膜途径联合标测消融室性心动过速一例. 中华心血管杂志，2009，37：554.

199. 张劲林，苏晞，韩宏伟，等. 射频导管消融治疗起源于左心室游离壁的频发室性早搏. 中华心律失常杂志，2010，14：?.

200. 匡泽民，王仲华，刘启明，等. 经 QRS 波形态判断左后支型室性心动过速，并成功消融，临床心电学杂志，2010，19：348.

201. 韩冰，刘旭，王新华，等. 起源于三尖瓣环附近的室性心律失常的射频消融及心电图特征. 中国心脏起搏与心电生理杂志，2010，24：401.

202. 邓伟，谭珍妮，罗苑苑，等. Carto 系统与常规方法指导消融频发右室流出道室性早搏的比较，中国心脏起兵与心电生理杂志，2010，24：320.

203. 贾玉和，韦维，丁立刚，等，流出道室性早搏起源处异常电位的分布和意义. 中国心脏起搏与心电生理杂志，2011，25：323.

204. 李世倍，王祖禄，梁延春，等. 起源于乳头肌特发性室性心律失常的电生理特点及射频消融. 中华心律失常学杂志，2011，15（3）.

205. 鲁志兵，江洪. 不同起源部位室性早搏的心电图特点及消融治疗. 中国心脏起搏与心电生理杂志，2011，25：72.

206. 冯向飞，李毅刚，王群山，等. 腺苷对流出道室早的影响及其安全性. 中国心脏起搏与心电生理杂志，2012，26：125.

207. 卢晓峰，陈松文，陈岗，等. CARTO 指导下三尖瓣环峡部解剖特征对线性消融的影响. 中国心脏起搏与心电生理杂志, 2012, 26: 303.

208. 陈英, 曹佳宁, 杨承健, 等. 起源于右冠窦和左主干室性早搏一例. 中国心脏起搏与心电生理杂, 2012, 26: 263.

209. 李先进, 韩冰, 蒋树中, 等. 异丙肾上腺素在频发室性早搏射频消融疗效判断中的应用价值评估. 中国心脏起搏与心电生理杂志, 2012, 26: 123.

210. 孙育民, 陈明龙, 杨兵. 乳头肌起源的室性心律失常特点及导管消融. 中国心脏起搏与心电生理杂志., 2012, 26: 105.

211. 谷宏越, 石铭宁, 梁兆光, 等. His 束穿特发性室性早搏的心电图特点及射频消融. 中国心脏起搏与心电生理杂志, 2012, 26: 295.

212. 梁延春, 王祖禄, 梁明, 等. 特发性右室流出道室性早搏触发多形性室速或心室颤动四例的临床特点. 中国心脏起搏与心电生理杂志, 2012. 26: 107.

213. 李腾, 詹贤章, 杨平珍, 等. 经右锁骨下静脉途径导管射频消融三尖瓣环下的室性心律失常. 中国心脏起搏与心电生理杂志, 2012. 26: 501.

214. 周贤惠, 李晋新, 张宇, 等. 起源于主动脉窦与二尖瓣环交界处的室性心律失常心电图特征及射频消融. 中国心脏起兵与心电生理杂志, 2012, 26: 115.

215. 李世倍, 王祖禄, 梁延春, 等. 起源于乳头肌特发性室性心律失常的电生理特点及射频导管消融. 中华心律失常学杂志, 2011, 15 (2).

216. 张劲林, 苏晞, 韩宏伟, 等. 射频导管消融治疗起源于左心室游离壁的频发性室早. 中华心律失常学杂志, 2011, 14 (4).

217. 洪浪, 赖珩莉, 王洪, 等. 经心大静脉射频消融心外膜室性早搏一例. 中国心脏起搏与心电生理杂志, 2010, 24: 88.

218. 董建增, 马长生, 起源于希浦系统近端室性心动过速的导管消融. 中国心脏起搏与心电生理杂志, 2011, 25: 294.

219. 沈才杰, 储慧民, 陈晓敏. 心外膜室性心动过速的研究进展. 中国心脏起搏与心电生理杂志, 2011, 25: 543.

220. 杜丹, 王祖禄. 经导管主动脉窦内射频消融治疗心律失常的现状. 中国心脏起搏与心电生理杂志, 2009, 23: 542.

221. 张建军, 胡大一, 杨新春, 等. 左心室特发性室性心动过速射频消融成功判断标准的可靠性研究 [J]. 临床荟萃, 2009, 24 (3): 195.

222. 张凤祥, 陈明龙, 杨兵, 等. 右心室流出道室性早搏的定位与导管消融 [J]. 中华心律失常学杂志, 2010, 14: 22-25.

223. 路军, 彭景添, 王梦洪, 等. 以左后分支传导阻滞为消融终点在窦性心律下消融特发性左心室性心动过速 [J]. 临床心血管病杂志, 2010, 26 (9): 678.

224. 韩冰, 刘旭, 王新华, 等. 起源于三尖瓣环附近的室性心律失常的射频消融及心电图特征 [J]. 中国心脏起搏与心电生理杂志, 2010, 24 (5): 401.

225. Aliot EM, Stevenson WG, Almendral-Garrote JM, Bogun F, Calkins CH, Delacretaz E, Della Bella P, Hindricks G, Jaïs P, Josephson ME, Kautzner J, Kay GN, Kuck KH, Lerrman BB, Marchlinski F, Reddy V, Schalij MJ, Schilling R, Soejima K, Wilber D; European Heart Rhythm Association (EHRA); Registered Branch of the European Society of Cardiology (ESC); Heart Rhythm Society (HRS); American College of Cardiology (ACC); American Heart Association (AHA). EHRA/HRS Expert Consensus on Catheter Ablation of Ventricular Arrhythmias: developed in a partnership with the European Heart Rhythm Association (EHRA), a Registered Branch of the European Society of Cardiology (ESC), and the Heart Rhythm Society (HRS); in collaboration with the American College of Cardiology (ACC) and the American Heart Association (AHA) [J]. Heart Rhythm, 2009; 6 (6): 886-933.

226. Schreiber D, Kottkamp H. Ablation of idiopathic ventricular tachycardia [J]. Curr Cardiol Rep, 2010; 12 (5): 382-388.

227. Hasdemir C, Alp A, Aydin M, Can LH. Human model simulating right ventricular outflow tract tachycrdia by high-frequency stimulation in the left pulmonary artery: autonomics and idiopathic ventricular arrhythmias [J]. J Cardiovasc

Electrophysiol, 2009, 20 (7): 759-763.

228. Gami AS, Noheria A, Lachman N, Edwards WD, Friedman PA, Talreja D, Hammill SC, Munger TM, Packer DL, Asirvatham SJ. Anatomical correlates relevant to ablation above the semilunar valves for the cardiac electrophysiologist: a study of 603 hearts [J]. J Interv Card Electrophysiol, 2011; 30 (1): 5-15.

229. Nademanee K, Veerakul G, Chandanamattha P, Chaothawee L, Ariyachaipanich A, Jirasirirojanakorn K, Likittanasombat K, Bhuripanyo K, Ngarmukos T. Prevention of ventricular fibrillation episodes in Brugada syndrome by catheter ablation over the anterior right ventricular outflow tract epicardium [J]. Circulation, 2011; 123 (12): 1270-1279.

230. Chen J, Hoff PI, Rossvoll O, De Bortoli A, Solheim E, Sun L, Schuster P, Larsen T, Ohm OJ. Ventricular arrhythmias originating from the aortomitral continuity: an uncommon variant of left ventricular outflow tract tachycardia [J]. Europace, 2012; 14 (3): 388-395.

231. 宋有诚. 分支性室性心动过速的临床和电生理现象（附15例报告）. 中华心血管病杂志. 1990; 18 (2): 108.

232. 杨延宗, 高连君, 林治湖, 等. 导管射频消融术治疗特发性室性心动过速（附五例报告）. 中华心血管病杂志, 1994, 22 (6): 443.

233. 朴今淑, 陈华勇. 升主动脉根部及其邻近结构的观察 [J]. 延边大学医学学报, 1997, 20 (3): 125.

234. 刘怀霖, 李靖, 于力. 持续发作的特发性室性心动过速的急诊射频消融 [J]. 临床心血管病杂志, 1999, 15 (10): 471.

235. 杨平珍, 吴书林, 李海杰, 等. 右心室流出道特发性室速的射频消融治疗体会 [J]. 岭南心血管病杂志, 2000, 6: 155.

236. 王祖禄, 韩雅玲, 王守力, 等. 特发性左室流出道心外膜侧室性心动过速. 中华心律失常杂志 2001; 5 (6): 339-341.

237. 孙明, 魏静义, 陈保俊, 等. 主动脉概部外科解剖及其与毗邻结构关系 [J]. 中华胸心外科杂志, 2002, 18 (6): 356.

238. 洪浪, 王洪, 尹秋林, 等. 单导管消融治疗婴幼儿B型预激伴阵发性室上性心动过速一例 [J]. 中国心脏起搏与心电生理杂志, 2002, 16: 107.

239. 郭成军, 吕树铮, 张英川, 等. 右室流出道心律失常的发作方式与单导管消融治疗 [J]. 中国心脏起搏与心电生理杂志, 2004, 18 (6): 419.

240. 杨平珍, 吴书林, 陈纯波, 等. 起源于主动脉窦内反复单形室性心动过速和/或频发性早搏的心电图特征及射频治疗 [J]. 中国心脏起兵与心电生理杂志, 2005, 19 (5): 338.

241. 邱春光, 黄振文, 卢文杰, 等. 环形标测电极指导下射频导管消融右室流出道室性心动过速. 中国心脏起搏与心电生理杂志, 2005, 19 (3): 191-193.

242. 吴晓羽, 曲秀芬, 梁兆光, 等. 瓣环部起源的特发性室速和室性早搏射频消融术的临床特征 [J]. 中华心律失常学杂志, 2005, 9: 358.

243. 邹建刚, 曹克将, 杨兵, 等. 动态基质标测在致心律失常右室心肌病患者室性心动过速射频消融中的应用. 中华心血管病杂志, 2005, 33 (2): 143-146.

244. 梁锦军, 黄从新, 杨波, 等. 射频导管消融治疗室性早搏的临床评价. 中华心律失常学杂志, 2005, 9 (5): 337-340.

245. 郭成军, 吕树静, 阎方明, 等. 经皮冠状动脉介入治疗防治冠心病无心肌梗死患者的电风暴 [J]. 中华心血管病杂志, 2005, 33: 806.

246. 马坚, 欧阳非凡, 贾玉和, 等. 主动脉无冠窦内射频导管消融前间隔局灶性房性心动过速 [J]. 中华心律失常学杂志, 2006, 6 (10): 207.

247. 赵东晖, 郭成军, 张英川, 等. 希氏束旁右心室特发性室性心动过速的导管射频消融 [J]. 中华心律失常学杂志, 2007, 11 (2): 129.

248. 刘启明, 周胜华, 李旭平, 等. 自主动脉无冠状动脉窦射频消融前间隔旁路一例 [J]. 中华心血管病杂志, 2007, 4 (35): 372.

249. 吴晓羽, 曲秀芬, 谭震, 等. 右室流出道室性心律失常的射频导管消融体会 [J]. 中国心脏起搏与心电生理杂志, 2007, 21 (4): 304.

250. 郭成军, 陈新. 室性早搏导管消融和作为心室颤动预防性治疗的技术与方法 [J]. 中华心律失常学杂志, 2007, 11：439.

251. 林加锋, 林佳选, 李继武, 等. 射频导管消融治疗室性早搏的临床观察 [J]. 中国心脏起搏与心电生理杂志, 2007, 21 (6)：555.

252. 张劲林, 苏晞, 韩宏伟, 等. 起源于三尖瓣环的特发性室性心律失常体表心电图特点及射频导管消融治疗 [J]. 中华心律失常学杂志, 2008, 12 (1)：12.

253. 张玉玲, 周淑娴, 方昶, 等, 两种标测方法指导特发性右室流出道室性早搏射频消融的比较 [J]. 中国心脏起搏与心电生理杂志, 2008, 22 (4)：320.

254. 陈松文, 刘少稳, 林佳雄, 等. 心房颤动射频消融术后心包积液的处理及危险因素分析 [J]. 中华心血管病杂志, 2008, 36 (9)：801.

255. 张涛, 商丽华, 牛永红, 等. 希氏束旁特发性室性心律失常的心电图特点 [J]. 临床心电学杂志, 2009, 18 (5)：347.

第二节　流入道特发性室性心动过速

心室流入道可分为左心室流入道和右心室流入道。

左心室流入道主要是指左心室基底部二尖瓣及其周围区域，统称为二尖瓣复合体，包括瓣环、瓣叶、乳头肌和腱索，部分左心房和左心室，以及部分主动脉-二尖瓣环连接处。

右心室流入道主要是指右心室基底部三尖瓣及其周围区域，包括瓣叶、瓣环、乳头肌、腱索、部分右心房和右心室，室上嵴与右室流出道分界，希氏束旁区域为重要的右心室流入道解剖结构。

流入道特发性室性心动过速主要包括：①三尖瓣环特发性室性心动过速；②二尖瓣环特发性室性心动过速；③希氏束邻近的特发性室性心动过速；④乳头肌性特发性室性心动过速。

一、三尖瓣环性特发性室性心动过速

起源于三尖瓣环邻近的室性心动过速/室性期前收缩简称三尖瓣室性心动过速（TAVT），是指起源于右心室流入道房室瓣组织或邻近房室瓣环 5mm 部位的心肌。起源于三尖瓣环的室性心动过速还有起源于游离壁和间隔部的区分。

【发病率】

三尖瓣环起源的室性心动过速/室性期前收缩的发生率：Tada 等（2007）报道占所完成的室性心律失常消融术总数的 8%；李腾等（2012）报道占所完成的 486 例室性心律失常消融术中仅 8 例（占 1.65%）；韩冰等（2010）报告占所完成的室性心律失常消融术的 58 例中有 15 例（25.9%），起源于三尖瓣环附近。三尖瓣环性室性心动过速约占全部特发性室性心动过速的 7%。

【临床表现】

男女性均可发病，李腾等报道 RVOT-VT 女性多见占 70%，而三尖瓣环室性心动过速女性占 60%。张劲林等（2008）报道 12 例，男性 8 例，女性 4 例。

发病年龄：李腾、韩冰、张劲林等报告分别为 29.13±9.6（15～45 岁）、44.72±20.16 岁、54±17 岁。

患者常有胸闷、心悸等，曾服用抗心律失常药物疗效不佳。很少伴有血流动力学障碍。临床检查无任何器质性心脏病依据、胸部 X 片、超声心动图、心电图正常，心脏磁共振等检查均正常。通常预后良好。

【心电图特点】

1. 心电图、动态心电图特点　均能记录到频发室性期前收缩，平均（23274±6519）次/24 小时。

也分别记录到非持续性单形性室性心动过速（223±75）阵/24 小时。少数患者可记录到持续性室性心动过速。上述室性心动过速均表现为单形性室性心动过速，多呈 LBBB 图形。QRS 波时限 122~185（149±20）ms。Ⅰ、aVL、V₅、V₆ 导均呈正向 R 波。

2. 起源于三尖瓣环的室性心动过速/室性期前收缩的心电图定位诊断（图 3-2-1）：①胸导联 LBBB 型，电轴左偏。②Ⅰ、aVL、V₅ 和 V₆ 导联 QRS 波主波向上。③Ⅱ、Ⅲ、aVF 导联 QRS 波主波向下（呈 rS、QS 型）。④Ⅰ导联呈 R 波。⑤aVR 导联呈 rS 或 QS。⑥aVL 导联大多呈正向（R 波）（89%），只有 8% 为 rS 或 QS。

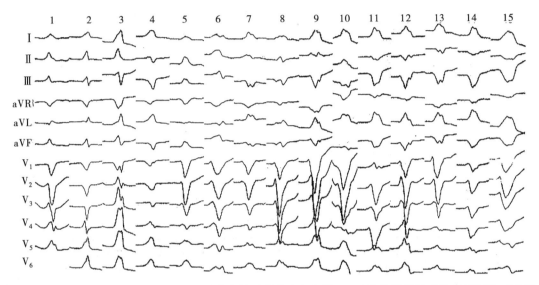

图 3-2-1　15 例患者室性心动过速/室性期前收缩时的体表心电图。1~5 为病例序号（引自韩冰等，2010）

Tada 等（2005）对 38 例起源于三尖瓣环特发性室性心动过速与室性期前收缩经射频导管消融后总结了三尖瓣环起源的室性心动过速/室性期前收缩的心电图特征如下：①均呈 LBBB 形态。②室性期前收缩 QRS 间期（149±20）ms（122~190）ms。③Ⅰ导联呈 R 或 r 形态。④aVR 导联通常（95%）呈负向波（QS、qs 或 qr）。⑤aVL 导联通常以正向波为主，即使是存在负向波，幅度也很小。

张劲林等发现起源于三尖瓣环的室性心动过速/室性期前收缩体表心电图上具有一些典型特征：①三尖瓣环在解剖上位于心脏的右前方，该处起源的室性心动过速/室性期前收缩除极方向朝向Ⅰ、aVL、V₅、V₆ 导联，因此，这些导联呈正向 R 波。②起源于三尖瓣环的室性心动过速/室性期前收缩和临床上最多见的右心室流出道室性心动过速/室性期前收缩相比较，后者下壁导联均为正向 R 波，aVL 导联多呈 QS 或 rS 波，而三尖瓣环解剖上位于右心室流出道右下方，故该处起源的室性心动过速/室性期前收缩下壁导联（Ⅱ、Ⅲ、aVF）极少呈同时正向，aVL 导联多为正向 R 波。

3. 室性心动过速和室性期前收缩在三尖瓣起源部位的分布（图 3-2-2）　Tada 等报道 38 例三尖瓣环室性心动过速在三尖瓣起源部位的分布。其中 28 例起源于三尖瓣环间隔部和 10 例起源于三尖瓣环游离壁。其心电图定位特点如下：①游离壁起源者 QRS 间期长于间隔部起源者。②游离壁起源者 QRS 波顿挫较间隔部起源者更常见。③游离壁起源者胸前移行导联均位于 V₃ 导之后。50% 间隔部起源者移行导联位于 V₃ 导联。④V₂ 导联 Q 波幅度≥2mV，在游离壁起源者明显多于间隔部起源者。

韩冰等（2010）报道 15 例三尖瓣环室性心动过速起源于间隔部占 78%，尤以前间隔部位占多数；在游离壁占 22%，其心电图定位特点如下（表 3-2-1）：

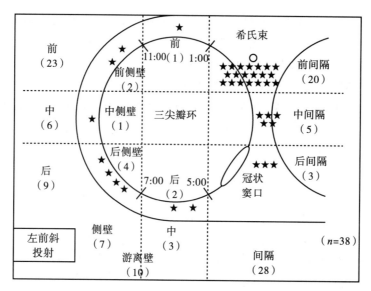

图 3-2-2　三尖瓣位置分布图（引自 Tada，2007）

（1）起源于三尖瓣间隔部位的心电图特点：①胸导联 R/S>1，移行早于 V₃ 导联。②QRS 波较窄。③V₁ 导联呈 QS 型。④Ⅱ、Ⅲ、aVF 导联 QRS 波无切迹。

表 3-2-1　15 例临床资料、靶点分布及心电图特征

序号	性别	年龄（岁）	诊断	靶点区域	QRS 波特征					QRS 波时限（ms）	肢体导联切迹	胸前导联转折区域
					I	Ⅱ	aVR	aVL	V₁			
1	女	62	PVC	前间隔	R	R	QS	qR	QS	140	－	V₃/V₄
2	男	74	PVC	中间隔	R	RS	QS	rsR′	QS	110	－	V₄
3	男	59	PVC	中间隔	R	rS	QS	R	QS	110	－	V₁/V₂
4	男	73	PVC	后间隔	R	QS	QS	R	QS	130	－	V₃/V₄
5	女	34	PVC	前壁	R	R	QS	Qr	QS	130	－	V₄
6	女	53	VT	前侧壁	R	RS	QS	QR	rS	155	＋	V₄/V₅
7	女	58	PVC	前侧隔	R	QS	QS	R	rS	175	＋	V₄/V₅
8	女	16	PVC	侧壁	R	QS	QS	R	rS	185	＋	V₄/V₅
9	男	17	PVC	侧壁	R	QS	QS	R	rS	150	＋	V₄
10	男	52	VT	后侧壁	R	QS	QS	R	QS	165	＋	V₄/V₅
11	男	40	PVC	后侧壁	R	QS	QS	R	RS	165	＋	V₄/V₅
12	男	19	PVC	后侧壁	R	QS	QS	R	rS	140	＋	V₄
13	男	17	VT	后侧壁	R	QS	QS	R	rS	155	＋	V₄
14	女	53	PVC	后壁	R	QS	QS	R	rS	155	＋	V₅
15	男	44	PVC	后壁	R	QS	QS	R	rS	210	＋	V₅

引自韩冰等（2010）

（2）起源于三尖瓣游离壁部位的心电图特点：①胸导联 R/S>1，移行晚（V₃导联后）。②QRS 波宽。③V₁导联无 Q 波，起始部可见 r 波。④Ⅱ、Ⅲ、aVF 导联 QRS 波有切迹或顿挫（切迹中的第 2 个波峰的时间，对应于左心室游离壁的激动）（图 3-2-3）。

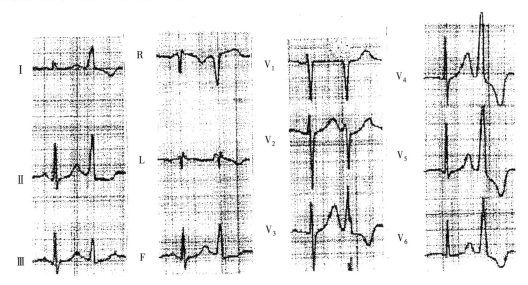

图 3-2-3 起源于三尖瓣环前间隔的室性期前收缩呈二联律（引自韩冰等 2010）

Wu 等（2008）报告起源于三尖瓣后侧壁者呈左束支传导阻滞图形、电轴向上、Ⅰ、aVL 导联的 QRS 波为正向，胸前移行为 V₁导联。V₆导联 S 波消失（图 3-2-4）。

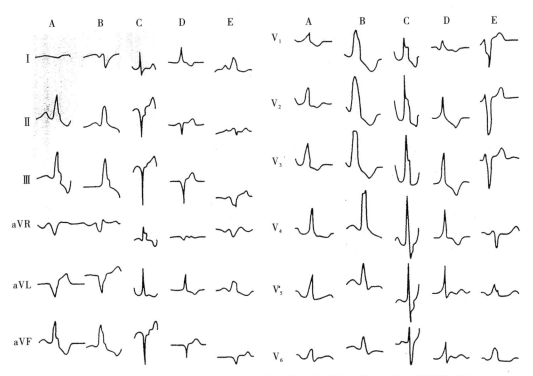

图 3-2-4 右心室流入道三尖瓣周围起源特发性室性期前收缩与室性心动速的 ECG

E 为三尖瓣后侧壁起源 ECG，其余 A 至 D 依次为二尖瓣环前侧壁、二尖瓣环侧壁、二尖瓣环后壁和二尖瓣环后间隔部位起源（引自 Wu 等，2008）

张劲林等也指出起源于三尖瓣环游离壁侧或间隔侧的鉴别：当室性心动过速/室性期前收缩位于三尖瓣环间隔部时，因左、右心室除极基本同步，故 QRS 波时限短。而室性心动过速/室性期前收缩起源于三尖瓣环游离壁侧时，左心室除极明显晚于右心室，故 QRS 波时限长。且终末部可见切迹或顿挫。这种切迹或顿挫可能和左心室壁延迟电激动相对应。此外，三尖瓣环游离壁室性心动过速/室性期前收缩 V_1 导联起始部多可见 r 波。而三尖瓣环间隔部室性心动过速/室性期前收缩 V_1 导联多呈 QS 型。

三尖瓣环游离壁侧室性心动过速/室性期前收缩 QRS 波平均时限长于三尖瓣环间隔侧的室性心动过速/室性期前收缩〔（162±24）ms vs（141±17）ms，$P<0.01$〕。7 例三尖瓣游离壁的室性心动过速/室性期前收缩中有 6 例 V_1 导联呈 rS 型，而 5 例三尖瓣环间隔部的室性心动过速/室性期前收缩 V_1 导联均呈 QS 型。

李腾等（2012）研究发现三尖瓣环起源的室性心动过速/室性期前收缩，当具备 QRS 波时限>140ms（可达 160~200ms）、肢体导联存在切迹、V_1 导联起始波为正向波三个条件中的任何一个即可判断为游离壁起源。其特异度为 100%，敏感度分别为 81.8%、90.9%、81.8%。而当胸前导联移行<V_4 导联，即可排除起源于游离壁。其特异性、敏感度分别为 91.7%、100%。

4. 三尖瓣环室性心动过速与右心室流出道室性心动过速的鉴别要点：

（1）三尖瓣环室性心动过速：Ⅱ、Ⅲ、aVF 导联极少同时呈正向 R 波，aVL 导联为正向 R 波。

（2）右心室流出道室性心动过速　Ⅱ、Ⅲ、aVF 导联均为正向 R 波，aVL 导联呈 QS 或 rS 形。

【电生理检查】

韩冰等（2010）认为流出道室性心动过速中，多数表现为反复发作的短阵室性心动过速与频发室性期前收缩反复出现。在 11 例三尖瓣环室性心动过速中有 3 例为持续性单形性室性心动过速，提示二者发生机制或有不同。三尖瓣环室性心动过速/室性期前收缩可通过静脉滴注异丙肾上腺素和心室短阵快速刺激诱发，但不能通过程序心室刺激诱发，说明这种心律失常机制为非折返性，可能为触发激动或自律性升高机制。瓣环与心房肌交界处两种组织相互移行，电生理基质不均一，使触发活动或自律性升高则容易发生。

【射频导管消融术】

Tada 等报道的 38 例，消融成功率仅为 57%，因为间隔部起源者因邻近 His 束，故因担心损伤 His 束而慎于放电，可能是消融失败的主要原因。

通常经股静脉途径射频消融成功，但李腾报告经股静脉下腔静脉途径消融均失败。考虑源于三尖瓣环下而导致标测消融导管贴靠不理想，故改经右锁骨下上腔静脉途径并辅用长鞘 SRO 进行标测与消融，结果全部成功。因为起源点位于流入道三尖瓣环下，受瓣膜、导管操纵方向的影响，经股静脉途径，消融导管难于充分接触到室性期前收缩起源点，故导致消融无效。改用经右锁骨下静脉——上腔静脉途径均成功消融（图 3-2-5、6、7、8）。

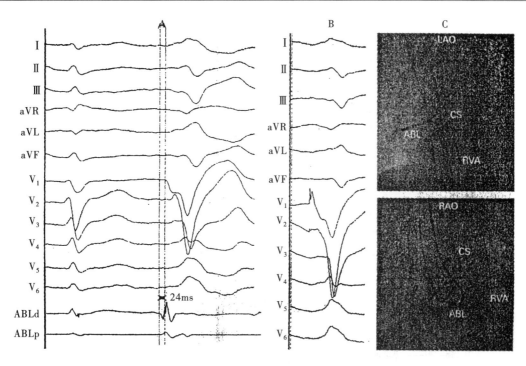

图 3-2-5　经右锁骨下静脉—上腔静脉途径标测与消融

A：激动标测，局部 V 波较体表 QRS 波提早 24ms；B：起搏图形与自发 PVC 图形基本相同；C：消融成功影像图（上图为左前斜 45°，下图为右前斜 30°）。ABL d（p）=大头消融导管电极远（近）端；CS=冠状窦；RVA=右室心尖部（引自李腾等，2012）

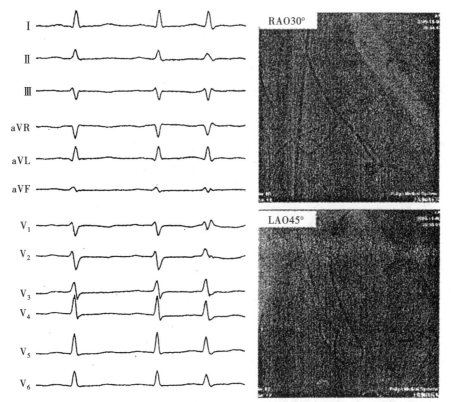

图 3-2-6　一例左心室间隔高位消融成功的 PVC 病例心电图及 X 线影像图

心电图示 I 导联呈 R 型，Ⅲ 导联呈 rSr′型，V₁ 呈 rSR′型，X 线影像示消融导管位于左心室间隔高位（引自韩冰等，2010）

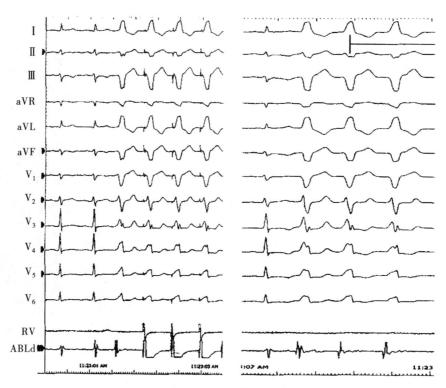

图 3-2-7　三尖瓣环基底部偏间隔起源的室性期前收缩成功消融靶点起搏标测图

消融靶点局部起搏心电图（左图）与自性室性心动过速/室性期前收缩（右图）12 导联 QRS 形态基本相同。RV＝右心室电图；ABLd＝大头消融电极导管远端（引自张劲林，等，2008）

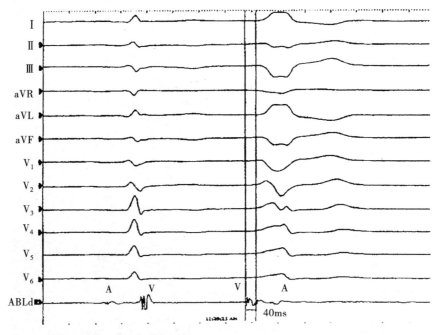

图 3-2-8　三尖瓣环基底部偏间隔起源的室性期前收缩体表心电图及成功消融靶点图

Ⅰ、aVL、V_5、V_6 导联呈 R 波。Ⅱ、Ⅲ、aVF 导联均呈负向，胸前导联 R 波移行在 V_3 导联。消融靶点呈小 A 大 V 波（瓣环电位），室收期前收缩时局部 V 波较体表 QRS 波起点提前 40ms。A＝心房波；V＝心室波；ABLd＝大头消融电极导管远端（引自张劲林，等，2008）

二、二尖瓣环性特发性室性心动过速

左心室流入道主要是指左心室基底部二尖瓣及其周围区域，统称二尖瓣复合体，包括二尖瓣环、瓣叶、腱索，部分左心房和左心室，以及部分主动脉—二尖瓣环连接处。左心室流入道的范围较大而复杂，但特发性室性心动过速/室性期前收缩大多起源于二尖瓣环及其周围的部分。故又称二尖瓣环室性心动过速（MAVT）MAVT 是 2005 年 Tada 等首先报道的，占全部特发性室性心动过速的 5%，国内报道很少。

起源于二尖瓣环邻近的室性心动过速是指起源于房室瓣环组织或邻近房室瓣环 5mm 部位的心肌。参考 Haissaguerre 等报道瓣环电位指标。即局部电图可见 A 波和 V 波，A：V<1 且 A 波振幅>0.08mV，V 波振幅>0.5mV。为明确定位，在左前斜位透视下，二尖瓣环大致上分为前侧壁、后侧壁及后间隔（图 3-2-9）。

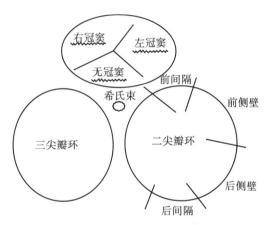

图 3-2-9 二尖瓣环区域划分示意图

（左前斜位）。（引自张劲林等，2008）

【临床表现】

张劲林等报道 14 例，男性 8 例，女性 6 例。平均年龄（54±17）岁。有心悸、胸闷等症。频发室性期前收缩、短阵室性心动过速、反复发作。曾用胺碘酮，β-受体阻滞剂效不佳。临床检查（包括超声心动图、冠状动脉造影）均正常。

【心电图特点】

MAVT 心电图特点：①室性心动过速、室性期前收缩均呈 RBBB 型。②R/S>1 移行区在 V_1 或 V_2；V_2~V_6 呈单相 R 波或 Rs 形，且 V_6 导联有 S 波。依据起搏位点可将 MAVT 分为下列三型：

1. 前侧壁（AL）MAVT 占 58%。

（1）Ⅰ、aVL 导联 QRS 波主波负向（呈 rS、QS）。

（2）Ⅱ、Ⅲ、aVF 导联呈 R 波，正向。

（3）V_1 导联呈 R 波，V_6 导联有 S 波。

（4）室性期前收缩 QRS 波较宽（图 3-2-10、11）。

2. 后侧壁（后部、POS）MAVT 占 11%。

（1）V_1 导联主要是 R 波。

（2）Ⅱ、Ⅲ、aVF 导联负向波为主，有切迹。

（3）Ⅰ导联正向波为主（Rs）。

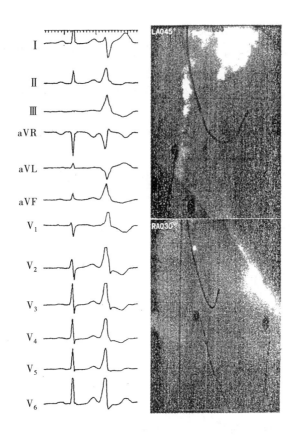

图 3-2-10 起源于邻近二尖瓣环前侧壁室性期前收缩体表心电图及影像

Ⅰ 导联呈 rS 波，Ⅱ、Ⅲ、aVF 导联呈 R 波，V₁ 导联呈单向 R 波，V₆ 导联有 s 波（引自张劲林等，2008）

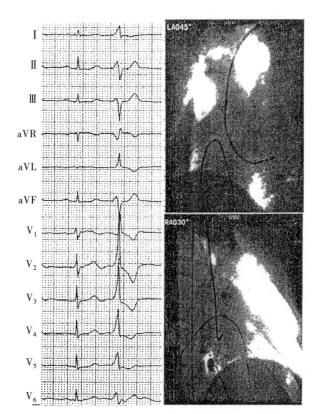

图 3-2-11 起源于邻近二尖瓣环后侧壁室性期前收缩体表心电图及影像图

Ⅰ 导联呈 Rs 波，Ⅱ、Ⅲ、aVF 导联呈 rS 波，V₁ 导联 R 波，V₅、V₆ 导联有 s 波（引自张劲林等，2008）

（4）室性期前收缩 QRS 波较窄。

3. 后间隔（PS）MAVT 占 31%。

（1）V_1 导联的 QRS 波中有明显负向成分（qR、qr、rs、rS 或 QS）

（2）Ⅱ、Ⅲ、aVF 导联呈 rS 或 QS 波形，负向波为主。

（3）Ⅰ导联呈单向 R 波（图 3-2-12）。

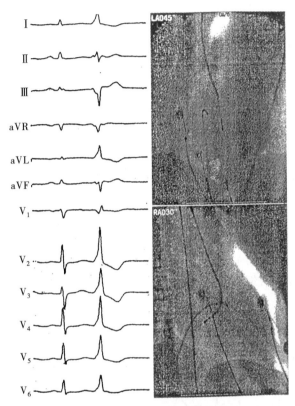

图 3-2-12 起源于邻近二尖瓣环后间隔室性期前收缩体表心电图及影像图

Ⅰ导联呈单向 R 波，Ⅱ、Ⅲ、aVF 导联呈 rS 或 QS 波，V_1 导联呈 qr 波

（引自张劲林等，2008）

邻近二尖瓣环起源的室性期前收缩，体表心电图具有一些典型特征，张劲林等（2008）认为二尖瓣环在解剖学上位于左室的最后方，此处起源的室性期前收缩除极方向正对胸部导联，故其特点为胸前导联 R 波移行早，除部分起源邻近二尖瓣，二尖瓣环后间隔的室性期前收缩在 V_2 导联移行外，其余 V_1~V_6 导联均呈正向 R 波。起源点邻近二尖瓣环前壁的室性期前收缩除极方向向下，下壁导联以正向波为主。起源点邻近二尖瓣环后下部位（后间隔、后侧壁）的室性期前收缩除极方向向上，下壁导联以负向波为主。起源点在二尖瓣环的前侧壁的室性期前收缩：Ⅰ导联以负向波为主。起源点在二尖瓣环的后间隔和后侧壁的室性期前收缩，Ⅰ导联均以正向波为主，但前者Ⅰ导联为单向 R 波，后者Ⅰ导联可见终末负向波（Rs），且前者 V_1 导联起始负向成分明显（qr、qR 或 QR），后者 V_1 导联呈单向 R 波。

游离壁（前侧壁、后侧壁）和后间隔室性期前收缩相比，前者 QRS 波时程明显长于后者（176±15ms VS 140±9ms）可能是当室性期前收缩起源点邻近二尖瓣环间隔侧时，左右心室除极基本同步，而室性期前收缩起源邻近左室游离壁时，右室除极明显晚于左室，使 QRS 波时限延长。

一组报道 14 例消融成功患者 3 例起源于二尖瓣环前间隔，4 例起源于二尖瓣环前侧壁，3 例起源于二尖瓣环后侧壁，4 例起源于二尖瓣环后间隔。

Tada 等报道 19 例经射频消融证实的二尖瓣环室性心动过速/室性期前收缩患者，起源于二尖瓣环前侧壁 11 例（58%），2 例起源于二尖瓣环后壁（11%），6 例（31%）起源于二尖瓣环后间隔。并总结了 MAVT 及室性期前收缩时心电图特点：

1）均呈右束支传导阻滞图形。

2）V_6 导联可见 S 波。

3）胸前 R 波移行通常在 V_1 导联。有 3 例二尖瓣环后间隔起源的患者移行在 V_1 和 V_2 导联之间，没有患者移行在 V_2 导联之后。

4）所有患者从 $V_2 \sim V_6$ 导联呈单相 R 或 RS 图形；V_6 导联可见 R（或 r）波。

5）二尖瓣环前侧壁患者，下壁导联 QRS 波均为正向，Ⅰ 和 aVL 导联为负向。

6）二尖瓣环后壁或二尖瓣环后间隔患者，下壁导联 QRS 波均为负向，Ⅰ 和 aVL 导联为正向。

7）二尖瓣环后壁室性心动过速/室性期前收缩患者，Ⅰ 导联可记录到 Rs 型，V_1 呈 R 型。

8）二尖瓣环后间隔患者室性心动过速/室性期前收缩时 Ⅰ 导联均呈单相 R 波，V_1 导联呈负向 QRS 波（qR、qr、rS、rs 或 QS 型）。

9）二尖瓣环前侧壁（AL），室性心动过速/室性期前刺激和后壁室性心动过速/室性期前收缩均起源于左心室游离，QR 间期明显长于二尖瓣环后间隔（164±14ms VS 131±9ms）（图 3-2-13）。

10）所有二尖瓣环前侧壁室性心动过速/室性期前收缩下壁导联可见晚 R 波"顿挫"，二尖瓣环后壁室性心动过速和室性期前收缩患者下壁导联可见 Q 波。

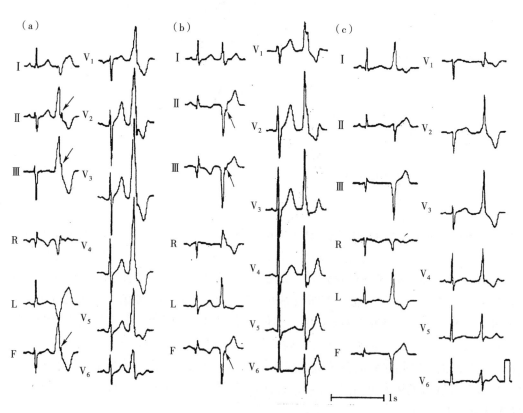

图 3-2-13　二尖瓣环起源室性心动过速与室性期前收缩的代表性 ECG

A、B 和 C 依次为前侧壁、后壁和后间隔起源（引自 Tada，2005）

11）二尖瓣环后壁室性心动过速/室性期间收缩患者 I 导联呈 Rs 型，V₁ 导联呈 R 型。

12）二尖瓣环后间隔患者 I 导联均呈 R 波型，V₁ 导联呈负向 QRS 波。

Wu 等（2008）总结了 16 例左心室二尖瓣环周围起源的特发性室性心动过速/室性期前收缩的心电图特征：①呈右束支传导阻滞型；胸前移行位于 V₁ 或 V₂ 导联，V₆ 导联可见 S 波。②前壁起源者电轴向下，后壁起源者电轴向上。③前侧壁起源者 aVL 导联 QRS 波为负向。④后壁或后间隔起源者，I 和 aVL 导联 QRS 波为正向。⑤后部起源者，I 导联呈 Rs 型，V₁ 导联呈 R 型。⑥后间隔起源者，I 导联呈单相 R 波，V₁ 导联 QRS 波为负相。

二尖瓣环室性期前收缩与左冠状窦室性期前收缩的鉴别：部分左心室流出道起源的室性期前收缩可以从主动脉瓣上左冠状窦内消融成功。该处起源的室性期前收缩，心电图下壁导联以正向波为主，胸前导联 R 波移行早，这与起源点邻近二尖瓣环前侧壁室性期前收缩图形相似。二者的鉴别是：左冠状窦内室性期前收缩 V₁ 导联有明确的 S 波或 s 波，V₆ 导联无 s 波；而起源点邻近二尖瓣环前侧壁的室性期前收缩 V₁ 导联呈单相 R 波，V₆ 导联有 s 波。

【电生理检查】

二尖瓣环是位于左心房室之间的纤维组织环，左心室肌、左心房肌和二尖瓣叶均附着于其上。本类型室性心律失常病例均无明显器质性心脏病，根据成功消融部位的影像学特征及 Haissaguerre 等报告的瓣环电位特点，判断心律失常起源点均邻近二尖瓣环。基础研究表明部分人群二尖瓣环上有发育中"残留"的或"异位"类房室结组织，可能构成这类室性心动过速/室性期前收缩的"基质"。张劲林等报道的一组 14 例患者室性心动过速多数不能为程序心室刺激所诱发，而静脉注射异丙肾上腺素和心室短阵快速刺激可诱发，提示这类心律失常为非折返性，可能为触发活动或自律性机制。

Tada 等发现部分患者在右心室可通过程序刺激所诱发。而 Kumaga 等研究未发现此特征。Tada 等用腺苷（10~40mg）可终止该型室性心动过速。静脉注维拉帕米对部分患者有效。在室性心动速发作时未观察到拖带现象。

【射频导管消融术】

采用激动标测和起搏标测相结合的方法来确定消融靶点。前者选择室性心动过速/室性期前收缩时最早的心室激动点。后者选择至少 11 个心电图导联起搏的 QRS 波形与自发的室性心动过速/室性期前收缩图形相同的起搏部位，消融预设温度为 60℃，消融功率 25~40W，放电 10s 之内，室性心动过速/室性期前收缩消失为有效消融。巩固消融 60~90s，后观察 30min，并行静脉滴注异丙肾上腺素评价消融效果。

判定成功消融靶点位于二尖瓣环的指标：

（1）左前斜和右前斜透视下消融导管头端运动特点及影像学位置均符合典型的二尖瓣环部位。

（2）根据 Haissaguerre 等报告的瓣环定位标准。局部电图可见 A 波和 V 波，A：V<2，且 A 波振幅>0.08mV，V 波振幅>0.5mV。为明确定位，将左前斜位透视下二尖瓣环大致划分为前间隔（邻近主动脉瓣—二尖瓣环连接处）、前侧壁、后侧壁及后间隔。成功消融部位的 V 波较室性心动过速/室性期前收缩的 QRS 波平均提前 21~43（28±7）ms。

张劲林报道的 14 例均消融成功，3 例室性心动过速/室性期前收缩起源二尖瓣环的前间隔，4 例为前侧壁，3 例为后侧壁，4 例为后间隔。

有人认为对于非持续性室性心动过速起搏标测到非常有用，所有患者即时效果都取得了成功。但有 8% 患者复发（图 3-2-14）。

术后室性期前收缩明显减少由术前的 24 小时平均 23274±4519 次，反复短阵室性心动过速 24 小时平均为 816±2715 阵，减少到平均 47±21 次/24 小时，无室性心动过速发作。

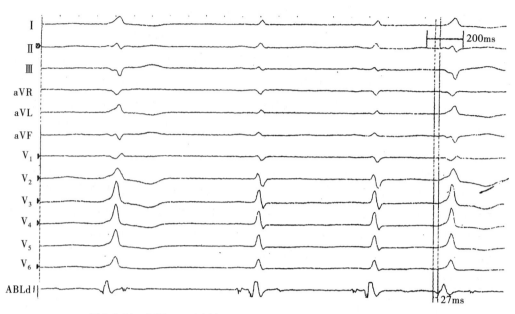

图 3-2-14　起源于二尖瓣邻近室性期前收缩成功消融靶点时的电图

消融靶点呈小 A 大 V 波（瓣环电位），室性期前收缩时局部 V 波较体表 QRS 波起点提前 27ms

三、希氏束性特发性室性心动过速

希氏束旁区域为重要的右室流入道解剖结构，一些室性心动过速与室性期前收缩起源于该部，但报道很少，国内仅有 7 例报道，但它与其他起源部位的室性心动过速是有不同的，是特发性室性心律失常中的一种独立的亚型，应归类为右心室流入道室性心动过速分类中。

1. **临床表现**　与起源于左心室室间隔面的特发性室性心动过速（左后分支室性心动过速）类似。男性占 83.5%（5/6）。年龄 8~39 岁，心动过速史 2~10 年。可有心悸、胸闷、头晕等症状。检查无器质性心脏病依据。

2. **发病机制**　可能与常见的起源于左心室间隔面的 ILVT 相同，主要机制是折返激动和触发活动，对维拉帕米敏感。由于心动过速时 H 波及浦肯野电位均与 QRS 呈 1：1 关系，所以 Varma 等（1997）认为浦肯野系统是折返环的必要组成部分。

3. **心电图特点**　本型室性心动过速的常规体表心电图似无明显特征性。有多种心电图表现。

谷宏越等（2012）报道 6 例希氏束特发性室性心动过速，心电图有以下特点。

（1）6 例中 5 例为单形室性心动过速，均呈右束支传导阻滞图形。其中 7 份心电图中 4 份心电图伴肢导联心电轴左偏，与起源于左心室间隔中部的常见左后分支室性心动过速相同；其中 2 份心电图伴心电轴极度右偏，与起源于左心室间隔中部的 ILVT 的心电图相同；其中 1 份心电图伴心电轴右偏，与起源于左前分支区域的 ILVT 的心电图相似。

（2）6 例中 1 例为多形室性心动过速，共有 3 种不同形态的室性心动过速，2 种呈右束支传导阻滞图形；1 种呈不典型左束支传导阻滞图形，V₁ 导联呈左束支传导阻滞图形，但 V₅ 与 V₆ 导联 QRS 终末部均有较宽的 S 波，肢导联心电轴右偏，提示是左心室起源的心动过速（图 3-2-15）。

Yamauchi 等（2005）对 90 例右心室希氏束旁起源的室性心动过速/室性期前收缩心电图特点：①Ⅰ导联呈单相高 R 波。②Ⅱ、Ⅲ、aVF 导联 R 波相对小，特别是Ⅲ导联 R 波幅度低于Ⅱ导联。③aVL 导联呈 R 波。④Ⅱ、Ⅲ、aVF 导联相对窄的 QRS 波。⑤V₁ 导联呈 QS 型。⑥胸前导联 R/S 移行在 V₂~V₃ 导联。⑦V₅ 和 V₆ 导联相对高的 R 波。

Yamauchi 等强调以下指标联合为最强的提示 His 束起源于室性心动过速/室性期前收缩的心电图特征：Ⅰ 导联单相高 R 波、Ⅱ 和 aVF 导联低 R 波（特别是Ⅲ 导联 R 波幅低于Ⅱ 导联）、aVL 导联 R 波、下壁导联相对窄的 QRS 间期（125~135ms）、V_1 导联 QS 型和 V_5、V_6 导联高 R 波（图 3-2-15）。

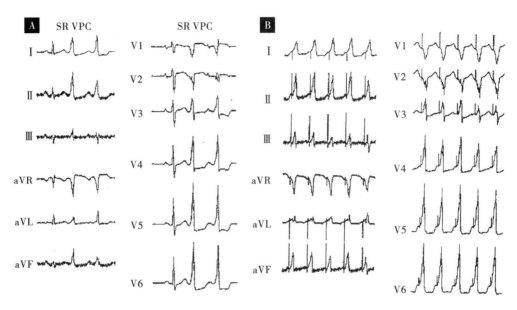

图 3-2-15　His 束起源室性期前收缩特征（A）与 His 束起搏 ECG（B）
（引自 Yamauchi 等，2005）

Yamauchi 等对 90 例右心室 His 束旁起源的（记录到最大 His 束电位周围 10mm 范围内）室性心动过速与室性期前收缩进行了分析研究并与右心室流出道（RVOT）起源的室性心动过速与室性期前收缩进行了比较。

（1）全部 His 束旁室性心动过速与室性期前收缩心电图呈Ⅰ 导联单相高 R 波。RVOT-VT 者 53% 患者Ⅰ 导联呈单相 R 波，R 波振幅明显低于 His 束患者。

（2）aVL 导联 R 波分别在 His 束患者占 60%，右心室流出道患者占 9%。

（3）V_1 导联呈 QS 型，在 His 束患者占 80%，右心室流出道患者占 17%。

（4）胸前导联 R/S 移行位于 V_2~V_3 导联者，His 束占 80%，右心室流出道占 22%。

（5）下壁导联 QRS 间期在 His 束患者明显窄于右心室流出道患者。

（6）V_5 和 V_6 导联 R 波幅度在 His 束患者明显大于右心室流出道患者。

（7）Ⅲ 导和 aVF 导联 R 波幅度在 His 束患者明显低于右心室流出道患者。

（8）Ⅱ 导联 R 波幅度 His 束与右心室流出道组间无差别（表 3-2-2）

Yamauchi 等认为以下特点提示起源于 His 束室性心动过速/室性期前收缩。

表 3-2-2　His 束旁 PVCs 与 RVOT PVCs 体表心电图特征的比较［例（10%）］

类别	例数	Ⅰ 导联呈 Rs 型	$R_Ⅱ > R_Ⅲ$	aVL 可见 R 波	V_1 导联为 QS 型	移行在 V_2 或 V_3
His 旁 PVCs	7	5（71.4）	6（85.7）	7（100）*	6（85.7）	5（71.4）
RVOT PVCs	136	37（27.2）	40（29.4）	11（8.1）	53（39.0）	43（31.6）

注：与 RVOT PVCs 比较，*$P<0.01$

　　由于右心室 His 束与无冠窦和右冠窦间存在密切的解剖关系，因此，Yamauchi 等报道了 13 例起源于右冠窦（5 例）与无冠窦（1 例）和希氏束（7 例）的室性心动过速/室性期前收缩患者的标测与消融情况，指出希氏束起源的室性心动过速与室性期前收缩可在右冠窦或无冠窦内消融成功，从而避免损伤希氏束。Yamauchi 等（2008）指出该部位的室性心动过速/室性期前收缩的心电图和电生理特点：1 例起源于希氏束和右冠窦起源者呈左束支传导阻滞图形，电轴偏右下。Ⅰ导联呈 rSr′型，其余 6 例呈左束支传导阻滞电轴偏左下，Ⅰ导联呈单相 R 波。3 例右冠窦起源者胸导联 R/S 移行较早（V_1、V_2 导联），2 例希氏束起源者胸导联 R/S 移行较晚（V_4、V_5 导联）；其余 8 例患者移行为中部胸前导联。aVL 导联呈 QS 型者有 4 例起源于右冠窦，2 例起源于希氏束患者。

【射频导管消融】

　　早期由于人们对其 12 导联心电图的特点认识不足，其易与起源于右心室流出道的室性期前收缩相混淆。因此，在临床上常被认为是 RVOT 室性期前收缩进行消融，结果导致失败或延长消融时间。与 RVOT 室性期前收缩的心电图比较，其特点为Ⅰ、aVL 导联以 R 波为主，而且 aVL 导联 R 波的振幅不会很高。此外，由于此类室性期前收缩的起源临近 His 束，术中若操作不当极易造成房室传导阻滞。消融靶点图的电极位置距最显的 His 电图的位置至少 5mm 的距离，所以其电生理标测及消融方法有其特殊性（图 3-2-16、17）。

　　标测、消融特点：经逆行法在左心室间隔面标测出最早浦肯野电位，以最早浦肯野电位记录点和/或标测电极机械损伤明确终止心动过速的地点作为消融靶点。标测结果：心动过速时 H-V（H-QRS）间期是 15~20ms。6 例均在左心室间隔部邻近希氏束或左束支部位滑动导管时终止心动过速。

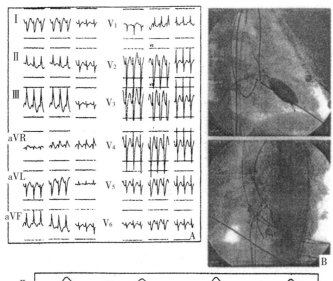

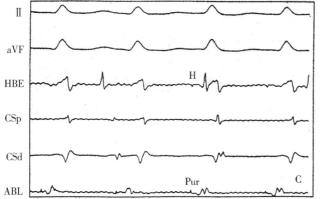

图 3-2-16　起源邻近希氏束的特发性左心室心动过速的射频消融

　　A：心动过速时 12 导联心电图，呈不典型左束支传导阻滞；B：分别为右前斜位 30°和左前斜位 45°，可见消融导管（ABL）与希氏束记录电极导管（H）位置接近，中间为非接触标测电极导管；C：心动过速时标测的靶点图，自上至下依次为Ⅱ、aVF、希氏束导管（HBE）、冠状静脉窦近段（CSp）、冠状静脉窦远段（CSd）和标测消融导管（ABL）的心内电图记录。可见标测消融电极导管（ABL）记录的浦肯野（Pur）电位激动最早，P-QRS 间期是 35ms，P-H 间期是 8ms，H-QRS（H-V）间期是 27ms（引自董建增等，2002）。

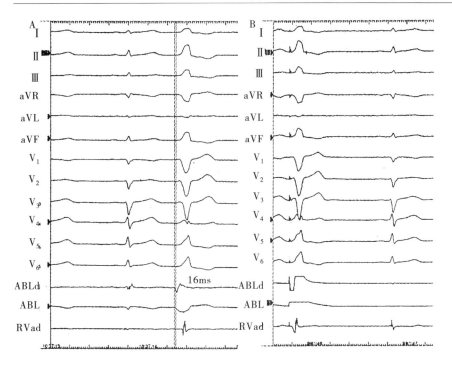

图 3-2-17 标准 12 导联体表心电图

A：His 旁 PVCs；B：RVOT PVCs。A 与 B 中 V_1 均有 r 波，如不仔细分析，极易导致判断错误（引自谷宏越，等，2012）

最早浦肯野电位较 H 波提前 6～16ms，较 QRS 提前 25～36ms。5 例在窦性心律下消融，1 例在心动过速时消融。消融成功率 83.3%（5/6），1 例多形室性心动过速在一点消融后 3 种形态室性心动过速均不能被诱发。随访 2～48 个月无复发。1 例失败，是在成功消融室性心动过速的同时并发了完全性房室传导阻滞（图 3-2-18）。

标测导管易因机械性损伤而终止心动过速，心动过速时最早浦肯野电位并结合机械损伤能终止心动过速的地点是确定消融靶点的方法，在窦性心律下放电是避免发生完全性房室传导阻滞的关键。

谷宏越等对 7 例患者消融指出，His 束旁的室性期前收缩起源于心内膜表浅的位置，可选用低能量逐渐递增方法进行消融，温度为 50℃，功率 50W 即可。可出现一过性右束支传导阻滞停止消融，

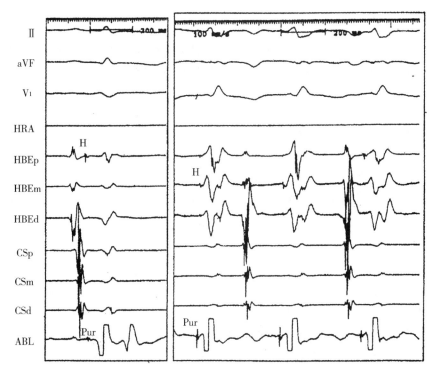

图 3-2-18 一例起源于邻近希氏束的特发性左心室心动过速的常规及心内电图记录

自上至下依次为Ⅱ、aVF、V_1 导联常规心电图及希氏束（HBE）、冠状静脉窦近段（CSp）、冠状静脉窦中段（CSm）、冠状静脉窦远段（CSd）和标测消融导管（ABL）的心内电图记录。左图为窦性心律，右图为室性心动过速。可见心动呈右束支传导阻滞形成，标测消融导管（ABL）记录的浦肯野电位（Pur）最早，P-QRS 间期 32ms，P-H 间期 15ms，H-QRS（H-V）间期 17ms（引自董建增等，2002）。

观察一段时间后右束支传导阻滞能自行消失。其次，最佳靶点距 His 束较近，消融中可见短阵的快速性交界性心律，必须停止消融。重新标测更安全的靶点。对于起源于 RVOT 的室性期前收缩或室性心动过速时，多以消融点为中心，略微扩大消融范围，即局灶性消融的方法。但对起源于 His 束的室性期前收缩不采用，也不提倡消融范围的扩大（图 3-2-19、20）。

四、乳头肌特发性室性心动过速

乳头肌特发性室性心动过速/室性期前收缩是起源于左、右心室乳头肌，占特发性室性心动过速的发生为 3%~7%。多见于无器质性心脏病患者。也可见于心肌梗死等器质性心脏病患者，但很少见。其表现为频发室性期前收缩，比持续性单形性室性心动过速更常见，其机制多认为是起源于乳头肌深部的局灶机制，可能为自律性或触发活动。药物治疗效不佳维拉帕米可能有一定的疗效。由于左心室或右心室乳头肌的基底部宽大，解剖上个体差异较大、标测和消融时消融导管难以到位，故射频导管消融的难度较大，目前复发率较高。

【乳头肌的解剖特点】

乳头肌是由心室的肉柱演化而来。是从心室壁突向心室腔的锥状肉柱。

乳头肌多呈柱状或分叉状，与心室肌延续，增加了心室肌纤维走向的空间异质性。乳头肌部位存在心肌细胞排列紊乱、浦肯野纤维丰富、离子电流差异、复极离散及传导异常等。是室性心动过速、心室颤动的好发部位，尤其在乳头肌的基底部、乳头肌的浦肯野-心室连接处是低安全因素区域。浦肯野细胞膜阻抗比心室肌细胞高、动作电位时程也比心室肌细胞长，浦肯野细胞容易发生触发行动和异常自律性，乳头肌基底部与心肌延续使局部组织异质性增加，故乳头肌会成为室性心律失常相对易发部位。

右心室乳头肌有前、后、内侧（隔侧）三组，其基底分别附着于前壁、后壁和室间隔侧。左心室乳头肌分为前、后二组。前乳头肌起源于左心室前壁中部，后乳头肌起源于后壁的内侧部（间隔侧）。乳头肌通过腱索连接于房室瓣膜上，与纤维环、瓣膜、腱索组成功能上的一个整体。早已证实乳头肌可产生和维持室性心律失常。

左心室乳头肌血供个体差异大，下乳头肌由左心室后降支供血；上乳头肌由对角支、回旋支或左冠脉系统的钝缘支供血。

左心室乳头肌富含浦肯野纤维，乳头肌基底部含量更多。浦肯野组织膜阻抗比心室肌细胞高，动作电位时程也比心室肌细胞长。浦肯野细胞容易发生触发活动和异常自律性。此外，乳头肌基底部与心肌相延续而使局部组织异质性增加。故乳头肌也成为室性期前收缩、室性心动过速、心室颤动等室性心律失常相对易发部位。

左心室乳头肌起于心尖侧室壁或中 1/3 室壁通常为两个，有时可靠得很近，有时乳头肌基底部进入室壁前已经融合或通过肌束桥连在一起。前侧乳头肌约 70% 为单个，后间隔乳头肌 60% 为 2~3 个乳头肌构成，或单个乳头肌有 2~3 个乳头肌构成，或单个乳头肌有 2~3 个尖端。近年来发现患者可有多种乳头肌变异。可导致心电图异常。如前乳头肌肥大 V_4 导联 QRS 波顿挫伴 ST 段抬高及显著增高的 U 波，副乳头肌出现则下壁导联可出现 U 波增高。一组报道 40 例乳头肌起源的心律失常经磁共振检查证实，分叉乳头肌达 64.5%（25/40）。

【发病机制】

1. 乳头肌室性心律失常发生机制　乳头肌室性心动过速/室性期前收缩的发生机制：多数文献报道认为起源于乳头肌的室性心律失常患者超声心动图及心室造影等检查无明显器质性心脏病依据，突发心律时 AH 和 HV 间期正常，室性心律失常通常在运动后发作，或需要静脉应用异丙肾上腺素或肾上腺素后诱发。室性心律失常不能被拖带，在成功消融靶点处仅能记录到相对较晚的舒张期激动，所记录到的室性心动过速的第一心律与随后的室性心动过速的激动顺序完全相同。同一病例中记录

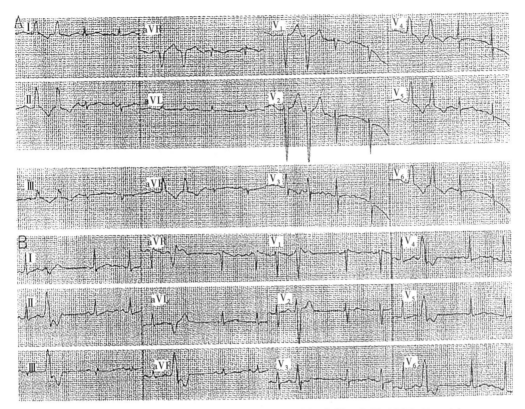

图 3-2-19 PVCs 时的体表及 His 束附近记录电图和起搏心电图（纸速 50mm/s）

A：消融电极及单极电图均提示为靶点；B：以消融电极起搏后 12 导联形态基本一致

（引自谷志越等，2012）

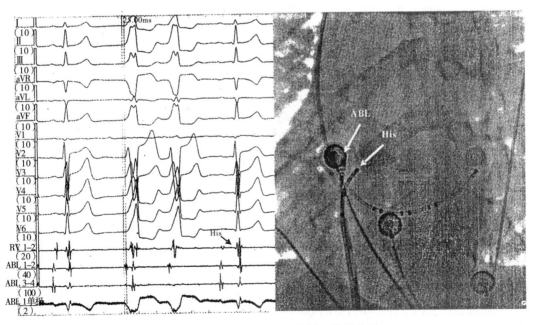

图 3-2-20 消融靶点图及相应的 X 线影像图

左：走纸速度为 50mm/s，图中 RV$_{1-2}$为原心室电极临时放置在 His 处，并可记录到 His 电位。PVCs 时 ABL1-2 记录到的电位提前最多（25ms），并且单极呈 QS 型。右：X 线影像图，并在此处消融成功（引自谷志越等 2012）

到的室性心动过速/室性期前收缩形态相同，以及在成功消融处不能记录到碎裂电位等特征，提示乳头肌室性心律失常的发生机制为局灶性机制而非折返。起源于右心室乳头肌室性心律失常报道极少，但有限的资料也提示与起源于左心室乳头肌室性心律失常的特性相近。

2. 左心室乳头肌室性心动过速/室性期前收缩消融的成功率和复发率的报道差异较大　例如 Yokokawa 等（2010）报道 40 例，消融成功率仅为 78%，预测消融成功的因素包括局部记录到浦肯野电位、室性心律失常起源的乳头肌体积较小，消融如有与室性心律失常相同的起搏标测；Yamada 等（2010）报道 19 例起源于左心室乳头肌室性心律失常，成功率高达 100%，但复发率高达 58%。李世倍等（2011）报道 8 例成功率 100%，随诊中 62.5% 的复发率，李世倍等认为与以下因素可能有关：

（1）局部解剖：左心室乳头肌基底部宽大，为心脏中最厚的心肌结构，且不同病例间个体差异大，基底部各侧面均可成为心动过速出口，在二维 X 线影像下增加导管操作困难，例如乳头肌随房室瓣开闭而剧烈舒缩影响消融导管与其稳定接触；又如室性心律失常起源位于乳头肌的中段体部（非基底部），导管难以与悬垂于心室肌的室性心律失常起源部位稳定接触，故可能影响消融效果，导致消融失败或复发。

（2）室性心律失常起源于乳头肌深部：众多文献均报道左心室乳头肌起源的患者其室性心动过速或室性期前收缩有多种形态。作者 2 例室性心动过速或室性期前收缩有多种形态。作者 2 例室性心动过速时的 QRS 形态交替变化，但室性心动过速的周长不变，并且室性心动过速或室性期前收缩可以在同一或邻近部位消融成功，提示出口不同；有在乳头肌不同侧面标测到远场电位处也可为消融成功靶点。有认为应用 4mm 尖端射频导管消融有较高的失败率或复发率，而应用盐水灌注射频导管消融或头端 8mm 射频导管可提高消融的长期成功率。这些提示多数左心室乳头肌室性心律失常起源点部位可能位于心肌深部。

在消融中局部最早激动较体表心电图 QRS 波逐渐提前，但心动过速的周长无明显变化，体表心电图 QRS 波形态有细微改变，可标测到局部最早心室激动的部位也有变化，提示消融过程中局部阻滞或传导延迟后室性心律失常出口发生变化，这些也提示乳头肌室性心律失常起源于心肌深层。检查证实乳头肌室性心律失常也并非心外膜起源的室性心律失常。

（3）乳头肌的解剖定位：存在多种形态室性心动过速或期前收缩的乳头肌起源的室性心律失常患者中，约 80% 需要在乳头肌的不同侧面消融方能成功。

（4）盐水灌注射频导管或头端 8mm 射频导管的主动或被动冷却作用增大，可释放更高的射频能量而增大组织损伤范围。以应对乳头肌室性心律失常可能起源于乳头肌深层，取得明显疗效。

右室乳头肌室性心律失常导管消融的报道很少。此部位的消融成率与左心室乳头肌室性心律失常相同也受限于乳头肌、调节束等复杂解剖的影响，乳头肌的解剖变异也系主要因素。

Kim 等（1999）的研究提示乳头肌周围的浦肯野纤维网可能是产生和维持室性心动过速的关键部位。有报道通过对心肌梗死后起源于乳头肌的室性心律失常的导管消融，用磁共振成像显示与心律失常有关的乳头肌，认为右束支传导阻滞型室性心动过速电轴左偏者，源于左室后乳头肌，右束支传导阻滞型室性心动过速电轴左偏者，源于左室前乳头肌。在解剖学上左室和室间隔的较大区域内，浦肯野纤维至少分为 2 个以上的分支而与心室肌细胞相连接，此特点也许可以（至少部分地）解释为什么起源自左室的室性心动过速的 QRS 波多形性。乳头肌周围希-浦系统（HPS）纤维丰富，乳头肌与周围的希-浦系电位易形成多处微折返，加上乳头肌易受到机械牵拉、缺血等因素的影响，从而临床表现为多发性室性心动过速。目前已认识到心室颤动与浦肯野纤维网的密切相关。郭成军等报告对 3 例特发性心室颤动恢复的患者，发现有频发的乳头肌起源的室性期前收缩。经过对这类室性期前收缩消融后追踪，未见心室颤动再发。有作者提出如证实为乳头肌起源的室性期前收缩，无论其是否伴有器质性心脏病或为特发性者（无器质性心脏病），应对其进行射频消融术。

【临床表现】

李世倍等报道7例乳头肌室性心律失常，占左心室流入道室性心动过速的20.6%（7/34）。男性7例，女性1例，年龄4~6（30.5±20.6）岁，心悸、心动过速或室性期前病史1~30年。均无器质性心脏病依据。卢春山等（2009）报道5例（男性4例、女性1例）。年龄36~55岁。其中冠以病3例、长QT综合征一例，1例无结构性心脏病。（表3-2-3）

表3-2-3 8例室性心动过速或室性期前收缩起源于乳头肌患者临床资料

资料	病例1	病例2	病例3	病例4	病例5	病例6	病例7	病例8
年龄	52	20	66	4	38	30	18	16
性别	女	男	男	男	男	男	男	男
窦性心律下心电图	正常	正常	正常	正常	正常	正常	正常	正常
VA 类型	VT	VT/PVCs	VT	VT	VT	VT/PVCs	PVCs	PVCs
VA 心电图 QRS 波形态	RBBB	RBBB	RBBB	RBBB	RBBB	RBBB	RBBB	LBBB
VA 额面 QRS 电轴	左偏	左偏	极度右偏	左偏	极度右偏	左偏	右偏	正常
VA 时 QRS 时限（ms）	140	143	139	130	185	130	147	145
心律失常发作	诱发	ISO 自发	ISO 诱发	诱发	诱发	诱发	自发	自发
PP-V（ms）	25~27	15~30	24~32	28~30	16~20	25~45	21~25	25
放电次数	12	20	14	18	20	17	16	15
靶点位置	LPPM	LPPM	LPPM	LPPM	LPPM	LPPM	LAPM	RSPM
射频导管选择	4mm 和 I	4mm 和 I	4mm 和 I	4mm 和 I	4mm 和 I	I	8mm 和 I	I
消融即刻成功	是	是	是	是	是	是	是	是
RFCA 中 VA 周长变化	否	否	否	否	否	否	否	否
复发次数	1	2	1	1	无	无	1	无
末次 RFCA 随访时间（月）	26	17	5	26	13	7	2	4
末次 RFCA 随访复发	无	无	无	无	无	无	有	无

注：VA=室性心律失常；VT=室性心动过速；PVCs=室性期前收缩；LBBB=左束支传导阻滞；RBBB=右束支传导阻滞；ISO=静脉滴注异丙肾上腺素；LPPM=左心室后组乳头肌；LAPM=左心室前组乳头肌；RSPM=右心室间隔部乳头肌；4mm 或 8mm=头端4mm 和 8mm 射频导管；I=盐水灌注导管；VQRS=标测到局部电位提前时间；RFCA=射频导管消融（引自李世倍，等. 2011）

【心电图及电生理检查特点】

乳头肌起源的室性心律失常可发生于左心室或右心室乳头肌。起源于左后乳头肌多于左、前乳头肌。心电图表现多为室性期前收缩及非持续性室性心动过速而持续性室性心动过速少见。

1. 左心室前乳头肌特发性室性心动过速

（1）发生率：Yamada 等（2009）报道一组起源于左心室的室性心律失常111例，其中起源于左冠状窦的26例，左心室心外膜12例，二尖瓣环19例，左束支10例，左后乳头肌10例，起源于左前乳头肌6例。男3例、女3例。年龄（39~78）岁。

（2）窦性心律时心电图无传导延迟，心内电图 AH 及 HV 间期也正常。

（3）室性心动过速发作时 QRS 呈 RBBB 型，Ⅱ、Ⅲ、aVF 导联主波向上，Ⅰ、aVL 导联主波向下，电轴右偏，胸前导联 R/S 波移行在 V_2，aVR 导联为 qR 或 qr 图形，V_6 导联为 rS 图形（图3-2-21）（图3-2-22）。

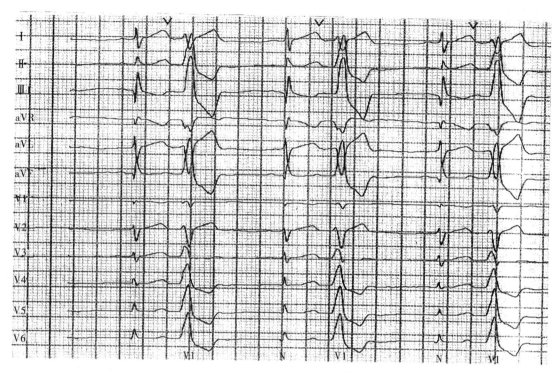

图 3-2-21　左前乳头肌起源室性期前收缩

QRS 波胸导联呈 LBBB 型，Ⅱ、Ⅲ、aVF 导联主波向上，Ⅰ、aVL 导联主波向下，起源于左前乳头肌（引自时志城，2013）

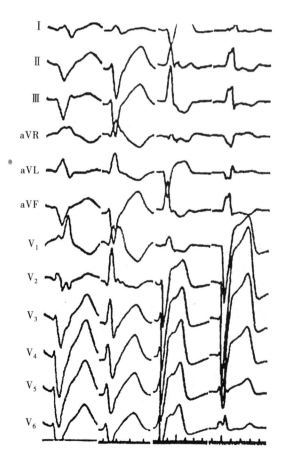

图 3-2-22　心室乳头肌起源室性心动过速/室性期前收缩体表心电图

A、B 分别为表 1 病例 3、6，起源于左心室后组乳头肌，胸前导联呈右束支传导阻滞型，电轴极度右偏或左偏，Ⅱ、Ⅲ、aVF 导联主波向下，胸前导联 R/S 转换在 V$_2$~V$_4$。C 为病例 7，起源于左心室前组乳头肌，胸前导联呈右束支传导阻滞型，电轴右偏，Ⅱ、Ⅲ、aVF 导联主波向上，Ⅰ、aVL 导联主波向下，R/S 转换在 V$_5$ 导联。D 为病例 8，起源于右心室间隔乳头肌，胸前导联呈右束支传导阻滞型，电轴正常，肢体导联 QRS 波均有切迹，Ⅱ、Ⅲ、aVF 导联主波向上，R/S 转换在 V$_6$ 导联（引自李世倍，2011）

（4）所有室性心律失常均为自发，不能被程序刺激诱发

（5）对维拉帕米及 Na⁺离子通道阻滞剂无效。

（6）为乳头肌深部起源的局灶性机制。无浦肯野纤维参与。

2. 左心室后乳头肌特发性室性心动过速

（1）发生率：Doppalapudi 等（2008）报道在 290 例用导管消融的局灶性室性心律失常的病例中，发现有 7 例为左后乳头肌（基底部）室性心动过速。5 例无器质性心脏病，2 例为冠心病。男性 5 例女性 2 例。年龄（42~80）岁。

（2）室性心律失常发作时为持续性室性心动过速 2 例，5 例为非持续性室性心动过速/室性期前收缩。呈 RBBB 图形，Ⅱ、Ⅲ、aVF 导联主波向下，Ⅰ、aVL 导联主波向上，电轴左偏。

（3）室性心动过速能自发，或由异丙肾上腺素诱发，不能被起搏诱发、终止或拖带。即使部分病人靶点记录到浦肯野电位，但室性心律失常发作时均晚于局部心室波（图 3-2-23）（图 3-2-24）

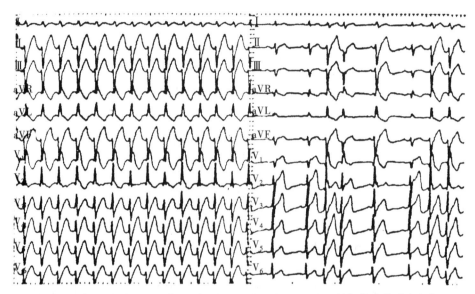

图 3-2-23　特发性左心室后组乳头肌起源室性心动过速/室性期前收缩形态变化
为表 1 病例 6，左图为室性心动过速（VT）时 QRS 形态交替变化，胸前导联 V₁~V₃ 更为明显；右图为与
VT 同形态的室性期前收缩（PVCs），且 PVCs 形态也有变化（引自李世倍等，2011）

3. 右心室乳头肌起源的特发性室性心动过速

（1）发生率：Crawford（2010）在行室性心律失常消融术的 169 例患者中有 8 例为右心室乳头肌。平均年龄（44±14）岁。男性 7 例女性 1 例。均无器质性心脏病，有 4 例有快速性心律失常性心肌病。8 例患者共有 15 个心律失常起源点，右后乳头肌 3 例，右心室前乳头肌 4 例和右心室间隔乳头肌 8 例。

（2）室性心动过速发作时，右后乳头肌呈 LBBB 图形。Ⅱ、Ⅲ、aVF 导联主波向下，Ⅰ、aVL 导联主波向上。两者基本相同。在 V₁ 导联呈 rS 或 QS 型。10 例电轴向下，5 例向上。室性心动过速发作时乳头肌组 QRS 波时限显著长于对照组（163±21）ms vs（141±22）ms。QRS 波顿挫较多（11/15 vs 5/13）。起源于右心室后或前乳头肌的 R 波移行出现较晚（>V₄，7/7），电轴向上（5/7）。起源于右心室间隔乳头肌的 R 波移行出现较早（≤V₄，7/8），电轴均向下（8/8）。

（3）起源于右心室乳头肌组有 5 例起搏诱发出持续或非持续性室性心动过速（单形性）；异丙肾上腺素诱发出 1 例非持续性室性心动过速，并显著增 2 例室性期前收缩的数量。未见一例室性心动过速能被拖带，用 CARTO 标测及心腔内超声标测靶点均位于右室乳头肌。起搏标测图形全部匹配 2/8 例有效消融靶点标测到浦肯野电位。其发生机制可能为触发活动或律性的局灶机制而非折返机制，但不能除外浦肯野纤维参与心动过速的发生（图 3-2-25）。

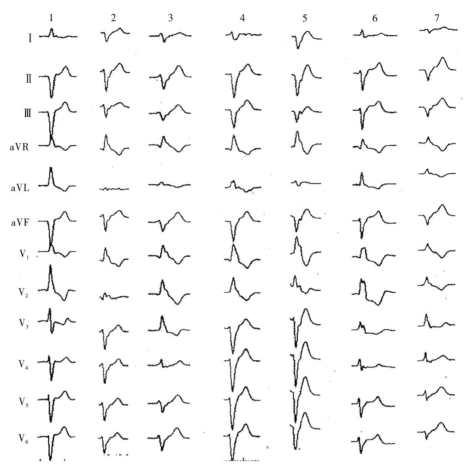

图 3-2-24　7 例（1~7）起源于左后乳头肌室性心律失常心电图表现

图示：右束支传导阻滞和向上的心电轴（引自 Doppalapudi 等，2008）

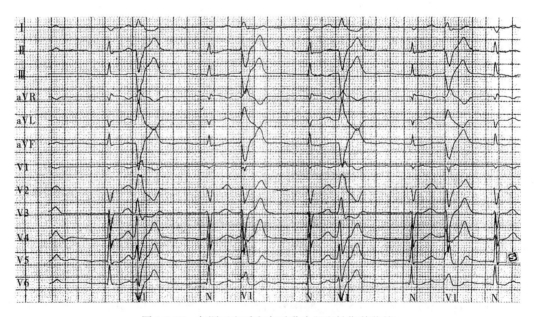

图 3-2-25　起源于左后和右后乳头肌室性期前收缩

室性期前收缩呈两种形态：（1）R_{2-6} QRS 波在胸导联呈 RBBB 型，Ⅱ、Ⅲ、aVF 导联主波向下，Ⅰ、aVL 导联主波向上，起源于左后乳头肌。（2）R_{4-8} QRS 波在胸导联呈 RBBB 型，Ⅱ、Ⅲ、aVF 导联主波向下，Ⅰ、aVL 导联主波向上，起源于右后乳头肌。（引自时志城，2013）

【鉴别诊断】

1. 心肌梗死后左心室乳头肌室性心动过速　起源于乳头肌的室性心动过速病因，必须排除是否系心肌梗死所致，因二者治疗、预后均不同，心肌梗死后左室乳头肌室性心动过速的特点如下：

（1）心肌梗死等所导致的乳头肌室性心动过速需要对冠状动脉介入治疗，通过恢复血运才能很好地控制其发作消除其发生心动过速的病理基质。

卢春山等报道 5 例乳头肌室性心动过速，结果 3 例为冠心病患者，植入支架后室性期前收缩/室性心动过速消失。1 例为长 QT 综合征、1 例无器质性心脏病经射频导管消融后消失。

Bogun 等（2008）报道一组 9 例乳头肌室性心律失常，结果均有心肌梗死病史，左心室收缩功能下降（LVEF 平均为 0.32±0.14）。

（2）9 例患者均为 RBBB 图形。7 例起源于左后乳头肌，电轴向上；2 例起源于左前乳头肌，电轴向下。卢春山 5 例均有频发室性期前收缩、短阵室性心动过速为单形性或多形性室性心动过速，并伴有心室颤动的发作，而乳头肌特发性室性心动过速多为单形性室性心动过速，心室颤动很少发生。Bogun 等报道的 9 例中 4 例记录到持续性室性心动过速。R/S 波的移行多在 $V_4 \sim v_6$ 导联。与特发性者不同。经检查结果所有室性期前收缩起源于瘢痕或其边缘区的乳头肌，靶点电压为（0.4±0.4）mV。所有室性心动过速折返峡部累及乳头肌，未记录到浦肯野电位。心肌梗死后引发的乳头肌室性心动过速的发生机制是折返。

卢春山等报道 5 例如下：

例 1，男性，40 岁。反复晕厥发作 5 天，无明显胸痛，胸闷症状，无心肌梗死病史，无糖尿病史。以多形性 VT 和短阵心室颤动（VF）入院行埋藏式心脏转复除颤器（ICD）治疗。入院后，心脏超声心动图示左室射血分数（LVEF）为 0.52，48h12 导联动态心电图示频发室性期前收缩（简称室性期前收缩）和短阵 VT（图 3-2-26）。以 QRS 波形态初步定位，胸前导联右束支传导阻滞型，Ⅱ、Ⅲ、aVF 导联主波向上，Ⅰ、aVL 导联主波向下，起源于左前乳头肌周围。心脏听诊心尖区可闻及 3/6 一过性收缩期杂音，与乳头肌缺血、二尖瓣关闭不全相吻合。冠状动脉（简称冠脉）造影示前降支近中段节段性狭窄 95%，植入支架一枚，狭窄解除，冠脉介入检查与治疗详见文献报道[3]。术后动态心电图无室性心律失常和 ST-T 异常改变，运动试验阴性，患者常规服药，随访 8 个月无异常。

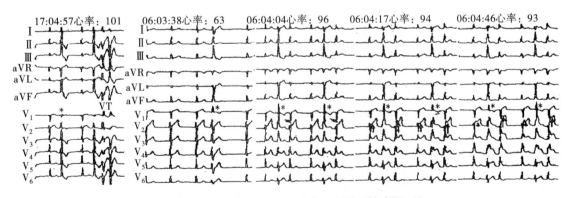

图 3-2-26　例 1 患者 12 导联动态心电图不同时段记录

　　室性期前收缩、VT 定位于左前乳头肌区，晨起室性期前收缩后 ST 段逐步抬高，程度渐重，范围扩展。＊=室性期前收缩；箭头示 ST 段改变（引自卢春山，等. 2008）

例 2，男性，51 岁。反复晕厥 1 天，伴有轻度胸闷，无明显胸痛病史，无心肌梗死病史，无糖尿病史。心脏超声心动图示 LVEF 为 0.60，动态心电图示频发室性期前收缩，晨起胸前导联 ST 段下移，短阵多形性 VT/VF。室性期前收缩于天 ST 段改变前发生，ST 段下移时室性期前收缩提前度增加，R 在 T 上后触发 VF。VF 初始心律与室性期前收缩的 QRS 波形态一致，胸前导联左束支传导阻滞型，Ⅱ、Ⅲ、aVF 导联主波向下，Ⅰ、aVL 导联主波向上，初步定位起源于右前乳头肌周围（图 3-2-27）。冠脉造影示右冠脉近段节段性狭窄 90%，植入支架一枚，狭窄解除，术后动态心电图未见室性心律失常和 ST-T 异常改变，运动试验阴性，患者常规服药，随访 32 个月无异常症状。

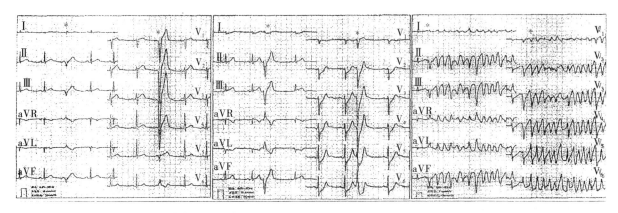

图 3-2-27　例 2 患者 12 导联动态心电图不同时段记录

室性期前收缩（＊）先于 ST 段改变前发生，室性期前收缩与 VF 初始心搏 QRS 波形态一致，初步定位起源于右前乳头肌周围
（引自卢春山，等. 2008）

　　例 3，男性，39 岁。反复晕厥 1 个月，无明显胸痛，胸闷症状，无心肌梗死病史，无糖尿病史。因反复 VT 及 VF 植入 ICD。以室性期前收缩和 VT QRS 波形态初步定位，胸前导联右束支传导阻滞型，Ⅱ、Ⅲ、aVF 导联主波向下，Ⅰ、aVL 导联主波向上，起源于左后乳头肌周围（图 3-2-28）。心脏超声心动图示 LVEF 为 0.65，冠脉造影示左主干远端管壁不规则，左前降支近段节段性狭窄 90%，左回旋支开口处 85% 局限狭窄，分别在上述两病变部位各植入支架 1 枚，狭窄解除，症状缓解。术后症状消失，复查 72 小时动态心电图未见室性期前收缩和 ST-T 异常改变。随访 7 年，6 年内无特殊

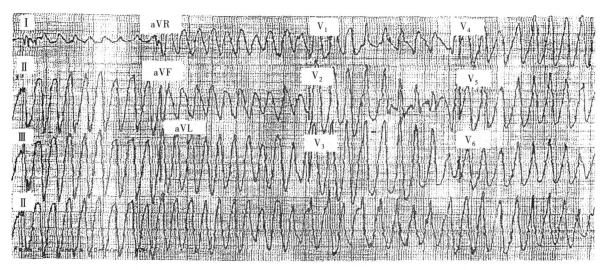

图 3-2-28　例 3 患者运动试验中 VT/VF 的心电图起源初步定位于左后乳头肌内侧室间隔

（引自卢春山，等. 2008）

不适，间断服药。

例4，女性，36 岁。晕厥 3 年，晕厥发作与月经有关，有晕厥家族史，因室性心律失常长期服用胺碘酮，效果不佳，患者拒绝入 ICD。入院心电图 QTc = 540ms，间断性左前与左后分支阻滞。动态心电图示频发室性期前收缩、短阵 VT 和阵发 VF，停用胺碘酮仍频繁发作。术前行心室 X 断层心室成像，重建心腔与三维电解剖标测融合以指导消融[4]，术中采用电解剖标测技术研究患者的心脏异常电位[5]，在窦性心律下消融左室乳头肌底部的异常电位[6]，消除了该患者的室性心律失常。随访 1 年，症状消失，未复发。

例5，男性，38 岁，心悸 1 年。于当地曾发生 VT、VF，予初始心律与室早的 QRS 波形态一致，胸前导联左束支传导阻滞型，Ⅱ、Ⅲ、aVF 导联主波向下，Ⅰ、aVL 导联主波向上，初步定位起源于右前乳头肌周围。冠脉造影示右冠脉近段节段性狭窄 90%，植入支架一枚，狭窄解除，术后动态心电图未见室性心律失常和 ST-T 异常改变，运动试验阴性，患者常规服药，随访 32 个月无异常症状。

（3）乳头肌室性心动过速/室性期前收缩发生在心肌梗死者，其发生机制多为梗死后瘢痕形成参与的折返机制。其心电图有特征性改变有利于鉴别。有认为乳头肌室性心律失常如发生在非陈旧性心肌梗死者时，大多无其他器质性心脏病者，如 LQTS 可发生。此外还应考虑是由于频繁发作心动过速导致的心律失常性心肌病。

2. 左心室后乳头肌室性心律失常与左后分支型室性心动过速的鉴别　李世倍等报道 6 例起源于左心室后乳头肌室性心动过速体表心电图呈右束支传导阻滞图形，电轴左偏或极度右偏。这与左后分支型室性心动过速无明显差异。但室性室性心动过速或室性期前收缩时的 QRS 时限在左心室后乳头肌组为（145±21）ms，而左后分支型组为（115±11）ms。明显增宽（P<0.05，表 3-2-4）。此外，6 例左室后乳头肌组中有 2 例存在与室性心动过速时 QRS 波形态相同的室性期前收缩，这 2 例室性心动过速和室性期前收缩时 QRS 波形态有较明显改变，另 2 例室性心动过速时 QRS 波形态也有轻微改变。

表 3-2-4　起源于左心室后组乳头肌的室性心律失常和特发性左后分支性室性心动过速比较

| 组别 | 例数 | 年龄〔岁，($\bar{x}\pm s$)〕 | 性别（男/女） | 体表 QRS | | | 电生理检查及消融 | | |
				时限〔ms，($\bar{x}\pm s$)〕	额面电轴（左偏/极度右偏）	V-QRS〔ms，($\bar{x}\pm s$)〕	放电次数（$\bar{x}\pm s$）	累计射频放电时间〔min，($\bar{x}\pm s$)〕	复发率（%）
LPPM	6	35±22	5/1	145±21*	4/2	21±3*	17±3*	15.2±2.8*	66.7*
LPF	25	33±14	20/5	115±11	18/7	30±5	4.5±1.0	4.1±0.9	4.0

注：* $P<0.05$。LPPM=左心室后组乳头肌；LPF=左后分支

Yamada 等在起源于左后间隔的 49 例室性心律失常病例中平均 QRS 波时限在左后分支型组和二尖瓣型、左心室后乳头肌组分别为（141±8）ms、（160±7）ms 和（173±9）ms，组间比较差异显著。QRS 波程>160ms 是唯一可靠地区分二者起源室性心律失常的指标。

3. 左心室乳头肌、左后分支型、二尖瓣环型三者的室性心律失常在体表心电图上的鉴别　三者的室性心律失常均表现为 RBBB 图形。左后乳头肌组和左后分支型起源的室性心律失常通常表现为电轴右偏，而二尖瓣型起源则全部表现为电轴左偏。Ⅰ 导联 Rs/rS，aVL 导联呈 qR、V$_1$ 导联呈 Q 波则可以准确把分支型或左室后乳头肌型与二尖瓣起源的室性心律失常区分出来。并且，Ⅰ 导联 R 波从来不会出现在左室后乳头肌组起源室性心律失常。R 波在 Ⅱ、Ⅲ 导联的比例左室后乳头肌组最低，二尖瓣组最高，两者有显著性差异。Ⅲ/Ⅱ<1.5 和 V$_6$ 导联 R/S 振幅比例≤1，可以准确把左后分支型或左室后乳头肌起源与二尖瓣起源区分开来。

【射频导管消融】

李世倍等报道 8 例乳头肌特发性室性心动过速的射频导管消融的特点：

（1）电生理检查：8 例患者于窦性心律时 AH 和 HV 间期正常。8 例中有 3 例室性心动过速或室性期前收缩为自发或静脉滴注异丙肾上腺素后发作。5 例为心室或心房程序刺激后诱发（其中 1 例为静脉滴注异丙肾上腺素后诱发。所有室性心动过速发作时血流动力学稳定。

（2）6 例起源于左心室后乳头肌室性心律失常患者，于消融前反复标测，寻找到局部浦肯野电位或局部心室激动最早提前体表心电图 QRS 波 15~25ms，但伴随着消融次数的增加，于消融靶点附近可标测到局部浦肯野电位或局部最早心室激动逐渐提前可达 33~45ms。而左后分支型室性心动过速（25 例）标测到的局部最早浦肯野电位或舒张期电位提前体表心电图 QRS 波的时间平均为 30ms，较左室后乳头肌起源的室性心动过速/室性期前收缩组（平均 21ms）明显提前，而放电次数在左后分支型室性心动过速也明显减少（图 3-2-29）。6 例室性心动过速患者中有 2 例并发与室性心动过速时 QRS 形态相同的室性期收缩，4 例患者于成功消融靶点处窦性心律时可标测到浦肯野电位，室性心动过速时浦肯野电位却落后于体表 QRS 波，而局部肌电位提前体表心电图 QRS 波 20~40ms。

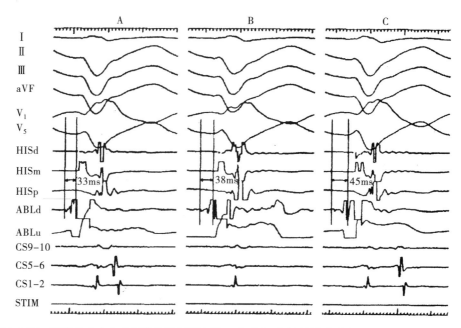

图 3-2-29　特发性左心室后组乳头肌起源室性心动过速/室性早搏消融中最早局部激动逐渐提前

为病例 6，消融中 A、B、C 中分别提前 33、38、45ms。HISd、HISm、HISp = 希氏束远端、中端、近端；ABLd、ABLu = 大头导管远端；CS9-10~CS1-2 = 冠状静脉窦近~远端（引自李世倍等，2011）

常规二维透视下标测乳头肌起源室性心律失常较为困难，多采用 CARTO 三维标测系统。

Yamada 等对 19 例乳头肌消融总结认为消融导管经主动脉逆行途径，成功消融靶点多位于乳头肌基底部。有 8/19 例患者靶点标记到尖峰电位，起搏标测图形与最早激动标测并不匹配，起搏标测匹配靶点并不能完全消融室性心律失常，常需要在周围扩大消融面积。指出有效消融需要盐水灌注或 8mm 消融导管，可达到较深处消融（图 3-2-30）。

李世倍等提出心室乳头肌特发性室性心律失常的线索和消融策略：

（1）在体表心电图、心内标测和导管消融时具备以下表现时应考虑是乳头肌起源特发性室性心动过速/室性期前收缩的可能。

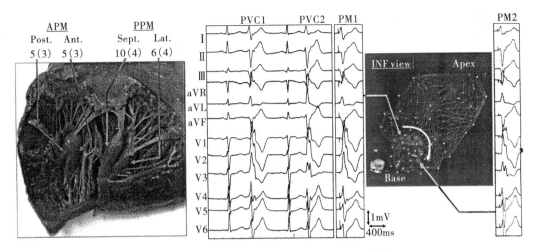

图 3-2-30　PAM 两侧消融靶点及相应匹配心电图

左图用尸检标本显示 19 例患者消融左心室前后乳头肌心律失常的靶点位置：Post. =后面，Ant. =前面，Sept. =间隔面，Lat. =侧面。右图显示两种形态略有不同的自发室性期前收缩，CARTO 网图显示位于后乳头肌两侧的起搏标测图形分别与这两种室性期前收缩完全匹配，需要在两侧扩大面积消融成功（引自 Yamada 等，2010）

1）室性心动过速或室性期前收缩时体表心电图符合左心室或右心室流入道室性心动过速/室性期前收缩的特征。

2）室性心动过速或室性期前收缩通常被运动诱发或需静脉滴注异丙肾上腺素诱发。

3）相当比例患者室性心动过速/室性期前收缩时有 QRS 波改变。本组中 67%（4/6）后组（图 3-2-31）

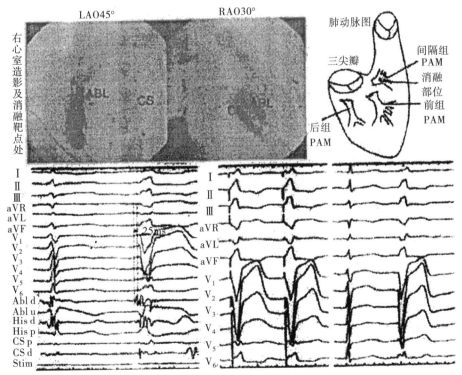

图 3-2-31　经导管消融特发性右心室间隔部乳头肌起源室性期前收缩（引自李世倍等，2012）

为病例 8，上图中左图及中图为右心室造影，右图为右心室乳头肌解剖分布示意图（在 Crawford 等[11] 的示意图基础上修改），可见消融导管靶点位于右心室间隔部乳头肌。下图中左图为消融导管于靶点处标测到室性早搏（PVCs）时局部电位提前体表 QRS 波 25ms；右图为在消融靶点处行起搏标测，体表心电图 QRS 波形态与自发 PVCs 时相近，但不完全相同（引自李世倍，等. 2011）

乳头肌起源的室性心动过速/室性期前收缩患者存在 QRS 波形态改变，而 Maury 等（2002）报道普通特发性室性心动过速患者中仅 20%~36% 可见 QRS 波电交替现象，故结合提示乳头肌起源室性心动过速/室性期前收缩其他特征，若同时出现 QRS 波形态改变，提示起源乳头肌可能性大。

4）与左后分支型室性心动过速比较，室性心动过速/室性期前收缩时 QRS 时限通常明显较宽，多大于 140~150ms，本组为（145±21）ms 对（115±11）ms。

5）与左后分支型室性心动过速比较，标测时局部浦肯野电位或舒张期电位不典型或提前程度较小。

6）标测时最早心室激动部位位于心室乳头肌部位附近，可经心室造影、经胸或心腔内超声证实。现多采用 CARTO 标测。

7）消融通常较为困难，需要多次放电或需要应用盐水灌注导管消融方能成功。

8）消融过程中出现室性心律失常时局部最早心室激动逐渐提前，多伴有体表心电图 QRS 波的轻度改变。

9）消融失败率和复发率较高，故对于消融失败或复发病例应排除乳头肌起源，应除外其他疾病（如心肌梗死）所致的室性心动过速或室性期前收缩。

（2）通过上述线索以判定为乳头肌起源的室性心律失常时，应采用下列措施可有助于提高消融的成功率和降低复发率。

1）当考虑为起源于左或右心室乳头肌室性心律失常时，应及早用盐水灌注射频导管消融，以减少消融时间，提高成功率和降低复发率。

2）当怀疑为左心室乳头肌起源室性心律失常时，应尽早进行左心室造影以明确解剖，超声心动图可能有助于判断乳头肌解剖和消融导管位置。

3）心内标测时以激动标测为主，参考起搏标测结果，但后者作用较小。

4）标测乳头肌室性心律失常时，在部分病例可标测到在局部较大的近场电位前有更为提前的低幅心室电位，此外，消融在部分病例可获成功。

5）多数病例在消融过程中，室性心律失常时最早局部心室激动多逐渐提前，直至成功消融室性心律失常。其机制可能为消融延缓或电隔离了乳头肌室性心律失常的多个出口。但在 X 线影像下不能完全排除消融导管位于乳头肌的不同侧面标测和消融。

6）文献中，心腔超声经常用来引导乳头肌室性心律失常的导管消融。

7）由于乳头肌起源的室性心律失常可向周围传导突破而产生不同形态的室性心律失常心电图。而对于这些术前心电图有多种形态的患者，若靶点起源标测时能记录到两种较吻合的心电图形态，则消融成功率高。

8）采用盐水灌注导管或 8mm 消融导管滴定能量，由于乳头肌起源的室性心动过速或室性期前收缩起源点较深，且由于心脏的搏动，导管稳定贴靠乳头肌较困难，可采取此方法。Doppalapudi 等采用盐水消融时，初 30W，滴定到 50W，阻抗下降 8~10 欧姆（Ω）为有效若出现阻抗骤降，则立即停止放电。消融导管温度维持在小于 40℃，放电 120s。消融右乳头肌起源的室性心律失常的方法与左室乳头肌起源的消融时无明显差异。

（3）对于复发者可采用电隔离乳头肌的方法。

（4）消融中出现心室颤动的处理：对于乳头肌起源的室性心律失常消融过程中，若出现心室颤动，则不应放弃，应继续在该部位消融并可反复消融。但因严密心电监护下和抢救措施到位的情况下，尝试滴定法消融。

Yokokawa 等（2009）报道了 40 例起源于乳头肌的室性心律失常，其中室性心动过速 21 例、室性期前收缩 19 例。40 例中 20 例为乳头肌特发性室性心动过速，其余 20 例为器质性心脏病患者，包括陈旧性心肌梗死 10 例、扩张性心脏病 9 例、瓣膜病 1 例。83% 患者消融成功（33/40）2 例复发，年龄高的患者消融成功率比年轻的要高。30%（3/10）陈旧性心肌梗死可起搏诱发室性心动过速，扩张型心肌病组 11%（1/9）可起搏诱发室性心动过速。32 例病灶起源于左心室乳头肌，8 例起源于右心室乳头肌。

参 考 文 献

1. Ohe T, Shimomura K, Aihara N, et al. Idiopathic sustained left ventricular tachycardia: clinical and electrophysiologic characteristics. Circulation, 1988, 77: 560-568.

2. Nakagawa H, Beckman KJ, McClelland JH, et al. Radiofrequency catheter ablation of idiopathic left ventricular tachycardia guided by q Purkinje potential. Circulation, 1993, 88: 2607-2617.

3. Zardini M, Thakur RK, Klein GJ, et al. Catheter ablation of idiopathic left ventricular tachycardia. PACE, 1995, 18: 1255-1265.

4. Nogami a, Naito S, Tada H, et al. Verapamil-sensitive left anterior fascicular ventricular tachycardia. Results of radiofrequency ablation in six patients. J Cardiovasc Electrophysiol, 1998, 9: 1269-1278.

5. Elswick BD, Niemann JT. Fascicular ventricular tachycardia; an uncommon but distinctive form of ventricular tachycardia. Ann Emerg Med, 1998, 31: 406-409.

6. Ouyang F, Cappato R, Ernst S, et al. Electroanatomic substrate of idiopathic left ventricular tachycardia: unidirectional block and macroreentry within the purkinje network. Circulation, 2002, 105: 462-469.

7. Maury P, Metzger J. Altemans in QRS amplitude during ventricular tachycardia. PACE, 2002, 25: 142-150.

8. Francis J, Venugopal K, Khadar SA, et al. Idiopathic fascicular ventricular tachycardia. Indian Pacing Electrophysiol J, 2004, 4: 98-103.

9. Magalhaes S, Goncalves H, Primo J, et al. Fascicular ventricular tachycardia: experience with radiofrequency ablation. Rev Port Cardiol, 2006, 25: 485-497.

10. Good E, Desjardins B, Jongnarangsin K, et al. Ventricular arrhythmias originating from a papillary muscle in patients without prior infarction: A comparison with fascicular arrhythmias. Heart Rhythm, 2008, 5: 1530-1537.

11. Doppalapudi H, Yamada T, McElderry HT, et al. Ventricular tachycardia originating from the posterior papillary muscle in the left ventricle-A distinct clinical syndrome. Circ Arrhythmia Electrophysiol, 2008, 1: 23-29.

12. Doppalapudi H, Yamada T, McElderry HT, Plumb VJ, Epstein AE, Kay GN. Ventricular tachycardia originating from the posterior papillary muscle in the left. ventricle: A distinct clinical syndrome [J]. Circulation, Arrhythmia and electrophysiology, 2008; 1: 23-29.

13. Good E, Desjardins B, Jongnarangsin K, Oral H, Chugh A, Ebinger M, Pelosi F, Morady F, Bogun F. Ventricular arrhythmias originating from a papillary muscle in patients without prior infarction: A comparison with fascicular arrhythmias [J]. Heart rhythm: the official journal of the Heart Rhythm Society, 2008; 5: 1530-1537.

14. Bogun f, Desjardins B, Crawford T, Good E, Jongnarangsin K, Oral H, Chugh A, Pelosi F, Morady F. Postinfarction ventricular arrhythmias originating in papillary muscles [J]. Journal of the American College of Cardiology, 2008; 51: 1794-1802.

15. Yamada T, McElderry HT, Allred JD, et al. Ventricular fibrillation induced by a radiofrequency energy delivery for idiopathic premature ventricular contractions arising from the left ventricular anterior papillary muscle. Europace, 2009, 11: 1115-1117.

16. Yamada T, McElderry HT, Doppalapudi H, et al. Ventricular farfield activity may provide a diagnostic challenge in identifying an origin of ventricular tachycardia arising from the left ventricular papillary muscle. Europace, 2009, 11: 1403-1405.

17. Yamada T, McElderry HT, Okada T, Murakami Y, Doppalapudi H, Yoshida N, Allred JD, Murohara T, Kay GN. Idiopathic focal ventricular arrhythmias originating form the anterior papillary muscle in the left ventricle [J]. Journal of cardiovascular electrophysiology, 2009; 20: 866-872.

18. Yamada T, Doppalapudi H, McElderry HT, et al. Electrocardiographic and electrophysiological characteristics in idiopathic ventricular arrhythmias originating from the papillary muscles in the left ventricle: relevance for catheter ablation. Circ Arrhythm Electrophysiol, 2010, 3: 324-331.

第三节　分支型特发性室性心动过速

分支型特发性室性心动过速起源于左心室室间隔左侧中下部多见于无结构性心脏病的患者，对维拉帕米敏感，亦称维拉帕米敏感性分支型室性心动过速。按 QRS 波的形态，可分为三种类型：

1. 左后分支型特发性室性心动过速　约占分支型室性心动过速的 90%。QRS 波呈右束支传导阻滞型，电轴上偏。

2. 左前分支型特发性室性心动过速　约占分支型室性心动过速的 10%。QRS 波呈右束支传导阻滞型，电轴下偏。

3. 左上间隔分支型特发性室性心动过速　约占 1%。QRS 波窄，电轴正常或右偏。

分支型室性心动过速的发生机制是折返，它可被心房或心室起搏刺激诱发、拖带和终止。

分支型特发性室性心动过速占特发性室性心动过速的 10%~28%。

一、左后分支型特发性室性心动过速

特发性左后分支内折返性室性心动过速（idiopathic left posterior fascicular reentry ventricular tachy-cardia）简称左后分支室性心动过速，又称左室间隔特发性室性心动过速、维拉帕米敏感性折返性室性心动过速、分支性室性心动过速等。室性心动过速发作时 QRS 波呈右束支传导阻滞型，肢导联 QRS 心电轴左偏，其起源部位在左室中间隔部位的左后分支区域。杨新春等（1996）报道经射频导管消融证实的 37 例 ILVT 中有 36 例（97.3%）起源部位在左室间隔部，其中在左室间隔后中 1/3 部占 23 例（63.9%），后上 1/3 部 6 例（16.7%），后下 1/3 部 5 例（13.9%），前上 1/3 部 2 例（5.6%）。

【发病机制】

左后分支室性心动过速的发病机制是起源于左后分支附近的浦肯野纤维网内的局部折返，其折返环由浦肯野纤维与局部心肌组成且易被维拉帕米阻断。Nakagawa 等（1993）利用浦肯野电位指导 ILVT 的射频导管消融，在标测时发现，最早浦肯野电位处的浦肯野电位与局部心室电位是分开的，在最早浦肯野电位处消融全部病例均获成功。心动过速时于左后分支区域标测最早的浦肯野电位即寻找参与折返的浦肯野纤维分支，消融它可破坏 ILVT 的基质，使心动过速不再发生。这提示产生心动过速的组织限于左后分支区域的浦肯野系统，而浦肯野系统与心室肌之间是绝缘的，心室肌可作为旁观者通过一个或多个浦肯野纤维-心肌接点被动激动，也可作为激动桥梁参与心动过速。

Nogami 等（2005）认为左后分支型室性心动过速是大折返性室性心动过速。并提出 1 个假设的折返环路。折返环路的前传支与心底至心尖的维拉帕米依赖性缓慢传导区，逆传支为左后分支。在该折返环路中，P_1 代表病变浦肯野纤维组织（前传支）远端部分的激活电位，该前传支具有维拉帕米敏感性和缓慢传导的特征；P_2 代表左后分支及其周围浦肯野组织的激活电位，是室性心动过速的出口，因而室性心动过速呈右束支传导阻滞+左前分支传导阻滞型。窦性心律时，左后分支前传，激动由 P_2 传至 P_1，同时由出口传至心室肌，P_1 被埋在局部心室激活电位中，因而窦性心律时不见 P_1 电位。左后分支型室性心动过速发生时，左后分支逆传，与窦性心律时激动方向相反，因此，P_2 的激动顺序在窦性心律和室性心动过速时相反。

目前多数研究认为左后分支室性心动过速是以左后分支和其周围异常浦肯野纤维组成折返环的大折返性室性心动过速。

诱发这类室速的折返环，限定于后壁浦肯野纤维。折返环起于左室中间隔向下延续直至低位间隔之间的区域。其入口处与出口处之间可相差 2cm，应用放置于左室间隔部的多极电极记录亦进一步证实。该室性心动过速的折返环由左后分支的近端及其周围的浦肯野纤维网共同构成。即左后分支构成一条通路，而另有缓慢递减传导性的异常浦肯野纤维组织作为另一条通路。一般认为缓慢传导区的入口靠近左室间隔的基底部出口（最早心室激动的部位）位于左室间隔下后部（左后）分支的区域在窦性心律下，冲动循正常传导途径沿左后分支向心尖部传导，浦肯野纤维的缓慢传导不能有效夺获心室激动（图 3-3-1）。室性心动过速发作时，因左后分支率先出现前向传导阻滞，冲动改经心底部的浦肯野纤维前传，于该部位记录到最早舒张期电位（DP），即缓慢传导区的入口，通过缓慢传导区后，传入左室下后间隔部位的左后分支，产生最早浦肯野电位（PP），即缓慢传导区的出口。此后，冲动沿左后分支向其近、远两端同时传导，其中向左后分支近端逆行传导部分再度经入口传入浦肯野纤维形成折返，同时激动左前分支及 His 束，进而激动整个心室，与向左后分支远端顺行传导激动的心尖部分心室激动形成融合波（图 3-3-2）。最早的 PP 的位置越接近心底部，折返出口越接近 His 束传导系统，室性心动过速时的 QRS 波越窄；最早 PP 的位置越接近心尖部，室性心动过速时的 QRS 波越宽。

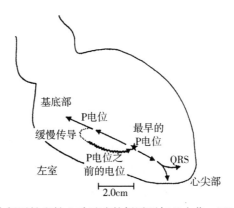

图 3-3-1 左后分支内折返性室性心动过速的折返环与 P 电位、PP 电位的关系的示意图
室性心动过速的折返环由 P 电位、PP 电位以及二者之间的缓慢传导区构成。室性心动过速发作时，PP 电位由基底向心尖缓慢激动产生 P 电位和 QRS 波（引自 Aiba 等，2001）。

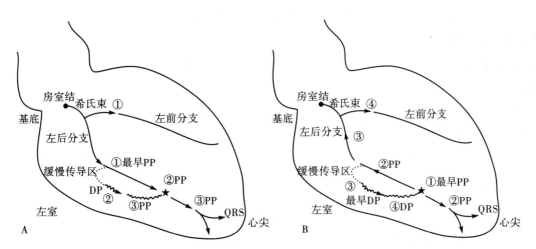

图 3-3-2 窦性心律下与室速时的左心室激动顺序
A：窦性心律下左室激动顺序；B：室速发作时左室激动顺序。PP＝浦肯野电位；DP＝舒张期电位；①~④代表激动的先后顺序（引自 Aiba，等. 2001）

针对以上电生理机制。目前广泛采用的射频消融方案，包括激动顺序标测、起搏标测、最早 PP 指引，以及 DP 指引靶点进行消融均可获得成功。然而以上消融策略都是基于室性心动过速发作时进行标测指引消融，并以消融后室性心动过速终止、药物和电刺激不再诱发作为消融的成功终点。

左后分支室性心动过速与 cAMP 介导的触发活动引发的 RVOT-VT 有所不同，对维拉帕米敏感，但对腺苷和 Valsalva 动作不敏感。虽然这两种 IVT 均是钙离子依赖性的，但左后分支室性心动过速的折返形成主要依赖于部分除极的浦肯野纤维的基础缓慢内向电流；而触发活动引发的 RVOT-VT 主要由于 cAMP 刺激所导致的细胞内钙超负荷。这说明了腺苷为何对左后分支室性心动过速无效而对 RVOT-VT 有效。

左后分支室性心动过速与器质性心脏病患者的非特发性室性心动过速也不同。左后分支室性心动过速的 QRS 时限相对较窄，常短于或等于 140ms，其 RS 间期（R 波起点到 S 波最低点的时限）常为 60~80ms。左后分支室性心动过速可由心房或心室期前或猝发刺激诱发。多数情况下单独应用异丙肾上腺素或在程序刺激时应用异丙肾上腺素有助于室性心动过速的诱发，其机制可能是异丙肾上腺素增加了缓慢的内向钙电流。初始刺激的偶联间期与回复周期呈反变关系。折返环的缓慢传导区为钙通道依赖性的，对维拉帕米敏感。

左后分支室性心动过速易被心室程序刺激所诱发，并能被快速心室起搏拖带，其发生机制系局灶性微折返，其折返环较局限，因为希氏束前传夺获时不能改变室性心动过速的周期，窦性节律和室性期前收缩可夺获心室，但不能使室性心动过速的节律重排。

【临床表现】

左后分支室性心动过速可发生于任何年龄和性别。但多发生在 7~68 岁之间，尤以 20~40 岁的患者较多。（55 岁之后较少见）60%~80% 发生在男性患者。张奎俊等报道男性占 86.1%（RVOT-VT 男性只占 51.4%）。首次发作多在青少年。室性心动过速发作期间可有心悸、头晕等，约 11.5% 的患者有晕厥或黑蒙史。其症状出现率较 RVOT-VT 要高。室性心动过速的发生与运动等关系不大。心动过速发作常呈持续性，很少表现有频发室性期前收缩或短阵室性心动过速。心室率在 125~253 次/分，波动范围较大。心动过速病史 1~14 年，均无家族史。由于室性心动过速常不能自行终止，有无休止发作的倾向，故可引起心动过速性心肌病，但并不多见。张奎俊等报道 113 例 ILVT 患者中只有 3 例持续性 ILVT 患者合并心脏扩大。确定是否是心动过速性心肌病的主要依据是看心动过速与心脏扩大之间的先后顺序；另一方面，消融成功后心脏基本恢复正常也是重要的诊断指标。

【心电图特点】

1. 正常窦性心律时心电图　静息心电图通常是正常的。室性心动过速终止后可见对称下斜的 T 波倒置。

2. 室性心动过速时心电图特点

（1）左后分支室性心动过速体表心电图 QRS 波均呈右束支传导阻滞型（RBBB），QRS 波时限多小于 0.14s，肢导联 QRS 电轴左偏。V₁ 导联呈 R 形，V₆ 导联呈 rS 形，Ⅰ 导联呈 rS 形、Ⅲ 导联呈 QS 形，时限为 60~80ms（图 3-3-3）。

左后分支性室性心动过速大部起源于左后分支的过早激动，可沿左后分支逆传，并再沿右束支和左前分支下传，因其仍然经传导组织传导，故 QRS 波时限正常或稍增宽。

室性心动过速呈 RBBB 型伴左前分支传导阻滞形，可判断为起源于左后分支室性心动过速，形成原理是起搏点位于左后分支，并在此处形成折返，故此类室性心动过速体表心电图通常表现在 V₁ 导联呈完全性右束支传导阻滞/不完全性右束支传导阻滞，肢体导联呈左前分支阻滞图形，各导联 QRS 波时限正常或稍增宽（图 3-3-4、5）。

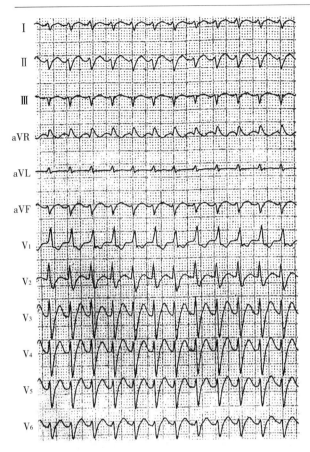

图 3-3-3　特发性左后分支性室性心动过速体表心电图

室性心动过速发作频率为 175 次/分

电轴极度左偏（-110°），Ⅲ 导联呈 rSr′形（引自李鼎等，2002）

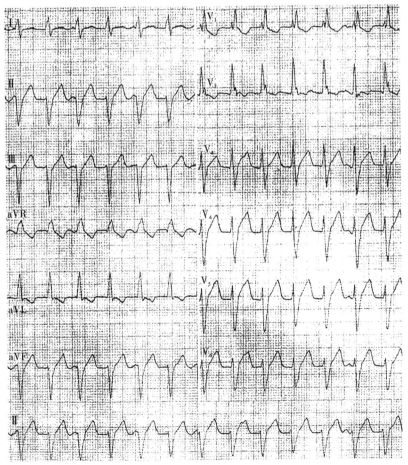

图 3-3-4　左后分支性室性心动过速发作时的体表心电图示右束支传导阻滞形态伴电轴左偏（LAP）

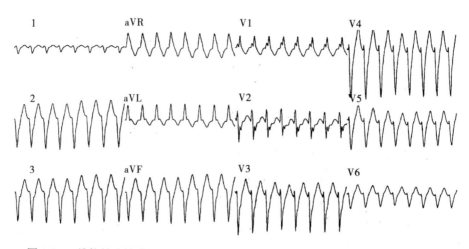

图 3-3-5　维拉帕米敏感性左室心动过速的体表心电图。注意这类 VT 呈右束支传导阻滞伴左前分支传导阻滞的形态特征

有 5%～10% 左后分支性室性心动过速伴左后分支传导阻滞的心电图表现。

（2）在 V_1 和 V_2 导联 R/S 比值小于 1。

（3）有房室分离（图 3-3-5）。

（4）室性心动过速的频率为 150～200 次/分（范围 120～150 次/分）。室性心动过速间期，常可观察到周长的交替变化，然而室性心动过速的频率是稳定的。

（5）自发的和诱发的左后分支性室性心动过速均呈持续性单形性室性心动过速。

（6）室性心动过速是阵发性的，因促发因素而发作。发作持续时间长，均在 30s 以上。可持续数分钟至数小时，偶尔可持续一段较长的时间（数天）。

（7）发作间歇期无频发室性期前收缩或短阵室性心动过速。

（8）约有 11% 的左后分支室性心动过速出现房室结 1∶1 逆传。

（9）依据室性心动过速时肢导联 QRS 电轴特点可初步判定左后分支室性心动过速的起源部位。

1）杨新春等报道：①起源于左室间隔后中 1/3 部的额面电轴为 -70～-100°，其敏感性为 87.0%（20/23），特异性为 85.7%（12/14），阳性预测值为 90.9%（20/22），阴性预测值为 80.0%（12/15）。②起源于左室间隔后上 1/3 部的为 -52±2°。③起源于左室间隔后下 1/3 部为 -111±6°。

2）起源于靠近后乳头肌区域或中部的室性心动过速，表现为电轴左上偏斜，V_5 和 V_6 导联呈 RS 型。

3）起源于靠近心尖部的室性心动过速表现为电轴右上偏斜，V_5 和 V_6 导联呈小"r"波和深 S 波（甚至为 QS 型）。

（10）心动过速发作时由于 QRS 时限为 0.12s，心率又快易误认为室上性心动过速可用食管导联鉴别（图 3-3-6）。

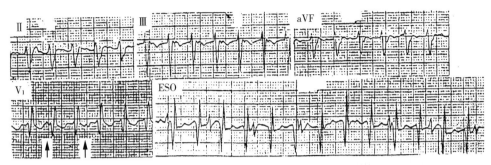

图 3-3-6　左后分支室性心动过速的食管导联心电图

患者男性，14 岁，因胸闷心悸 3 天在当地医院诊为室上性心动过速，血压 90/60mmHg，心电图示：
P 波不清楚，在 V$_1$ 导联处似有窦性 P 波，QRS 呈 RBBB 型，时限 0.11~0.12s，R-R 间期规则，心室率
166 次/分，电轴左偏。酷似室上性心动过速。加作食管导联可见 P 波频率 88 次/分，P 与 QRS 无关，
呈完全性房室分离。经用普罗帕酮等后转为窦性心律（引自周青等，1995）。

【心电图特殊类型】

1. 特发性左后分支性室性心动过速伴室房传导　本型室性心动过速时存在经房室结 1∶1 逆传
（即室房传导）的发生率为 11.8%，较其他类型室性心动过速时的发生率要明显增高。特发性左后分
支室性心动过速呈右束支传导阻滞型伴电轴左偏，其 QRS 时限较窄，如出现 1∶1 逆传的 P' 波时，
很易误诊为房室折返性心动过速伴室内差异性传导，故诊断时应注意：①QRS 波的形态虽呈右束支
传导阻滞型，但 V$_1$ 甚至 V$_2$ 导联不呈现典型三相波，V$_5$ 或 V$_6$ 呈 RS 型，甚至 R/S≤1；②心电图尽可
能描记长一些，当捕捉到未逆传心房的 QRS 波且心动过速并未终止，记录到夺获心室的窦性 P 波，
更助于诊断；③必要时选择刺激迷走神经的方法，如 R-R 间期不变而改变了 R 与 P' 波的 1∶1 关系，
可排除房室折返性心动过速，支持室性心动过速。

顾法霖等（2001）报道一例：患者女性，46 岁。阵发性心动过速反复发作 3 年，每次发作均能
自行终止。曾多次检查无器质性心脏病。因心动过速发作 2 小时入院。心电图（图 3-3-7）A 示：R-
R 间期 0.52s，心室率 115 次/分，QRS 呈右束支传导阻滞，时限 0.12s，伴电轴显著左偏。除 V$_4$ 导
联最后 1 个 QRS 波外，在每 1 个 QRS 波后均可见 P' 波，R-P' 间期 0.20s，似可考虑房室折返性心动
过速伴室内差异性传导。心电图（图 3-3-7）B 示 R-R 间期、R-P' 间期均无明显变化，多次出现连续
2 个 QRS 波后无 P'，并记录到有偶发提前出现的直立 P 波和窄的 QRS 波为窦性搏动（Ⅱ导联第 2、6
个、Ⅲ导联最后一个 R 波之前有窦 P），可以排除房室折返性心动过速。结合 QRS 波在 V$_1$ 导联呈 QR
波，V$_6$ 导联呈 RS 波，V$_4$~V$_6$ 导联的 RS 间期>110ms。诊断：特发性左后分支室性心动过速伴室房
传导。

2. 特发性左后分支室性心动过速伴二度室房传导阻滞　由于本型患者症状一般较轻，心动过速
时 QRS 波稍宽，伴有室房逆传时，如 R-P$^-$>P$^-$-R，可能会误诊为快-慢型 AVNRT 伴上方共同通道二
度阻滞。下列各点可有助鉴别：①快-慢 AVNRT 较少见，且由于慢径路传导速度慢，易发生阻滞，
折返环中断，心动过速随即终止。而本型室性心动过速虽伴Ⅱ度室房传导阻滞，仍持续发作；②心
动过速时 QRS 波呈 RBBB 型伴电轴明显左偏；③V$_1$ 或食管导联连续记录可见房室分离。

华振华等（1992）报道一例：患者男性，32 岁，反复发作心悸 10 余年，近来每月发作 1~3 次，
最长持续 2 周。无黑蒙或晕厥。发作间期心电图正常。多次检查无器质性心脏病依据。心电图（图
3-3-8）示发作时，QRS 波 0.12s，呈 RBBB 伴电轴左偏（-83°）。P$_{Ⅱ、Ⅲ、aVR}$ 倒置，P$_{aVF}$ 直立，食管导联

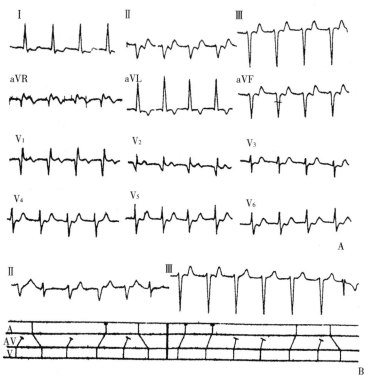

图 3-3-7　特发性左后分支室性心动过速时伴室房传导（引自顾法霖等，2001）

A：心动过速时描记示宽 QRS 波心动过速；B：Ⅱ 导联第 1、3、5 个，Ⅲ 导联第 3、4、6 个 R 波后无 P' 波，
Ⅱ 导联第 2、6 个，Ⅲ 导联最后 1 个 R 波之前有窦性 P 波，为窦性冲动下传夺获心室

R-P⁻ 间期 240ms，P⁻-R 间期 160ms，R-P⁻>P⁻-R。但 V₁ 导联 P₁,₅,₁₀3 个 P 波与 P⁻ 迥异，故属窦性 P 波。室房逆传二度阻滞（4：3~5：4）。本例曾诊为室上性心动过速，用维拉帕米 5mg，心动过速终止。故应诊断为特发性左后分支室性心动过速伴二度室房传导阻滞。

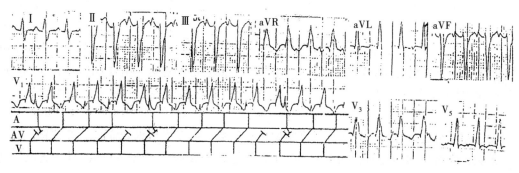

图 3-3-8　特发性左后分支室性心动过速伴二度Ⅰ型室房传导阻滞（引自华振华等，1992）

3. 特发性左后分支室性心动过速伴心房扑动　心房扑动、特发性室性心动过速并存的双重性心动过速是一种少见的心律失常。通常在体表心电图上不易诊断且易漏诊。加做食管导联可对正确的诊断提供直接的依据。

楚咏晗等（2004）报道一例：患者男性，37 岁。1 月前因隐匿性左侧旁路合并顺向性房室折返性心动过速来院行射频导管消融术治疗。出院半月后反复，发作心悸、胸闷、头晕，持续时间数小时不等，可自行终止。此次因心悸、头晕、胸闷 6 小时来院急诊。心率 187 次/分，血压 90/60mmHg。心电图（图 3-3-9A）常规体表 12 导联示 P 波不能辨认，QRS 波宽大畸形，时限 0.14～0.16s，呈右束支传导阻滞型，伴额面心电轴左偏，心室率 187 次/分。心电图（图 3-3-9B 示）系 V₁导联与食管导联同步描记示，食管导联可见明显规则的 F 波，FF 间期 150ms（相当于 400 次/分），FR 无相关性，呈完全性房室分离。静脉推注普罗帕酮 75mg 后 15min 心房扑动终止。心电图（图 3-3-9C 示）：P-P 规则，间期 600ms（100 次/分）；QRS 波宽大畸形，R-R 间期 430ms（125 次/分）。P-R 无相关性，呈完全性干扰性房室分离，可见心室夺获。静脉推注维拉帕米 70mg 后，室性心动过速终止，恢复窦性心律。

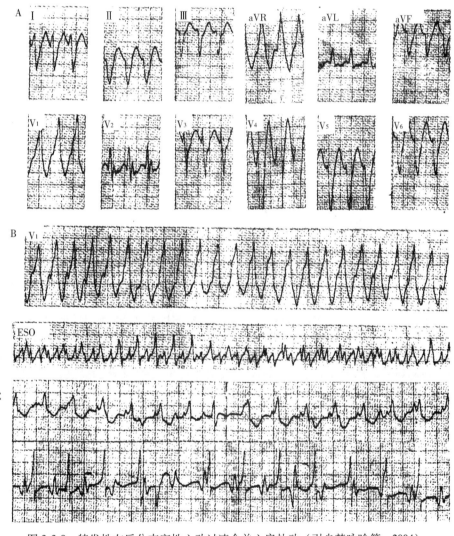

图 3-3-9　特发性左后分支室性心动过速合并心房扑动（引自楚咏晗等，2004）

4. 特发性左后分支性室性心动过速并预激综合征伴心房扑动、心房颤动　黄立萍等（1994）报道一例：患者男性，55 岁，有反复发作心悸、头昏史 13 年，既往心电图诊断预激综合征 B 型。此次出现持续性心悸、胸闷 27 小时，各种药物治疗无效。心电图（图 3-3-10）示宽 QRS 波心动过速，频率 170 次/分，P 波不能辨认，QRS 呈完全性右束支传导阻滞图形，电轴左偏-75°。（图 3-3-10A）食管双极电图示完全性房室分离，心房节律为不纯扑动，频率 350~420 次/分（图 3-3-10B）。静脉推注维拉帕米、普罗帕酮可暂时终止室性心动过速，但不能维持。遂行射频导管消融。术前诊断为特发性左室室性心动过速，预激综合征（右游离壁旁道），心房扑动、心房颤动。追查近两年多次心动过速发作时的心电图与此次发作图形相同，证实为室性心动过速。

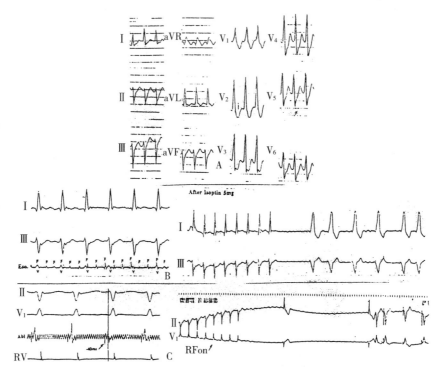

图 3-3-10　特发性左后分支室性心动过速并预激综合征伴心房扑动、心房颤动

A 图：示宽 QRS 波群心动过速，频率 170 次/分，QRS 波呈完全性右束支传导阻滞图形，电轴左偏-75°，心房波不能辨认。

B 图左：食管双极电图（ESO）示频率 350~420 次/分的心房扑动、心房颤动，与 QRS 波群完全无关，呈完全性房室分离。右：维拉帕米 5mg 静脉推注使室性心动过速终止后显示出心房颤动及预激波形。

C 图左：大头消融电极（Ab1）于左室高位间隔区记录到较体表 QRS 波提前 40ms 的局部电位，起始部有一高频低振幅成分（箭头所示）。右：发放射频电流 20W，1s 后室性心动过速终止，显示出心房颤动，QRS 波群呈完全预激综合征图形（引自黄立萍等，1994）。

行冠状动脉造影结果正常，然后于室性心动过速时标测左室间隔区。在距主动脉瓣下 1.5cm 间隔处记录到较体表 QRS 波提前（-40ms）的局部电位，其起始部可见一高频低振幅成分，在该部位放射频电流 20W，1 秒钟后室性心动过速终止，继续放电 30s，QRS 波为完全预激征图形，心电图提示房室旁道位于右室游离壁再行右房室旁路射频消融后，体表心电图正常。随访 6 个月心电图正常。

5. 特发性左后分支室性心动过速伴电轴右偏并左侧壁隐匿性旁道　对这类心动过速在未行电生理检查前常易误诊为房室折返性心动过速伴室内差异传导、旁道前传性室上性心动过速及室性心动过速。对经房室结逆传的室性心动过速可静脉注射腺苷，以阻断房室结的逆向传导，如心动过速不受影响，支持室性心动过速的诊断。对经旁道逆传的室性心动过速，静脉注射腺苷不能造成房室分离，可采用较宽 QRS 波心动过速的频率快的心房起搏方法。快速心房起搏时支持室性心动过速的表现是：心动过速加速、QRS 波形态变窄或与窦性心律时相同（提示室上性激动夺获心室）；心房率加速但心室率及 QRS 波形态不变（提示房室分离）。而快速心房起搏支持宽 QRS 波室上性心动过速的表现是：心动过速频率和起搏频率相同，但 QRS 波形态无改变。此外，可通过分析 HV 间期和希普系的激动顺序对宽 QRS 波心动过速作出鉴别诊断。起源于左室间隔部的左后分支室性心动过速体表心电图额面电轴一般左偏，有个别报道为右偏，可能是一种较少见的类型。

葛世俊等（2002）报道一例：患者男性，25 岁。因反复阵发性心悸发作 6 年，近半年心动过速发作频繁，每月 1~2 次，静脉推注维拉帕米或普罗帕酮可终止心动过速。体检无器质性心脏病。心动过速不发作时，心电图电轴轻度右偏。心动过速发作时心电图（图 3-3-11）A 图示：心率 224 次/分，QRS 波时限 0.12s，电轴右偏。QRS 波在 Ⅰ、aVL 导联呈 rS 型，Ⅱ、Ⅲ、aVF 导联呈 qR 型，V₁ 呈 rsR'型。心动过速时心内电图（图 3-3-11B）示逆行 A 波冠状窦电极 1-2 领先。考察左侧壁隐匿性旁道、房室折返性心动过速伴室内差异传导（功能性右束支传导阻滞）。把消融导管经主动脉逆行插入左心室，在距冠状窦口 4cm 二尖瓣下放电阻断旁道逆传。但心动过速仍持续呈房室分离（图 3-3-11C）。因此，室性心动过速诊断明确，其有效消融部位在左室后间隔的基底部。术后诊断：左室特发性室性心动过速伴左侧隐匿性旁道逆传。随访 10 个月无心动过速复发。

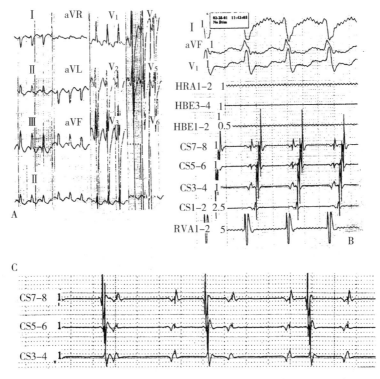

图 3-3-11 左后分支室性心动过速伴电轴右偏并左侧壁隐匿性旁道
A 图：心动过速时 12 导联心电图；B 图：心内电图逆行 A 波冠状窦远端电极领先；C 图：
阻断旁道逆转后的心内电图，心动过速仍持续，呈房室分离（引自葛世俊等，2002）。

6. 左后分支室性心动过速并房室折返性心动过速 这两种折返性心律失常同时存在较少见，其电生理特点有：①左侧房室旁路合并左后分支室性心动过速患者，在室性心动过速发作时，心室冲动可经房室结及旁路逆传心房，但因旁路传导速度快，经此传导的冲动可先抵达并激动心房，表现为 1∶1 室房逆传；②室性心动过速发作时 QRS 波呈完全性右束支传导阻滞图形，额面电轴左偏或极度右偏，V₁ 导联 QRS 呈单向 R 波或 RR′（R′>R）波；③房室折返性心动过速发生右束支传导阻滞多为一过性，且往往是以窄 QRS 心动过速起始；左后分支室性心动过速时，则宽 QRS 波呈持续性；④因存在房室旁路，室性心动过速发作时若呈 1：1 逆传，则 A 波、H 波（希氏束电位）和 V 波间的关系无鉴别意义。

刘同宝等（2004）报道 5 例两类心动过速并存患者的电生理特点及射频导管消融情况：5 例患者，男 4 例，女 1 例，平均年龄 33.4±3.8 岁。均有反复发作的心动过速史，普罗帕酮和/或三磷酸腺苷静脉注射多不能终止心动过速发作。均无器质性心脏病依据。5 例均诊为折返性室上性心动过速。4 例既往有窄 QRS 心动过速史；1 例有反复发作心动过速史。经食管电生理检查诱发窄 QRS 心动过速；平均 R-R 间期 358.0±28.6ms，平均 R-P′间期 76±8ms。前 4 例中有 3 例在窦性心律时有典型 A 型预激征图形，其中 1 例同时有宽 QRS 心动过速心电图，且 2 种不同形态 QRS 波心动过速的 R-P 间期相同。2 例心电图无预激图形者，右心房及右心室 S₁S₁、S₁S₂ 刺激均能诱发窄 QRS 心动过速，右心室刺激时并可诱发宽 QRS 心动过速，均表现为室房偏心性传导；另 3 例有预激图形者，右心室起搏时，心房最早激动点为显性旁路所在部位。所有患者经常规方法成功消融旁路后，窄 QRS 心动过速不能再被诱发。重复电生理检查，旁路传导功能丧失，右心室起搏仍能诱发心动过速，呈 VV 折返，QRS 波呈右束支传导阻滞图形且心电轴左偏，符合 ILVT 的电生理特征，用 EPT 大头电极导管在心动过速发作时，于间隔部左心室面中后 1/3 区域内标测到最早浦肯野电位，于此处释放射频电流，心动过速终止且不能再被诱发。所有患者均为一次性射频消融成功，无并发症，平均随访（19.2±9.9）个月，心动过速无复发。

【电生理检查特点】

1. 心动过速的诱发　采用的程序刺激方案与腺苷敏感性室性心动过速所用的相似。室性心动过速可被心房期前收缩、室性期前收缩、心房起搏或心室起搏所激发。单独或在程序刺激过程中同时滴注异丙肾上腺素可使上述诱发更加容易。室性期前刺激诱发的联律间期或心室起搏的周长与室性心动过速第一个心搏周期呈反相关。

2. 室性心动过速时心室最早激动位点　最早激动位点在左后分支［左室间隔下后区域内者占左室室性心动过速（IVT）的 90%~95%，可解释 QRS 波呈右束支传导阻滞型，电轴向上］；而位于左前分支（左室间隔前上）者占 5%~10%（可解释 QRS 波呈右束支传导阻滞形态，电轴右偏）。希氏束不是折返环路的组成部分，因为最早心室激动后 20~40ms 常可记录到逆向希氏束电位。

3. 浦肯野电位（PP）　浦肯野电位是一个独立的高频电位，位于心室最早激动点之前 15~42ms。室性心动过速和正常窦性心律时可于左室间隔后 1/3 记录到。因为正常窦性心律时，该电位也先于心室激动，因此，认为它是起自于左后分支节段的激动，代表折返环路的出口位点。

4. 后舒张电位（LDP）　后舒张电位是一个分离的电位，室性心动过速时先于浦肯野电位（PP），可在间隔的基底段、中段和心尖段记录到。后舒张电位被认为是源于异常浦肯野组织入口处的激动，而异常浦肯野组织被认为是折返环路的前传支。后舒张电位与浦肯野电位形状不同，具有相对小的振幅和低频成分。后舒张电位记录区限制在一个较小的区域（0.5~1.0cm），该区域被包含在较大的浦肯野电位记录区内。后舒张电位常与浦肯野电位同时被同一电极记录到。在后舒张电位记录位点，后舒张电位、浦肯野电位和局部心室电位到 QRS 波起始的相对激动时间分别为−50.4±18.8，−15.2±9.6，3.0±13.3ms（图 3-3-12）。室性心动过速时最早心室激动点（出口）在后室间隔心尖部，且比后舒张电位区域更靠近间隔的心尖段。

5. 室性激动顺序　正常窦性心律期间，传导沿左后分支快速前向（近端到远端，或基底段到心尖）扩散，产生前向浦肯野电位和跟随其后的室激动，与之相平行，激动在异常浦肯野组织内缓慢前传，近段的这种缓慢传导和阻滞，使得沿后舒张电位下传的波前可沿慢径路逆向上传，导致延迟

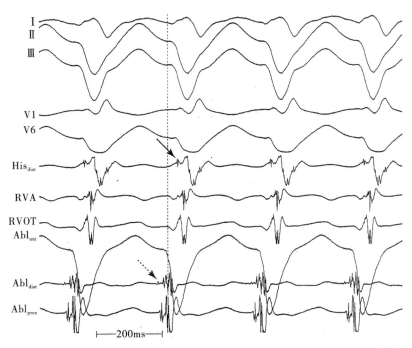

图 3-3-12　特发性（束支）左室室性心动过速。虚线箭头显示的是小的舒张晚期电位，较 QRS 起点提前 45ms，虚线标示的 QRS 波起点之前可见清晰的类浦肯野电位，消融电极的电图也可见这种电位。实线箭头显示逆向性希氏束电位。注意呈 QS 形态的单极图恰好与 QRS 起始点重叠。（引自等，2009）

（迟发）的上传和下传电位融合，跟随或埋藏于局部心室除极波中，在室性心动过速过程中，这可能代表记录到的后舒张电位（图 3-3-13）。只有在特发性左室室性心动过速患者中，发现了这些后电位，而在对照组中未发现。记录位置在中下间隔处位于或靠近后舒张电位的区域。

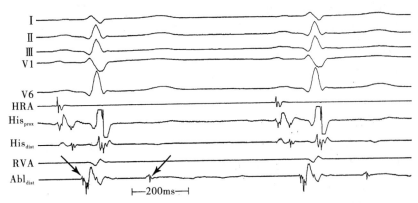

图 3-3-13　特发性（分支）左室室性心动过速成功消融位点的窦律记录。左侧箭头所指为类浦肯野电位，恰好先于局部电位（同时轻度提前于较 QRS 的起点）；右侧箭头指示的是一个尖锐的、延迟的舒张电位，据称来自环路的慢传导支。（引自 Ziad 等，2009）

心室起搏过程中，后舒张电位被逆向激动，产生逆向浦肯野电位。同时，该冲动在异常浦肯野径路中产生双向激动，其方式与正常窦性心律时相似，但方向相反。

室性心动过速时激动通过后舒张电位逆向（近端到远端）传导，产生了逆向的浦肯野电位，且随后通过异常浦肯野组织前向传导，产生前向后舒张电位，这样，两支被延续激动（与正常窦性心律和心室起搏比较）。室性期前刺激要诱发室性心动过速，异常浦肯野组织内必须出现逆向阻滞，经过一定程度延迟后，激动逆向传导到后舒张电位（形成逆传浦肯野电位）然后下传到异常浦肯野组织（形成前传后舒张电位）产生折返。这样，室性心动过速期间，后舒张电位提前于浦肯野电位，而浦肯野电位提前于心室激动。

6. 对药物和生理刺激的反应　静脉注射维拉帕米可进行性减慢室性心动过速的频率，然后终止室性心动过速。地尔硫䓬也同样有效。非持续性室性心动过速终止后一段时间内可继续出现。注射维拉帕米后室性心动过速常不能被诱发。维拉帕米显著延长室性心动过速时的周长（CL）、后舒张电位—浦肯野电位间期，和浦肯野电位—后舒张电位间期，然而从浦肯野电位到 QRS 波起点的间期仍然未改变。

室性心动过速对利多卡因、普鲁卡因胺、胺碘酮、索他洛尔和普萘洛尔的反应很少一致。这些药物通常是无效的。颈动脉窦按摩和 Valsalva 动作对室性心动过速无效。束支性室性心动过速对腺苷无反应。然而，当需用儿茶酚胺（注入异丙肾上腺素）刺激诱发时，室性心动过速可变成腺苷敏感性的。

7. 心动过速时的诊断方法

（1）拖带：心室起搏能拖带室性心动过速伴逆向或顺向性夺获。拖带过程中，后舒张电位（代表环路入口）被前向夺获。当起搏频率增加时，后舒张电位—浦肯野电位间期（代表浦肯野组织递减传导区）延长，而刺激后舒张电位和浦肯野电位—心室间期，一般保持不变。周长短于心动过速周长 10~30ms。

1）室性心动过速环路内位点的起搏（后下左室间隔）：显示体表心电图呈显性心室融合（单一起搏周长，呈固定融合。起搏周长进行性缩短时，呈进行性融合）。起搏后间期—室性心动过速周长 <30ms（PPI-VTCL<30ms）。体表心电图上刺激信号至 QRS 波起点的间期=起搏导联上局部心室电图到体表心电图上 QRS 起点之间的间期。

2）室性心动过速环路内保护性峡部的起搏（均能记录到浦肯野电位和后舒张电位的位点）。隐匿性心室融合（如起搏的 QRS 与室性心动过速的 QRS 完全相同）。PPI-VTCL<30ms。体表心电图上刺激信号至 QRS 起点的间期=浦肯野电位到体表心电图上 QRS 起点之间的间期。刺激后舒张电位间期较长，激动时后舒张电位从近端到远端位点被顺向夺获。

（2）重整：室性心动过速可被室性期前刺激重整。

（3）终止：室性心动过速可被程序电刺激重复终止。

【诊断】

Zipes 和 Beihassen 等提出的诊断标准。

（1）室性心动过速发作时 QRS 波形态呈右束支传导阻滞+左前分支传导阻滞型伴电轴左偏。

（2）室性心动过速可经心房或心室期前刺激诱发。

（3）患者无器质性心脏病。

（4）对维拉帕米敏感。

【治疗】

1. 药物治疗

（1）维拉帕米：疗效已被广泛认可，为首选药物。剂量每次 0.25mg/kg，总量平均为 18.5±

2.8mg。也可首选静脉推 5mg，无效于 10min 后追加 5mg，总量不超过 20mg 为宜。有效率为 93%。但当心动过速持续时间很长，已有大量儿茶酚胺产生的情况下，静注维拉帕米可能无效。也可作为预防用药，采用口服维拉帕米 40~80mg，每日 2~3 次（图 3-3-14）。

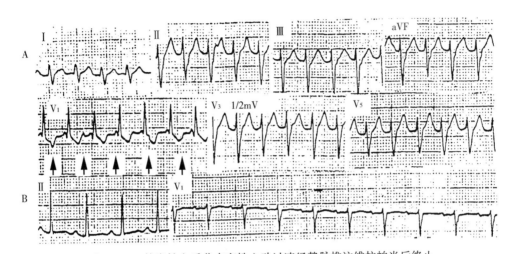

图 3-3-14 特发性左后分支室性心动过速经静脉推注维拉帕米后终止

患者男性，14 岁，因胸闷心悸 3 小时来急诊。心电图示 P 波不清楚，在 Ⅱ、V₁ 导联隐约可见 P 波（↑处），P-P 规则，0.46s（130 次/分）R-R 规则，160 次/分，QRS 呈 RBBB 型，时限 0.10~0.11s，电轴左偏，P 与 QRS 无关呈完全房室分离。诊断：特发性左后分支室性心动过速。经维拉帕米 5mg 加入 50% 葡萄糖液 40ml 静脉推注后，转为窦性心律（B 图）（引自周青等，1995）

（2）普罗帕酮：剂量成人首剂 75mg 或 1.0~1.5mg/kg，用 5% 葡萄糖液 20ml 稀释后缓慢静脉推注，注射时间应大于 5min，当 10min 后无效可再重复第 2 剂量，总量不超过 350mg。疗效约 90%。有报道一组患者心内电生理药物筛选试验结果表明，静脉注射 1.5mg/kg 普罗帕酮，可抑制 4 个（$S_1/S_2/S_3/S_4$）期前刺激的诱发。

（3）普鲁卡因胺：有报道对 15 例 ILVT 用此药治疗，13 例（87%）被终止。剂量 100mg 加入 20ml 的 5% 葡萄糖液内，缓慢静脉推注 5min，5min 后仍无效，可再静脉推注 100mg，当有效后应静脉滴注，每分钟 2~6mg 维持。

（4）氟卡尼、恩卡尼、胺碘酮：在应用维拉帕米疗效不佳的患者，用上述药物常可奏效。

（5）β-受体阻滞剂：疗效不佳，但对心动过速发作时间较长者可能有效。

（6）利多卡因、ATP、腺苷等均无效。

2. 射频导管消融根治治疗

（1）消融：左室间隔部室性心动过速可采用较小弯度的标测消融电极导管，特别是具有双向弯曲功能者为佳。X 线透视以 RAO 30° 和 LAO 45° 相结合，RAO（右前斜位）30° 的主要意义是判断消融电极在间隔的精确位置，LAO（左前斜位）45° 主要意义是判断消融电极是否贴靠于室间隔。

随着对室性心动过速解剖基质更好的理解，最适宜消融靶点的定义已出现变化。最初，消融靶点被定义为具有最佳起搏标测，且室性心动过速时可获得最早心内膜心室激动时间的位点。随后有报道显示与起搏标测相结合，室性心动过速时最早浦肯野纤维电位（它可能代表了左后分支电位和室性心动过速环出口位点）是成功消融的标志，因为具有该电位的位点被认为是折返环路的出口位点。记录到浦肯野电位较 QRS 起始提前 30~40ms 的位点，可获消融成功（图 3-3-15）。

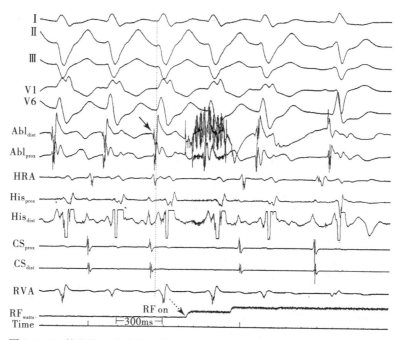

图 3-3-15　特发性（分支性）左室心动过速（LV VT）的消融。在特发性 LV VT 期间，记录到舒张浦肯野电位的位点（虚线箭头）释放射频能量。不到 1s VT 终止。实线箭头显示可能的浦肯野电位。（引自 ziad，等. 2009）

　　左后分支室性心动过速的标测：希普系起源的室性心动过速主要采用激动顺序标测，以心动过速时最早浦肯野（Pur）电位处为消融靶点。对于 QRS 波呈右束支形态、电轴左偏或极度右偏者排除室上性心动过速后，可直接在左室间隔面标测最早浦肯野电位，有效靶点处浦肯野电位较 QRS 波起点提前多在 20ms 以上，并且较 H 电位明确提前（见于室性心动过速起点远离希氏束者）或稍提前（见于室性心动过速起点邻近希氏束者）。标测到较早的浦肯野电位后应向周围移动标测电极以寻找最早的浦肯野电位，因最早的浦肯野电位处才是消融靶点。浦肯野电位在窦性心律时也可记录到，但是不能以此为消融靶点，因在窦性心律下记录到浦肯野电位的地方，在心动过速时该浦肯野电位不一定提前或不一定最提前。左室间隔室性心动过速标测时导管机械损伤终止心动过速常见，一般会被再次诱发，但是如果不能再被诱发可在机械损伤终止心动过速部位记录到明确浦肯野电位放电。

　　对于希普系起源的心动过速标测时可能犯的错误是只强调寻找浦肯野电位，而未强调浦肯野电位的提前程度，例如在左室间隔面较大范围，由于导管操作没到位而未能有效的标测到浦肯野电位，仅在希氏束或左束支旁才记录到浦肯野电位（可能是希氏束或左束支电位），在此处消融有造成完全性房室传导阻滞的可能。因此，必须强调最早浦肯野电位且明显提前于 QRS 波起点处才是消融靶点。少数病例最早浦肯野电位位于希氏束旁，在该处消融前必须确定该浦肯野电位最早，并且早于希氏束电位，是否消融应根据术者的经验水平慎重考虑。

　　最近有报道，室性心动过速时记录到的后舒张电位（LDP）是指导成功消融有用的标志；它可能反映了参与折返环的关键慢传导区内的激动。目前消融靶点定位于左心室间隔的中段或下心尖段，这里可以记录到最早浦肯野电位（PP）和后舒张电位（图 3-3-16）这些点的确认可通过拖带标测实现，如果拖带显示隐匿性融合且随着起搏频率增加 LDP-PP 间期进行性延长，则为理想靶点。此外，在 LDP 区域结合导管的头端施加压力，偶也可导致 LDP 与 PP 之间出现传导阻滞，从而终止室性心动过速。起搏标测也可用作辅助措施来验证这些位点。

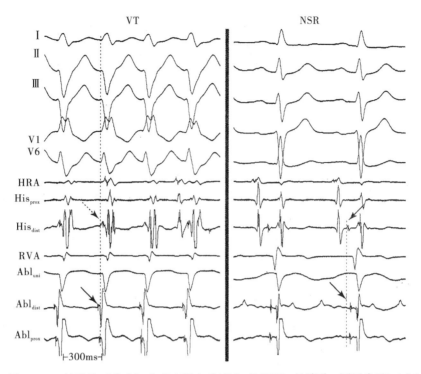

图 3-3-16　特发性（分支）左室室性心动过速（LVVT）的消融。图示为 VT（左）和正常窦性心律（NSR，右）时特发性 LV VT 成功消融位点处的记录。实线箭头显示的可能是浦肯野电位，VT 期间由远至近激动和窦律时由近至远激动。虚线箭头显示的是希氏束电位，VT 时在 QRS 起始后出现。（引自 Ziad，等．2009）

　　定位最早（最靠近）LDP 并不一定预示着成功消融。这一点很重要。实际上，消融 LDP 远端到最早电位可获得成功。这个途径有助于降低损伤左束支主干的风险。如果不能记录到这种后舒张电位，那么最早心室激动伴融合浦肯野电位的位点，可作为靶点。

　　进入左心室之前，重复诱发室性心动过速，如室性心动过速不能诱发左室标测可能是没有保证的。如果之前，室性心动过速很容易被诱发，之后又不能被诱发，提示环路的一部分可能受到损伤。在进一步标测前应等待几分钟，然后尝试再诱发。

　　消融通过逆向跨越主动脉瓣途径来实施，使用可弯曲 4mm 头端管。推动导管下垂进入左室，指向左室间隔。标测最初集中在间隔下部心尖段。如在该区未找到理想靶点，可向上移动消融导管到达间隔中部区域，缓慢仔细地移动导管，避免对环路造成机械性损伤。进行心内膜激动的标测和拖带标测来确定消融的靶点。一旦确定靶点位置，给予试验性射频消融 20s，最初能量为 20~30W，温度设定 60℃。如室性心动过速在 15s 内终止或减慢，追加放电 60~120s。如需要可升高功率到 40W，以便达到靶温度，如尽管导管接触良好，试验性放电如仍无效。应在重新标测后到其他位点消融。这种方法有助于限制对左后分支和左束支区域的射频损伤。成功消融位点通常伴有 LDP-PP 间期的延长。室性心动过速终止与两个电位之间传导阻滞同时发生。罕见情况需要大于 50W 功率或使用灌注或大头端电极导管来成功消融这类室性心动过速。

　　成功消融是指消融后至少 30min 内，给予或不给予异丙肾上腺素静脉滴注的情况下，均不能诱发室性心动过速。

　　无论采用什么标测方法，急性期的成功率均大于 90%，复发率为 7%~10%。张奎俊等报道的左室性室性心动过速消融成功率 90.5%，复发率 7.5%；李鼎等报道 35 例，成功率 100%；李学斌等报道的成功率为 93.6%，复发率 5%。大多数复发在消融术后第一个 24~48 小时。并发症少见，如不同程度的束支阻滞、左束支传导阻滞、心脏压塞（罕见）、主动脉瓣反流及腱索断裂导致的二尖瓣反流，其原因可能由于消融导管嵌入了二尖瓣叶的腱索中。消融术后所有患者的体表心电图肢体导联，可观察到 QRS 波电轴明显右偏。

最早 PP 或 LDP 指导的传统激动标测法尽管有效，但均依赖于左室室性心动过速的可诱发性和持续性。但是，在电生理检查时有可能不能诱发出室性心动过速。另外，左室室性心动过速的关键基质容易受导管操作所致的机械性损伤，使心动过速不能被诱发。此时可于正常窦性心律时行基质标测和消融以根除左室室性心动过速。窦性节律时可采用两种方法进行基质标测：

1）窦性节律时消融记录到最早 LDP 的位点（出现在 PP 后 15~45ms）。记录到 LDP 的成功消融位点，PP-QRS 间期相对较短（平均 13+8）。

2）解剖线性消融阻断受累的中至远端左后分支，并破坏左室室性心动过速的基质。

有报告使用非接触式标测（En Site 3000），来识别窦性突破点（即正常窦性节律最早局部左室激动点），并利用该点指导垂直于 LDP 传导方向的线性消融。

消融与心电图的关系：

1）依据室性心动过速时肢体导联 QRS 电轴特点可初步判定左后分支室性心动过速的起源部位，准确性在 85% 以上（图 3-3-16）。

2）在消融时通常要求在以心动过速相同频率起搏时，起搏的 12 个导联心电图中至少有 11 个导联的 QRS 形状与自发或诱发的室性心动过速相同。李学斌等指出应严格掌握 12 导联相吻合，11 导联吻合的病例复发率明显增多。程晓曙等（2001）也指出，如起搏的 12 导联 QRS 图形与自发室性心动过速完全一致者，此标测点消融成功率可达 99%。

3）在拟定左室间隔区域行线性消融后均可出现不同程度的左后分支传导阻滞图形（图 3-3-17）。

4）左后分支室性心动过速消融放电过程中室性心动过速的心电轴左偏变为右偏现象很少见。

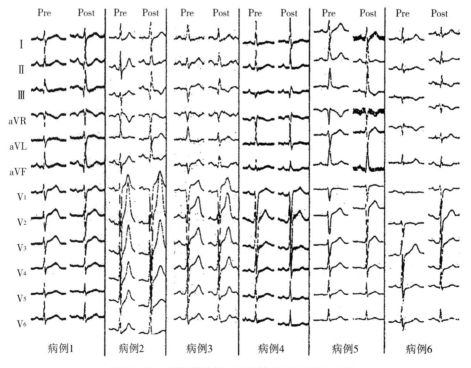

图 3-3-17　患者消融前、后的体表 12 导联心电图

消融后均有不同程度的左后分支传导阻滞。Pre：消融前；Post：消融后（引自陈明龙等，2004）。

王祖禄等（2003）报道2例：男、女各1例，年龄28岁和36岁，均有阵发性心悸史，无器质性心脏病依据，心动过速时心电图均为右束支传导阻滞型、电轴左偏。在射频消融放电过程中，室性心动过速由心电轴左偏变成右偏。这2例有以下特点：①均在放电中出现，出现室性心动过速时体表心电图心电轴改变时均伴有窦性心律下心电轴同样改变，且室性心动过速的周长无明显变化，提示发生机制为室性心动过速发生心电轴改变，而非两种形态的室性心动过速（图3-3-18）；②消融中室性心动过速心电轴改变前后，局部浦肯野电位距希氏束电位时间不变，但距体表心电图QRS波时间延长，提示室性心动过速的起源没有改变，而为出口发生改变（图3-3-19）；③成功消融处局部浦肯野电位或舒张晚期电位在VT时提前希氏束电位时间>20ms；④最后VT均在发生心电轴改变放电处的上方，但仍在左后分支分布区域消融成功。以上提示，2例在放电中VT由心电轴左偏转变为右偏的电生理机制可能为放电导致左心室左后分支传出阻滞而冲动从左前分支传出，而非起源于左前分支、希氏束区域VT或多源性VT。

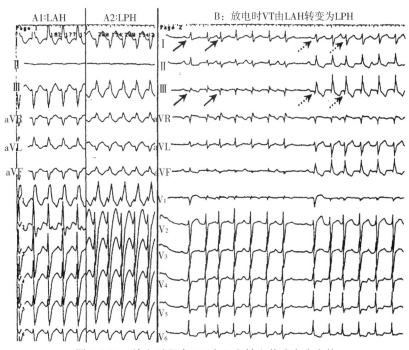

图3-3-18　放电过程中VT由心电轴左偏改变为右偏

A为例1：A1为VT呈右束支传导阻滞伴左前分支传导阻滞；A2在放电中VT转变为右束支传导阻滞伴左后分支传导阻滞。B为例2：呈无休止VT，放电中由窦性心律时心电轴正常（左实心箭头1）改变为左后分支传导阻滞（左虚线箭头1）；VT时也由左前分支传导阻滞（实心箭头2）改变为左后分支传导阻滞（左虚线箭头2）。2例心电轴改变前后VT周长均无明显变化。LAH：左前分支传导阻滞；LPH：左后分支传导阻滞（引自王祖禄等，2003）

5）同一例室性心动过速发作时既有上偏（左偏）又有下偏（右偏）：单其俊等（2002）报道在75例ILVT中有6例有自发或电生理诱发的心电轴左偏和右偏2种ILVT。6例中男5例、女1例，年龄29~52（40±11岁），心动过速史2~10年（5±3）年。均无器质性心脏病依据。3例自行发作时记录到2种心动过速，另3例自行发作时只记录到常见型（左偏型）VT；6例均可以诱发心电轴左偏和右偏2种VT（图3-3-20左、右）。2种VT的频率几乎相同。心动过速周长320±38ms。所有心动过速均可被心室起搏拖带。用激动和起搏标测发现，心电轴左偏型VT出口位于间隔偏心尖部（下出口），电轴右偏型VT出口位于间隔偏心基底部（上出口），上、下出口之间相距3~5cm。4例于下出口消融成功，2例下出口消融不成功，于上、下出口之间的缓慢传导区消融成功。6例消融后2种

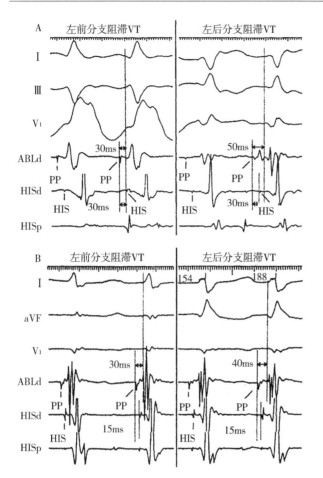

图 3-3-19 放电过程中 VT 心电轴改变前后浦肯野电位、希氏束电位和体表心电图 QRS 波时间的关系

A 为例 1，B 为例 2；ABLd；消融电极导管远端；HISd、HISp：希氏束远、近端；PP：浦肯野电位（引自王祖禄等，2003）

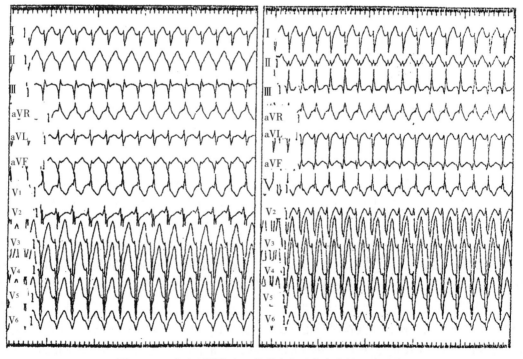

图 3-3-20 电生理诱发出 2 种形态左后分支室性心动过速

左图电轴左偏；右图电轴右偏；电轴右偏 VT 出口即室间隔，下壁近心尖部消融后，2 种 VT 均不再诱发（引自单其俊等，2002）

VT 均不能诱发，无并发症。随访 6~39 个月无复发。上述特点高度提示这 2 种 VT 是由于左心室内的同一折返环引起，逆钟向传导引起常见型即电轴左偏型 VT，顺钟向传导引起少见型即电轴右偏型 VT，前者 VT 的出口是后者的入口，反之亦然。通过非接触球囊导管标测系统证实，常见型 ILVT，入口与出口之间的一缓慢传导区，且呈逆钟向传导，在出口行点状消融、环状消融及缓慢传导区线性消融，可成功根治常规标测消融方法失败的病例（图 3-3-21）。

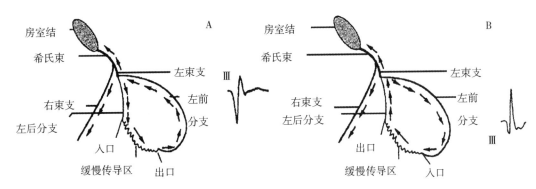

图 3-3-21　特发性左室心动过速机制示意图

A：逆钟向激动引起常见型特发性左室心动过速；B：顺钟向激动引起少见型特发性左室心动过速（引自单其俊等，2002）。

6）左后分支室性心动过速射频导管消融后体表心电图的改变　通常认为除显性预激综合征患者外，其他病因所致的心动过速患者在行射频导管消融后很少发生体表心电图上 QRS 波形态的显著改变。李鼎等（2003）报道 35 例左后分支室性心动过速患者中有 6 例（17%）在消融术中或消融后出现心电图改变，表现为：①心电轴度数均有不同程度的增加，有 3 例呈显著右偏；②QRS 时间均轻度增加，均<0.02s；③不伴有 ST 段和 T 波的异常动态改变；④心电图变化的多样性：Ⅱ、Ⅲ、aVF 导联出现 q 波，S 波变浅或消失，R 波振幅多数增加；Ⅰ、aVL 导联的 s 波较前加深，Ⅰ 导联 R 波振幅降低或无明显改变，均呈 $S_I Q_{III}$；部分患者表现 V_1、V_2 导联 S 波加深，而 V_5、V_6 导 S 波变浅（图 3-3-22）。导致心电图改变的原因考虑左后分支受损，但单纯的射频电流损伤可能也不是引起心电图改变多样化的缺定因素，还必须包括其他条件，其可能原因包括：①室性心动过速的起源部位及消融靶点位置有差异；②消融导管定位的差异；③消融术前基础心电图的影响。部分患者术前可能即存在不同分支、不同程度的束支传导阻滞样改变；④左束支的分布结构在不同个体中也不完全一致，左束支的分布可表现为三分支结构、二分支结构或网状结构，这种分布上的不同可能也影响射频导管消融后的心电图改变。

二、左前分支型特发性室性心动过速

特发性左前分支折返性室性心动过速（idiopathic left-anterior fascicular reentry ventricular tachycardia）简称左前分支室性心动过速，很少见。

1. 临床表现　有阵发性心悸病史，心悸发生时伴有胸闷、头晕乏力，活动受限。心动过速持续发作，经普罗帕酮、利多卡因、β-受体阻滞剂等治疗无效。维拉帕米有效检查无器质性心脏病依据。

2. 发生机制　尚不清楚。但根据其消融部位可记录到提前的浦肯野电位，推测其机制可能和起源于左后分支的左心室室性心动过速一样为浦肯野纤维网内的折返激动，但此折返环为局部的微折返还是大折返尚无定论。维拉帕米有效。

3. 心电图特点　①VT 常呈持续发作或短阵 VT、室性期前收缩；②VT 为右束支传导阻滞伴左后分支阻滞，电轴右偏，QRS 0.11s；③有房室分离；④消融后出现左前分支阻滞（图 3-3-23）。

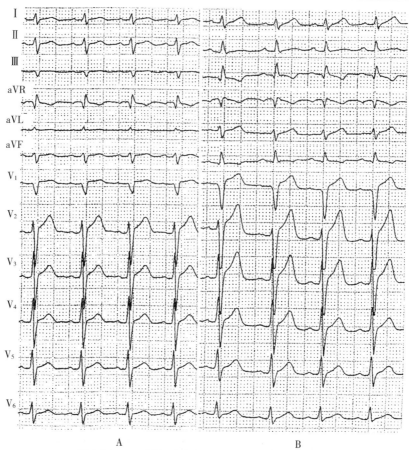

图 3-3-22　一例左后分支室性心动过速患者消融前
（A）与消融后；（B）体表心电图的变化（引自李鼎等，2003）

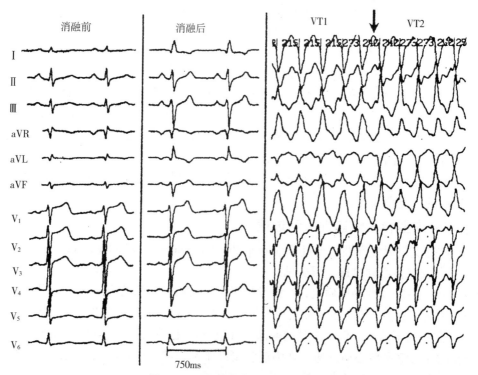

图 3-3-23　左前分支室性心动过速
图示射频消融前、后窦性心律及室性心动过速时 12 导联心电图。箭头示两型室性心动过速转换处，VT：室性心动过速（引自王祖禄等，2002）

4. 心电图特殊类型　起源于左前分支的特发性左室室性心动过速伴传出阻滞。

曾彪等（1993）报道一例：男性，30岁。因阵发性心悸2月入院。心电图（图3-3-24）示：①多次心电图示单一的室性期前收缩，成对、成串室性期前收缩，短阵室性心动过速和持续性室性心动过速并存；②宽QRS波呈完全性右束支传导阻滞伴左后分支传导阻滞，电轴右偏（+99°），提示起源于左前分支；③QRS间距不等，QRS形态基本一致；④宽QRS之后多紧跟逆行P波；⑤多次心电图多导联可见发作时有间歇的窦性激动和室性融合波；⑥发作时最快心率达210次/分（图3-3-24为150次/分）。静注利多卡因、普罗帕酮效果不佳，静脉推注维拉帕米5mg，10min后室性心动过速终止。诊断：起源于左前分支室性心动过速伴传出阻滞。

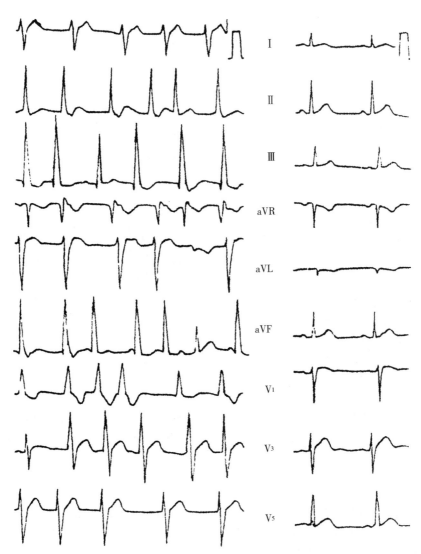

图3-3-24　左前分支室性心动过速伴传出阻滞

左图为发作时的心电图；右图为转为窦性心律后的心电图（引自曾彪等，1993）

吴剑萍（1990）报道一例：男性，18岁。身体健康，体检发现心律失常。电生理检查见室性心动过速可由程序刺激诱发及终止，利多卡因、维拉帕米静脉注射无效，普罗帕酮可终止发作。心电图（图3-3-25）A图示非连续的两段动态心电图记录（MCL₁导联）。基本心律为窦性，上行见单个室性期前收缩及室性心动过速；下行前段为室性期前收缩二联律，后2/3为室性异位搏动不规则出现，R′-R′间期长短交替成室性二联律，短 R′-R′间期 0.48s，长 R′-R′间期 0.96s，提示呈 2∶1 及 3∶2 传出阻滞（二度Ⅰ型）。（图 3-3-25B 图）示 R′-R′间期长短交替，呈室性二联律，短 R′-R′ 0.40s，长 R′-R′0.78s，相当于频率为 150 次/分的室性心动过速伴 3∶2 传出阻滞，QRS 宽 0.14s，电轴右偏（+140°），提示起源部位于左前分支的远端，并可见室内差异传导引起的 QRS-T 电交替。C 图为转复窦律后 QRS 波形态正常，T 波普遍倒置，系室性心动过速终止后的电张调整性 T 波变化。

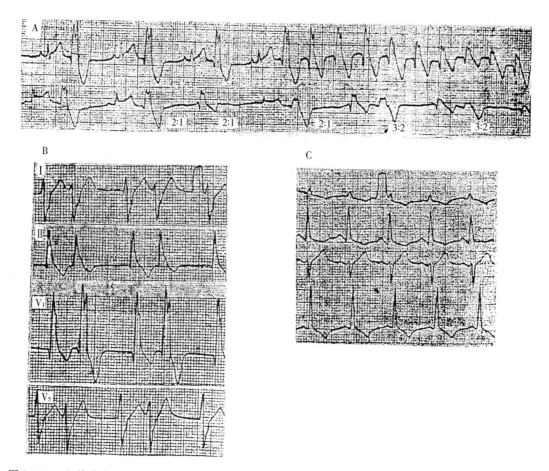

图 3-3-25　左前分支室性心动过速伴 3∶2 传出阻滞。复律后呈电张调整性 T 波变化。频发室性期前收缩
A 图示：左前分支室性心动过速伴二度传出阻滞，频发室性期前收缩；B 图室性心动过速呈右束支传导阻滞、电轴右偏（+140°）伴 3∶2 传出阻滞；C 图转为窦律后的电张调整性 T 波改变（引自吴剑萍等，1990）。

5. 药物治疗　对维拉帕米治疗有效，剂量及用法同左后分支室性心动过速相同。

6. 标测、消融特点　左前分支型室性心动过速发生时，心室最早激动部位（室性心动过速出口）在左心室前侧壁，而舒张期 P 电位（缓慢传导区）则在左心室中间隔记录到。室性心动过速可能的折返环组成为左前分支为逆传支，异常浦肯野组织为前传支，具有维拉帕米敏感性和缓慢传导特征。舒张期 P 电位是消融的靶点。

7. 标测、消融特点　对右心室行 S_1S_2 刺激在周长 450/250ms 可反复诱发室性心动过速，但呈两种不同形态（图 3-3-25）均为右束支传导阻滞伴心电轴右偏，但多个导联 QRS 波形态有较明显差异（尤其是Ⅱ导联），两型室性心动过速的周长分别为 280ms 和 240ms，两型可自动转换。在室性心动过速时行心内激动和起搏标测，最早的心室激动部位在室间隔前上部分，最早的心室激动时间比体表心电图 QRS 波提前 15～18ms，此处起搏标测出不完全相同的 12 导联心电图，放电 2 次无效。在左前分支区域可记录到明显的双电位，记录到低幅、低频舒张期电位，在该处消融有效。在同一个部位可成功消融两型室性心动过速，故两型的关系可能是主要的折返路（缓慢传导区）相同但有不同的出口（图 3-3-26）。也有报道一个型的室性心动过速。

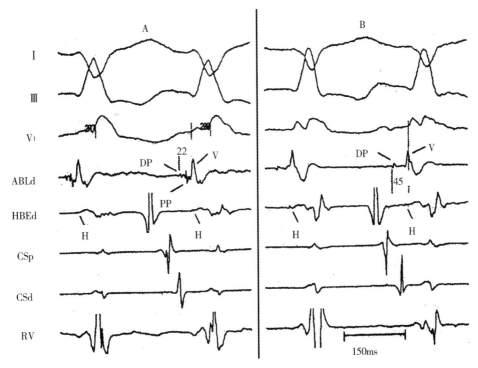

图 3-3-26　室性心动过速时左前分支区域不同部位记录到双电位、舒张期电位

A：双电位；B：舒张期电位。注意希氏束逆向激动较早。ABLd：消融电极；HBEd：希氏束远端；CSp：冠状静脉窦近端；CSd：冠状静脉窦远端；RV：右心室；H：希氏束电位；V：心室波；DP：可能的舒张期电位；PP：浦肯野电位（引自王祖禄等，2002）

三、左上间隔分支型特发性室性心动过速

左上间隔分支型特发性室性心动过速极少见，因为尚无报道。可能的折返环组成为：左前和左后分支均是室性心动过速的前传支。由异常浦肯野纤维组成的共同逆支，具有维帕米敏感性和缓慢传导的特点。在左心室上间隔异常浦肯野组织可记录到舒张期 P 电位。由于左前和左后分支均是室性心动过速的前传支，所以室性心动过速波较窄，电轴下偏，有时需要与室上性心动过速相鉴别。左心室上间隔能记录到舒张期 P 电位处是消融靶点。

第四节　心外膜特发性室性心动过速

目前导管消融心内膜起源的室性心动过速已成为特发性室性心动过速首选的治疗策略。成功率高，复发率低。但对占特发性室性心动过速 10%～25% 的心外膜起源的特发性室性心动过速，导管消融的成功率较低，并发症较高。它们的起源部位分布在：①心室-大动脉交界处，需在主动脉窦附近及肺动脉瓣；②在冠状血管周围心脏静脉系统。消融难度较大，有的经心包穿刺导管消融或外科手术等才能消融根治。

此外，一些器质性心脏病的室性心动过速（它们的发生是围绕心肌瘢痕组织的折返机制占 90%，

束支折返或局灶性机制占10%），有一部分也是起源在心外膜上。例如：心肌梗死后：折返环路涉及心外膜上，占心肌梗死后室性心动过速的10%~30%（尤其是下壁心肌梗死）；致心律失常性右心室心肌病室性心动过速有较大比例的室性心动过速折返涉及心外膜部分；扩张型心肌病室性心动过速的机制，80%为瘢痕折返，20%为束支折返或局灶性室性心动过速。除束支折返室性心动过速外，约1/3的室性心动过速需经心外膜消融。

（一）心外膜室性心动过速的定义

心外膜室性心动过速尚无统一的定义。主要是指：当体表心电图提示室性心律失常起源在左或右心室心内膜，但经导管消融该处心内膜不能成功，认为病灶或折返环位于心外膜部位，并需在肺动脉瓣上、主动脉瓣上、冠状静脉系统或经心包穿刺、心包腔内或心脏静脉系统导管消融或经外科手术方能成功根治这些室性心律失常，包括室性期前收缩、室性心动过速、心室扑动、心室颤动等，以室性心动过速最常见。

（二）心外膜室性心动过速与其相关的解剖学基础

1. 心律失常的发生是与心室结构有密切关系

（1）浦肯野纤维：是非常广大的。主要分布在心内膜的网络结构。浦肯野纤维-心肌连接（Purkinje-myocardia junctions，PMJ）位于心内膜下层。

浦肯野细胞电生理异常可导致自律性增强、折返形成及自发性钙波动，从而诱发早期后除极，可引起心律失常。浦肯野纤维-心室肌传导与心室肌-浦肯野纤维传导不对称，是折返产生的基质。而浦肯野纤维-心肌连接的折返激动可能是室性心动过速、心室颤动的触发因素。源于浦肯野纤维-心肌连接处的激动可引起心内病灶处的激动，而后，激动可向心外膜处扩展。

（2）乳头肌：乳头肌存在心肌细胞排列紊乱，有丰富的浦肯野纤维、离子电流的差异、复极离散及传导异常等是室性心动过速、心室颤动的好发部位。

（3）流出道：流出道早期属慢反应组织，后期插入心室肌中变为快反应细胞。这种差异可增加除极导致心律失常的发生，在心室和流出道之间，存在明显的心肌组织移位，可导致折返期前收缩和心动过速的发生。

（4）心脏静脉：心大静脉、心中静脉、心前静脉及其他冠状静脉系统区域或冠状动脉周围均是室性心动过速起源点的好发部位。冠状静脉窦穿过后室间沟之后，在邻近左回旋支处发出心大静脉分支，它走行于左心室前壁基底部心外膜的前方、左心耳基底部和左冠状窦的下方。心前静脉多为2~3支，向上经右冠状动脉浅面或深面跨越冠状沟注入右心房，心大静脉与心前静脉相连，在左心室前基底部心外膜与左前降支相邻。

2. 解剖基质的异质性在发生机制中的作用

（1）心室肌的组织结构异质性：心室肌表现为多层旋转结构，各层间相互交叉连接。胶原纤维和血管在心肌间的分布，这些均可影响激动的传播。心肌束交叉点分叉处、浦肯野纤维与心肌交界处及乳头肌的插入处等部位是心律失常的好发部位。

（2）M细胞：是指心外膜下1~2mm至中层心肌再至心内膜下深层区的具有独特电生理特性的心肌细胞，称为M细胞。从电生理和形态学表明M细胞是介于心外膜、心内膜心肌细胞和浦肯野纤维之间特殊类型细胞群，其主要分布于心室游离壁外膜下和内膜下深层区域，它具有促进心内膜、心外膜心肌之间的传导，影响或参与心电图复极波的形成和促进心律失常作用。M细胞的动作电位恢复到稳态较心外膜、心内膜心肌细胞快，这种不同的动作电位恢复速度可在M细胞和心外膜、心内膜心肌之间造成复极和不应期离散。同时由于M细胞与心外膜和心内膜心肌细胞传导速度不同，在M区与心外膜和心内膜心肌之间的交界面形成三维心肌结构的异质性，这为折返提供了解剖学基础，从而可导致壁内折返和折返性心律失常。

（3）心肌细胞异常变化：如心肌细胞纤维化、胶原沉积、心肌细胞肥大、瘢痕组织形成、缝隙连接的重构等，导致了：①结构重构：结构重构后使心外膜边缘带被公认为是折返环形成的重要区域。冲动在心外膜边缘带的传导速度减慢，横向传导速度比纵向传导速度更为减慢，导致各向异性比例的增加。②电重构和交感神经重构对心脏电活动的形成和传导产生障碍，促进心律失常的发生。

（三）心外膜室性心动过速起源部位的识别和预测

1. 心外膜室性心动过速起源的体表心电图位点识别　目前尚无统一标准。2004 年 Berruezo 等认为心外膜心室激动，其起始冲动传导速度较心内膜的慢，使 QRS 波起始部较缓慢导致起始部较宽大，通过室性心动过速时测定其：①假性 Δ 波（≥34ms）可作为识别心外膜室性心动过速的起源的指标（其灵敏度 83%，特异度 95%）。假性 Δ 波时程和从心外膜表面至心内膜表面跨壁激动时间吻合；②V_2 导联 R 峰时间（≥85ms）和 RS 间期（≥121ms）对识别心外膜室性心动过速的灵敏度和特异度可分别达到 87%、90% 和 76%、85%；③ I 导联有 q 波，V_2 导联呈 QS 形则提示病灶起源于右心室前壁的心外膜。

上述指标可作为预测心外膜室性心动过速和心内膜消融未成功的室性心动过速。但这指标只适用于右束支传导阻滞 QRS 波图形的室性心动过速。而呈左束支传导阻滞 QRS 波图形的室性心动过速多起源于室间或其附近区域，不太适合心外膜消融。

Bazan 等（2007）指出下壁导联（II、III、aVF 导联）的 QRS 波出现 Q 波则提示右心室下壁心外膜室性心动过速可能性大。但不适用于前壁心肌梗死和非缺血性心脏病基线存在 q 波的患者。

Darniels 等（2006）指出左心室流出道特发性室性心动过速患者的胸导联 QRS 波慢起始部定量指标—最大偏移值（MDI）可作为识别心外膜起源室性心动过速的新指标。当最短 MDI≥0.55 时，对判断偏离 Valsalva 主动脉窦的心外膜具有极高的灵敏度和特异度。

室性心动过速时体表心电图 QRS 波起始到胸前导联最大转折处的时间（TMD）除以 QRS 时程（QRSd）的比值（TMD/QRSd），即最大转折时间（MDI），较大，多数≥0.55。此类室性心动过速多起源于心前静脉近端（与心大静脉的交界处），体表心电图形态介于右心室流出道和左心室流出道之间。由于位于间隔部，室性心动过速时，QRS 波宽大不明显。其他部位心外膜室性心动过速（如邻近心中静脉、心大静脉等）类似相应部位显性房室旁路所产生的完全预激图形。

Valles 等（2010）对非缺血性心肌病患者研究发现，通过 4 步法［下壁导联存在 q 波，假性 Δ 波（≥75ms），MDI≥0.59 和 I 导联存在 q 波］对判断左心室上基底部和侧壁起源的合并非缺血性心肌病心外膜室性心动过速的灵敏度和特异度分别达到 96% 和 93%。

2. 特发性心外膜室性心动过速心电图特点

（1）起源于肺动脉瓣上：多起源于肺动脉左冠状窦，室性心动过速时体表心电图形态与起源于右心室流出道间隔部室性心动过速相近。由于起源点部位更高，故 II、III、aVF 导联 R 波振幅更高。

（2）起源于主动脉窦：以左冠状窦最多见，右冠状窦次之，无冠状窦罕见。以下心电图特点支持源于左或右冠状窦室性心动过速的诊断。

1）呈左束支传导阻滞图形，伴心电轴右偏，I 导联以负向波为主，II、III、aVF 导联为高振幅 R 波，与起源于右心室流出道的室性心动过速图形相近。

2）胸前导联 V_1~V_3 的 R 波呈较高、较宽（V_1 和 V_2 导联 R 波时限指数 t≥50%），S 波相对较窄，V_1 导联 R/S 振幅常≥1/3。胸前导联 R 波移行早，多数在 V_1 或 V_2 导联，少数在 V_3 导联，但一般不超过 V_3 导联，此特点与起源于右心室流出道的室性心动过速图形不同。

3）V_5 和 V_6 导联均无 S 波，不同于起源于左心室流出道心内膜或二尖瓣环周围的室性心动过速。Hachiya 等比较了主动脉窦内消融成功的心外膜起源的左心室流出道室性心动过速和心内膜起源的左心室流出道的心电图区别是心外膜组下壁导联（II、III、aVF）R 波振幅明显高于以内膜组［（2.25±0.3）mV vs（1.6±0.42）mV］。其机制为：起源于心外膜的室性心动过速，因其起源点附近心肌从心外膜向心内膜除极，方向朝下正对下壁导联，而心内膜室性心动过速起源点附近心肌从

心外膜向心内膜除极，方向朝下正对下壁导联，而心内膜室性心动过速起源点附近心肌从心内膜向心外膜除极，方向背对下壁导联，部分抵消了心室总体向下的除极向量，所以，后者下壁导联 R 波振幅小于前者，主动脉窦内起源的心外膜左心室流出道室性心动过速 V₅ 和 V₆ 导联缺乏 S 波，是因解剖上左 Valsalva 窦前半部和大部分右 Valsalva 窦的下方正好紧邻左心室上间隔心肌的心外膜部分，所以此处消融成功的室性心动过速可能实际上起源于间隔心肌，所以不像心内膜起源的室性心动过速，V₅ 和 V₆ 导联出现典型右束支传导阻滞时的 S 波。

起源于无冠状窦的室性心动过速相对少见，除 Ⅱ、Ⅲ、aVF 导联为高振幅 R 波和胸前导联 R 波的移行早等特点外，Ⅰ 导联呈现顿挫的 R 波或 Ⅰ、aVL 导联为 Rs 或 R 波（图 3-4-1）。此外，若 V₁~V₃ 导联为 qrS 波形则提示可能 起源于左冠状窦和右冠状窦连接处。

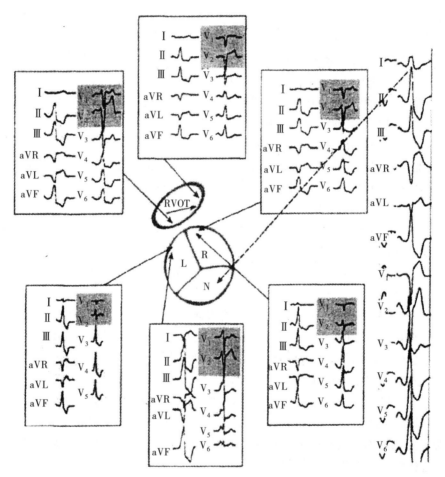

图 3-4-1　起源于主动脉窦特发性室性心动过速体表心电图特点

在 Quyang 等[8]发表文献基础上修改，右侧起源于无冠窦室性心动过速心电图（虚线箭头所示）为本中心病例。RVOT=右心室流出道；L=左冠窦；R=右冠窦；N=无冠窦（引自王祖禄，等，2010）

（3）起源于心脏血管解剖走行周围：此类型特发性心外膜室性心动过速的报道较少。室性心动过速时体表心电图 QRS 波形态变异较大，与其起源分布范围较广有关，共同特点为室性心动过速时体表心电图 QRS 波起始到胸前导联最大转折处的时间（TMD）除以 QRS 时限（QRSd）的比值（TMD/QRSd），即最大转折时间（MDI）较大，多 ≥ 0.55（图 3-4-2）。此类型室性心动过速多起源于心前静脉近端（与心大静脉的交界处），体表心电图形态介于右心室流出道和左心室流出道室性心动过速之间，由于位于间隔部，室性心动过速时 QRS 波宽大不明显。其他部位心外膜室性心动过速（如邻近心中静脉、心大静脉等）类似相应部位显性房室旁路所产生的完全预激图形（图 3-4-3）。

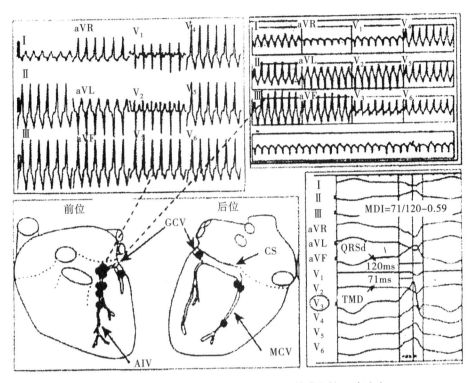

图 3-4-2　远离主动脉窦起源的特发性心外膜室性心动过速

在 Daniels 等发表文献图例基础上修改，左上、右上心电图室性心动过速（室速）均起源于心中静脉（AIV，虚线箭头所示）；左下图为 12 例心外膜室速起源部位；右下图为 MDI 测量方法。TMD = QRS 波起始到胸前导联最大转折处时间；CS = 冠状静脉窦；MCV = 心中静脉；GCV = 心大静脉；MDI = 最大转折时间（引自王祖禄，等，2010）

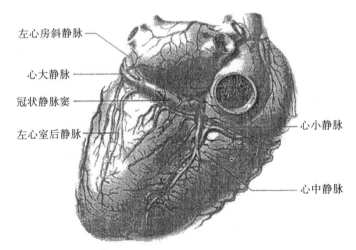

图 3-4-3　心脏后位图

冠状静脉窦系统的五大分支：心大静脉、心中静脉、心小静脉、

左心室后静脉和左心房斜静脉（引自 Netter，等，1995）

1）经心大静脉起源的心外膜室性心律失常：洪浪等（2010）报道一例：患者女性，55 岁，因反复情绪激动后心悸 3 年，加重 2 周入院。24 小时 Holter 24268 个室性期前收缩，伴短阵非持续性室性心动过速，二者有相同的形态。电轴右偏，Ⅰ、aVL 导联呈 QS 型，Ⅱ、Ⅲ、aVF 导联呈有切迹的 R 波，V₁ 导联 R/S＝1，R 波较宽约 80ms，V₃ 呈 R 型（图 3-4-4）。

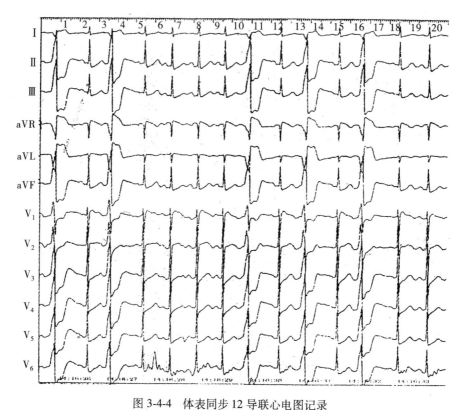

图 3-4-4　体表同步 12 导联心电图记录

频发室早，Ⅰ、aVL 导联呈 QS 型，Ⅱ、Ⅲ、aVF 导联呈有切迹的 R 波型，V₁ 导联呈 RS 型，R/S＝1，V₃ 导联呈 R 型（引自洪浪，等. 2010）

先对右心室流出道、肺动脉瓣上、下行激动标测在流出道后壁偏间隔部可标测到最早较Ⅱ导联 R 峰提前 90ms 的靶点，起搏标测不理想，行试消融无效。考虑到 V₁ 导联的 R 波较宽，且 V₃ 呈 R 波形，遂向左心室流出道标测，从二尖瓣的前叶瓣到主动脉窦之间均进行标测，结果在左心室流出道间隔标测到较右心室流出道更为理想的靶点，提前Ⅱ导联 R 波峰 99ms，起搏Ⅱ导联图形一致，消融 10s，室性期前收缩减少至消失，但消融停止后 3min，室性期前收缩又出现。考虑可能源于心外膜，通过冠状静脉窦将大头伸至心大静脉（图 3-4-5）标测较体表Ⅱ导 R 波峰提前 112ms 的靶点，予以 8V 起搏标测，靶点不能起搏成功。温控射频（25W、45℃）盐水流速 25m/min 消融 60s，室性期前收缩消失不再出现。随访 1 个月时 24 小时 Holter 室性期前收缩减少至 20 个以下。

Brooks 等（1998）认为对右心室流出道不同部位的起源判断，经电生理检查验证，只有 20%～30% 的准确性，约 1/2 左右的左心室流出道室性期前收缩来源于心外膜。洪浪等指出只有在对左、右心室心内膜标测失败，才对冠状静脉窦行标测，而经血管途径标测失败后，才考虑经皮穿刺心包标测的方法。

左、右心室流出道位于心肌和血管肌袖连接处因胚胎发育或应力的作用，在这些部位易于产生激动，因此，心律失常较为常见。而心大静脉位于左、右心室流出道间隔中间，因此可能会成为特

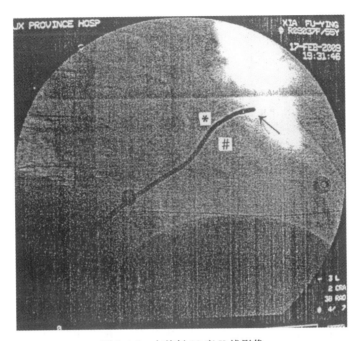

图 3-4-5　右前斜 30 度 X 线影像

右室流出道消融靶点（＊），左室流出道消融靶点（#），心外膜

消融靶点（心大静脉，箭头）（引自洪浪，等. 2010）

定的致心律失常区域。

　　冷盐水灌注消融可以在电极组织界面保持一个较低的温度，可以阻止在冠状静脉窦内常见的突然性阻抗升高。持续及稳定的能量是保证消融有效性的前提，右冠状窦内消融最担心的是热能对静脉本身或对邻近冠状动脉的损伤。在消融前最好行冠状动脉造影显示冠状动脉的走行，帮助确定消融部位与冠状动脉的关系。临床上已证实在冠状窦内射频消融是安全的。

　　近年，冠状静脉及其分支已被用做来自左室侧旁道、缺血性室性心动过速，肾上腺素敏感性室性心动过速的消融部位。

　　2）冠状静脉系统起源的特发性左心室流出道心外膜测室性心动过速。

　　王祖禄等（2001）报道 9 例，男性 5 例，女性 4 例，年龄 15～38 岁。6 例为运动诱发的持续性室性心动过速，3 例为运动诱发的非持续性室性心动过速。室性心动过速时，9 例体表心电图 QRS 波全部呈右束支传导阻滞图形（8 例胸前导联 V_1～V_6 呈现高 R 波。9 例 Ⅱ、Ⅲ、aVF 导联为高 R 波，Ⅰ、aVL 导联呈 QS 波。电生理检查右心室和左心室心内膜标测未发现最早心室激动点，在较早心室心内膜激动处的心内电图多呈现起始部低幅电位，提示远场电位。心室内起搏标测未发现与室性心动过速体表心电图 12 导联 QRS 波形态相同的起搏点。8 例通过心脏静脉系统标测发现最早的心室激动点〔体表心电图最早 QRS 波前 15～50ms，平均（32±12）ms〕和完全或近乎完全的起搏标测位于心大静脉的远端 1 例、心前间隔静脉的近端 7 例。1 例患者在左心室流出道消融成，1 例患者在心大静脉远端血管内消融成功，其他患者在右心室/左心室内消融失败（图 3-4-6、7、8、9）。

　　王祖禄等指出在心脏静脉内标测和射频消融可能有一定的局限性，如果室性心动过速起源点轻度偏离心脏静脉或位于室间隔深部，则从心脏静脉内消融有解剖学上的局限性。此外在心脏静脉内射频消融，因为电极的冷却效应不值而出现早期阻抗升高以致于难以达到较好效果。心脏静脉内或主动脉瓣上冠状动脉窦口附近消融有损伤邻近冠状动脉的危险性。

　　3）起源于左心室前壁基部特发性心外膜室性心动过速。

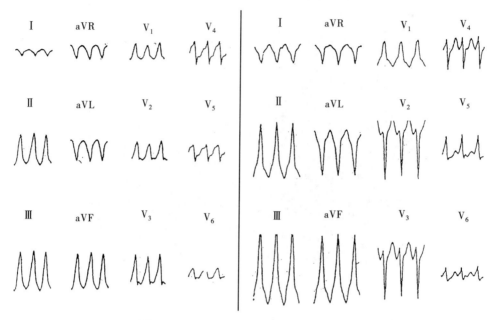

图 3-4-6　A 帧：8/9 患者；B 帧：1/9 患者

特发性左心室流出道心外膜侧室性心动过速心电图特征（引自王祖禄，等. 2001）

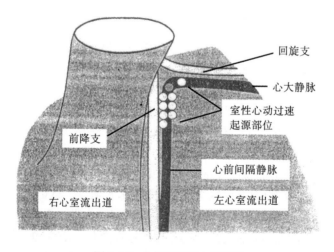

图 3-4-7　9 例起源于心脏静脉

系统的特发性心外膜室性心动过速（引自王祖禄，等. 2001）

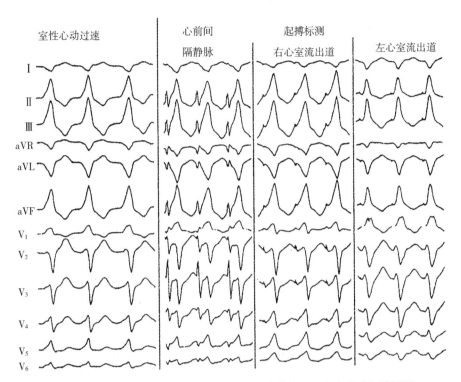

图 3-4-8　从心前间隔静脉近端、右心室流出道和左心室流出道起搏标测

在心前间隔静脉起搏标测获得与自发室性心动过速几乎完全相同的 QRS 波，而在右心室和左心室获得的最好的起搏标测与临床室性心动过速的形态明显不同（引自王祖禄，等. 2001）

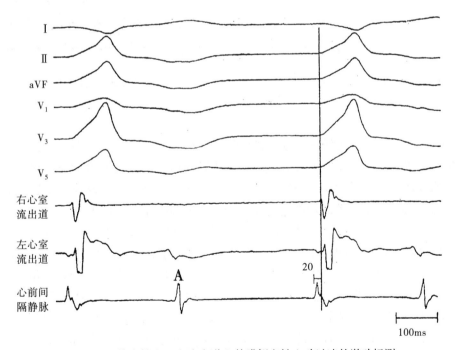

图 3-4-9　特发性左心室流出道心外膜侧室性心动过速的激动标测

此例患者经右心室和左心室心内膜及经心脏静脉标测发现最早激动点（-20ms）在心前间隔静脉的近端。尽管左心室心内膜激动时间较早（-15ms），但心室激动的起始部为振幅和频率都非常低的电位，提示远场电位（引自王祖禄，等. 2001）

刘启明等（2009）报道一例：患者男性，24 岁，反复心动过速 5 年。发病初表现为频发室性期前收缩、短阵室性心动过速，1 年后表现为持续性室性心动过速，发作时无血流动力学障碍。曾在他院行电生理检查 CARTO 指导心内膜途径标测消融治疗未成功。口服普罗帕酮、美托洛尔、氟卡尼、胺碘酮等治疗效不佳。入院查心率 162 次/分，心脏左下扩大。超声心动图左室舒张末期内径 63mm，左室射血分数 35%。心电图心动过速时示 V_1 导联正向，Ⅱ、Ⅲ、aVF 导联直立，aVF 导联负向。假 Δ 波间期 35ms，R 波峰时间 92ms，RS 间期 132ms，提示室性心动过速起源于左心室心外膜可能性大（图 3-4-10）。

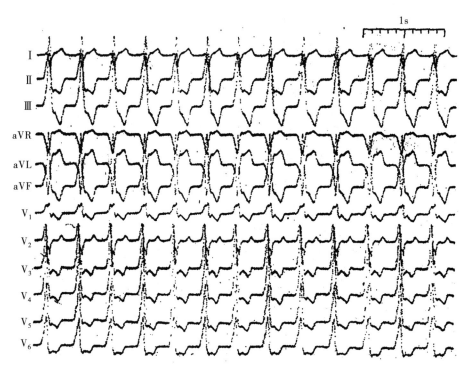

图 3-4-10　起源于左心室前基底部特发性心外膜室性心动过速心电图（引自刘启明，等. 2009）

患者平卧位。用 18F 薄壁短斜面静脉穿刺针自左肋膈角向左 30°进针，针尖偏向水平位，感觉到有落穿感或感到心脏搏动时，注射少量造影剂，见造影剂局限于心包影内，提示到达心包腔，通过穿刺针送入盐水灌注标测消融导管。CARTO 三维指引下重建心外膜图，发现心动过速最早激动点位于左心室前壁基底部。心动过速时局部电位较体表心电图 QRS 波提前 29ms。起搏的 12 导联体表心电图与心动过速时完全一致。冠状动脉造影提示导管与冠状动脉距离大于 1.0cm。设定消融能量 30W、43℃、盐水灌注流速 17ml/min，消融 10s 终止心动过速。但在右心室 S_1S_1 刺激仍可诱发出心电图形态一致的室性心动过速，提高消融能量至 50W、40℃盐水灌注流速 20ml/min，反复消融未成功。故可能位于心室肌或邻近心内膜存在室性心动过速另一起源点。导管从股静脉进入，穿过房间隔导入盐水导管 CARTO 标测重建左心室心内膜图，提示心动过速最早激动位于左心室前壁基底部，与心外膜标测到的最早激动点相对应设定能量 50W、48℃盐水灌注流速 20ml/min，消融 15s 终止室性心动过速。异丙肾上腺素静脉注射后，$S_1S_1/S_1S_2/S_1S_2S_3$ 多程序刺激未诱出心动过速。消融中持续抽吸保持心包胞腔负压状态。消融后心包腔内放置猪尾巴导管，观察 24 小时无出血后拔鞘。术后 36 小时又再发室性心动过速，再次心外膜途径标测消融 15s 心动过速终止，再行程序刺激不能诱发。随访 20 个月室性心动过速无复发。

　　这是一例心外膜和心内膜途径联合标测消融特发性左心室前壁基底部起源位点，其靠近房室沟，该处往往广泛存在脂肪垫分布，影响心外膜途径的消融效能，提示本例室性心动过速可能起源于心外膜下基质或心室肌。

　　心脏脂肪垫分布于壁层心包以外，即心包脂肪垫，还常见于脏层心包（即心外膜）下，脏层心包与心肌之间称心外膜脂肪垫，少见于心包腔内。心包脂肪垫是一种正常表现，多见于 50 岁以上的较肥胖者。发生在左心膈角的机会较多，也可从发生于右心膈角，甚至双侧。

　　文献报告心外膜室性心律失常发生部位常在心脏脂肪垫周围，与该处心肌组织容易出现发育不良，容易发生脂肪变性有关，如右心脂肪垫周围，又称心脏发育不良三角（右心室心尖部、漏斗部及膈面或下壁）。

　　心外膜脂肪垫主要有位于上腔静脉与右上肺静脉之间的第一脂肪垫，下腔静脉和右下肺静脉之间的第二脂肪垫，上腔静脉和主动脉根部的第三脂肪垫。随年龄增加，均有增厚趋势，但过度增厚提示冠心病、脑梗死的发生率明显升高。内含神经节，与房性心律失常发生有关。

　　（4）起源于右心室游离壁特发性心外膜室性心动过速。

　　Bazan 等（2006）发现判断左心室心外膜室性心动过速的标准，不适合于右心室，对于右心室游离壁心外膜起源的室性心动过速，有 I 导联起始的 Q 波，V_2 导联呈 QS 形等。

　　洪浪等（2009）报道一例起源于右心室游离壁心外膜特发性室性心动过速经皮心包穿刺行射频消融术。患者女性，45 岁，反复心悸、心慌、胸闷 2 年，伴黑蒙 2 次入院，心电图示室性心动过速（单形性），心率为 188~194 次/分，QRS 波宽大畸形，I、II、III、aVF、V_5、V_6 导联 QRS 波主波向上，并在 R 波的顶端有明显切迹，V_1 导联主波向下（图 3-4-11）。在 CARTO 标测系统指引下，常

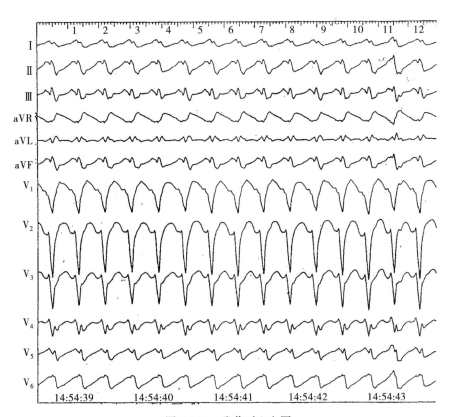

图 3-4-11　发作时心电图

室性心动过速，心率为 188~194 次/分，QRS 波宽大畸形，I、II、III、aVF、V_5、V_6 导联 QRS 波

主波朝上，并在 R 波的顶端有明显切迹，V_1 导联主波朝下（引自洪浪，等. 2009）

规心内膜标测，在右室游离壁标测到最早激动点，局部激动时间（LAT）较体表心电图 V_1 导联 QRS 波提早 96ms，于此处起搏大头对 QRS 波形时体表心电图相似（图 3-4-12）。应用冷盐水大头以 15～40W、40°～50℃在该处及周围反复放电消融不能终止心动过速。再仔细观察患者发作时的心电图，QRS 波宽大畸形，QRS 波时限高达 190ms，在心内膜最早激动点大头导管的单极电图起始部分为正向，呈 RS 型，提示室性心动过速来源于心外膜。随即在 X 线透视下经皮剑突下心包穿刺。用长度 7mm 的 18G 穿刺针从左肋膈角朝上、朝左向心影内进针，当针头接近心脏轮廓时，推注少许造影剂以判针头是否进入心包腔，证实穿刺心包腔成功后，经穿刺针插入 J 型钢丝，置入 9F 鞘，送入 4mm 磁导航温控大头经心包腔至右室心外膜，并建立心外膜右室三维解剖结构图。在右室游离壁心外膜标测到与心内膜体表心电图最早激动点相对应的最早激动点，局部激动时间（LAT）较体表心电图 V_1 导联 QRS 波提前 109ms，局部单极电图为 QS 波形。穿刺左股动脉，行右冠状动脉造影，以观察消融大头与冠状动脉距离。以温控 40W、55℃消融，消融中室性心动过速的频率逐渐减慢至 140～145 次/分。消融 10s 终止室性心动过速（图 3-4-13），巩固放电 90s。术后起搏右心室电极，反复 S_1S_1、S_2S_2 刺激未能诱发室性心动过速。术后随访 18 个月无复发。

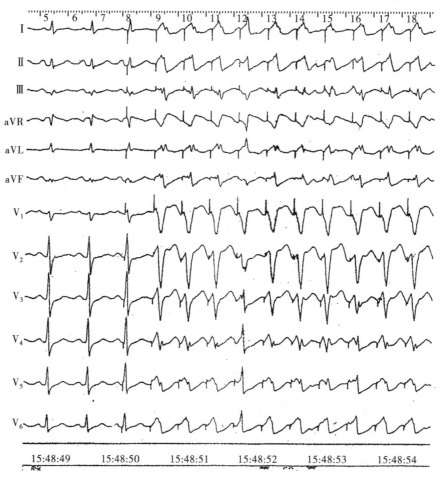

图 3-4-12　在右室游离壁心内膜标测到最早激动点起搏的心电图。起搏的 QRS 波形与发作时体表心电图一致（引自洪浪，等. 2009）

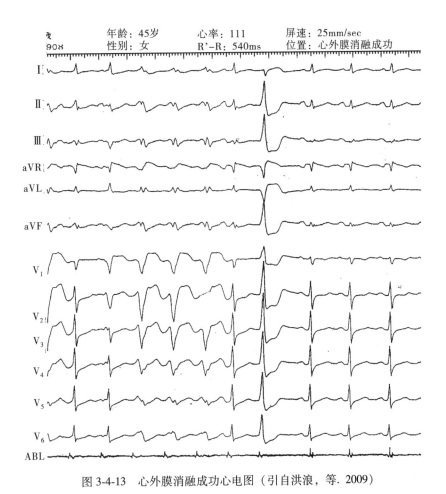

年龄：45岁　　心率：111　　屏速：25mm/sec
性别：女　　　R'-R：540ms　　位置：心外膜消融成功

图 3-4-13　心外膜消融成功心电图（引自洪浪，等. 2009）

　　洪浪等对本例诊治的体会：①常规心内膜标测到最早激动点反复放电消融不能终止室性心动过速，应仔细观察患者发作时心电图，心外膜室性心动过速 QRS 波多宽大畸形，时限明显延长，尤以 QRS 波的起始段为甚。大头在心内膜最早激动点的单极电图起始部为正向，呈 RS 型，提示室性心动过速来自心外膜。②选择合式的穿刺针，要选用有足够长度且针头斜面较短的穿刺针，经皮剑突下心包穿刺的方法可达到心影内；正常人心包腔内含有少量浆液（约 15～30ml），在没有心包积液的情况下，心包腔间隔很窄，穿刺针顶到壁层时，易使壁脏层紧贴，穿过时无突破感，易损伤心肌及血管，穿刺针进入心包的针尖斜面部分较短则不易损伤心肌及冠状动脉。③正确判断是否穿刺成功当针头接近心影时应小心进针，并推注少量造影剂以判断针尖是否进入心包腔，一旦进入心包腔造影剂将围绕心脏影呈扇状扩散，经穿刺针送入 J 型导丝，导丝可沿心影自心左缘达心右缘。确认穿刺成功方可进鞘。④消融大头及条件的选择：d'Avila 等在研究中比例 4mm 温控大头与冷盐水灌注大头在正常心肌心外膜消融损伤深度分别为 3.7±1.3mm、6.7±1.7mm，损伤长径 11±2.7mm、13.7±3.5mm，认为心外膜脂垫较厚。冷盐水灌注大头穿透力更深更有效。但消融中生理盐水经开放式的冷盐水灌注大头不断流入心包腔有造成心包压塞的风险。⑤心外膜消融前应行冠脉造影。心外膜大头消融损伤范围直径可达 11±2.7mm。⑥麻醉方式：心外膜消融时刺激心包患者疼痛剧烈，影响手术进行本例采用静注吗啡、劳泰尼等后仍感不适。⑦导管大头可损伤血管引起心包积液，术后应常规行超声心动图检查，必要时留置心包引流管 12～24 小时。

常规心内膜消融深度往往不能达到（左心室）心外膜病灶，其原因是正常成年人右室心肌厚度约 2~5mm，左心室心肌厚度舒张期 8~11mm，收缩期可达 14~16mm。而 4mm 大头导管消融损伤范围为长径 7.8±2.8mm，短径 6.5±1.6mm，深度 2.67±0.35mm；冷盐水灌注大头消融损伤范围直径可达 12.4mm，深度可达 8mm。故对肌层较厚的左室心外膜室性心动过速，消融达不到心外膜而失败。此外，心室内膜面肌小梁纵横交错，亦会影响大头贴靠是否紧密有并。

（5）起源于瓣环的心外膜特发性室性心动过速　二尖瓣环局灶室性心动过速在一组特发性室性心动过速报告中占 5%，室性心动过速在 V_1 导联呈右束支传导阻滞或 RS 图形，在 V_2~V_6 导联中呈单向 R 波或 RS 图形。心内膜消融通常是成功的，偶尔需要从冠状静脉内消融。

一个残余的靠近主动脉二尖瓣连接区的房室传导系统，如"绝对终点"通道异常可能发挥作用，导致二尖瓣环室性心动过速发生。三尖瓣环室性心动过速，优先起源于右心室间隔区。

体表心电图可给术者提供心外膜室性心动过速起源点的信息。但仍存在一定的误差。例如患者心脏转位程度、心腔大小、相对解位置高低的不同等因素，均可影响到室性心动过速时体表心电图 QRS 波的形态，故体表心电图心外膜室性心动过速的定位仍有一定局限性。

（四）心内膜标测对心外膜起源的室性心动过速的识别和预测价值

心内膜标测结合体表心电图 QRS 形态特征可增加心外膜室性心动过速识别的准确性，当心内膜激动标测到以下情况时，可提示折返环位于心外膜或心外膜起源。

（1）Cesario 等（2006）认为标测不到心室激动最早点或呈现低电压电位（<0.15mV），提示系远场电位。

（2）Ouya 等（2003）认为出现宽大、碎裂的局部性心内膜激动波形。

（3）在消融术中可能持续诱发室性心动过速提示心外膜来源的室性心动过速可能性。

（4）对已行心内膜标测和射频消融术而未能终止室性心动过速者，应高度怀疑室性心动过速起源于心外膜。

对怀疑起源于左心室基底部的心外膜室性心动过速，可通过标测冠状静脉窦及其分支判断室性心动过速的来源，可通过寻找：①室性心动过速或室性期前收缩时心外膜激动时间提前体表心电图 15~50ms 靶点；②最早心室激动电位起始部有高频、高幅的电位和或同时有近似完全相同的起搏标测图。

（五）心外膜标测室性心动过速起源部位

无论是心电图甚或三维电解剖系统进行心内膜标测来识别心外膜室性心动过速的起源部位均存在一定的误差。经心外膜途径直接标测技术操作要求也很高，这些阻碍了心外膜标测消融术的开展。国内也只有少数报道。需进一步探讨。

参 考 文 献

1. Klein LS, Shih HT, Hackett FK, et al. Radiofrequency catheter ablation of ventricular tachycardia in patients without structural heart disease. Circulation, 1993, 85：1666-1674.

2. Nakagawa H, Beckman KJ, McClelland JH, et al. Radiofrequency catheter ablation of idiopathic left ventricular tachycardia guided by qa Purkinje potential. Circulation, 1993, 88：2607-2617.

3. Arruda M, Chandrasefaran K, Reynolds D, et al. Idiopathic epicardial outflow tract ventricular tachycardia：implications for RF catheter ablation ［J］. PACE, 1996, 19：183.

4. Arruda M, Chandeasekaran K, Reynolds D, et al. Idiopathic epicardial outflow tract ventricular tachycardia：implications for RF catheter ablation. PACE, 1996, 19（Part Ⅱ）：611.

5. Sosa E, Scanavcca M, D'Avila A, et al. A new technique to perform epicardial mapping in the electrophysiology laboratory

［J］. Cardiovasc Electrophysiol, 1996, 7：531.

6. Pogwizd SM, McKenzie JP, Cain ME. Mechanisms underlying spontaneous and induced ventricular arrhythmias in patients with idiopathic dilated cardiomyopathy ［J］. Circulation, 1998, 98：2 404.

7. Watanabe G, Misaki T, Nakajima K, et al. Thoracoscopic radiofrequency ablation of the myocardium ［J］. PACE, 1998, 21：553.

8. frequency catheter ablation of ventricular tachycardia ［J］. Cardiovasc Electrophysiol, 1997, 8：916.

9. Nakagawa H, Fred HM, Wittkampf PhD, et al. Inverse relationship between size and lesion size during raiofrequency ablation with active electrod cooling ［J］. Circulation, 1998, 98：458.

10. Sosa E, Scanavacca M, D'Avila A et al. Endocardial and epicardial abaltion guided by nonsurgical transthoracic epicardial mapping to treat recurrent ventricular tachycardia ［J］. J Cardiavasc Elecreophysiol, 1998, 9：229.

11. Kim RJ, Fieno DS, Parrish TB, et al. Relationship of MRI delayed contrast enhancement to irreversible injury, infarct age, and contractile function ［J］. Circulation, 1999, 100：1 992.

12. Sadanaga T, Saeki K, Yoshimoto T, et al. Repetitive monomorphic tachycardia of left cusp origin. PACE, 1999, 22：1553-1556.

13. Sosa E, Scanavacca M, d', Avila A, et al. Nonsurgical transthoracic epicardial catheter ablation to treat recurrent ventricular tachycardia occurring late after myocardial infarction ［J］. Am Coll Cardiol, 2000, 35：1 442.

14. Marchlinski FE, Callans DJ, Gottlieb CD, et al. Linear ablation lesions for control of unmappable ventricular tachycardia in patients with ischemic and nonischemic cardiomyopathy ［J］. Circulation, 2000, 101：1 288.

15. Kanagaratnam L, Tomassoni G, Schweikert R, et al. Mapping and ablation of an under-recogrized form of a left bundle inferior axis normal heart ventricular tachycardia originating from the aortic cusp. PACE, 2000, 23（Part Ⅱ）：595.

16. Ouyang FF, Parwis F, Siew YH, et al. Repetitive monomorphic ventricular tachycardia originating from the aortic sinus cusp. Electrocardiographic characterization for guiding catheter ablation. J Am Coll Cardiol, 2002, 39：500-508.

17. d'Avila A, Gutierrez P, Scanavacca M, et al. Effects of radiofrequency pulse delivered in the vicinity of the coronary arteries: implications for nonsurgical transthoracic epicardial catheter ablation to treat ventricular tachycardia ［J］. PACE, 2002, 25：1 488.

18. Soejima K, Stevenson WG, Maisel WH, et al. Electrically unexcitreentry circuit isthmus: feasibility for guiding ventricular tachycardia ablation ［J］. Circulation, 2002, 106：1 678.

19. Brugada J, Berruezo A, Cuesta A, et al. Nonsurgical transthoracic epicardial radiofrequency ablation: an alternative in incessant ventricular tachycardia, J Am Coll Cardiol, 2003, 41：2036-2043.

20. Ouyang F, Antz M, Deger FT, et al. An underrecognized subepicardial reentrant ventricular tachycardia attributable to left ventricular aneurysm in patients with normal coronary arteriograms ［J］. Circulation, 2003, 107：2 702.

21. Berruezo A, Mont L, Nava S, et al. Electrocardiographic recognition of the rpicardial origin of ventricular tachycardias. Circulation, 2004, 109：1842-1847.

22. d'Avila A, Houghtaling C, Gutierrez P, et al. Catheter ablation of ventricular epicardial tissue: a comparison of standard and cooled-tip radiofrequency energy ［J］. Circulation, 2004, 109：2 363

23. Kyoko Soejima, William G. Stevenson, John L, Sapp, etc. Endocardial and epicardial radiofrequency ablation of ventricular tachycardia associated with dilated cardiomyopathy: The importance of low-voltage scars ［J］. J Am Coll Cardiol, 2004; 43：1834-1842.

24. Schweikert RA, SalibaW I, Tomassoni G. Percutaneous pericardial instrumentation for endoepicardial mapping of previously failed ablations ［J］. Circulation, 2003; 108（11）：1329-1335.

25. Soejima K, Couper G, cooper JM, et al. Subxiphoid surgical approach for epicardial catheter based mapping and ablation in patients with prior cardiac surgery or difficult pericardial access ［J］. Circulation, 2004; 110（10）：1197-1201.

26. Soejima K, Stevenson WG, Sapp JL, et al. Endocardial and epicardial radiofrequency ablation of ventricular tachycardia associated with dilated cardiomyopathy: The importance of low-voltage scars ［J］. J Am Coll Cardiol, 2004, 43：1 834.

27. Marchlinski FE, Zado E, Dixit S, et al. Electroanatomic substrate and outcome of catheter ablative therapy for ventricular tachycardia in setting of right ventricular cardiomyopathy ［J］. Circulation, 2004, 110：2 293.

28. Yukio S, Kazutaka A, Atsushi T, et al. Electrocardiographic and electrophysiologic characteristics of ventricular tachycardia originating within the pulmonary artery. J Am Coll Cardiol, 2005, 45：887-895.

29. Tanner H, Hindricks G, Schirdewahn P, et al. Outflow tract tachycardia with R/S transition in lead V3：six different anatomic approaches for successful ablation. J Am Coll Cardiol, 2005, 45：418-423.

30. Bello D, Fieno DS, Kin RJ, et al. Infarct morphology identifies patients with substrate for sustained ventricular tachycardia [J]. J Am Coll Cardiol, 2005, 45：1 104.

31. Sosa E, Scanavacca M. Epicardial mapping and ablation technique to control ventricular techycardia [J]. J Cardiovasc Electrophysiol, 2005, 16：449.

32. Daniels DV, Lu Y-Y, Morton JB, et al. Idiopathic epicardial left ventricular tachycardia originating remote from the sinus of valsalva：electrophysiological characteristics, catheter ablation, and identification from the 12-lead electrocardiogram [J]. Circulation, 2006, 113：1 659.

33. Bazan V, Bala R, Garcia FC, et al. Twelve-lead ECG features to identify ventricular tachycardia arising from the eqpicardial right ventricle. Heart Rhythm, 2006, 3：1132-1139.

34. Gronefeld G, Israel C, Lu SB, Wang QS, Meng S, Hohnloser SH. Stepwise approach to substrate tion of ventricular tachycardia after myocardial infarction [J]. Chin Med (Eng), 2006；119 (14)：1182-1189.

Obel OA, d'Avila A, Neuzil P, et al. Ablation of left ventricular epicardial outflow tract tachycardia from the distal liac vein [J]. J Am Coll Cardiol, 2006；48 (9)；1813-1817.

35. Cesario DA, Vaseghi M, Boyle NG, et al. Value of high-density endocardial and epicardial mapping for catheter ablation of hemodynamically unstable ventricular tachycardia [J]. Heart Rhythm, 2006, 3：1.

36. Kwong RY, Chan AK, Brown KA, et al. Impact of unrecognized myocardial scar detected by cardiac magnetic resonance imaging on event-free survival in patients presenting with signs or symptoms of coronary artery disease [J]. Circulation, 2006, 113：2 733.

37. Bazan V, Gerstenfeld EP, Garcia FC, et al. Site-specific twelvelead ECG features to identify and epicardial origin for left ventricular tachycardia in the absence of myocardial infarction [J]. Heart Rhythm, 2007, 4：1 403

38. Reddy VY, Reynolds MR, Neuzil P, et al. Prophylactic catheter ablation for the prevention of defibrillator therapy [J]. N Eng J Med, 2007, 357：2 657.

39. Reddy, Matthew R, Reynolds, Petr Neuzil, etc Prophylactic Catheter Ablation for the Prevention of or Therapy [J]. N Engl J Med, 2007；357：2657-2665.

40. Wang QS, Gronefeld G, Israel C, Lu SB, Shao Y, Ehrlich JR, Hohnloser SH. Refinement of CARTOabstrate modification in patients with ventricular tachycardia after myocardial infarction [J]. Chin Med J (Engl). 1 (2)：122-127.

41. Lin D, Ilkhanff L, gerstenfeld E, et al. Twelve-lead electrocardiolgraphic echocardiography6 and electroanatomic mapping. Heart Rhythm, 2008, 5：663-669.

42. Takumi Y, Thomas M, Harish D, et al. Idiopathic ventricular arrhythmias originating from the aortic root. J Am Coll Cardiol, 2008, 52：731-739.

43. Miguel AA, Eduardo C, Alberto P, et al. Three-dimensional nonfluoroscopic guidance for right coronary cusp ventricular tachycardia ablation. Heart Rhythm, 2008, 5：326-327.

44. Daniels DV, Lu YY, Morton JB, et al. Idiopathic epicardial leftventricular tachycardia originating remote from the sinus of valsalva：electrophysiological characteristics, catheter ablation, and identification from the 12-lead electrocardiogram. Circulation, 2006, 113：1659-1666.

45. Cano O, Hutchinson M, Lin D, et al. Electroanatomic substrate and ablation outcome for suspected epicardial ventricular tachycardia in left ventricular nonischemic cardiomycapathy [J]. J Am Coll Cardiol, 2009, 54：799.

46. Lim KK, Maron BJ, Knight BP. Successful catheter ablation of hemodynamically unstable monomorphic ventricular tachycardia in a patient with hypertrophic cardiomyopath and apical aneurysm [J]. J Am Coll Cardiol, 2009, 20：445.

47. Bogun FM, Desjardins B, Good E, et al. Delayed-enhanced magnetic resonance imaging in nonischemic cardiomyopathy：utility for identifying the ventricular arrhythmia substrate [J]. J Am Coll Cardiol, 2009, 53：1 138.

48. Codreanu A, Odille F, Aliot E, et al. Electroanatomic characterization of post-infarct scars comparison with 3-dimensional

myocardial scar reconstruction based on magnetic resonance imaging ［J］. J Am Coll Cardiol, 2009, 52：839.

49. Rudolph A, Abdel-Aty H, Bohl S, et al. Noninvasive detection of fibrosis applying contrast-enhanced cardiac magnetic resonance in different forms of left ventricular hypertrophy：relation to remodeling ［J］. J Am Coll Cardiol, 2009, 53：284.

50. Tedrow U, Stevenson WG. Strategies for epicardial mapping and ablation of ventricular tachycardia ［J］. J Cardiovasc Electrophysiol, 2009, 20：710.

51. Siew YH. A anatomic insithts for catheter ablation of ventricular tachycardia. Heart Rhythm, 2009, 6：S77-S80.

52. Oscar Cano, Mathew Hutchinson, David Lin, etc. Electroanatomic Substrate and Ablation Outcome for Suspected Epicardial Ventricular Tachycardia in Left Ventricular Nonischemic Cardiomyopathy ［J］. J Am Coll Cardiol, 2009；54：799~808.

53. Fleming CP, Quan KJ, Rollins AM. Toward guidance of epicardial cardiac radiofrequency ablation therapy using optical coherence tomography ［J］. J Biomed Opt, 2010：15 (4)：041510.

54. Sacher F, Roberts-Thomson K, Maury P, etc. Epicardial ventricular tachycardia ablation a multicenter safety study ［J］. J Am Coll Cardiol, 2010；55 (21)：2366-2372.

55. Grimard C, Lacotte J, Hidden-lucet F, et al. Percutaneous epicardial radiofrequency ablation of ventricular arrhythmias after failure of endocardial approach：a 9-year experience ［J］. J Cardiovasc Electrophysiol, 2010, 21：56.

56. Schmidt B, Chun KR, Baensch D, etc. Catheter ablation for ventricular tachycardia after failed endocardial ablation：Epicardial substrate or inappropriate endocardial ablation ［J］？ Heart Rhythm, 2010；7 (12)：1746-1752.

57. Valles E, Bazan V, Marchlinski FE, ECG criteria to idontify epicardial ventricular tachycardia in nonischemic cardiomyopathy ［J］. Circ Arrhythm Electrophysiol, 2010, 3：63.

58. Pasquale S, Luigi Di B, Dhanunjay L, et al. Radiofrequency catheter ablation of ventricular arrhythmias in patients with hypertrophic cardiomyopathy：safety and feasibility ［J］. Heart rhythm, 2010, 7：1 036.

59. Sacher F, Roberts-Thomson K, Maury P, et al. Epicardial ventricular tachycardia ablation：A multicenter safety study ［J］. J Am Coll Cardiol, 2010, 55：2 366.

60. Haris MH, Cory M. lsolated septal substrate for ventricular tachycardia in nonischemic dilated cardiomyopathy：Incidence, characterization, and implications. Heart Rhythm, 2011, 8：1169-1176.

61. Haris MH, Francis EM. Electroanatomic mapping and catheter ablation of ventricular tachycardia in arrhythmogenic cardiomyopathy. Cardiac Electrophysiol Clin, 2011, 3：299-310.

62. Langberg J, Griffin JC, Herre JM, et al. Catheter ablation of accessory pathways using radiofrequency energy in the canine coronary sinus ［J］. J Am Coll Cardiol, 1989, 13：491

63. Giorgberidze I, Saksena S, Krol RB, et al. Efficacy and safety of radiofrequency catheter ablation of left-sided accessory pathways through the coronary sinus ［J］. Am J Cardiol, 1995, 76：359.

64. Brooks R, Burgess JH. Idiopathic ventricular tachycardia：a review ［J］. Medicine, 1998, 67：271.

65. Kautzner J, Bytesnik J, Cihak R, et al. Radiofrequency catheter ablation of postinfarction ventricular tachycardia from the proximal coronary sinus ［J］. J Cardiovasc Electrophysiol, 2001, 12：363.

66. Ito S, Tada H, Naito S, et al. Development and validation of an ECG algorithm for identifying the optimal ablation site for idiopathic ventricular outflow tract tachycardia ［J］. J Cardiovasc Electrophysiol, 2003, 14 (12)：1 280.

67. Jadonath RL, Schwartzman DS, Preger MW, et al. Utility of the 12-lead electrocardiogram in localizing the origin of right outflow tract tachycardia. Am Heart J, 1995, 130：1107-1113.

68. Hachiya H, Aonuma K, Yamauchi Y. Electrocardiographic characteristics of left ventricular outflow tract tachycardia. PACE, 2000, 23：1930-1934.

69. Kanagaratnam L, Tomassoni G, Schweikert R, et al. Ventricular tachycardias arising from the aortic sinus of valsalva：an underrecognized variant of left outflow tract ventricular tachycardia. J Am Coll Cardiol, 2001, 37：1408-1414.

70. Ouyang F, Fotuhi P, Ho SY, et al. Repetitive monomorphic ventricular tachycardia originating from the aortic sinus cusp：electrocardiographic characterization for guiding catheter ablation. J Am Coll Cardiol, 2002, 39：500-508.

71. Hachiya H, Aonuma K, Yamauchi Y, et al. How to diagnose, locate, and ablate coronary cusp ventricular tachycardia.

J Cardiovasc Electrophysiol, 2002, 13：551-556.

72. OUyang F, Antz M, Deger FT, et al. An underrecognized subepicardial reentrant ventricular tachycardia attributable to left ventricular aneurysm in patients with normal coronary arteriograms. Circulation, 2003, 107：2702-2709.

73. Schweikert RA, Saliba WI, Tomassoni G, et al. Percutaneous pericardial instrumentation for endo-epicardial mapping of previously failed ablations. Circulation, 2003, 108：1329-1335.

74. Ito S, Tada H, Naito S, et al. Development and validation of an ECG algorithm for identifying the optimal ablation site for idiopathic ventricular outflow tract tachycardia. J Cardiovasc Electrophysiol, 2003, 14：1280-1286.

75. Berruezo A, Mont L, Nava S, et al. Electrocardiographic recognition of the epicardial origin of ventricular tachycardias. Circulation, 2004, 109：1842-1847.

76. Sekiguchi Y, Aonuma K, Takahashi A, et al. Electrocardiographic and electrophysiologic characteristics of ventricular tachycardia originating within the pulmonary artery. J Am Coll Cardiol, 2005, 45：887-895.

77. Garcia FC, Bazan V, Zado ES, et al. Epicardial substrate and outcome with epicardial ablation of ventricular tachycardia in arrhythmogenic right ventricular cardiomyopathy/dysplasia. Circulation, 2009, 120：366-375.

78. 舒茂琴, 宋治远, 冉擘力, 等. 特发性室性心动过速的导管射频消融治疗效果. 第三军医大学学报, 2008, 30：441-443.

79. 王祖禄, 黄从新, 梁延春, 等. 应用电解剖标测系统引导经盐水灌注导管消融法洛四联症术后的室性心动过速. 中华心律失常学杂志, 2007, 11：95-102.

80. 王祖禄, 韩雅玲, 王守力, 等. 特发性左心室流出道心外膜侧室性心动过速 [J]. 中华心律失常学杂志, 2001：12 (5)：339.

81. 洪浪, 王洪, 赖珩莉, 等. 经皮心包穿刺行心外膜室性心动过速射频消融 [J]. 中国心脏起搏与心电生理杂志, 2009, 23：389.

82. 郑黎晖, 李晋新, 姚焰, 等. 体表心电图特征对特发性右心室流出道室性心动过速和室性早搏起源点的定位价值. 中华心律失常学杂志, 2009, 13：111-116.

83. 陈岗, 刘少稳. 8 特发性右心室流出道室性心动过速/室性早搏的消融治疗. 中华心律失常学杂志, 2009, 13：130-132.

84. 沈才杰, 储慧民, 陈晓敏. 心外膜室性心动过速的研究进展. 中国心脏起搏与心电生理杂志, 2011, 25 (6)：543.

85. 刘启明, 欧阳非凡, 周胜华, 等. 心外膜和心内膜途径联合标测消融室性心动过速一例. 中华心血管杂志, 2009；37 (6)：554.

86. 舒茂琴, 钟理, 冉擘力, 等. 流出道室性早搏/室性心动过速的导管消融疗效及体表心电图特征分析. 中华心律失常杂志, 2012；16 (5)：352.

87. 王祖禄, 杜丹. 体表心电图判断心外膜和心内膜起源的室性心动过速. 中华心律失常杂志, 2010；14 (1)：39.

88. 洪浪, 赖珩莉, 王洪, 等. 经心大静脉射频消融心外膜室性早搏一例. 中国心脏起搏与心电生理杂志, 2010；24 (1)：88.

89. 王祖禄, 韩雅玲, 王守力, 等. 特发性左心室流出道心外膜侧室性心动过速. 中华心律失常杂志, 2001, 5 (6)：339.

第四章　并行心律性室性心动过速

并行心律性室性心动过速（parasystole ventricular tachycardia，PVT）较其他并行心律性心动过速多见。

【心电图特点】

（一）并行心律性室性心动过速典型心电图特点

1. 连续出现 3 次或 3 次以上的室性异位搏动，QRS 增宽、畸形（图 4-0-1）。

2. 心动过速起始于联律间距不等的室性异位搏动。

3. 异位搏动频率加速，多在 60~150 次/分之间。

4. 最短的联律间期/最短室性异位搏动周期，长度<80%。

5. 并行心律性室性心动过速的停顿间期是并行心律性室性心动过速周期的整数倍数（图 4-0-2）。

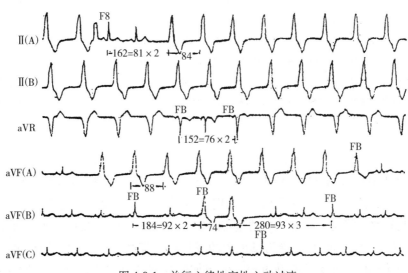

图 4-0-1　并行心律性室性心动过速

（二）对并行心律性室性心动过速典型心电图特点的细述

1. 室性并行心律的频率当大于 60 次/分即可诊断并行心律性室性心动过速，其频率多在 60~150 次/分之间，少数可达 140~220 次/分。Chung 的标准为 70~145 次/分。

2. 具备 4 个并行心律的特点，即配对时间不固定，异位搏动间期存在简单的数学关系，融合波，基本心律的节律重整。

3. 并行心律性室性心动过速散在的短阵发作时，室性异位搏动间间期呈逐渐缩短，继以突然延长，则为二度 I 型（文氏型）传出阻滞。如室性异位搏动间期长短不一，但彼此有整数倍数关系，则为二度 II 型传出阻滞或高度传出阻滞，后者频率不快，易被漏诊，如出现一个很短的室性异位搏动间期，即可诊断。当有 2 : 1 传出阻滞时，随着阻滞的出现和消失，心率可突然减半或增倍。

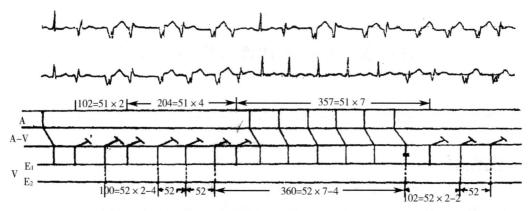

图 4-0-2　双重性并行心律性室性心动过速

患者男性，60 岁。因胸骨后持续压榨样疼痛 2 小时入院，ECG：$V_1 \sim V_6$ 导联 ST 段弓背向上抬高，有病理性 Q 波，随访 ECG 有 ST-T 动态变化，心肌酶谱峰值：CK 4 206U/L，CK-MB 31.2%，LDH 1 074U/L，LD_1/LD_2：1.69，AST 485U/L，诊断为急性广泛前壁心肌梗死。住院期间心电监护见频发室性期前收缩呈二联律，并行性室性心动过速，经用利多卡因、美西律治疗后心律失常消失。本文所描写之心律失常为入院第二天心电监护所见。本图为模拟 II 导联连续记录，基本心律为窦性，HR 107 次/分，P-R 0.20 s。QRS 主波向上，并可见 3 种宽大畸形的 QRS 波，为 Qr、Qs 伴切迹、Qrs，前二者 QRS 波前无相关 P 波，QRS>0.12s，冲动起源于心室分别为 E_1、E_2（E_1 梯形图所示，为下行第 2、4、8、15 心动；E_2 梯形图所示，为下行第 3、5、6、7、17、18 心动），后者 QRS 波形态介于窦性与 E_2 之间，且其前有窦性 P 波，考虑为窦性冲动下传至心室与 E_2 的冲动发生融合（为下行第 15 心动）。图下行 E_1 的间期分别为 1.02、2.04、3.57s，其间有倍数关系，频率为 118 次/分。图下行 E_2 的间期分别为 1、0.52、0.52、3.6、1.02、0.52s，亦存在倍数关系，频率为 115 次/分。推测存在两种并行性室性心动过速。心电图诊断：窦性心动过速，双重并行性室性心动过速（引自陆志刚等，1995）

4. 若并行心律性室性心动过速无传出阻滞，呈 1：1 传出阻滞，频率快速而规整。此时应与期前收缩性室性心动过速（频率大于 120 次/分）鉴别。鉴别时主要依靠心动过速发作时有无间歇出现，如果出现间歇，此间歇（指每一阵室性心动过速的最后一个室性 QRS 波群与下一阵室性心动过速的第一个室性 QRS 波群之间的间距），恰为其他短的或最短的室性异位搏动间期或最大公约数的整数倍数，则可诊断为并行心律性室性心动过速。但与加速性室性自主心律（非阵发性室性心动过速，频率 70~130 次/分）则不能用"呈倍数关系"来鉴别，而是依靠并行心律性室性心动过速的第一个室性异位搏动是突然提前的室性期前收缩，而加速性室性自主心律的发作，一般以晚发的室性期前收缩或室性融合波开始；发作多在基础心率慢时出现；发作前后无并行心律依据；发作时心室率大多在 60~100 次/分。吴尚勤等（1997）报道并行心律性室性心动过速发作时频率多在 100 次/分以上。可出现节律不等。

5. 并行心律性室性心动过速是心室自律性增强的表现，自律性脉冲为 1：1 传出或 2：1 传出阻滞时，室性心动过速节律为规则型，也可表现为并行心律性室性心动过速伴文氏型传出阻滞，也有其规律性。这两种类型均易识别。不典型的并行心律性室性心动过速可表现为节律绝对不齐或 R-R 间期长短交替。前者形成的机制推测如下：①不典型的文氏周期；②自律性起搏灶内或附近的隐匿性折返激动影响；③自律性起搏灶分内、外两层，出现分层阻滞时。后者机制为电紧张效应反馈到自律性起搏灶内而引起其自身周期的变化，并行节律夺获心室间期越短，对下一次起搏活性的电张性影响越大；并行收缩间期越长，则对下一次起搏的电张性影响越小，致使并行心律性室性心动过速表现为 R-R 间期长短交替。若电张性和分层阻滞同时影响到起搏灶内，致使并行心律性室性心动过速节律更无规律可循。蒋绮年等（1994）报道 47 例并行心律性室性心动过速速节律可分为 3 种类型：①不规则型 39 例（83%），最多见；②规则型 2 例（4.2%）；③长短 R-R 间期交替型 6 例（12.7%）。

6. 并行心律性室性心动过速的持续时间不一，可反复发作，间隔以正常窦性心律。蒋绮年等报道 47 例，并行心律性室性心动过速频率平均 96.8±18.2 次/分，每一阵室性心动过速持续时间为 0.90~120s，平均 24.3±15.6s。QRS 波形均为单行性，呈右束支传导阻滞型者 38 例（81%），左束支传导阻滞型者 9 例（19%），QRS 时限 0.11~0.14s。并行心律性室性心动过速异搏周期平均 406.8±88.6ms。

7. 频发室性期前收缩符合并行心律的规则，QRS 波形与室性心动过速时相同，可见室性融合波。

【心电图特殊类型】

（一）并行心律性室性心动过速

并行心律是一种机制特殊的心律失常。典型者常以早搏形式出现，但不典型并行心律却表现多样。如果以心动过速形式出现，根据频率的快慢，非常容易误诊为加速性自主心律或阵发性心动过速，特别是与前者更容易引起混淆（图 4-0-3）。

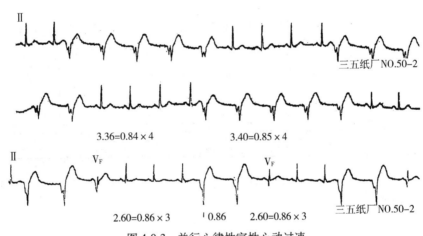

图 4-0-3　并行心律性室性心动过速

男，58 岁，冠心病患者，心电图第 1、2 行为 II 导联的连续记录，第 3 行为 III 导联。图中可见窦性搏动与宽大畸形的室性搏动交替出现，形成在窦性心律基础上的短阵室性心动过速。窦性搏动心率 79~80 次/分，室性搏动为 70~72 次/分，后者始终慢于前者。3~5 次室性搏动为一串，第一心搏都以期前收缩形式出现，明显短于室性心动过速周期。其联律间距不等，变化在 0.31~0.46s 间。联律间距短者，后跟逆传型 P 波；联律间距长者与窦性 P 波重叠。以后室性搏动以逸搏形式出现，连续发生，形成室性心动过速，与窦性之间形成干扰性房室分离，心动过速结束时无明显代偿间歇。在 III 导联窦性心律稍增快，则以不同程度的室性融合波而结束。中间夹有多次窦性搏动的室性搏动间歇是室性搏动周期的整数倍，说明多次窦性搏动均未能进入室性异位搏动点重整其周期，表现出单向传入阻滞特征。

（二）双重并行心律性室性心动过速伴二度 I 型至高度传出阻滞

伍国发（1985）报道一例：患者男性，65 岁，因突然心前区疼痛、头晕及心悸 7 小时急诊入院。诊断：急性下壁心肌梗死。经利多卡因及扩冠状动脉等药物治疗，原有心律失常消失，病情好转出院。

入院时记录的心电图（图 4-0-4），V_3 导联 QRS 波呈 4 种形态：①R_1、R_7、R_{13} 呈 RS 形，时限 0.07s，前有 P 波，P-R 大于 0.12s，为窦性 QRS 波；但 R_7 的 P-R 延长，可能是 R_6 逆行隐匿性传导所致；②$R_{2、3、5、6、10~12、14}$ 为 rS 形，时限 0.11s，前无相关的 P 波，异位周期 0.58~0.61s，有传入阻滞，频率约 101 次/分，为室性异位心律（本文称此组为 E_1 组，梯形图中以圆点表示）；③$R_{8、9、15}$ 呈 QS 形，波幅较前两者增大，时限 0.12s，前无 P 波，从 R_9 至 R_{15} 的距离，正好是 R_8-R_9 间期的 12 倍，亦有传入阻滞，其频率约 167 次/分，为另一室性异位心律（本文称此组为 E_2 组，梯形图中以小方块表示）；④R_4 的 R 波振幅小于窦性及 E_1 组的 R 波，S 波的振幅较窦性及 E_1 组的 S 波深，形态介于窦性搏动和 E_2 组室搏之间，前有 P 波，P-R 为 0.15s，而且 R_4-R_8=305s=38×8+1s，故为窦性心搏与 E_2 组室搏的室性融合波。

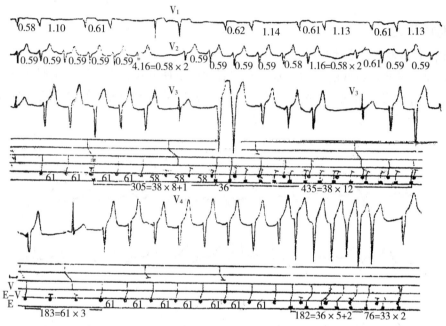

图 4-0-4　双重并行心律性室性心动过速伴二度 I 型至高度传出阻滞（引自伍国发. 1985）

V_1 的 R_1-R_3=58+110=56×3，R_7-R_9=62+114=58×3+2，R_9-R_{11} 及 R_{11}-R_{13} 均为 61+113=58×3，皆符合 3:2 的文氏周期。V_1 的 R_6 形态异于 E_1 组室搏，其前无 P 波，R_4-R_6=172=57×3+1，可能为 E_1 与 E_2 的室性融合波；R_7 较窄，形态异于窦性及 E_1 组 QRS，其前似有窦性 P 波，自 R_3-R_7=346=58×6-2，故为窦性与 E_1 组的室性融合波。

V_4 的 R_{17}S 波比 E_1 深窄，R_{16}-R_{17} 的间期 0.76s，正好是 0.38 秒的 2 倍，R_{10}-R_{17} 的间期 300=60×5，所以 R_{17} 系 E_1 与 E_2 形成的融合波。V_4 的 R_{11}-R_{16}=182=36×5+2，其周期分别为 44、43、35、29 及 31，系 E_2 组并行收缩性室性心动过速伴不典型文氏现象。

综上所述，本例心电图诊断为：双重并行心律性室性心动过速伴二度 I 型至高度传出阻滞。

（三）并行心律性室性心动过速伴文氏型传出阻滞（偶为顿挫性文氏型）

单纯并行性室性心动过速伴文氏型传出阻滞的诊断可依据异位 R′-R′ 间期不等但却有规律，其特点如同窦性心律伴典型文氏型房室传导阻滞时 R-R 间期由长渐短再突然变更长为特征，且通常其长 R-R 间期小于 2 倍短 R-R 间期，若出现顿挫性文氏型传出阻滞，则可见长 R-R 间期大于 2 倍短 R-R

间期而小于 3 倍短 R-R 间期。若连续发生 2 次或以上顿挫或伴干扰，则其长 R-R 间期大于 n 倍短 R-R 间期而小于 n+1 倍短 R-R 间期。本例亦适巧见到 2 段连续的室速伴文氏型及顿挫性文氏型传出阻滞，且在该段时间内发生干扰，造成短阵阻滞伴干扰双重因素引起的房室分离。诚然，有时干扰会发生在室内而出现室性融合波群。

间文德，薛枫，成宏伟（1997）报道一例：男，27 岁，因心悸 1 周入院，临床诊断：病毒性心肌炎。心电图 V_1 导联连续描记（图 4-0-5）示窦性心律稍有不齐，QRS 波群呈 rS 型，宽大畸形之 QRS 呈 rsR′型，其偶联间期明显不等，然而又没有折返性室性期前收缩伴折返径路内文氏现象的特点，故可排除折返性期前收缩。上行末：①1 个 QRS 波至下行 QRS_{1-4} 皆为室性心搏，但 R′-R′间期不等，前 4 个心搏成对出现，即短 R′-R′间期与长 R′-R′间期交替出现，而长 R′-R′间期又小于 2 倍的短 R′-R′间期，令人疑及并行性室速（周期 0.52s，频率约 115 次/分）伴文氏型传出阻滞，然而有时又可能为顿挫性文氏型传出阻滞（如下行 R_4 后未出现 R′成对，即说明发生顿挫性文氏型传出阻滞），加之窦性心搏对室性并行收缩的干扰这样两个原因，使得室性并行收缩的出现规律发生变异而不典型，但依据此 5 个连续异位室性心搏按文氏型传出阻滞所测算出的周期（0.52s）作出梯形图解，证实了这一解释的可信性。偶尔其与窦性下传心搏形成室性融合波群（上行 R_7、下行 R_8）。心电图诊断：窦性心律不齐，并行性室性心动过速伴文氏型（偶为顿挫性文氏型）传出阻滞，二者有时形成室性融合波群，有时形成短阵阻滞伴干扰性房室分离。

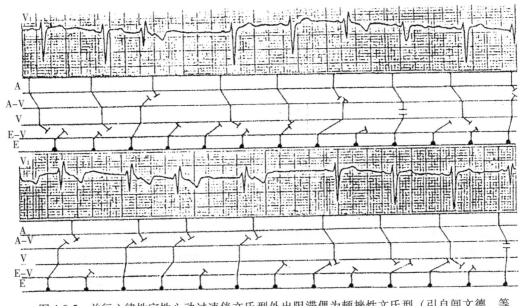

图 4-0-5　并行心律性室性心动过速伴文氏型外出阻滞偶为顿挫性文氏型（引自间文德，等. 1997）

（四）并行心律性左后分支室性心动过速伴二度Ⅰ型至高度传出阻滞

时志城（1996）报道一例：男性，31 岁，心慌、乏力 2 月余，体检未发现异常。心电图图 4-0-6A、B 为同次心电图非同步记录，图示：基本心律为窦性，可见频发的室性期前收缩，联律间期不固定，变动在 0.55~0.86s 之间，多成串发生（E_{1-6}，E_{9-14}）。E_9、E_{15} 形态略异于其他室性搏动，其前有相关 P 波，属室性融合波。最短的异搏周期（E_{7-8}）为 0.44s，如以此作为室性节律的基础周期，可测算出长异搏周期 E_{6-7}、E_{14-15} 以及成串出现的 E_{1-6}、E_{9-14} 恰能被之整除，变异系数仅为 4.4%，说明此例为 1 例典型的室性并行搏动（VPSR）。仔细测量发现

VPSR 中的 E_{1-6} 异搏周期由 0.52s 递增至 0.90s，$E_{9~11}$ 由 0.80s 至 0.95s，$E_{11~14}$ 呈不典型递增，而夹有窦性激动的长异搏周期中有数次 PSR 未传出，提示并行灶传出过程中发生了二度 I 型及高度传出阻滞。图 4-0-6A 中示 PSR 在肢体导联表现为 LAFB 型，胸导联则为 CRBBB 型，推测 PSR 起源于左后分支。图 4-0-6B 的 V_5a 中的 P_2 预期出现，P-R 明显延长使窦性 QRS 后延，距下一次窦性激动时距缩短，显然为前一次 VPSR 隐匿性逆传至房室交接区形成的干扰性 P-R 延长。心电图诊断：①窦性心律；②左后分支并行心律性心动过速伴二度 I 型至高度传出阻滞；③部分并行心搏伴房室交接区干扰。

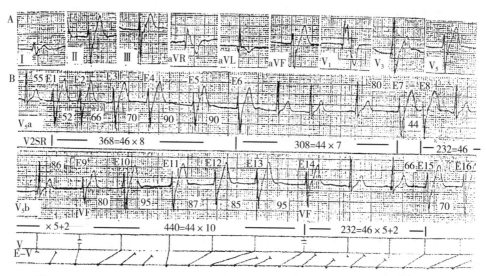

图 4-0-6　左后分支并行心律性室性心动过速伴二度 I 型至高度传出阻滞（引自时志城. 1996）

　　本例异位搏动的联律间期不固定，可见室性融合波，长、短异搏之间存在倍数关系，故诊断为 VPSR。其形态表现为 LAFB 和 CRBBB 型，因此判定 PSR 位于左后分支远端，源于此的激动较早地沿着左后分支下传到相应的心室肌，稍后再激动左前分支所支配的心室肌。另外，左心室的激动通过室间隔的浦肯野纤维的吻合支传向对侧心室，即形成了左后分支性搏动的系列图形改变。

　　本例 VPSR 节律不规整，与二度 I 型传出阻滞有时转变为高度传出阻滞有关，且有些文氏周期的 R-R 间期不呈逐渐延长，属不典型的文氏周期。推测机制为：并行灶周围细胞的受损程度由轻到重，传出一定范围后，其传导速度逐渐减慢，加上受来自主导节律和并行节律本身的激动不完全性侵入而产生的隐匿传导，使并行灶周围组织的不应期延长，从而引起传出阻滞。

　　（五）并行心律性室性心动过速伴 6∶5~2∶1 文氏型传出阻滞

　　陈端编译，Glusepp 等（1984）报道一例：男性，65 岁，因心绞痛入院，其心律失常分析如下：心电图（图 4-0-7）为 II 导联连续记录。图示 QRS 波群增宽畸形，绝大多数 QRS 后随有逆行 P 波，并可见由每 2、3、5 个心动组成一组，每组 R′-R′ 间隔"进行性"缩短，继以一个长间歇，长间歇的长度比最短 R′-R′ 间隔的两倍为短，如（图 4-0-7）示，上行依次为 3∶2、4∶3、2∶1、3∶2 和 3∶2 文氏型异-室传出阻滞，下行呈 3∶2 和连续两个 6∶5 文氏型异-室传出阻滞，同时可见明显的逆行性房室传导的文氏现象。

　　心电图（图 4-0-8）也是 II 导联连续记录。上行见到 3∶2、2∶1 文氏型异-室传出阻滞，中行与下行间歇出现室性融合波（F）和短串窦性心动。含有窦性心动的长 R′-R′ 间歇为异位心动周期长度

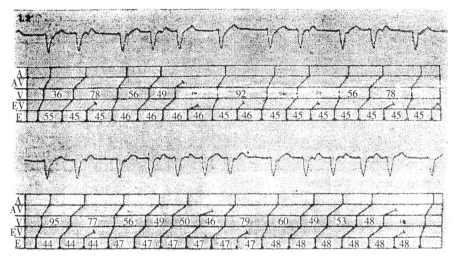

图 4-0-7　并行心律性室性心动过速伴 6：5~2：1 文氏型传出阻滞（引自 Glusepp，等. 1984）

的倍数，说明窦性激动没有打乱异位起搏点的节律，即没有使之重新安排周期，故属并行心律。紧跟窦性心动后第一个异位 R′-R′间隔分别为 0.73、0.75s，它们与随后 3：2 文氏周期的长间隔长度基本相等，从而推测在最后一个窦性心动几乎同时出现的一个异位激动（为 3：2 文氏周期中第一个异位激动）存在着隐匿性异-室传导，而窦性心动后第 1 个异位心动实际上是 3：2 文氏周期中的第 2 个异位心动，窦性心动后第 1 个 R′-R′间隔较长是由于包含有一个被阻滞的异位激动（3：2 文氏周期中第 3 个异位激动未传出）在内之故。

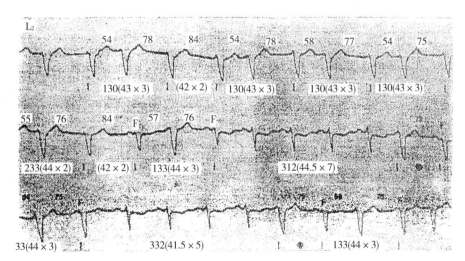

图 4-0-8　并行心律性室性心动过速伴 1：1 逆行房室传导阻滞（引自 Glusepp，等. 1984）

　　心电图（图 4-0-9）为 V₁ 导联连续记录。中、下行可见一阵由连续 29 个心动组成的并行心律性室性心动过速伴 1：1 逆行性房室传导。

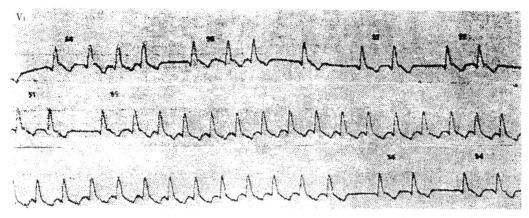

图 4-0-9 并行心律性室性心动过速伴 1:1 逆行房室传导阻滞（引自 Glusepp，等. 1984）

综上所述，本例为并行心律性室性心动过速伴有多种形式传出阻滞，有 6:5、4:3、3:2、2:1 文氏型异-室传出阻滞，也有 1:1 传导以及隐匿性异-室传导所构成的复杂心律失常。

（六）并行心律性室性心动过速伴交替性文氏型传出阻滞

田珺（1993）报道一例：患者，男性，46 岁。以阵发性心悸、胸闷 3 天住院。临床诊断：冠心病，心律失常型。

心电图（图 4-0-10）仅见 4 次下传的窦性搏动（S），呈 Rs 型，宽 0.08s，P-R 间期 0.16s，P-P 0.94~12.22s。在长异搏间期（0.94~1.16s）中窦 P 波未能如期出现，且长 P-P 12.22s 为 0.94s 的 13 倍，提示二度Ⅱ型窦房传出阻滞。

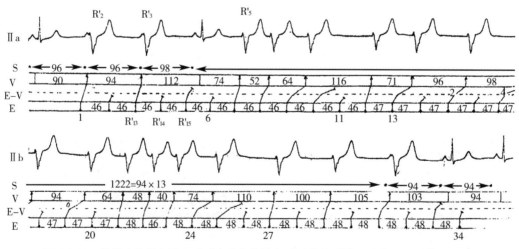

图 4-0-10 并行心律性室性心动过速伴交替性文氏型传出阻滞（引自田珺，等. 1993）

下传窦性心搏（$R_{1,4,20,21}$）与成对或成串之畸变 QRS-T 波形态一致，呈 rS 型，宽 0.16s，和窦性 P 无关；且与窦性心搏的配对间期不等（0.74~0.90s）；$R'_{2,3,5}$ 之间距有一最大公约数为 0.47±0.01s，恰与最短的 R'_{13}-R'_{14}（或 R'_{14}-R'_{15}）间期相等，符合 PSR 型 VT。其异位冲动（E）发放频率为 128 次/分。R'-R'不等，乃因并行灶和周围心室肌的连接处（EV）存在不规则的传出阻滞所致。梯形图示 $E_{1~6}$ 和 $E_{27~34}$ 在 EV 近端呈 2：1 传导，远端为 3：2 和 4：3 文氏型传导，最终以 3 个 E 连续受阻结束文氏周期，呈 A 型表现；$E_{24~26}$ 在 EV 近端呈 3：2 文氏型传导，远端为 2：1 传导，以 2 个 E 连续受阻结束文氏周期，呈 B 型表现；E_{24} 在 EV 远端的传导时间明显延迟，可能为 $E_{21~23}$ 在远端的连续 3 次传导，使 EV 远端的传导功能暂时受抑所致。$E_{7~11}$ 在 EV 近端和远端分别呈 5：4 与 4：3 文氏型传导，最后以 2 个 E 连续受阻终止文氏周期；此为 EV 不应期恢复创造了条件，使得 E_{12} 呈正常传出。$E_{13~20}$ 在 EV 近端呈 2：1 阻滞，远端呈"企图性"文氏型传导；$E_{21~23}$ 表现为 1：1 传导。值得指出的是，$E_{5,22}$ 很难排除在 EV 远端与窦性冲动发生干扰。

室性并行节奏点传出冲动的 AW，一般表现在 EV 交替 2：1 传导阻滞的基础上，传出的冲动呈现为传导时间进行性延长，最后有 3 个或 2 个冲动阻滞（A 或 B 型 AW）。然而，文氏传导之逐搏增量可有正数、零或负数的改变，加之互相掺杂复合，可出现多样化的心电图表现；有时交替下传的文氏周期还可呈隐匿性，故不一定有 3 个或 2 个冲动连续受阻。如该例 $E_{13~20}$ 文氏周期近端呈 2：1 传导，远端呈"企图性"文氏型传导，其传导增量先正数再减至零（0.02s→0.04s→0s），致使 EV 远端传导暂时改善，未表现 3 个冲动连续受阻。这种现象不同于一般的 A 型 AW，故笔者推测可能亦是 A 型 AW 的一种变异型。

AW 偶尔也可有远端和近端均为文氏传导（双文氏传导）本例 $E_{7~11}$ 即便是如此，其 R′-R′ 间期呈非典型文氏现象，乍一看，似单层阻滞，虽不能完全除外，但本例有 A 或 B 型 AW 为佐证，EV 具有双水平传出阻滞，故 $E_{7~11}$ 用双文氏传导解释较妥。

（七）并行心律性室性心动过速伴有不规则的传出阻滞

时志城（2002）报道 2 例并行心律性室性心动过速，异位周期极不规则，考虑为并行灶与心室肌之间存在不规则传出阻滞所致。

例1：男性，34 岁，心悸、发作性头晕 1 个月，体检除心律不齐外，无器质性心脏病依据。心电图（图 4-0-11）为 I、III、aVL 及 V_1 导联，上行数字表示异位 R-R 间期，下行数字表示推算出的并行节奏点固有周期。图示基础心律为窦性，频率 73 次/分。反复出现提前的、宽大畸形的室性异位搏动，多成串发生，持续 3~6 个心搏，且联律间期不固定，变动在 0.44~0.80s 之间，V_1 导联中 $R_{2,4}$ 形态异于其他异位搏动，其前有相关 P 波，为室性融合波。异位 R-R 间期不等，长、短异位 R-R 间期之间初看无倍数关系，但经仔细测算如以 0.37s 作为室性节律的基础周期，则包含了多次异位搏动的长 R-R 间距（I 导联中 $E_{1~3}$、$E_{3~6}$、$E_{7~9}$，III 导联 $E_{1~2}$，aVL 导联 $E_{1~6}$ 以及 V_1 中 $E_{1~4}$、$E_{4~8}$）恰好能被之整除，变异系数小于 6%，表明这是一例并行心律性室性心动过速，不规则的异位 R-R 间期，是并行灶向心室肌传出过程中存在不规则传出阻滞所致。图中另见室性并行搏动的 QRS 形态表现为左后分支阻滞伴右束支传导阻滞型，提示并行节奏点起源于左前分支。

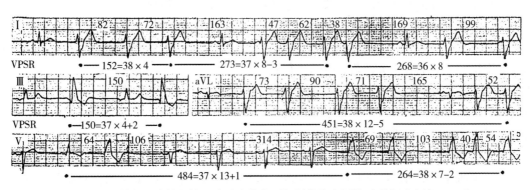

图 4-0-11 并行心律性室性心动过速伴有不规则的传出阻滞（引自时志城. 2002）

例 2：男性，60 岁，劳累后心悸、气短 1 月加重 1 周入院。扩张型心肌病、心力衰竭。心电图（图 4-0-12）为 V_1 导联示：$E_{1\sim8}$ 宽大畸形，呈右束支传导阻滞型，为室性异位搏动，其联律间期不固定，变动在 0.76~1.28s，部分异位搏动以逸搏形式出现（E_6），$E_{4、8}$ 形态略异于其他室性搏动，其前有相关 P 波，属实性融合波。室性搏动呈串出现时异位 R-R 间期不规则，在 0.60~1.96s 之间，经测算以 0.57s 作为并行节奏点的固有周期，包含了多次异位激动 $E_{1\sim5}$、$E_{5\sim8}$ 恰好能被之整除，变异系数为 2.7%，表明这也是一例并行心律性室性心动过速，异位 R-R 间期不规则是由于外出过程中伴有不规则传出阻滞所致。

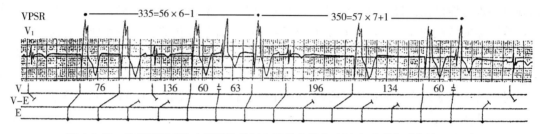

图 4-0-12　伴有不规则传出阻滞的并行心律性室性心动过速（引自时志城. 2002）

当并行节奏点自律性异常增强，并连续显现 3 次或 3 次以上便形成并行心律性心动过速。由于它们常以较快的频率（多在 70~250 次/分）释放冲动，传出时往往伴随不同类型的传出阻滞，导致异位 R-R 间期不规整。产生原因往往与传出阻滞的程度、类型、主导节律点的侵入、并行灶周围的显性及隐匿性折返以及并行节奏点自身电紧张调频等因素有关，造成并行心律的不典型改变。本例依据异位搏动的联律间期不等，偶见室性融合波，并行心律固有周期与长异位 R-R 间期之间有倍数关系，诊断为并行心律性室性心动过速是可信的。但异位 R-R 间期的极不规则，表明它们的外出阻滞属变异性或不规则性，其产生机制可能并行灶周围的受损程度轻重不一，传出一定范围后，其传导速度或快或慢，加上来自主导和并行节律本身激动的不完全侵入而产生隐匿性传导，使并行灶周围组织不应期延长，从而引起激动传出后的速度和传导比例发生改变，导致异位 R-R 间期不规则。

【治疗】

并行心律的治疗主要针对病因治疗。正常人出现房性或交接区性并行心律，如无明显症状，可不需要治疗。若出现室性并行心律、症状明显的房性或交接区性并行心律以及各类并行心律性心动过速，则可选用与相应类型的期前收缩或心动过速的治疗方法进行治疗。

并行心律的患者通常无症状，频发的并行心律或并行心律性心动过速的患者可有心悸、胸部压迫感等症状。也常有过度疲劳、超负荷工作、情绪变化、过度紧张、失眠等诱因。可经休息、镇静、去除诱因或服用一般的抗心律失常药，可迅速得到控制。

并行心律性室性心动过速如无症状可不必治疗。有症状的并行心律性室性心动过速，适当选用美西律或普罗帕酮口服治疗，或静脉推注或滴注。增加传导阻滞比例，即可使并行心律性室性心动过速消失，或转为偶发并行性室性期前收缩。

严炎根等对 19 例并行心律性室性心动过速的治疗是，3 例用口服地西泮、氯化钾后消失；3 例口服地西泮、美西律后消失；6 例用利多卡因 50~100mg 静脉注射后即刻消失。蒋绮年等对 47 例并行心律性室性心动过速治疗，其中 20 例服用美西律 300~450mg/d，10 例普罗帕酮 450mg/d，在用药 24 小时内心悸症状缓解，心电图复查并行心律性室性心动过速消失。其中 17 例因症状明显，心电监测示并行心律性室性心动过速频繁出现，2 例构成持续性室性心动过速，即用静脉给药，16 例用常规剂量的利多卡因治疗，半小时后室性心动过速控制消失，1 例静脉用普鲁卡因酰胺时，并行心律性室性心动过速立即消失。

有人主张在器质性心脏病患者并发这类心律失常，虽为良性心律失常，但仍需迅速给予控制。可静脉滴注常规剂量的利多卡因或普鲁卡因酰胺等药物，都可在短时内控制。

也有人报道并行节奏点对上述药物耐药，因此，称为耐药的期前收缩，尤其在老年人出现耐药期前收缩，常提示系并行心律。

并行心律与洋地黄的关系：洋地黄治疗过程中出现的室性期前收缩，往往是洋地黄中毒引起的。而并行心律则属于非洋地黄中毒性心律失常。当并行心律合并心力衰竭时，用洋地黄控制心力衰竭，心脏状况改善后，室性并行心律失常消失。

【预后】

一般认为，并行心律与并行心律性心动过速有 86% 合并器质性心脏病，所以患者的预后显然与基础心脏疾病有关。并行心律与急性心肌梗死，几组报道都认为利多卡因治疗效果良好，近、远期效果良好。认为急性心肌梗死合并室性并行心律性心动过速及室性并行心律，不会加重预后。Barter 等（1974）提出，急性心肌梗死合并并行心律是一种良性心律失常。认为室性并行心律不易发生心室颤动、室性心动过速。

室性并行心律性心动过速是心室自律性增强的表现，由于起搏周围存在不同程度的传出阻滞，并行心律性室性心动过速的特点为节律显著不齐，速率不甚快，且很快能自行终止，常见为单形性非持续性室性心动过速，故不易造成严重血流动力学改变。一般不会蜕变为心室颤动、室性心动过速，其原因可能是并行心律灶周围有一层保护性阻滞区，该区的不应期常较正常心肌组织为长，并行心律激动至少需在保护性阻滞和邻近组织绝对不应期过后方能传出。所以，并行心律性室性心动过速本身无危险性，一旦接受治疗易被药物控制，并且不易复发。现将国内几组报道介绍如下：

严炎根等（1988）报道对 19 例并行心律性室性心动过速（其中有器质性心脏病 4 例，无器质性心脏病 15 例）患者进行治疗后心律失常全部消失，又经随访 2~6 年无复发。丁怀翌等报道的 23 例，李利华等报道的 15 例，与上述结果相同。

金绍国等（1993）报道对 45 岁以下 44 例病因不明的并行心律性室性心动过速，经 6~10 年的随访，无 1 例死于心脏病或发展为明显的器质性心脏病。这与国外对无器质性心脏病合并并行心律性室性心动过速随访结果一致。经 24 小时动态心电图检查，显示 6~10 年后有 56.7% 的原有并行心律性室性心动过速患者，仍可见到与早先记录相似的室性异位搏动，提示作为并行心律起搏点的心肌病变，在部分病例可能长期存在。推测每当劳累或上感时，起搏灶兴奋性增高或传入阻滞增强，因而室性异位搏动增多，并且通常仍表现并行心律型。动态心电图检查可发现短阵室性心动过速，提示常规心电图诊断不明原因的并行心律性室性心动过速远期预后良好。

蒋绮年等（1994）报道 47 例并行心律性室性心动过速，认为无器质性心脏病的中青年人者更为多见，占 74.5%（35/47）。对其中 29 例（4 例有器质性心脏病，25 例无明确原因者）随访 3 个月至 10 年，并行心律性室性心动过速治疗后均无再发，亦未见心脏有异常改变。

但是，Chung 等（1964）在早年曾报道并行心律患者中有相当数量的患者有不可逆的变化，病死率较高，常在数周至数月内死亡。也有个别作者指出室性并行心律不受窦性心律的干扰，室性异位搏动可以落在窦性周期的任何时期，当其落在心室易颤期时（R 波落在 T 波上），则有可能诱发室性心动过速或心室颤动。但国内尚未见有类似报道。

关于多重性并行心律的预后：Chung 等指出多重性并行心律几乎全部伴有器质性心脏病。颜和昌等（1981）报道的 4 例症状均较重，认为多重性并行心律的预后要比单个并行心律差。

参 考 文 献

1. 杨钧国，李治安，杨心田. 心律失常的近代概念. 上海：上海科学技术出版社，1990，112.

2. 任在镐，周君富，庄亚纯. 并行心律诊断标准存在的问题. 临床心电学杂志，1995，4(1)：2.

3. 任在镐，庄亚纯，周君富. 关于并行心律诊断标准的商榷. 中华心血管病杂志，1996，24：119.

4. 庄亚纯. 并行心律性心动过速的心电图诊断. 临床心电学杂志. 临床心电学杂志，1996，5(3)：124.

5. 吴尚勤，梁爽霖，王惠忠，等. 室性并行心律 34 例临床分析. 天津医药，1987，15 (10)：589.

6. 金绍国，席敏玲，余荣水，等. 原因不明的并行心律性室性心动过速的远期预后. 心电学杂志，1993，12(3)：174.

7. 马元铮，汪国强. 交接性并行心律隐匿性传导致假性房室传导阻滞. 心电学杂志，1995，14(2)：89.

8. 间文德，周爱生. 房室交接区性并行心律伴窦交-室性融合波. 中国循环杂志，1993，8(2)：111.

9. 颜和昌，庄亚纯. 双重性房室交接区性并行心律. 中华心血管病杂志，1981，9(3)：201.

10. 裘中. 房室交接区内双重并行心律. 心电学杂志，1990，9(3)：182.

11. 李乔华. 双重性并行心律酷似交接区逸搏反复二联律. 心电学杂志，1993，12(2)：100.

12. 常振华，刘文杰. 间歇性并行心律伴并行心律灶折返. 心电学杂志，1986，5(3)：170.

13. 谢同玉，沈文定. 房室交接区性并行心律性心动过速逆行隐匿传导致假性窦性静止. 临床心血管病杂志，1996，(2)：101.

14. 赵世豪，方炳森. 形态逐搏改变的房室交接区性并行心律性心动过速. 心电学杂志，1987，6(4)：234.

15. 刘洁，卢喜烈，马军. 房性并行心律伴窦房折返. 心电学杂志，1988，7(1)：55.

16. 李利华. 室性心动过速 95 例临床及心电图分析. 临床心血管病杂志，1987，3：4.

17. 间文德，杨余录，周爱生，等. 室性并行心律酷似室性早搏三联律. 心电学杂志，1994，13(4)：218.

18. 包贞贞，王敏. 双重室性并行心律形成短阵室性二联律. 临床心电学杂志，1996，5(4)：176.

19. 夏宏器，邓开伯. 实用心律失常学. 第 2 版. 北京：2008，727.

第五章 束支折返型室性心动过速

束支折返型室性心动过速（bundle branch reentry vemtricular tachycardia，BBR-VT），是 1974 年 Akhtar 首先报告的 1 例。是一种少见的、具有明确而清晰的大折返环的室性心动过速。希氏束（至少其远端和双则束支）、希浦系统和心室肌是大折返环的组成部分。也可发生在分支间折返，称分支间折返性室性心动过速。束支折返型室性心动过速药物治疗无效，病死率高。

一、束支折返型室性心动过速

【病因】

束支折返型室性心动过速通常发生在器质性心脏病的基础上。最常见的是原发性扩张型心肌病，约占 50%。扩张型心肌病患者中，约 95%存在束支折返，其中 1/3 的患者存在束支折返型室性心动过速（BBR-VT）。在这类患者中，所有可诱发的持续性室性心动过速中 BBR-VT 约占 41%。少数发生于冠心病（尤其在心肌梗死后）所致缺血性心肌病，瓣膜性心脏病（主要是主动脉瓣关闭不全）和瓣膜性心脏病外科手术后（如主动脉瓣置换术后），Ebstein 畸形、酒精性、肥厚性、高血压性心肌病等病的基础上，也有发生在希浦系统传导障碍的患者，因持续性 BBR-VT 而猝死。尸检仅发现希浦系统的退行病变。这类室性心动过速的出现可能为这些疾病发展到一定程度的表现。此外，任何导致心脏扩大的疾病过程都有可能是其潜在的病因。中到重度的希浦系统病变是唯一重要的先决条件。

具有自发的持续性单形性室性心动过速患者中，缺血性心脏病患者诱发出 BBR-VT 的概率为 4.5%～6%；非缺血性心脏病患者为 16.7%～41%。在所有可诱发的持续性单形性室性心动过速中 BBR-VT 占 6%，发生 BBR-VT 的患者中，25%的患者又发现其他心肌病室性心动过速。

【发生机制】

临床电生理已确切证实 BBR-VT 的发生机制为希浦系内的大折返。希氏束和左、右束支通过室间隔心肌相连，即近端通过希氏束连接，远端通过室间隔连接，形成环路，由于左、右束支不应期的不同，在心动周期突然变化时，期前收缩可引发束支折返，折返的连续发生便形成束支折返性室性心动过速。折返冲动最常见的走行是沿右束支前传及左束支逆传，而产生呈完全性左束支传导阻滞图形（LBBB）的室性心动过速。由于逆传的路径不同（可仅沿左前分支或左后分支或两者）同时伴有电轴的变化。少数情况下折返方向相反而产生呈完全性右束支传导阻滞图形（RBBB）。多数左束支前传而由右束支逆传（图 5-1-1）。

局限于左束支分支间折返性室性心动过速的 QRS 波形态亦可表现为 RBBB 型，如左前分支和左后分支参与的室性心动过速，其中电轴右偏者为折返激动激动由左前分支前传，左后分支逆传，而伴电轴左偏者传导方向相反。

束支间折返是心室内大折返可分为两种类型：

（1）束支阻滞型：左束支的两个分支为一整体与右束支构成折返环路，其 QRS 波群，呈逆传侧束支阻滞图形。

（2）分支阻滞型：右束支与左束支的一个分支共同作为顺向支，而在束支另一分支作为逆传支，构成环路，其 QRS 波群呈逆传侧分支阻滞图形。

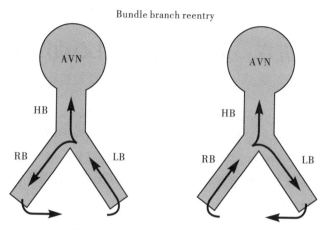

图 5-1-1　两种束支折返环的示意图

左侧是最常见类型的束支折返性室性心动过速。激动经左束支（LB）逆传，经右束支（RB）前传。这种室性心动过速的 QRS 波呈左束支传导阻滞图形。右侧为不常见类型的束支折返性室性心动过速。激动经右束支逆传，经左束支前传，室性心动过速 QRS 波呈右束支传导阻滞图形。AVN＝房室结；HB＝希氏束。（引自己 Ziad 等，2009）

　　束支折返型室性心动过速可被诱发，在心室期前刺激时，单个束支折返搏动与持续性束支折返的发生机制相同。以恒定的周长作右室驱动起搏时，可以引起一个配对间期较长的心室期前激动（V_2），逆传至希氏束（H）时要过右束支，因为右束支离右室刺激部位较近。当配对间期缩短时，右束支的逆向传导发生了延迟或阻滞，因为此时右束支尚处于相对或有效不应期。此时，改由左束支逆传。因为左束支的不应期较右束支短。还有冲动经室间隔传播到左室的延迟。当配对间期进一步缩短时，则右束支传导阻滞继续存在，而左束支的逆向传导延迟逐渐增加，表现为 H_2–V_2 间期逐渐延长，此时 H_2 可脱离 V_2 电图而出现在 V_2 之后。当配对间期减短至某范围时，左束支逆传时间增长；使右束支得以恢复其前向传导能力，这便出现一个呈左束支传导阻滞图形的心室搏动，即所谓的 V_3 现象，亦即束支折返。

　　在室内传导正常的患者，进行电生理检查常规进行心室刺激时，约 50% 的患者可诱发出单个束支折返搏动。当激动沿右束支或左束支前传时，束支折返的 QRS 形态，分别表现为左束支传导阻滞或右束支传导阻滞。大多数呈左束支传导阻滞图形。束支折返合并束支阻滞也偶见于右室起搏时。此时，要求左束支的有效不应期应长于右束支，或开始希浦系统双侧阻滞，随后右束支逆向传导恢复。此时行左室起搏不会增加右束支传导阻滞图形的束支折返的诱发概率。此外，在室内传导正常的患者，其束支折返有自行限制的现象。心脏结构正常时，希浦系统传导快和不应期长的特点阻止了束支折返的持续。常仅出现一个 V_3，希浦系统内的折返激动就会自发性终止。束支折返的自行终止绝大多数发生在心室肌和希氏束之间的逆传支（即心室肌—浦肯野纤维—左束支系统之间的某处）。有时折返激动的终止系由于前向阻滞所致，即在右束支—浦肯野纤维—心室肌系统内某处遇上了有效不应期，限制了束支折返的发生。束支折返是否持续，其是否成为心动过速，关键取决于折返前的传导速度及其之前组织恢复的情况，希浦系统存在传导异常，可减慢折返通路的传导，为束支折返搏动的产生，提供了条件。

　　在心室传导正常时，进行心室期前刺激，只在很少情况下可产生自行终止的窄 QRS 形束支折返。激动可通过左前分支或左后分支逆传后再经右束支和另一左束支分支前传，则心电图可表现为左前分支或左后分支传导阻滞的窄 QRS 波群。

此外，尚有下列两种改变可使束支折返持续发生。①患者心脏扩大导致解剖上的折返径路变长，使希浦系统周围的传导时间足够长；②希浦系统病变导致希浦系统传导减慢。这两个因素可使传导时间足够延长，直至希浦系统脱离不应期。

希浦系统的折返激动可分为下列三个类型：

（1）A 型：呈典型的束支折返激动。当刺激右心室时，逆向传导沿左束支，而前向传导经由右束支而引起心室激动。A 型折返性激动引起的室性心动过速，其 QRS 波群呈左束支传导阻滞图形。

（2）B 型：呈分支性折返激动。激动的逆传经由左束支的一根分支，前传径路则通过另一部分，由于心室激动是经由左束支系统的，故 QRS 波群呈右束支传导阻滞的图形。此外，在心脏正常者进行左室期前刺激，V₃ 常由分子性折返激动所致。

（3）C 型：折返环传导方向与 A 型相反，即逆传经由右束支，而前向激动经由左束支，是一种极少见的类型。即使有病变的希浦系统，C 型也是罕见的。

如上述特点，可以设想其右束支传导阻滞图形的 BBR-VT，在希氏束呈前向激动时较易产生。也即当一个前向传导的激动（窦性或房性期前的）在希浦系内受阻，则易发生阻滞的部位是右束支（因右束支的前向不应期较长），室上性激动便经由左束支前传到心室。此时，易于发生 C 型 BBR-VT，其逆向传导经由右束支，右束支的兴奋性比左束支先恢复。

扩张型心肌病是具有心室扩张并伴左/右心室收缩功能不全的包含了不同病因的一组心肌疾病。高血压、甲状腺疾病、病毒感染、长期饮酒等，是扩张型心肌病的内在、外在的病因。约 35% 的患者有一级亲属受累，提示有遗传因素。扩张型心肌病的组织学是非特异性的，但有显著的心肌细胞肥厚，存在轻微的局灶和间质纤维化，不含肌原纤维成分的"影细胞"和凋亡。扩张型心肌病患者的右室心肌活检显示 C_x43 的表达呈非均一性降低。已经显示扩张型心肌病的电压门控钠通道和 L 型钙通道减少至对照的 30%~50%。上述这些变化，扩张型心肌病的心脏出现传导异常、频繁发现的碎裂心电图、出现多发的频发室性期前收缩和非持续性室性心动过速。扩张型心肌病可出现非持续性和持续性室性心动过速，其中有 20%~40% 的患者中是以束支折返性室性心动过速出现。大多数单形性室性心动过速是由瘢痕相关的折返所致，这与陈旧性心肌梗死中的折返相似。自发和诱发的非持续性室性心动过速和异位搏动常提示为局灶性起源。

【临床表现】

扩张型心肌病以中老年男性患者多见，年龄大多在 50~70 岁之间。年轻人也有发病。

典型的束支折返型室性心动过速发作时，心室率很快，通常为 180~300 次/分。心动过速反复发作为持续性，亦可呈无休止性。可蜕变为心室颤动。当血流动力学不稳定时，可表现为低血压、心悸、心功能变化。75% 的患者表现为晕厥和猝死。患者多有反复晕厥发作和心脏骤停病史。常规的心脏检查扩张型心肌病患者显示有心脏扩大（普大型）、室壁运动普遍减弱，左室射血分数明显下降，并伴有原发基础心脏病的临床表现。

【心电图特点】

1. 束支折返型室性心动过速未发作时心电图特征：

（1）基础节律通常是正常窦性心律或心房颤动。

（2）几乎所有的 BBR-VT 患者都存在心室内传导异常。

（3）最常见的心电图传导异常是左束支传导阻滞型（LBBB）（图 5-1-2）及非特异性室内传导延迟（IVCD）（图 5-1-3）和 RR 间期延长。

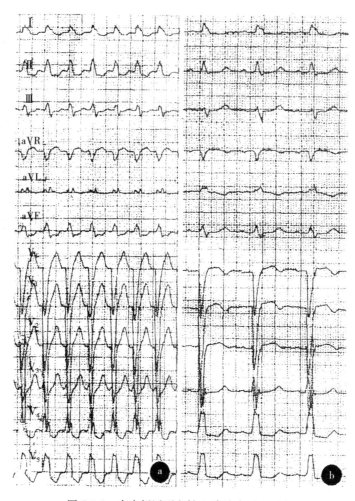

图 5-1-2　束支折返型室性心动过速（LBBB）

b 图示：束支折返型室性心动过速未发作时心电图记录。窦性心律伴典型的完全性左束支传导阻滞。

a 图：束支折返型室性心动过速发作时心电图记录（LBBB 型 VT）（引自单其俊等，2001）。

（4）也可出现完全性右束支传导阻滞图形（RBBB），它并不被排除出束支折返是室性心动过速的发生机制。但是 RBBB 型很少见。

在理论上虽然完全阻断是一侧束支的传导可以防止束支折返的发生。但在心电图上表现为完全性束支传导阻滞并不一定就准确说明传导被完全阻滞。

（5）常规心电图在窦性心律时，常可见到一度房室传导阻滞。QRS 可呈正常图形，也可呈左束支或右束支传导阻滞图形或非特异性室内传导延迟的 QRS 图形。

2. 束支折返型室性心动过速发作时心电图特点　束支折返型室性心动过速发作时通常较难记录到完整的 12 导联心电图，因为心室率太快、血流动力学很不稳定，心室率通常在 180～300 次/分（200 次/分多见）。

（1）心动过速发作时因折返径路相对固定。A 型者大多呈左束支传导阻滞图形，电轴正常或左偏（图 5-1-2）（图 5-1-4）。

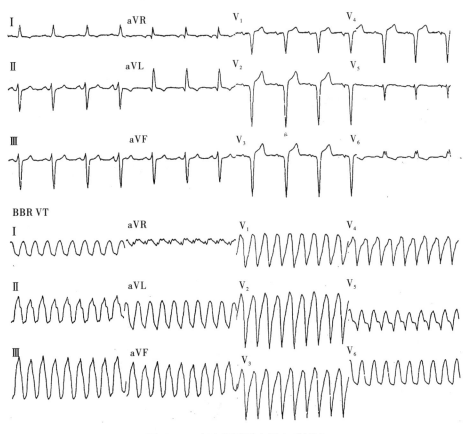

图 5-1-3　束支折返型室性心动过速

　　A 图：BBR-VT 未发作时心电图记录示非特异性室内传导延迟。表现为类似左束支传导阻滞的室内传导延迟（V_6 呈 R 型）。

　　B 图：BBR-VT 发作时呈典型的完全性左束支传导阻滞图形。(引自单其俊等，2001)

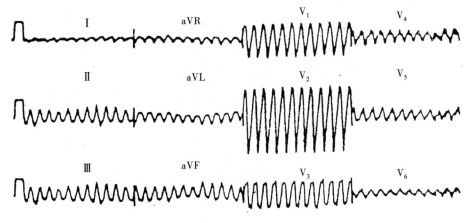

图 5-1-4　左束支传导阻滞型束支折返性室性心动过速

　　应注意：与心肌起源的室性心动过速相反，LBBB 形的束支折返的特点是在右胸导联显示快速的自身折返，提示初始的心室激动是通过希浦系统而非心室肌。

　　（2）右束支传导阻滞型的束支折返性室性心动过速较少见，其电轴常左偏，但也可呈正常或右偏，这取决于是经过那种分支前向传导（图 5-1-5）。

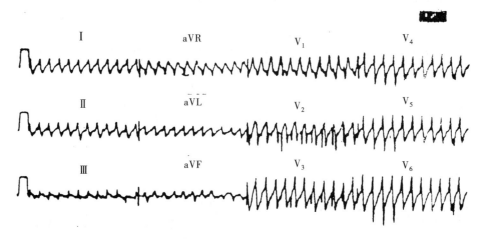

图 5-1-5　右束支传导阻滞型束支折返性心动过速

（3）在窦性心律伴有右束支传导阻滞时，其自发性室性心动过速发作或被期前收缩刺激诱发时，其 QRS 波形可呈左束支传导阻滞图形，反之亦然，同一患者可记录到 LBBB 型和 RBBB 型束支折返性室性心动过速（图 5-1-6）（图 5-1-7）

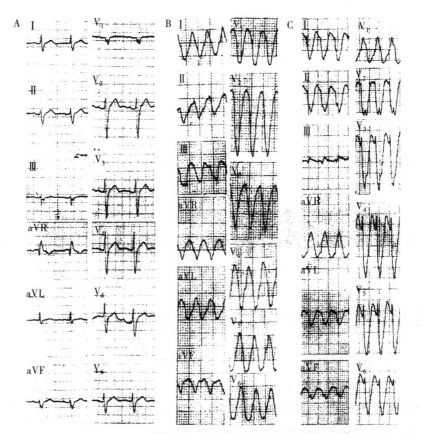

图 5-1-6　同一患者可记录到 RBBB 型和 LBBB 型两种束支折返性室性心动过速

图示：A：静息时心电图左室内传导阻滞，呈不典型的 RBBB。B：LBBB 型 BBR-VT，频率 240 次／分，C：RBBB 伴左前分支传导阻滞 BBR-VT，心率 240 次/分（引自刁青等，2008）

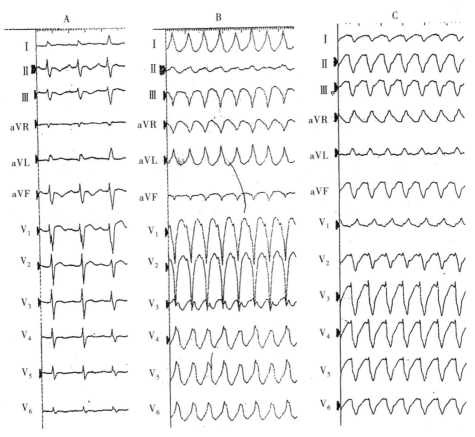

图 5-1-7 同一患者记录 LBBB 型和 RBBB 型两种 BBR-VT

图示 A：窦性心律；B：LBBB 型 BBR-VT；C：RBBB 型 BBR-VT（引自张劲林等，2011）

（4）窦性心律时呈 RBBB 型时，可突然转成自发性 LBBB 型束支折返型室性心动过速（图 5-1-8）。

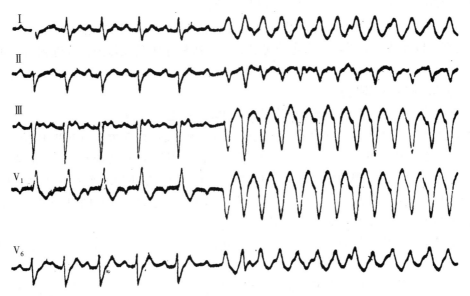

图 5-1-8 自发性 LBBB 型 BBR-VT

图示：窦性心律伴一度房室传导阻滞、右束支传导阻滞时，突发自发性左束支传导阻滞型 BBR-VT（引自 Touboui 等，1983）

（5）两侧束支折返的束支折返型室性心动过速，当其频率增快时，其 QRS 波与 T 波常融合可形成异常宽大的 QRS 波，类似心室扑动（图 5-1-9）。

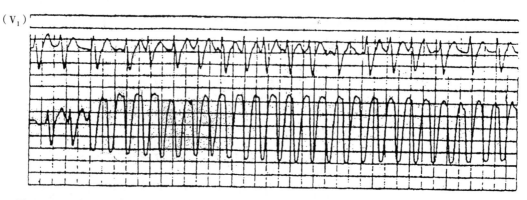

图 5-1-9　呈宽大 QRS 波的左束支传导阻滞型束支折返型室性心动过速（引自 Touboui 等，1983）

（6）心动过速发作呈持续性，甚至可呈无休止性。因为其一侧束支的前向传导完全阻滞时，其逆向传导仍可正常，所以仍可发生持续性束支折返性室性心动过速。

（7）因束支折返型室性心动过速均呈持续性室性心动过速，应有房室分离表现。

束支折返型室性心动过速的心电图表现虽有特点，但是，单纯从心电图表现是不易与特发性室性心动过速和病理性室性心动过速相鉴别。应结合临床和电生理检查确诊。

【电生理检查】

1. 正常窦性心律时电生理检查特点

（1）窦性心律时基础 H-V 间期均延长，平均 HV 间期约为 80ms（60~110ms），多大于 70ms。提示希浦系统传导障碍。希浦系统传导异常几乎所有患者均有，这是持续性束支折返的必要条件。最常见的异常是 LBBB 型的非特异性室内传导延迟和间期延长。

（2）有些患者在正常窦性心律时，HV 间期在正常范围内。实际上这些患者已经存在功能性希浦系统受损。表现 HV 间期延长及希氏束电位分裂，在心房程序刺激或短阵快速起搏时，可变得更为明显。

2. 心动过速时的电生理特点

（1）必须有临界程度的希浦系统逆向传导延迟才能发生心动过速。

（2）心动过速时，每个 V 波前有希氏束电位（H）和/或右束支电位（RBB 电位），H 在 RBB 之前，典型顺序是 V-H-RBB。若是罕见的 C 型束支折返，则每个 V 波前有 H 波和/或左束支电位（LBB 电位），H 在 LBB 前，典型顺序是 V-H-LBB。心动过速时的 H-RBB 间期短于窦性心律时的 H-RBB，而 RBB-V 间期应≥窦性心律时的 RBB-V。若是 C 型，且心动过速时的 H-LBB 短于窦性心律时的 H-RBB，而 LBB-V 则≥窦性心律时的 LBB-V。

（3）心动过速开始时，自发性 H-H 间期和 RB-RB 间期改变先于室性心动过速周长（V-V 间期）改变。

（4）心动过速时的 H-V 间期大于或等于窦性心律时的 H-V 间期，大于时间通常前者比后者延长 10~30ms，很少超过 50ms（H-V 间期多为 55~160ms）（图 5-1-10）

在一些少见病例，BBR-VT 时的 HV 间期略短于正常窦性心律的 HV 间期（不超过 15ms）是因束支折返时，束支作为折返环前传支激动心室的同时，其近端部分逆向激动希氏束，因此，HV 间期与

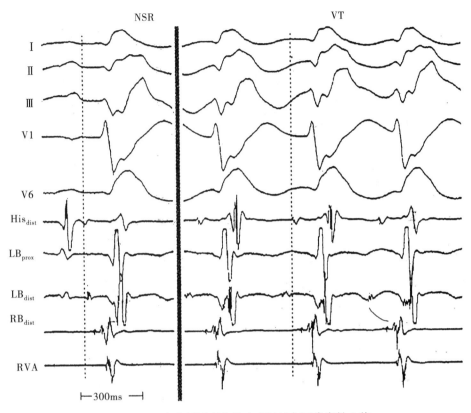

图 5-1-10　束支折返型室性心动过速与正常窦性心律

图示：正常窦性心律时希氏束电位后首先出现左束支（LB）电位，右束支（RB）激动进一步
延迟。心电图存在 LBBB 图形，提示尽管 LB 激动在 RB 之前，但左室希浦系统传导延迟发生在更远
处，表现为 LBBB。在室性心动过速发作时，激动沿 LB-HIS-RB 顺序传导。逆向 LB 激动非常延迟，
可能与窦律时心电图出现 LBBB 的原因相同（引自 Zizd 等，2009）

其前向和逆向激动时间相关，正常窦性心律时，希氏束和束支是先后激动的。

（5）在 LBBB 型的 BBR-VT 时，激动波经左束支向上逆传至希氏束，再经右束支前传激动心室。RBBB 型束支折返时激动顺序正好相反。HV 和 RB-B（LBBB 型）或 LB-V（RBBB 型室性心动过速）间期相对稳定，V-V 间期的自发变化在 H-H（RB-RB 或 LB-LB）间期变化之后，并随着间期变化而改变。它可以是自发的，最常见于室性心动过速诱发后即刻，或在心动过速时起搏心室来展示，也即室性心动过速周长受 V-H（V-RB 或 V-LB）间期变化的影响。偶尔 BBR-VT 时 V-V 间期振荡发生在 H-H 间期振荡之前，这是因为前向传导而不是逆向传导束支的传导发生了改变。

（6）常可出现房室分离。

3. 心动过速的诱发

（1）一般在右心室心尖部进行期前刺激来诱发 LBBB 型的束支折返。是否可诱发，需取决于期前刺激后希浦系统传导时间的延长程度（即 H-V 间期）。

（2）在进行固定周长右心室起搏和较长联律间期的心室期前刺激时，激动经右束支逆传至希氏束。随着期前刺激的联律间期缩短，会遇到右束支的相对不应期和有效不应期时，即表现出右束支逆向传导延迟和受阻滞。当右束支发生逆向传导阻滞激动经间隔传导，随后经左束支逆向上传至希氏束，导致 V_2-H_2 间期延长。

由于左束支的不应期较短，其激动经间隔传导有延迟，所以左束支可逆向传导。当进一步缩短期前刺激的联律间期时，则可增加左束支传导的延迟（即 V_2-H_2 间期明显增加）。当期前刺激的联律间期缩短到某个范围时，左束支逆向传导产生足够的延迟，使右束支得以恢复其前向传导能力，产生一个新的心室激动。表现为 LBBB 形的宽 QRS 的心室搏动。这一搏动称之为束支折返激动或 V_3 现象。

（3）V_2-H_2 间期（左束支逆向传导延迟）与 H_3-V_3 间期（右束支前向传导时间）呈负相关。此因激动跨间隔和上传左束支的速度越快，越有可能当它到达右束支时，右束支尚处于上一个期前刺激引发激动（隐匿性的）的不应期引起经右束支前传减慢。

（4）由于希浦系统的不应期具有周长依赖性，与恒定周长的起搏相比较，可发现短—长起搏周长后的心室期前刺激更易诱发束支折返。如果起搏周长突然改变（由长到短）可导致心肌—浦肯野纤维—右束支路径的阻滞发生在更远端的部位，很少发生隐匿性阻滞，因而该径路的兴奋性能更早恢复，尤其引起的折返激动的 H_2-V_3 间期也就更短。

（5）普鲁卡因胺可以增加希浦系统特别是有病变希浦系统内的传导时间。而异丙肾上腺素可能有助于诱发持续性束支折返。有些患者的心律失常仅能通过心房起搏诱发。

Caceres 等（1989）报道了对束支折返型室性心动过速进行电生理检查。观察到单个的心室期前刺激（S_2）诱发了持续性束支折返型室性心动过速（图 5-1-11）；心房起搏诱发的束支折返型室性心

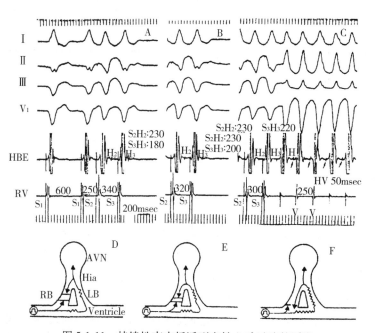

图 5-1-11　持续性束支折返型室性心动过速的诱发

　　本例患者必须用两个室性期前刺激诱发心动过速。在图 A S_1-S_2 间期为 250ms，一直持续到 B 和 C 图。在第 1 个室性期前刺激（S_2）后，出现逆行 H_2 除极，S_2-H_2 间期为 230ms。希氏束的逆行除极假定是由于右束支的逆行阻滞，而不是通过房间隔传导后向左束支逆行激动（图 D）。S_2-S_3 间期是 340ms 而且产生了 1 个 180ms 的 S_3-H_3 间期，但没有诱发心动过速。在图 B S_2-S_3 间期缩短到 320ms，同时引起了 S_3-H_3 的传导延迟为 200ms，其可能是由于在左束支或心室肌的传导减慢所致（图 E）。当图 C 当 $S_2$$S_3$ 间期缩短到 300ms，同时 S_3-H_3 相应的增至 220ms，束支折返性心动过速最终被诱发，折返环形成。图 F 表示了在左束支或是心室内的传导比图 B 更加缓慢，右束支远端有足够的时间从不应期中恢复，所以当折返环形成时允许再次兴奋该区域。束支折返在此例中包括有经右束支的前向传导，经左束支的逆向传导，故 QRS 的图形就是 1 个左束支传导阻滞图形。束支折返型室性心动过速希氏束是主动参与了折返环的形成。相反其他类型的室性心动过速可以证实希氏束的逆行除极，但是希氏束传导并不是维持心动过速所需要的。（引自 Caceres，等. 1989）

动过速（图 5-1-12）；在束支折返型室性心动过速和心室起搏过程中希浦系统激动（图 5-1-13）；希浦系统阻滞的持续性束支折返型室性心动过速的终止（图 5-1-14）；以及束支折返型室性心动过速自发终止的特点（图 5-1-15）（图 5-1-16）。

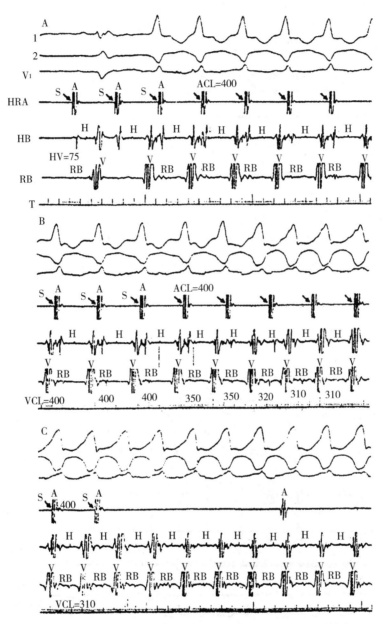

图 5-1-12　心房起搏诱发束支折返型室性心动过速电生理特点

A：当周长为 400ms 时给予心房起搏可诱发一功能性右束支传导阻滞。说明第二个起搏刺激可使 HV 进一步延长至 120ms（未标记）。由第一个起搏刺激前向传导除极形成的右束支电位可被逆向传导激动，因此跟随在 QRS 之后，并在希氏束和右束支之间出现蝉联现象。希氏束和右束支激动皆来自于同样的心房起搏刺激。但是，希氏束激动是经房室结前向传导的，而右束支是经室间隔传导逆向传导除极。在近右束支给予逆向传导刺激出现希氏束夺获后，蝉联现象将终止并引发束支折返型室性心动过速。

B：分别表明在蝉联现象和束支折返过程中，希氏束和右束支激动是相对同步的。心动过速时测 H-V 间期为 80ms。

C：显示房室分离和右束支传导阻滞型束支折返型室性心动过速适当的 RB-H 激动顺序。继持续性束支折返型室性心动过速诱发之后，连续心房起搏不会出现希氏束夺获，因此对心动过速无影响。（引自 Caceres 等，1989）

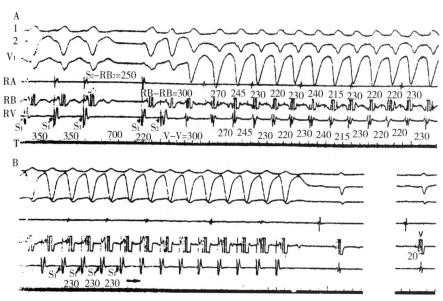

图 5-1-13 在束支折返型室性心动过速和心室起搏过程中希浦系统激动特点

A：基本周长由短至长改变及 S_2 刺激可诱发持续性束支折返型室性心动过速。说明不管心动过速周长如何变化，已延长为 45ms 的 RB-V 间期将保持恒定（与未标记的窦性节律 20ms 相比而言）。在心动过速周长稳定于 220~320ms 前，RB-RB 间期变化先于 VV 间期，提示希浦系统与心动过速有关。

B：在同一周长心室起搏，使已诱发的心动过速终止，表明右束支激动在心室电图之中（引自 Caceres 等，1989）

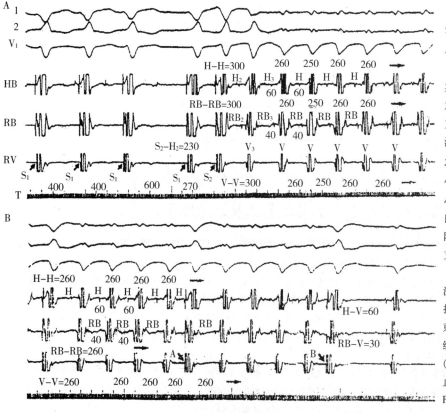

图 5-1-14 希浦系统阻滞的持续性束支折返型室性心动过速的终止图

A：一个由短至长的基本周期的变化及单个期前刺激诱发了左束支传导阻滞图形的持续的束支折返型室性心动过速。希氏束激动（H_2）在右束支（RB_2）之前，说明右束支激动后紧接着心室激动（V_3），后者是第一个心动过速搏动、与下图的 30ms 比 20ms 的 RB-V 是在束支传导阻滞时 H-RB 激动通过左束支的。

B：一个提前的室性期前刺激，在希氏束电位（箭头 A 所指）之后马上插入，后面的希氏束电位跟随出现，心动过速持续，一个更早的室性期前刺激（箭头 B 所指）使心动过速终止，说明希氏束（不是 H 或 RB）提前冲动使心动过速终止（引自 Caceres 等，1989）

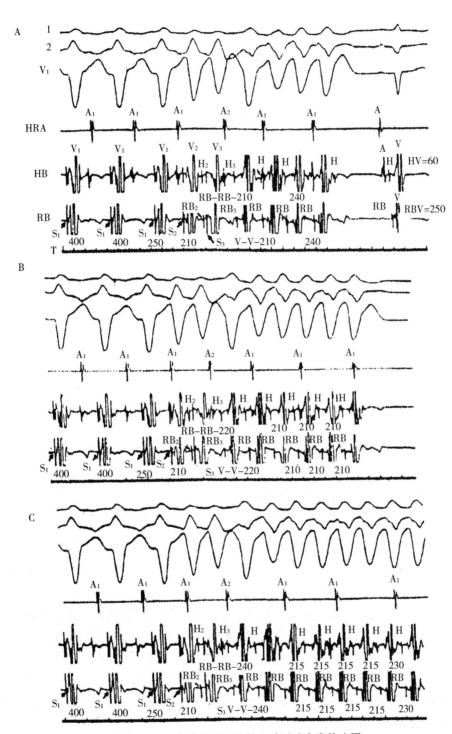

图 5-1-15　束支折返型室性心动过速自发终止图

A：图中描记的心动过速终止在前传支，在 H 和 RB 之间 H-RB 激动顺序是束支折返型心动过速的特征。心动过速的最后一个 QRS 波后跟随着希氏束而不是右束支图形，阻滞点在这两个记录点之间。

B：束支折返型心动过速发作终止在逆传支（而不是希氏束图形）。

C：表示一个持续性心动过速发作的再次诱发数值相等的 H-H 间期变化，是在 V-V 间期变化之前出现。（引自 Caceres，等. 1989）

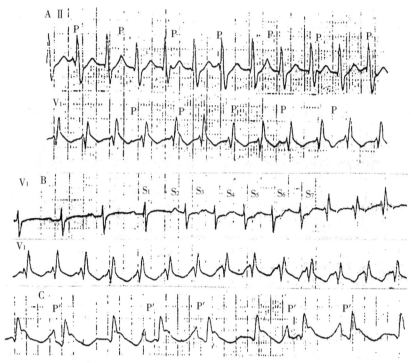

图 5-1-16　食管心房调搏诊断右束支折返型室性心动过速伴 3∶2 文氏型室房传导

　　患者男性，54 岁，冠心病，因心悸入院。心电图（A）示：心动过速发作时呈完全性右束支传导阻滞，频率 140 次/分；窦性 P 波，频率 88 次/分，呈完全性房室分离。心动过速发作持续数分钟或数十分钟不等，有自限性。迷走神经刺激、毛花苷丙、利多卡因治疗无效。食管心房调搏用 S_1S_2 法连续刺激，频率递增至 150 次/分时，P-R、S-R 间期逐渐延长，在 ST 后突然 P-R 缩短 360ms，同时诱发了右束支传导阻滞型室性心动过速（B）。发作的不同时间可见二种 P 波：①与 QRS 波无关的窦性 P 波；②R-P′逐渐延长，不后脱的异位 P′波。P′-P′间期呈固定，并短、长交替，长间期小于短间期的 2 倍（C）。曾采用扫描刺激、超速抑制及期前收缩程序刺激均无效，再用利多卡因仍无效，后用 150W/S 直流电击转复成功。诊断：右束支传导阻滞型束支折返型室性心动过速伴 3∶2 文氏型室房传导（引自李胜建等，1991）

　　4. 拖带　Merino 等认为左束支或右束支起搏可发生拖带伴隐匿性融合，而心室起搏时出现拖带伴显性 QRS 波融合，则是束支折返型室性心动过速的典型特点。在行右室心尖起搏拖带，如起搏后间期与室性心动过速周长的差值>30ms 可除外束支折返机制。如差值<30ms，则不能肯定束支折返的诊断。心房起搏也可产生束支折返型室性心动过速拖带伴隐匿性 QRS 融合。Merino 等（2001）指出心房起搏时发生拖带伴隐匿性 QRS 融合，同时心室起搏发生拖带伴显性 QRS 融合可作为 LBBB 型束支折返型室性心动过速的诊断标准。

　　Josephson 等（2002）认为希氏束特别是束支（左或右束支）电位分离不支持束支折返机制。心房期前刺激阻滞希氏束下电位，可终止束支折返。左室和右室同步起搏可防止束支折返。

　　电生理检查时所诱发出的 BBR-VT 以左束支传导阻滞型最常见，其原因可能是由于室性期前收缩的逆传更倾向于经由左束支进行。左束支传导阻滞型束支折返型室性心动过速是以右束支前传而左束支逆传，其 HPS（希浦系统）的激动顺序依次为 H-RBB-V-LBB（图 5-1-17A），当阻断左束支或右束支中的任何一支均可以消除左束支传导阻滞型束支折返型室性心动过速。较少见的右束支传导阻滞型束支折返型室性心动过速则有两种类型：①与左束支传导阻滞型束支折返型室性心动过速相反，其 HPS 的激动顺序为 H-LBB-V-RBB（图 5-1-17），提示束支折返型室性心动过速经左束支前传而右束支逆传，阻断右束支或左束支均可消除束支折返型室性心动过速；②折返分别经由左前分支或左后分支前传或逆传（此时逆传的 H 出现于体表 QRS 之后和 V 之前，右束支则作为旁观者），此时，必须阻断左前或左后分支才可消除束支折返型室性心动过速。此外，在束支折返型室性心动过速初起时，往往可见 VV 间期的自发性改变，之前则有相似 HH 或 RBB-RBB 间期变化。

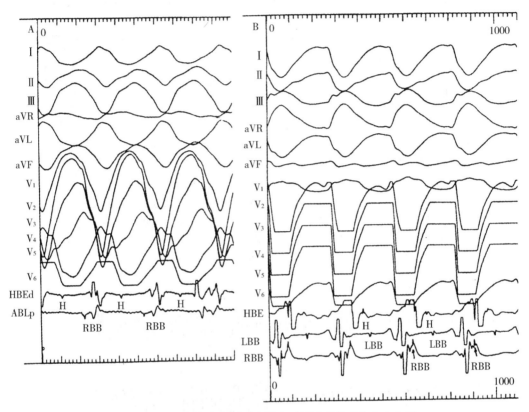

图 5-1-17　两种束支折返型室性心动过速的体表和心内电图

A 图为左束支传导阻滞型束支折返性室性心动过速，其激动顺序为 H-RBB-V；B 图为右束支传导阻滞型束支折返性室性心动过速，其心内激动顺序为 H-LBB-V 及紧随其后的 RBB，提示激动经 LBB 前传后经 RBB 逆传。其 HV 间期较窦性心律时明显延长。HBE：希氏束电图；H：希氏束电位；LBB：左束支电位；RBB：右束支电位；ABLp：大头电极导管近端。（引自姚焰等，2004）

姚焰等（2004）报道 2 例束支折返型室性心动过速，均为男性，有阵发性心悸史 2~4 年，心动过速最长持续 4 小时。均诊为扩张型心肌病。体表心电图 2 例均有一度房室传导阻滞及左束支传导阻滞。其中 1 例曾有左束支和右束支传导阻滞型两种图形的室性心动过速。例 1 和例 2 的 H-V 间期分别为 106ms（PR230ms，图 5-1-18）和 102ms（PR220ms）。2 例均于右心室行 S_1S_1 刺激时诱发出束支折返型室性心动过速。其中例 1 分别于右心室行 S_1S_1（240ms）刺激时诱发出左束支传导阻滞型周长 260ms；左心室 S_1S_1（230ms）刺激时诱发出右束支传导阻滞型束支折返性室性心动过速，周长 300ms（图 5-1-19）。

在窦性心律时所见的左束支传导阻滞或右束支传导阻滞图形，往往只是反映出某一束支传导的延迟而非真正阻滞。所以常可见到在窦性心律时有左束支传导阻滞者却诱发出右束支传导阻滞型束支折返性室性心动过速；反之，有右束支传导阻滞者却诱发出左束支传导阻滞型束支折返型室性心动过速。

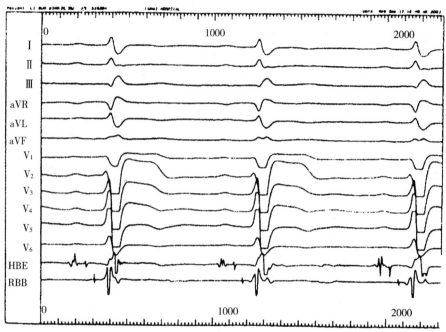

图 5-1-18　左束支传导阻滞型束支折返型室性心动过速患者的体表和心内电图

图中可见一度房室传导阻滞及左束支传导阻滞，希氏束图显示 HV 间期长达 106ms。HBE：希氏束电图；RBB：右束支电图。(引自姚焰等，2004)

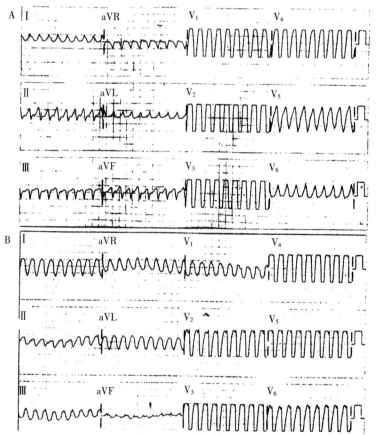

图 5-1-19　在同一患者诱发的两种不同类型的束支折返型室性心动过速体表心电图

A 图示在右心室行 S_1S_1 刺激所诱发出的左束支传导阻滞型束支折返型室性心动过速。B 图示在左心室行 S_1S_1 刺激所诱发出的右束支传导阻滞型束支折返型室性心动过速。(引自姚焰等，2004)

【诊断】

束支折返型室性心动过速的正确诊断有赖于心动过速诱发后对其电生理特点的认识，所以诱发试验非常重要。心室程序期前刺激可诱发心动过速，刺激方案可采用固定周长或短长变化的基础周长，根据情况引入 1~3 个期前收缩。右室刺激时应在右心室心尖部及右心室流出道两个部位进行心动过速的诱发，心动过速呈完全性左束支传导阻滞图形；左室刺激时诱发的心动过速呈完全性右束支传导阻滞图形。

束支折返型室性心动过速的电生理诊断指标为：

1. 窦性心律时的基础 H-V 间期有一定程度的延长（60ms 或更长）。

2. 必须有临界程度的希普系逆向传导延迟（H-V 间期延长），才能发生心动过速。

3. 心动过速时的 H-V 间期大于或等于窦性心律的 H-V 间期。一般比后者长 10~30ms，很少超过 50ms。

4. 心动过速时的 V 波前有 H 波或右束支电位。

5. 心动过速时，H-H 间期的改变发生在 V-V 间期改变之先。

6. 房性期前刺激若能引起希氏束波以下的阻滞，应能终止心动过速。

7. 同时刺激左、右心室，能防止发生心动过速。

8. 消融右束支能治愈束支折返型室性心动过速。由于束支折返型室性心动过速的心电图表现无特异性，所以不能单纯依据心电图表现而确诊。但当患者系扩张型心肌病，心电图呈完全性左束支传导阻滞型室性心动过速，心电轴明显左偏，并伴有一度房室传导阻滞者，经常规抗室性心动过速的药物治疗无效时，应高度疑及束支折返型室性心动过速，应及早行电生理检查，以便得到根治，从而降低病死率。

【鉴别诊断】

伴有房室分离的宽 QRS 波心动过速，其心室波（V）前有希氏束电位（H），应疑及束支折返型室性心动过速。仔细分析希氏束各束支的激动顺序是作出诊断的关键。应与下列心动过速鉴别：

1. 与心肌起源的室性心动过速的鉴别

（1）心肌起源的室性心动过速很少表现为典型的 LBBB（或 RBBB）型 QRS 形态。这种室性心动过速的希氏束电位常隐藏在局部心室电图内。偶见希氏束电位可出现于 QRS 波起始前，与束支折返型室性心动过速相似，但其 HV 间期常较正常窦律时的短。与束支折返型室性心动过速不同，心肌起源的室性心动过速 V-V 周长的自发性或诱发的改变，常发生在 H-H 间期改变之前，并决定后者的改变。

（2）心房起搏时出现拖带并伴隐匿性 QRS 融合者，可除外心肌起源的室性心动过速。应考虑束支折返型室性心动过速。起搏左束支或右束支时，如果出现拖带伴隐匿性 QRS 融合，则很有可能是束支折返型室性心动过速。右室心尖部起搏拖带的起搏后间期与室性心动过速周长的差值<30ms，则提示束支折返型室性心动过速的可能。相反，心肌起源室性心动过速的起搏后间期与室性心动过速周长差值>30ms 考虑室性心动过速起源于右室心尖部。

（3）心肌内起源的室性心动过速的折返环，在心室肌内最常见于急性心肌梗死、室壁瘤等。

（4）Merino 等提出排除其他室性心动过速间接证实束支折返型室性心动过速的方法。通过右心室心尖部拖带的方法。心尖部末端的浦氏纤维参与 BBR-VT 的折返，在右室心尖部快速起搏拖带后起搏后间期（PPI）应接近室性心动过速的周长。在 18 例 BBR-VT 中有 13 例被成功隐匿拖带，PPI-TCL 均≤30ms。而对照的 39 例心肌内微折返性室性心动过速以及房室折返性心动过速，心尖部拖带后平均 PPI 均显著延长（图 5-1-20）该试验只能提示为 BBR-VT，因如果心肌内微折返室性心动过速，恰巧位于右室心尖部的心肌区域，则亦可产生隐匿性拖带。

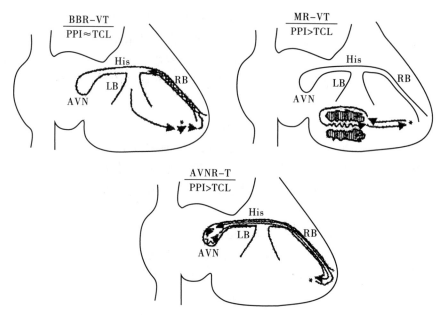

图 5-1-20　三种室速的拖带刺激时的特性

图示 His-Purkinje 系统，＊为拖带刺激位置，箭头示拖带时最后一个起搏脉冲传导途径，拖带刺激位置如靠近折返环，如 BBR-VT，PPI 则接近心动过速周长，而拖带刺激位置如远离折返环，如在心肌内折返性心动过速（M-RT）以及房室结折返性心动过速（AVNRT），PPI 则长于心动过速周长［摘自 Merino JL，et al. Circulation，2001，103：1 102-1 108］

2. 与特发性室性心动过速（分支型特发性室性心动过速）的鉴别　特发性分支型室性心动过速患者是无器质性心脏病依据的。在正常窦性心律时的 QRS 和 HV 间期是正常的。很少会发生束支折返性室性心动过速。其希氏束电位落在 QRS 波内或在其前。HV 间期为负值或变短。此外，希氏束激动跟随在左后分支激动之后，此与右束支传导阻滞形的束支折返性室性心动过速是不一致的。

3. 与室上性心动过速伴室内差异性传导的鉴别

（1）典型的束支折返型室性心动过速存在房室分离，则可除外室上性心动过速伴差异传导。

（2）室上性心动过速伴差异性传导时，希氏束的激动是由房室结前传引起，H 波在 R 波之前，H-RB 间期等于或长于窦性心律时的 H-RB 间期。

（3）在右室心尖部起搏拖带时，起搏后间期与心动过速周长的差值>30ms，可除外束支折返机制；相反差值>30ms，可除外房室结折返性心动过速。

（4）心室起搏时出现拖带伴 QRS 显性融合时可除外房室结折返性心动过速和房性心动过速，应考虑为束支折返性室性心动过速。

（5）当希氏束处于不应期时，心室期前刺激能终止或重整心动过速，可排除房性心动过速和房室结折返性心动过速。

【治疗】

1. 药物治疗

（1）普罗帕酮：首次剂量70mg 或 1.0~1.5mg/kg，用 5%葡萄糖液 20ml 稀释后缓慢静脉推注，速度应>5min，通常在 5~7min。若 10min 后无效，可再重复第二剂量。总量不超过 350mg。此药较其他药物的疗效较好。但在有器质性的脏病患者禁用此药。

（2）维拉帕米：首次剂量 5mg 或 0.15mg/kg，加入 5% 葡萄糖液 20ml 中缓慢静脉推注（10min）。10~20min 未复律可再重复 5mg，总量不超过 15mg。

（3）利多卡因：首次剂量 1mg/kg，每隔 10min 静脉推注 1 次，总量<4mg/kg。如有效则继以 20~50μg/（kg·min）（约相当于 1.5~2.0mg/min）静滴。

（4）胺碘酮：静脉给药在第一个 24 小时分 3 阶段输注。首先给予 150mg，10min 以上注完；随后给予 360mg，输注 6 小时以上；接着以 0.5mg/min 维持，如仍有室性心动过速发生或滴注胺碘酮时，室性心动过速再发，可追加 150mg，10min 以上注完。

（5）普鲁卡因胺：100mg 加入 5% 葡萄糖液 20ml，3~5min 静脉推注。若有效，应静脉滴注，每分钟 2~6mg，维持一段时间。

停止发作后，可改口服普罗帕酮，100~200mg，每日 3 次；或胺碘酮，口服 600~800mg/d，连用 14 天后再减量维持，在 200~600mg/d。

药物治疗束支折返型室性心动过速的疗效不佳。常规的抗心律失常药如利多卡因、胺碘酮、普罗帕酮、普鲁卡因胺只能终止部分患者的室性心动过速，也不能防止束支折返型室性心动过速的复发，仅可减慢室性心动过速发作时的速率，在一定程度上改善血流动力学。而维拉帕米常无效，美西律有加重室性心律失常的作用。Cohen 报道 7 例患者对平均 3±1 种抗心律失常药物有耐药。由于束支折返型室性心动过速患者，大多存在不同程度的心功能障碍，故不宜使用有负性肌力作用的抗心律失常药。Welch 等认为抗心律失常药在某种程度上对室性心动过速的发作起到了易化作用，在使用药物后室性心动过速更易于稳定诱发。

2. 安置植入型心脏复律除颤器　植入型心脏复律除颤器（ICD）具有起搏、复律、抗心动过速、除颤四项功能。ICD 用于治疗束支折返型室性心动过速。可作为二级预防，某些患者还需要辅以其他抗心律失常治疗。ICD 可提供支持起搏，这对于射频消融后出现房室传导阻滞或 HV 间期过度延长的患者是非常必要的。可考虑植入双腔或双室 ICD。由于 BBR-VT 对抗心律失常药物的反应差，这可引起 ICD 反复放电。

3. 电击复律　尤其在合并血流动力学障碍时应考虑应用电击复律。

4. 射频导管消融术　由于抗心律失常药物治疗大多无效，导管射频消融束支（多为右束支）可治愈束支折返型室性心动过速。目前认为是一线治疗。

（1）消融靶点：通常选择较容易消融的右束支。只有当左束支传导不能保持 1∶1 房室传导时，如：①右室导管操作引起的一过性右室阻滞，此时出现希氏束以下的高房室传导阻滞；②窦性心律时，间断或持续观察到左束支电位在心室电图之后，应选消融左束支。因为左束支前传功能不足以保持 1∶1 房室传导，而去消融右束支，结果可能需要安装永久性起搏器。故此时应优选左束支消融，在阻止束支折返的同时，又保留了前传功能。

（2）消融技术及消融终点：

1）消融右束支：射频导管消融主要是针对束支折返型室性心动过速的 A 型。主要是阻断右束支，技术关键是右束支的定位。右束支位于希氏束前下方。消融导管跨三尖瓣进入右心室记录到希氏束电位后，再前向前 1~2mm，从远端两极进一步记录到右束支电位，定位的标准是右束支电位比希氏束 H 波延迟至少 20ms 的一个尖锐波，而且记录到右束支电位时，同时无心房电位（图 5-1-21）。既往常用于判断右束支电位的标准是 RB-V<30ms，但此标准不适用于存在希浦系统疾病而导致 RB-V 间期延长的患者。消融右束支可在窦性心律时行。如果心动过速时血流动力学尚可时，也可在心动过速时消融，通常消融能量为 15~20W×60s，1~3 次，或至阻抗升高（温度为 55~70℃）。当导管在最佳位置且与间隔紧密接触时，心动过速应在射频能量释放后 10s 内终止。心动过速终止后的第 1 个自发性激动应呈完全性右束支传导阻滞图形，如果该图形稳定持续 30min，重复电生理检查，相关的

心动过速不能被诱发，即可认为消融成功。

右束支消融终点，包括出现 RBBB 图形，不能诱发出束支折返。右室起搏时希氏束和右束支激动方向反转。消融术前右室起搏时希氏束除极从远端到近端（RB-HB），右束支消融术后希氏束激动延迟并反转（HB-RB）。

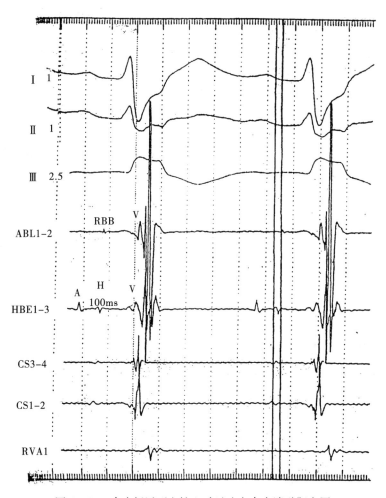

图 5-1-21　束支折返型室性心动过速右束支消融靶点图

消融中应随时观察房室传导情况，并备有心室起搏保护。消融右束支后应对房室传导功能进行评价，以决定患者是否需要植入永久性起搏器。在行心房递增起搏时，若起搏周长<400ms，房室传导仍为 1∶1，且 HV 间期≤80ms，则不需植入起搏器，若>80ms，应植入永久性起搏器。

右束支消融的并发症发生率极低，有报道偶可出现一过性三度房室传导阻滞、心动过缓等。部分患者可有心悸，心电监测仅提示有少量低级室性期前收缩。消融后患者不用口服抗心律失常药物，无心动过速或晕厥的发作。

Lopera 等（2004）指出少数情况下，由于这类患者希浦系统可能存在广泛病变，多处存在传导延迟和单向阻滞，具备折返激动形成的条件。消融右束支终止一种形态的束支折返型室性心动过速后，仍有发生另一种局限于希浦系统的折返性室性心动过速的可能性，甚至导致其发作更加频繁。这是因为正常窦性激动沿希浦系统的下传，对另一种局限于此的室性折返性激动的形式有抑制作用（图 5-1-22）。此外，干扰了束支折返型室性心动过速前传支或逆传支的因素有可能终止室性心动过速（图5-1-23）发生于1例完全性房室传导阻滞患者的束支折返型室性心动过速。一个稍稍提前的室性期前收缩，使H-H间期延长，前传的HV亦延长，逆传支传导阻滞而致室性心动过速终止。

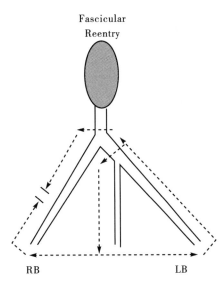

图5-1-22　右束支传导阻滞后造成分支间折返（Fascicular Reenty）示意图

1例LBBB型BBR-VT，在消融造成右束支传导阻滞后，室束并未终止，而转变为左前分支和左后支之间折返的分支间折返性室速，发作呈无休止性（引自Lopera，等. 2004）

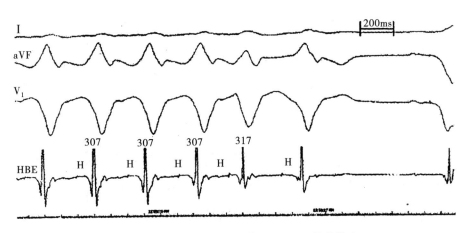

图5-1-23　室性期前收缩干扰BBR-VT，使其终止

1例BBR-VT，室性期前收缩使HH间期延长，由307ms至317ms，前传支HV间期亦延长，逆传支传导阻滞而致室性心动过速终止［摘自Irtel TA, et al. Europace, 2006, 8：613-615］

　　2）消融左束支：经主动脉途径，于左室置入标测导管，以心尖下部间隔为标测起点。随后导管逐渐向希氏束回撤，直至记录到独立的左束支电位。LB-V间期应≤20ms，A：V振幅比值≤1：10。此时，导管头端通常在理想的希氏束电位记录部位下1~1.5cm。靠近左束支的远端。左束支是一组宽的纤维束（长1~3cm，宽1cm），难一次消融成功。此外，其分叉可能靠近近端。因此，很难做到消融左束支而不损伤希氏束。必须在间隔左侧希氏束远端，从间隔前上部（右前斜体位下靠近右束支部位）向间隔的下基底部作弧线消融，从而切断双侧分支。左束支消融的心电图改变不如右束支

消融出现 V_1 导联呈 RBBB 的清晰图形，而是仅表现为 QRS 稍增宽、电轴改变。

左束支消融终点，在心室期前刺激时，经左束支的逆向传导消失（术前存在时 V_2-H_2 传导在术后消失）提示左束支已成功消融，消除了束支折返。

由于左束支传导延迟所致的电不同步化对心功能的不良影响，以及左室置管的风险，遇常不把左束支作为消融靶点。室性和心功能不良及基础疾病进展的影响，不少患者仍有猝死风险。

（3）消融成功率　几乎达 100%。

病例：单其俊等报道一例：女性，28 岁 2007 年 9 月在外院因大动脉炎引发重度主动脉瓣关闭不全行主动脉瓣置换术。4 年后发作持续性室性心动过速，程序电刺激无效。自行转复。2006 年 12 月因再发室性心动过速 9 天，外院用任何方法均无效而转入。心电图左束支传导阻滞型室性心动过速。静脉用胺碘酮 150mg 后程序电刺激，室性心动过速停止，窦性心律时仍呈 LBBB 型。22 小时后突感心悸、晕厥一次，持续数十秒，伴抽搐后自复。晕厥后心电图 QTC 为 0.54，短阵尖端扭转型室性心动过速，伴低钾经补钾后正常。入院第 7 天再发室性心动过速，呈无休止性。经电生理检查（图 5-1-24、25、26），诊为束支折返型室性心动过速。在标测右束支电位准备消融过程中，两次终止心动过速，均发生一过性完全性房室传导阻滞，后恢复"窦性心律"。心内膜电图显示"窦性心律"仍为左束支逆传伴右束支 2∶1 前向阻滞（图 5-1-27），AH 间期 135ms，HV 间期 82ms 和束支折返型室性心动过速间期 51ms，HH 间期 331ms。每个窦性心律均有一个左束支逆传的 H 波，这可能是因患者无休止发作的原因之一。右束支恢复后自发室性心动过速，后在右束支远端行射频消融。消融后为完全性房室传导阻滞伴右束支传导阻滞，自律性增加（图 5-1-28）。原有心动过速不再诱发。消融后第 3 天置入双腔起搏器（DDD）。

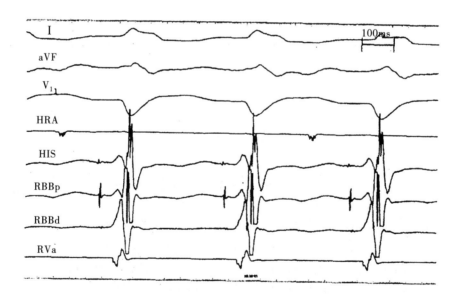

图 5-1-24　束支折返性室性心动过速的心内膜电图（可见室房分离，每一个室性搏动前均有一个按先后顺序排列的希氏束和右束支近、远端的电位，RBB-V 间期为 67ms，提示右束支为折返环的前传支）HRA、HIS、RBBp、RBBd、RVa 分别代表高位右房、希氏束、右束支近端、右束支远端、右室心尖部电图；（引自单其俊等，2007）

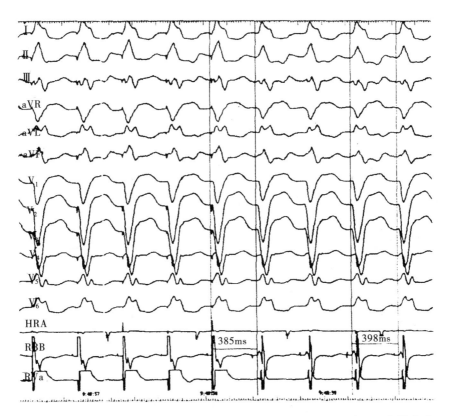

图 5-1-25　右室心尖部起搏拖带心内膜电图［用周长 370ms 的 S_1S_1 起搏成功拖带心动过速，起搏图形与 12 导联心电图室速图形一致，呈隐匿性拖带，起搏后间期（385ms）与室速周长（398ms）之差小于 30ms］（引自单其俊等，2007）

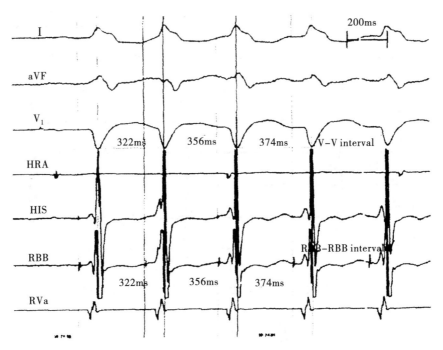

图 5-1-26　RS2 刺激终止室性心动过速后的心内膜电图（自发性室性心动过速发作开始时心动周期呈动态变化，右束支周长变化在前，心室激动周长变化在后）（引自单其俊等，2007）

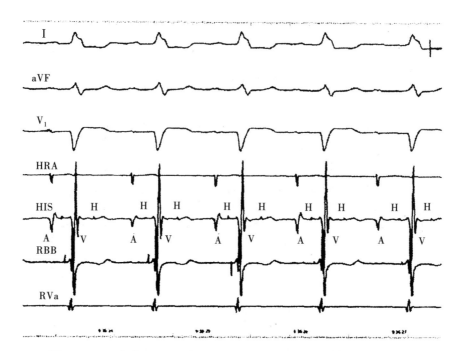

图 5-1-27　心内膜电图示左束支逆传伴右束支 2：1 前向传导阻滞（从希氏电图上可见 A-H-V-H 的顺序，第二个 H 波可能为左束支逆传反致，但未能下传到右束支。AH、HV 和 RBB-V 间期分别为 135、82 和 51ms。HH 间期 331ms）（引自单其俊等，2007）

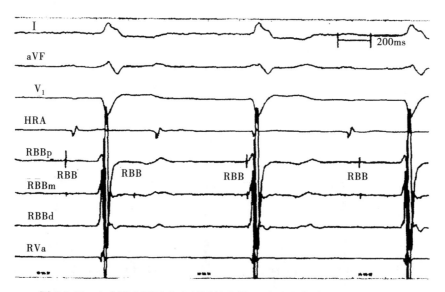

图 5-1-28　心内膜电图示束支折返性室性心动过速消融出现右束支自律性，可见右束支的返中端心内膜电图上出现与 A 波和 V 波不相关的自律性增加的右束支电位（RBB）（引自单其俊等，2007）

【预后】

束支折返型室性心动过速是一种严重的恶性心律失常，它常可进展为心室扑动、心室颤动，容易发生晕厥或猝死。病死率高。消融成功率虽然几乎达到100%、消融术成功后束支折返型室性心动过速极少复发。但是由于并存的瘢痕性室性心动过速、心肌起源的室性心动过速发生率约为25%，以及伴心功能不良及基础疾病进展的影响，不少患者仍有猝死的风险。建议植入ICD作为二级预防，并给以抗心律失常药物治疗。心房起搏显示希氏束以下的房室传导阻滞或消融术后HV间期≥100ms时，应植入起搏器。约有10%~30%患者因传导系统受损需植入永久性起搏器。最终的预防取决于原发心脏病的性质和发展。扩张型心肌病合并束支折返型室性心动过速患者预后不良，充血性心力衰竭是消融右束支控制室性心动过速后最常见的死亡原因。此外，对有束支折返型室性心动过速伴P-R间期延长（H-V明显延长）的扩张型心肌病患者，消融造成不可逆的右束支传导阻滞后，远期发生房室传导阻滞的风险占10%~15%。同时患者还具有远期因其他类型室性心动过速和心力衰竭而死亡的风险。

消融一侧束支后，束支折返型室性心动过速痊愈，但都会留下一侧束支的永久性阻滞（图5-1-29）。

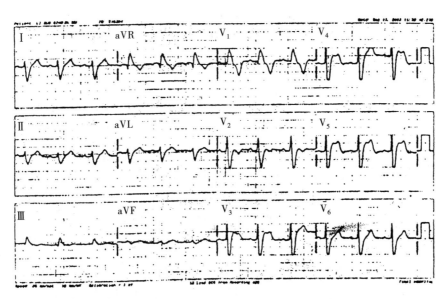

图5-1-29　消融右束支后的一度房室传导阻滞和右束支传导阻滞的心电图表现（引自姚焰等，2002）

Blanck等（1999）报道48例束支折返型室性心动过速患者，其中89%的患者伴有扩张型心肌病或冠心病。48例均证实有希浦系统受损，平均随访15.8个月，病死率高达50%。其中多数死于原发疾病所致的心力衰竭，心源性猝死仅有3例（2%）。所以BBR-VT由于原发病的原因，多数患者预后不良。

二、特发性束支折返型室性心动过速

1993年Blanck等报道了3例束支折返型室性心动过速，除希浦系统有传导障碍外，经心电图、UCG、X线、核素、心肌扫描、冠状动脉造影和心室造影等多方检查，这三例患者无器质性心脏病。国内李学斌、郭继鸿等于2002年也报道了2例经电生理检查，发现室性心动过速既非起源于左室，也非起源于右室，而是起源于希浦系统，具有束支折返型室性心动过速的特点，但多方心脏检查无器质性心脏病依据，此外也具有特发性室性心动过速的特点，故命名为特发性束支折返型室性心动过速（idiopathic bundle branch reentry ventricular tachycardia，IBBR-VT），认为应当归于特发性室性心动过速中的一种新类型。这两例的特点分别介绍如下：

例 1：男性，38 岁，反复发作性心悸 7 年，发作多与情绪激动有关，常不能自行终止，伴出汗、血压下降（60/40mmHg），近来发作两次，第一次静注普罗帕酮及胺碘酮后未终止，发作持续时间达 27 小时，当普罗帕酮总量达 350mg 时才终止。第二次发作用普罗帕酮 150mg 未终止，经心脏临时起搏电极刺激可终止，且心室起搏可稳定诱发 BBR-VT。发作时体表心电图 QRS 波与 T 波融合近似心室扑动心电图图形，QRS 波很宽（图 5-1-30）。心内电生理检查证实 H-V 间期延长达 90ms，存在 VA 分离。心动过速可被心室起搏拖带。结合 S_1S_2 刺激后反应证实为 BBR-VT（图 5-1-31）。发作终止后体表心电图基本正常，静脉点滴异丙肾上腺素后可稳定诱发持续性 VT。经消融右束支后 VT 不能诱发，V_3 现象消失。经静滴异丙肾上腺素后仍不能诱发 VT，手术成功。消融后的 H-V 间期为 100ms，消融靶点处右束支电位较 H 波落后 20ms。

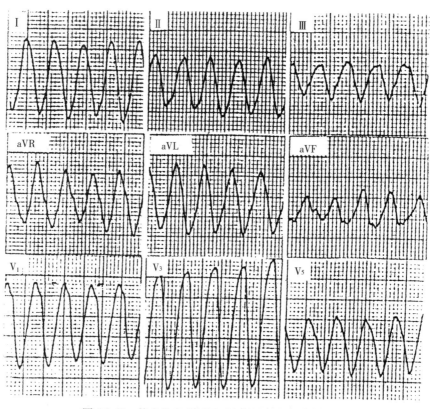

图 5-1-30　特发性束支折返型室性心动过速的心电图

图中各导联 QRS 波与 T 波融合，呈近似心室扑动的图形，难以辨认其不同导联的主波方向，QRS 波非常宽。经心内电生理检查证实为左束支型特发性束支折返型室性心动过速，伴电轴左偏（引自李学斌等，2002）。

例 2：女性，16 岁。反复发作心悸 7 年，呈无休止性发作 6 个月。无器质性心脏病依据。曾于外院多次行射频消融术，并已行右束支消融，但 VT 仍反复发作。起初心动过速发作应用维拉帕米、胺碘酮可终止发作，近半年来口服胺碘酮、维拉帕米仍反复发作，且用药剂量越来越大，患者不能耐

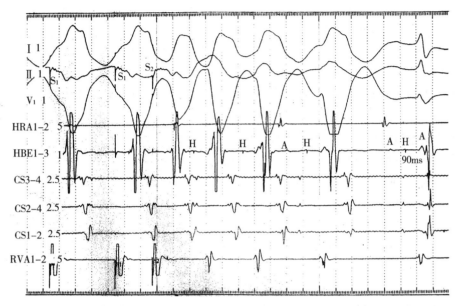

图 5-1-31 特发性束支折返型室性心动过速经心内电生理检查证实

S_1S_2 程序刺激后出现 V_3 现象，并可见短 VT 发作时 HH 间期的改变发生在 V-V 间期改变之先（引自李学斌等，2002）

受，VT 终止后数跳即再发。窦性心律时其体表心电图呈完全性右束支传导阻滞伴左前分支传导阻滞。VT 发作时体表心电图为类右束支传导阻滞伴电轴右偏（+120°）。心内电生理检查心动过速发作时 V 波前均有 H 波（图 5-1-32），心室起搏可以拖带心动过速。ATP 治疗无效。左后间隔 P 电位处

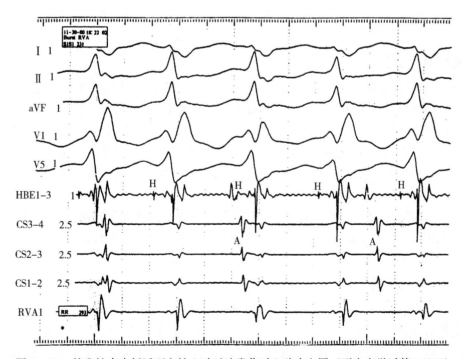

图 5-1-32 特发性束支折返型室性心动过速发作时心腔内电图（引自李学斌等，2002）

消融可终止心动过速，但数分钟后仍能再次诱发。后在 CARTO 指导下于左室后间隔左后分支区域消融，VT 突然终止，并出现一过性三度房室传导阻滞，数秒钟后为一度房室阻滞，且 QRS 波形发生改变，VT 不能再诱发。术后动态心电图检测未见 VT 发作。但于术后 10 天体表心电图逐渐恢复至原来状态，VT 再发，即行左束支根部消融，形成三度房室传导阻滞后安装 DDD 起搏器。术后 8 个月随访未再发作心动过速。

由于经电生理和射频消融术证实的特发性束支折返型室性心动过速报道很少，故仍需积累资料进一步证实。

特发性束支折返型室性心动过速的诊断：李学斌等指出，当患者具有下列临床特点和心电图表现时，应高度怀疑特发性束支折返型室性心动过速的可能：

1. 多项检查未发现有器质性心脏病。

2. 室性心动过速发作常呈持续发作，不易自行终止。

3. 平时体表心电图可以表现为正常或室内传导异常。

4. 两侧束支间折返的室性心动过速，当其频率增快时，其 QRS 波异常宽大，主波方向不易辨认。分支间折返的室性心动过速与常见的特发性左室室性心动过速不易区分，需经心内电生理检查鉴别。

5. 室性心动过速发作时的体表心电图因折返环路相对固定，A 型束支折返型室性心动过速其体表心电图多呈类左束支传导阻滞图形伴电轴左偏，Ⅰ、aVL 导联 QRS 波主波向上，Ⅱ 导联呈 Rs 型，Ⅲ 导联呈 rS 型，V_{1-4} 均呈 rS 型。

6. 心内心电图存在 H-V 间期延长（大于 60ms）。

7. 程序刺激有 V_3 现象稳定出现。

特发性束支折返型室性心动过速的治疗与病理性束支折返型室性心动过速相似。

三、分支间折返型室性心动过速

【病因】

此型室性心动过速很少见。多发生在伴有左前分支或左后分支传导阻滞的冠心病尤其是前壁心肌梗死患者。

【电生理检查特点】

1. 左前分支和左后分支是分支间折返的必要组成部分。近端通过左束支主干连接，远端通过心室肌连接。心动过速多呈完全性右束支传导阻滞图形。电轴取决于折返环激动传播的方向。电轴右偏系激动经左前分支前传，左后分支逆传所致。电轴左偏系左后分支前传、左前分支后传所致。这两种传导类型，室性心动过速心室都是经左束支激动的，因此，QRS 波群呈右束支传导阻滞图形。

与束支折返型室性心动过速相反，分支间室性心动过速的 HV 间期较正常窦性心律时短（≤40ms）。折返时 H-H 间期变化在 V-V 间期之前。

2. 心房或心室期前刺激，可使左前分支或左后分支发生一过性前传阻滞，激动经正常的分支前传，产生与正常窦性心律一致的 QRS 波，然后再经最初被阻滞的分支逆传形成折返，从而诱发分支间折返性室性心动过速。

【射频导管消融治疗】

分支间折返型室性心动过速也同样为大折返室性心动过速。消融靶点是左前分支或左后分支，能成功终止室性心动过速。但是，当分支间折返发生于前壁心肌梗死时，射频消融不可能完全根治室性心动过速，因为同时还常常存在其他心肌起源的室性心动过速。患者左室射血分数多较差。需植入 ICD 以改善预后。如无冠心病而只是传导系统退行性变，左室射血分数正常，消融则可治愈。

参 考 文 献

1. Akhtar M, Damato AN, Batasford WP, et al. Demonstration of reentry within the His-purkinje system in man. Circulation, 1974; 50：1150.

2. Akhtar M, Gilbert C, Wolf F, et al. Reentry within the Hispurkinje system：Elucidation of reentrant circuit using right bundle branch and his bundle recordings, Circulation 1978; 58：295.

3. Denker S, Lehmann M, Mahmud R, et al. Facilitation of Ventricular tachycardia induction with abrupt changes in Ventricular Cycle length. Am J Cardiol 1984; 53：508.

4. Welch WJ, Strasberg B, Coelho A, et al. Sustained macrore-entrant ventricular tachycardia, Am Heart J 1982; 104：166.

5. Touboul P, Kirkorian G, Atallan G, et al. Bundle branch reentry：A possible mechanism of ventricular tachycardia. Circulation, 1983, 67：674.

6. Akhtal M. Clinical spectrum of ventricular tachy-cardia. Circulation 1990; 82：1561.

7. Oreto G, Smeets JL, Rodriguez LM, et al. Wide complex tachycardia with atrioventricular dissociation and QRS morphology identical to that of sinus ryhthm：a Manifestation of bundle branch reentry Heart 1996; 76 (6)：541-547.

8. Blanck Z, Jazayrei M, Dhala A, et al. Bundle branch reentry：A mechanism of ventricular tachycardia in the absence of myocardial or vavular dysfunction. J Am Coll Cardiol 1993; 22：1718.

9. Josephson ME：Recurrent ventricular tachycardia. In Josephson M (ed)：Clinical Cardiac Electrophysiology, 3rd ed. philadelphia, Lippincott, williams & wilkins, 2002, pp 425-610.

10. Llovd EA. Zipes DP, Heger Ⅱ. prvstowsky EN：Sustained ventricular tachycardia due to bundle branch reentry. Am Heart J 1982; 104 (Pt 1)：1095.

11. Chalvidan T, Cellarier G, Deharo JC, et al：His-purkinje system reentry as a proarrhythmic effect of flecainide. Pacing Clin Electrophysiol 2000; 23 (Pt 1)：530.

12. Mazur A, Iakobishvili Z, Kusniec J, Strasberg B：Bundle branch reentrant ventricular tachycardia in a patient with the Brugada electrocardiographic pattern. Ann Noninvasive Electrocardiol 2003; 8：352.

13. Blanck Z, Dhala A, Deshpande S, et al. Bundle branch reentrant ventricular tachycardia；cumulative experience in 48 patients [J]. J Cardiovasc Electrophysiol, 1993, 4：253.

14. Cohen TJ, Chien WW, Lunie KG, et al. Radiofrequency catheter ablation for treatment of bundle branch reentrant ventricular tachycardia：Results and long-term follow up [J]. J Am Coll Cardiol. 1991, 18：1767.

15. Caceres J, Jazayeri M, Mckinnie J, et al. Sustained bundle branch reentry as a mechanism of clinical tachycardia [J]. Circulation. 1989, 79：256.

16. Sakata T, Tanner H, Stuber T, et al. His-Purkinje system reentry in patients with clustering ventricular tachycardia episodes [J]. Europace, 2008, 10：289.

17. Lopera G, Stevenson WG, Soejima K, et al. Identification and ablation of three type of ventricular tachycardia involving the HisPurkinje system in patients with heart diseases [J]. J Cardiovascular Electrophysiol, 2004, 15：52

18. Irtel TA, Delacretaz E, Bundle branch reentry ventricular tachycardia in a patient with complete heart block [J]. Europace, 2006, 8：613.

19. Merino JL, Peinado R, Fernandez-Lozano I, et al. Bundle branch reentry and the postpacing interval after entrainment by right ventricular apex stimulation：A new approach to elucidate the mechanism of wide QRS complex tachycardia with atrioventricular dissociation [J]. Circulation, 2001, 103：1 102.

20. Mizusawa Y, Sakurada H, Nishizak M, et al. Characteristic of bundle branch reentrant ventricular tachycardia with a right bundle branch block configuration：feasibility of atrial pacing [J]. Europace, 2009, 11：208.

21. EHRA/HRS Expert Consensus on Catheter Ablation of Ventricular Arrhythmias [J]. Europace, 2009, 11：771.

22. Blanck Z, Sra J, Akhtar M. Incessant interfascicular reentrant VT as a result of catheter ablation of the RBB：case report

and review of the literature [J]. JCE, 2009, 20 (11): 1 279.

23. Li YG, Gronefeld G, Istael C, et al: Bundle branch reentrant tachycardia in patients with apparent normal His-Purkinje conduction: The role of functional conduction impairment. J Cardiovasc Electrophysiol 2002; 13: 1233.

24. Glassman RD, Zipes DP: Site of antegrade and retroprade functional right bundle branch block in the intact canine heart. Circulation 1981; 64: 1277.

25. Fisher JD: Bundle branch reentry tachycardia: Whyis the HV interval often longer than in sinus rhythm? The critical role of anisotropic conduction. J Interv Card Electrophysiol 2001; 5: 173.

26. Wood MA. Ablation of ventricular tachycardias associated with nonischemic cardiomyopathies//Huang SKS, Wood MA, Catheter ablation of cardiac arrhythmias. Philadelphia: Saunders Elsevier Inc, 2006: 533-561.

27. Shan QJ, Chen ML, Xu DJ, et al. Termination of polymorphic ventricular tachycardia stom by catheter ablation in a patient with cardiomyopathy induced by incessant idiopathic left ventricular tachycardia. J Cardiovasc Electrophysiol, 2007, 18 (7): 777-779.

28. Narasimhan C, Jazeyeri MR, Sra J, et al. Ventricular tachycardia in valvular heart disease: facilitation of sustained bundle branch reentry by valve surgery. Circulation, 1997, 96 (12): 4307-4313.

29. El-Khally Z, Thibault B, Staniloae C, et al. Prognostic significance of newly acquired bundle branch block after aortic valve replacement. Am J Cardiol, 2004, 94 (8): 1008-1011.

30. Mehdirad AA, Keim S, Rist K, et al. Asymmetry of retrograde conduction and reentry within the His-Purkinje system: a comparative analysis of left and right ventricular stimulation [J]. J Am Coll Cardiol, 1994, 24: 177.

31. Matsuoka K, Fujii E, Uchida F, et al. Successful radiofrequency catheter ablation of " clockwise " and "counterclockwise" bundle branch re-entrant ventriculartachycardia in the absence of myocardial or valvar dysfunction without detecting bundle branch potentials [J]. Heart, 2003, 89: 12.

32. Daoud EG: Bundle branch reentry. In Zipes D, Jalife J (eds): Cardiac Electrophysiology: From Cell to Bedside, 4th ed. Philadelphia, WB Saunders, 2004, pp 683-688.

33. Josephson ME: Recurrent ventricular tachycardia. In Josephson ME (ed): Clinical Cardiac Electrophysiology: Technique and Interpretation, 3rd ed. Philadelphia, Lippincott, williams & wilkins, 2002, pp 425: 610.

34. Mehdirad AA. Tchou P: Catheter ablation of bundle branch reentrant ventricular tachycardia. In Huang D, Wilber DJ (eds): Radjofrequency Catheter Ablation of Cardiac Arrhythmias: Basic Concepts and Clinical Applications, 2nd ed. Armonk, NY, Futura, 2000, pp 653-658.

35. 刁青, 杨延宗, 孙英, 等. 束支折返性室速伴左、右束支传导阻滞交替 1 例. 临床心包学杂志, 2008, 17: 180.

36. 单其俊, 陈明龙, 邹建刚, 等. 主动脉瓣置换术后无休止束支折返性室性心动过速. 中华心血管病杂志, 2007, 35: 960.

37. 刘少稳, 张锋. 束支大折返及分支间折返性室性心动过速. 中国心脏起搏与心电生理杂志, 2011, 25: 291.

38. 夏宏器, 邓开伯. 实用心律失常学, 第 2 版北京: 中国协和医科大学出版社, 2008: 727~741.

39. 姚焰, 张奎俊, 张澍, 等. 束支折返性心动过速的诊断及射频导管消融 [J]. 中华心律失常学杂志, 2008, 2: 88.

40. 吴永全, 杨新春主译, 临床心律失常与电生理学. 第 1 版. 北京: 北京大学医学出版社。2011. 495.

41. 郑晓群, 杨延宗, 林治湖. 束支折返性室性心动过速及治疗. 临床心电学杂志, 1999, 8: 170.

42. 陈新. 束支折返性室性心动过速. 临床心电学杂志, 1996, 5 (3): 117.

43. 李学斌, 郭继鸿, 张海澄, 等. 特发性束支折返性室性心动过速的临床特点 (附二例报道). 中国心脏起搏与心电生理杂志, 2002, 16 (3): 191.

44. 李胜建, 郝崇平, 郑红岩, 等. 食管心房调搏诊断束支折返性心动过速. 心电学杂志, 1991, 10 (2): 107.

45. 姚焰, 张奎俊, 张澍, 等. 束支折返性心动过速的诊断及射频导管消融. 中华心律失常杂志, 2004, 8 (2): 88.

第六章　病理性室性心动过速

病理性室性心动过速（pathologic ventricular tachycardia，PVT），亦称器质性室性心动过速、或称"早搏型室性心动过速"，是室性心动过速中最常见的一种类型。引发病理性室性心动过速的病因种类很多，包括了几乎所有的器质性心脏病、结构性心脏病、电解质紊乱、药物中毒等。但发生率最高的是冠心病（急性冠状动脉综合征、急性心肌梗死）及扩张型心肌病、肥厚型心肌病、心力衰竭等。其他均很少见。

病理性室性心动过速是一种具有潜在危险性以单形性室性心动过为主要表现的室性心动过速，可伴有多形性、尖端扭转型室性心动过速少见，双向性室性室性心动过速也有报告但更少见。上述室性心动过速可演变为心室颤动、猝死。也可以猝死为首发症状，故必须及时诊断和治疗。

第一节　冠心病性室性心动过速

冠心病是成人室性心律失常及猝死的主要原因，根据尸体解剖资料结果，将冠心病所致室性心律失常及猝死分为三种类型。

1. 急性冠状动脉综合征（ACS）　由于冠状动脉粥样硬化斑块破裂，急性血栓形成所引起的急性心肌缺血所致。患者左室射血分数大多正常。此型占60%。

2. 慢性心力衰竭型　大多数患者既往有心肌梗死病史，其病理改变为心肌梗死后瘢痕形成，心肌纤维化、心室重构等心脏器质性改变，同时伴有左心功能下降。此型约占25%。

3. 混合型　在慢性病变（心肌梗死后瘢痕形成、心肌纤维化、心脏扩大）的基础上，有急性缺血的临床表现，心肌缺血既可能是室性心律失常的触发因素，同时也可能参与室性心动过速的发生。心功能正常或下降。

冠心病的病理生理特点可将导致室性心律失常分为四个阶段：①心肌短暂性缺血；②急性冠状动脉综合征（ACS）；③瘢痕相关病理生理改变；④缺血性心肌病。

本节重点讨论：①急性冠状动脉综合征；②心肌梗死后持续性单形性室性心动过速。

一、急性冠状动脉综合征性室性心动过速

急性冠状动脉综合征（acute coronary syndrome，ACS）简称急性冠脉综合征，2007年ACC/AHA指南中对急性冠脉综合征的最新定义为：因易损或高危斑块破裂所引起的一组心肌缺血的临床综合征，可分为：

（1）ST段抬高的急性冠脉综合征：绝大部分发展为持续性ST段抬高的心肌梗死。

（2）非ST段抬高的急性冠脉综合征：包括不稳定型心绞痛和非ST段抬高的心肌梗死。

急性冠脉综合征表现为缺血心肌区域细胞外钾离子堆积，其浓度为6.0~9.0mmol/L，降低了静息膜电位，在整个心肌缺血区，细胞钾离子浓度不均一，此现象称心肌不应期的不均一性，同时伴有缺血区心肌细胞pH值下降（7.2~6.0）与正常心肌之间形成梯度而产生异常电流，导致室性心动过速的发生以及心性猝死的发生。

急性冠脉综合征后的死亡病例中约 50% 以上的原因为心性猝死，其中室性心动过速、心室颤动为主要原因，同时针对急性冠脉综合征后的血运重建治疗（溶栓或冠状动脉介入治疗等）可导致再灌注性室性心律失常所致。

慢性心肌缺血综合征包括稳定型心绞痛、缺血性心肌病、心脏 X 综合征和无症状性心肌缺血四种临床类型。

（一）急性冠脉综合征不同时期发生的缺血性室性心律失常的特点

1. 早期室性心律失常　急性心肌梗死后 30min 内发生在心室的心律失常称为早期室性心律失常。

（1）特点：①发生迅速，很快达高峰；②发生率高，尤以室性期前收缩及短阵室性心动过速多见；③持续时间短；④室性期前收缩及室性心动过速容易恶化为心室颤动；⑤心肌细胞处于突然缺血状态。此时，尚未发生坏死及器质性改变，冠状动脉再灌注后病变可逆转。

（2）分期：此期室性心律失常呈双峰分布，分成 Ⅰa 和 Ⅰb 两期。① Ⅰa 期心律失常：常发生于急性心肌缺血后 2~10min，5~6min 时发生率最高。发生机制显示缺血初期的心肌组织与正常组织的不应期不均一，易形成折返性室性心动过速。除此心外膜心肌的电传导显著缓慢，是心外膜心肌细胞对缺血更为敏感所致。此外，局部电图记录到持续时间较长的低振幅碎裂电位，是缺血引起缓慢传导和折返的标志。缺血 5~10min 时动作电位的振幅明显下降，使传导速度下降约 50%，为折返的形成提供重要条件。在犬和猪的冠状动脉结扎 2~10min 后，能标测到直径为 1~2cm 的室性心动过速折返环。② Ⅰb 期心律失常：Ⅰb 期是指冠状动脉血流中断 10~30min 后，缺血性心律失常发生的又一高峰时间段，在 15~20min 时发生率最高，此前存在的心外膜缺血心肌的不应期和传导性与其他心肌的不均衡已趋向正常，心外膜下电激动的空间离散度变小，动作电位的振幅也出现在自发性改善。这时，内源性儿茶酚胺异常升高几十倍到上千倍是该期心律失常发生的可能机制。犬实验的结果提示，此期 60% 的室性心动过速起源于浦肯野纤维，这说明，心肌细胞当时尚无器质性改变，但功能障碍已出现。高浓度的儿茶酚胺可使正常心肌组织的自律性增强，对缺血的心肌组织更是如此；使缺血的心脏特殊传导系统容易发生自律性心律失常。同时，心肌组织内部轴向电阻的改变、细胞间的缝隙连接发生了严重、甚至不可逆的损伤。Ⅰb 期的室性心律失常，均以心室颤动为主。

2. 再灌注性室性心律失常　ACS 发生后，冠状动脉内血栓或栓子自发性溶解或治疗后栓塞消除，以及冠状动脉痉挛缓解再通后，心肌出现再灌注时发生的心律失常称为再灌注性心律失常。1947 年 Harris 发现冠状动脉断流与 5~10min 时可能不出现心室颤动但当断流解除数秒后，常因缺血的心肌发生再灌注而诱发心室颤动，并称其为再灌注性心室颤动。

（1）再灌注室性心律失常发生的时间：当冠状动脉闭塞 5~30min 后出现再灌注时最易发生。临床最典型的是冠状动脉痉挛后的再灌注性室性心律失常。而急性心肌梗死后发生再灌注性室性心律失常的概率相对少见。再灌注性室性心律失常是 ACS 患者猝死的重要原因。这是因为缺血暂时失去兴奋性的心肌细胞发生再灌注时，动作电位迅速恢复的起始不同步，缺血边缘区再灌注发生时血流将洗脱出大量的钾离子和无氧代谢产物，导致局部心肌细胞不应期的离散，易形成多个微折返而发生心室颤动（图 6-1-1）（图 6-1-2）。

（2）发生机制：①局部心肌代谢异常：缺血、缺氧时局心肌的糖代谢、脂肪代谢紊乱，使氧自由基堆积，引起细胞膜离子泵的活性受损，可触发严重的室性心律失常。②心室颤动阈值下降，局部心肌的自律性升高。③神经因素：心肌的再灌注刺激了心肌的压力感受器，引起 Bazold-Favish 反射，使迷走神经张力增高，并出现窦性心动过缓、低血压和传导阻滞等。

（3）再灌注室性心律失常的发生特点：心肌的再灌注多见于变异型或自发性心绞痛、冠脉痉挛、应用动脉溶栓药物、冠状动脉球囊扩张术或旁路搭桥术后。

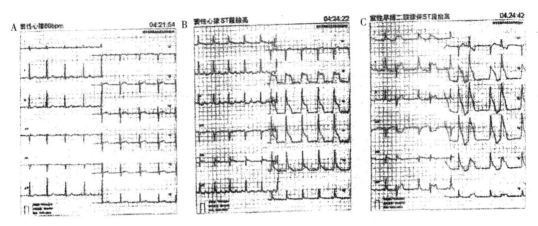

图 6-1-1　再灌注性室性心律失常及猝死的心电图表现

患者男性，55 岁，冠脉痉挛引起室性心动过速、心室颤动及猝死。A 图示：无症状时的 12 导联心电图；B 图示：胸痛伴广泛的 ST 段抬高；C 图示 ST 段开始回降时出现室性期前收缩二联律（引自郭继鸿，2009）

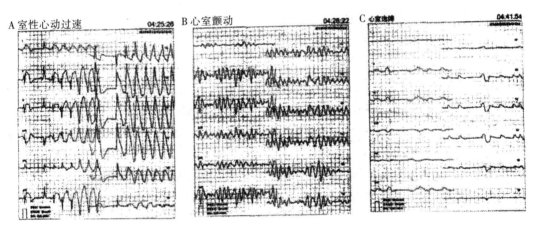

图 6-1-2　再灌注性室性心律失常及猝死的又一例心电图表现

A 示：单行性室性心动过速；B 示：心室颤动；C 示：濒死心律（引自郭继鸿，2009）

　　再灌注性室性心律失常，常在心肌灌注后立即发生，多无先兆而发生突然，再灌注性心室颤动随冠状动脉闭塞时间的延长而增多。闭塞 5~30min 后再开通，是急性冠脉综合征患者猝死的重要原因，发生率最高。但当冠状动脉闭塞 6 小时后，再灌注性心室颤动几乎不再出现，此时坏死心肌组织已较多。

　　再灌注性室性心律失常与缺血性心律失常的区别在于：

　　1）发生时间上再灌注性室性心律失常较缺血性心律失常出现迟，持续时间长。且再灌注性室性心律失常发生迅速，达峰值快。

　　2）心电图特点：缺血性心律失常心电图多表现为室性期前收缩伴阵发性室性心动过速，室性自主心律的心室率较低，再灌注心律失常则表现为频发阵发性室性心动过速，室性心动过速前无室性期前收缩触发，室性自主心律的心室率较高。再灌注心律失常是冠状动脉再通术成功后患者猝死的原因之一，其中 50% 与冠状动脉痉挛后的再灌注损伤有关。因此必须加以重视。

　　再灌注室性心律失常与缺血性室性心律失常比较表：表 6-1-1

表 6-1-1　再灌注性室性心律失常与缺血性室性心律失常的比较

	缺血性心律失常	再灌注心律失常
发病	缓慢，持续较长	急骤，持续短暂
电生理特点		
激动在缺血区传导	由心内膜缓慢向心外膜传导	传导可改善
心肌不应期	缩短	缩短
心电图特点	室性期前收缩伴阵发性室性心动过速；室性自主心律的心室率较低	频繁发生阵发性室性心动过速，其前无室性期前收缩；室性自主心律的心室率较高
迷走神经刺激		抑制心律失常
快速心房调搏	加重恶化心律失常	

再灌注性室性心律失常发生的临床意义：

1）再灌注性室性心律失常是早期心肌有效再灌注的结果与标志，可用于判断静脉溶栓是否成功。

2）是冠状动脉再通术成功后患者猝死的原因之一。

3）50% 与冠状动脉痉挛后的再灌注损伤有关。为减少冠心病心绞痛和急性心肌梗死的病死率，必须认真防治再灌注性心律失常。

3. 亚急性期室性心律失常　多发生在冠状动脉闭塞后的 6~72 小时（峰值时间为 12~24 小时）。此期心肌细胞已开始出现坏死即使发生了再灌注也不减轻心肌细胞的损伤程度。梗死区大量心肌细胞坏死的同时，心内膜下的浦肯野纤维并未坏死，但电生理特性的改变，使此期心律失常容易发生和多发。

室性心律失常出现的特点：①冠状动脉闭塞后 6~10 小时开始出现；②持续时间长，可达 5~6 天，或更长；③以自律性心律失常为主。如加速性室性自主心律、室性期前收缩等，心室颤动发生较少。

4. 慢性期室性心律失常　慢性期是指心肌梗死的恢复期。此期以室性心动过速更多见（多于心室颤动），常为迟后除极引发的触发性和折返性室性心律失常。

心肌梗死区与存活心肌的界区域，因电激动的传导性和不应期的不均衡容易导致折返发生，心肌坏死后形成的瘢痕及室壁瘤都是心律失常的好发部位。此外，已进入慢性缺血期的心肌仍可能再发生急性缺血。

（二）急性冠脉综合征发生缺血性室性心律失常的病理生理改变

ACS 伴发的心律失常是发生基质、触发因素及调节因素三大原因相互作用而引起的：

1）发生基质：是指心肌存在的缺血、坏死、室壁瘤、功能障碍等。

2）触发因素：是指适时的室性期前收缩、早后除极、心肌的再灌注等。

3）调节因素：指例如缺血诱发的电解质紊乱，自主神经功能紊乱，酸中毒等。上述因素可相互转化，或一个因素兼有多方面作用。

1. 心肌缺血　ACS 的基本病理学因素为心肌缺血，但缺血可以是一般性缺血、严重缺血、坏死性缺血等。缺血的时间可以是早期、超急期、亚急性期、慢性期等。缺血部位有缺血的中央区、坏死的边缘区等。总之，心肌缺血可使 ACS 患者在任何时间都能发生心律失常。同时缺血区大小、侧支循环是否建立、离子通道、代谢产物、缝隙连接等改变，都能影响心律失常的发生。

心肌缺血引起的心电改变，首先引起细胞膜离子通道的改变，进而使心肌细胞的膜电位发生改变，最终表现为心肌组织电生理特征的改变。

（1）心肌缺血引起离子通道的改变：心肌细胞膜上的离子通道对缺血十分敏感，心肌血流中断15s时，K^+通道的功能将明显改变，其他离子通道的改变也几乎同时发生。

1）K^+通道：K^+通道对急性缺血的反应最快，反应程度最著。最初是 K^+的跨膜外流增加，使细胞外 K^+的浓度升高，并使心肌细胞动作电位的时程缩短，静息膜电位降低，不应期延长。

2）Na^+通道：急性心肌缺血时，可直接影响 Na^+通道。ACS 发生时凝血酶的增高，也对 Na^+通道有很大的影响，引起 Na^+的峰电流增加，窗电流增加。所以晚钠电流增加。最终使心肌细胞内 Na^+的负荷增加。①Na^+的峰电流增加：缺血能引起钠通道的构型及通透性改变，使快速 Na^+内流增加，同时儿茶酚胺的增高对钠、钾泵的刺激，以及无氧代谢引起细胞内的酸中毒，也使 Na^+-H^+交换增强，使 Na^+内流增加。②Na^+的窗电流增加：I_{Na}峰电流的增加，使激动-电轴曲线移向更负的膜电位区，使 Na^+的窗电流大幅度增加，导致细胞的除极异常，引发自律性心律失常。③晚钠电流增加：急性缺血还使晚钠电流明显增加。晚钠电流（I_{NaL}）是 Na^+的峰电流（I_{Na}）后续的内向钠流。其持续时间长（约 $10\sim100ms$）；电流弱，仅占 I_{Na}电流的 0.1%，故该 Na^+量小，属于 Na^+峰流的一部分，是 Na^+峰流的慢失活成分。生理性晚钠电流无致心律失常作用，其生理作用包括：ⓐ与动作电位 2 相平台期相关，能增加细胞内的 Na^+；ⓑ增加 Na^+-Ca^{2+}交换，提高细胞内 Ca^{2+}浓度，增加心肌的正性肌力；ⓒ基因突变 LQT3 患者存在 SCN5A 基因的突变，使 I_{Na^+}通道不能失活而使晚钠电流增加。晚钠电流的增加，可使复极时间延长，动作电位时程延长，进而易发生 EAD（早期后除极）、DAD（延迟后除极），复极不同步及复极离散度增加，产生明显的致心律失常作用（图 6-1-3）。

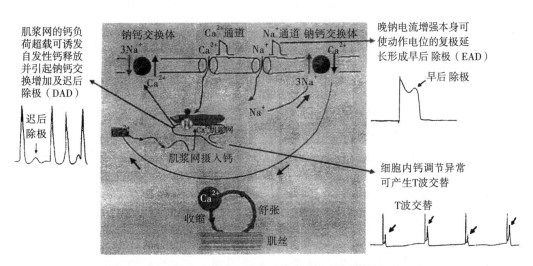

图 6-1-3　晚钠电流病理性增强时的危害（引自郭继鸿，2009）

晚钠电流阻滞剂可减少晚钠电流增加时带来有害的病理生理学作用：下述药物可治疗。

1）胺碘酮、利多卡因均有晚钠电流的阻滞作用，但特异性不强，属于非选择性阻滞。

2）雷诺嗪是新近发现的选择性晚钠电流阻滞剂，应用 $750\sim1000mg$ 时，明显减少非 ST 段抬高性心肌梗死的室性心动过速发生率。

3）Ca^{2+}通道：急性缺血及内源性儿茶酚胺在缺血时的分泌增加，使 Ca^{2+}通道的通透性增加，Ca^{2+}内流增加，并引起 Ca^{2+}负荷加大，增加了触发性心律失常的发生。

（2）心肌细胞膜电位的改变：急性心肌缺血引起离子通道的变化，必然反映到整个心肌细胞的膜电位改变。首先是静息膜电位从正常的 -80mV 降低到 -50mV，这将引起缺血心肌细胞的复极化不全或使其处于准极化状态而产生细胞间、不同心肌组织间的损伤电流，其引起心电图改变的同时（ST 段移位），还能导致缺血边缘带正常侧心肌细胞的再次兴奋或诱导自发的电活动形成自律性心律失常。其次，还使心肌细胞除极的动作电位幅度和最大除极速率（dv/dp max）大幅度降低。在缺血发生前 2min 内，动作电位幅度的降低，可使电的传导速度一过性增快，随后的 10min 内，随着除极速率的下降，电传导的速度将下降 50%。更重要的是，缺血不同区域受到的影响差别很大而出现离散度增大。缺血使心外膜下心肌细胞动作电位时程的缩短、除极速度的减慢比心内膜下更显著。缺血中央区细胞的不应期延长，而缺血边缘区心肌细胞的不应期可能缩短。

（3）缺血心肌组织的电生理改变：缺血时心肌组织电生理特点的影响具有时间性及室间性。

1）时间性：是指心肌缺血的早期（<30min），心律失常明显存在不同的双峰分布，与亚急性和慢性期心律失常的高峰期截然不同。

2）室间性：是指缺血发生时的触发因素与基质都存在特殊的室间性。

触发因素的室间性：缺血早期Ⅰa 和Ⅰb 两期心律失常的触发因素，多数出现在缺血的边缘带（border zon）。甚至心肌梗死晚期心律失常的触发因素也在该区出现。其与该区交感神经坏死后的过度芽生有关。除此，维持因素也有室间性：ACS 心律失常的维持因素常指缺血区内的低振幅、持续性、传导延缓的多个碎裂电位。碎裂电位的每个独立成分都因心肌细胞群组成的缺血或存活的心肌细胞"岛"产生，持续时间则代表该部位异常缓慢传导的时间，可出现在窦性心律的 QRS 波后，也可位于室性心动过速时心室 QRS 波之前，并形成室性心动过速蜕变为心室颤动的基质。应当注意，ACS 时缺血中央区的碎裂波极少，起至心律失常时，"旁观者"的抗心室颤动的作用。相反，用高分辨率（<1mm）的视频成像技术检查缺血边缘区时，可发现较多的碎裂电位，其多寡与跨缺血的边缘带不应期的离散度相关，这也是心室颤动发生时碎裂波存在的主要位置，形成重要的致颤作用。因此，ACS 时缺血心肌的不同区域具有致颤（边缘区）和抗颤（缺血中央区）的双重作用。

2. 内源性儿茶酚胺剧增　ACS 心律失常发生的重要调节因素为自主神经的功能性改变，其与内源性儿茶酚胺的剧增有关。

自主神经功能的变化作为心律失常的调节机制复杂而多变。急性缺血（10min）内的早期，中枢神经系统介导的儿茶酚胺释放增多，但该时儿茶酚胺的浓度仍维持在正常值的 5 倍以内，属于生理性范围内，而且其作用很快就被逆转。此后，发生局部代谢性释放，使体内去甲肾上腺素的浓度在缺血 30min 内高出正常值的 100~1000 倍。其与Ⅰb 心律失常的发生有关，与Ⅰa 期心律失常无关。缺血区去甲肾上腺素的升高，可诱发正常心室肌细胞的早后除极及迟后除极。同时，交感神经的高度兴奋，使心肌细胞内 Ca^{2+} 浓度的升高将使上述作用进一步强化。同时，内源性交感胺浓度的升高，使交感神经的活性明显高于迷走神经活性，进而引起钠钾泵和钾电导的变化，使心肌细胞膜超极化，其不仅能诱发心律失常，还使猝死的发生率增加。研究发现，迷走神经活性的减弱，将使交感神经支配的心肌牵张受体的活性增强。下壁心肌梗死患者压力反射敏感性的下降比前壁心肌死者更明显。提示其迷走神经的活性受损更严重。因迷走神经元在左室下壁分布较多。在慢性缺血期，迷走神经的受损表现为压力反射敏感性的下降及心率变异性的降低，这与单形性室性心动过速和猝死的易感性增加有关。慢性期交感神经的重构更为活跃，使缺血中央区处于去交感神经、无交感神经支配的状态，而缺血边缘区交感神经末梢的芽生活跃，使其处于高交感神经支配状态，这使 ACS 心律失常更容易起源于缺血的边缘区。

3. 细胞外高 K^+　心肌急性缺血的同时或 15s 后，缺血心肌细胞外 K^+ 浓度急剧升高，并在 5~15min 内达峰值而形成平台区。此时细胞外 K^+ 的浓度可从 4mmol/L 增加到 15mmol/L，这是心肌缺

血引起 K^+ 跨细胞膜外流增加的结果。同时缺血早期（<10min）钠钾泵的功能受到一定程度的抑制，以及细胞内的酸中毒也使 K^+ 从心肌细胞内丢失。此期的跨心肌缺血边缘区 K^+ 的浓度差增大是 I a 期心律失常高发的最重要原因。其起到基和触发的双重作用。

局部心肌细胞外高 K^+ 易引起传导阻滞和折返，以及缺血边缘区反复发生除极波碎裂。因此，高 K^+ 还能引起动作电位及心肌电生理特性的多方面改变。应当指出，缺血边缘区较高的 K^+ 浓度差，能很快被再灌注的心肌血流洗脱和扩散。此外，当心肌细胞随后发生不可逆、永久性损伤和坏死时，血钾有可能再次增高。如上述，缺血时的一些代谢产物也参与了细胞外高 K^+ 的形成。而应强调，ACS 发生快速性室性心律失常时，常用的治疗措施就是不论患者血钾正常与否，都要实施补钾、补镁的治疗。此时患者可能存在着低钾血症，这与上述高 K^+ 不同，前述的高 K^+ 为缺血心肌的局部现象，并能引起 ACS 超急期高 K^+ 的心电图改变（图 6-1-4）这种局部心肌高 K^+ 状态持续时间短，与随后可能出现的低钾血症不同（图 6-1-5）。

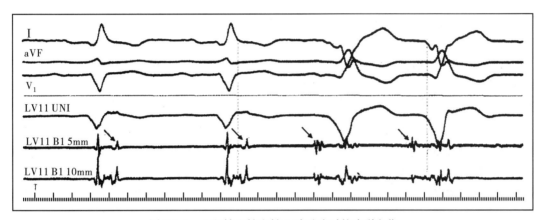

图 6-1-4　心肌缺血性室性心动过速时的碎裂电位

图中窦律时 QRS 波后可见碎裂电位（箭头指示），室性心动过速时的碎裂电位位于 QRS 波之前（箭头指示）

（引自郭继鸿，2009）

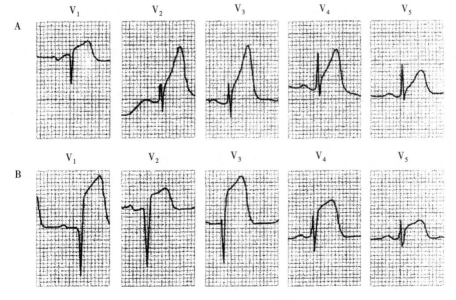

图 6-1-5　急性心肌梗死超急期的高钾心电图改变

图 A 中可见 T 波高尖，基底部变窄，类似帐篷形 T 波改变，显示高钾血症心电图特点

（引自郭继鸿，2009）

4. 交感神经的重构和电重构

（1）心肌梗死后交感神经的重构：大鼠试验发现结扎冠状动脉心肌坏死后，在坏死区及其周围神经纤维迅速消失。在心肌梗死 4~6 天后，坏死区即可见明显的再生神经纤维，至心肌梗死后第 4 周（第 28 天）时，在瘢痕组织中，可见大量的神经纤维复合体，在瘢痕周围较丰富，提示是交感神经的再生（人离体 心脏也证实），这些是由组织中产生的促神经生长因子的作用有关。Hatikainen 等（1996）对 13 例 35~65 岁首次心肌梗死存活者在心肌梗死后第 3 个月和第 12 个月分别进行了单光子发射断层（SPECT）心肌显像，结果发现 3~12 个月梗死区内无交感神经再支配，而梗死区周围发生了交感神经的再生高分布。Vracko 等发现大鼠心肌梗死后的第 6 天，梗死周围的神经纤维已明显，并从梗死区周围向新生的瘢痕组织延伸，其直径、数量、密度、空间分布与附近未受损心肌明显不同。Nori 等进一步证实新生纤维以交感神经纤维为主。这种交感神经重构导致了心肌梗死后慢性期（长时期的）为何容易发生室性心动过速、心室颤动、猝死的重要基础。因为在发生心肌梗死的心脏中，去神经支配区（梗死区）和高神经分配区（梗死周边区）及正常神经支配的区域之间增加了心脏的电生理异质性，促进了自律性异常、触发活动及折返的形成。也提示对心肌梗死后采取预防措施的重要性。

（2）心肌梗死后交感神经重构、电重构与室性心律失常：心肌梗死可导致梗死边缘及非梗死心肌明显的电重构，心肌梗死导致非梗死区心室复极的不均一些，这些变化可通过短暂外向钾电流的减少来解释。Sridha 等（2008）研究发现易于发生心室颤动的心肌梗死犬，心肌细胞存在大量复极钾电流（I_{kr}、I_{to} 及内向 I_{k1}）活性减弱，同时动作电位时限和膜电位自发震荡也明显增加。这表明在易于发生猝死动物的心肌中，存在大量复极电流减低，导致复极异常，并最终产生动作电位异常、复极不稳定和后除极，这些异常可能是心肌梗死发生室性心律失常的基础。

已证明，冠心病室性心律失常发生前，交感神经激活是导致患者的室性心律失常发作的促发因素。

心肌梗死后神经重构以交感神经为主，交感神经纤维增多导致交感神经活性增加，短时间、中等时间、长时间的交感神经活性增强，可以通过不同的机制增加室性心律失常的发生率，其主要机制是交感神经释放大量的儿茶酚胺作用于机体肾上腺素受体，通过 cAMP 途径引起钙离子大量外流，引起后除极，形成室性心律失常的发生。Zipe 等（2008）、Schwartz 等（2008）均认为通过刺激迷走神经可有效预防及减少心肌梗死后室性心律失常发生。此外，一些药物如 β-受体阻滞、醛固酮受体抑制剂依那普利酮，通过干预自主神经活性，对心肌梗死后室性心律失常的发生具有预防和治疗作用。

心肌梗死早期发生的室性心律失常可能与交感神经支配有关，而心肌梗死后的慢性期发生的室性心律失常则与交感神经过度支配和分布异常有关。心肌梗死后期同时存在着电重构和神经重构，二者对室性心律失常和猝死的发生起着至关重要作用。如能在心肌梗死早期就采取积极手段预防交感神经的过度再生，这对防治室性心律失常和猝死是一重要课题。

（3）心肌梗死后正常心肌组织的电重构：心肌梗死后电重构不仅发生在梗死部位，也发生在非梗死区，可出现代偿性肥厚，梗死后 3 天，心外膜内向整合钾电流开始下降，但在梗死后 3 周未发现静息电位的变化，但 I_{to}、I_k 密度下降。I_k 密度下降以 I_{ks} 密度下降为主，I_{kr} 减少或不变。L 型钙离子电流振幅显著增加并再次出现 T 型钙电流，动作时程电位（APD）延长，NCX 电流密度下降，最大除极速度下降并且发现远离梗死部位细胞 APD 的延长与梗死后时间成正比。心肌组织动作电位时程延长与复极不均一性导致触发活动、折返性心律失常。

（4）心室肌电重构的抗心律失常作用：Spitzar 等（2006）电重构是心肌细胞的一种适应性反应。缺血区细胞 I_{to} 和其他复极电流的下降，使兴奋更易向局部失偶联的部位传导，从而作为一种内在的"阻抗平衡"（或负载平衡）。Carlo 等（2008）以心肌电阻抗（ME1）为观察指标，发现梗死周边区耦合阻力的不连续性及梗死部位与正常部位间的电阻抗梯度与恶性心律失常成正比，那么，心室肌的电重构就可以通过这种"阻抗平衡"发挥一定的抗心律失常作用。

5. 缺血性室性心律失常的自主神经调节变化及其对心律失常的影响

（1）正常时交感神经对心脏的调控：调控心脏的交感神经其传入和传出纤维，均行走在心外膜的浅表层，然后深入向下支配心内膜。通过释放神经递质和相应的受体结合来调节心肌细胞膜离子通道的功能而发挥作用交感神经能降低窦房结细胞除极阈电位，激活钙电流，加速延缓性整流钾电流（I_k）衰减，能使浦肯野纤维起搏电流（I_f）幅度增大和阈电位水平下降，自律性增加。

心脏交感神经左右不均一性的支配明显不同。刺激右交感神经可增快心率和降低对心律失常的易感性。而刺激左交感神经，可导致血压升高，心肌收缩力增强，但却降低心室颤动的阈值。

（2）交感神经活性增加引发室性心律失常的电生理基础：交感神经激活时，末梢释放出去甲肾上腺素与心肌细胞膜上的 β_1-受体结合激活钙通道，促进钙离子内流，4 期除极加速，心肌细胞自律性增高。心肌梗死后梗死周边区交感神经密度增大，其自律性明显高于梗死区和正常区域心肌细胞。而 L 型钙通道密度增加，复极钾电流密度下降，引起复极时间延长，加上交感神经刺激时细胞内钙离子负荷增加，促进了早后除极和晚期后除极的发生。

（3）交感神经刺激对跨壁离散度的影响：江洪等（2006、2009）对心肌梗死后交感神经重构对心律失常的影响进行了研究。通过结扎犬的前降支制作心肌梗死模型，于 8 周后开胸分别测量梗死周边基础状态下跨室壁复极离散度（TDR）、交感神经刺激引起 TDR 的变化和心室颤动阈值。用针状银丝单相动作电位（MAP）电极记录梗死周边区（以结扎线为标志，梗死苍白区边缘至边缘 3mm 以内）内、中、外三层心肌的 MAP，假手术组在相应部位测定。结果发现，在起搏周长 300ms 的基础状态下，两组 MAP90 的长短顺序均为中层>内层>外层，且心肌梗死组较假手术组 TDR 显著增大，在交感神经刺激下，假手术组三层心肌与刺激前相比显著缩短，但中层缩短幅度最小，所以交感神经刺激时三层细胞的复极离散度明显增大，且实验发现，在心梗死组中层细胞可观察到明显的早后除极现象。但实验者用双极起搏电极短阵高强度刺激心肌确定心室颤动阈值，同时用专用显微镜组成的计算机图像测定神经纤维密度，得出交感神经密度与心室颤动阈值并不呈直接的线性关系，这与以往的结论：交感神经重构与心室颤动发生有关有所不同，考虑其原因是因为交感神经重构只是心室颤动发生的机制之一。

（4）交感神经活性与室性期前收缩互为因果关系：交感神经活性增张可以促进室性期前收缩的发生。但是，频发室性期前收缩可以增加交感神经活性（SNA）。Smith 等对 21 例接受电生理检查的患者，以 4∶1 至 1∶1 的窦性心律与室性异位搏动的比例起搏心室 6 分钟，在此期间测腓神经 SNA 的 SNA 和冠状静脉窦血样中的儿茶酚胺的水平，结果显示肌肉中 SNA 和冠状静脉窦血液中去甲肾上腺素随室性异位搏动频率增加而显著增加，这些数据证实了高比例室性异位搏动引发的交感神经兴奋能使外周组织和心脏内的 SNA 显著相关。这提示心脏的异位活动对交感神经有"正反馈"的作用，因"正反馈"作用而增加的 SNA 会进一步增加心脏的不稳定性，从而导致致死性心律失常。所以，人们应该对心肌梗死后出现的室性期前收缩高度重视，避免恶性心律失常的发生。此外，Bogur 等（2008）、Bansch 等（2003）等报告采用 CARTO 三维标测发现心肌梗死后多形性室性心动过速多由源于瘢痕区浦肯野纤维网电位诱发的单形性室性期前收缩所触发。

6. 缺血性室性心律失常的组织重构　心肌梗死慢性期心律失常的重要发生和维持因素是组织重构。

心肌梗死后梗死区心肌细胞纤维化，胶原束间细胞外基质，沿着细胞长轴的方向积聚，压力负荷和容量负荷的增大心肌细胞向心性和离心性增大，瘢痕组织形成，缝隙连接空间分布、数量及功能状态的改变，都影响了心脏电活动的形成和传导，进而促进心律失常的发生。目前认为，折返是导致心肌梗死后陈旧期室性心律失常发生的主要机制，而根据折返激动得以维持的条件：心脏激动的波长（传导速度 X 有效不应期）一定要小于解剖学上的折返路径。因此，增快传导速度或延长不应期理论上都能抑制折返的形成。Van Rijen 等（2006）指出心脏中电冲动的传导有三个影响因素：①心肌细胞的激动性；②心肌的组织结构；③心肌细胞的电阻抗。作为影响细胞间电阻抗的一个指标——缝隙连接重构，受到了高度重视。

缝隙连接：是细胞间特殊的离子通道，对细胞间小分子物质交换和电信号的传导有重要意义。缝隙连接失偶联参与了跨室壁复极离散度的形成。Luke、Saffitz 等（1991）曾报道在犬心肌梗死模型中，心肌梗死周围区心肌细胞连接减少并且变小。研究发现大鼠心肌梗死模型出现心肌中 Cx43 和磷酸化 Cx43 下调，迷走神经刺激能明显抑制 Cx43 脱磷酸化。Wen 等（2009）发现大鼠心肌梗死模型出现心室肌总 Cx43 和磷酸化 Cx43 下调，而用 β-1 受体阻滞剂卡维地洛干预 1 周就可以减轻 Cx43 下调的幅度并增加心肌梗死大鼠的心室颤动阈值。另有学者发现在心肌梗死心外膜周边区，酪氨酸激酶c-Sre与Cx43 鹰架蛋白—小带闭合蛋白 occludens-1（Zo-1）的亲和力较 Cx43 更强，从而竞争抑制了 Cx43 与闰盘处的 Zo-1 的结合，造成心肌细胞端端处 Cx43 减少，而侧侧处 Cx43 增多。Cabo 等（2006）发现犬心肌梗死后 4~5 天，在 8 字折返激动的中心径路处的心肌细胞 Cx43 侧边化，其冲动横向传导的速度正常，而在 8 字折返的外周区，Cx43 侧边化不明显。目前，决定缝隙连接在细胞膜插入、转运、内化的机制需要进一步研究。这些侧侧处的缝隙连接是否有功能还不清楚，总之，梗死区周边的心肌细胞紊乱的缝隙连接分布和其功能异常造成缓慢且不均一传导，这是心律失常产生的基质之一。

7. 体内神经内分泌因子与缺血性室性心律失常　冠脉缺血后机体内分泌、旁分泌因子，如神经生长因子、促生长激素神经肽、心脏营养因子、白介素-1、白介素-6、胰岛素样生长因子、溶血磷脂酰胆碱、肿瘤坏死因子、ET-1 等都有了明显变化。内分泌因子的变化与电重构及神经重构密切相关。

8. 其他　除上述因素外，ACS 发生时局部心肌细胞内酸中毒、凝血因子的活化、心肌机械电反馈作用即牵张作用引起心肌细胞和心肌组织电生理的变化，也能放大、强化和启动自律性或触发性活动。

（三）心肌梗死后各时期室性心律失常的发生机制

心肌梗死后离子通道重塑是其后室性心律失常发生的病理基础、是心律失常产生的基质。

1. 心肌梗死后各时期心室肌细胞发生的电活动改变的机制

（1）急性期：急性期是指冠状动脉闭塞后 30min 内。此时期缺血区心肌细胞能量代谢障碍，细胞内三磷酸腺苷浓度下降，导致 Ik-ATP 通道开放，使细胞内 K^+ 外逸；并导致 If 离子通道的开放程度和开放速度都降低。同时，Na-k 泵活动下降，膜内外钾离子浓度差减少，膜电位向去极化方向改变，快钠通道失活，而慢钙通道仍可激活，心肌快反应电位变为慢反应电位，并有自律性，引起心律失常。同时 Na-k 泵功能障碍、Na^+/H^+ 交换（NHEI）增强，均引起细胞内 Na^+ 积聚，Na^+-Ca^{2+} 交换增强，引起细胞内钙离子增多，易引起触发性心律失常。Zhang 等（1990）的实验发现，在"缺血"溶液灌流下浦肯野纤维 4 期舒张期除极速率降低，L-型钙流振幅也降低，动作电位时限与钙流振幅变化及时间先后有关，呈现先缩短后延长再缩短。Yen 等（2004）、王东琦等（2008）发现急性心肌缺血早期犬左室内、中、外三层心肌细胞的 I_{to} 离子流增大，但以心外膜层细胞最明显，跨室壁复极离散度（TDR）增加，从而诱发 2 相折返，发生室性心律失常。此外，心室肌细胞持续性钠电流（INa-p，系钠电流的一个亚型）是指在短暂钠电流之后的钠通道活动引起的电流，其失活缓慢，参与维持动作电位的平台期，对起搏电流有一定作用，存在跨心室壁分布弥散。持续性钠电流是短暂钠电流通道失活机制的修饰或丧失。在急性心肌缺血、缺氧时可增加大鼠心室肌细胞持续性钠电流，大量钠离子内流，细胞内钠离子超载，钠钙交换增多，引起细胞内钙超载触发心律失常。而持续性钠电流的跨室壁弥散分布，可使缺血状态下平台期跨壁弥散度增加，从而引起 2 相折返。

（2）亚急性期：是指心肌梗死后 24~48 小时。在动物实验中亚急性期心内膜浦肯野纤维的电生理变化为：细胞内 K^+ 浓度下降，Na^+ 渗透性/K^+ 渗透性增大，导致静息电位朝去极化方向改变，0 期最大除极速度下降。慢速起搏时，动作电位 I 相时程稍缩短；快速起搏时，I_{to} 衰减加速，复活延迟，膜片钳技术证实此时 I_{to} 下降了约 51%，L 型、T 型钙通道离子流下降，导致平台期缩短，动作电位曲线呈"三角化"。在狗心肌梗死模型发现心肌梗死后 48 小时内膜下浦肯野纤维出现显著的钙释放的异常，自发的、不均一的钙的微释放可以导致触发性心律失常。在亚急性时 I_{ks}、I_{kr} 及内向整流钾电流均下降，引起复极时间延长，传入阻滞增加。在心肌梗死后 48 小时，E4301 敏感钾电流增大。I_{to} 下降、APD 延长可引起早期后除极，从而引发触发机制，导致心律失常。

（3）愈合期：指梗死后数天至数周。心肌梗死周围区细胞表现为静息电位朝去极化方向改变，膜片钳研究证实，由于钠电流密度下降，0 期最大除极速度下降，且钠通道复活延迟，导致细胞的复极后不应性。

使用利多卡因对心肌梗死周边区的 Na 离子抑制作用较正常部位明显，但利多卡因却可使心肌梗死周边区和正常组织间 Na 通道失活，复活的差距缩小。

愈合期有功能的 L 型钙通道数量下降并且失活加速，复活延迟。但与心内膜浦肯野纤维不同，梗死周边细胞 5 天内未发现 T 型钙离子通道的改变，其后增强。同时，Na-Ca 交换电流的反向模式增多（Na-Ca 交换电流既可以为内向电流，也可为外向电流，当正常模式时，Na^+ 向细胞内移动，Ca^{2+} 离子向细胞外移动，表现为内向电流；反向模式时 Ca^{2+} 向细胞内移动，Na^+ 向细胞外移动，表现为外向电流）。考虑此种改变是对 L 型钙通道改变的一种代偿。用区域刺激和模片钳技术已证实，在梗死交界区细胞存在舒张相钙释放延迟。这种现象易引起迟发型后除极。I_{to}、I_{ks}、I_{kr} 密度均下降，钙依赖性钾电流 I_{to} 也随 L 型钙通道的下调而变化。

综合以上各离子通道的功能变化，愈合期梗死周围区细胞动作电位总的变化为：振幅下降，APD 缩短，但复极后不应性较前明显。

（4）陈旧期：陈旧期是指心肌梗死后数月。

在猫的梗死模型中，残存的心内膜细胞在心肌梗死后 2 月与缺血急性期和心肌梗死早期相比，电生理有明显的不同。表现为动作电位时程延长，而静息电位及 0 相除极速度恢复正常。与之相反，心肌梗死周围区残存细胞 0 期除极速度下降，传导速度下降。同时，在该模型中，I_{caL} 降低，失活曲线电压向超极化方向偏移 10mV，引起内向 I_{caL} 时间窗缩短从而引起心肌梗死周围组织动作电位 2 相时程缩短，心肌梗死周围组织和正常组织间 2 相时程的不一致性可能引发 2 相折返。随着心肌梗死后时间的延长，在陈旧期，正常组织、心肌梗死周围组织和梗死区组织的复极有很大的异质性。在大量心肌梗死模型中，均发现左室动作电位呈现出不同形态及不同程度的延长，特别是邻近瘢痕的部位。梗死区细胞的不应期与 APD 相一致，梗死区和周边区细胞存在功能性不应期，持续到细胞完全复极以后。虽然在开始阶段，梗死周边区细胞损伤较缺血中央区的细胞轻，但是缺血所引发的梗死周围区电生理异常，例如细胞反应性，在梗死后晚期时相远远超过梗死早期，这也说明在陈旧心肌梗死心脏的梗死周边部位，复极后不应期及传导损伤持续存在。在心内膜和心外膜均存在明显的梗死区和梗死周边区组织不应期的不一致性，特别是交感神经刺激的情况下。延长的不应期可能与 I_{Na} 复活减慢相关，也可能与外向 K^+ 通道失活减慢相关。在兔的梗死后 8 周的模型中，延长的动作电位时程不仅伴随着 I_{caL} 下降，还伴随着正常模式的 Na-Ca 交换电流密度增加。

2. 心肌梗死后室性心动过速的折返、自律性、触发活动三类机制发生的特点。

（1）折返激动特点：折返机制表现在。①95% 以上的单形性室性心动过速可被程序电刺激所诱发和终止。②室性心动过速时，可记录到舒张期碎裂电位。说明缓慢传导存在。③室性心动过速可被拖带：拖带是指以比心动过速更快的频率起搏心室。起搏停止后心动过速未终止，并以原有室性心动过速的频率发作。折返可能是功能性或解剖性，可以是微折返，也可以是大折返。ACS 多为微折返。拖带是折返最可靠的指标。电解剖标测技术可确诊这心动过速的机制是局灶性的还是折返性的。④一些瘢痕相关的单形性室性心动过速，电解剖标测方法如 Carto 和非接触球囊标测技术，可以直接观察到折返环的存在。

（2）自律性增加：少数室性心动过速是由异常自律性增加所致。这种自律性机制的单形性室性心动过速，通常与急性心肌梗死、低氧血症、电解质紊乱和高交感神经张力相关。急性心肌梗死后 24~48 小时内发生的自律性增高的室性心动过速是心脏性猝死的主要原因，可能与残存心肌缺血有关。急性冠脉综合征在开通心肌梗死闭塞血管时出现的再灌注室性心律失常，可能与自律性增高相关。心肌梗死愈合后这些自律性增高的室性心动过速自行消失。通常由于自律性增高的室性心动过速与代谢异常有关，寻找确定并纠正这些异常是治疗的关键。

（3）触发活动：在单形性室性心动过速发生机制中较少见。多见于离子通道疾病相关的多形性室性心动过速，例如，先天性 LQTS、Brugada 综合征、儿茶酚胺敏感型多形性室性心动过速等。多形性室性心动过速很少可转换为单形性室性心动过速。腺苷环化酶介导的延迟后除极引起的触发活动是特发性右室流出道室性心动过速的发生机制。左后分支性室性心动过速与折返相关。现认为延迟后除极所致的触发活动是其发生机制。

急性冠脉综合征时的心肌缺血，在不同期内均可因局部心肌的电生理特性发生改变，而形成单个或多个功能性折返。心肌缺血以及由此引起的局部儿茶酚胺浓度的增高，可加快自律性细胞动作电位的 4 相除极速率。心肌缺血可导致心肌细胞内钙离子浓度增加，动作电位时限缩短，由此导致延迟后除极而引发触发活动并形成室性心律失常。ACS 伴发的电解质紊乱、酸中毒等，以及和急性心肌缺血时的损伤电流（缺血区与非缺血区之间的电位差）等都可促进心律失常的发生。

急性心肌梗死后形成的瘢痕除导致心功能下降外，可引发心律失常。瘢痕与存活心肌连接处电生理特性的不均一性是引发室性心律失常的最主要原因。

目前认为器质性心脏病 VT 多为灶性起源瘢痕相关的 VT 多为折返型 VT。

（四）急性心肌梗死后室性心律失常出现的时间及发生率

急性心肌梗死后有 20%~80% 的患者可能发生室性心律失常，如合并有心功能不全，则病死率更高。

1. 急性心肌梗死后各时期发生室性心律失常时间。

（1）早期室性心律失常：是指急性心肌梗死后 30min 内发生的室性心律失常。

1）Ⅰa 期室性心律失常：①发生于急性缺血后 2~10min，尤以 5~6min 发生率最高。②结扎冠脉 2~10min，能标测到室性心动过速折返环。

2）Ⅰb 期室性心律失常：指冠脉血流中断 10~30min 内。在 4~30min 内常发生又一次高峰。据报道 60% 起源于浦肯野纤维。

（2）再灌注性室性心律失常：指冠状动脉闭塞 5~30min 内发生率高。再灌注性心室颤动发生率较高。冠状动脉闭塞 6 小时内再灌注心室颤动发生率最高。6 小时后几乎不再出现。

（3）亚急性期室性心律失常：指冠状动脉闭塞后 6~72 小时，峰值时间 12~24 小时。出现室性心律失常，持续时间长，有的可达 5~6 天或更长。以自律性心律失常为主，如加速性室性自主心律、室性期前收缩等。心室颤动发生较少。

（4）慢性期室性心律失常：心肌梗死的恢复期，此期室性心动过速更多见（多于心室颤动）。

2. 急性心肌梗死后各类型的室性心律失常发生的时间及发生率。

（1）室性期前收缩：发生率约 60%~93%。在急性心肌梗死发生的 48 小时内的发生率约为 90%。多数为良性室性心律失常而不影响患者预后。"R on T" 型室性期前收缩占急性心肌梗死前 24 小时室性期前收缩总数的 2%。也存在缺血早期的双峰分布：Ⅰa 期的发生率为 8%，同期 4% 的室性心动过速或心室颤动由 "R on T" 室性期前收缩触发。而Ⅰb 期的发生率为 24%，而该期 34% 的室性心动过速及心室颤动是由 "R on T" 室性期前收缩触发。显然，"R on T" 型室性期前收缩与Ⅰb 期恶性室性心律失常的关系更密切。

（2）加速性室性自主心律：多见于急性心肌梗死后前 12 小时，或急性缺血期、再灌注期。在急性心肌梗死后最初的 24 小时内发生率为 8%~46%。但不影响患者预后。

（3）非持续性室性心动过速：发生率 1%~7%。ACS 发生后 2~3 小时发生的非持续性室性心动过速不影响预后。但 5 小时后发生的非持续性室性心动过速尤其伴有陈旧性心肌梗死病史者，常提示预后不良。此外，心肌梗死 24 小时后冠状动脉再通时伴发非持续性室性心动过速的患者预后也较差。

也有报告在急性心肌梗死发生后 48 小时内的发生率为 6%~40%，24~48 小时内不升高病死率。但 3 年的总病死率在有非持续性室性心动过速和无非持续性室性心动过速的患者中分别为 33% 和 15%。二者有显著性差异。

（4）持续性单形性室性心动过速：持续性单形性室性心动过速、多形性室性心动过速、心室颤动，这三种快速的室性心律失常属于恶性或潜在的恶性室性心律失常。发生时提示心肌缺血或心肌梗死的面积大、程度重，缺血的情况还未得到有效的控制。ACS 时持续性室性心动过速发生率为 0.5%~2%。在急性心肌梗死发生后 48 小时内的多为单形性持续性室性心动过速，发生率约 0.3%~2.8%；但广泛前壁梗死患者持续性室性心动过速的发生率约为 2%~20%。在最初的 48 小时内发生者，在以后的随访中可有复发。心肌梗死后 1 年发生率可达 3%~5%，伴心功能不全或左室室壁瘤者的发生率更高。

（5）多形性室性心动过速：发生率为 2%。见于急性冠脉综合征、再灌注损伤患者，较少见。少数可见于冠状动脉痉挛的患者。

文献报道：冠心病可作为获得性长 QT 综合征表现为尖端扭转型室性心动过速；也可表现为 QT 间期正常型多形性室性心动过速（多见于急性心肌梗死、冠状动脉痉挛如变异型心绞痛患者等）。

（6）束支折返性室性心动过速：很少见。多见于扩张型心肌病，但亦可见于冠心病患者。

（7）双向性室性心动过速：极少数心肌梗死患者可表现为双向性室性心动过速。

（8）心室颤动：ACS 时的发生率为 3%~36%，发生高峰为Ⅰb 期和心肌梗死后的亚急性期，60% 的心室颤动发生在心肌梗死后 1 小时内，80% 发生在心肌梗死后 12 小时内。在前壁和下壁心肌梗死患者的发生率相当。但在非 Q 波心肌梗死患者中少见。心室颤动与病人的猝死和死亡率直接相关，发生后除颤治疗每延迟 1min，复苏的成功率将下降 10%。心室颤动合并心源性休克时预后将更差，死亡率高 40%~60%。复苏成功者中将有 10%~15% 的复发，易患因素包括低血钾、低血压及大面积心肌梗死。下后壁心肌梗死时自主神经的功能紊乱更为严重，初期发生心动过缓者也是随后发生心室颤动的高危因素，证实迷走神经的兴奋有促心室颤动作用。

（9）急性冠脉综合征电风暴：电风暴是指在 24 小时内自发的持续性室性心动过速发作 ≥3 次并需要紧急干预治疗。大多数电风暴的 ACS 患者多见于急性心肌梗死患者，多伴心功能不全或 LVEF 降低。室性心动过速/心室颤动发作可加重心功能不全。室性心动过速可以是单形或多形性，但以多形性室性心动过速多见。

（五）急性冠状动脉综合征的治疗

1. ACS 室性心律失常的治疗

（1）首先要排除常见的电解质紊乱和心肌缺血，立即纠正电解质紊乱补钾、补镁。重建血运以纠正心肌缺血。如果已重建血运（如 PCI、冠脉搭桥术、溶栓等），但仍有室性心律失常的发生，应考虑因急性或亚急性血栓形成导致冠状动脉无复流。此外，应用药物改善心功能。

（2）室性期前收缩：ACS 时出现偶发室性期前收缩又无明显症状者，可不予处理，但需密切观察。如若为频发、成对、极短联律间期、R on T 型或短—长—短型室性期前收缩等应予以消除。

（3）ST 段抬高型急性心肌梗死患者常伴加速性自主心律（非阵发性室性心动过速）如频率不

快，发作次数不多，可不予处理，紧密观察，少数患者可演变为持续性室性心动过速。对 ACS 的出现非持续性室性心动过速，如只有少数短阵单形性室性心动过速可不予处理但须紧密观察，如反复发作、或呈多形性、或有 R on T、极短联律间期、短长短室性期前收缩所促发的应及时消除，ACS 时出现持续性室性心动过速（不论是何种形态类型者）必须立即消除，并紧密监测。

（4）药物治疗：主要应用 β-受体阻滞剂和胺碘酮。这两种药物尚具有抗心肌缺血改善心功能作用，β-受体阻滞剂还能提高心室颤动阈值的 60%～80%，降低猝死率，对多形性室性心动过速电风暴最有效。在胺碘酮治疗无效时可用利多卡因，但不主张其作为室性心律失常的预防用药。因利多卡因治疗后心脏停搏的发生率增多。

药物治疗可参照第九节病理性室性心动过速紧急治疗。ACS 电风暴请参照第 19 章，电风暴的治疗部分。

（5）射频导管消融术，见后述。

2．ACS 的长期治疗

（1）通过血运重建（PCI 或冠状动脉搭桥术）改善血供、避免室性心律失常复发、预防猝死。

（2）改善心功能，积极防治心力衰竭。

（3）长期服用 β_1 受体阻滞，尤其是有电风暴的患者；必须坚持服用。

（4）ICD 的植入：是防治 ACS 室性心动过速尤其是电风暴发作过的患者，适应证如下述：① LVEF≤40%，并且有非持续性室性心动过速的患者，以及电生理检查诱发出持续性单形性室性心动过速的患者。②心肌梗死≥40 天，NYHA 心功能 Ⅱ～Ⅳ级，LVEF≤30% 的患者，应进行猝死一级预防植入 ICD。③如有血流动力学不稳定的持续性室性心动过速的患者，或心脏骤停应进行猝死的二级预防植入 ICD。④ST 段抬高型心肌梗死患者虽经药物治疗后仍有轻度心功能不全（NYHA 心功能 Ⅰ级）、LVEF≤35%，可以考虑植入 ICD。

（5）应服用他汀类药物，坚持长期服用。

二、心肌梗死后持续性单形性室性心动过速

大多数与心肌梗死相关的持续性单形性室性心动过速（Sustained monomorphic VT，SMVT）发生在慢性期，首次发作也可在心肌梗死后第 1 年内，中位发病时间为第 3 年，也可晚至心肌梗死后 10～15 年才发生。晚期出现的持续性单形性室性心动过速提示左室功能明显受损及室壁瘤或瘢痕的存在。新的心脏事件可导致晚期心律失常的发生。急性心肌梗死 3 月内发生持续性单形性室性心动过速患者的年死亡率为 5%～15%。许多患者中 SMVT 是伴随心室颤动发生的。

（一）心肌梗死后持续性单形性室性心动过速的发生率及发生时间

1．发生率 SMVT 的发生率因心肌梗死类型的不同而有区别。GUSTO 试验报告，约 41000 例 ST 段抬高（有 Q 波）的心肌梗死患者接受溶栓治疗，约有 3.5% 的患者发生 SMVT，2.7% 的患者发生 SMVT/心室颤动。另一项报告 25000 例非 ST 段抬高的急性冠状动脉综合征（非 ST 段抬高性心肌梗死和不稳定型心绞痛）患者，SMVT 发生率较低（0.8%），有 0.3% 的患者发生 SMVT 和心室颤动。

2．发生时间 在 CCU 病房心电监测室性心动过速的检出率为 6%～40%。北京阜外医院报道为 7.4%。检出率明显受心肌梗死病程的影响，例如在 2～12 小时检出率占 71%，两周后检出率仅为 10%～15%。在发病 24 小时内非持续性室性心动过速检出率占 71%，而持续性室性心动过速只占 27%。约 2/3 的室性心动过速患者呈反复发作，连续发作时心率多在 150～250 次/分；均由室性期前收缩诱发。发作时心率在 150～200 次/分的占 70%，>200 次/分者并发心室颤动的发生率在 50%。广泛前壁心肌梗死者并发室性心动过速的发生率高达 75%。发生 SMVT 比未发生 SMVT 患者住院期间的死亡率明显增加。但第 21～30 天存活者的 1 年死亡率并不增加，提示早期 SMVT 的致心律失常机制是一过性的。在急性心肌梗死 48 小时后的亚急性期和愈合期发生 SMVT 的患者，一般梗死面积较

大，常合并左室射血分数降低，这类 SMVT 是预后不良的预测因子。急性期如有反复发作、频率快、持续时间长、难以控制的室性心动过速是早期室壁瘤形成的标志。此外，急性心肌梗死伴左心功能不全，LVEF<0.4%时，或并有束支传导阻滞时，室性心动过速的发生率高，发展成心室颤动、猝死的危险性大。心肌梗死后 3 月内发生的 SMVT，2 年死亡率为 40%~50%，大多数为猝死。也有报道 3月内发生 SMVT 患者的年死亡率为 5%~15%。心肌梗死恢复期或晚期仍有反复发作的 SMVT，对预测心肌梗死后发生猝死有重要价值。急性心肌梗死后一年内发生 SMVT 的机会最多，约为 30%。在以后的 15 年内，SMVT 的年发生率基本恒定在 3%~5%。有报道急性心肌梗死后 1 年内发生猝死者可达 5%~10%。

猝死前常先有室性心动过速，然后发展为心室颤动。所以不论 SMVT 发生在心肌梗死的早期、恢复期或陈旧期以及心梗死后 15 年甚至更长时间，均应高度重视，因为它是心室颤动、猝死的危险信号。

（二）心肌梗死室性心动过速的解剖基础特点

1. 室性心动过速大多发生在冠心病心肌梗死后，这类患者的心肌梗死面积也比较大、心功能比较差。有心室壁瘤形成或严重的室壁运动障碍。持续性比非持续性室性心动过速更严重。

2. 室性心动过速的发生时间可以在心肌梗死的急性期，也可发生于心肌梗死后一周到数年，甚至 20 年以后。大多发生在心肌梗死后 1 周到半年的这一段时间内。

3. 室性心动过速发生在急性期和以后的机制是不同的。起源于浦肯野纤维的室性心动过速在急性期比晚期的发生率更高。在急性期射频导管消融主要针对触发灶。而在晚期主要是使基质改良，以消除形成室性心动过速折返环的基础。

4. 心肌梗死后发生的室性心动过速提示心肌梗死的面积，通常较大、范围也较广，患者可伴有室内阻滞或室壁瘤。心内基质标测多显示有大片的低电压区，这系心肌梗死瘢痕组织。

5. 心肌梗死后心肌组织可分为瘢痕区、病理区和正常区。病理区和瘢痕区为室性心动过速的形成提供了重要的病理生理基础。

6. 非持续性室性心动过速可发生在有或无陈旧性心肌梗死患者；而心脏骤停和持续性单形性室性心动过速的患者，常发生在陈旧性心肌梗死患者。有认为心肌梗死的面积大小和室间隔梗死是发生持续性室性心动过速的两个重要的预测因素。

7. 室性心动过速发生在心肌梗死的早期时，心率常较快、周期较短、症状较重；室性心动过速发生在心肌梗死晚期时，心率常较慢、症状也较轻。这反映心肌梗死后瘢痕形成的演变过程。瘢痕形成后由于传导异常导致产生较长的折返周期所致。

8. 心肌梗死发生 2~4 周时出现的室性心动过速，在一年后行电生理程序期前刺激可诱发出相同的室性心动过速。这提示，心肌梗死一旦发生，某些解剖学基质已经形成。

9. 室性心动过速主要起源于广泛心肌梗死区域内存活的心肌。在窦性心律时可记录到在室性心动过速起源区的碎裂、多成分、低振幅、较宽的心内电图，其不同成分是产生于心肌梗死后存活的、隔离的心肌细胞群组成的小岛。由于缝隙连接的分布及功能异常，虽然心肌梗死愈合后的边缘区仍可记录到正常的钠依赖的动作电位，但其传导是减慢的、甚至是中断的。局部电位持续时间代表异常的、减慢的、迂回的传导，从而产生电极间不同部位间的延迟激动传导时间。

（三）心肌梗死后持续性单形性室性心动过速的发生机制

冠心病心肌梗死后室性心动过速的发生机制可分为两类。

1. **心肌梗死后瘢痕折返性室性心动过速**　以冠心病心肌梗死后为主以及致心律失常右室心肌病、扩张型心肌病、先天性心脏病法洛四联症外科矫正术后等器质性心脏病患者中发生的持续性单形性室性心动过速等称为器质性室性心动过速或病理性室性心动过速。占全部室性心动过速的 80%~90%。近年来由于对其他器质性心脏病室性心动过速机制的深入研究，尤其通过应用心脏三维电解剖系统的研究结果表明，尽管器质性心脏病的病因和病理改变不同，但绝大多数器质性室性心动过速的发生机制约 90%是围绕心肌瘢痕组织和（或）解剖屏障（瓣环）的折返。而束支折返或局灶性机制仅占 10%左右。

　　器质性室性心动过速的电生理发生机制，大多通过对冠心病心肌梗死后室性心动过速的标测、射频导管消融术等的结果而明确的。对左心室梗死部位心内、外膜的外科手术标测研究证实持续性单形性室性心动过速是由折返引起。

　　室性心动过速的折返环路虽有不同构型，但其有共同特征，即存在于瘢痕区域内或瘢痕边缘区的缓慢传导区。瘢痕大多为陈旧性心肌梗死引起。致密的纤维瘢痕可产生解剖传导阻滞区域，存活心肌束间的纤维化促使细胞与细胞间的偶联减少，扭曲了传导途径，造成缓慢传导和阻滞。缓慢传导既是折返环路的关键组成部分，也是导管消融的靶点。不同梗死部位缓慢传导的分布部位可能不同，前壁心肌梗死多在前壁及室间隔的梗死区域，下壁心肌梗死多在下壁梗死区域和二尖瓣环之间。多数心肌梗死后 VT 的缓慢传导较宽为 2~3cm 或以上，病理检查发现缓慢传导，在瘢痕组织的周围有存活的心肌纤维束环绕，由于细胞间隙的纤维化和细胞与细胞间连接疏松而导致传导缓慢而促发折返发生。标测发现，心肌梗死的部位电位幅度明显降低，电激动的传导速度明显低于正常的心肌组织，而这些区域的单个细胞的膜电位和动作电位均属正常。异常的改变在于结缔组织隔离所造成的为细胞与细胞之间的传导脱节，造成局部激动传导的减慢。正常心肌间的这种均一的传导变为各向异性传导，从而产生局部电活动时间延长、振幅降低，局部缓慢及各向异性传导为折返提供了解剖和电生理的基础。

　　冠心病心肌梗死后室性心动过速折返环的大小、形态、位置因人而异变化多端，可为单一环路，亦可为多环路。通常折返环路发生在含存活心肌束的纤维化区域，产生 Z 形激动路线，导致非同源

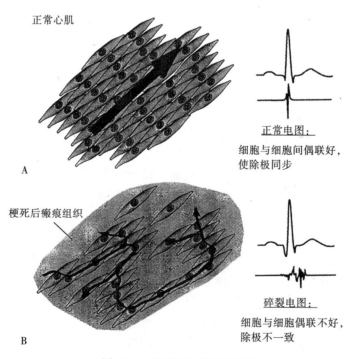

图 6-1-6　瘢痕对电扩布的影响

A，在同质的心肌中电扩布非常快，大部分细胞同步激动，电图可见一个尖锐的波。

B，心肌瘢痕引起无序扩布，结果电图记录的是低振幅的图，有多个碎裂的峰。

（引自 Ziad，等，2009）

性的各向异性（图 6-1-6）。埋藏在致心律失常区域中共同的中心通路，即关键峡部使冲动传导减慢发生折返。峡部本身被死亡心肌末梢或心肌束包围，后者不参与构成主折返环路中的共同通道（旁观者）。

　　Stevenson 等（1990）根据心肌梗死瘢痕为折返环路中各个部位与缓慢传导的关系设计了 8 字形环路图，其包括缓慢传导的出口传出和经入口返回。传出的激动离开出口后传入心室其他部位，导致这些部位的去极化产生 QRS 波继后折返激动可经外环或内环回到缓慢传导（图 6-1-7）。

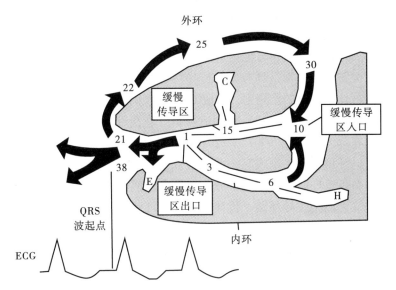

位点	VT 时电图定时	拖带伴隐匿性融合	拖带刺激-QRS	$\frac{(S-QRS)}{VTCL}$	起搏后间期	窦律起搏图	
						QRS 与 VT	刺激-QRS
共同通道	舒张期	有	≈电图-QRS	<0.7	≈TCL	相同†	≈电图-QRS†
内环	收缩期	有	<电图-QRS	>0.7	≈TCL	相同†	≈电图-QRS†
外环	收缩期	无	<电图-QRS	>0.7	≈TCL	不同	<电图-QRS
入口	舒张早期	有*	≈电图-QRS	<0.7	≈TCL	不同	<电图-QRS
出口	舒张晚期	有	>电图-QRS	<0.7	>TCL	相同	≈电图-QRS
旁观1	舒张中期*	有	>电图-QRS	<0.7	>TCL	相同	>电图-QRS
旁观2	舒张晚期*	有	>电图-QRS	<0.7	>TCL	相同	>电图-QRS
旁观3	舒张早期*	有*	>电图-QRS	<0.7	>TCL	相同†	>电图-QRS

＊变化的　　†依据是正向或逆向夺获而不同

图 6-1-7　心肌梗死后折返性 VT 瘢痕基质和折返环路示意图

　　SCZ，缓慢传导区；Entrance，入口；Exint，出口；Outer/Inner Loop，外/内环；QRS Onset，QRS 起点 15 示同通道；C、E、H 三个盲端为旁观路径，（引自 Stevenson，等. 1993）

　　缓慢传导区：又称折返环的峡部。由于存活心肌肌束间的纤维化减低了细胞间的偶联，损伤了激动路径，导致激动传导的减慢，从而具备了形成折返的先决条件。该处心肌的除极不能在体表心电图上表现出来。这一部位的确定是室性心动过速标测和消融的关键。

　　缓慢传导的电生理特征：①局部去极化时可产生异常或低振幅的碎裂电位；②在缓慢传导内起搏，可隐匿性拖带室性心动过速；③隐匿性拖带时伴有刺激，致 QRS 波间期延长，表明起搏部位可能位于缓慢传导区。在缓慢传导中心和其出口附近消融容易成功。在折返环路附近常存在"旁观者"，其与环路相连接，但不参与折返循环，有时可显示异常电活动，产生碎裂电位，因而被误认为缓慢传导。

室性心动过速的入口：激动自正常心肌区域返回传入到慢传导区的部位，室性心动过速的入口到出口可分为三段：近侧端、中心段和出口段。

室性心动过速的出口：激动自慢传导传出到正常心肌的部位。

室性心动过速折返环的外环：激动自慢传导区的出口传到正常心肌区域，然后传入到慢传导区入口部位的激动环。外环常围绕瘢痕区 QRS 波群是激动自折返环的出口传出后，周围心肌组织除极产生的。

室性心动过速折返环的内环：室性心动过速时，限定于瘢痕区内的激动环。

室性心动过速的共同通道：两个折返环路共同拥有的缓慢传导区。

室性心动过速的无关通道：盲道和与维持室性心动过速运行无关的通道。

这些折返环路中的关键峡部通常是具有异常传导特性的一条狭窄组织通道。峡部中的小部分心肌组织的除极通道不能被体表心电图检测到，构成 QRS 波群间的舒张期电位。波前在出口处离开峡部向外传导，使心室其他部位发生除极，产生 QRS 波群。在离开峡部出口后，折返环波前可以通过内环或外环重新返回到峡部入口（图 6-1-7）。外环是沿梗死边缘的大片心肌。外环的除极可以在体表心电图表现出来，折返环可以有一个或有一个以上外环。内环位于瘢痕内。如果中心共同通道被消融，内环通道可作为新折返环的潜在组成部分，如果存在多个折返环，一般传导时间最短的环决定室性心动过速的周长，因而是主导环路。传导时间长的环路作为旁观者。如果主导环被消融，那些作为旁观者的环路可以组成新的折返环。

心肌梗死后室性心动过速的关键峡部通常位于两个平行靠近的传导屏障之间，由双电位线、瘢痕区域或二尖瓣环组成。心内折返性室性心动过速围绕峡部周边转动，缓慢通过关键峡部。关键峡部内隐藏着舒张性电位，约 30mm 长、16mm 宽。在二尖瓣瓣周环路中，关键峡部的电轴通常与二尖瓣额面平行，而在其他环路中，则与二尖瓣环额面垂直，标测射频消融导管产生的损伤，直径一般在 8mm 以内；相对于整个折返环来说很小，比环路中不同点折返通道的宽度窄。许多折返环包含一个解剖结构狭窄的区域（峡部）。不同的患者折返环的空间构形和位置方面可能有很大的不同。1 个关键峡部可能是多个潜在的折返环的共同径路。同一折返环的冲动沿着峡部顺钟向或逆钟向顺序传导引起两种不同 QRS 波形的室性心动过速。消融折返环的任何一部分，室性心动过速和频率都可能发生改变，但如果未阻断峡部室性心动过速仍可诱发（图 6-1-8），1 个峡部较宽的折返环要消融整个

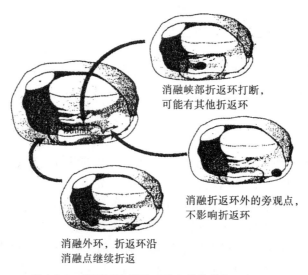

消融峡部折返环打断，
可能有其他折返环

消融折返环外的旁观点，
不影响折返环

消融外环，折返环沿
消融点继续折返

图 6-1-8　折返环示意图（引自单其俊等，2002）

峡部才能阻断折返环，即点状消融不能解决问题，需要横向线性消融整个峡部才能阻断折返环。下壁心肌梗死形成的折返环通常是二尖瓣环下，称之为"二尖瓣峡部室性心动过速"（mitral isthmus VT）。位于心内膜下的折返环可被消融阻断，若部分或整个折返环位于心肌内或心外膜，则心内膜侧消融难以奏效。

与瘢痕相关的室性心动过速患者在电生理实验室平均可诱发出 3 种形态的单形室性心动过速。例如，室性心动过速可表现为右束支传导阻滞图形、左束支传导阻滞图形，额面心电轴可上偏或下偏，频率也可不同。多种形态的室性心动过速可能是起源于单一区域。因此，在这区域消融可消除 1 种以上形态的室性心动过速。如消融二尖瓣狭部（下壁梗死区至二尖瓣环）可根除沿二尖瓣环逆钟向和顺钟向折返的分别呈左束支和右束支传导阻滞样的两种单形性室性心动过速（图 6-1-9）。

非冠心病瘢痕性室性心动过速：Delacretaz 等（2000）报道 26 例非缺血性心脏病室性心动过速，其中 62% 患者室性心动过速与瘢痕折返有关，其余的为局灶性的自律性增高和束支折返性心动过速。先天性心脏病修补术后的室性心动过速，可见于法洛四联症，罕见于室间隔缺损。

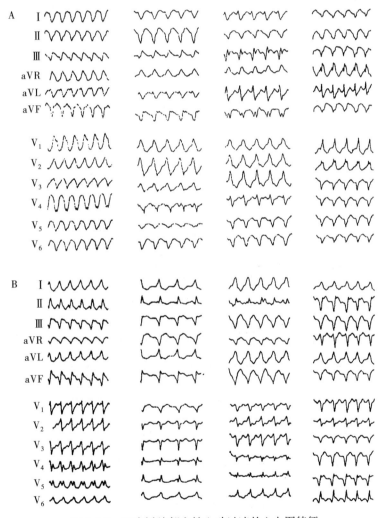

图 6-1-9　二尖瓣峡部室性心动过速的心电图特征

4 例下壁心肌梗死患者每一例均可同时诱发 A 和 B 两种室性心动过速，从梗死区至二尖瓣环作线性消融后两种室性心动过速均消失。A：呈右束支传导阻滞图形心电轴右上偏，折返沿二尖瓣环逆钟向传导；B：呈左束支传导阻滞图形心电轴左上偏，折返沿二尖瓣环顺钟向传导。（引自单其俊，等，2002）

在折返环路中有些通道（峡部）较窄、有些较宽。导管消融造成的局部损伤足以阻滞环路中峡部的激动传导，但不能完全损害宽通道。折返环路的全部或部分可位于心内膜下、室壁内或心外膜，后者约占 1/3 消融室壁内和心外膜的折返环路需要较大的能量。

2. 心肌梗死后浦肯野纤维网参与室性心动过速　这是不同于传统的心肌梗死后围绕心肌瘢痕的大折返性心动过速的经典机制。

心肌梗死后浦肯野纤维网参与室性心动过速的这一类型的特点如下：

（1）患者有下壁或前壁心肌梗死病史。

（2）室性心动过速多呈 RBBB 伴电轴左偏，形态类似特发性左后分支型室性心动过速。

（3）室性心动过速时体表心电图 QRS 波时限多<145ms。

（4）室性心动过速时标测最早激动浦肯野纤维电位提前体表电图 QRS 波 30ms 以上。

它的机制仍认为系折返。系围绕心肌瘢痕的大折返，但室性心动过速的出口在浦肯野系统。有学者认为这种室性心动过速难以在心内膜标测到大的折返环；另外的可能是由于心肌缺血或瘢痕导致分支和（或）浦肯野纤维传导延缓而缓慢传导区，有利于折返性室性心动过速的形成（图 6-1-10）（图 6-1-11）。

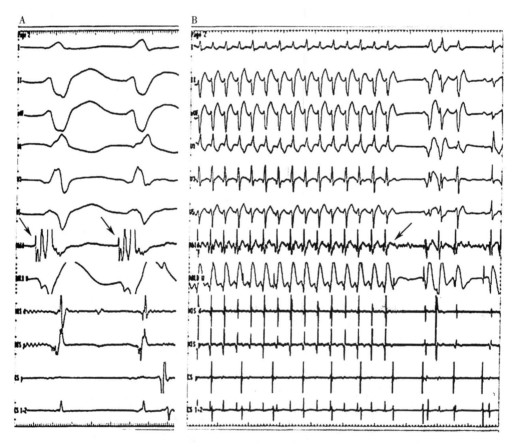

图 6-1-10　心内电激动标测和成功消融心肌梗死后持续性室性心动过速

患者男性，75 岁。前壁心肌梗死后植入 ICD 后反复放电。术中诱发出临床 VT，呈 RBBB 图形，血流动力学稳定。A. VT 时标测到最早浦肯野纤维电位（箭头所示）提前体表心电图 QRS 波 60 毫秒；B. 此处放电成功终止 VT（箭头所示）（引自王祖禄，等，2013）

VT激动标测

VT电压标测

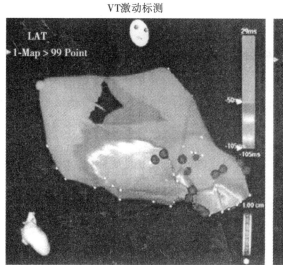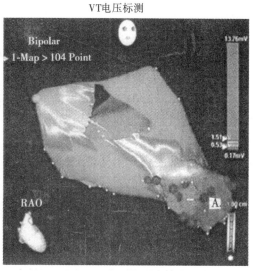

图 6-1-11 VT 时 CARTO 系统激动和电压标测

均为右前斜位下。左图：激动标测提示 VT 起源于左室间隔近心尖部。右图：电压标测提示局部瘢痕区（A 为红色低电压区，电压<1.5mV）。暗红色点为消融部位。（引自王祖禄等，2013）

（四）心肌梗死后室性心动过速起源部位在心电图上的定位

心室激动产生的 QRS 波形态，取决于激动的波峰如何从起源部位扩布到心脏其他部位。目前采用的定位原则是假定心脏结构正常，各向传导能力一致，实际上有许多因素在影响激动扩布的路径和速度，其会影响体表心电图 QRS 波形态，影响因素有：①存在多个部位和不同面积的心肌梗死区；②心肌内存在不同程度的纤维化；③心脏的形状及在胸腔内的位置；④梗死区或瘢痕区内室性心动过速的起源位置和发生机制；⑤心脏激动传导的各向异性；⑥急性心肌缺血、电解质紊乱、抗心律失常药物的影响；⑦希—浦系统的传导能力；⑧心肌肥厚；⑨心脏结构异常等。在这些因素的影响下，即使起源于同一部位的室性心动过速，也可以有不同形态的体表心电图表现。

目前大多采用 2006 年 Camm 等制定的室性心动过速起源部位流程图，及 2006 年 Huang 等制定的依据不同的心电图特征，大致定位室性心动过速起源部位表，可作为参考室性心动过速定位指标（图 6-1-12）

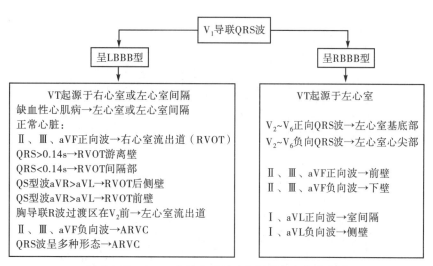

图 6-1-12 Camm 室性心动过速起源部位定位流程图

注：QRS 波电轴偏上，提示 VT 起源于下壁；电轴偏下，提示起源于前壁（上部），ARVC：致心律失常型右室心肌病。（引自 Camm 等，2006）

（表 6-1-2）。

表 6-1-2 根据体表心电图大致定位

心电图特征	起源部位	心电图特征	起源部位
束支传导阻滞类型		胸导联过渡区图形（R>S）	
右束支传导阻滞（RBBB）	左心室	出现早（≤V$_3$）	基底部
左束支传导阻滞（LBBB）	左心室间隔或右心室	出现晚（≥V$_4$）	左心室心尖部
额面电轴		同向性图形（V$_1$~V$_6$）	
偏上	左心室下壁或下部间隔	均为正向波	二尖瓣环周围
偏下	左心室前壁或前间隔	均为负向波	心尖部
偏右	左心室侧壁或心尖部	QRS 波升支顿挫	心外膜

室性心动过速起源部位（引自 Huang，等，2006）

1. 心肌梗死后室性心动过速起源部位的体表心电图定位指标

（1）V$_1$ 导联 QRS 波

1）呈左束支传导阻滞图形（LBBB）室性心动过速。几乎所有起源于右心室的室性心动过速，V$_1$ 导联 QRS 波均呈左束支传导阻滞图形。此外，左心室间隔面、主动脉窦等部位起源的室性心动过速亦可呈左束支传导阻滞图形。

2）呈右束支传导阻滞图形（RBBB）室性心动过速起源于左心室的室性心动过速，V$_1$ 导联 QRS 波，多数呈右束支传导阻滞图形。

RBBB 室性心动过速来源于左心室，LBBB 形室性心动过速来源于右心室间隔或相邻部位。因此，无论是否存在前壁和下壁梗死，LBBB 形（起源于室间隔附近）较 RBBB（起源于间隔或游离壁）的预测准确性高。大多数下壁心肌梗死相关的 RBBB 形室性心动过速集中在较小区域，但在前壁心肌梗死时分布更分散（图 6-1-13）（图 6-1-14）（图 6-1-15）（图 6-1-16）。

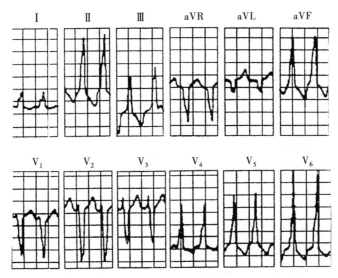

图 6-1-13 起源于右心室间隔中上部位的左束支传导阻滞型室性心动过速

图示：Ⅱ、Ⅲ、aVF 导联主波（R 波）向上，起源部位越高，则 R 波振幅越高

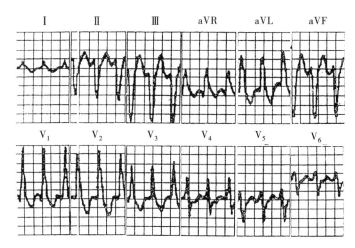

图 6-1-14　起源于右室前间壁形右束支传导阻滞型室性心动过速（心内膜标测）

（2）QRS 波电轴：QRS 波电轴方向主要与心肌向上或向下激动有关。

1）Ⅱ、Ⅲ、aVF 导联主波向下：为下壁、心尖部起源的室性心动过速，由下向上激动心室所致，为 QRS 电轴指向右上。

2）Ⅱ、Ⅲ、aVF 导联主波向上：为高位基底部、右心室流出道、高位左侧室间隔，或高位左心室侧壁室性心动过速，由上向下激动心室所致，为 QRS 电轴指向右下。

3）左心室室性心动过速时：如Ⅰ、aVL 导联主波向上，提示室性心动过速起源于左心室间隔面；如Ⅰ、aVL 导联主波向下，提示起源于左心室游离壁。

4）右室室性心动过速时：如Ⅰ、aVL 导联主波向上，提示室性心动过速起源于后下间隔面或游离壁；如Ⅰ、aVL 导联主波向下，提示室性心动过速起源于前上间隔面。

5）QRS 电轴指向右上：提示心尖部间隔或侧壁来源的室性心动过速，Ⅰ、Ⅱ和Ⅲ导联通常为 QS 形，V₅ 和 V₆ 导联为 QS 形或 rS 形（图 6-1-15）。

6）QRS 电轴指向右下：提示高位基底部来源（高位左心室间隔或高位左室侧壁）的室性心动过速（图 6-1-16）、（图 6-1-17）。

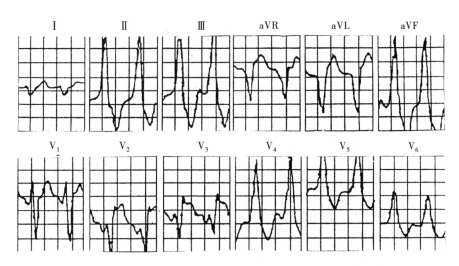

图 6-1-15　左束支传导阻滞型室性心动过速

图示：心内膜标测起源于左室前间隔的左束支传导阻滞型室性心动过速，伴电轴左偏，相距约 1cm 处的起源点却呈右束支传导阻滞型室性心动过速。

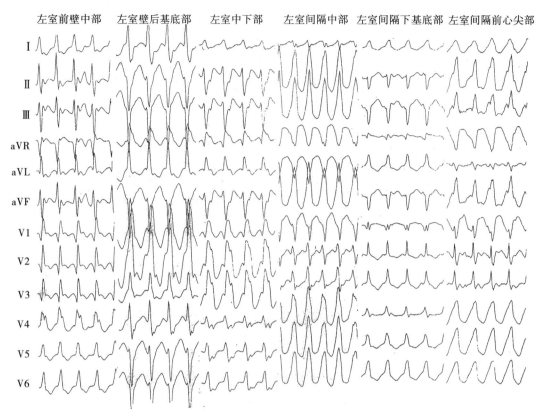

图 6-1-16　六个不同起源部位的持续性单形性室性心动过速体表心电图特点

图示：呈右束支传导阻滞（RBBB）图形的持续性单形性室性心动过速的体表心电图。例如：

标测起源部位在左室前壁中部，既往有前壁心肌梗死史，室性心动过速呈 RBBB 形，电轴正常。$V_1 \sim V_3$ 导联呈 qR 波形

标测起源部位在左心室游离壁的后基底部。既往有下壁心肌梗死史，室性心动过速呈 RBBB 形，电轴左偏。

标测起源部位在左心室游离壁的中下部。既往有下壁心肌梗死史，室性心动过速呈 RBBB 形，电轴偏向左上。

图示：呈左束支传导阻滞（LBBB）图形的持续性单形性室性心动过速的体表心电图。例如：

标测起源部位在左间隔中部。既往有前壁心肌梗死史，室性心动过速呈 LBBB 图形，电轴偏向右下。

标测起源部位在左室间隔下基底部。既往有下壁心肌梗死史，室性心动过速呈 LBBB 图形。电轴偏向左上。

标测起源部位在左室间隔前心尖部，既往有下壁心肌梗死史。室性心动过速呈 LBBB 图形，电轴偏向左上。

（引自 Ziad，等，2009）

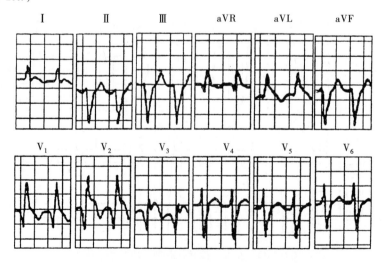

图 6-1-17　起源于左室前侧壁的右束支传导阻滞型室性心动过速

图示：V_1 导联 QRS 波呈 qR 型为 RBBB 图形，额面电轴上偏

7）QRS 电轴指向左下：提示左心室间隔顶部来源的室性心动过速。

8）QRS 电轴与出口部位不对应：这多见于大面积心尖部梗死。典型室性心动过速的心电图表现为 LBBB 图形或 RBBB 图形，伴电轴指向右上或左上。这与传导折返环传到心肌其他部位的异常有关。

（3）有无 QS 波：任何导联出现 QS 波形，提示激动从该部位向外传出。因此，下壁导联 QRS 波表明激动起源于下壁。而心前区导联 QS 波提示激动从前壁传出，$V_2 \sim V_4$ 导联 QS 波提示前壁来源，$V_3 \sim V_5$ 导联 QS 波提示心尖部来源，V_5 和 V_6 导联出现 QS 波提示侧壁来源。Ⅰ、V_1、V_2 和 V_6 导联出现 Q 波伴 RBBB 图形室性心动过速的起源于心尖附近，而不是起源于左室下基底部。Ⅰ、V_1、V_2 和 V_6 导联的 R 波对于诊断起源于后壁的 RBBB 或 LBBB 形室性心动过速具有特异性。此外，Ⅰ 和 V_6 导联为 Q 波的 LBBB 形室性心动过速起源于间隔心尖部，而 Ⅰ 和 V_6 导联为 R 波提示间隔下基底部起源（图 6-1-18）。

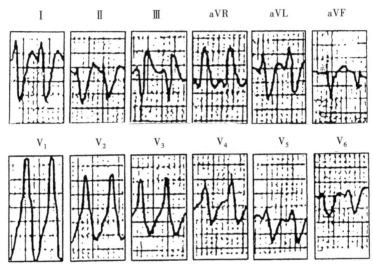

图 6-1-18　起源于左室后基底部的 RBBB 形室性心动过速

图示：V_1、V_2 导联有大 R 波，V_6 导联无 Q 波。心内膜标测起源于左室后基底部呈右束支传导阻滞形室性心动过速

（4）胸前导联 QRS 波同向性（一致性）

胸前导联 QRS 波主波均为正向同向性。表示为室性心动过速起源于心底部。其激动只能向前、向心尖部传导。

胸前导联 QRS 波主波均为负向同向性。表示室性心动过速起源于心尖间隔部。此时所有心室电活动均背离前胸壁。多见于前间壁心肌梗死或心尖间壁部附近的室性心动过速患者（图 6-1-19）。

同向性也可称为一致性。正向一致性室性心动过速，仅起源于心脏的基底部（左心室流出道沿二尖瓣或主动脉瓣或在间隔基底部）。而负向一致性室性心动过速，仅见于起源于间隔心尖部附近的室性心动过速，最常见于前间壁心肌梗死。

（5）心电图起始部形态：QRS 波起始部分尖锐提示室性心动过速起源于正常心肌组织心内膜。通常具有快速的起始曲折。而起源于瘢痕区域或心外膜的室性心动过速的起始部较模糊、粗钝、错折（图 6-1-20）。此外，相对于正常心脏起源的室性心动过速比较，起源于有显著心脏疾病的室性心动过速，具有较低的振幅。QRS 波有切迹提示存在瘢痕组织。

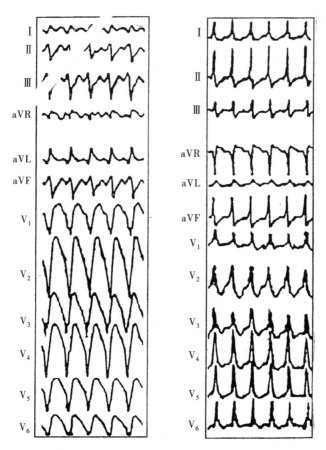

图 6-1-19　胸前导联呈同向性室性心动过速

A 图：胸前导联 $V_1 \sim V_6$ QRS 波均呈 QS 型（均为同向性负波）。心内膜标测室性心动过速起源于前壁附近的心尖部。

B 图：胸前导联 $V_1 \sim V_6$ QRS 波均呈"R 波"型（均为同向性正波）。心内膜标测，室性心动过速起源于后壁基底部。

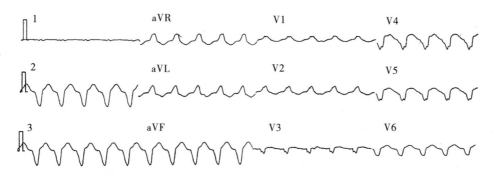

图 6-1-20　需要心外膜消融的心肌梗死后室性心动过速的心电图

图示：V_2 导联 QRS 波升支延迟，V_3 和 V_4 导联 S 波降支延迟（假 delta 波）及 RS 间期延长（引自 Ziad 增，2009）。

　　虽然 QRS 波形可见于一系列疾病，但相关导联存在 qR、QR 或 Qr 波形，高度提示心肌梗死的可能，有时在室性心动过速发作时较正常窦性心律时更容易识别心肌梗死。

　　（6）QRS 波宽度：QRS 波宽度与室性心动过速起源部位有关，间隔部位起源的室性心动过速，其 QRS 波宽度比游离壁室性心动过速的 QRS 波要窄。

　　（7）下壁心肌梗死室性心动过速的心电图定位

1）表现在心电图心前区导联通常有较大 R 波，$V_2 \sim V_4$ 导联常呈 R 型，一直至 V_6 导联都持续存在 r 或 R 形波。RBBB 型室性心动过速的心前区导联为一致相向性的 R 波。当室性心动过速起源于室间隔后基底部及更靠侧面（或后面）时，心前区各导联的 R 波是逐渐下降的，因为心肌梗死可能延伸到后侧壁区域（图 6-1-16）

2）当下壁心肌梗死室性心动过速的出口靠近室间隔时，电轴左偏，随着室性心动过速起源部位从中部向侧壁移动（如后壁）时，电轴将更偏向右或上方。LBBB 型室性心动过速（特别是电轴左偏时）位于间隔下基底部的特定部位（图 6-1-16）。室性心动过速时电轴越接近正常，激动出口位置越靠近高位间隔部。少数情况下，下壁心肌梗死室性心动过速的出口可位于间隔靠近主动脉瓣环处。在极少数情况下，室性心动过速仅能从右室或心外膜消融室性心动过速。

3）在一些下壁心肌梗死后发生室性心动过速的患者，二尖瓣环和下壁心肌梗死瘢痕之间的峡部存在关键的缓慢传导区，为导管消融提供了脆弱的解剖定位靶点。缓慢传导关键区的激动与二尖瓣环平行，相反方向的激动，产生两种不同形态的 QRS 波（其形态在其他起源的室性心动过速中见不到），LBBB（V_1 呈 Rs 型，V_6 呈 R 形）和电轴指向左上，以及 RBBB（V_1 呈 R 型，V_6 呈 QS 型）和电轴指向右上。

（8）前壁心肌梗死后室性心动过速的心电图定位

1）前壁心肌梗死时心肌受损的范围更广。因此，心电图在定位前壁心肌梗死相关室性心动过速起源方面的准确性不如定位下壁心肌梗死时的准确性（图 6-1-16）。

2）呈 LBBB 图形而电轴左偏的室性心动过速，常起源于间隔的下心尖部，但偶也有差异。出口比 QRS 电轴预测的位置更高一些。与前间壁心肌梗死相关的 LBBB 型室性心动过速，心前区导联都表现为 QS 型（即一致负向波），而 I 和 aVL 导联存在 Q 波。如果 V_1 导联可见 R 波，而 aVL 导联为 Q 波，出口位置更偏向于间隔后方，更靠近中间 1/3 处（图 6-1-16）。呈 LBBB 型的室性心动过速伴电轴指向右下时，常起源于间隔中上部或间隔心尖部，偶尔离开间隔（图 6-1-16）。

来源于心尖部的 RBBB 形室性心动过速，电轴通常偏右和偏上。V_1 导联一般呈 qR 波形，或偶尔呈单向的 R 波。而 V_2、V_3 和/或 V_4 导联几乎都呈 QS 波形，更常见的是 I、II 和 III 导联呈 QS 波形，而 $V_2 \sim V_6$ 导联也呈 QS 形。RBBB 形室性心动过速伴电轴指向右下时，室性心动过速起源于室间隔，但也可起源于心尖部向上的游离壁。这两种情况下，aVR 和 aVL 导联主波都为负波。LBBB 形或 RBBB 形室性心动过速伴电轴显著右下偏时，室性心动过速起源于前壁室壁瘤边缘上部。

3）前壁心肌梗死相关的 RBBB 形伴电轴指向右上的室性心动过速是最难以定位的。侧壁导联 $V_4 \sim V_6$ 呈 QS 波形，提示起源部位靠近心尖部，无论是偏向隔还是侧壁，单纯从心电图来区分室性心动过速是起源于间隔心尖部，还是游离壁心尖部几乎是不可能的。只有在室性心动过速位置更向后侧面移动时，才能显示出差异。此时，aVR 导联的 R 波比 aVL 导联 R 波更高，这通常与巨大心尖部室壁瘤有关，但偶也见于后侧壁心肌梗死（图 6-1-21）。

（9）心外膜室性心动过速的心电图定位：心肌梗死后室性心动过速中起源于心外膜的室性心动过速（即室性心动过速只能从心外膜消融）很少。发生率 0% ~ 2%，但在扩张型心肌病中更常见。当所有其他因素都相同时，心外膜起源的心室激动使 QRS 波的起始部增宽（假 delta 波）。当激动从心内膜开始时，心室经特定传导系统快速除极，因而在体表心电图上形成窄 QRS 波而没有假 delta 波。相反，当激动从心外膜开始时，传导在心肌内的延迟，使 QRS 起始部模糊不清。

心电图上几个心室激动间期，可以提示 RBBB 形左心室室性心动过速起源于心外膜：

1）假 delta 波（最早的心室激动到任一心前区导联最早的快速曲转之间的距离）≥34ms，敏感性为 83%，特异性为 95%。

2）V_2 导联的类本位曲折时间（最早心室激动到 V_2 导联的 R 波波峰之间的距离）≥85ms，敏感性为 87%，特异性为 90%。

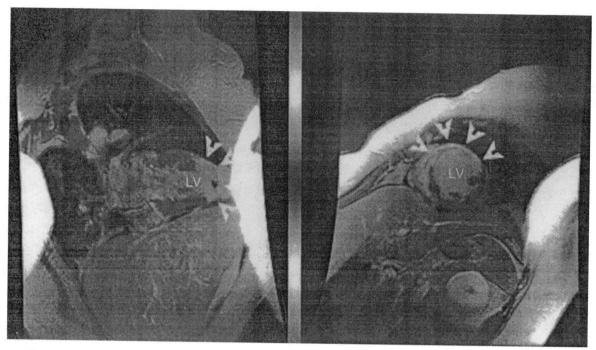

图 6-1-21　陈旧前壁心肌梗死患者的左室 MR 扫描。左室长轴面（左图）和短轴面（右图）显示前壁心尖部致密的瘢痕（箭头），可见左室壁的白色薄壁区域（引自 Courtesy 等）

3）最短 RS 时间（最早心室激动到任一心前区导联第一个 S 波最低点的距离）≥124ms，敏感性为 76%，特异性为 85%。

4）QRS 波群宽度≥200ms（图 6-1-20）。

由于急性心肌梗死后，心内膜心肌的严重病理变化导致心电图定位准确性下降，使冠心病室性心动过速的消融成功率仍然较低。

心肌梗死后各时期室性心律失常起源部位大多起源于心肌梗死区心内膜下、心外膜下或心内膜下浦肯野纤维及心肌梗死周边区。在亚急性期，延迟出现的自发性室性心律失常起源于心内膜下浦肯野纤维。在梗死区，大多数心肌细胞已坏死，而心内膜下浦肯野纤维层仍然存活，并以动作电位延长和自律性增强为特征。在愈合期和陈旧期，室性心律失常的起源主要是梗死周边区，激动性和细胞间偶联的显著异常导致非常缓慢的传导或不连续传导，促使折返的发生。梗死周边区冲动传导的各向异性特征是折返性心律失常的产生机制。

因此，在作心肌梗死后室性心动过速的起源点心电图定位时应考虑上述因素。

2. 对心肌梗死等器质性心脏病用体表心电图定位的评价　用体表心电图 QRS 波形态来推断室性心动过速的起源部位，目前认为现有的定位指标在器质性心脏病患者（包括心肌梗死患者）比非器质性心脏病室性心动过速患者（如特发性室性心动过速）准确性要低。但是有时可能给消融前的心内膜标测提供大致的方向。有以下一些看法。

（1）Zizd 等（2009）认为，一般来说，与心脏结构正常的局灶性室性心动过速相比，既往有心肌梗死史和室壁运动异常的患者根据 QRS 波形态来定位折返性室性心动过速的起源是不准确的。然而心电图能识别 15~20cm² 以下区域的室性心动过速，甚至是在有最严重心脏病的患者。室性心动过速的起源部位是产生室性心动过速 QRS 波电活动的来源。虽然在自律性和触发机制时（如局灶性）它是冲动形成部位，但在折返性室性心动过速时它代表舒张期通路（峡部）到心肌的出口（产生 QRS 波）。心室激动的形式及其产生的 QRS 波取决于波前如何从起源部位向心脏其他部位传导的，室性心动过速发作时的 QRS 波形态可能与正常窦性心律下同一部位起搏时的 QRS 波完全不同。

　　结合既往前壁或下壁心肌梗死，电轴和束支阻滞图形及心前区导联 8 种不同 R 波形态演变方式构成了一种复杂的算法。这种算法通过特殊 QRS 形式识别心内 $10cm^2$ 以内特点区域的准确率超过 70%（图 6-1-22）。最近有报道显示在不知道既往心肌梗死部位的情况下，12 导联体表心电图特征可预测 71% 的左心室室性心动过速的出口。Segal 等（2007）报道描述了一种新算法，消融时可独立应

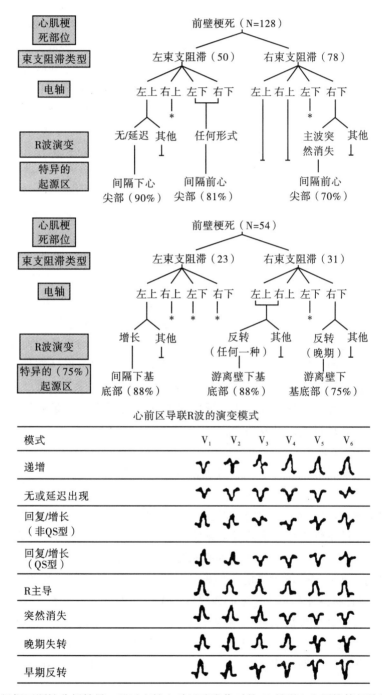

图 6-1-22　根据回顾性分析结果，通过室性心动过速发作时的 12 导联心电图推算相关的起源部位。
　　上图，前壁心肌梗死相关室性心动过速。中图，下壁心肌梗死相关性室性心动过速。第一个分叉点是束支阻滞形态，随后是 QRS 电轴和 R 波的演变。如果可能，提示特殊起源部位。每一组的室性心动过速例数都标注在圆括号内；终止于星号的竖线提示用于分析室性心动过速的数量不够，终止于横杠的竖线提示分析的样本数足够，但没有特异形式。下图，心前区导联 R 波的演变形式。图中列出了 8 种不同的表现形式，圆括号内为病例数。显示了 $V_1 \sim V_6$ 导联 R 波的典型形态。LBBB＝左束支传导阻滞；RBBB＝右束支传导阻滞。（引自 Miller 等（1988）（吴永全等翻译，2011）

用该算法而不依赖于室性心动过速的持续，并可应用于较大范围的心动过速周长及后壁和（或）多部位梗死的患者。

（2）心脏病的器质性改变越大，根据 QRS 波形态推断室性心动过速起源部位的准确性越差。例如，心肌梗死面积越大，心功能越差，根据 QRS 波形态推断室性心动过速的起源部位就越不准确。

（3）通常认为室性心动过速 QRS 波群表现为 RBBB 图形，室性心动过速的出口在左心室，且非间隔部位。如果呈 LBBB 图形，室性心动过速的出口在右心室或室间隔。李毅刚（2013）、王祖禄等（2013）根据实践经验均认为室性心动过速的关键部位—慢传导区在大多数患者仍然在左心室。大多数患者消融成功部位在左心室，只有少数患者在右心室。并指出如果 V$_1$ 导联 QRS 波呈 LBBB 形，I 导联、V$_6$ 导联表现为 Q 波，室性心动过速的出口在左心室心尖间隔部。I、V$_6$ 导联表现为 R 波，室性心动过速的出口在左心室下基底部，靠近间隔部。V$_2$ ~ V$_5$ 导联 QRS 波主波为 S 波，室性心动过速的出口在左心室心尖部。V$_2$ ~ V$_5$ 导联 QRS 波主波为 R 波，室性心动过速的出口在左心室基底部，即房室环附近。QRS 波群在 II、III、aVF 导联主波向下，室性心动过速的出口在左心室下壁。QRS 波群在 II、III、aVF 导联主波向上，室性心动过速的出口在左心室前壁。文献报道 90% 以上的器质性心脏病室性心动过速起源于左心室。

（4）瘢痕导致的室性心动过速形态常是单一的，每个 QRS 的波形均一致。在同一患者大多可诱发出多种形态的单形性室性心动过速。多种形态的单形性室性心动过速可以是在同一瘢痕中分享同一个峡部，并有不同的出口，也可在同一瘢痕中有不同的折返环峡部，此外更可以发生于不同的瘢痕区。在一些单形性室性心动过速的患者可能经程序刺激诱发出其他形状的单形性室性心动过速，这可能与临床性室性心动过速并不一定有关，在临床中也不一定会自行发生（图 6-1-23）。

（5）在心肌梗死后出现的多形性室性心动过速其 QRS 波形连续改变，这是因心室激动顺序发生改变，虽然有明显的瘢痕存在但这种多形性室性心动过速的发生仍与急性缺血有关，并不需要遗传性离子通道异常、心室肥厚、固定的结构基质瘢痕等基础存在。与单形性室性心动过速不同，多形性室性心动过速很少有可以辨认的触发灶及确保消融成功的基质部位。但有一些特殊病例的多形性室性心动过速甚至是持续性者，其触发灶和折返形成的部位很可能在心肌梗死的边缘区和（或）瘢痕区，这种多形性室性心动过速仍可成功消融。

（五）心肌梗死与心室颤动

研究表明 75% 的心脏性猝死（SCD）患者确认为是心肌梗死患者。而心室颤动是患者猝死的主要原因。

急性冠状动脉事件全球注册中心的研究报告：1999 ~ 2006 年全世界 113 家医院 52967 例非选择性急性冠脉综合征合并恶性室性心律失常的发生率为 6.9%，其中室性心动过速为 1.8%，心室颤动为 5.1%。根据 ACS 的不同分型：非 ST 段抬高的心肌梗死患者的恶性室性心律失常发生率为 4.9%，不稳定型心绞痛患者为 3.1%。ST 段抬高的心肌梗死患者为 11.7%。55% 的心室颤动发生在 ACS 后 2 天内。非 ST 段抬高型心肌梗死和不稳定型心绞痛则多发生在晚期，发生在 2 天内的心室颤动死亡率为 53%，而心室颤动发生在 2 天后的死亡率则高达 81%。6 个月死亡率心室颤动为 12%，室性心动过速为 6.5%，无恶性室性心律失常为 5.1%；ACS 并发恶性室性心律失常的患者 6 个月死亡风险增加了 1.84 倍。ACS 患者住院期间发生室性心动过速、心室颤动是院内和 6 个月死亡的独立危险因子。

早在 20 世纪初研究证实急性心肌缺血可诱发心室颤动。在急性 ST 段抬高型心肌梗死患者死亡病例中，有一半以上为猝死所致。其中 80% ~ 90% 是由室性心动过速、心室颤动所致。多发生在症状出现后 4 小时内。

GISSI 试验结果显示住院期间原发性心室颤动发作的患者病死率明显升高，继发性心室颤动患者明显预后不良，院内病死率可达 40% ~ 60%。

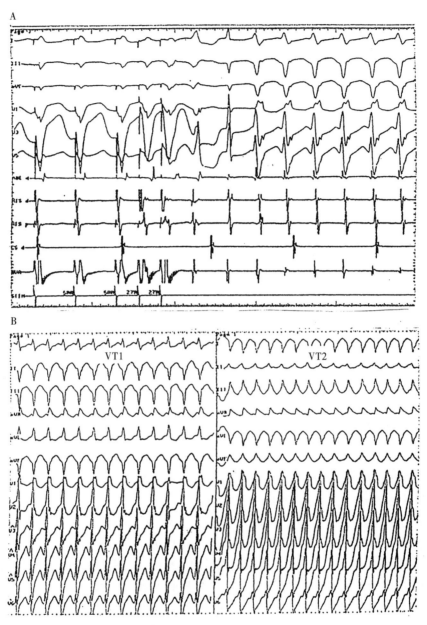

图 6-1-23　程序电生理刺激诱发持续性室性心动心动过速

63 岁男性，下壁心肌梗死后 10 年。右心室 $S_1S_2S_3$ 刺激诱发出 2 种形态持续性 VT（A，B），均呈 RBBB 图形（引自王祖禄等，2013）

持续性单形性室性心动过速和心室颤动的关系尚不清，心室颤动多少是持续性单形性室性心动过速触发的，多少是自发的，尚不清楚。许多患者中，持续性单形性室性心动过速仅是伴随心室颤动发生的。但在一些适当的状况下如复发性心肌缺血，持续性单形性室性心动过速可提供一个快速的波前，波前分裂后，即可导致心室颤动的发生。

心肌梗死并发心室颤动的主要发生机制如下述。

1. 心室颤动的触发　心肌梗死并发的心室颤动，多由起源于瘢痕区边缘的单形性室性期前收缩所诱发，这些室性期前收缩具有低振幅高频率特征的浦肯野电位。针对这些电位进行消融后，患者可不再出现自发性或程序刺激诱发的室性心动过速或心室颤动。

浦肯野纤维靠近心内膜，可得到冠状动脉和心腔内血液的双重供给。心肌梗死后，由于心室内血液供给未中断，使瘢痕区边缘的浦肯野纤维得以存活。

心肌梗死后：①大量心室肌细胞的坏死，使浦肯野纤维和心室肌的膜阻抗比例失调，而失去对浦肯野细胞早期后除极的抑制作用；②梗死区存活的浦肯野细胞恢复性质发生变化，最大除极率下降和 APD 明显延长，交替现象明显，加上缺血导致的生化条件改变和机械刺激，触发活动增多；③在缺血损伤区去极化时，由于缺血损伤的心室肌除极速率减慢，产生朝向正常心室肌细胞的损伤电流，继而通过浦肯野—心室连接处诱发浦肯野细胞的早期后除极。正是基于上述原因，心肌梗死条件下浦肯野—心室连接处明显增多的触发活动，使得这一部位成为最常见的心室颤动触发部位。

2. 急性心肌缺血时钾、钙离子异常变化，改变了心肌细胞的兴奋性、自律性及不应期：

（1）急性缺血期梗死区边缘发生动作电位离散。梗死心肌与正常心肌之间的损伤电流增加了心肌的兴奋性，并导致浦肯野纤维产生自发的激动触发室性心动过速。这是因急性心肌缺血时，大量钾离子通道打开，导致心肌细胞内酸中毒和缺氧。外向的钾离子电流增加，导致了梗死边缘复极化离散。细胞内外钾离子浓度的变化，改变了心肌的自律性、兴奋性和不应期，急性心肌梗死后 1~3min 内组织的兴奋性明显增加。

（2）急性缺血期梗死边缘发生动作电位离散，梗死心肌与正常心肌之间的损伤电流增加了心肌的兴奋性，并导致浦肯野纤维产生自发的激动触发了室性心动过速。

（3）心肌梗死后，缺血区钙瞬变会带来区域性的动作时程电位（APD）的改变，在体表心电图上，表现为 T 波电交替。因为心肌细胞内钙离子浓度会随收缩期和舒张期的交替变化而波动，这种钙瞬变继而影响钙离子依赖性的跨膜电流，从而改变动作时程电位。

3. 局部折返是心室颤动发生的重要机制之一。

（1）室性心动过速发作时可出现浦肯野电位，在该处起搏标测诱发的 12 导联心电图与自发性的完全一样。

（2）电位存在处，存在隐匿性拖带，刺激信号—QRS 波群间隔与浦肯野电位—QRS 波群间隔相等，表明浦肯野纤维参与室性心动过速折返环的形式。

（3）浦肯野心室连接处参与的折返激动，可能是心肌梗死后发生折返和破裂因素。浦肯野—心室肌传导和心室肌—浦肯野传导的不对称，是折返产生的基质。

（4）心肌细胞缝隙连接蛋白 Cx43 在心肌梗死后的大量降解与重新分布，也是导致局部折返的机制之一。已证明 Cx43 的数量和分布对心室颤动发生发展起到重要作用。

4. 交感神经重构　Cao 等（2000）对心脏移植受者的心脏进行了神经分布密度与心律失常关系的研究，发现在梗死区周围区域和冠状动脉的周围区域，交感神经密度显著增加，而梗死中心和无毛细胞血管分布的纤维化区域，则表现为神经分布的缺失表明会导致交感神经的重构。交感神经的萌生并不局限于梗死区和冠状动脉周围区域。远离梗死区的心室肌也会发生交感神经萌生。

广泛的交感神经萌生与星状神经节和血浆内广泛上调的神经营养因子有关，包括生长因子、胰岛素样生长因子、白介素阻滞因子、转移生长因子 β3 和白介素 I a，但梗死区周围的神经营养因子更多且更持久，这也是导致心肌梗死后室性心律失常心室颤动的重要原因之一。

5. 心室颤动的维持　目前认为心室颤动的基础在于螺旋波不断产生和波裂，关于波裂如何维持颤动，存在两种不同的理论：

多发子波理论：认为颤动是独立的子波围绕大量不可兴奋组织随机扩散的结果，心室颤动的维持依赖于子波的数量。当子波数量不足时，它们或者衰竭、或者相互融合成为一个激动波阵面，使心室颤动回复为较规的心动过速或者心室扑动。心室标测观察到的呈随机状态的多个子波。被证实了多子波理论。

局灶起源理论：将心脏存在的围绕功能阻滞区游走的持续激动，称为"转子"这些转子被看作是颤动的驱动灶，不稳定和波裂可以维持心室颤动，而稳定的转子发出的激动，在外传途径上遭遇局部阻滞而发生波裂，也可以实现心室颤动的持续。

多发性子波理论和局灶起源理论解释了心室颤动维持的原因，而波裂则是心室颤动的根本，导致波裂的因素包括心脏固有异质性和动态不稳定性两方面。

Wu 等（2004）对分离兔心脏光学标测技术研究表明存在两种类型的心室颤动：

Ⅰ型心室颤动：为快心室颤动。与表现为陡峭的动作电位时程恢复性质，表现为平坦的传导时间恢复性质，心肌兴奋性正常、游动波相关。其与多子波假说对应。持续的波裂是诱导心室颤动的源泉。

Ⅱ型心室颤动：为慢心室颤动，与表现为平坦的动作电位时程恢复性质、表现为陡峭的传导时间恢复性质、心肌兴奋性降低、时空的循环相关。心肌兴奋性和动作电位时程恢复性质，在维持心室颤动是重要的。Ⅱ型心室颤动与局灶起源假说对应（图 6-1-24）。临床上，两种类型的心室颤动都是很重要的。Ⅰ型心室颤动导致急性心肌缺血，减少组织兴奋性和增加组织异质性、缺血区Ⅰ型心室颤动转为Ⅱ型心室颤动，非缺血区仍为Ⅰ型心室颤动（图 6-1-25）。致命性Ⅱ型心室颤动不大可能自身恢复，电复律也是困难的。一些药物也会抑制心肌兴奋性而没有平坦的动作电位时程恢复性质，出现Ⅰ/Ⅱ型心室颤动混合型。在模拟的异质的二维和三维心室肌，由于内向整流性钾电流梯度、动作电位时程缩短和表现为平坦的动作电位时程，使得转子加速和稳定，自发产生的短期心脏记忆，使得Ⅰ型心室颤动演变为Ⅱ型心室颤动或混合性心室颤动。

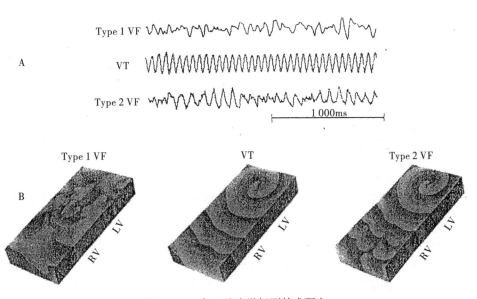

图 6-1-24 兔心脏光学标测技术研究

A：模拟心电图分析 1 型心室颤动、室性心动过速、2 型心室颤动。记录电极在左室心肌中上 1cm 位置；B：低剂量 D600 灌注后诱发的室性心动过速转化为 1 型心室颤动，高剂量 D600 灌注后诱发的 2 型心室颤动，提示 1 型心室颤动不存在母转子，但在室性心动过速和 2 型心室颤动存在稳定的转子[19]（引自赵志宏等，2008）

6. 心肌缺血和心肌梗死后瘢痕是心肌梗死后发生心室颤动的基质。

实验证实，正常心脏用程序期前刺激诱发心室颤动是十分困难的。但是，当心肌梗死后缺血及瘢痕组织形成的解剖基质，用程序期前刺激很易诱发室性心动过速、心室颤动。原因是由于缺血发

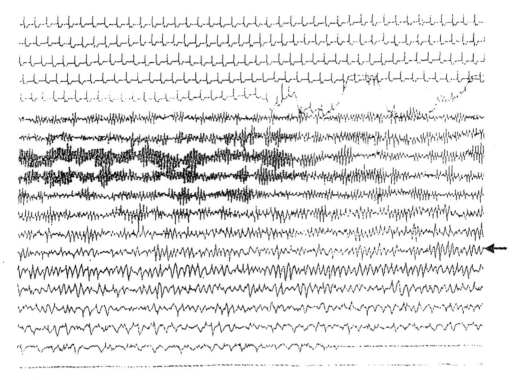

图 6-1-25   68 岁高血压合并冠心病男性的动态心电图患者心肌缺血发作，诱发心室颤动，初始为快频率的 1 型心室颤动，随后转变为慢频率的 2 型心室颤动，最终导致心脏性猝死（引自赵志宏等，2008）

生后使各种电学发生了改变，以及继发形成了基质的改变促进了折返和心室颤动的形成。缺血降低了动作电位时程，降低了细胞间偶联；缺血后上述钾、钙离子的变化及酸中毒等，降低了缝隙连接的传导性和细胞间的偶联。结果导致了传导速度减慢、不应期离散度提高和交替波等电结构的改变，形成了能产生折返和碎裂波的基质。

7. 消除诱发器质性心脏病心室颤动的室性期前收缩和室性心动过速，能治疗和预防心室颤动的发生。

目前认为对心肌梗死、扩张型心肌病、心脏外科手术后等器质性心脏病的治疗策略是：①消融诱发心室颤动的室性期前收缩；②消除可诱发心室颤动的室性心动过速；③消融改变解剖基质。

（1）消融诱发心室颤动的室性期前收缩：心肌梗死的早期或心肌梗死后形成的瘢痕都容易发生心室颤动。因为在急性心肌梗死时，浦肯野纤维的缺血，容易发生心室颤动、室性心动过速及室性期前收缩。当药物治疗无效或反复发生室性心动过速、心室颤动，并与其形态相对一致的室性期前收缩所诱发者，可对触发心室颤动、室性心动过速的室性期前收缩行射频导管消融术。

已有一些报道证实，经三维标测系统对室性期前收缩进行激动和起搏标测，发现这些室性期前收缩是来源于瘢痕周围，并且大部分为浦肯野纤维电位。消融室性期前收缩的随访 10±6 个月仅有 1 例心室颤动复发。Bansch 等报道 4 例消融室性期前收缩后，室性心动过速、心室颤动、室性期前收缩未再发作，随访 5~33 个月未见复发。

（2）消融可诱发心室颤动的室性心动过速：瘢痕相关的室性心动过速与浦肯野纤维相关的室性心动过速均易恶化成心室颤动，尤其是多形性室性心动过速与双向性室性心动过速很易演变为心室颤动。在三维标测系统下行线性消融能防治心室颤动的发生。李毅刚等（2013）报道16例心肌梗死后心室颤动患者（包括自发性心室颤动、室性心动过速诱发的心室颤动、程序期前刺激能诱发出的心室颤动）三维系统标测下线性消融后，程序期前刺激16例均不能诱发出心室颤动，有2例诱发出室性心动过速，平均12个月随访无心室颤动发作，有2例室性心动过速复发。

（3）基质改良：对标测低电压区和瘢痕区行基质标测和线性消融，有可能预防心室颤动的发生。

（六）电生理检查

1. 室性心动过速的诱发

（1）程序刺激：最常用的方法。在正常窦性心律时，给单次心室期前刺激（起搏周长600、400ms）。先从右心室心尖部起搏，后在右心室流出道，逐渐增加刺激程度，直至达到心室不应期或诱发出持续性单形性室性心动过速。如果未能诱发出，可用2个或3个期前刺激。与单形性室性心动过速相反，极短配对间期的期前刺激更容易诱发出心室颤动。如仍未能诱发，可再加快起搏频率，或给予异丙肾上腺素或普鲁卡因后再重复上述程序刺激。

（2）心室期前刺激的次数：随着刺激次数的增加，诱发持续性单形性室性心动过速（SMVT）的敏感度增加，而特异性降低。采用3个期前刺激较好。如更积极的刺激可能会诱发非特异性反应。通常是多形性室性心动过速或心室颤动。也可考虑用4个期前刺激，但对心脏骤停复活的患者，不宜采用4个期前刺激。因为诱发出非特异性反应（多形性室性心动过速、心室颤动）的可能性远大于诱发出SMVT的可能性（10：1）。20%～40%的SMVT患者和40%～60%的心脏骤停患者需连续3个心室期前刺激才能诱发出持续的SMVT。

（3）起搏周长：对任何形态的持续性室性心动过速或心脏骤停后存活的患者至少采用2种起搏周长（600ms、400ms）来提高诱发SMVT的敏感度。

（4）心室刺激部位：对于自律性或触发性活动引起的室性心动过速，心室刺激对室性心动过速诱发无意义。相反，折返性室性心动过速可具有绝对或相对特异的诱发位点。如三重心室期前刺激仅从右室心尖部进行，则有10%～20%患者需采用第二个右室部位或左室部位起搏方可诱发SMVT（需要左室刺激的患者在5%以内）。如果是双重心室期前刺激，20%～30%患者需要更换起搏部位（10%需要左室起搏）。在每个周长和某一数量的心室期前刺激时，应优选右心室心尖部和右心室流出道双部位刺激，以避免诱发非特异性反应。如不能诱发室性心动过速，可采用左室刺激。这仅见于2%～5%的SMVT患者中，而有心脏骤停史的患者中更多见。

（5）起搏输出电流：电流不超过5mA。因增加后仅能使SMVT的敏感性轻度增加（5%以上），但特异性显著降低，而且增加心室颤动的发生率。

（6）室性心动过速诱发的可重复性：90%以上的临床SMVT可以诱发。心脏骤停或非持续性患者，诱发的成功率低，而冠状动脉疾病患者的诱发率更高。SMVT是可以重复诱发，特别是有冠状动脉疾病的患者。一旦SMVT被诱发，则更容易被再次诱发。

1）持续单形性室性心动过速的诱发：诱发SMVT是非常有特异性的。特别是当心室期前刺激配对间期>240ms时，这只发生于自发性室性心动过速、心脏骤停或存在心律失常基质的患者。

2）多形性室性心动过速或心室颤动的诱发：SMVT患者行电生理检查时，如果诱发出多形性室性心动过速和心室颤动，应该是非特异性反应。持续性或非持续性多形性室性心动过速和心室颤动都可以被诱发，甚至在正常人中也可被诱发。通常诱发心室颤动需要多个心室期前刺激，配对间期较诱发SMVT的间期短（常在180ms内）。在心脏骤停患者中诱发出多形性室性心动过速或心室颤动，则具有不同的意义。因为，多形性室性心动过速可导致心脏骤停，在这类患者群中诱发出多形性室性心动过速，具有重要意义。因此，尽管一直存在质疑，目前认为可重复诱发的多形性室性心动过速，可能是需要治疗的心律失常。心肌梗死后近期（1月内）可诱发出的任何心律失常（如SMVT、多形性室性心动过速或心室颤动）可能没有显著的临床意义。

3）多种持续性单形性室性心动过速的诱发程序电生理刺激的终点：应该是诱发临床或预测的心律失常。然而，心肌梗死后室性心动过速患者（85%）经常表现为一种以上的室性心动过速的形态，甚至在那些表现为单一 SMVT 的患者，电生理检查也可诱发出多种不同形态的室性心动过速，特别是在抗心律失常治疗期间。临床室性心动过速定义为诱发的 SMVT 形态与患者自发 SMVT 的形态一致。非临床室性心动过速定义为诱发的 SMVT 在以前未见发生过。

多种形态的室性心动过速定义为两种或两种以上的可诱发的室性心动过速，至少具备下列条件之一者：①表现为对侧束支传导阻滞图形。②额面电轴有 30°以上的差异。③同一电极位置记录的各个导联心电图有显著差异。

4）一个或多个心前区导联移行区或者一个以上的心前区导联主波方向不一致。

5）不同周长的心动过速（形态相似，周长差异超过 100ms 的室性心动过速）。

室性心动过速形态的变化不一定反映折返环或冲动形成部位的变化。而仅反应心室激动的整体形式。在某些病例中，起搏可以逆转冲动在同一折返环中的传播方向。约 85% 多种形态不同的 SMVT 来源于心脏的同一区域（如靠近出口部位、共用一个峡部或舒张通路）。

电生理检查中的多种单形性室性心动过速是有临床意义的。因为临床和非临床型室性心动过速的区别，常是不确定的。在临床上，无法获得 ICD 或急救人员终止的自发性室性心动过速的心电图。使用不同抗心律失常药物治疗多种自发性室性心动过速中，由于缺乏 12 导联心电图的记录，可能导致多种室性心动过速形态被忽略。使用单导联记录室性心动过速可能是引起误导的主要原因，因为它常提示只有一种室性心动过速。此外，在消融前未见自发的患者，可被诱发出室性心动过速。在临床上室性心动过速消融后可以自发。

2. 室性心动过速对心室期前刺激的反应

（1）显性不灭：当心室期前刺激不能影响室性心动过速，在心室期前刺激周围产生完全性代偿间歇时，则称之为存在显性不灭。室性心动过速的频率越快（周长<300ms）折返环可兴奋间隙越短，心室期前刺激越难进入折返环路。

（2）隐性不灭：系心室期前刺激不仅不能影响室性心动过速环路，还可引起超过心动过速周长的间歇或偶尔在下一次室性心动过速搏动前被窦性夺获所干扰。

（3）重整：当定时发放的心室期前刺激使心动过速加速，并在室性心动过速恢复前产生一个短于完全性代偿间歇的长间歇。不论是单个或多个期前刺激，第一个恢复的室性心动过速搏动的形态与周长都应该与心室期前刺激之前的相同。

3. 室性心动过速对心室起搏的反应

（1）超速抑制：尽管快速起搏后可见到延长的回归周期，但类似自主节律中所见的超速抑制现象，尚未在心肌梗死后室性心动过速中见到。

（2）加速：超速起搏的加速现象是指起搏停止后心动过速周长的持续缩短。加速反应发生于 25% 的室性心动过速患者。约 50% 的加速性室性心动过速可被更快的心室起搏终止，其余 50%（可以是多形性室性心动过速或心室扑动）需要直流电复律。

（3）转变：超速起搏后室性心动过速可以转变为多个不同的单形性室性心动过速。室性心动过速时进行刺激时仅能变成第 3 种或第 4 种室性心动过速。超速起搏自发性室性心动过速所诱发的所有这些多形室性心动过速，如果没有以前自发过或经程序刺激诱发过，其临床意义尚不确定。然而，周长超过 250ms 的任何单形性室性心动过速（即使以前未见过）在临床上都是重要的。

采用单个或双重刺激将一种室性心动过速转变成另一种不同周长的室性心动过速，在触发机制时并不常见，而在折返机制时则常见。

（4）拖带：以长周长（即较心动过速周长短 10~30ms）进行超速心室起搏几乎总能拖带折返性室性心动过速。起搏频率越慢，起搏位点到折返环的距离越远，侵入和拖带心动过速所需的起搏时间越长。

识别拖带的标准如下述：①一定的起搏周长下出现固定的起搏融合波。②随着起搏周长的缩短，融合波越来越明显（即体表心电图越来越类似于起搏 QRS 波群而不是心动过速 QRS 波形）。③起搏停止后恢复为同一形态室性心动过速，表现为非融合心动过速 QRS 波。回归周期等于起搏周长。（回归周期可在体表心电图或心室电图上测量，最后一个起搏搏动到第一个室性心动过速搏动之间的间期。）

（5）终止：快速心室起搏和/或心室期前刺激终止 SMVT 的能力最主要受心动过速周长的影响（50%的周长小于 300ms 的室性心动过速需要电复律），但也受起搏位点的局灶 ERP、从刺激部位到起源位点的传导时间以及应用抗心律失常药物的影响。

快速心室起搏或心室期前刺激不能终止室性心动过速有以下几种潜在的原因：①折返环是一个受保护病灶；②心室期前刺激遇到局部心肌的不应期而不能进入折返环；③缺乏可兴奋间隙；④室性心动过速终止后又被同一个超速起搏的起搏脉冲再次诱发；⑤尽管室性心动过速被加快到快速的起搏频率，但折返环内仍未出现传导阻滞。

无论采用哪种刺激模式，室性心动过速的终止通常是突然的。这点可区分折返性还是触发性室性心动过速。对于折返性室性心动过速刺激必须侵入折返环并引起双向阻滞才能终止室性心动过速。不论心动过速周长短或长，快速的心室起搏是终止室性心动过速最有效的方法。而单个心室期前刺激可以终止的室性心动过速中，大约80%的心动过速周长要>400ms。所有被单个心室期前刺激或双重心室期前刺激终止的室性心动过速也能被快速心室起搏终止。当室性心动过速不能被非常提前的心室期前刺激重整时（即心室期前刺激偶联间期短于心动过速周长的75%），室性心动过速不大可能被终止。

（七）射频导管消融术

1. 适应证　2009 年 EHRA/HRS 室性心律失常导管消融专家共识中，器质性室性心动过速（包括冠心病心肌梗死后室性心动过速）的适应证已明显拓宽。可分为两类：

（1）器质性室性心动过速伴以下情况时推荐行导管消融。

1）患者存在症状性持续性室性心动过速，包括植入 ICD 后室性心动过速被 ICD 终止，抗心律失常药物治疗无效、不能耐受或不愿意长期药物治疗。

2）控制非一过性可逆原因所致的无休止性症状性室性心动过速或室性心动过速电风暴。

3）患者存在可能导致心室功能不全的频繁室性期前收缩、非持续性室性心动过速或持续性室性心动过速。

4）束支折返或分支折返性室性心动过速。

5）反复发作持续性多形性室性心动过速和心室颤动，其可能为能被消融成功的触发灶所诱发，抗心律失常药物治疗无效。

（2）器质性室性心动过速伴以下情况时可以考虑行导管消融。

1）患者存在 1 种或多种 I 类或 III 类抗心律失常药物治疗下仍发作 1 次或多次的症状性持续性室性心动过速。

2）心肌梗死后，左心室射血分数>30%的患者，出现反复发作症状性室性心动过速，预期生存期 1 年以上，导管消融可作为胺碘酮的替治疗。

3）心肌梗死后，左心室射血分数>35%的患者，存在和心肌梗死相关的血流动力学稳定的症状性室性心动过速，即使抗心律失常药物治疗可控制室性心动过速，也可以考虑行导管消融。

一些专家指出：器质性心脏病合并室性心动过速有较高的猝死率，尤其在发作时伴有血流动力学障碍的器质性室性心动过速患者中可能存在更高的猝死风险，植入 ICD 或 CRT-D 为 I 类适应证，可以明显降低心脏性猝死和总死亡率，应列为首选治疗。

一些作者认为具备下列条件的冠心病心肌梗死后持续性单形性室性心动过速的患者，可行射频导管消融治疗：

1）胺碘酮和索他洛尔等抗心律失常药物治疗无效者。

2）室性心动过速时血流动力学稳定。

3）室性心动过速可被诱发

4）抗心律失常药物、体外直流电击复律和心室程序刺激等措施，均无法终止的无休止性室性心动过速，患者心功能多严重受损、外科手术治疗死亡率高，因此，也可作为射频消融的适应证。

2. 室性心动过速的标测　目前认为射频消融术治疗心肌梗死后室性心动过速的成功率不高，但仍是唯一可能根治性治疗措施。Morday 等指出临床上器质性心脏病并发的室性心动过速，由于血流动力学不稳定，只有 10%的患者适合采用普通方法进行激动标测。实践证明三维技术标测较普通标测技术有了明显的提高，使射频消融术的成功率有了很大的提高。

血流动力学稳定的持续性单形性室性心动过速的标测术：通常经股动脉途径，也可同时采用穿间隔和逆行途径法。这可保证一种方法不行，即可采用另一种方法。当到达左室后，即开始抗凝治疗（使用肝素），使 ACT 维持在 250~300s，标测导管带有 4mm 的消融头端，近端电极的间距为 2~5mm。消融导管的 1 和 3 电极（远端）与 2 和 4 电极（近端）用于记录。1 和 3 电极用于刺激。在右前斜（RAO）和左前斜（LAO）透视下确定导管的位置。三维电解剖标测也可帮助导管到位。标测方法如下：

（1）起搏标测：在窦性心律下用标测电极，以室性心动过速相似（或较慢）的频率刺激心室。然后比较刺激产生的心电图和自发室性心动过速心电图 QRS 波形态。二者相同或相似，提示起搏点为室性心动过速的折返环慢传导区域出口所在部位。由于心肌梗死后室性心动过速的发生机制多为折返，起搏标测在心肌梗死后室性心动过速远比在非器质性心脏病室性心动过速标测可靠性低。折返机制产生的基础为缓慢传导区域的存在。在室性心动过速的慢传导区、出口周围、内环、共同通道、无关通道起搏，均可获与室性心动过速相似的心电图图形。而且激动的传导是双向的，传导路径可随着起搏频率和强度的变化而变化。即使在同一部位，用同一频率在窦性心律下起搏也可得到多种不同的心电图图形。起搏标测的应用价值在于确定心肌异常传导区（刺激信号到 QRS 波的间期 >40ms），和瘢痕组织区。

（2）激动标测：室性心动过速时采用消融导管在心室内膜多部位进行标测，可得较体表心电图 QRS 波群起始部位明显提前的收缩期电活动，称收缩前电位，亦可在心室内膜的某些部位记录到发生在舒张晚期出现的 QRS 波之后的碎裂电位，称舒张期电位，其中低振幅的多组分舒张期电位更有意义。室性心动过速时的收缩前电位、舒张期电位，可在慢传导区入口，中心和出口记录到，有利于判断消融靶点，但也可以在无关通道处记录到。

（3）隐匿性拖带：拖带即一组连发刺激产生的对折返环的持续重整。以较室性心动过速周长短 10~30ms 的频率于心室起搏，若室性心动过速频率随之加快，且 12 导联体表心电图 QRS 波群形态不改变，称之为隐匿性拖带。有时在"旁观者"部位起搏也可以产生隐匿性拖带，如果此时测定起搏后间期（PPI），将有助于鉴别起搏部位是否位于缓慢传导区。PPI 和室性心动过速的周期差值<30ms，则认为刺激部位在折返环上，反之如果>30ms，则认为刺激部位不在折返环上。此外，如果隐匿性拖带时刺激到 QRS 波时间（S-QRS 间期）等于孤立的舒张期电位与下一个 QRS 波的时间间期，提示该部位在折返环重要的缓慢传导区上。

（4）四步标测法：Ziad 等提出对血流动力学稳定的持续性室性心动过速标测的四步法。

第一步：正常窦性心律时的基质标测。首先寻找梗死区域，然后在这些区域获取更多的数据点。依靠临床常用的指标，如超声心动图、心室图或 MR 显像结果（如室壁运动异常、瘢痕区），来确定所要的区域。分析自发性和诱发性室性心动过速 12 导联心电图记录到可识别室性心动过速的起源部位。

正常窦性心律时可先采用激动标测（除非室性心动过速为无休止性），这有助于缩小敏感区域，并确定潜在的靶点，以进一步行激动和拖带标测。基质标测的目的是在正常窦律和/或右室起搏时确定异常的局部电图形态并进行电压标测。使用三维标测系统对存在碎裂电图、多电位电图和/或孤立舒张期电图的部位进行标记和分类。采用三维标测系统进行电压标测可确定正常窦律时的异常低振幅局部电图区域。

第二步：室性心动过速期间的激动标测。可采用程序刺激诱发室性心动过速，并为随后的检查确定易诱发性，除非室性心动过速是无休止性的。接着进行室性心动过速的激动标测，开始着重标测基质，标测所确定的室性心动过速的基质部位。

激动标测期间寻找其特殊部位，包括：①存在异常局部双极电图的部位（振幅≤0.5mV，时限≥60ms）；②局部电图较QRS波群提前50ms以上的部位（以双极电图的起点计算激动时间）；③距离舒张中期最近的最早的局部激动部位及具有孤立舒张中期电位或持续性电活动的部位。滤过的双极电图有助于确保电极头端，即消融电极所记录的双极电图的较早成分。此外，无论心动过速周长出现自发或诱发的振荡。舒张期电图与随后的室性心动过速的QRS波关系都是固定的，这一点具有重要意义，可以排除这些电图只是无盲端通道产生的较晚激动的可能性。

第三步：室性心动过速期间的拖带标测。室性心动过速期间在激动标测选定的左室部位进行起搏。采用能夺获心室的最小起搏电压输出进行起搏，周长较心动过速周长短20~50ms，应连续起搏足够长的时间以保证室性心动过速被拖带。任何单一的起搏周长，都会出现固定的起搏QRS融合，随起搏周长的缩短，融合现象越来越明显（即体表心电图不是起搏时QRS波群图形，而越来越像室性心动过速的QRS波群），起搏停止后恢复为同一形态的室性心动过速。产生的非融合室性心动过速的QRS波后，回归周长等于起搏周长。满足了这些条件方可证实存在拖带，一旦证实存在拖带，应评估下列三个参数：存在显性或隐匿性融合，起搏后周期（PPI）和室性心动过速时的局部电图—QRS间期与拖带时的S-QRS间期的比值。对比起搏时和室性心动过速时的12导联心电图可评价是否存在显性或隐匿性融合。起搏后周期（PPI）的测量从刺激信号开始，到起搏导联记录的第一次室性心动过速（非起搏）激动的局部电图起点为止。最后，室性心动过速的局部电图—QRS间期和拖带时的S-QRS间期采用标测导管的远端电极对其测量，当远端电极记录存在的伪影不能可靠测量时，可采用近端双极电极记录来测量。

采用以下三个标准来定义关键峡部并预测射频消融终止室性心动过速的成功率：①拖带伴隐匿性融合；②起搏后间期（PPI）═══心动过速周长（±30ms）；③S-QRS间期═══局部电图—QRS间期（±20ms）。成功消融位点的其他预测指标包括S—QRS间期与室性心动过速周长的比值≤0.7。较长的S-QRS间期，两个刺激或非传播性刺激可改变室性心动过速周长和（或）终止室性心动过速，并在该部位进行导管操作或起搏时反复终止室性心动过速。

第四步：正常窦性心律时的起搏标测。起搏标测可以作为激动标测和拖带标测的补充。虽然不一定是必需的，特别是定位室性心动过速峡部的几个标准已被证实时，室性心动过速终止后，正常窦性心律下在室性心动过速时定义的峡部进行起搏标测，标测导管保持在同一位置。优选单极刺激（10mA，2ms）进行起搏标测，标测导管远端电极为阴极，下腔静脉内的电极为阳极。患者每个部位的起搏周长通常是一样的（500~700ms），略快于窦性心率，但较诱发性室性心动过速的频率慢。

将产生的12导联心电图形态与心动过速时的进行比较，应该在同一增益和滤过设置下复习心电图，记录走纸速度为100mm/s。起搏与心动过速图形的符合程度越高，说明导管距心动过速的起源部位越近。

如追寻峡部的走行径路，在这些点进行起搏标测时，所产生的QRS波与起始峡部位点起搏的QRS波相同，但存在不同程度的S-QRS延长（图6-1-26）（图6-1-27）（图6-1-28）。

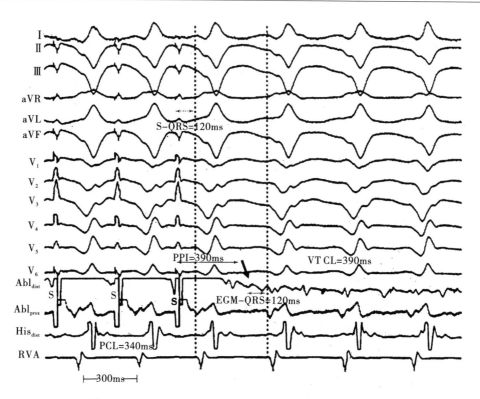

图 6-1-26　心肌梗死后室性心动过速时从关键峡部进行拖带

　　在起搏部位存在舒张中期电位（箭头）。虚线代表 QRS 起点。右图显示每一刺激波群与室性心动过速波群相同（拖带伴隐匿性融合）。出现这种情况时，如果起搏的 S-QRS 间期等于室性心动过速时的电图—QRS 间期，而且起搏后间期等于室性心动过速周长，则提示起搏来源于保护性舒张期走廊。在此部位进行射频消融 4s 终止室性心动过速。PCL=起搏周长。（引自 Ziad，等，2009）

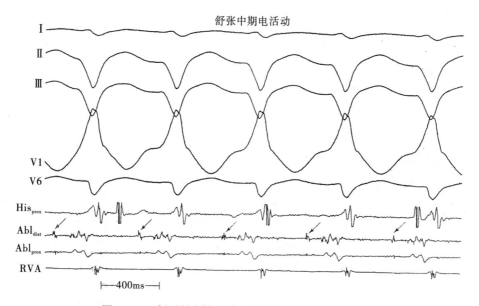

图 6-1-27　折返性室性心动过速期间的舒张中期电活动

　　图示为消融电极记录室性心动过速期间小的舒张中期电位。（引自 Ziad，等，2009）

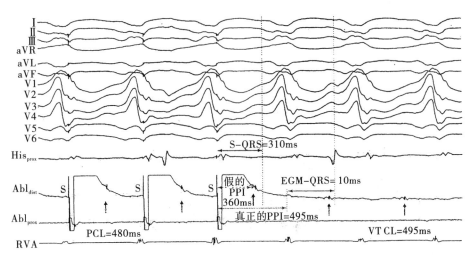

图 6-1-28　心肌梗死后室性心动过速期间在有收缩期和舒张晚期（箭头所指）电位的部位进行拖带。刺激（S）可以拖带室性心动过速，产生相同的 QRS 波形（隐匿性融合）和非常长的 S—QRS 间期，提示起搏部位在保护性峡部的入口。该部位存在尖峰电图（箭头），且随着起搏周长（PCL）加速，表明产生该电位的组织不是由起搏刺激直接除极的，因此是远场电位。从最后一次刺激测量至远场电位的起搏后间期（PPI）可产生假性缩短。起搏期间局部电位（箭头）无法识别，与直接夺获一致，但在最后一次刺激后重新出现。真正的 PPI 测量是从最后一次刺激至这种局部电位的间期。（引自 Ziad，等，2009）

（5）起搏后间期（post pacing interval，PPI）有时在"旁观者"部位起搏也可产生隐匿性拖带，这可能是在某些病例消融失败的原因。如果此时测定 PPI，将有助于鉴别起搏导管位于折返环路还是在旁观者部位。PPI 是指最后刺激至随后出现的起搏部位的去极化间期。在折返环路内起搏，PPI 等于或近似于室性心动过速的心动周期（差值一般≤30ms）；在旁观者部位起搏，PPI 多长于室性心动过速周长。

（6）孤立舒张中期电位：指室性心动过速时标测导管在 QRS 波后和下一次 QRS 波之前证录到的持续时间短暂的低振幅碎裂电位，其可能来源于缓慢传导区，其他"旁观者"部位也有可能产生这种碎裂电位，需加以鉴别，如能结合其他标测方法，则可能明显提高消融成功率。在该电位部位消融成功率较高，但其发生率较低。

（7）刺激—兴奋延迟：在折返环路内起搏，刺激至 QRS 波间期（S-QRS）与起搏部位记录到电活动至 QRS 波间期（EG-QRS）相等。如在"旁观者"部位起搏，S-QRS 间期并不等于 EG-QRS。在瘢痕出口附近起搏，S-QRS 间期较短；在缓慢传导或其邻近区域起搏，S-QRS 间期较长；在内环路起搏，S-QRS 间期接近室性心动过速的心动周期。如果起搏后出现隐匿性拖带且起搏后间期等于或接近于室性心动过速的心动周期，根据 S-QRS 时间与室性心动过速周长的比值，将此部位分类为折返环的出口（<30%）、中心或近端（30%~70%）和内环路（>70%）。

（8）结合不同标测方法：如果标测的部位符合折返性室性心动过速的多个标测条件，此部位将很可能是室性心动过速成功消融的部位，如：①记录到局部舒张期电位；②隐匿性拖带；③起搏后间期与室性心动过速周长相同或相近；④有较长的 S-QRS 时间，且 S-QRS 时间等于 EG-QRS 时间。

（9）电解剖标测：电解剖标测有助于描述室性心动过速折返环及心室激动顺序，能快速观察激动波前的运行方式，并确定缓慢传导通路和用于拖带标测的恰当部位。这些系统也有助于导航消融导管, 计划消融径线和记录感兴趣部位 (例如拖带或起搏标测的结果)。此外, 电压 (瘢痕) 标测也是一些电解剖标测系统中的有用方法。

1) CARTO 系统标测血流动力学稳定的室性心动过速: 在血流动力学稳定的室性心动过速或无休止性室性心动过速时, 标测可在室性心动过速发生中进行。此外, CARTO 系统时间参照点取室性心动过速发作时胸前导联 QRS 波群中最高振幅点或最低振幅点, 室性心动过速周长的 90%~95% 设定为兴趣窗。王祖禄等 (2013) 指出应结合传统标测法寻找关键峡部, 例如应包括: ①激动标测: 室性心动过速的采用消融导管在左心室内膜多部位进行标测, 可获得较体表心电图 QRS 波群起始部位明显提前和 "最早" 的收缩期前电活动, 提示室性心动过速的起源部位, 它表明标测导管可能位于关键性峡部的出口附近。②拖带标测并测量起搏后间期 (PPI): 以较室性心动过速周长短 10~30ms 的频率于心室起搏, 若室性心动过速频率随之加快, 且 12 导联体表心电图 QRS 波群形态不改变, 则称为隐匿性拖带。有时在 "旁观者" 部位起搏也可以产生隐匿性拖带, 如果此时测定 PPI, 将有助于鉴别。如果 PPI 与室性心动过速周长的差值 ≤30ms, 则此部位很可能为室性心动过速的关键峡部。此外, 刺激波至 QRS 间距 (S-QRS) 与标测电极至 QRS 间距的差值 ≤20ms, 或 S-QRS 间距小于室性心动过速周长的 50% 等指标也有助于判定标测部位是否在折返还的关键性峡部。③标测舒张期电位 (DP): DP 指室性心动过速时标测导管在 QRS 波群后和下一个 QRS 波群之前记录到持续时间短暂的低振幅碎裂电位, 其可能来源于关键性峡部。"旁观者" 也有可能产生这种碎裂电位, 拖带标测时测量 PPI 或 S-QRS 时间等有助于鉴别该部位是否在折返环的关键性峡部。④在 CARTO 系统标测所获得的电激动标测图和电压标测图上分析折返环、关键性峡部及其与瘢痕组织和解剖屏障之间的关系。⑤电压标测时瘢痕的标准: 局部电位振幅小于 1.5V 为非正常心肌, 而电压小于 0.5mV 则可能为完全无兴奋心肌组织。但在部分病例中可根据具体情况适当变动非正常与完全无兴奋心肌的标准以寻找可能的关键峡部。

采用上述方法可明显提高传统方法消融失败或复发病例的成功率和减少复发率。

De Christian 等 (2002) 对 21 例用 CARTO 系统可明确标测出折返环路及峡部而提高消融成功率 (表 6-1-3)。

表 6-1-3 **器质性室性心动过速诱发**。CARTO 系统标测和消融流程图 RV/LV, 右心室/左心室

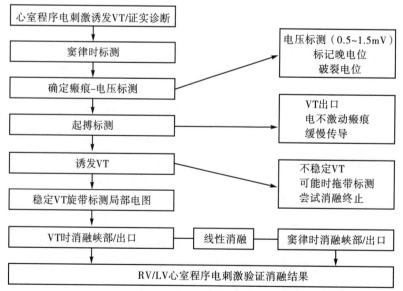

2）对于血流动力学不稳定的室性心动过速，一般先在窦律下标测出心肌瘢痕之间的通道（室性心动过速缓慢折返区）心动过速时结合拖带及舒张期电位提高消融效率。因血流动力学不稳定不能进行激动标测时，电压标测是有价值的，在这些情况下，可采用电压标测描绘出隐含室性心动过速基质的低电压梗死瘢痕区，从而指导消融。甚至在耐受良好的室性心动过速中，在诱发室性心动过速前通过电压标测识别这些传导通路，可使随后的标测和/或消融变得更容易，并缩短患者室性心动过速的持续时间。

局限性：当低电压梗死区相对较大时（平均面积 $38.6±34.6cm^2$，范围 $6.4\sim205cm^2$），完成一个完整的射频消融损伤环比较困难。此外，虽然电压标测可识别大的不可兴奋瘢痕区，但小纤维束可能标测不到，仍有可能产生重要的传导阻滞。另外，某些患者的环路产生于室性心动过速期间的功能性阻滞，没有心内膜不可兴奋的瘢痕，在这些患者中可能存在大量的存活心内膜心肌带。当峡部的边界成为功能性线阻滞时，正常窦律时不能被识别，只有在以室性心动过速频率激动时，一些瘢痕组织才会出现电压的离散。即便电压标测可确定瘢痕区域内的传导通道，但其与室性心动过速环路之间的关系仍需通过其他标测方法（比如拖带标测）来评价。仅绘制电图幅度不能充分确定室性心动过速环的峡部。

3）非接触标测系统（Ensite 3000）的应用：其球囊电极对在心腔内探测到的远场电信号进行处理，重建出心腔 3000 个以上位点的心内膜图。其可对偶发室性期前收缩或非持续性室性心动过速进行"一跳标测"，被认为是"四维标测"，对于多种形态的室性期前收缩或非持续性室性心动过速，或血流动力学不稳定的室性心动过速，非接触性标测可显示优势。

当室性心动过速发作短暂、血流动力学不稳定或不能被重复诱发时，使用非接触性标测同步获取多个位点的数据，有助于定位室性心动过速的起源部位。该标测可以可靠地辨认出折返性室性心动过速的收缩前期心内膜激动位点，从而确定传统标测的起始点。也有助于明确室性心动过速峡部和消融的合适靶点。

从位于左心室腔内的 7.5ml 球囊周围的电极网阵中，非接触标测系统可记录到电位。可计算出一定距离的左心室内膜表面的电位。早期（收缩前期）心内膜电活动的部位可能邻近折返环出口，通常能被识别。某些情况下，可确定峡部。

电压显示为虚拟心内膜上彩色的等电位图。调整彩色标测可创建一个二维图，阴性电极电位在紫色背景上用白色表示，产生一个单极激动图。舒张期除极被定义为可回溯至室性心动过速出口部位，后者与 QRS 波起点同时出现。然后将舒张期电活动和出口部位标记在虚拟的心内膜上，通过定位器将标测导管导航到这些部位。

局限性：用非接触性标测系统进行基质标测（以瘢痕或病变组织为基础）有一定局限性。可能无法检测到很低振幅的信号，尤其当球囊导管中心到心内膜表面的距离超过 40mm 时，将限制舒张期信号的正确识别，这是该技术最重要的缺点。因为心腔几何模型是在正常窦律期间构建的，心动过速期间心腔的体积和收缩形式发生了变化，可能对心内电图的准确定位产生了不良的影响。此外，因为主要采用等电位图，心室复极必须与心房除极和舒张期电活动区分开。在室性心动过速时标测舒张早期电图具有一定的挑战性。此外，在使用该系统时标测球囊到位后需要保持较高程度的抗凝（ACT>350s），高于逐点标测技术所需要的抗凝程度。另外，仍需要操作第二根导管来识别更为精确的消融靶点，并发放射频能量。

4）篮状导管标测：在心肌梗死后室性心动过速患者中，使用多电极篮状导管经皮心内标测安全可靠。多电极心内膜标测系统允许同步记录多个部位的电活动，并快速重建心内电活动图。与没有插入多电极的单点标测技术相比，这种技术限制了心动过速的持续时间，有助于对血流动力学不稳心动过速进行心内膜标测。

局限性：如果因为消融损伤面积小且需精确定位，该标测系统的空间分辨率（沿导管臂约 1cm

的间距分布，臂间的间距超过 1cm）往往不足以满足导管消融的需要。另一局限性是电极阵列不能充分展开，与整个心室没有充分接触。因心室内表面不规则，很难确保电极与心内膜所有部位都接触良好，所以折返的关键区域有可能记录不到。篮状导管的扭转能力也有限，可阻碍电极的正确置放，而且有可能擦伤心内膜。

这种标测方法并不能立刻提示激动时间与精确解剖部位的关系。此外，需要第二根导管来更为精确的定位消融靶点并发放射频能量。而且，这种标测方法不能提供电压、持续时间或晚电位图。

3. 消融

（1）消融靶点：应找到室性心动过速环的关键峡部，仍为消融靶点。这些峡部通常位于梗死心肌的周边。它是被传导组织包绕的可传导心肌组织。而无传导组织可以是一条双电位线或瘢痕区域也可以包含解剖上的屏障如二尖瓣环。对折返环内的所有位点进行局灶消融，可能不会治愈室性心动过速。此外，折返环还包括关键峡部外的位点，消融这些外部位点，虽可以改变室性心动过速的周长或略微改变形态，但不能治愈室性心动过速。峡部一般较窄并是室性心动过速折返环的关键部位，因此是室性心动过速消融的优选靶点。

对于稳定型室性心动过速，折返环峡部通过激动标测和拖带标测定义为持续电活动或孤立的舒张中期电位，拖带伴隐匿性融合，PPI＝室性心动过速周长，S-QRS 间期＜室性心动过速周长的 70%，阈下刺激或无传播性刺激可改变心动过速周长或终止室性心动过速，并在这些部位操作导管或起搏可反复终止室性心动过速。

在过去的 10 年间随着对室性心动过速的认识深入，并选择更好的消融靶点，心肌梗死相关的消融结果不断改善。最初的消融以早期收缩期前电位为靶点，后采用舒张中期电位，效果均不满意。收缩期前电位有可能位于瘢痕组织区内，例如：内环、旁观者（附着于中心通路的内部位点），也可能在旁观者部位出现。过去的几年中，用室性心动过速拖带伴隐匿性融合指导室性心动过速消融，增加了成功率，然而，这种方法对于终止室性心动过速仅有 50% 的阳性预测价值。建议单独或用多个标准（如 S-QRS 潜伏期、舒张中期电位）以提高室性心动过速的关键区的识别效率。无论这些标准怎样联用，其诊断的敏感性和特异性都不同，阳性预测值也在变化。最近报告用对三个拖带标准都符合的部位消融，其成功率最高，阳性预测值为 100%，阴性预测值为 96%。

对于选择进行心肌梗死后室性心动过速消融的患者，程序电刺激通常可平均诱发出 3~4 种室性心动过速。（是指 3~4 种 QRS 形态不同的单形性室性心动过速，而非多形性室性心动过速）。可诱发的或自发的多种形态的单形性室性心动过速，通常是抗心律失常药物无效及外科消融失败的患者。当电生理检查中诱发出多种形态的室性心动过速时，如将主导形态的室性心动过速作为靶点，着重消融临床室性心动过速，而非可诱发室性心动过速的成功率为 71%~76%。然而，随访期间约 1/3 成功消融临床心动过速的患者复发心律失常，其中部分患者出现不同于最初消融靶点的室性心动过速。此外，在选择主要的临床型室性心动过速进行消融方面存在一些困难，常不能确定那种室性心动过速是自发性的。有限的一个或几个导联的心电图记录可供参阅。对于植入 ICD 的患者，在心电图记录到室性心动过速已被终止。即使已经认定某种室性心动过速是主要的，其他诱发的室性心动过速随后也可能自发性出现。

一种可供选择的方法是消融所有可诱发的室性心动过速，只要室性心动过速时患者能耐受标测，采用这种方式消融后 3 年室性心动过速复发的风险为 33%。但消融的目标应该个体化。对已经历频繁 ICD 电击的患者，消除可导致 ICD 频繁放电或诱导心动过速心肌病的室性心动过速是适宜的，特别是对那些不能或不愿植入 ICD 的患者，应考虑消除所有可诱发的室性心动过速。

在过去的 30 年，一种是外科对心内膜下断离术，即在心内膜下瘢痕的导引下，切除包含致心律失常组织的心内膜下层，室性心动过速的治愈率为 70%~80%。另一种是环心内膜的心室切除术在梗死周边区形成环形的外科损伤，它可能阻滞潜在的室性心动过速环路。它是建立在基质为基础的消融。致心律失常基质主要位于心内膜下，位于（至少部分位于）致密的梗死心肌或纤维组织与正常组织之间。这种基质具有不同的心电图特征，切除或阻断这种致心律失常组织可消除室性心动过速。

现已证实通过分析正常窦律或起搏标测时的个体心电图来指导单点消融是不足以指导室性心动过速消融。而采用目前以导管为基础的消融方法消除所有周边区心内膜的方法是不实际的，也是不安全的。由于心肌梗死面积较大时，消融整个梗死区或梗死边缘区是困难的，广泛的损伤会对尚有功能的心肌造成损伤，以及容易发生并发症。

目前，常用基质、起搏和拖带标测来识别潜在的折返环峡部和出口部位，并指导消融策略的选择。线性射频消融的指导原则如下述：

1）消融径线跨越表现为异常双极电图电压的心内膜边界。

2）消融径线从致密心肌瘢痕区（电区信号最低的区域<0.5mV），延伸跨过瘢痕区，向外与正常心肌（心电图信号正常的区域，>1.5~2.0mV）或正常解剖屏障（如二尖瓣环）未见连接。采用这种方法进行心内膜导管消融的结果与心内膜下外科手术切除室性心动过速基质的结果最接近。

3）消融径线跨过瘢痕边缘区，与起搏标测 QRS 波接近室性心动过速的 QRS 形态的部位相交叉。

4）消融线垂直于跨越瘢痕区域内的所有限定峡部，或跨越梗死区内无兴奋性的心肌岛。

5）心电图具有孤立舒张期成分的位点，如果在这些部位起搏标测复制出靶室性心动过速的 QRS 形态，S-QRS 间期>40ms，室性心动过速的诱发时，这些部位的电图变为舒张中期电位。诱发室性心动过速时拖带标测证实这些部位与室性心动过速环相关，则对所有这些点进行局灶消融（图 6-1-29、30、31、32）

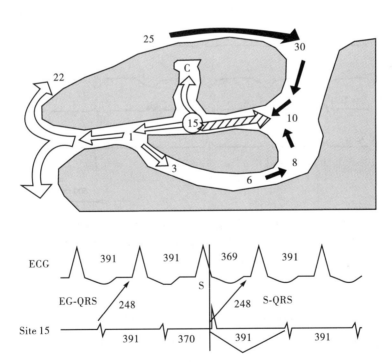

图 6-1-29　在 SCZ 部位（15）起搏，起搏后间期（391ms）与室速的心动周期相等

（引自曹克将，1997）

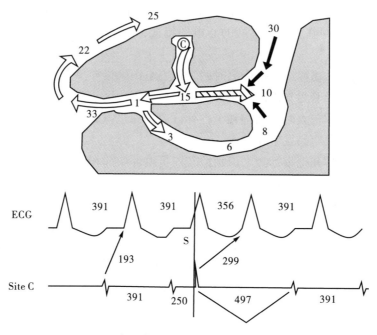

图 6-1-30　在"旁观者"部位（C）起搏，起搏后间期（497ms）大于室性心动过速心动周期（391ms）

（引自曹克将，1997）

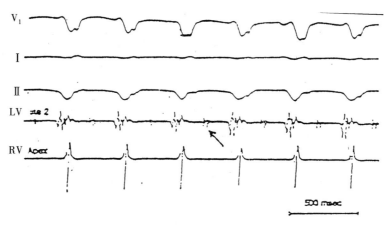

图 6-1-31　消融靶点部位的孤立的舒张中期电位（箭头所示）

文献报道在获得该电位的部位消融多能成功但这种电位的发现率较低，原因尚不清楚（引自曹克将，1997）

（2）消融技术：目前对于心肌梗死后室性心动过速多采用盐水灌注导管进行消融。通常在室性心动过速可能的关键性峡部释放射频电流，多为线性消融并延伸连接瘢痕与瘢痕或瘢痕与解剖屏障（瓣环）；如果仅为单块瘢痕且远离解剖屏障，且延伸消融线至瘢痕内部和正常组织之间。消融时温控 43℃，盐水灌注速度为 17~30ml/min，能量 30~50W，每点消融 60~120s。消融后，程序刺激诱发室性心动过速，如果室性心动过速仍可诱发，继续标测，延伸消融线或继续标测其他可能关键性峡部再行线性消融。同时尽可能消融晚电位或碎裂电位部位（诊断、标测和消融流程）。

（3）导管消融急性结果判定：消融术后分别于右心室心尖部、右心室流出道、左心室（左心室

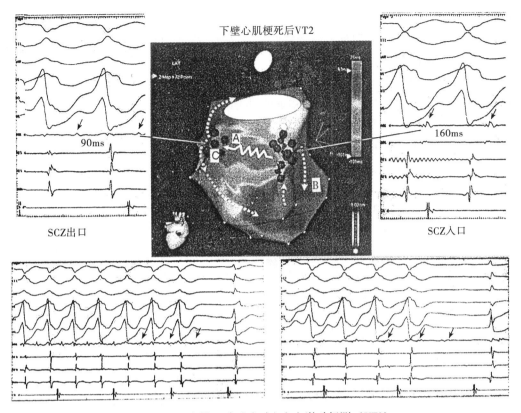

图 6-1-32　室性心动过速时左室电激动标测（VT2）

中间为 CARTO 系统激动标测图，A 区为较早电激动区，B 区为较晚电激动区，A 与 B 围绕二尖瓣环头尾相连。在 VT 缓慢传导区（缓慢传导）的入口消融（C 点）可终止 VT，但可反复诱发，最终 VT 在缓慢导出口处消融成功（引自王祖禄，等，2013）

室性心动过速时）进行程序电刺激（不同 S_1S_1 周长附加 $S_2 \sim S_4$ 期前刺激，同时行 S_1S_1 快速脉冲刺激）诱发室性心动过速。结果：①室性心动过速消融即刻成功：消融术后程序电刺激未诱发出任何室性心动过速；②室性心动过速改良：消融术后可诱发出与消融前临床（自发）室性心动过速形态不同的室性心动过速（或称基质改良）；③室性心动过速消融失败。

　　成功室性心动过速消融，是指除了多形性室性心动过速和/或心室颤动以外，不能被诱发其他任何室性心动过速。或者为不能诱发临床室性心动过速。但仍可诱发其他单形性室性心动过速。此外，折返基质的改良是消融常见的结果。改良术通常预后良好，心律失常的复发率相对较低。一个或多个折返环消融后，剩下的可诱发的室性心动过速通常较快，提示缓慢传导区已被消融。

　　消融术后，患者应在心脏监护室进行监护，如果患者长时间使用胺碘酮，应该继续使用。除非消融术不成功，否则一般不继续使用其他抗心律失常药物。

　　（4）疗效：心肌梗死后室性心动过速的消融成功率。

　　导管消融可使 2/3 瘢痕相关室性心动过速患者的发作得到控制，可挽救无休止室性心动过速患者生命，也可减少 ICD 植入后因室性心动过速触发放电的频率。

　　Bella 等报道 91 例心肌梗死后 124 反复发作而血流动力学稳定的室性心动过速消融结果：成功占73%、改良占 17% 和失败占 10%。15 例早期复发的患者再行消融术随访无复发。

　　一组报告 72 例患者 74% 的室性心动过速被消除，60% 的患者随访期无自发性室性心动过速再发。

　　Calkins 等报道 146 例心肌梗死后室性心动过速患者中进行 171 次消融，75% 成功，41% 术后未诱发出任何室性心动过速。

一组报告对已植入 ICD 的心肌梗死患者室性心动过速消融成功率为 76%，ICD 放电次数从（60±80）次/月降到（0.1±0.3）次/月。

Wetzel 等报告经 CARTO 标测即刻成功率可达 90%，随访无复发者占 75%。对血流动力学不稳定的心肌梗死后室性心动过速 CARTO 系统标测下消融可减少 ICD 放电 90%~95%，患者的生活质量明显改善。

用盐水灌注导管消融也增加成功率，复发率降低。

（5）心肌梗死后室性心动过速消融后复发。

1）复发率：25%~40%（Calkins 等报道）消融后平均 243 天的随访中，室性心动过速的复发率为 46%，Della Bella 等报告在 36 个月随访中复发率为 49%，有报告可高达 57%。一组报告 231 例心肌梗死室性心动过速导管消融，随访 6 个月 49% 的患者复发。

上述报告指出消融术后即刻的电生理刺激对预测室性心动过速复发是一个较差的指标。

有报道认为如果 12 导联显示室性心动过速形态与原室性心动过速相同，或者 ICD 记录的室性心动过速周长与原来的室性心动过速周长相差 20ms 以内，则考虑为原来自发性室性心动过速的复发。

2）复发机制：心肌梗死后室性心动过速消融复发的原因，王祖禄等认为：①心肌梗死后重构过程非常复杂，此过程可形成新的室性心动过速折返环，而此折返环在首次导管消融过程中并没有形成。②心室程序刺激诱发室性心动过速的重复性较差，临床室性心动过速在首次电生理检查中并没有诱发，但在消融术后再发。③心肌梗死后室性心动过速绝大多数折返环为心内膜下而非心外膜侧，但心内膜下纤维化或血栓形成可能限制消融损伤范围，不完整或非透壁损伤，可能导致消融后原有临床室性心动过速复发。④部分室性心动过速折返环的关键峡部可位于心肌深层或心外膜侧，心内膜途径消融成功率受限。⑤导管消融导致的损伤可能具有致心律失常作用，消融产生的心肌瘢痕区域为新发室性心动过速提供病理基质。

复发的患者均有较长的周长，其原因有：①射频误伤产生了关键峡部的缓慢传导，但并未阻断关键峡部。可能是因为关键峡部宽度超过了消融的损伤区；②消融损伤可通过增加冲动所环绕的障碍的长度来增加中心共同通路的长度，而不改变环路出口；③射频消融可能是成功的，其出口与原来的室性心动过速相同。

当室性心动过速以不同形态出现时，通常是来自同一部位可诱发性室性心动过速的一种，这可能反映了同一梗死区域，存在不同的出口部位或不同的潜在折返环。

一组报道 108 例心肌梗死后室性心动过速经消融后复发的患者，尝试对多种室性心动过速进行射频消融。每位患者可诱发的不同室性心动过速平均为 3.6~4.7 种。33% 患者可诱发的持续性单形性室性心动过速被消融，22% 患者消融无效，其余的 45% 患者中，折返基质得到了改良，消融后患者靶室性心动过速不能被诱发，但其他室性心动过速仍存在。平均随访 12~18 个月，66% 患者无室性心动过速复发，24% 患者复发。猝死率为 2.8%。

（6）目前几组报道综合认为对其疗效的评估：用常规的消融方法，临床（自身性）室性心动过速的消融成功率为 71%~76%，成功的消融部位大多在左心室，右心室很少见（其 QRS 图形可呈 RBBB 也可呈 LBBB 图形，所以不能依据束支传导阻滞图形来定位是左或右心室）。随访 1 年室性心动过速的复发率可高达 30% 左右。三维立体标测引导的振幅标测和线性消融方法，消融成功率为 80% 左右，但仍有 10%~50% 的患者复发。由于心肌梗死后程序期前刺激可诱发出多种形态的单形性室性心动过速，平均为 3~4 种。这种多种形态的室性心动过速和不稳定性室性心动过速可能与导致复发率增高有关。现发现心室壁内或心外膜上的室性心动过速折返环会导致心内膜消融术失败。此外，尚有 10%~30% 的室性心动过速患者存在心外膜折返环，大多存在于下壁。所以，植入 ICD 是非常重要的措施。

　　冠心病室性心动过速射频消融后的再发率较高，这包括被消融的临床室性心动过速的复发和新的室性心动过速的出现，后者体表心电图（12 导联）QRS 波群形态与原来临床室性心动过速不同。室性心动过速的复发的可能原因为其起源部位的心肌组织兴奋性恢复或导管消融并未导致室性心动过速的折返环路的完全性损伤，而仅仅只是被"修饰"，新的室性心律失常与基础心肌病有关，并非消融的失败。

　　对冠心病室性心动过速患者不能被诱发的或伴多形性室性心动过速、非持续性室性心动过速时，不适合射频消融治疗。

　　（7）并发症：消融术有 5%~8% 患者出现明显的并发症，如脑卒中、短暂缺血发作、心肌梗死、需要治疗的心脏穿孔或心脏阻滞。消融术相关死亡率为 1%~2.8%。随访期间最主要的死亡原因是心力衰竭。随访 12~18 个月后死亡率约 10%。因此，应谨慎限制对心肌梗死区域的损伤，损伤心肌可在心电图上表现为低振幅，超声心动图或左室图显示收缩功能减弱表 6-1-3（表 6-1-4）（表 6-1-5）

表 6-1-4　室性心动过速射频消融的并发症（n=320）

室速、心室颤动	8	2.53
三度房室阻滞	1	0.31
穿刺部位大量出血	2	0.63
心脏穿孔或心包填塞	1	0.31
心包积液	2	0.63
动脉血栓形成	1	0.31
肺栓塞	2	0.63
外周动脉栓塞	2	0.63
脑栓塞（一过性）	2	0.63
脑栓塞（持续性）	2	0.63
死亡	1	0.31
总计	24	7.55

表 6-1-5　136 例冠心病室性心动过速导管消融的并发症

并发症	例数	
	射频	直流电
心包堵塞	1	1
少量心包积液	4	3
一过性二~三度房室传导阻滞	2	3
脑栓塞	0	1
股动脉阻塞	0	1

　　（引自曹克将，1999）

多中心用盐水灌注导管消融的 146 例心肌梗死后室性心动过速患者中，8 例的严重并发症与手术有关，包括休克或短暂脑缺血发作 2 例，心包填塞 4 例，心肌梗死 1 例，主动脉瓣损伤 1 例，其中 4 例因并发症而死亡。在随访中死于心力衰竭的危险约 10%。心力衰竭的发生与患者本身已存在心功能差、消融增加心肌损伤范围等有关。

（8）急性心肌梗死后发生室性心动过速电风暴的射频导管消融术：急性心肌梗死后如果在 24 小时内反复发生需电除颤的室性心动过速/心室颤动 3 次或 3 次以上称为电风暴，病情凶险，死亡率高，静脉注射艾司洛尔，多数多能控制，但仍可反复发作，此时应行射频导管消融治疗可达到根治或减少发作。

急性心肌梗死后电风暴多见于前降支或右冠状动脉闭塞后，可在血运重建术后发生，多发生在心功能较差的患者。在透壁心肌梗死的心内膜下有浦肯野纤维结构的存活，这可能因其邻近心内膜、允许血流直接给浦肯野纤维供氧和梗死区边缘处存在不同冠状动脉分支交叉供血。跨越心肌梗死边缘区的存活的浦肯野纤维有很强的自律性、触发活动和超常激动特性，当与本区域由于缺血而延长的心肌动作电位时程相匹配时，即可能产生多形性室性心动过速所必需的基质。已证实，浦肯野纤维网是多形性室性心动过速和心室颤动触发灶的主要来源，而且是多形性室性心动过速、心室颤动维持发生的关键部位。不论心肌梗死的时间，其诱发室性心动过速的室性期前收缩均起源于心肌梗死边缘的浦肯野纤维网，而且导管消融这些触发灶可以根治进一步的心律失常。从而使血运重建和药物治疗无效的心肌梗死后电风暴患者得以长期存活。Bansch 等报道 4 例，诱发心室颤动的室性期前收缩均起源于浦肯野纤维，消融室性期前收缩后随访 5~33 个月，未再发作。后陆续有报告证实（图 6-1-33）（图 6-1-34）。

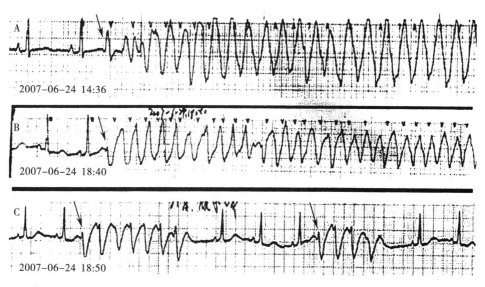

图 6-1-33　前壁心肌梗死后起源于浦肯野纤维多源性室性期前收缩诱发临床多形性室性心动过速/心室颤动

A. 一种形态室性期前收缩诱发多形性室性心动过速/心室颤动；B、C. 另一种形态室性期前收缩诱发多形性室性心动过速/心室颤动（引自王祖禄，等，2013）

心肌梗死后起源于浦肯野纤维的室性期前收缩或室性心动过速可提前体表心电图 QRS 波 20~220ms，通常较标测左室特发性分支型室性心动过速或特发性心室颤动更为提前，这可能与心肌梗死后浦肯野纤维和心肌组织之间的传导延迟有关。

近来有报道在致心律失常右室心肌病患者反复发生的多形性室性心动过速、心室颤动、经消融

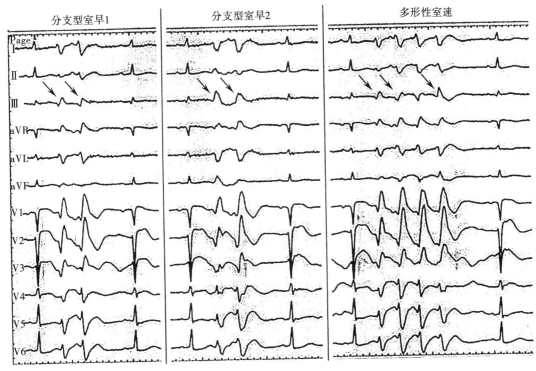

图 6-1-34　术中记录到起源于浦肯野纤维多源室性期前收缩，与诱发临床多形性室性心动过速/心室
颤动室性期前收缩形态相同（引自王祖禄，等，2013）

多源性室性期前收缩后可消失、治愈。在二尖瓣外科修补术后发生的反复心室颤动，经消融起源于浦肯野纤维的室性期前收缩治愈。

采用三维标测系统引导下线性消融如心肌梗死后、先天性心脏病外科矫正术后等患者中室性心动过速或室性期前收缩诱发出的心室颤动，已取得较高的成功率。这种针对瘢痕基质的线性消融治疗心室颤动有较好的效果，可明显减少或消除心室颤动所导致的 ICD 频繁放电。

上述证明对器质性多形性室性心动过速/心室颤动，经导管消融诱发多形性室性心动过速/心室颤动的起源于浦肯野纤维或心室肌的室性期前收缩、以及通过线性消融消除或改良多形性室性心动过速/心室颤动的基质，可以治愈或减少心室颤动的发作。除了电风暴外还可针对急性心肌梗死患者经多种治疗无效仍有频繁室性心动过速/心室颤动发作的患者，采用这三方法。

（八）植入 ICD

目前已有许多报道证实对心肌梗死后室性心动过速患者植入 ICD 为 I 类适应证，可降低心脏性猝死和总死亡率，应列为首选。

MADI 试验：入选心肌梗死后 3 周以上、有非持续性室性心动过速病史而 LVEF<35% 的患者，随机分为两组，一组用 ICD 治疗；另一组用抗心律失常药物治疗，包括胺碘酮、β-受体阻滞剂、Ia 类抗心律失常药物和索他洛尔，平均随访 32 个月，结果药物治疗组总死亡率为 39%，而 ICD 治疗组仅为 16%。

MUSTT 试验（1999）：入选患者 2202 例，入选标准为冠心病、非持续性室性心动过速、LVEF<40%。所有入选患者经电生理检查，将诱发出持续性室性心动过速的 704 例患者行随机分为抗心律失常治疗组、ICD 治疗组和抗心律失常药物治疗组，平均随访 39 个月。结果抗心律失常治疗组的心律失常或心脏骤停病死率降低，这主要归功于 ICD。对于接受 ICD 治疗的患者，心脏骤停或心律失常致死的 5 年病死率为 9%，而仅使用抗心律失常药物的患者病死率高达 37%；5 年的总病死率在接受 ICD 治疗组为 24%，而仅使用抗心律失常药物的患者高达 55%。

MADIT-Ⅱ试验：入选 1232 例既往有心肌梗死病史，并且 LVEF≤30%的患者，随机分为 ICD 组（712 例）和传统药物治疗组（490 例），平均随访 20 个月后，结果 ICD 能有效降低心肌梗死后心功能不全患者的死亡率达 31%。

2008 年 ACC/AHA/HRS 制定的心脏节律异常器械治疗指南对 ICD 植入Ⅰ类适应证进行了更改，新规定如下：

（1）非可逆性原因引起的心室颤动或血流动力学不稳定的持续性室性心动过速导致的心脏骤停（证据水平：A）。

（2）器质性心脏病的自发持续性室性心动过速，无论血流动力学是否稳定（证据水平：B）。

（3）原因不明的晕厥，在心电生理检查时能诱发有显著血流动力学改变的持续性室性心动过速或心室颤动（证据水平：B）。

（4）心肌梗死所致 LVEF<35%，且心肌梗死后 40 天，心功能（NYHA 分级）Ⅱ或Ⅲ级（证据水平：A）。

（5）心功能（NYHA 分级）Ⅱ或Ⅲ级，LVEF≤35%的非缺血性心脏病患者（证据水平：B）。

（6）心肌梗死所致 LVEF<30%，且心肌梗死后 40 天以上，心功能（NYHA 分级）Ⅰ级（证据水平：A）。

（7）心肌梗死后非持续性室性心动过速，LVEF<40%，且心电生理检查能诱发出心室颤动或持续性室性心动过速（证据水平：B）。

心肌梗死后植入 ICD 的效果：MADIT 和 SCD-HeFT 研究表明：在接受 ICD 治疗作为心源性猝死一级预防的心肌梗死患者中，其病死率相对下降 23%~28%。但是绝对改善值却较小，为 6%~7%。在 SCD-HeFT 研究报告中射血分数纳入标准为 35%，但是其中位值为 25%。事后分析显示射血分数>30%的患者不能从 ICD 中获益。

ICD 在预防心源性猝死方面的贡献无可替代。但是，ALTITUDE 研究显示，植入 ICD 的患者随访中只有 1/3 出现放电。并且如果 ICD 频繁工作，不仅显著缩短 ICD 的寿命，更严重降低了患者的生存质量，所以，人们希望通过 ICD 联合药物治疗，或者 ICD 联合射频导管消融术来提高患者的生存质量。

（九）其他治疗

对冠心病室性心动过速的药物治疗等见第九节。

（十）随访的重要性

心肌梗死后持续性单形性室性心动过速患者经射频导管消融、ICD 植入等的治疗，预后较单纯服用药物治疗有了明显的改善，死亡率也明显下降。但复发率仍很高，因为导致室性心动过速的解剖及心律失常基质仍存在。今后仍有可能反复发作。此外，在既往心肌梗死病程中未出现过室性心动过速患者，在其后的漫长病程中也可能会出现。根源在于瘢痕纤维化的持续存在。所以对心肌梗死患者的长期治疗、终身随访是十分重要的。

芦涤、魏世杰、孙静等（2014）报道一例：患者男性，67 岁，18 年前（1996 年）因胸闷半小时急诊诊断急性下壁心肌梗死，偶发室性期前收缩，经药物治疗后好转出院，一直无明显不适，2007 年行冠状动脉造影，提示三支病变，行冠状动脉旁路移植术，术后无不适，心电图偶见室早及下壁陈旧性心肌梗死。坚持服药治疗。2012 年 8 月 22 日又因心悸、胸闷半小时急诊入院，心电图示持续性单形性室性心动过速，心肌酶、肌钙蛋白、电解质等均正常。静注胺碘酮后转复为窦性心律，偶见室性期前收缩。住院期间室性心动过速又发作一次，持续 2 小时，静注胺碘酮转复。再次行冠状动脉造影提示桥血管通畅。三支病变又加重。住院 10 天出院。2014 年 1 月 7 日因突发心悸、胸闷 5 小时，体检心率 148 次/分，血压 112/70mmHg。心电图为持续性单形性室性心动过速，其图形与 2012 年发作时完全相同，给予胺碘酮静脉泵入，加口服药等药物治疗，持续 8 小时后转复为窦性心律。心电图为陈旧性下壁心肌梗死，偶发室性期前收缩。心肌酶、肌钙蛋白、血电解质，重复检查 2

次均正常。于 1 月 10 日出院。本例患者提示心肌梗死的第 17 年、第 18 年仍可发生室性心动过速。此外，三次室性心动过速均为持续性单形性室性心动过速，三次发作的心电图图形以及与偶发室性期前收缩图形完全一致（图 6-1-35）。

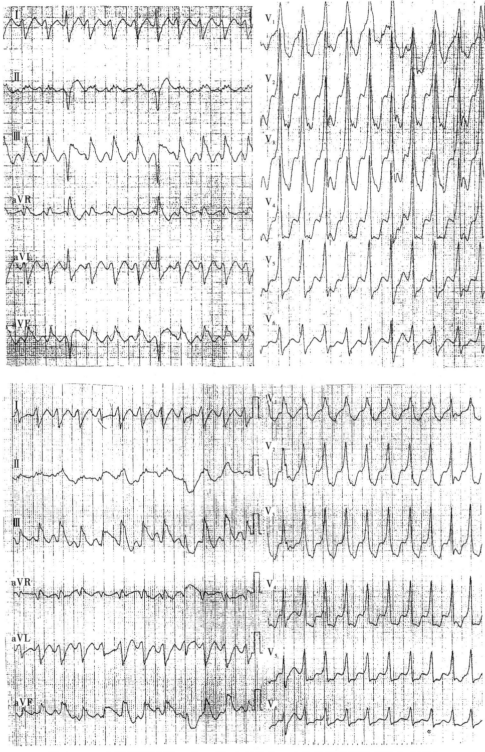

图 6-1-35　心肌梗死后第 17 年、第 18 年发作二次持续性单形性室性心动过速

上图为 2012 年（心肌梗死后第 17 年）第 1 次发作持续性室性心动过速，下图为 2014 年 1 月（心肌梗死后第 18 年）第 3 次发作持续性单形性室性心动过速，三次图形并与间歇期室性期收缩图形完全一致。V₁～V₄ 可见假性 delda 波。可见心室夺获、不完全性室性融合波、房室分离。（引自卢滌，等. 2014）

第二节 扩张型心肌病性室性心动过速

扩张型心肌病（dilated cardiomyopathy，DCM）是一类既有遗传又有非遗传原因造成的复合型心肌病。以左心室、右心室或双心腔扩大和收缩功能障碍为特征。通常经二维超声心动图诊断。DCM导致左心室收缩功能降低、进行性心力衰竭、室性和室上性心律失常、传导系统异常、血栓栓塞和猝死。DCM是心肌疾病的常见原因。是心力衰竭的第三位原因。DCM在我国的患病率约为19/10万。猝死率较高。5 年病死率为 15%~50%。

【病因及发生机制】

DCM 大多为散发疾病。因病毒感染引发病毒性心肌炎，最终转化为 DCM，关系密切。病毒持续感染对心肌组织的持续损害，诱导免疫介导心肌损害可能是重要的致病原因与发病机制。

DCM 患者中有 30%~50%有基因突变和家族遗传背景，现已定位了 26 个染色体位点与该疾病相关。已找出 22 个致病基因。不伴有传导障碍和（或）骨骼肌病变的致病基因，通常定位于 1q32（肌钙蛋白 T），2q31（肌膜蛋白），2q35（结蛋白），4q12（β 肌糖蛋白），5q33（δ-肌糖蛋白），9q13-22，10q21-23，14q11（β 肌球蛋白重链），15q2（α-原肌球蛋白），15q14（肌动蛋白）。

DCM 的心腔扩大，以左心室扩大为主。心肌细胞减少，间质增生，心内膜增厚及纤维化，常有附壁血栓形成。心肌纤维化使心肌收缩力减弱与左心室射血分数（LVEF）降低，收缩末期容积增大，舒张末压增高，静脉系统淤血，晚期出现继发性肺动脉高压。心肌纤维化病变累及传导系统，常合并各种类型心律失常。

DCM 患者的尸检研究，显示心内附壁血栓高发（69%~85%）和心肌纤维化（57%），并伴有相对稀少的致密瘢痕（14%）。DCM 的心肌特征为多个以间质纤维化和心肌细胞不同程度肥厚与肌纤维排列紊乱相间的片状区域。在心肌活检中，33%的患者左心室可见大量的心内膜瘢痕，57%的患者有多处片状区域被纤维组织所取代。

心肌纤维化是引起 DCM 患者室性心动过速其质的重要因素。与没有持续折返的室性心动过速相比，持续性室性心动过速只有更为广泛的同时累及心内膜和心外膜的心肌纤维化和非均一的各向异性。折返环一般与低压电图区域有关，而后者与瘢痕区一致。DCM 的导管标测研究显示，围绕心肌深层瘢痕的折返是室性心动过速发生的主要机制，瘢痕通常在心室底部和瓣环周边区心肌深处。在 DCM 患者的心脏移植中发现，在 DCM 患者中，无兴奋性的纤维化形成传导阻滞区域，而存活心肌构成潜在的折返环通道。被间质纤维化分隔的肌束传导缓慢，可产生 Z 字形的通道促发折返。如果 DCM 患者有 26%~75%的室壁为瘢痕分布（可通过磁共振定量），则更易发生可诱发的室性心动过速。

大多数 DCM 患者，其室性心动过速的起源点与表现为心内低电压的异常解剖基质部位一致。心肌病心肌纤维化的原因尚不明确。心肌活检中可见散在分布的纤维化区域，而瘢痕的融合区域不常见。异常心内电压区和室性心动过速起源点容易发生在心室基底部。局灶性室性心动过速和束支折返的患者，电解剖标测这些患者的瘢痕面积虽然相对较小，但也可见到低电压区域。

DCM 与陈旧性心肌梗死患者的心肌内折返性室性心动过速的心律失常基质有几个相似点。所有患者均可观察到低电压区域。瘢痕区常与瓣环邻近。与下壁心肌梗死后室性心动过速的情况类似。瓣环常构成折返通路中峡部的边缘部分，表明沿瓣环形成长通道或峡部有助于形成折返环，促进室性心动过速的发生。

除了上述心脏结构的改变外，离子通道的性状和细胞内离子浓度，尤其是 Ca^{2+} 浓度改变可诱发心律失常。在起搏诱发的充血性心力衰竭犬和心肌病的 Syrian 仓鼠中，心室 I_{to} 降低在实验和临床充血性心力衰竭中，心室 I_{k1} 降低；Na^+-Ca^{2+} 交换增加，导致动作电位延长。已发现心力衰竭的心肌中收缩期细胞质 Ca^{2+} 的异常降低和舒张 Ca^{2+} 增加可通过腺病毒基因转导的肌质网 Ca^{2+}-ATPasc 过表达而逆转，支持这种基因表达下调在在衰竭心肌中丧失正性肌力和心律失常发生中的重要作用。其他机械性、血流动力学和神经体液因子在心律失常触发和维持中也起着重要作用（表 6-2-1）。

表 6-2-1 DCM 中引起心律失常的因素

低钾血症、低镁血症（常与应用利尿剂有关）

持续张力介导的不应期和动作电位的缩短，易形成折返

除极后短暂的、脉冲式、张力介导的心律失常

由于肌质网 Ca^{2+}-ATPase 泵降低引起的舒张期钙超载

Na^+-Ca^{2+} 交换引起的后除极

血儿茶酚胺增加

交感张力增加

心肌纤维化或瘢痕

His 束-浦肯野纤维传导延迟

心房或心室扩张使心内膜表面积增加

药物（如抗心律失常药、强心苷类药、拟交感药、磷酸二酯酶抑制剂）

【室性心律失常特点】

（1）DCM 时室性期前收缩的特点：DCM 时室性期前收缩发生率很高。原因是室性期前收缩在任何类型的器质性心脏病中，只要收缩性和舒张性左室功能不良均可发生，可达 87%。

（2）DCM 时室性心动过速特点：伴左心室功能不良的 DCM 患者，非持续性室性心动过速的发生率可达 24%~51%。非持续性室性心动过速与总死亡率增加有关。而与猝死危险性增高的特异关系较小。这可能与猝死以外的其他原因所致死亡增加有关。但有人观察到，死于心力衰竭与猝死幸存者中，在猝死患者非持续性室性心动过速发生频率要高。持续性单形性室性心动过速的发生率约 25%，其猝死发生率可达 50%。5 年内平均病死率约 60%，其中约一半属于猝死。

（3）DCM 患者室性心动过速的发生机制：DCM 发生的室性心动过速，大多为单形性室性心动过速。其发生机制包括：心肌内折返；利用心脏传导系统的折返性心律失常；如束支折返或分支间折返；局灶的自律性异常。大部分患者是瘢痕相关的心肌折返机制，后二种机制较少。

1）局灶性单性室性心动过速：DCM 患者来源自心外膜下或心内膜下的局灶的异位自律性或触发活动的室性心动过速，10%~25% 表现为非持续性室性心动过速。它可能起源于浦肯野系统的远端，可记录到浦肯野电位。伴有一个短的电位 QS 间期（图 6-2-1）。

2）希-浦系统相关的单形性室性心动过速：在 DCM 已报道有 11%~30% 的室性心动过速，是利用心脏传导系统（如束支折返）的折返性室性心动过速。束支折返的前提是希-浦系统的传导延迟，HV 间期平均为 80ms（60~140ms）。束支折返性室性心动过速，是左束支传导阻滞型的非特异性室内传导障碍。束支折返型室性心动过速可发生于任何病因的心肌病中。在器质性心脏疾病患者中束支折返性室性心动过速常与其他心肌折返性心律失常并存。

大折返的束支折返性室性心动过速的电生理机制包括沿右束支向下的前向传导、沿左束支向上的逆传和跨间隔的心肌内向下的前向传导、沿左束支向上的逆传和跨间隔的心肌内缓慢传导（图 6-2-2）

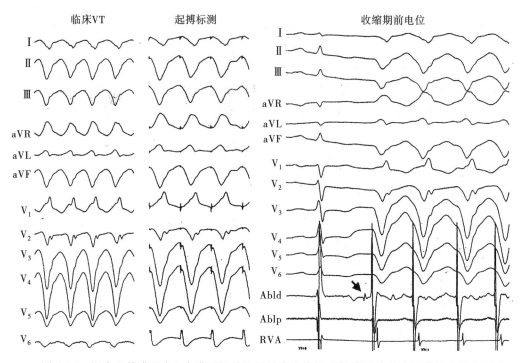

图 6-2-1　源自心外膜下或心内膜下的局灶的异位自律性或触发活动代表了非缺血性心肌病患者的 10%～25% 的 VT。在这种情况下，局灶性心律失常可源于受损的浦肯野纤维，可记录到浦肯野样电位，伴有一个短的电位-QRS 间期，使用激动标测寻找最早激动点，抑或使用起搏标测，可达到标测和消融的目的。

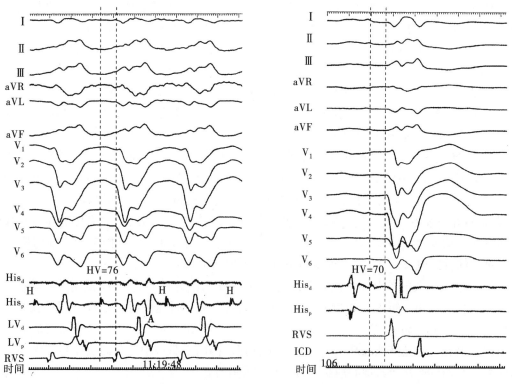

图 6-2-2　束支折返性（BBR）室性心动过速

VT 期间的 QRS 形态常与窦性心律具有相似性。基础 HV 间期延长到 70ms。在 BBR VT 期间，观察到房室分离和 1：1 的 HV 关系，伴 HV 间期的进一步延长，为 76ms

3) 心肌折返性室性心动过速：DCM 室性心动过速的主要发生机制是瘢痕为基础的心肌折返性，占 62%~89%。在 DCM 患者中单形性室性心动过速的心内电生理基质从异常低电压电图记录的轻微分布为特征，心内异常的分布范围可变，并很少累及 25% 以上的左室心内膜表面。心内电图异常的优势分布位于心室基底部，频繁累及瓣膜区。88% 的 DCM 患者室性心动过速通常起源于左心室基底部，对应于心内解剖基质的位置。通过 MRI 可观察到瘢痕主要集中在基底部。DCM 患者异常心内低电压区的区域约有 1/3，小于冠心病患者。

（4）有 80%~95% 的 DCM 患者可见到频发室性期前收缩、成对或多形性室性期前收缩以及非持续性室性心动过速。一组报告用 24 小时动态心电图监测中，53% 的患者有 500 次以上的室性期前收缩，54% 有成对室性期前收缩，31% 有持续性室性心动过速。在伴有充血性心力衰竭的患者中，随着左室功能恶化，室性期前收缩更常见、更复杂、心功能 I 和 II 级的患者其持续性室性心动过速的患病率为 15%~20%，而心功能 III 级或 IV 级者增加到 50%~70%。有认为室性心律失常是心脏全因死亡率的独立危险因子。但也有不支持远。虽然多数室性心动过速起源于心肌，但是束支间折返性也可为室性心动过速发生机制。有报告束支折返性室性心动过速可见于 41% 的 DCM 患者。心脏疾病进展严重者，其全因和猝死率都较高。尽管室性心动过速和心室颤动是猝死最常见的原因，然而在严重进展的心力衰竭患者中缓慢性心律失常、肺梗死、电机械分离和其他一些原因也构成 50% 的猝死。有报告 DCM 5 年死亡率约为 20%，其中约 30%（8%~51%）为猝死。但是晕厥和猝死是 DCM 较为罕见的首先症状。

【危险分层】

（1）左心室功能不全：DCM 和充血性心力衰竭患者死亡最强的预测因子。随着充血性心力衰竭进展，全因死亡、猝死和充血性心力衰竭死亡的危险增加。但是，猝死在充血性心力衰竭死亡中的比例下降。预测全因死亡的指标，同样也预示着猝死，并且通常代表着心脏疾病的严重程度。射血分数、舒张末期容量、老年、低钠血症、低血压、心房颤动等，然而这些指标并不能特异性地预测心律失常性死亡，且在心脏疾病不严重时甚至不能预测全因事件。当患者有 NYHA 心功能 TV 级症状时，LVEF 对预测死亡的价值减小，甚至 LVEF<0.2 时，猝死的阳性预测因素价值也不高，但多数人认为心功能是 DCM 患者最好的危险评估指标。LVEF<0.3 的患者持续性室性心动过速、心室颤动、和猝死的发生率明显升高。LVEF 每降低 10%，发生心室颤动、持续性室性心动过速和猝死的相对危险增加 2.3 倍。

（2）晕厥：DCM 患者 1 年猝死率从 12% 增加到 45%。

（3）室性期前收缩和非持续性室性心动过速与心脏疾病的严重性直接相关，并且在严重左室功能不全患者极易出现。因此，这种心律失常的非特性限制了其价值。然而，其在左心室功能相对好的患者中特异性较高。

（4）在电生理检查中，诱发出室性心动过速可预测猝死。但是相反则不然。绝大多数最后猝死的患者，都未能在电生理检查中诱发出室性心动过速。因此，程序刺激在 DCM 中阳性及阴性预测值均较差。非持续性室性心动过速则不应在危险分层中常规应用。

（5）微伏级 T 波电交替（MTWA）曾被推荐预测：一组 137 例 DCM 的猝死，该研究纳入 37 例有指征安置 ICD 的患者，并且绝大多数临床终发生于该组。但是阳性预测值不高（0.22），LVEF<0.31 的预测值为 0.15。

T 波电交替已共识为心脏性猝死的独立危险因素之一。王晓霞等（2011）对 31 例 DCM 患者用频谱法检测微伏极 T 波电交替，结果：①DCM 患者 MTWA 阳性率远高于正常人；②MTWA 的发生与心室率相关，随心率增快 Valt 增大，MTWA 阳性检出率增加（图 6-2-3），所以当心率不快时易漏诊。

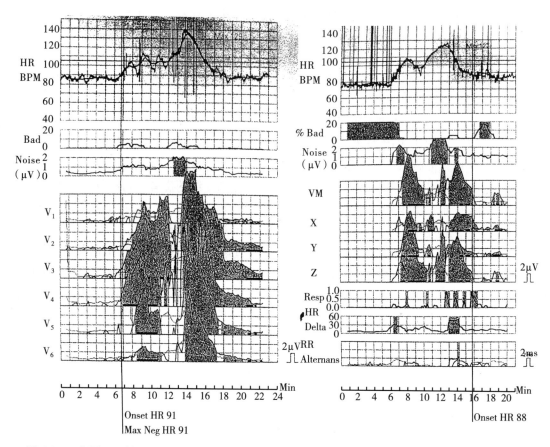

图 6-2-3　左图　一例 MTWA 阳性的电交替趋势图　运动后出现持续性电交替，阈值心率 91 次/分
　　　　　右图　一例静息时出现 MTWA 阳性的电交替趋势图　阈值心率 88 次/分

（引自王晓霞等，2011）

（6）基因信息：DCM 的病因多样，但至少有 40% 的病例是家族性。为常染色体显性遗传，但也与 X 染色体连锁。即使了解了基因，但此指标仍不能作危险预测因子。

由于电生理检查诱发室性心动过速概率低，可重复性差，且诱发的阳性预测值不高，故其对评价和处理室性心动过速的价值不大。CAT 试验对 104 例 LVEF<3.0，且没有室性心动过速、心室颤动史的 DCM 患者，其中 52% 在动态心电图上发现非持续性室性心动过速。但电生理刺激等检查仅有 2.9% 诱发出持续性室性心动过速，9.6% 诱发出心室颤动。

【治疗】

对于猝死高风险的心肌病患者，埋藏式心脏转复除颤器（ICD）是首选治疗，导管消融和药物治疗主要用于一些猝死低风险的室性心律失常患者，或作为植入 ICD 后的辅助治疗，以减少 ICD 放电次数。

1. ICD

（1）植入 ICD 的适应证：对于心肌病患者 ICD 的二级预防，主要针对伴有持续性室性心动过速、血流动力学不稳定的室性心动过速。和由不可逆因素导致的心室颤动患者。不明原因晕厥且电生理检查诱发出有临床意义的心室颤动或室性心动过速的患者，也应接受 ICD 治疗。

（2）ICD 的一级预防，主要用于猝死高危患者，对于 DCM 患者，LVEF≤0.35、NYHA 心功能分级Ⅱ~Ⅲ级是 ICD 的Ⅰ类适应证。

　　DCM 中 ICD 的一级预防作用一直存在争议：2002 年 Bansch 等报道了 CAT 研究，纳入新近诊断的 DCM，随访 5 年，显示 ICD 组比对照组死亡率低（13/50 vs 17/54），但是此试验由于死亡率较预期低而被提前终止。2004 年 AMLOVERT 试验，对 103 例 DCM，LVEF<0.35，并伴有非持续性室性心动过速患者随机分为 ICD 组和胺碘酮组，主要终点是全因死亡率，但由于并未显示出 ICD 的作用而提前终止。2004 年 DEFINITE 对 458 例 LVEF<0.35，且伴有频繁室性心律失常和/或非持续性室性心动过速的非缺血性心肌病患者，在接受最优化的药物治疗后，随机分为 ICD 组和非 ICD 组，主要终点是全因死亡。随访 2 年，结果显示标准治疗组死亡率为 13.8%，而接受 3 ICD 组死亡率为 8.1%。ICD 组使绝对死亡率降低了 5.7%，相对降低了 35%，但两组无统计学差异。还有一些报道类似，所以，对 ICD 的疗效尚须深入研究。

　　2. 射频导管消融　扩张型心肌病和肥厚型心肌病患者中约 1/3 可诱发出持续性多形性室性心动过速。在心肌病患者中，室性心动过速的机制多为折返性，部分可能为局灶性。折返机制主要包括：①和冠心病心肌梗死后、法洛四联症术后的机制相同，为围绕心肌瘢痕组织的折返所致。多见于 ARVC、肥厚型或扩张型心肌病。②为束支折返型室性心动过速。为折返激动围绕右束支和左束支，或左束支与分支之间的折返，多见于扩张型心肌病。

　　消融方法与心肌梗死后室性心动过速相同，但是，心肌梗死后折返环的缓慢传导区多位于心内膜侧，而有相当比例的心肌病室性心动过速折返环的大部分或缓慢传导区位于心肌深部或心外膜侧，且心肌组织纤维化对射频能量多具有抵抗性，使常规消融较困难，成功率低于心肌梗死后室性心动过速。此外心肌病不断进展的病理进程可以继续产生新的室性心动过速的病理基质，故在随访中可出现新的室性心动过速，影响长期疗效。有的还需在心外膜消融才成功。

　　（1）适应证

　　1）束支折返或分支折返性室性心动过速的 DCM 患者，导管消融可取得良好效果，可作为首选治疗方法。

　　2）无 ICD 适应证的猝死低危患者，导管消融可以作为药物治疗无效的有症状的持续性室性心动过速、非持续性室性心动过速和室性期前收缩的治疗选择。

　　3）对于一些植入了 ICD 患者，因频繁的放电会给患者带来巨大的痛苦，导管消融作为辅助手段能减少室性心动过速和/或心室颤动发生的频率。

　　心肌病患者的室性心律失常的导管消融难度在于部分患者术中心律失常难以诱发和诱发出的心律失常不持续或血流动力学不稳定。除了激动标测和起搏标测外，三维标测系统的出现使得基质标测和消融成为可能，无需诱发心动过速也能进行消融。基质标测的另一贡献就是发现无论是 DCM 还是 ARVC 患者，心外膜病变均重于心内膜病变，所以部分心内膜消融无效的患者应在心外膜行标测消融。

　　（2）标测

　　1）电解剖电压标测：DCM 心内电图记录到的异常低电压区，主要分布在心室基底部附近，常环绕在二尖瓣周围（图 6-2-4）。电压标测显示心内电图的异常的区域达中等面积（占左室心内膜的 6%~48%，一般不超过心内膜面积的 25%）。致密瘢痕（<0.5mV）占异常低电压心内膜基质的 27%±20%（范围 0~64%）。室性心动过速的起源部

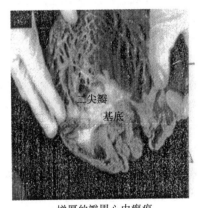

增厚的瓣周心内瘢痕

图 6-2-4　增厚的瓣周心内瘢痕（引自刘文玲，2010）

位与这些基底部电图异常的区域相对应。因此，窦性心律下的电压标测可用于指导进一步的标测技术（拖带和起搏标测），也可指导消融病变，特别是对于室性心动过速无法标测的患者。

2）激动标测：在窦性心律（或心室起搏心律）下构建心内电压图后，通过程序心室刺激诱发室性心动过速。每个患者平均可诱发出 3±1 种形态的室性心动过速（范围 1~6 种）。因为通常没有以前的心律失常的体表心电图记录。因此，很难确定临床型和非临床型室性心动过速。因此对程序刺激所诱发出所有持续性单行性室性心动过速都进行标测。对血流动力学耐受的持续性单形性室性心动过速，进行激动标测来确定收缩前期或舒张中期电活动的部位。

3）拖带标测：大多数患者的持续性室性心动过速可拖带，血流动力学可耐受的室性心动过速起源点是指存在拖带伴隐匿性融合及回归周期等于室性心动过速周长的部位。对于不稳定性室性心动过速可进行简单的拖带标测诱发和终止心动过速。

4）起搏标测：起搏标测能有效地识别室性心动过速起源部位，确定沿每一低电压区边缘的潜在出口。起搏标测时，起搏的 QRS 形态与 12 导联心电图上室性心动过速的形态相似，有助于确定室性心动过速的起源部位。此外，起搏标测可识别刺激—QRS 间期>40ms 的慢传导区及起搏图匹配最佳位点，即峡部出口区域的位点。对于不稳定室性心动过速（如血流动力学不能耐受、非一致性诱发、QRS 形态改变和（或）非持续性室性心动过速，起搏标测是主要的标测技术，主要在电压标测所限定的瘢痕边缘区进行。

5）心外膜标测：当心内膜标测和消融失败时，可考虑行心外膜标测（经静脉或皮）。可以在激动、拖带和起搏标测指导下经皮心外膜消融。通过冠状静脉系统可进行有限的心外膜标测。

DCM 患者单形性室性心动过速的机制主要是瘢痕相关的以心肌为基础的折返，它与冠心病具有明显的不同。持续性单形性室性心动过速患者与仅有非持续性室性心动过速的患者相比较，存在更大程度的心肌纤维化。与有单形性室性心动过速的冠心病相比较，仅存在轻度（1/3）的心内瘢痕，具有邻近瓣环和心内膜深部的优势分布，在心外膜的分布和程度可大于心内膜。心外膜和心内膜异常心电图的这种可变分布伴有显著的患者个体变异性，提示折返性室性心动过速的位置可能在心外膜、心内膜或深入室壁。大约 1/3 的非缺血性心肌病患者可能需要心外膜消融。

（3）消融：对于可标测的室性心动过速，局灶性消融靶点为通过激动、拖带和起搏标测技术确定的折返环峡部。对于不能标测的室性心动过速，根据其 12 导联体表心电图上 QRS 波形态和瘢痕边缘区的起搏标测来进行线性消融。在横跨边缘区并横断最佳起搏标测位点（接近室性心动过速折返环出口）的区域进行线性消融，类似于不可标测的心肌梗死后室性心动过速的消融方法。

心内膜消融成功率低于心肌梗死后室性心动过速患者，可能是因为折返环或缓慢传导区位于心内膜深层和心外膜。心内膜和心外膜同时标测可提高消融成功率。一组报告 57 例室性心动过速患者中 39 例根据标测结果进行靶点的消融，其中 30 例接受局灶和/或线性消融后未能诱发出室性心动过速。在消融不同形态的心律失常后其他室性心动过速不能被诱发。19 例患者中 14 例在手术结束时无可诱发的室性心动过速。随访 22±12 个月后，5 例无室性心动过速复发，8 例仅偶尔发作室性心动过速（每 6 个月 0~1 次）。

3. 药物治疗　无 ICD 适应证的患者，可选用药物控制室性心律失常的发作。β-受体阻滞剂为首选药物，需要逐渐增加剂量到最大剂量以获得理想的效果。无效者可选用索他洛尔或胺碘酮。

当置入 ICD 的患者出现频繁室性心动过速或室性心动过速发作时，也可用药物治疗，索他洛尔效果较好，也可用 β-受体阻滞剂和胺碘酮合用或单用。

神经内分泌拮抗剂如 β-受体阻滞剂、血管紧张转换酶抑制剂、醛固酮拮抗剂、ARB 制剂等能改善 DCM 患者的心室重构，改善室性心律失常发生的基质，应作为大部分伴有心功能不全患者的常规治疗。

所有的器质性心脏病患者应避免应用 I_c 类如普罗帕酮、莫雷西嗪、氟卡尼等抗心律失常药物。应及时纠正、避免电解质紊乱。

近年来陆续有关于扩张型心肌病患者发生电风暴、猝死的报告。龙达等（2011）观察了 53 例住院的 DCM 患者，通过心电监护和 24 小时动态心电图识别电风暴，结果有 34% 患者在住院期间发生电风暴。认为 DCM 患者合并的心房颤动和左室舒张术容积增加是 DCM 发生电风暴的危险因素。秦胜梅等（2011）报道一例扩张型心肌病植入 ICD 后反复发作电风暴，经各种治疗未能完全终止电风暴的发作，并最终死于心力衰竭。认为积极治疗原发疾病是防治电风暴的根本措施。

第三节 肥厚型心肌病性室性心动过速

肥厚型心肌病（hypertrophic cardiomyopathy，HCM）是一种原发于心肌的遗传性疾病，心室肥厚是诊断依据，需排除高血压等疾病和运动员心室肥厚、血液左心室充盈受阻，舒张期顺序性下降为基本病态，引发心脏舒张功能异常、收缩期左心室流出道压力阶差增加，心肌缺血和心律失常等。临床表现多种，可无症状、轻度胸闷、心悸、呼吸困难，恶性室性心律失常，心力衰竭，心房颤动伴栓塞。该病使心脏性猝死的危险增加，并是 25 岁以上年轻人猝死的最常见原因之一。

【流行病学特点】

我国南京地区 HCM 发病率为 1.5/10 万人群。我国于世纪 90 年代，对 8080 例调查，HCM 的患病率为 180/10 万人群。年轻或成年人的患病率约为 1/500。

HCM 的自然病程可以很长，呈良性进展，最高年龄可超过 90 岁，75 岁以上的患者达到 23%。心脏表型见于从婴幼儿到成年年龄段。年死亡率成年人占总 HCM 的 2%。死亡高峰年龄在儿童和青少年，达到总数的 4% ~ 6%。HCM 的主要死亡原因是心源性猝死为 51%，心力衰竭为 36%，卒中 13%。16% 猝死者在中等级量体育活动时发生。HCM 是一种病因已明，有多种途径能够治疗和预防的疾病。

【病因及发生机制】

HCM 具有家族性特点，呈常染色体显性遗传。已证明系心肌蛋白基因突变所致。现已发现有 15 个突变基因，超过 400 个位点突变导致。中国汉族人至少有 6 个基因突变与 HCM 发病相关。可表现为散发性和家族性两类。

心肌收缩蛋白基因的突变包括：心脏肌钙蛋白 T、肌钙蛋白 I、肌球蛋白调节轻链、心脏肌球蛋白结合蛋白 C、基本轻链、β 心脏肌球蛋白重链、α 原球蛋白、心脏肌钙蛋白 C、心脏肌动蛋白和肌联蛋白等。

【病理特点】

HCM 患者的病理改变涉及心肌细胞和结缔组织。心肌细胞肥厚，形态各异，排列紊乱，细胞间结构常极为异常。死于该病的 95% 以上的患者出现心肌排列紊乱，间质纤维化，肥大细胞与无序的核相互卷曲，局限性或弥散性间质纤维化，胶原骨架无序和增厚，心肌内小血管壁增厚等形态异常。肌纤维异常和排列紊乱，导致结构紊乱，可能给电不稳定性提供了基质，并且导致舒张功能障碍。但他们与自发性心律失常和心室颤动阈值的精确关系尚不清。

【临床表现】

（1）呼吸困难：90% 以上有症状的 HCM 患者出现劳力性呼吸困难，阵发性呼吸困难。夜间发作性呼吸困难较少见。

（2）胸痛：1/3 的患者有劳力性胸痛，胸痛可持续较长时间或间发，或进食过程引起。HCM 患者胸痛的原因：心肌细胞肥大，排列紊乱、结缔组织增加、供血、供氧不足，舒张储备受限，心肌内血管肌桥压迫冠状动脉、小血管病变，但冠状动脉造影是正常的。

（3）心律失常：患者易发生多种形态的室上性心律失常、室性心动过速、心室颤动、心源性猝死、心房颤动、心房扑动等房性心律失常也多见。

（4）晕厥：15%~25%的 HCM 患者至少发生过一次晕厥。约 20% 患者主诉黑蒙或瞬间晕厥。左心室舒张末容量降低、左心腔小，不可逆性梗阻和肥厚，非持续性心动过速等因素与晕厥发生有关。

（5）猝死：HCM 是青少年和运动员猝死的主要原因之一，占 50%。恶性心律失常、室壁过厚、流出道阶差超过 50mmHg，是猝死的主要危险因素。

【心电图特点】

24 小时动态心电图记录到室性心动过速性心律失常，在肥厚型心肌病患者中特别常见。包括：室性期前收缩、成对室性期前收缩和非持续性室性心动过速（通常为 3~6 个心搏）、持续性室性心动过速。多中心研究显示室性心动过速或心室颤动触发了 ICD 设备的正确干预，支持原发性快速心律失常是 HCM 猝死的最常见原因这一长期的假说。HCM 的室性心动过速多为持续单形性。

心电图上可见到室上性心律异常如房性期前收缩、心房颤动、心房扑动等。在 HCM 患者中尽管室上性心律失常（尤其是心房颤动）因与心力衰竭、血流动力学急性失代偿期和梗死性脑卒中有关而具有重要的临床意义。但室性心律失常一直被认为是最具毁灭性的。

室性心动过速可能产生于电不稳定的心肌基质中，细胞排列紊乱的区域和（或）替代性瘢痕形成的区域电生理性质发生改变，心电传播和复极异常。这种纤维化来自无症状心肌缺血发作（可能缘于结构异常和狭窄的壁内小动脉）导致肌细胞坏死后的修复过程。这种致心律失常性心肌基质可能对各种尚未完全阐明的触发因素易感。这些触发因素可以是肥厚型心肌病病程中内在的，也可以是外部的环境因素，如剧烈的体力活动。毫无疑问显著的个体易感性，在决定那些肥厚型心肌病患者将发生临床事件中起重要作用（图 6-3-1）。

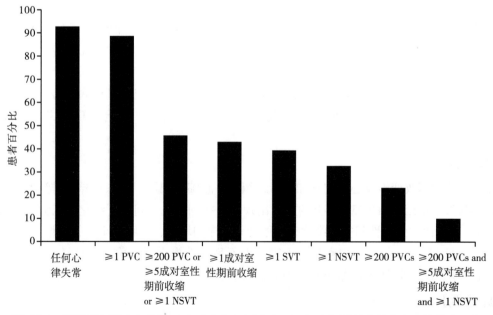

图 6-3-1　肥厚型心肌病患者的 24 小时动态心电图（Holter）上记录的室性和室上性快速心律失常的发生率. NSVT：非持续性室性心动过速；PVC：室性期前收缩；SVT：室上性心动过速

窦性心动过速为先行的节律，提示当有易感性基质存在时，交感神经活性增高可能具有促心律失常作用。

【电生理检查】

电生理检查在 HCM 患者的价值，一直存在争议。争论点是：用各种方式的刺激引起的心律失常、心室颤动、室性心动过速，是否与临床上引起的心律失常相一致。程序刺激检查高危患者的特异性，应是 HCM 患者比心室正常的患者更容易发生心律失常、高危患者也要比低危患者容易患病。Fananapazir 等用 2 个期前刺激使 HCM 有心脏骤停或晕厥史的患者仅 16% 诱发出持续性室性心动过速。另一组报告对 155 例 HCM 患者心室程序刺激结果：22 例（14%）可诱发出非持续性室性心动过速，66 例（43%）诱发出持续性室性心动过速，其中单形性室性心动过速 16 例，多形性室性心动过速 48 例，心室颤动 2 例。19 例需 2 个期前刺激诱发持续性室性心动过速，47 例需 3 个刺激才能产生持续性室性心动过速。一些人指出在心室颤动前发生多形性室性心动过速的患者，程序刺激通常不能诱发临床上的心动过速。而一些并未发生心室颤动的患者，刺激却引发出多形性室性心动过速，而这些室性心动过速，可能是程序刺激引起的非特异性反应，而不是将在患者中发生并猝死的心律失常。还有人在 HCM 患者中程序刺激未能诱发出心律失常。所以多数人认为电生理检查不能作为 HCM 患者的高危因子。

【诊断】

1. 临床诊断 HCM 的主要标准：

（1）超声心动图左心室壁或（和）室间隔厚度超过 15mm。

（2）组织多普勒、磁共振发现心尖、近心尖室间隔部位肥厚，心脏致密或间质排列紊乱。

2. 临床诊断 HCM 的次要标准：

（1）35 岁以内患者，12 导联心电图 I、aVL、$V_4 \sim V_6$ 导联 ST 段下移，深而对称性倒置 T 波。

（2）二维超声室间隔和左室壁厚 $11 \sim 14$mm。

（3）基因筛查发现已知基因突变或新的突变位点与 HCM 连锁。

3. 临床排除标准

（1）系统疾病，高血压、风湿性心脏病二尖瓣病变，先天性心脏病（房间隔缺损、室间隔缺损）及代谢疾病伴发心肌肥厚。

（2）运动员心脏肥厚

4. 临床确诊 HCM 标准　符合以下任何一项者。

（1）1 项主要标准+排除标准。

（2）1 项主要标准+次要标准（3）（即阳性基因突变）。

（3）1 项主要标准+排除标准（2）。

（4）次要标准（2）和（3）。

（5）次要标准（1）和（3）。

5. 梗阻性 HCM 的诊断　左室与主动脉流出道压差超过 30mmHg。仍独立称其为梗阻性肥厚性心肌病。患者呼吸困难、胸痛明显，是发生晕厥和猝死的 HCM 高危人群。

6. 心尖 HCM 的诊断　肥厚病变集中在室间隔和左室近心尖部、心电图 I、aVL、$V_4 \sim V_6$ 导联（深度、对称、倒置 T 波）提供重要诊断依据，确定诊断依靠二维超声心动图、多普勒、磁共振等影像检查。

【危险分层】

心脏性猝死是肥厚型心肌病明确的最严重的并发症。但是猝死仅在少数患者中发生。因此，在整个肥厚型心肌病疾病谱的所有患者中识别出高危亚组是一重大的挑战。

在肥厚型心肌病个体患者的猝死危险分层方面，一直没有肯定而精确的方法，没有单个的检查能够在肥厚型心肌患者群中，对所有适合一级预防的患者进行可靠的危险分层。下列一些指标对考虑危险分层有助。

（1）既往有因心室颤动或持续性（和自发性）室性心动过速发作导致的心脏骤停。

（2）肥厚型心肌病相关的过早死亡家族史，尤其是发生于近亲或多个亲属中的猝死。

（3）不明原因的晕厥，尤其是在年轻患者中（可逆的原因除外）。

（4）一系列的动态心电图检查中，出现持续性室性心动过速或短阵的非持续性室性心动过速，尤其是多次的、反复的或时间较长的发作。

（5）有显著左心室肥厚（最大室壁厚度≥30mm），尤其是在年轻患者中常无症状。有报告室壁厚度<20mm，20 年死亡率几乎为 0，而室间隔厚度>30mm 者，死亡率接近 40%。一组 12 例此类患者中，有 5 例在 18 岁前猝死。有人认为室间隔厚度也为高危预测指标。但尚未定论。

（6）运动时血压不能相应升高或血压下降，或者反应平坦。在<40 岁的患者中与猝死有关。在临床很少单独（或主要）根据运动中异常的血压反应将 HCM 判为高危者。

（7）T 波电交替：左心室流出道梗阻、出现心房颤动、心肌缺血，目前认为他们构成 HCM 的独立危险因子证据尚不足，但这些机制在个体患者发生事件中起作用的可能性，不能完全排除。

【治疗】

1. 药物治疗

（1）无症状 HCM 患者的治疗：对无症状者有人不主张用药。但是 HCM 病程呈典型的心室重构进程。为了延缓和逆转重构。可服 β-受体阻滞剂或非二氢吡啶类钙拮抗剂。小剂量到中等剂量。普萘洛尔、美托洛尔等 25～50mg/d。地尔硫䓬 30～90mg/d，维拉帕米 240mg～480mg，缓释片更好。

（2）症状明显 HCM 患者的治疗：对已出现呼吸困难、运动受限制者，建议用丙吡胺100～150mg/每日 4 次。它对流出道梗阻效果优于 β-受体阻滞剂。最长观察用药 3.1 年。HCM 患者有前列腺肥大者慎用。对有症状又有室上性心动过速者，可用胺腆酮，通常不与丙吡胺合用。不推荐 ACEI 制剂，但在出现明显心功能不全，心脏扩张的终末阶段疾病时可适当应用。不用硝酸甘油、利尿剂等降低前后负荷药物。

（3）药物难治性 HCM 和 HCM 特殊问题的治疗：HCM 患者出现严重呼吸困难、心绞痛、晕厥前期和晕厥，表示存在或出现明显梗阻，通常由于前负荷下降，β-受体阻滞剂、维拉帕米减量或停药等引起。药物治疗后不能改善，并出现诊断中主要危险因素中的一条，如心脏骤停、持续性室性心动过速、流出道压差超过 30mmHg、心室壁厚度超过 30mm 等，属于药物难治者。

急性梗阻：由二维超声心动图确定。应紧急卧位，抬高双腿。如有贫血应纠正贫血。静脉注射苯肾上腺素升高血压，10mg 加入 500ml 葡萄糖液中，5～9ml/min，血压稳定后维持静脉滴注40～60 滴/分。静注普萘洛尔 1mg。临床双腔起搏。

HCM 伴心房颤动患者　易发生栓子脱落，可用华法林抗凝。用胺碘酮控制心房颤动发作，是防止过快心率并血流动力学恶化。

药物难治性 HCM 只占 5% 左右。他们是高危人群，大部分患者发生心源性猝死、心力衰竭及卒中等生命终点事件。治疗方法如下：

1）临时或埋藏式双腔起搏：对于发生急性呼吸困难、胸痛、超声证实流出道压力阶差大于30mmHg 者，双腔起搏能降低压力阶差。不鼓励安置永久性起搏器，因为其效果与安慰剂组相同。

2）外科手术：切除最肥厚部分心肌，能显著解除或缓解心力衰竭延长生命，是有效治疗的标准方案。

2. 植入 ICD　在高危患者中，仍有约 70% 可能有多种触发因素或未能有针对性措施，这些患者应置入 ICD。

ICD 植入的适应证：HCM 心脏骤停存活者，有家族成员猝死记录者，恶性基因型者；晕厥、反复发作持续性单形性室性心动过速、多形性室性心动过速；运动时低血压；其他如终末阶段心脏、消融致恶性室性心律失常，冠心病、弥散性肥厚等。

ICD 已用于 HCM 患者心脏骤停史、持续性室性心动过速和心室颤动的患者。在随访 1 年内，有 11% 发生恰当放电。在一级预防中高危猝死者（晕厥、猝死家庭史、非持续性室性心动过速、可诱发的室性心动过速、室间隔厚度 ≥30mm），一年中约 5% 发生了恰当放电（图 6-3-2）（图 6-3-3）。

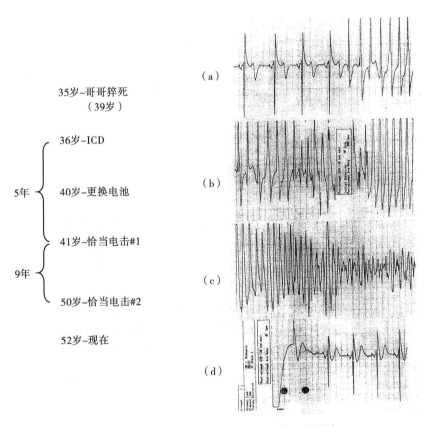

35岁–哥哥猝死
（39岁）

36岁–ICD

5年 { 40岁–更换电池

41岁–恰当电击#1

9年 {

50岁–恰当电击#2

52岁–现在

（a）
（b）
（c）
（d）

图 6-3-2　肥厚型心肌病心脏性猝死的一级预防

在 1 例无症状而有肥厚型心肌病相关猝死家族史和显著室间隔肥厚（室壁厚度 31mm）的 35 岁肥厚型心肌病患者预防性使用 ICD 后，ICD 中储存的心室电图。在设备植入近 5 年后触发心内电图（1∶20am，睡眠中）。以 25mm/s 连续记录的心内电图显示于连续的 4 个图中（自左向右记录）

（a）开始为 4 次窦性心跳，随后突发室性心动过速（200 次/分）；（b）设备感知室性心动过速并充电；（c）室性心动过速恶化为心室颤动；（d）在心室颤动期间设备恰当放电（20J）并恢复窦性心律（引自刘文玲，2010）

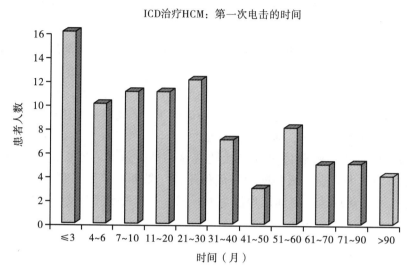

ICD治疗HCM：第一次电击的时间

图 6-3-3　从 ICD 植入到首次恰当放电的时间流程（引自刘文玲，2010）

3. 射频导管消融　由于 HCM 患者术中难以诱发和诱发出的心律失常不持续或血流动力学不稳定等因素影响到消融术的开展。现除了激动标测和起搏标测外，可用三维标测系统，无需诱发心动过速也可进行消融。

第四节　心力衰竭性室性心动过速

心力衰竭患者不论其基础的病因是什么，房性和室性心律失常均非常常见。在美国心力衰竭患者有 200 万~300 万人，占人口总数的 1%~2%。每年有 20 万~50 万的新发病人。心力衰竭的发病率随着年龄的增加而增多，在 75 岁以上的人群中，约 10% 的人患有心力衰竭。心力衰竭的心律失常发生率很高，而且死于心律失常者几近 50%，而其中 50% 左右又都死于猝死（室性心动过速、心室颤动）。动态心电图监测显示心力衰竭的患者超过 80% 的患者有频繁和复杂的室性心律失常。室性心律失常与心力衰竭患者的总死亡率及心脏性猝死显著相关。从发病机制上心律失常是心力衰竭代偿的结果。不论心力衰竭心功能的自身代偿，还是应用正性肌力药物补偿心功能不全，其结果都是以心律失常为代价。因此，心力衰竭心律失常的防治尽可能使其正性肌力与其促心律失常分离，获得合理的治疗。

【发生机制】

心力衰竭引发室性心律失常的原因较多，也很复杂。有心力衰竭本身的原因也有基础疾病的原因等，折返、触发活动及自律性机制也参与其中。心力衰竭发生室性心律失常的机制与下列因素密切相关。

1. 基础的器质性心脏病　50%~70% 的心力衰竭的基本病因是缺血性心肌病、扩张型心肌病等。其病理基础是心肌损害或坏死，受损的心肌细胞被纤维组织取代，引起心肌组织纤维化。这些原发病变可进一步因心脏重构机制导致心肌肥大，这些改变了心律失常发生的基质，改变心肌的传导性，导致单向阻滞或者缓慢传导而引起折返或自律性升高的电生理基础。室性心律失常发生率和复杂程度更多地取决于纤维化的程度，而非纤维化的原因。基础心脏病对复杂的室性心律失常的发生率，一般无明显影响。

2. 机械性因素与促发心律失常作用　心力衰竭时由于心脏前负荷和后负荷的增加，使左心室容量与压力增加，室壁的张力增加和心室的扩张，牵拉心肌纤维引起心肌电生理特性的改变。心肌细胞的扩张导致了动作时程的缩短，并缩短心肌细胞的不应期，从而影响基质的电生理特性。此外，心肌细胞的肥大，可引起自律性增多，并可能引起触发活动导致心律失常。室性心律失常最终形成可依赖于在心肌细胞敏感性增高的基础上多种触发因素的复杂相互作用。

3. 心力衰竭心肌动作电位时程（APD）延长与促发心律失常　心力衰竭患者心脏重构后发生心肌肥大，导致心肌离子流发生适应性变化，即电重构或离子流重构，结果是心肌复极离散加大，成为室性心律失常的基质。

电重构主要表现在动作电位的改变上，动作电位是心肌细胞的基本电活性，由除极电流（I_{Na}、I_{Ca-L}）和复极电流（I_{to}、I_{Kr}、I_{Ks}、I_{Kur}等）综合组成。I_{K1}维持心肌细胞膜电位，$I_{Ca/Na}$、$I_{Na/k}$等交流电流维持细胞内外离子平衡。心肌肥大表现心肌细胞体积增加，动作电位时程延长。但其延长实是 Ito 密度降低所致。

心力衰竭复极电流瞬时外向钾电流（I_{to}）、快速延迟整流钾电流（I_{Kr}）、缓慢延迟整流钾电流（I_{Ks}）也下调，复极储备能力降低，ATP 敏感性钾通道功能也下降，显出缺血心肌的 QT 间期也延长，内向整流钾电流（I_{K1}）也降低，使心力衰竭心肌膜电位上升（负值减少）、晚钠电流（I_{NaL}）加大，也延长了 3 相复极。心力衰竭心肌离子流改变与心力衰竭心肌钙调蛋白激酶 II（CaMK II）活性增加有关，它改变了 K_r4.2/4.3（I_{to}）和 Kir 2.1（I_{K1}）和其他复极通道的表达和活性，促成动作电位时程时限延长、I_{NaL}加大，触发了心律失常。

心力衰竭患者 I_{to}降低及动作电位时程延长为钙内流提供了时机，满足了肥大心肌收缩的需要，这是电重构的有益作用。然而，动作电位时程延长增加了心肌细胞复极离散，心室肌细胞 I_{to}的分布不均一，内膜下心肌 I_{to}分布密度高，中层心肌 I_{to}密度小，外层心肌 I_{to}密度更小，由此更增加了跨壁离散，易形成室壁内折返，心力衰竭患者心肌细胞内钙增多，增加钙钠交换活性，增加复极晚期内向电流，形成早后除极（EAD）、晚后除极（DAD）电流，构成触发活性。心力衰竭患者心肌 I_{K1}降低，造成心电不稳定，易产生自律性。另外，延长的动作电位时程（APD）对心率突然改变所产生的适应性变化能力减弱，也容易发生室性心律失常。

因此，心力衰竭患者心肌纤维化、心肌细胞肥大及电重构，是形成室性心律失常形成的基质，被认为是室性心动过速、心室颤动及猝死发生率上升的独立危险因素。

4. 心力衰竭心肌钙瞬变与促心律失常作用　心力衰竭的核心环节是兴奋—收缩偶联的心肌钙瞬变异常。正常心肌当膜去极化，Ca^{2+}经 L 型钙通道进入细胞内，使肌质网受体（RyR2）通道开放，瞬间释放大量 Ca^{2+}到细胞质，与肌钙蛋白 C（cTn C）结合引发肌丝蛋白快速收缩，完成心脏泵血功能。心力衰竭心肌钙瞬变的正性肌力作用减弱，将使心排血量分数降低，为代偿心肌收缩力的减弱，交感神经活性被激活，细胞内 cAMP 增加，激活蛋白激酶 A（PKA）促使 RyR2 的过磷酸也造成肌质内质网 Ca-ATP 酯（SERCA-2a）钙摄取减少，肌质网钙储备降低，最终心肌收缩力还是减弱。SERCA-2a 钙摄取还需要受磷蛋白的调控，肌质网（SR）上钙通道稳定蛋白促使磷蛋白的磷酸化，增加 SERCA-2a 钙摄取，并减少 RyR2 的钙渗漏。

心力衰竭心肌 RyR2 的释放和 SERCA-2a 钙摄取减少，结果使细胞质钙增多，补偿了心肌的正性肌力作用，但细胞质钙的增多 激活 Na^+-Ca^{2+}交换（NCX）活性产生细胞内钙外移，与细胞外钠交换，生成内向电流，引发后除极电位，触发心力衰竭心脏的室性心律失常。可见心力衰竭时心肌钙调控结果，虽然维持了心肌收缩，但产生了心律失常。因此，正性肌力作用的药物，都有促心律失常作用。多巴胺、多巴酚丁胺、米力农等抗心力衰竭药物改善了心功能，但也增加了心律失常的死亡。

因此，心力衰竭时，多巴胺、米力农应用剂量不宜过大、时间过长（以不超过 48 小时为宜），以减少心律失常发生。只有 β-受体阻滞剂降低了 RyR2 磷酸化，减少钙释放，显出负性肌力作用，但降低了心律失常死亡。左西孟坦（Levosimendin）钙增敏剂，增敏肌钙蛋白 C 与钙结合，加强心肌收缩，它的促心律失常作用就没有多巴胺、米力农强。

钙通道剂（1.4 Benzothiazepline JTV519）可能因加强 Calstabin 与过磷酸化 RyR2 结合防止肌质网钙渗漏，保留了 RyR2 的钙释放，使抗心力衰竭与促心律失常作用分离，可减少心律失常的发生。

5. 心力衰竭心肌细胞内钠增加与促心律失常作用。心力衰竭心肌钠电流下调，加速钠通道失活，钙通道从失活态恢复缓慢，造成细胞内 Na^+ 潴留，而且 I_{NaL} 加大，因此，QT 间期延长而除极速率（V_{max} 降低，此为致心律失常性的。

心力衰竭 Na^+-K^+ATP 酶的活性和表达是降低的，也导致细胞内钠上升，加强 NCX 的反向模式 Na^+-Ca^{2+} 交换，导致钙内流，起了正性肌力作用。应用洋地黄治疗心力衰竭就是发挥了洋地黄的钠泵抑制作用。钠泵活性抑制也构成了细胞内 K^+ 降低，由此造成膜电位不稳定和自发的延迟后除极（DAD），显示了心力衰竭的代偿的正性肌力作用与促进心律失常的偶联。

上述机制提示在心力衰竭治疗中慎用洋地黄、慎用钠通道阻滞剂。如有快速心律失常，还是应用胺碘酮安全。它不影响室内传导，抑制 I_{NaL} 的强度，13 倍于 I_{Na}，有益于消除由钙负荷的钠负荷引发延迟后除极（DAD）。

6. Ca MKⅡ 的正性肌力与促心律失常作用。Ca MKⅡ 是具多种功能的丝氨酸/苏氨酸激酶。在心脏起不同的作用。该激酶作用的底物，包括了肌膜和肌浆膜上离子通道、运载蛋白、辅助蛋白，也包括了肌节收缩蛋白、转录因子和信息蛋白，维护心肌细胞电机械偶联。

在人心力衰竭时，Ca MKⅡ 表达有改变，影响心力衰竭心脏的结构和电重构，它作用于膜离子通道（I_{ca-L}、I_{Na}、K_v 和 K_{ir}）也作用于肌质网 RyR2 和磷蛋白（PLB）构成正性肌力反应和促心律失常的偶联，但至今仍无法使 Ca MKⅡ 的正性肌力与促心律失常作用分离。

7. 神经体液内分泌的作用与促心律失常作用。心力衰竭时，由于心排血量降低和左室舒张末期压升高，反射性引起交感神经系统、肾素—血管紧张素—醛固酮系统（RAAS）在内的循环内分泌激活，从功能性代偿的有益作用逐渐发展至失代偿阶段的有害作用。应用利尿剂、血管扩张剂和正性肌力药可增强上述系统。交感神经系统（SNS）激活产生的循环中的高浓度的儿茶酚胺（CA）可直接通过提高自律性，引起触发活动。也可通过改变传导性和不应期，导致折返形成。此外，儿茶酚胺也可通过增加钾和镁的排出量，而间接引起室性心律失常，甚至猝死。血管紧张素Ⅱ可通过促进醛固酮的合成和释放，增加肾脏对钾、镁的排泄，也可通过中枢和周围交感神经系统的作用，加重室性心律失常。

近来发现，心肌和微血管内组织局部的自分泌和旁分泌较循环内分泌的作用更为重要，其持续激活最终将损伤心肌，进入失代偿阶段。此时，循环内分泌又重新激活，如此形成恶性循环，进一步促进室性心律失常的发生。

8. 药物的副作用与促发心律失常的作用。药物的不良作用可促发心律失常的发生。例如：

（1）磷酸酯抑制剂：属正性肌力药物，可能通过增加细胞内钙浓度而促进 cAMP 循环，引起后除极，提高自律性，引起触发活动，加重心律失常。患者的室性期前收缩、非持续性室性心动过速均有增加。米力农治疗后心力衰竭明显改善，但死亡率明显增加，约 13% 的患者出现了持续性室性心动过速。

（2）拟交感神经药物：例如：多巴酚丁胺、沙丁胺醇等，也有增加室性心律失常和增加死亡率的作用。

（3）洋地黄制剂：大型临床试验，显示地高辛并未明显增加心力衰竭室性心律失常的发生率。但有报道心力衰竭后心力衰竭伴有复杂室性心律失常的患者中，地高辛显著增加了死亡率。治疗量的洋地黄对心肌电生理几乎无作用，但是，中毒剂量的洋地黄，对心房肌、心室肌细胞都有明显的增加自律性、延长不应期、并使传导延缓的作用。可出现各种心律失常。由于对房室结不应期延长更明显，可导致各种程度的房室传导阻滞。

9. 心肌缺血　在心律失常发生过程中，心肌缺血是非常重要的因素。无论有无缺血的症状，均可因心肌缺血与电解质紊乱、酸中毒或其他介质（如儿茶酚胺等）的作用，导致心肌局部电生理的紊乱，导致局部传导、不应期的改变或自律性增加而引起室性心律失常。这些电生理改变，在低钾血症、儿茶酚胺增多或应用洋地黄或抗心律失常药物时，更容易发生心律失常。

2012年蒋文平指出：经多年的努力，到目前为止，心力衰竭患者心律失常发生率、死亡率无甚降低，且治疗上苦无良策，实际上从发病机制上心律失常是心力衰竭代偿的结果。不论心力衰竭心功能的自身代偿，还是应用正性肌力药物补偿心功能不全，其结果都以心律失常为代价。因此，认为心力衰竭心律失常的防治，应改变传统观念，使其正性肌力与其促心律失常分离，才能获得合理的治疗。为此，心力衰竭的心律失常治疗应认真对待，不能顾此失彼，但也不能无所适从以求两全。

【发生率】

心力衰竭患者因血流动力学障碍和机械功能恶化等，可导致心电活动异常。心电图上可表现有室性期前收缩、非持续性室性心动过速、持续性室性心动过速、尖端扭转型室性心动过速及心室颤动。24小时动态心电图监测的结果如下：

（1）无症状左心室功能不全的患者：60%～90%有频发或复杂的室性期前收缩；40%～60%有非持续性室性心动过速

（2）有症状的心力衰竭患者：约95%合并频发和复杂的室性期前收缩；85%合并非持续性单形性室性心动过速。

室性心律失常特别是非持续性室性心动过速发生率与NYHA心功能分级及左室射血分数相关。但其与心脏性猝死的关系较为复杂。

心力衰竭患者不仅自发室性心律失常的发生率高，而在电生理检查时持续性单形性室性心动过速的诱发率也较高。

【与猝死的关系】

缺血性心脏病是心力衰竭各种病因中最常见的一种，而冠心病死因中猝死最常见，约占50%，猝死的发生率在以下人群中依次递增：正常人群、高危亚组人群、有任何冠心病事件史、LVEF≤0.3、心力衰竭、心脏骤停复苏者、心力衰竭后并发室性心律失常的患者。

心力衰竭患者发生猝死的危险性高于任何心血管病，较一般人群高3倍以上。而猝死也占据心力衰竭患者死因的50%～60%。既往认为室性心律失常（持续性室性心动过速或心室颤动）是发生猝死的最重要的原因。现认为：

1）复杂的室性心律失常，尤其是非持续性室性心动过速对总的猝死有预测作用。但其不能确定那些患者会发生猝死。

2）对心功能异常但无心力衰竭症状的心律失常者电生理诱发的持续性室性心动过速或心室颤动，并不能可靠地预测将会发生猝死。在电生理检查中未诱发出室性心律失常的心力衰竭患者中，发生猝死的危险性仍居高不下。

3）随着心力衰竭的加重，非持续性室性心动过速发生率升高。但猝死的危险性并未同步增加。心功能Ⅲ级和Ⅳ级者的1年的死亡率分别为29%和53%，而猝死分别为61%和21%。这提示室性心律失常能否触发致命性心律失常（如心室颤动）取决于多种因素，如心肌基质异常（瘢痕、肥厚等）、传导途径异常、局部心肌缺血和跨膜电解质梯度等，心肌内儿茶酚胺的储存量为重要的介导因素。严重的心力衰竭时心肌内儿茶酚胺耗竭，β 受体下调，较易耐受快速性室性心律失常，故不易触发心室颤动而导致猝死。此外，严重心力衰竭患者猝死比例下降，这可能是由于心功能恶化后直接死于心力衰竭的比重有所增加所致。

4）β-受体阻滞剂的应用有效地降低了发生猝死的危险性，而其他抗心律失常药物的应用，并未能有效地防止心力衰竭患者发生猝死。

5）冠心病心力衰竭患者发生猝死的常见原因为急性心肌缺血所诱发的快速性室性心律失常，而扩张型心肌病并发心力衰竭患者发生猝死前则以严重的心动过缓型心律失常或电机械分离最为常见。均与以前是否存在室性心律失常无关。

一些报道指出，虽然持续性室性心动过速和心室颤动是心力衰竭患者发生猝死的重要原因，但猝死并非全由室性心律失常所致。2006 年 Stevenson 等发现，住院期间发生心脏骤停的心力衰竭患者，约 50% 由心动过缓型心律失常或电机械分离所引发。有报道在一组等待心脏移植的心功能 III～IV 级的患者中，有一部分发生了心脏骤停事件，其中 62% 为严重的缓慢性心律失常和电机械分离，而仅有 38% 的心脏骤停事件是由室性心动过速/心室颤动所致。患者大多有心肌梗死史。因此认为在有动态监测的心力衰竭患者，约有 25% 的死亡不是由于室性心律失常。

电机械分离可由肺梗塞或大面积心肌梗死所致。心动过缓型心律失常则可由传导系统疾病、急性心肌梗死、高钾血症所致。心力衰竭患者容易发生深静脉血栓形成和以电机械分离为典型表现的肺梗死。扩大的左心房或左心室内可形成附壁血栓，可以引发多处梗死症状，如卒中、急性心肌梗死等。心力衰竭并发心房颤动、梗死的危险性明显增加。抗心律失常药物可减少室性心动过速/心室颤动所致的猝死，但不能防止所有猝死的发生。伴心动过缓型心律失常的心力衰竭患者，抗心律失常可能加剧病情、增加死亡率。

因此，现认为心力衰竭患者室性心律失常的发生率和复杂性与升高的总病死率及猝死有关，但其可能仅是病情严重程度的一种征象，而非引起猝死的根本原因。

【危险分层】

通过危险分层可确定高危人群，制定针对性治疗措施，避免大面积人群承担不必要的筛查和干预。因此，欧洲心脏病学会猝死指南建议按以下内容对猝死进行危险分层：①基础心脏病；②人口统计学变量、遗传学调查、个人及家族史；③临床表现、心电图特征、超声心动图特征、电生理检查；④其他危险因素。

多数观点认为心力衰竭并室性心律失常的危险分层，除了室性心律失常的类型有关外，更取决于患者是否有结构性心脏病及心功能不全的程度，尤其是后者。因此，有必要通过各种心脏影像学等检查确定基础心脏病的性质及心功能状态。

1. 基础心脏病对室性心律失常危险分层价值。心力衰竭是由各种疾病所并发的，它不可能特异性地单纯代表某一种基础心脏病的猝死预测因子。因此，除心力衰竭本身外，更应重视每一种心脏疾病本身的猝死预测因子。如室性期前收缩、非持续性室性心动过速，是冠心病猝死的独立预测因子。非持续性室性心动过速是肥厚型心肌病、扩张型心肌病患者的预测因子。异常血压反应是<40岁的肥厚型心肌病预测因子。肥厚型心肌病患者经电生理检查能诱发出室性心律失常，则容易发生猝死等。

2. 心功能不全对室性心律失常危险分层的价值。室性心律失常发生猝死风险与基础心脏病密切相关外，还与左心室功能不全程度相关。若患者伴心功能不全，尤其是 LVEF<0.300～0.40 者长期预后很差。各种原因的心功能不全患者中，频繁、多源性室性期前收缩是猝死的独立危险因子。非持续性室性心动过速也是猝死的独立危险因素，尤其是严重的左心功能不全者预后更差。

3. 心力衰竭时类型不同的室性心律失常对危险分层的价值。室性期前收缩最初的危险分层采用

Lown 分级，其过多强调了室性期前收缩本身的作用，而忽略了基础心脏病变情况，导致临床医生对室性期前收缩的过度治疗。所以室性期前收缩在分层中的价值仍需结合基础心脏病才有价值。心脏骤停幸存者及心肌梗死后，复杂的室性期前收缩、心肌梗死后左室功能不全患者无症状的非持续性室性心动过速及信号平均心电图晚电位阳性等，均是预测猝死的独立危险因子。心肌梗死后及左心室功能不全患者、无症状的非持续性室性心动过速，现年死亡率约 30%。晚电位阳性预示室性心律失常及猝死可能增加，若与左心室功能不全并存，恶性室性心律失常的发生率为 34%。

4. 实验室能否作为危险分层因素。虽然有许多非侵入性与侵入性检查手段用于此类患者的分层，但至今尚缺乏能预示猝死发生的可靠方法和指标。

2006 年 ACC/ESC 室性心律失常和猝死预防指南仅对下列检查方法进行初步推荐：

1）心电图示 T 波电交替是唯一能判断是否发展到致命性室性心律失常的危险分层指标（Ⅲa 推荐，A 级证据）。而信号平均心电图晚电位，心率变异、压力反射敏感性等仅能做为不可靠的检测技术指标推荐（Ⅱb 类推荐，B 级证据）。

2）电生理检查对危险分层的价值：绝大多数研究的结果不看好其预测作用。MUSTT 试验及其他一些试验结果认为在冠心病、左心功能不良（LVEF<0.40）并伴非持续性室性心动过速者，电生理检查诱发室性心动过速或心室颤动是患者发生心脏事件最强的危险因素。而扩张型心肌病伴心力衰竭患者中，电生理检查无作用。

【治疗】

心力衰竭伴心律失常的最终治疗目的是减少死亡率。但是，心力衰竭时机体为了维护心力衰竭心肌的收缩功能，发生了一系列的电生理重构，来保障电一机械偶联。但是，电生理的重构产生了严重的心律失常，造成心力衰竭与心律失常并存。正性肌力作用药物也不可避免地诱导和加重了心律失常。因此，强心治疗作用的后果，增加了心律失常的发生率。电生理重构的后果也使之不能耐受抗心律失常药物，增加了促心律失常作用，反使心力衰竭的死亡率上升。因此，蒋文平（2012）指出降低心力衰竭心律失常死亡率，应慎用抗心律失常药物和正性肌力药物。急性中止或改善心律失常常用用胺碘酮。远期预防或减少心律失常的发生，应重视 β-受体阻滞剂的应用。心力衰竭的治疗应顾及两头，即改善心功能的同时，要预防发生心律失常，尽可能使正性肌力作用与促心律失常作用分离，以求两全。血管紧张素系统抑制剂、β-受体阻滞剂虽然不是正性肌力药物，但有良好的远期治疗效果，降低心律失常的发生率。

1. 病因治疗　针对伴有心力衰竭的基础疾病治疗。例如对高血压、冠心病、糖尿病、扩张型心肌病、肥厚型心肌病、先天性心脏病、瓣膜病等，应积采用药物、手术及介入治疗等，以消除或控制心力衰竭的基本病因。

2. 心力衰竭的治疗　充分应用 β-受体阻滞剂，在已经发表的 20 多项有关 β-受体阻滞剂与安慰剂对照临床试验中，超过 20 000 例心力衰竭患者参与其中（包括妇女和老人），试验结果表明，长期使用 β-受体阻滞剂治疗能够减轻心力衰竭的症状，改善患者的临床状况。此外，还能降低死亡的风险和再住院率。β-受体阻滞剂的剂量应逐渐增大至最大耐受量。可用血管紧张素转化酶抑制剂（ACEI）或血管紧张素受体拮抗剂（AP、B）。合理应用利尿剂、强心剂、血管扩张剂等，改善心功能。随着心功能的改善，许多室性心律失常可以消失。

近年来有报告，他汀类药物能够延缓心力衰竭的进展，减轻心力衰竭的症状，降低心力衰竭的死亡率和致残率。其作用机制为：改善血管内皮功能、抗氧化应激、抗炎作用、改善心室重构和对神经内分泌起调节作用。他汀类药物通过降低心房的电重构和组织重构，降低心房的炎症反应，从而降低心房颤动的发生和维持，降低致命性心律失常发生。2006 年 Yamada、Krum 等认为小样本试验证明小剂量他汀类药物治疗慢性心力衰竭有益，而大剂量不获益。而 Afsarmanesh 等认为非缺血性心力衰竭患者，低总胆固醇水平具有不良的预后，应用他汀类治疗慢性心力衰竭存在潜在风险。

3. 消除诱因　心力衰竭治疗中，有许多药物可诱发或加重原有的心律失常。例如正性肌力药物，大多能提高心肌细胞的自律性、改变传导性和不应期产生折返而导致室性心律失常的发生，甚而猝死。此外，拟交感神经药物也可增加室性期前收缩等的发生率。故在应用正性肌力药物等时，应严密心电监测。另外，应及时消除心力衰竭的诱因，如感染、情绪激动、劳累及静脉输入液体过多等。

4. 及时纠正电解质紊乱　心力衰竭患者因常用利尿剂和食欲不振进食较少，极易出现低钾血症、低钠血症而诱发多种心律失常。应积极补充钾、镁和纠正低钠血症。血清钾最好能维持在 4.5mmol/L 左右。

5. 心力衰竭伴有室性心律失常的治疗　慢性心力衰竭时较易发生室性心律失常。室性期前收缩，或成对室性期前收缩发生率为 87%，非持续性室性心动过速发生率为 50%。

慢性心力衰竭时心脏性猝死发生率很高，占总死亡率的 50%~60%，尤其是冠心病并发左心功能不全时，心脏性猝死发生率更高，2 年病死率高达 30%。

频发室性期前收缩通常认为是持续性快速室性心律失常之先兆，但其尚不足以构成心力衰竭患者因心律失常猝死之预警标志。此外，基于抗心律失常试验（CAST）揭示抗心律失常药物具有不良效应，故对于无症状频发室性期前收缩患者，尚无立即给予抗心律失常药物治疗的必要。然而对于陈旧性心肌梗死合并心力衰竭（LVEF<0.35~0.40）非持续性室性心动过速患者，以及可由电生理检查诱发的持续性室性心动过速患者，发现其 5 年的病死率高达 50%，应视为极高危险者，应严密观察并立即给予治疗。

（1）抗心律失常药物的应用：多数抗心律失常药物具有致心律失常作用及负性肌力作用。心力衰竭患者特别是应用了大量利尿剂、正性肌力药物如洋地黄，以及合并低钾血症、低镁血症时，抗心律失常药物的致心律失常作用更易于发生。现有的资料及随机大规模试验，已证实：除了 β-受体阻滞剂外，其他抗心律失常药物都无减少致命性室性心律失常和猝死的作用。因此，心力衰竭患者应用抗心律失常药物时应充分权衡利弊，并在严密观察下谨慎使用。

2006 年 ACC/AHA/ESC 室性心律失常治疗和猝死预防指南关于抗室性心律失常药物选择指出：

1）在多种器质性心脏病，无论是否存在心力衰竭，β-受体阻滞剂是猝死主要的安全和有效的药物。但应警惕心力衰竭伴心脏骤停患者，约有 25% 左右的患者，是由缓慢型心律失常所引起，β-受体阻滞剂应禁用或慎用。

通常认为在有心肌梗死史和非缺血性扩张型心肌病、左室功能受损情况下应用胺碘酮可以减少猝死，但心力衰竭猝死的研究结果提示胺碘酮没有增加生存的益处。

木胡牙提等（2002）报道对 51 例心力衰竭并发持续性室性心动过速的患者，首剂给予胺碘酮突击量 3~5mg/kg，15min 后无效再重复突击量。维持量为 600mg 胺碘酮稀释于 500ml 生理盐水中静脉滴注 24 小时，总有效率 88.2%，也无心功能恶化。索他洛尔有类似于胺碘酮的有效抑制室性心律失常的作用。

2）有快速室性心律失常，又不适合置入 ICD 患者　指南仍然推荐 β-受体阻滞剂为一线治疗药物。如果治疗剂量无效，可试用胺碘酮或索他洛尔，但应密切监测其副作用。对已置入 ICD 者，因反复室性心动过速/心室颤动而 ICD 频繁放电的除颤（心动过速）风暴，需要增加抗心律失常药物和/或射频消融来控制室性心动过速的反复发作和减少与之相关的 ICD 电击，索他洛尔可以有效地抑制心房和心室快速心律失常。β-受体阻滞剂与胺腆酮联合应用是可替代的方案，静脉注射胺碘酮是有效的。

（2）ICD：现已证实在心肌梗死后或者非缺血性心脏病伴左室功能不良者，能明显提高生存率。与药物治疗相比，ICD 使死亡率下降 23%~55%。下降程度因不同疾病而有所不同，全是因为减少了猝死率所致。ICD 可选用包括单心室、双心室和双心室心脏再同步治疗，并可进行室性心动过速和心室颤动的分层治疗。

ICD 联合双室起搏（ICD-CRT）在长期随访中已证明能改善心力衰竭（NYHA）Ⅲ～Ⅳ级患者的症状及提高生存率，增加 LVEF、增强活动耐力、改善生活质量。双心室起搏可改善心室收缩异常的左室收缩协调性。但也有报告，单独双心室起搏并未显示其有减少心脏猝死发生的作用。

（3）射频消融治疗：因心肌梗死、扩张型心肌病所引起的左心功能不全者，以及伴有束支传导折返型室性心动过速者，导管消融术是可以选择的方法。尤其对于束支折返型室性心动过速是首选指征，能达根治。但是对于基础心脏病无作用。在这些患者中，室性心动过速可能起源于心脏内较广泛的部位，心肌结构复杂，标测困难。因此，传统的消融成功率较低。新的三维标测系统可以进行心脏解剖的重建和建立与其电生理基质之间的关系，这些系统可在窦性心律时进行折返环的标测，这有利于消融成功。肥厚型心肌病消融治疗无效。

（4）外科治疗：对于反复发作并且对抗心律失常药物治疗无效的室性心动过速，直接外科消融或者切除致心律失常病灶。心肌梗死后较大的心室壁瘤常导致血流动力学的恶化，并且诱发严重心律失常。在这些患者，室壁瘤切除术能改善心功能，消除伴随的室性心动过速。肥厚型心肌病外科手术切除部分肥厚的心肌可取得较好的疗效。

【猝死的预防】

心力衰竭患者随着心力衰竭的进展，猝死的发生率也增加。猝死原因是室性心律失常，主要是持续性室性心动过速和心室颤动及心室停搏和栓塞事件。由于发生猝死机制复杂，预测猝死较困难。所以，预防应是综合性的，包括基础疾病和心力衰竭本身的治疗、抗心律失常预防用药及预防性 ICD 植入。

1. 心力衰竭和基础疾病的治疗

（1）抗心力衰竭的药物治疗及预防

1）循证医学已证实 β-受体阻滞剂在治疗及预防心力衰竭的作用是肯定的。可以减少死亡率和猝死率。β-受体阻滞剂是具有直接降低肾上腺素活性的致心律失常作用，而且还有抗心力衰竭、抗缺血和抗高血压作用；也有非直接的抗心律失常作用。

2）血管紧张素抑制剂（ACEI）或血管紧张素Ⅱ受体拮抗剂（ARB）已被心力衰竭治疗指南推荐为强适应证。已证实 ACEI 能改善心力衰竭和左心功能不全者的生存率，不论其心力衰竭的病因、症状轻重及严重性。ACEI 可预防终末缺血事件、降低心源性死亡。

（2）基础疾病治疗：例如冠心病心肌梗死是左心功能障碍和室性快速性心律失常的最主要的病因。对有缺血伴室性快速性心律失常者，应积极治疗心肌缺血，包括冠状动脉重建术。

2. 抗心律失常治疗及预防　抗心律失常药物治疗：几个临床循证医试验证实，一些抗心律失常药物可有效控制心力衰竭合并持续性室性心动过速患者的症状及持续性室性心动过速的发作。但并未改善患者的生存率。索他洛尔和胺碘酮都可减少室性心动过速的发作，但死亡率仍然不变。因此，药物不应作为心力衰竭患者预防猝死的唯一治疗措施。对心肌梗死后胺碘酮并未显示出其减少死亡率的有效性。但是，胺碘酮却可以改善非缺血性心肌病心力衰竭的生存率，尤其是伴有非持续性室性心动过速者。

目前认为胺碘酮在心力衰竭患者的作用是中立的。不论怎样，至少可以认为胺碘酮可以有效地抑制非房性心律失常和持续性室性心动过速。

3. 置入 ICD 预防猝死　2006 年 ACC/AHA/ESC 室性心动过速治疗和猝死预防指南首先比较了美国 ACC/AHA 和 ESC 发布置入 ICD 对猝死的一级预防（对没有致命性心律失常或相当症状的预防）的指南的差别，确定了新的统一治疗推荐级别和证据级别，如下：

（1）心肌梗死后≥40 天左室功能不全者，ICD 置入为 I 类推荐（A 类证据）。

（2）心肌梗死后≥40 天左室功能不全者，LVEF≤0.3~0.35、NYHA I 级，ICD 置入的推荐为 II a 类推荐（B 类证据）。

（3）非缺血性心肌病：NYHA II ~ III，LVEF≤0.30~0.35，置入 ICD 的推荐为 I 类推荐（B 类证据）。

（4）非缺血性心肌病 LVEF≤0.30~0.35，NYHA I 级，ICD 置入的推荐为 II b 类推荐（B 类证据）。

所有拟置入 ICD 患者，前提均是有理想的药物治疗、预计维持较好的状态下生存 1 年以上。

第五节　心脏瓣膜病与室性心动过速

心脏瓣膜病常见的有风湿性瓣膜病、二尖瓣脱垂综合征、先天性瓣膜病、老年退行性瓣膜病。但以风湿性瓣膜病常见。瓣膜病易导致心律失常，尤以房性心律失常为主，如房性期前收缩、心房颤动、心房扑动等。而导致室性心律失常者相对要少。主动脉瓣及二尖瓣膜病患者非持续性室性心动过速的发生率会增加，这些心律失常不仅是潜在的心脏病理标志，也是导致瓣膜病患者猝死的因素。室性心动过速、室性期前收缩的发生率在心脏扩大、残留心肌肥大、左心功能受损的患者中尤其常见。

瓣膜病变中以主动脉瓣病变及二尖瓣脱垂综合征发生室性心律失常较多。

一、主动脉瓣病变

主动脉瓣病变多为风湿性心脏病（占 82%）。及老年性退行性心瓣膜病（系老化、退行性变和钙质沉积所致）发生率 20%~50%，90 岁以上老人 100% 有心瓣膜退行性变。男性易侵犯主动脉瓣，女性易发生在二尖瓣。心律失常发生率为 20%~30%，伴有心功能不全者发生率更高。

1. 室性心律失常的发生率　单源性或多源性室性期前收缩发生率为 9.8%；阵发性室性心动过速 15%~20%。主动脉瓣病变可发生心室颤动导致猝死。

2. 室性心律失常的发生机制

（1）风湿性的 Aschoff 结节可发生在主动脉瓣、室间隔、左心室壁心肌等处。这些部位的结节病灶常是室性心律失常的起源部位。

（2）主动脉瓣病变时因长期慢性压力负荷增加，对房室结和左前分支有较大的机械作用，导致左心室壁压力增加。单位质量的毛细血管密度的减少、内皮功能的异常等导致心肌缺血诱发室性心律失常。此外，主动脉瓣或主动脉基部的风湿炎症可直接波及室内传导系统。

（3）主动脉病变时因慢性容量超负荷，使心肌结构改变，左室肥大，细胞束之间连接缺失，纤维组织变性可导致电传播的不一致。左室容量增加，使心肌肥大、左室肥大。心肌需氧量增加而心肌收缩力下降。左心室肥大是心脏性猝死的独立危险因素之一，尤其是伴左心功能不全更易发生。

（4）左心室肥大可减慢复极化，使其不同步，心室肥大会导致钾离子通道改变，通过缺血区域的传导速度变化及伴随肥大的纤维化，可导致复极化和局部变异。心室非同步传导增加了心律失常的发生率。各种原因引起的左心室肥大较容易发生室性心律失常，这主要与心肌相对供血不足，肥大的心肌细胞排列不规则，动作电位时程延长，心肌多灶性纤维化、自主神经系统活性增高等，导致异位自律性增高，折返激动与除极现象相关。

（5）左心室功能降低。LVEF 降低和收缩高峰左心室壁压力升高，系主动脉瓣病变患者发生室性心律失常的主要决定因素。左心功能不全时心内膜下有组织纤维化和超微结构的改变其可引起心肌缺血导致室性心律失常的发生。因此，严重心律失常是左心室功能障碍的一个重要指标。

各种原因引起的左心室肥大发生室性心律失常机制是心肌供血不足、肥大细胞排列不规则、动作电位时程延长、心肌多灶性纤维化、自主神经系统和肾素—血管紧张素系统活性增高引起的自律性增高、折返激动或后除极现象等相关。

3. 治疗　以病因治疗、消除诱发因素、抗风湿、抗心律失常治疗。

（1）室性心动过速治疗：如持续性单形性室性心动过速，可选用胺碘酮，无效可用利多卡因等。无效或紧急情况下，尤其是伴有血流动力学障碍者应选用电击复律。

（2）改善心功能、抗心力衰竭治疗、纠正电解质紊乱、补钾。

（3）手术治疗：适应证如下。

1）主动脉瓣狭窄患者：如瓣膜口面积<0.6cm^2/m^2 或<0.5cm^2/m^2、跨瓣压差>51mmHg，伴反复晕厥、心绞痛发作或左心衰竭者应行人工瓣膜置换术。

2）主动脉瓣关闭不全患者：如左心室收缩末期内径>45~50mm，和容量>55ml/m^2，伴反复发生左心衰竭或 LVEF 进行性下降者，也应行人工心脏瓣膜置换术。

（4）抗风湿治疗，预防链球菌感染。

二、二尖瓣脱垂综合征

1. 病因　二尖瓣脱垂综合征的病因较为复杂，可为多种因素所致，如风湿性心脏病，缺血性心脏病、原发性心肌病、先天性心脏病、系统性红斑狼疮，感染性心内膜炎，马方综合征、Turmer 综合征，Noonar 综合征，先天性长 QT 综合征，Ehlers-Danos 综合征以及特发性二尖瓣脱垂综合征。

上述病因导致左心室收缩时二尖瓣叶部分或全部脱向左心房，并出现临床症状。

2. 室性心律失常的发生率　不同病因导致的室性心律失常发生率差异很大。

（1）室性期前收缩发生率较高可达 58%~90%。频发或复杂性室性期前收缩的发生率为 30%~50%。

（2）可伴有 QT 间期延长，当 QT 间期>0.50 时，易发生尖端扭转性室性心动过速——系获得性长 QT 综合征和心室颤动。

（3）心脏性猝死发生率为 1%~2%。

3. 室性心律失常的发生机制

（1）脱垂的二尖瓣与乳头肌发生机械的牵张作用。牵张可以增加浦肯野纤维的正常自动节律性，异常自动节律性，诱发基于浦肯野纤维和心室肌纤维早期或延迟后除极引发室性心律失常。

（2）脱垂时由于牵拉乳头肌及压迫刺激邻近的心肌发生缺血甚至坏死、灶性梗死，引发缺血性室性心律失常。

（3）脱垂导致左心房、左心室负荷增加，引起左心室心肌肥厚、纤维化、排列紊乱、缺血等，引起电传播的不一致，动作电位时程延长。

（4）导致二尖瓣脱垂的病因，可影响心室肌的缺血、缺氧等加重致心律失常作用。

4. 治疗

（1）药物治疗室性心律失常，首选 β-受体阻滞剂，无效可用胺碘酮或二者联合服用。

（2）针对导致二尖瓣脱垂的不同病因作相应的治疗。

（3）对反复发生持续性室性心动过速或心室颤动患者，药物治疗无效者可考虑植入 ICD。

（4）二尖瓣置换或修复术，主张在 LVEF>0.60 和左室收缩末期内径接近 45mm 者，应进行手术治疗，对控制室性心律失常有明显疗效，而对 LVEF<0.60，左心室明显扩大的二尖瓣脱垂患者行二尖瓣修复或置换术，并不能改善患者的预后。

第六节   心脏外科手术后室性心动过速

心脏外科手术后可以出现快速性和缓慢性心律失常并发症。而室性心动过速室性心律失常的发生率明显低于心室颤动等房性心律失常。但是发生室性心律失常较多见的先天性心脏病（尤其是法洛四联症）手术及各类成人心脏手术如瓣膜病、缺血性心脏病手术如冠状动脉旁路移植术（CABG）、室壁瘤切除术等，这些可增加围手术期的风险，还有一些室性心动过速等可在术后多年才出现。因此，对心脏手术后的室性心律失常应引起足够重视。

1. 发生率   心脏手术后单源性室性期前收缩或非持续性室性心动过速的发生率为36%，但与电解质紊乱、药物应用等有一定关系。持续性室性心动过速较少见，发生率为0.41%~1.7%。

（1）冠状动脉旁路移植术（CABG）：一组报道对1599例冠状动脉旁路移植术的患者中，持续性室性心动过速为7例、心室颤动为11例，发生率1.2%，其中12例在手术后第1天发生。随访30个月2例死亡，无1例发生有临床症状的室性心律失常。另一组报道对70例冠状动脉旁路移植术后在CCU病房的1~5天内监测仅4例发生室性心动过速；50例中有18例偶有室性期前收缩。有报道44例主动脉瓣置换术者仅2例出现室性期前收缩。

（2）致命性室性心律失常（室性心动过速）：可发生于手术后数年或十几年后。其中法洛四联症修复手术的患者，室性期前收缩见于48%的患者，其中50%的室性期前收缩为复杂性的，如多源性、二联律，但大多症状不明显。一组报道210例法洛四联症手术患者中18例（8.6%）发生持续性室性心动过速以及晕厥。在电生理检查中，可诱发出室性心动过速。一组488例法洛四联症手术后随访6.1年。常规心电图检查有室性心动过速者占13.3%，室性心动过速可在术后2个月到21年才出现（平均7.3年）。

2. 发生机制   心脏手术后的室性心律失常的病因，其侧重点可能不同，单形性室性心动过速往往存在致心律失常的基质（如心肌瘢痕区），多形性室性心动过速是由于一过性围术期异常所致。有人发现原发性心室颤动有4例系急性缺血导致心室颤动，与冠状动脉旁路移植术的血管痉挛和血栓形成有关。室性心动过速与非缺血机制有关，如再灌注、代谢变化、瘢痕区边缘区心肌传导或复极功能异常。

关于法洛四联症手术后室性心动过速的发生机制，包括右心室切开、右心室容量负荷过大、右心室压力负荷过大等机制有关。特别是容量负荷过大是诱发室性心动过速最重要的因素。右心室切口提供了大折返环的基础，在边缘区显示了舒张期兴奋。

术后室性心动过速机制是右心室流出道的折返，可记录到短暂的拖带并伴有固定融合、渐进性融合，通过测量起搏后间期（PPI）也强烈提示右室流出道是其室性心动过速大折返环的一部分。

心脏瓣膜术后的室性心动过速的发生机制Eckart等对496例行电生理检查与射频消融的室性心动过速患者，其中20例（4%）见于主动脉瓣或二尖瓣手术后（无心肌梗死）平均LVEF值为45%，4例室性心动过速发生于手术后早期，余下患者发生于手术后较长时间（中位数时间为术后12年）。17例诱发出持续性室性心动过速，其中14例（70%）的室性心动过速为瘢痕相关性的折返，2例为束支折返（10%）。14例瘢痕相关的折返性室性心动过速中有9例出现了多种室性心动过速。该研究认为在瓣膜手术后的室性心动过速患者似乎有两种"极端"表现。要么见于术后早期，要么是数年以后。在机制方面瘢痕区的折返要较束支折返更常见。

3. 治疗

（1）非持续性室性心动过速：伴左心室功能正常者预后较好，可应用胺碘酮或利多卡因。如LVEF较低时应加用β-受体阻滞剂。

（2）持续性室性心动过速

1）左心室功能正常不伴血流动力学障碍者：①可用心室超速起搏来终止室性心动过速；②如无效可用电击复律；③胺碘酮。

2）如伴血流动力学障碍者或发生心室颤动者应电击复律：①如 LVEF<35%者应考虑置入 ICD；2）对于自发性室性心动过速患者80%可诱发出单形性室性心动过速，应用胺碘酮及植入 ICD。多形性室性心动过速常与心肌梗死、心肌缺血或再灌注、儿茶酚胺明显增高等时，应评估缺血原因，考虑行冠脉造影以确定是否有冠状动脉旁路移植术移植血管有无阻塞或吻合口过于狭窄等。

（3）尖端扭转性室性心动过速、获得性长 QT 综合征的处理原则：电复律、补钾、镁等。

射频导管消融术：有报告对瓣膜病术后 14 例为瘢痕相关的折返性室性心动过速折返环 64%围绕瓣环、有心内膜折返环峡部，消融成功率 70%~92%。

先天性心脏病法洛四联症矫正术后室性心动过速的射频导管消融

1）法洛四联症导致的室性心动过速在术后要比术前发生率要明显的高，可达 13.5%。Gonska 等法洛四联症术后长达 35 年的随访中有 11.9%的患者有室性心动过速，猝死率为 8.3%。术后室性心动过速和猝死的发生率与手术年龄有关。婴儿时期手术者心律失常、猝死率及心功能不全的发生率均较低。

2）法洛四联症术后室性心动过速的发生机制：术后形成了复杂的室性心律失常基质，例如长期的压力及容量负荷和慢性缺氧下，右心室心肌细胞肥大、排列紊乱、炎性细胞浸润，周围环绕纤维细胞和脂肪细胞。这就形成激动传导成为慢性传导区，可形成折返性室性心动过速发生的基质。

法洛四联症是包含四种病理解剖异常，但其主要特征性病变是肺动脉狭窄和室间隔缺损组成。Zeppenfeld 等（2007）发现在术后可出现以下几个解剖上的峡部：①三尖瓣环与右心室流出道之间；②右心室流出道切口与肺动脉之间；③室间隔补片与三尖瓣之间；④室间隔补片与肺动脉瓣之间。电生理标测中最常见的是①④两种峡部。

3）临床表现特点：有的患者有室性期前收缩或非持续性室性心动过速，由于发作不频繁故可无明显症状。但当发作频繁而较持久患者可出现心悸、胸闷、头晕等症状。部分患者可出现反复发作的单形性持续性室性心动过速则可出现晕厥等血流动力学障碍的临床表现。单形性持续性室性心动过速的出现，常被认为是预后不良的表现之一。

4）室性心动过速心电图特点：①可表现为室性期前收缩可呈偶发、频发、偶见复杂性室性期前收缩。可有非持续性单形性室性心动过速偶发或呈反复发作，部分可呈持续性单形性室性心动过速。②由于法洛四联症患者手术后室性心动过速的机制主要是术后右心室心肌瘢痕所致的大折返心动过速，故心电图多表现为典型的 LBBB 图形。然而，法洛四联症术后呈右束支传导阻滞图形并不少见，容易误认为折返环或其出口在左心室，但是，其折返环的缓慢传导区和出口均在右心室流出道的上部，肺部脉瓣的下方。其原因是法洛四联症患者中，由于胚胎时心脏出现发育异常，结果主动脉瓣仍保持胚胎时的位置，位于肺动脉的右侧、肺动脉瓣和右心室流出道的上部，位于主动脉的左侧当室性心动过速折返环的出口位于右心室流出的上部时，此时，右心室最早激动部位位于胸廓的左侧，故右胸导联可以出现不典型右束支传导阻滞图形。所以如心电图呈现以上图形时，室性心动过速折返环的缓慢传导区和出口很可能位于右心室流出道的上部，肺动脉瓣下方附近（图 6-6-1）（图 6-6-2）。

5）法洛四联症术后室性心动过速心内膜标测、消融。心内膜标测折返环路多位于右心室流出道，在该处缓慢传导区行消融可终止室性心动过速。在缓慢传导区单纯行点状消融不足以治愈室性心动过速，如在慢传导区行线性消融才能完全地切断大折返环路。最终可终止一种或多种室性心动过速的发生。

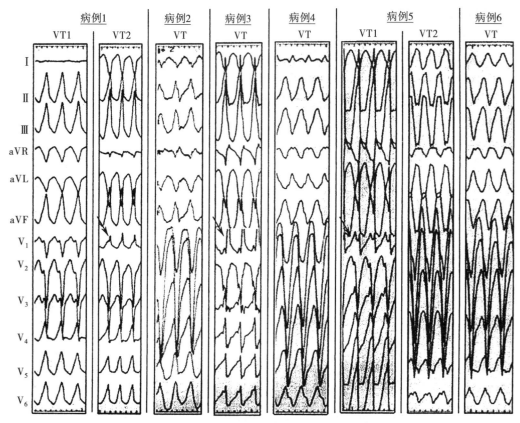

图 6-6-1　6 例法洛四联症术后患者 8 种形态 VT 体表心电图

箭头表示 3 种形态 VT 呈不典型右束支传导阻滞图形（引自王祖禄等，2013）

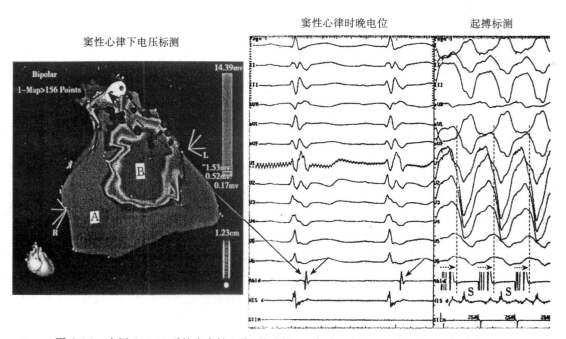

图 6-6-2　应用 CARTO 系统在窦性心律下标测 TOF 术后血流动力学不稳定 VT 的瘢痕基质

　　图中病例 5 窦性心律下电压标测显示"正常"心肌（A）、瘢痕区（B 区，提示右心室外科手术切口及可能的右心室流出道补片部位）和可能的峡部，标测出延迟、碎裂电位部位（实线箭头），在此部位以与 VT 相近周长行起搏标测，S-QRS 时间为 100 毫秒，提示此区域可能位于缓慢传导区内，且产生的 12 导联体表心电图与 VT2 相近，提示可能为 VT2 出口（引自王祖禄等，2013）

6）预后：因手术方法改进故手术后远期预后明显提高，术后30年的存活率为90%以上。术后长期随访，发现在手术20年后心力衰竭、心律失常、猝死率增高，术后第3个10年死亡率增加3倍。青少年病人5年死亡率1%~2%，心脏性猝死率为3%~6%。持续性单形性室性心动过速是术后晚期死亡的主要原因。

第七节 病理性室性心动过速的临床表现

阵发性室性心动过速时的临床表现，取决于患者发作时的心室率快慢、持续时间长短、原发病的症状及其心功能状态，以及是否演变为心室颤动等因素。

一般表现为起病突然，患者可有心悸、不安、胸闷、气短等症状。

（一）非持续性室性心动过速

心脏听诊可闻及连续3个期前收缩或持续数秒的心动过速，一般不超过30s。可反复发作。心室率<150次/分，多无明显症状，因为持续时间短，心率不太快，所以对血流动力学无明显影响，发作常自行终止。

（二）持续性室性心动过速

心室率一般在120~200次/分，多数在160次/分左右，也有报道为110次/分，很少超过200次/分。持续时间均大于30s，可持续数分钟，数小时和数日。阵发性室性心动过速可反复发作，可经数分钟、数小时、数日、数年发作一次或多次，编者收治一例急性心肌梗死患者，在48小时内反复发作持续性室性心动过速438次。朱兴雷等（1993）报道持续性室性心动过速发作持续时间为3~168小时，有1例持续3个月。当室性心动过速的时间不足30秒，但患者已出现血流动力学状况恶化的表现，也应认为是持续性室性心动过速，事实上持续15s的非持续性室性心动过速都将或几乎都将持续30s以上。心律大致整齐，但不如室上性心动过速那样绝对整齐，也可有心律不齐，房室脱节分离及心室夺获，以及心室内可有多个异位起搏点激动心室形成心律不齐，这多见于急性心肌梗死发病最初几小时内发生，以后则较整齐。由于干扰性脱节，故第一心音可强弱不均（与加速性室性自主心律时第一心音亢进的机制相同）。有时可听到第四心音，以及第一心音和第二心音分裂。可出现收缩期奔马律，但持续时间均不恒定。收缩压高低不一，其原因为心室充盈量不等，当心房和心室收缩刚好同步时，充盈量增大，收缩压升高，反之降低。当右心房收缩正值三尖瓣关闭时，则可闻及颈静脉大炮音。刺激迷走神经的方法不能终止室性心动过速。持续性室性心动过速如持续时间较长又反复发作，则血流动力学有明显改变，表现在心排血量降低、血压降低尤其是收缩压降低明显。有效循环血流量、脑血流量、冠状动脉血流量等均降低，老年患者更明显。因心排血量迅速降低，可出现头晕、面色苍白、血压下降及末梢循环障碍等症状。若室性心动过速频率更快或持续时间更长，则心排血量极度降低，最终发生心室颤动或心室停搏及阿-斯综合征。

第八节 病理性单形性室性心动过速的心电图特点

病理性单形性室性心动过速亦称病理性阵发性室性心动过速或器质性室性心动过速。

（一）病理性室性心动过速典型心电图特点

1. 病理性持续性室性心动过速的典型心电图特点

（1）单源性连续室性异位心搏持续时间在30s以上。可持续数分钟、数小时、数日不等。一般需要药物治疗才能终止发作（图6-8-1）。

（2）心室率一般在120~200次/分，大多数在160次/分左右。也有报道在110次/分左右，很少超过200次/分（图6-8-2）。

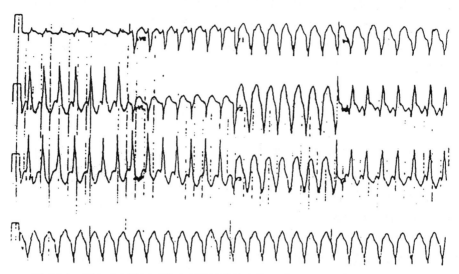

图6-8-1　冠心病心肌梗死伴病理性持续性室性心动过速（左束支传导阻滞型）

　　图示（12导联、V₁长导联）：心室率166次/分，室性心动过速发作持续2小时，经用利多卡因静脉滴注后消失。

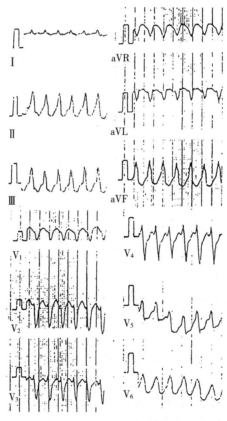

图6-8-2　冠心病不稳定型心绞痛发作时伴病理性持续性室性心动过速（左束支传导阻滞型）

　　患者女性，57岁，冠心病不稳定性心绞痛发作时，突发室性心动过速（心室率214次/分）为持续性，共持续16小时，经用利多卡因治疗无效，经电击复律3次，每次均成功，但短时又呈室性心动过速。经静脉推注胺碘酮75mg后室性心动过速终止。再以口服胺碘酮200mg每日2次，10日后改为200mg每日1次，观察1个月后未再发作出院。

（3）R-R 间期 80% 是规则的，或几乎是规则的，相差<20ms。其余的或因有心室夺获而呈现不规则或本来就不规则（R-R 间期相差 25~50ms）。

（4）QRS 波宽大畸形，时限≥0.12s，约 2/3 病例 QRS 波时限可>0.14s，QRS 波呈右束支传导阻滞型；约 1/3 病例呈左束支传导阻滞型。有 QRS 形态既不像右束支传导阻滞型也不像左束支传导阻滞型，例如所有胸前导联的 QRS 波均为正向或均为负向波可呈不定型（图 6-8-3）。T 波和主波方向相反，为继发性 ST-T 改变。心电轴 65% 呈左偏，30% 为正常，少数呈右偏。

（5）常不见 P 波，如能发现 P 波，P 波频率低于 QRS 波频率，明显缓慢，P 波与 QRS 波无关（图 6-8-4）。

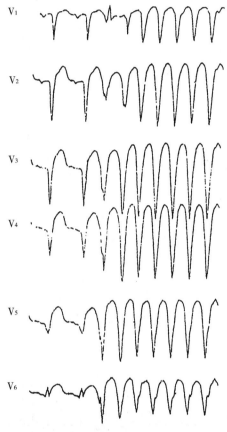

图 6-8-3　病理性持续性室性心动过速伴不定型束支传导阻滞

图示：窦性心律，广泛前壁心肌梗死，突然发作心动过速，V$_1$~V$_6$ 导联示
持续性室性心动过速，QRS 均呈 QS 型，均为负性波故呈不定型束支传导阻滞。

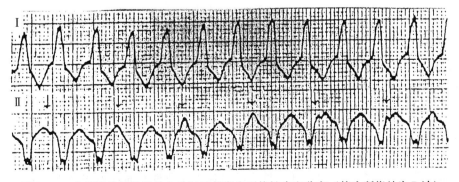

图 6-8-4　病理性持续性室性心动过速伴完全干扰性房室分离（箭头所指处为 P 波）

（6）近50%的室性心动过速病例发作时呈现完全性干扰性房室分离（脱节）。在部分病例可见室房传导（有逆行 P⁻波）其中大部分为1∶1传导，少数可为2∶1文氏型或隐匿性传导。

（7）可出现心室夺获或室性融合波，但出现率低，仅为5%。

（8）每次发作心动过速均系室性期前收缩诱发。

2. 病理性非持续性室性心动过速典型心电图特点。

（1）单源性连续室性异位心搏3个或3个以；频率100～150次/分，个别可达160～180次/分，室性心动过速持续时间不超过30s（图6-8-5）。

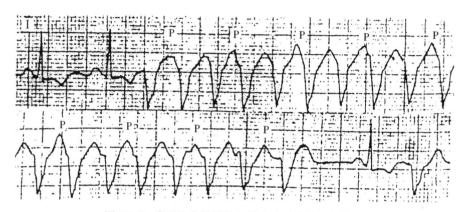

图6-8-5　病理性非持续性室性心动过速伴心肌缺血

图为 I 导联上下两条为连续记录：窦性心律 ST 段水平压低、T 波倒置，伴期前收缩型非持续性阵发性室性心动过速（可见 P 波）。心动过速终止有一长的代偿间歇。

（2）可出现心室夺获、室性融合波、房室分离（图6-8-6）。

（3）其余特点与持续性阵发性心动过速相同。QRS 波呈 RBBB 型者占70%，呈 LBBB 型者占25%。

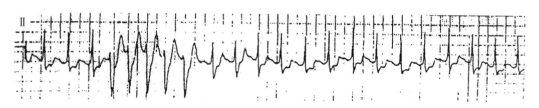

图6-8-6　病理性非持续性室性心动过速伴心肌缺血、室性融合波

图 II 联示：窦性心动过速（心率136次/分）伴心肌缺血（ST 段水平样压低），图中7个1组室性期前收缩，为非持续性室性心动过速，最后2个室性期前收缩系室性融合波。

3. 病理性室性心动过速典型心电图特点的详细描述

（1）QRS 波群

1）QRS 波时限通常>0.12s，约1/3病例 QRS 波时限>0.14s。大多数抗心律失常药物可进一步使室性心动过速时的 QRS 波时限延长，如奎尼丁、胺碘酮、索他洛尔等更多见、更明显。非持续性室性心动过速者 QRS 波时限为（0.145±0.023）s。

2）QRS 波形态基本一致，呈单形性室性心动过速。在急性心肌梗死发病12小时内发生的阵发性室性心动过速可能是多形性的，以后发生的多为单形性的。因为，发生心肌梗死后由于坏死的心肌内尚有不规则存在的存活组织，它们处于抑制状态，但抑制的程度各不相同，激动在这个存活组织内传导缓慢，更没有一定的传导途径，形成迷路样传导，一旦回到已脱离不应期的组织，便形成折返。但由于折返的途径不固定、不规律、折返环路长短不一，所以心电图上的室性心动过速的QRS波形态及间距可有差异。

3）持续性病理性阵发性室性心动过速约2/3呈RBBB型，V_1导联呈rsR′、Rsr′、qR、Rs或单项的R波；1/3呈LBBB型，V_1导联呈负性波为主，而V_5导联呈rsR′、Rsr′、qR、Rs或单项R波。

非持续性室性心动过速呈左室源性（RBBB型）者占73.3%，右心室源性（LBBB型）者占26.7%。

4）QRS电轴改变：室性心动过速中约2/3的额面电轴左偏（−30°~−90°之间），其余的病例中约1/2呈额面心电轴右偏（+90°~+270°之间），另1/2为额面心电轴正常。

5）阵发性室性心动过速发作时的第一个QRS波形态与未发作前的室性期前收缩波形一致。

（2）继发性ST-T改变：由于阵发性室性心动过速具有室性期前收缩的特征，因为两侧心室的除极是先后发生的，与室上性激动下传到心室后除极时，一侧向量受另一侧相反方向的向量所抵消的情况不同，因此QRS波群电压增高，宽大畸形。同时因为激动从异位起搏点的心肌向其他部位的心肌传导，除极所需时间较长，常持续至复极已经开始后才完成，因此，ST段常无法辨认出或向T波的方向移位。正由于除极进行缓慢，复极也从先除极处开始，因此，T波振幅增大，且与QRS波群主波方向相反。

（3）阵发性室性心动过速的起始与终止特点：阵发性室性心动过速起始骤然，室性心动过速的第1个搏动常是提前发生的室性期前收缩，其QRS形态可能与其后的室性心动过速搏动相似，也可与之不同，这是一个室性期前收缩"诱发"了随后的室性心动过速。室性心动过速偶可由室上性心动过速所激发。在有缓慢性心律失常的患者，室性心动过速可发自逸搏心律。室性心动过速发作第1个QRS波与其前的窦性QRS波的距离，与患者平时室性期前收缩的配对间期的距离是相同的，室性心动过速终止后的代偿间歇与室性期前收缩相同。

持续性室性心动过速如未经治疗，其终止特点：可能自行终止转复为窦性心律或其他室上性心律；在终止前可见室性心动过速的几个搏动或几秒钟内的频率和形态先有改变；也可能蜕变为心室颤动，在蜕变为心室颤动之前，常可见先有室性心动过速频率的逐渐加快。

（4）室-房逆传：约1/3的病例，每个心室除极波都逆传形成倒置的P^-波，导致1:1的房室关系，1/2患者出现干扰性房室脱节。

（5）干扰性房室脱节：心电图表现P^-波为窦性，常埋在畸形的QRS波群中，不易区别。P波如能区别出，则可见窦性P波频率并未增快，P与QRS波无关，心房率常小于心室率。这是由于P波在房室交接区受到快速的室性异位搏动的逆行隐匿性传导的绝对干扰（房室交接区处于不应期）而不能下传。同时，心室激动则因房室交接区的生理性逆行阻滞而不能逆传到心房，于是便出现干扰性房室脱节。其又分为完全性和不完全性房室脱节。不完全性干扰性房室脱节，可发生完全与不完全性心室夺获，而完全性干扰性房室脱节则不发生心室夺获。

（6）完全性与不完全性心室夺获：完全性与不完全性心室夺获是对诊断阵发性室性心动过速具有特异性的两项心电图改变。

1）完全性心室夺获（简称心室夺获）：期前收缩性室性心动过速伴不完全性干扰性房室脱节时，窦性激动即可偶然的通过房室交接区（此时刚好处在反应期）下传到达心室，而夺获心室，此时心室的QRS波完全为正常窦性激动的QRS波。心电图上表现为一系列快速的室性QRS波中，出现一次或数次的"提前的"窦性搏动，可有以下的特点：①心室夺获的搏动是提前出现的，即比下1个按时出现的室性搏动更早出现；②由于是完全性的夺获，故QRS波是窦性的QRS波，不宽大畸形，QRS时限<0.12s，除非原有右束支传导阻滞，但也可因伴室内差异性传导使QRS波形态有变化；③

夺获搏动的 QRS 波前，应可见到有关的窦性 P 波，一般 P-R 间期均在 0.12s 以上，或与室性心动过速发作前的窦性心律的 P-R 间期相等或相近。但也可由于房室交接区相对干扰，而使 P-R 间期 >0.20s。

2）不完全性心室夺获——室性融合波：是指窦性激动下传时，只夺获了一部分的心室，而另一部分心室仍由室性异位激动所控制，从而形成室性融合波。其波形介于室性 QRS 和窦性 QRS 波之间，QRS 时限要看室性、窦性那个成分大而不同。一般认为室性融合波 QRS 时限<（窦性 QRS 时限 +0.06s）。P-R 间期短于窦性的 P-R 间期。

一般情况下，室性心动过速的频率在 150 次/分以上时，常不发生心室夺获或室性融合波，在 150 次/分以下时，较易出现心室夺获或室性融合波。因此，临床上可用静脉滴注利多卡因或普鲁卡因酰胺使室性心动过速频率降低，使窦性激动夺获心室的机会增多，室性融合波的发生率也增多，从而证实室性心动过速的诊断。也有人用阿托品等药物加快窦性频率而显示二者的出现。

（7）关于非持续性室性心动过速的诊断标准：Butxton 等（1993）提出的标准是：单源性连续心室异位搏动≥3 次，频率≥100 次/分，在 30s 内自行终止。Klein 等、华泽惠等（1996）认为采用动态心电图时应采用较严格的标准：连续室性异位搏动≥5 个，频率≥120 次/分，在 30s 内自行终止。因为动态心电图监测中，成对及连发的心室异位搏动较常见。刘霞等（1994）用动态心电图诊断非持续性室性心动过速以≥10 个室性异位搏动为标准。在 8400 例动态心电图检查只发现 15 例≥10 个室性心动的非持续与持续性室性心动过速，其中单形性室性心动过速为 10 例，多形性室性心动过速 5 例。这 10 例中频率>200 次/分者有 2 例（分别为 208，230 次/分），单形性室性心动过速的 10 例中，联律间期≤400ms 者 3 例（1 例联律间期极短为 320ms，2 例均在 400ms），其余 7 例均大于 600ms（有 1 例为 560ms）。

（8）非持续性室性心动过速间歇期时所伴室性期前收缩的特点：华泽惠等报道的 60 例非持续性室性心动过速中有 33 例（55%）伴室性期前收缩，24 小时室性期前收缩>100 次/分，其中有 20 例（60.6%）室性期前收缩>30 个/小时，平均 24 小时室性期前收缩数为（1371±737）个，且 53%室性期前收缩来源于左心室。

（9）非持续性室性心动过速与心功能的关系：华泽惠等报道 60 例非持续性室性心动过速中有 48 例用多导电生理仪多普勒血流计测定，平均 EF 为 54.8%±18.4%。有 20 例（41%）EF≤40%（0.40）。

（10）非持续性室性心动过速在动态心电图上 ST 段压低检出情况：华泽惠等报道有 29 例（76.3%）ST 段压低 1~2mm；>2mm 有 9 例（23.7%），24 小时发作次数 1~18 次，平均（9.4±7.7）次。

（二）病理性室性心动过速心电图的特殊类型

1. 阵发性室性心动过速伴室房逆行传导

（1）阵发性室性心动过速伴室房文氏型逆行传导：室性心动过速发作时，大约 15%的患者可发生室房传导，仅表现为逆传的 P⁻波，也可与室上性激动构成房性融合波，而室房逆行传导呈文氏型的相当少见。

周一波等（2004）报道一例：男性，33 岁。因发热、咽痛 10 天，心悸胸闷 15 小时入院。心肌酶 CK-MB 7.05μg/L，心肌肌钙蛋白 3.5μg/L。诊断：病毒性心肌炎。心电图（图 6-8-7A 图）示：宽 QRS 波群心动过速，R-R 间期规则（0.29s）。QRS 时限 0.13s，形态呈右束支传导阻滞型伴电轴-116°，V_1、V_2 导联呈 qR 型，V_4~V_6 呈 rS 型。加作食管心电图。单极食管导联心电图（图 6-8-7B 图）示 R-R 间期规则固定不变，心室率 205 次/分，窦性 P-P 间期基本固定不变，心房率 129 次/分，心室率>心房率示房室分离。双极滤波食管导联心电图（图 6-8-7C 图）示：R-R 间期规则固定不变，

R 波后规律出现的一个 P⁻波，R-P⁻间期从 190ms 延长到 220ms，而后脱落 1 个 P⁻波，同步记录的
aVF 导联 T 波形态呈周期性变化。心电图诊断：窦性心动过速，室性心动过速伴 3∶2 室房文氏型逆
行传导。

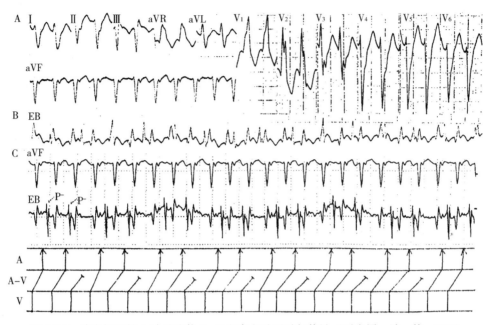

图 6-8-7　阵发性室性心动过速伴 3∶2 室房文氏型逆行传导（引自周一波，等. 2004）

　　（2）室性心动过速伴伴 1∶1 室房传导酷似室上性心动过速伴左束支传导阻滞：室性心动过速伴
1∶1 室房传导较少见。常易误诊为室上性心动过速伴束支传导阻滞、室上性心动过速伴心室内差异
性传导蝉联现象、室上性心动过速伴预激综合征等进行鉴别。若能在心电图上显示房室脱节（分
离）、心室夺获或室性融合波三者之一，室性心动过速的诊断可成立，然而临床上所见的宽 QRS 波
群心动过速有此 3 种表现的只占 25%~38%。此时可采用 Brugada 四步法来鉴别，其诊断正确率可达
90% 以上。也可采用前述郭继鸿所提鉴别方法（见本章第四节）。
　　刘晓健等（2004）报道一例：男性，45 岁。因突发心悸、胸闷 30 分钟伴黑矇来院急诊。同步
12 导联心电图（图 6-8-8）A 图示：R-R 间期规则，心室率 136 次/分，QRS 波宽大畸形呈左束支传
导阻滞，时间 0.12s，电轴左偏 -43°。且 Ⅱ、Ⅲ、aVF、aVR、V₁ 导联 QRS 波群后可见一 P⁻波，
P⁻Ⅱ、Ⅲ、aVF倒置、P⁻V₁直立，R-P⁻间期固定为 0.14s，酷似顺向性房室折返性心动过速伴左束支传导阻
滞。刺激迷走神经未能终止心动过速，给予普罗帕酮 70mg 静脉注射也未能终止心动过速。30min 后
（图 6-8-8）B 图心室率加快至 188 次/分，心律规则，QRS 形态、时间均未发生明显改变，但室房传
导比例由原来 1∶1 变成 3∶1。由此诊断该宽 QRS 波群型心动过速，并非房室折返性心动过速，而
为室性心动过速。心电图诊断：室性心动过速伴 1∶1 室房传导。改用利多卡因 50mg 静脉推注，1~
2min 后心动过速终止，恢复窦性心律，QRS 形态、时间均正常。本例曾采用 Brugada 四步法仍难以
鉴别。我们观察到室房传导的比例，若宽 QRS 波群心动过速中出现室房的传导发生改变，而 QRS 波
形态、时间不变是诊断室性心动过速的重要佐证之一。
　　2. 运动试验诱发阵发性室性心动过速　在原有心脏病基础上，运动（尤其是剧烈运动）可使心
肌缺血缺氧加重导致频发室性期前收缩诱发阵发性室性心动过速。
　　赵军等（1989）报道一例：女性，55 岁，超声心动图左心房略大，心电图：室性期前收缩。曾

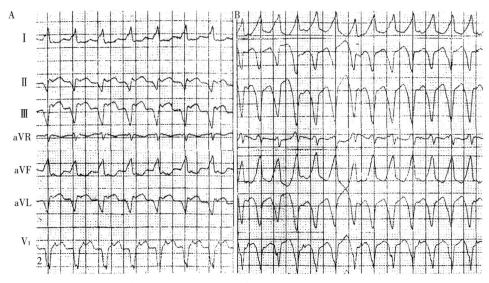

图 6-8-8　室性心动过速伴 1∶1 室房传导酷似室上性心动过速伴左束支传导阻滞（引自刘晓健，等. 2004）

诊断：高血压、冠心病。在门诊作平板运动试验，Ⅰ级 3min，行至 113m 时出现心悸、气短、胸闷、四肢无力，步态不稳而立即止运动，卧床休息，舌下含硝酸甘油 0.4mg。运动后 2.6min 分别可见连续 8 个、4 个室性期前收缩呈短阵性室性心动过速伴 ST 段下移 0.1mV。10min 后基本恢复正常（图 6-8-9）。

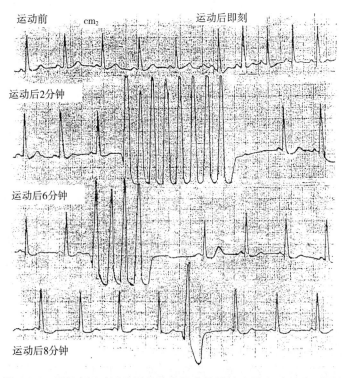

图 6-8-9　平板车运动试验诱发阵发性非持续性室性心动过速（冠心病）

（引自赵军，等. 1989）

3. 抗心律失常药导致阵发性室性心动过速 抗心律失常药物的致心律失常是指在应用抗心律失常药物时，原有心律失常加重或出现新的心律失常。在抗心律失常药物所致心律失常中，有两种特殊的室性心动过速，即多形性室性心动过速和持续性单形性室性心动过速。ⅠA类抗心律失常药物如奎尼丁及Ⅲ类的胺碘酮等均可延长心肌细胞动作电位时间和不应期，心电图表现为Q-T间期延长（形成继发性Q-T间期延长综合征），这有助于早期后除极这一触发活动的出现，从而诱发多形性或尖端扭转型室性心动过速；另一方面，Ⅰc类药物阻滞钠通道，可明显减慢心肌细胞的传导性，促成折返激动的条件，从而诱发持续性单形性室性心动过速（即阵发性室性心动过速）。严重者可致死。

（1）口服普罗帕酮导致阵发性室性心动过速、频发多源性室性期前收缩：林加锋（1994）报道一例：男性，51岁。因心悸、胸闷1周入院。否认晕厥、高血压史。有频发期前收缩（多源性），行平板极量运动试验，呈典型缺血型ST段下降，持续时间>2min，未诱发出室性心动过速。左房左室增大。诊断：冠心病、多源性室性期前收缩。予口服普罗帕酮150mg，6小时服1次。服药450mg后胸闷、心悸加剧伴阵发性神志不清、四肢抽搐、口吐白沫，呼吸急促，血压68/30mmHg，心率214次/分，心电监护示阵发性单形性室性心动过速（图6-8-10、11）。立即停服普罗帕酮，用利多卡因100mg，静脉推注，7min后意识、心率、血压均恢复正常，继用利多卡因2mg/min静脉滴注维持24小时后停药。此后也无室性心动过速发作。10天后再口服普罗帕酮150mg，每日3次服，服药300mg后，心悸、胸闷加重，发作性神志丧失。心电监护为阵发性持续性心动过速，形态与前相同。再次静注利多卡因100mg，继之静脉滴注维持，室性心动过速、室性期前收缩消失。此后口服美西律150mg，每日3次服维持治疗。随访4个月无室性心动过速发作。室性期前收缩也明显减少。患者心电图从未出现Q-T间期延长。

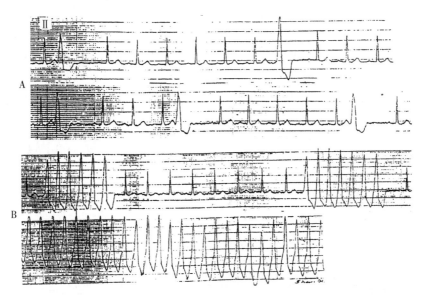

图 6-8-10 普罗帕酮（口服）诱发阵发性室性心动过速（非持续性）

A图示服普罗帕酮前记录到多源性室性期前收缩，B图示服普罗帕酮后出现阵发性非持续性室性心动过速。（引自林加锋，等.1994）

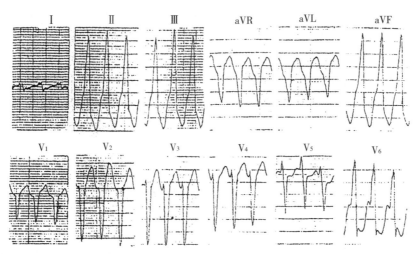

图 6-8-11　再次口服普罗帕酮诱发持续性室性心动过速（引自林加锋，等. 1994）

（2）风湿性心脏病心房颤动患者口服普罗帕酮致阵发性室性心动过速：郑方胜等（2003）报道一例：女性，62岁。10年前行二尖瓣分离术，近2个月活动后心慌气短入院。超声心动图检查示二尖瓣狭窄扩张术后再狭窄并二尖瓣关闭不全。查心率98次/分，心律不规则呈心房颤动，心尖部可闻及收缩期、舒张期杂音，肝肋下未触及，双下肢无水肿，肺无啰音。诊断风湿性心脏瓣膜病二尖瓣狭窄伴关闭不全，心房颤动。心功能不全。心电图（图6-8-12A图）示心房颤动，电轴右偏，心室率121次/分，QRS时限0.12s。考虑心房颤动时间不长，抗凝治疗3周后药物复律。口服普罗帕酮150mg，每6小时服1次，服用3天后转为窦性心律，心悸、胸闷等症状消失。转复窦律后1天患者诉胸闷、气短。心率170次/分，不规则，心电图（图6-8-12B图）示阵发性室性心动过速。给予利多卡因50mg静脉推注，无效，重复利多卡因50mg静脉推注，并400mg静脉滴注，仍无效，患者四肢厥冷，脉细弱，血压测不到，即用100J同步电复律，转为窦性心律后数秒又转为室性心动过速，

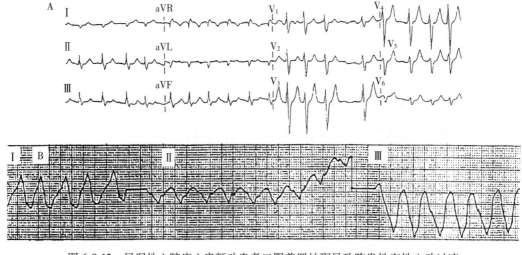

图 6-8-12　风湿性心脏病心房颤动患者口服普罗帕酮导致阵发性室性心动过速

A图示心房颤动，电轴右偏，心室率121次/分，QRS时间0.12s；B图阵发性室性心动过速，心室率162次/分，QRS时限0.18s。（引自郑方胜，等. 2003）

随用 200J 电复律，室性心动过速终止，转为窦性心律，病情渐好转。3 天后心电图示窦性心律，心率 54 次／分，P-R 间期 0.18s，QRS 时限 0.07s。

普罗帕酮系Ⅰc类抗心律失常药。Ⅰc类药可以阻断快钠通道，降低动作电位 0 相上升速率（Vmax），减慢心肌传导，有效终止钠通道依赖的折返。普罗帕酮抑制钠通道作用最强，与钠通道的结合及解离速度均快，可使快反应细胞的 Vmax 显著减慢，明显抑制希氏束、浦肯野纤维的传导功能，延长心室肌有效不应期，使 QRS 时限延长。减低心房和心室肌尤其是缺血心肌的 4 相除极坡度，抑制异位起搏点的自律性，提高心肌细胞阈电位。对房室旁路能延长有效不应期，抑制前向和逆向传导。但其对动作电位时限的影响依组织的不同而不同，此类药物可明显缩短浦肯野纤维的动作电位时限而不改变周围心室肌纤维的动作电位时限，因而使不应期的差别加大，同时由于其强有力的抑制钠通道作用（特别是在传导组织中）使不定向传导阻滞加重，易于引起折返而发生促心律失常作用，并使室内传导障碍加重，QRS 波增宽，出现负性变力性作用，诱发或使原有心力衰竭加重。因此，心肌缺血、心功能不良和室内传导障碍者相对忌用或慎用。

近年来文献已屡有报道，不主张对器质性心脏病心房颤动者应用普罗帕酮，伴有心力衰竭者更应禁忌，并强调即使对阵发性心房颤动，也只有在未发现器质性心脏病患者才可首选普罗帕酮。上面介绍的病例已有 20 年病史的重症风湿性心脏病，即使考虑其心房颤动发作可能时间不长，但选用普罗帕酮也是不妥的，患者已有室内阻滞选用普罗帕酮更属不当。一组 1 366 例心房颤动患者应用普罗帕酮，发生致心律失常作用共 11 例占 0.81%，其中 9 例为器质性心脏病患者，3 例发生猝死。虽然其致心律失常的发生率不到 1%，但其致心律失常乃至猝死的严重不良反应是不应忽视的。应用普罗帕酮治疗心房颤动可致严重心律失常，但其关键还在于选择好适应证。对未发现器质性心脏病、也无室内传导阻滞以及无严重肝病者，普罗帕酮治疗阵发性心房颤动的疗效不亚于胺碘酮及索他洛尔，尤其因某些原因不适用后两个药物时，此药也有明显的疗效［引自中华心律失常学杂志编者的话，中华心律失常学杂志，2003，7（4）：245］。

（3）口服慢心律（美西律）诱发阵发性室性心动过速：慢心律为ⅠB类抗心律失常药，其作用机制主要是增加细胞膜对 K^+ 的通透性，阻滞快通道钠内流，抑制 4 相去极，相对地延长有效不应期。口服吸收迅速而完全。日本佐藤等（1998）报道慢心律引起心律失常占 1%左右。

胡怡文（1991）报道一例：女性，36 岁。因劳累后心悸、气短约 1 年入院。诊断：先天性心脏病，房间隔缺损，频发室性期前收缩。（图 6-8-13A 图）。即给口服美西律 100mg 每日 3 次，口服总量 300mg 后感心悸，急查心电图（图 6-8-13B 图）示阵发性室性心动过速，无 Q-T 间期延长。立即给予利多卡因 50mg，静脉推注，室性心动过速控制（图 6-8-13C 图）。然后用利多卡因 2mg／min 静

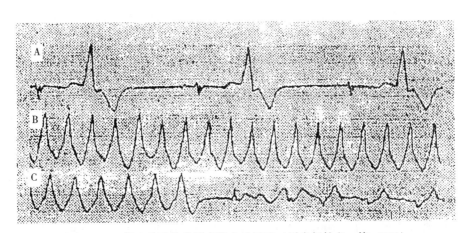

图 6-8-13 慢心律致阵发性室性心动过速（引自胡怡文，等. 1991）

脉滴注维持。次日继服美西律100mg后，重现阵发性室性心动过速再经上述处理而愈。后阵发性心悸时有发作。因疑美西律剂量不足，改为150mg，每日4次服，阵发性心悸发作更加频繁并伴有明显头晕、胸闷、黑蒙等症，发作时给利多卡因100~150mg方能终止，停用美西律，继用利多卡因静滴维持（2mg/min）。尔后3天室性心动过速未再发生。

4. 血钾改变导致诱发阵发性室性心动过速

（1）低血钾致阵发性室性心动过速伴心室复合性电交替：在血钾降低时，细胞膜对钾的通性减低，动作电位3相时间延长，增加舒张期除极的坡度，降低最大舒张期静息膜电位，使自律性增高，并可导致潜在起搏点活动增加，使心室肌细胞转为起搏细胞发生室性心动过速。电交替的可能原因是由低钾，使心脏某部位的不应期延长，在前一激动后又一激动正如遇上了某些心肌的不应期，导致交替性的2∶1的局部的心室内传导延缓或阻滞。

李福慧等（1990）报道一例：女性，45岁。因多饮、多食、多尿伴消瘦、乏力2年余未经诊治入院。入院后发现患者神志不清，呈浅昏迷状，血压50/40mmHg，心率150次/分。心电图（图6-8-14）示室性心动过速心室电交替。Ⅱ、Ⅲ、aVF导联可见P波规律出现，频率150次/分，QRS宽大畸形，时间均大于0.12s，与P波无固定的时间关系。心室律基本规则，频率146次/分，其宽大的QRS波群电压高低相同、交替出现。当日实验室检查：血糖85.12mmol/L，尿糖＋＋＋＋，血钾2.0mmol/L，血钠152mmol/L，BUN 13.2mmol/L，pH 7.3，剩余碱6.6mmol/L。临床诊断：糖尿病并酮症酸中毒、高渗性昏迷、电解质紊乱，阵发性室性心动过速。后经抢救，静脉推注利多卡因等，半小时后室性心动过速以及电交替消失。从无Q-T间期延长表现。

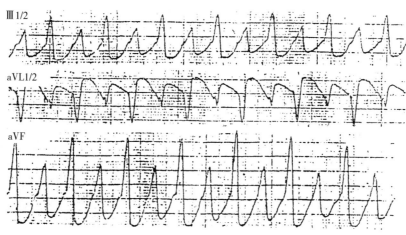

图6-8-14 低血钾致阵发性室性心动过速伴心室复合性电交替（引自李福慧，等. 1990）

（2）以持续性阵发性室性心动过速表现为主的高钾血症：王毅等（2000）报道一例：男性，60岁。因突然气促胸闷20分钟急诊入院。左肺下少许湿啰音。HR 160次/分。心电图示持续性室性心动过速，静注2%利多卡因100mg，未终止。遂行200J同步电复律，恢复窦性心律，心率80~100次/分，血压升至135/80mmHg，口唇转红。心电图心室率100次/分，QRS波时限0.10s，未见P波，$T_{Ⅱ、Ⅲ、aVF}$倒置，$ST_{V_2、V_3}$上斜抬高2~3mm，$T_{V_2、V_3}$高尖，$V_{4、5、6}$导联ST与T上升支夹角锐。考虑为窦室传导、高钾血症，加速性交接区心动过速，后来QRS波逐渐增宽，$T_{V_{3-5}}$高耸更明显。30min后阵发室上性心动过速又复发，均经200J同步电复律终止心动过速，复律后仍未见P波。给予静脉用5%碳酸氢钠250ml，10%葡萄糖酸钙20ml、呋塞米20mg和胰岛素等，室性心动过速未再发作。血糖

26.7mmol/L，血钾 7.8mmol/L。4 小时后出现窦 P，T 波恢复正常。次日血钾 4.3mmol/L，血糖 11.9mmol/L，1 周后出院。诊断：糖尿病酮症酸中毒、高钾血症、持续性阵发性室性心动过速。

5. 急性心肌梗死并发阵发性室性心动过速的特殊表现

(1) 阵发性室性心动过速揭示急性心肌梗死：林加锋等（2001）报道一例：男性，76 岁。因心前区压榨样疼痛 1 小时入院，入院时突然神志丧失、两眼上翻、口吐白沫、四肢抽搐、尿便失禁。心电监护示：心室颤动。经心肺复苏，250J 心脏电复律转为窦性心律。P-P 间期 0.52s（心室率 115 次/分），P-R 间期 0.18s，QRS 波呈室上性，各导联未见病理性 Q 波，Ⅱ、Ⅲ、aVF 导联的 ST 段下斜型抬高 0.6~0.9mV，其余导联 ST 段压低 0.2~1.0mV（图 6-8-15A 图）。约 30min 后，窦性心率减慢至 100 次/分，可见频发成对室性期前收缩及室性心动过速（R-R 间期 0.56s，频率 107 次/分）。两者均呈完全性右束支传导阻滞形态伴电轴右偏+150°，推测室性心动过速的起源在左心室前壁，胸前导联最大 R-S 波谷时间 170ms，符合 Brugada 标准，Ⅱ、Ⅲ、aVF 导联 QRS 波群呈 qR 型（q 波>40ms），Ⅱ、Ⅲ、aVF 导联 ST 段弓背向上或下斜型抬高 0.3~0.9mV 并和 T 波融合成单向曲线，其余导联 ST 段正常或下斜型压低 0.2~0.8mV，T 波直立或倒置（图 6-8-15B 图）。此时急查心肌酶学及心肌肌钙蛋白 I 正常。临床诊断：下壁急性心肌梗死。经静脉推注利多卡因 100mg，继之 3mg/min 静脉滴注维持，室性心动过速及室性期前收缩消失。此后多次心肌酶学及心电图检查呈典型下壁急性心肌梗死之演变（图 6-8-15C 图）。

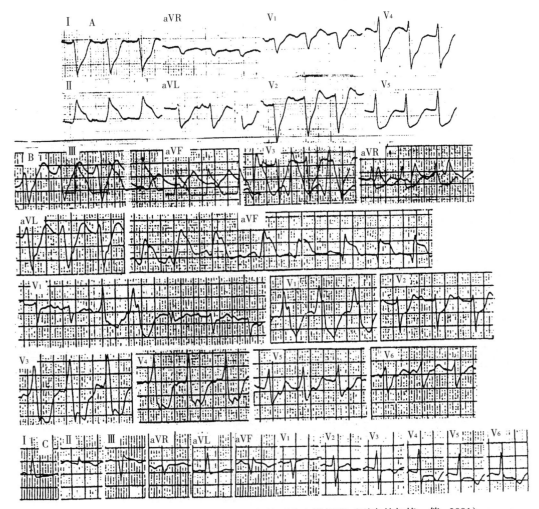

图 6-8-15 阵发性室性心动过速揭示急性下壁心肌梗死（引自林加锋，等. 2001）

　　本例在急性心肌梗死早期，窦性心律尚未成典型急性心肌梗死的心电图改变之前，阵发性室性心动过速及室性期前收缩的 QRS-T 波群在 Ⅱ、Ⅲ、aVF 导联上呈 qR 型，ST 段下斜型或弓背向上抬高并和 T 波融合成单向曲线。Schamroth 认为，QRS 波群向上的室性期前收缩且有起始 q 波（不论振幅如何）ST 段弓背抬高，T 波对称倒置或直立，常是反映心肌梗死的一种特征，这种室性期前收缩称梗死性室性期前收缩。

　　（2）急性心肌梗死伴顽固性持续性阵发性室性心动过速：封金伟等（2003）报道一例：男性，58 岁。因胸痛 7 天伴咯血 2 天入院。查血压 90/60mmHg，双肺湿啰音，颈静脉怒张，肝肋下 4cm，有压痛，下肢可凹性水肿。入院时心电图（图 6-8-16A 图）示窦性心律，心率 75 次/分，V₁、V₂ 导联呈 qR 型，V₃、V₄ 导联呈 Qrs 型；V₅ 呈 QS 型，QRS 时间 0.16s。Ⅰ、Ⅱ、aVF、V₂~V₆ 导联 ST 段呈弓背向上抬高分别为 0.1、0.2、0.1、0.2、0.3、0.4、0.3 及 0.2mV。T 波在 V₁~V₂ 导联倒置，其余大部分导联与其前抬高的 ST 段融合。Ⅱ、Ⅲ、aVF 导联低电压均呈 qS 型有细小胎生 r。Ⅰ 导联呈 qrs，aVL 导联呈 qrsr′型。心电图诊断：窦性心律，急性广泛前壁、下壁心肌梗死，完全性右束支传导阻滞（后证实有后壁心肌梗死）。临床诊断：冠心病、急性广泛前壁、下壁心肌梗死，心力衰竭。经治疗症状未见好转，入院第 10 天，出现心悸、胸闷，心电图（图 6-8-16B 图）示阵发性室性心动过速伴室房 1∶1 逆传。Ⅱ 导联、V₁ 导联呈左束支传导阻滞图形，Ⅱ 导联每个 QRS 波之后有一逆 P⁻波。食管导联（图 6-8-16C 图）显示 R-R 间期 440ms，规则（心室率 136 次/分），R-P⁻ 间期 160ms。急查血清电解质正常。予利多卡因、普罗帕酮、胺碘酮均不能转复，电复律仅能维持窦性心

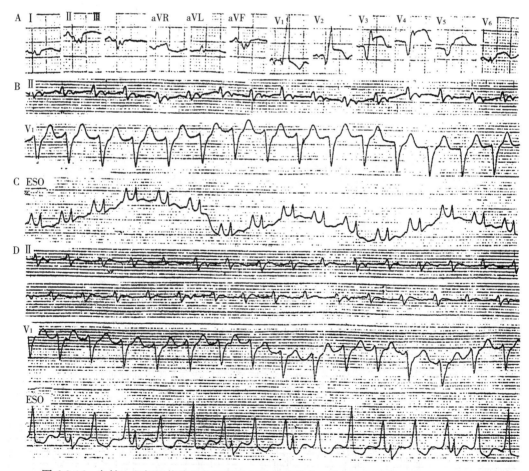

图 6-8-16　急性心肌梗死伴阵发性顽固性室性心动过速、逆行双径路室房传导（引自封金伟，等. 2003）

律约 10s。患者血压 80/60mmHg，胸闷、咯血加重，应用多巴胺、硝普钠静脉滴注，间断注射吗啡，症状略有好转。心电图（图 6-8-16D 图）又出现Ⅱ导联 QRS 波有两种形态：一种呈双相波；一种主波向上，每 5 个 QRS 波后规律出现倒置 P⁻波。食管导联心电图 P⁻波更明显。R-R 间期为 440ms 规则，QRS 波一种 R 型电压 1.4mV，另一种 R 型电压 0.9mV，每种 QRS 波均规律出现。第 2、7、12 个 QRS 波后有一形态相同的逆行 P⁻波呈正负双相，R-P⁻ 间期 160ms，第 4、9、14 个 QRS 波后亦有一与前不同的逆传 P⁻波，呈高尖正相波，R-P⁻ 间期 120ms。从上述两种形态的 QRS 波及两种形态的 P⁻波，可考虑心室内有两个起搏点，发放冲动形成室性心动过速和室房逆向双径路传导。心电图诊断：多源性室性心动过速伴部分逆行性双径路室房传导。在临时起搏器保护下电复律，维持窦性心律 5 小时，再查血清电解质正常。心率 75 次/分，心电图示 Q-T 间期 0.52s。终因出现肾功能衰竭，咳嗽后室性心动过速再发，10 小时后死亡。

6. 阵发性反复性室性心动过速　反复性室性心动过速的特点是阵发性发作的时间很短，连续 3~15 个心室搏动，频率多数在 100~150 次/分，看上去是非持续性室性心动过速，但与之不同处是发作反复不止，它是介于持续性与非持续性室性心动过速。

许原等（2001）报道一例：女性，55 岁。临床诊断冠心病。心电图（图 6-8-17A 图）为 12 导联同步心电图，可见室性期前收缩伴完全性代偿间歇，呈左束支传导阻滞图形，电轴正常。图中有短阵室性心动过速，其 QRS 波形态与室性期前收缩完全相同。（图 6-8-17B 图）为Ⅱ导联的连续记录，偶见房性期前收缩，频发室性期前收缩三联，多次的短阵室性心动过速，每阵持续 8~11 个心搏。可见窦性 P 波（箭头所指），室性心动过速的 QRS 波与其无关，形成房室分离。有的窦性 P 波未能显露，也有部分与 QRS 波重叠，使 QRS 波形态略有差异。（图 6-8-17B 图）中发生了 5 阵室性心动过速，应注意室性心动过速后的窦性 P 波的回归间期，每阵室性心动过速后的窦性 P 波回归期不同，分成几种情况。第 1 阵室性心动过速后，最后 1 个心室波（R'）与下一个心室波（R）的间期最短，第 4 阵比第 1 阵略长。第 2 阵后 R'-R 间期与一般的室性期前收缩的 R'-R 间期相同；第 3 阵后 R'-R 间期比第 1、4 阵后 R'-P 间期更长，并引起干扰性 P-R 间期延长；第 5 阵后，先出 1 个逆 P⁻，经正常的 P'-R 间期后引起 QRS 波。第 2 阵室性心动过速发生时，室房呈分离状态，但有一定程度的逆向隐匿性传导，室性心动过速最后一个室波的逆向隐匿性传导，在房室结-希氏束侵入较深，结果，在房室结水平产生完全性干扰，使紧邻的窦性 P 波未能下传。产生与一般室性期前收缩相同的"代偿间歇"。相反，第 3 阵后最后一个 QRS 波逆向隐匿性传导较浅，产生了不完全性干扰，仅引起随后的 P-R 间期延长。第 1、4 阵的最后 1 个 QRS 波也有隐匿性传导，使 P'-R 间期延长。第 5 阵后出现逆 P⁻又下传，可能：①随机出现的异位 P 波；②室性心动过速伴有室房逆传夺获心房，再次下传夺获心室形成反复搏动，R-P⁻ 间期延长到 0.38s，故有逆传Ⅰ度阻滞。

夏宏器（1993）报道一例：男性，21 岁。因反复感冒发热 1 月余，近 3 天来阵发性心悸、胸闷入院。经检查确诊为急性病毒性心肌炎。心电图（图 6-8-18）反复性阵发性心动过速，每阵发作 4~7 个心搏，经静脉注射利多卡因 50mg，室性心动过速可纠正但持续 3 小时又反复发作，经用利多因静注 50mg 后，室性心动过速消失，维持利多卡因静脉滴注，4 日后才完全控制（维持量中只要一停药即反复发作），观察 1 个月未再复发。

7. 上消化道出血诱发阵发性室性心动过速　朱萍（2003）报道一例：男性，64 岁。患者因突然腹痛、排柏油样便 500g，随即呕血 200ml（有血凝块）。急诊入院。血红蛋白 130g/L，红细胞 4.59×10¹²/L，有高血压史 12 年，现 BP 120/60mmHg。胃镜检查：幽门管溃疡出血。动态心电图观察（图 6-8-19A 图）示：窦性心律，T 波Ⅱ、Ⅲ、aVF、V₅、V₆ 浅倒置，V₁~V₃ 直立，V₄ 双相。在上述呕血、便血时新出现两种心电现象（图 6-8-19B、C 图）：其一为频发室性期前收缩，短阵室性心动过速；其二为原来倒置的 T 波均转为直立。动态心电图诊断：窦性心律，频发室性期前收缩（部分成对型），短阵室性心动过速，T 波伪性改善。

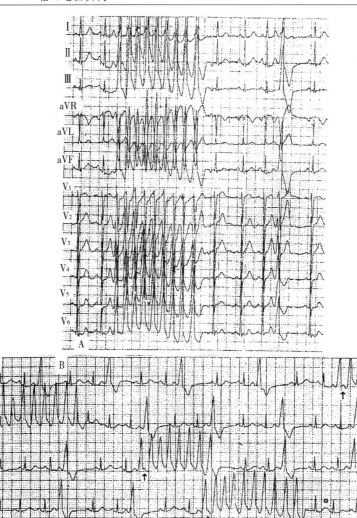

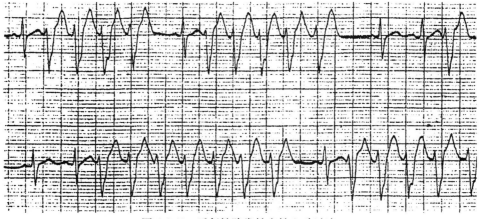

图 6-8-17 阵发性反复性室性心动过速（引自许原，等. 2001）

图 6-8-18 反复性阵发性室性心动过速

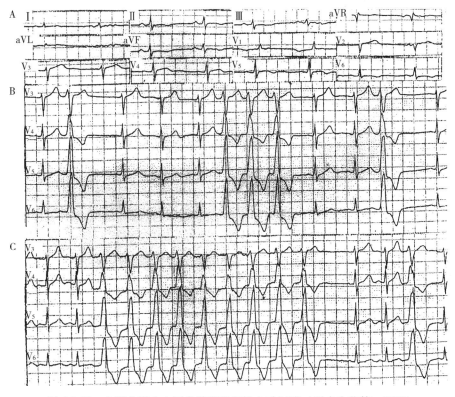

图 6-8-19　上消化道出血诱发阵发性室性心动过速（引自朱萍等，2003）

8. 阵发性室性心动过速伴反复心搏四联律、五联律及不完全干扰性房室脱节。先天性心脏病、室间隔缺损者，由于左、右心室肥大，极易导致各种形式的心律失常，尤其是室性心律失常。

张永辉（2000）报道一例：女性，35 岁。临床诊断：先天性心脏病、室间隔缺损。心电图（图 6-8-20）长 Ⅱ 导联示：P 波散在而规律出现，P-P 间期 0.52s，QRS 波形态有两种：一种为宽大畸形

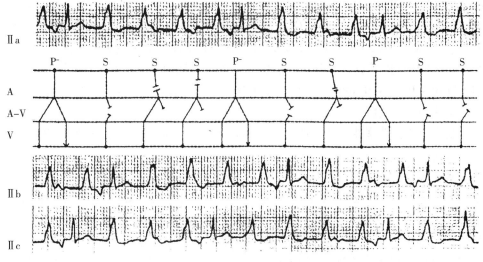

图 6-8-20　阵发性室性心动过速伴反复心搏四联、五联律及不完全性干扰性房室脱节
（引自张永辉等，2000）

的 R′波，呈 R 型，顶端有切迹，时限 0.12s，R-R 间期 0.48s；另一种呈 Rs 型，时限 0.08s。两种形态的 QRS 波均与 P 波无固定关系。R′波因与 P 波重叠多少不一，故其形态略有不同，部分出现 R on P 现象，不呈 R on P 现象的 R′波，其后均可见逆传心房的 P⁻波；部分与窦性 P 波融合，形成形态不一的房性融合波，正常形态的 P 波呈四联律、五联律。R′-R 间距均为 0.37s，R′-R 间可见一 P⁻波，呈 R′-P⁻-R 型，R′-P⁻为 0.20s，P⁻-R′为 0.17s，为 V-A-V 型完全性反复心搏。因 P⁻波在规律性窦性 P 波前激动心房，从而导致窦房结节律的重整，下传之 R 波也导致了室性异位兴奋点节律的重整。心电图诊断：窦性心动过速，阵发性室性心动过速伴反复心搏四联律、五联律；不完全性干扰性房室脱节；室性融合波，R on P 现象。

9. 以阵发性室性心动过速为首发临床表现的心脏肿瘤。心脏肿瘤是极少见的心脏疾病，仅占尸检中的 0.001%～0.33%。其中以原发性肿瘤最常见（占 94.31%），而原发性肿瘤中则以良性为主（93.96%）。心脏肿瘤仅有5%～10%可能被临床诊断，尤其是心室肌肿瘤，早期可无症状，极易被误诊为心肌梗死或漏诊。肿瘤侵及心肌可发生心电图改变或心律失常。尤士杰等（2000）报道 5 例心脏肿瘤均以室性心动过速为首发症状，误诊为心肌梗死所致。心室心肌肿瘤发生室性心动过速的机制，可能是因为肿瘤浸润或出血累及肿瘤周围心肌或阻塞冠状动脉发生心肌缺血和损伤，导致心电复极不均匀，从而发生折返或异位兴奋灶兴奋性增加所致。尤士杰等报道的病例如下：

例 1：男性，43 岁。3 年前发现心电图 ST-T 改变，7 个月前突发"室性心动过速"，心室率为 160～180 次/分，于 1994 年 3 月 1 日以"陈旧性下、后壁和高侧壁心肌梗死，阵发性室性心动过速"收住院，既往无心肌梗死病史。查体：除心界略向左侧扩大外，余未见异常。心电图：阵发性室性心动过速，Ⅰ、aVL 和 V₅₋₆异常 Q 波伴 T 波倒置，V₂₋₄的 ST 段抬高 0.1～0.3mV，酷似后侧壁和高侧壁陈旧性心肌梗死。X 线心脏片：左心上缘不规则局限膨出，透视下矛盾运动，疑为室壁瘤。超声心动图示：左室侧后壁有一 3.1cm×5.6cm 液性囊腔，未见与心腔相通，不除外心肌心包肿物。放射性核素心肌显像：左室后侧壁局限性放射性稀疏，心肌梗死可能性大；心脏磁共振成像提示左室外侧壁假性室壁瘤形成；左心室及冠状动脉造影：未见狭窄，前侧壁中基段室壁运动欠协调。因考虑为左心室外侧壁假性室壁瘤，于入院 34 天后行外科手术切除。术中所见左心室侧后壁有 5cm×6cm 的半球形肿物。病理：心肌海绵体瘤。术后 26 天出院。

例 2：男性，26 岁。8 年前出现"阵发性室性心动过速"，于 16 个月前再发，4 天前再发时发现心电图有广泛的 T 波倒置，经静脉滴注胺碘酮治疗终止后，为明确诊断以"心内膜下心肌梗死、阵发性室性心动过速"入院。既往无心肌梗死史。心电图显示阵发性室性心动过速（持续性），心室率 180～200 次/分，Ⅱ、Ⅲ、aVF 导联异常 Q 波伴 T 波深倒置 0.5～1.2mV，酷似下壁心肌梗死恢复期改变（图 6-8-21）；X 线心脏片未见异常；超声心动图和心脏磁共振成像均发现心脏膈面后室沟内有一 4.0cm×3.0cm×3.0cm 的肿物，诊断为心肌肿瘤。于入院后 30 天行手术，术中在左室下、心脏膈面后室间沟内发现 4.0cm×4.0cm×2.6cm 的包膜完整的肿物。病理：心肌纤维瘤。术后室性心动过速自行消失，手术后 20 天出院。

因此，对临床有阵发性室性心动过速而无其他临床症状和体征，也无其他心脏病证据时，应除外心脏肿瘤的可能。

10. 以持续胸痛为主的频发持续性阵发性室性心动过速、心室扑动陈旧性心肌梗死患者发生室性心动过速比较常见，但频发室性心动过速、心室扑动且患者主要表现为频繁发作的心绞痛很少见。究其原因室性心动过速和心室扑动最常发生于严重器质性心脏病，特别是急性心肌梗死、并发室壁瘤或心力衰竭的陈旧性心肌梗死，发生室性心动过速时血流动力学出现严重障碍，而心室扑动时心室率极快，患者会迅速出现阿-斯综合征。但也有报道此时可不出现阿-斯综合征仅表现心绞痛。

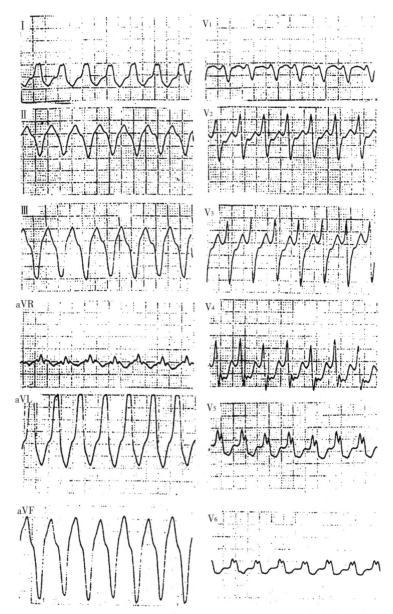

图 6-8-21　左心室膈面后室间沟处心肌纤维瘤导致的阵发性室性心动过速

室性心动过速显示 Ⅱ、Ⅲ、aVF 和 V₁~V₃ 导联以 S 波为主，Ⅰ、aVL、aVR、V₄₋₆ 导联以 R 波为
主的室性心动过速图形，提示起源于右心室流入道的室性心动过速。(引自尤土杰等，2000)

　　程曼丽等（2000）报道一例：女性，66 岁。因劳累后胸痛、气短 10 年，加重 4 天入院。10
年前曾患"急性心肌梗死"。查体心界向左下扩大余未见异常。心电图示陈旧性前壁、下壁心肌
梗死。入院按冠心病处理，但患者胸痛仍频繁发作，动态心电图示频发室性心动过速、心室扑动
（图 6-8-22 图 A、B），24 小时共发作 1357 阵，室性心动过速最长持续 14min（图 6-8-22C 图）。发
作时患者的症状为反复发生的胸痛。经多次静脉注射利多卡因、普罗帕酮均无效，后用胺碘酮
75mg 加入 50% 葡萄糖液 40ml 静脉推注后室性心动过速、心室扑动终止，又将胺碘酮 75mg 加入
5% 葡萄糖注射液 500ml 中缓慢静脉滴注维持，24 小时心电监护均为窦性心律，无胸痛发作，病情
稳定后出院。诊断：急性心肌梗死合并电风暴。

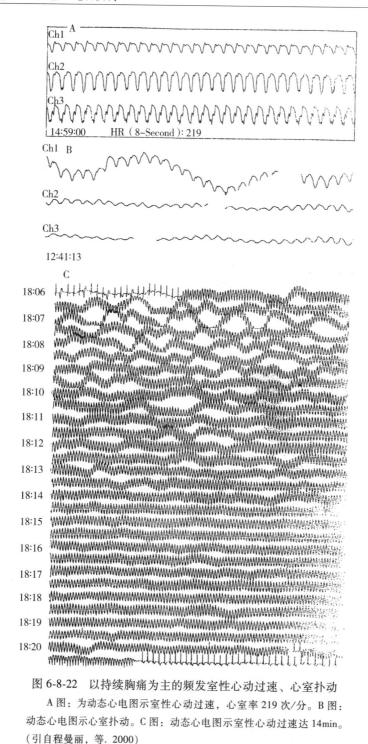

图 6-8-22　以持续胸痛为主的频发室性心动过速、心室扑动

A 图：为动态心电图示室性心动过速，心室率 219 次/分。B 图：动态心电图示心室扑动。C 图：动态心电图示室性心动过速达 14min。（引自程曼丽，等. 2000）

11. 急性重度有机磷农药中毒致室性心律失常　　有机磷农药作为一种神经毒素，主要通过抑制乙酰胆碱酯酶的活性，导致乙酰胆碱积蓄，使中枢、外周胆碱能神经先过度兴奋，继而转入抑制和衰竭。支配心脏的神经包括交感神经和副交感神经，而两者节前纤维均为胆碱能神经，故有机磷农药中毒时可通过影响神经传导而产生心脏毒性。有机磷农药中毒的心脏毒性通常表现为心律失常，且与中毒程度呈正相关。急性重度有机磷农药中毒，心律失常表现多样。推测发生室性心律失常的可能原因为：①有机磷农药直接损害心肌细胞；②有机磷农药中毒时，体内乙酰胆碱

增多，引起胆碱能受体先兴奋后抑制，心肌纤维受到剧烈不均的交感神经刺激而诱发心律失常；③水、电解质平衡紊乱引起心脏的代谢障碍，诱发心律失常。因此，重度有机磷农药中毒患者应常规行心电图监测。

杨青等（2003）报道一例：男性，33岁。自服敌敌畏400ml，约1小时后被送往附近医院，给予清水10 000ml洗胃，用阿托品、氯解磷定、地塞米松、尼可刹米、山梗菜碱等药物治疗，无效转至我院，患者深昏迷、呼吸停止，血压69/39mmHg，双侧瞳孔等大等圆，对光反射消失，心率218次/分，心电图（图6-8-23A图）示：阵发性室上性心动过速。即以呼吸机辅助呼吸，予普罗帕酮、维拉帕米、阿托品、氯解磷定等药物治疗，随后，转为窦性心律，心室率为136次/分，持续25min后，突然出现室性心动过速、心室扑动、心室颤动等严重心律失常（图6-8-23B图），立即胸外心脏按压，电击除颤，及用利多卡因治疗，并辅以酸碱调节等措施，于服毒后约9.5小时心律逐渐转为窦性，心率128次/分，其间偶见室性期前收缩，治愈出院。

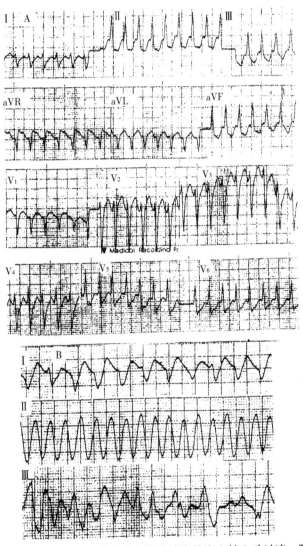

图6-8-23 急性重度有机磷农药中毒致阵发性室上性心动过速、阵发性室性心动过速、心室扑动、心室颤动

A图：阵发性室上性心动过速，心室率230次/分，在Ⅱ、aVF、V₅、V₆导联均可见逆行P⁻波，R-P⁻>70ms，V₄导联可见QRS波电交替，应考虑前传型房室折返性心动过速；B图：阵发性室性心动过速、心室扑动、多形性室性心动过速、心室颤动。（引自杨青等，2003）

12. 单形性室性心动过速伴文氏型传出阻滞陈华、陈建中（2009）报道一例：患者，男，61岁，因发热半月入院。入院诊断：①系统性红斑狼疮；②高血压病2级，极高危组。入院后患者反复出现心悸，心电图检查示：窦性心律，PR间期0.16s，QRS波时限0.09s；P_2落在T_1相应不应期，$P_2R_2=0.18s$，R_2与基本R波略有不同，为室内差异性传导；R_3提前出现，形态明显宽大畸形，其前无P波，代偿间期完全，为室性期前收缩，形态与R_5后连续出现的宽大畸形QRS波形态相同；宽QRS波形态呈右束支传导阻滞图形，电轴右偏，aVR导联呈大R波，V_5、V_6导联的R/S<1；R_5之后RR间期不等，有"长-短-突长"或"短-长-突长"规律，第一周期（R_5-R_8）、第二周期（R_8-R_{11}）为1.36s（0.34s×4），第三周期（R_{11}-R_{15}、第四周期（R_{15-19}为1.66s（0.33s×5），故认为平均心动周期一致。为进一步明确诊断，第2天给予患者食管导联心电图检查，仅能记录到连续的3个宽QRS波，RR间期不等，其间可见明显P波，呈房室分离。心电图诊断：①窦性心律、时呈差异性传导；②室性期前收缩；③阵发性室性心动过速伴文氏传出阻滞（图6-8-24）。

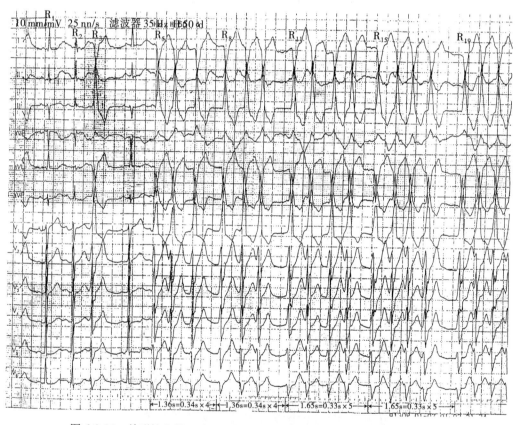

图6-8-24 单形性室性心动过速伴文氏型传出阻滞（引自陈华等，2009）

第九节 病理性室性心动过速的紧急治疗

一、病理性持续性室性心动过速的紧急治疗

应根据患者对这个心律失常的耐受情况以及是否有发展为心室颤动的危险条件而定。治疗的目的有二：①尽快终止阵发性室性心动过速的发作；②终止发作后的长期治疗。

（一）终止发作

1. 电击复律术　在下述情况时，应选用电击复律术：

（1）阵发性持续性室性心动过速已使患者意识丧失，应立即进行心肺复苏术及迅速的电复律术。一开始可用100~200J行同步直流电电击。大多数是有效的。如果低于100J，易于促使室性心动过速的加速，而不是终止室性心动过速。如果开始的电击能量无效，可采用最大能量300~400J重复电击。如果仍无效，应怀疑有代谢性或电解质紊乱或抗心律失常药物的致心律失常毒性作用存在，应立即予以纠正，例如酸中毒等。

（2）患者意识未丧失而有明显症状和体征的阵发性持续性室性心动过速。表现为低血压、脉搏明显减弱或不能触及或心功能不全者，应当迅速给予作用快速的全身麻醉剂，然后进行同步直流电电击。能量方法同上。

（3）对室性频率>200次/分，随时有发生心室颤动危险者，或已有心室颤动发作过，应首选同步直流电转复（能量100~200J）。应同时配合胺碘酮、利多卡因治疗。

室性心动过速频率过快，心室波宽大而畸形，近似心室扑动形状者，应用非同步电击复律（因此时用同步电击复律不放电）。

（4）阵发性室性心动过速持续过长。

（5）室性心动过速患者已用大剂量药物治疗无效者。

患者意识清醒时，应避免采用直流电电复律，如需要，应给予快速作用的全身麻醉剂，然后进行直流电击。

电复律的成功率约在97%左右。洋地黄中毒所致的室性心动过速，不能应用电复律。

2. 药物治疗　对耐受较好的阵发性室性心动过速患者，心室率<200次/分时，可选用药物治疗。适用的药物如下：

（1）胺碘酮：现为治疗病理性阵发性室性心动过速的首选药物，尤其适合于伴有心力衰竭、急性心肌梗死患者伴发的室性心动过速。因为胺碘酮具有特殊的电生理作用，可改善心肌缺血并具有β-受体阻滞剂的作用，并能减少上述两类疾病的病死率，不受心功能、射血分数的影响。

1）胺碘酮常规剂量：首剂用70~150mg，稀释于20ml生理盐水中，于5~10min内缓慢静脉推注，继以0.5~0.75mg/min。持续静脉滴注。若心律失常复发，在距首次静脉注射15分钟后，可重复静脉推注1次，但剂量不超过75~150mg，总量<1200mg/d，则较为安全。为保持疗效于静脉用药的当天或次日加用口服胺碘酮，200mg。每日3次，连服7天；后200mg，每日2次服，连服7日，后改为200mg每日1次（或连服5天停2天）作为维持量，持续一阶段。

谭琛等（2005）报道冠心病合并持续性室性心动过速30例，年龄59.78±10.2岁。均用胺碘酮以静脉负荷，75~150mg缓慢静脉推注，若不能终止即电复律，然后750~1500μg/min静脉泵入，之后根据室性心动过速控制情况给予500~750μg/min泵入维持；其中7例需静脉再负荷，静脉用量最大为2.3g/d。与此同时或于静脉用药1~2天后加用口服胺碘酮，口服负荷0.6~0.8g/d，逐渐减为0.4g/d。最终以0.2~0.3g/d维持，仅1例需0.4g/d维持。结果：①胺碘酮对冠心病持续性室性心动过速的控制率为90%。控制率是指室性心动过速消失48~72小时为控制成功标准。另外3例，2例蜕变为心室颤动死亡，1例自动出院。②胺碘酮总负荷量（是指在使用维持量前至少48小时未发现持续性室性心动过速再发的胺碘酮累积量）为14.81±8.89（4.14~48.79）g。③静脉负荷时间158±155.79（26~648）小时。④胺碘酮负荷用量与LVEF和有无室壁瘤相关，与LVEDV无关。LVEF低者胺碘酮负荷量增大，有室壁瘤者负荷量大。同时静脉负荷时间个体差异大，LVEF越差，需要静脉负荷的时间越长，也应根据临床症状及室性心动过速控制调整，可长达20余天。⑤胺碘酮的有效血药浓度个体差异性大，临床应用的指导价值有限，不能将血药浓度作为决定是否停用或减量的指标。⑥本组患者中80%的病例合用β-受体阻滞剂，室性心动过速控制前后心率由 70.45 次/分降至 56.90 次/分，（P<0.001），其协同作用可能与 β-受体阻滞剂竞争性阻滞 β-肾上腺素能受体，逆转交感神经过度兴奋，减少心肌缺血有关。⑦在治疗期间总副作用发生率 16.67%。Q-Tc 在室性心动过速控制后增加了 15.45%（P<0.001），Q-Tc 的延长提示胺碘酮开始发挥其Ⅲ类抗心律失常的作用。结论：胺碘酮控制冠心病持续性室性心动过速安全有效，胺碘酮总负荷量及有效血药浓度个体差异较大。

2）大剂量胺碘酮静脉注射：主要用在危及生命的室性心律失常，如顽固性室性心动过速、心室颤动时。国内袁贤奇、宋有城、杨艳敏、林晓耘等报道如下：

①适应证：反复发作的顽固性持续性阵发性室性心动过速或已进展为心室颤动患者，对 1~3 种抗心律失常药物或电复律等治疗无效者除外药物、电解质紊乱引起和尖端扭转型室性心动过速。

持续性阵发性室性心动过速发作时如为血流动力学可耐受者，则给予静脉推注胺碘酮观察其转复率；如为血流动力学不可耐受者或发作时为心室颤动者，则先给予电转复率术，其后再静脉使用胺碘酮预防发作。

②剂量及方法：用胺碘酮负荷量首剂 3~5mg/kg，用生理盐水 20ml 稀释后 10min 内缓慢静脉推注，继之以 1.0~1.5mg/min 维持静脉滴入，以后依病情渐减。第 1 次负荷量后，若心律失常控制不满意，可每隔 30min 再给 1.5~3.0mg/kg（75~150mg）的追加负荷量。以室性心动过速、心室颤动消失为有效，静脉滴入维持量平均 4.5±2.6 天，另一组报道持续用药平均 7.5（6~12）天。第 1 个 24 小时静脉用量 1 586.5±316.8mg。另一组报道为 1 865±272（1 592~3 120）mg。在静脉用药同时口服胺碘酮 600~1 200mg/d，平均 6（4~10）天，逐渐减至 200mg/d 维持。

③疗效：一组报道 52 例，其中陈旧性心肌梗死 19 例、急性心肌梗死 6 例、冠状动脉旁路移植术后 4 例、置入心脏复律除颤器（ICD）6 例、扩张型心肌病 9 例、马方综合征主动脉根部 Benten 术后 1 例、急性心肌炎 2 例、无器质性心脏病 5 例。52 例中 25 例于 1 次负荷量或追加 1~4 次负荷量后室性心动过速控制。1 例在 24 小时被完全控制后，由于胺碘酮减量太快，96 小时后再次出现室性心动过速，静脉再追加胺碘酮 450mg 才终止。另外 27 例由于室性心动过速和（或）心室颤动反复发作，在用药时采用了电除颤复律，其中 1 例男性急性心肌梗死患者电除颤达 151 次，在用胺碘酮控制发作后，出现了心动过缓而安置临时起搏器，1 周后因泵衰竭而死亡。4 例除颤 19~24 次，其余 22 例平均除颤 4（2~11 次）次。

④不良反应：静脉用早期对 P-R 间期、Q-Tc、QRS 波形、时限无影响。用药期间 3 例出现窦性心动过缓，1 例二度房室传导阻滞，12 例静脉炎。大剂量胺碘酮静脉应用副作用小，安全有效。

⑤胺碘酮静脉应用的药理作用：其主要电生理作用是延长心肌细胞动作电位过程和不应期。主要是阻断失活的钠通道及内向钙通道，尤其是在失活状态还能抑制 ATP 敏感的钾通道。正是这一作用减少了心肌缺血的心律失常发生率。一般认为静脉注射胺碘酮 24 小时不超过 1 200mg 是安全的。

胺碘酮的药代动力学研究表明，胺碘酮具有非常大的分布容量，短时间内要使心肌组织达到稳定有效浓度需要足够的剂量。胺碘酮在达到饱和血浓度后迅速下降，注射 15min 其作用达到最高点，以后 4 小时内逐渐下降，故需要静脉滴注维持用药。

胺碘酮的特殊电生理作用是改善心肌缺血、并有 β-受体阻滞剂作用。

⑥应用胺碘酮静脉注射时应注意下列问题：ⓐ患者如果因室性心动过速或心室颤动导致呼吸、心脏骤停，应首选电除颤并及时进行心肺复苏，改善通气，纠正患者酸中毒和电解质紊乱；ⓑ胺碘酮静脉注射负荷量后，心律失常控制不满意，可追加负荷量，在持续室性心动过速终止前及非持续室性心动过速所致急性血流动力学改变消失前，不要终止静注胺碘酮，若治疗过程中出现低血压且对儿茶酚胺类药物无效时，应终止胺碘酮静脉点滴；ⓒ为操作方便，对于有反复发作室性心动过速和心室颤动倾向的患者，应预先在患者右前胸及心尖部粘贴专用除颤电极片，以备除颤与起搏抢救急用；ⓓ胺碘酮口服起效时间常为 7~20 天。静脉注射胺碘酮同时加口服用药。这样，既可以缩短药

物起效时间，又可以稳定血药浓度，防止心律失常复发；ⓔ胺碘酮有减轻周围血管张力的作用，故注射宜缓慢，如出现血压低可静滴多巴胺维持血压。胺碘酮用药强调个体化。长期大量静脉注射胺碘酮宜选用深静脉用药以防止静脉炎发生。注射液浓度不应超过 2mg/ml，以防静脉炎发生；ⓕ大剂量静注胺碘酮可引起个别患者心动过缓，为保证抗心律失常用药应置临时心脏起搏器，在胺碘酮药物减量后心率可自行恢复正常；ⓖ在注射胺碘酮中应进行心电监测，做 12 导联心电图，观测 Q-Tc 时间。胺碘酮可以引起 Q-Tc 改变，停药后可迅速恢复正常；ⓗ患者在安置 ICD 后为了减少 ICD 放电次数，延长其使用寿命仍需胺碘酮辅助治疗；ⓘ对于出院患者要定期门诊随访，不能随意减量或停用胺碘酮和（或）β-受体阻滞剂。预防心律失常复发需长期口服胺碘酮。

（2）胺碘酮与 β-受体阻滞剂联合应用治疗急性顽固性室性心动过速：胺碘酮是治疗顽固性室性心动过速的首选药，但是部分顽固性室性心动过速患者尽管用了大剂量胺碘酮仍未能及时满意控制室性心动过速，这是临床抢救治疗中的一大难题。国外已有报道联合胺碘酮与 β-受体阻滞剂可协同抗心律失常作用，长期应用可减轻心力衰竭且改善预后、降低死亡率。谭慧琼等（2001）首先报道静脉注射胺碘酮和 β-受体阻滞剂的联合应用，结果 8 例顽固性室性心动过速均很快得到满意控制。治疗方法：首先应用胺碘酮静脉负荷量 150mg 后以 1 383±256μg/min 静脉滴注维持，同时口服初始剂量胺碘酮 0.2g 每日 3 次（口服用法同前）。在大剂量胺碘酮治疗后室性心动过速未能快速有效控制时，开始并用 β-受体阻滞剂，可口服美托洛尔 12.5mg 每 8 小时 1 次，或 25mg 每日 2 次，平均维持量 68.75（37.5～112.5）mg/d；或口服阿替洛尔 6.25～12.5mg 每日 2 次，平均维持量为 28.13（12.5～43.75）mg/d。对于某些伴严重心功能不全、血流动力学不稳定的顽固性室性心动过速患者，选用代谢快、短效的 β₁-受体阻滞剂艾司洛尔，从小剂量开始逐渐加剂量和胺碘酮联合静脉应用，可更迅速有效控制室性心动过速发作，且不加重患者原有的心功能不全。静脉用艾司洛尔负荷量 5～40mg，以 3～33μg/（kg·min）静脉滴注维持。艾司洛尔给药时间是在大剂量胺碘酮治疗 48～72 小时室性心动过速未能控制时，密切注意血压变化，根控室性心动过速的控制情况，可再给负荷量或调整合适的维持量，维持 4～7 天，稳定后换口服 β-受体阻滞剂美托洛尔和阿替洛尔治疗，逐渐增量至最大耐受量，即不影响血压亦不加重心力衰竭的合适剂量。

胺碘酮与 β-受体阻滞剂联合应用机制：可能为胺碘酮主要通过阻滞钾通道而延缓复极而发挥抗心律失常作用，联合 β-受体阻滞剂治疗，β-受体阻滞后的膜稳定作用及抗儿茶酚胺作用可提高心室颤动阈值，减少或阻止恶性心律失常的发生，从而起到协同抗心律失常的效果。β-受体阻滞剂单独应用艾司洛尔、美托洛尔静脉注射疗效好。

（3）利多卡因：利多卡因为弱碱性，在酸性条件下容易成游离状态。因此，在急性心肌梗死局部心肌细胞存在酸中毒的情况下，其作用可显著增强。利多卡因在血管内开始分布的几分钟即起效，早期快速下降的平均半衰期为 8～9min，因此需给负荷量。方法为：静脉推注 1mg/kg（总量＜100mg），每间隔 8～10min 推注 1 次，总量＜4mg/kg。如有效则继以 20～50μg/（kg·min）（相当于 1.5～2.0mg/min）恒速静脉滴注，才能达到和保持 2～5μg/ml 的有效血药浓度。有时需 40～50μg/（kg·min）（相当于 2～3mg/min）才能达到疗效（编者曾抢救 5 例，利多卡因剂量达到 5～8mg/min 才有效）。如要只用 1 次冲击量，尽管维持恒速滴注，在给药后 30～120min 内达不到有效血药浓度。若恒定滴速不变，给第二次 0.5mg/kg 冲击量，血药浓度才可能达到治疗水平。在维持恒量滴注 6～8 小时后，心律失常再发，仍需给少量冲击量和增加维持量。如只增加维持量，不给冲击量，则血药浓度需 6 小时缓慢达到稳态。20 世纪 60 年代在 CCU 中利多卡因得到了广泛应用，抢救了无数的 AMI VT 的患者。但是利多卡因的应用现在受到质疑，在急性心肌梗死治疗指南中，血流动力学稳定的室性心动过速，推荐应用胺碘酮，ACLS 复苏指南中无脉搏的室性心动过速及心室颤动、心脏停搏复苏中推荐应用胺碘酮，慢性心力衰竭中抗心房颤动和室性心动过速也推荐使用胺碘酮。临床证据表明，胺碘酮比利多卡因有效，室性心动过速或心室颤动用利多卡因终止后可发生心室静止。利多卡因使用剂量不当可诱发持续性室性心动过速，在 AMI 中预防应用利多卡因，心室颤动的发生率虽然降低了 33%，但死亡率上升。因此，利多卡因在治疗心肌梗死和心力衰竭的室性心动过速首选地位让位于胺碘酮。在胺碘酮使用 3~4 剂（450~600mg）仍不能终止者可继续加用胺碘酮，如手头无胺碘酮可用，则可换用利多卡因。因此，在终止室性心动过速或心室颤动治疗中保留了利多卡因作为可接受的药物，不过不再是首选药物，不推荐用于预防性治疗。

（4）索他洛尔：剂量 0.5~2mg/kg，缓慢静脉推注时间不少于 10min。有效后改用口服，160~240mg/d，分 2 次服。不良反应有窦性心动过缓，心力衰竭加重，Q-T 间期延长，甚至引起尖端扭转型室性心动过速。

（5）普鲁卡因酰胺：剂量 100mg 加入 20ml 的 25% 葡萄糖液内，用 3~5min 静脉推注。严密注意血压、心电图变化。如注射完后 5min 仍无效，可再静脉推注 100mg，10~15min 重复一次，直到有效或总量达 1g。有效后，应静脉滴注，每分钟 2~6mg，维持一段时间。

3. 伴随因素的纠正　如缺氧、低血压、酸中毒、心力衰竭等。有时伴随因素纠正，室性心动过速即自行转复。此外，如室性心动过速系低血钾引起，必需立即补钾。针对基础疾病应积极治疗。

4. 持续性室性心动过速常可被心室起搏所终止　对药物治疗无效，而又不宜电复律的阵发性室性心动过速患者，可采用本方法。一般采用经静脉右心室起搏，以程序期前刺激和/或短阵快速起搏（超速抑制）治疗。可采用经锁骨下静脉或股静脉穿刺插入心导管至右心室，进行右心室起搏治疗。使其频率超过室性心动过速的频率，这样心室只能夺获起搏器的刺激，等持续几分钟后，突然停止调搏，室性心动过速由于受到超速抑制便停止发作，继而出现窦性心律。在室性异位兴奋灶增强（自律性增强）所致的室性心动过速，超速抑制可消除心室异位兴奋灶而得以终止发作。所以超速抑制（短阵快速起搏）对折返机制和自律性增强所致的室性心动过速均有效。在折返机制时程序期前刺激，可侵入到折返环中，从而终止折返而终止室性心动过速。也可用食管心室调搏术终止室性心动过速（图 6-9-1）（图 6-9-2）。

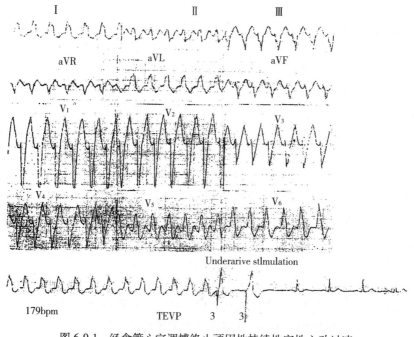

图 6-9-1　经食管心室调搏终止顽固性持续性室性心动过速

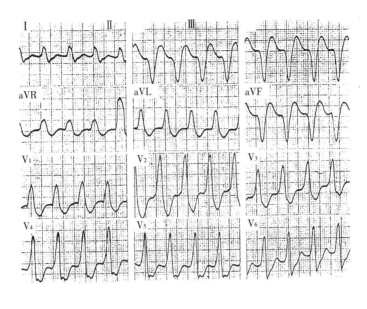

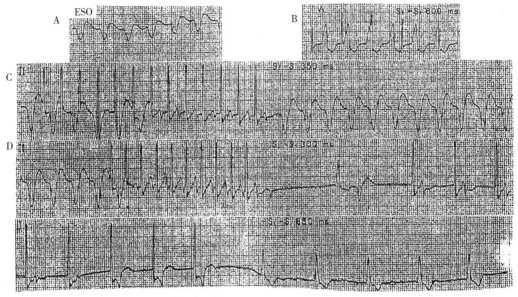

图 6-9-2　以 $S_1S_1$300ms 短促心室起搏终止顽固性单形性持续性室性心动过速

　　患者，男性，64 岁。突发胸闷、心悸 8 小时入院。冠心病、心力衰竭。心电图为持续性室性心动过速（呈右束支传导阻滞型）。静脉推注维拉帕米无效，行食管心房调搏不能夺获心房，行食管心室起搏，先以 $S_1S_1$350ms 起搏（B、C 图）短促刺激中见 S_1 有效夺获心室，但未终止心动过速，再以 $S_1S_1$300ms，短促心室起搏（D 图），当 S_1 有效夺获心室后，终止起搏，心动过速终止（引自楚咏唅等，2001）。

　　有时，单用心室起搏未能成功的终止室性心动过速，在加用一种抗心律失常药后，再次起搏，可使起搏较容易终止阵发性持续性室性心动过速。

　　食管心室起搏所需电压较高，增加患者的痛苦，甚至因部分患者不能耐受。

（二）终止后的长期治疗

　　一些患者在出现一次阵发性持续性室性心动过速后，室性心动过速会复发，因此需要长期治疗（包括抗心律失常药物的预防治疗及植入型心脏复律除颤器）。

1. 抗心律失常药物的预防治疗

（1）持续性室性心动过速频繁反复发作的患者应住院治疗。一般首选静脉给药以尽快地控制发作，可参照前述的药物及剂量。也可口服用药。通常当患者正在接受一个药的最大耐受剂量时有室性心动过速复发，则表明此药无效而应停用。再试验其他药，直至发现一个药物能够消除室性心动过速发作。如果能得到控制，则可改服该药的口服制剂。例如，利多卡因能终止发作，可改口服美西律，开始剂量可较大；又如对静注胺碘酮有效，可改口服胺碘酮继续治疗。但有时一些患者，室性心动过速发作的自发变异性很大，以致难以判定或错判药物的疗效，此时应用电生理检查和/或动态心电图监测来进一步获得这个药物的疗效依据。β-受体阻滞剂疗效明显可长期治疗。

（2）持续性室性心动过速复发不频繁的患者由于室性心动过速可以间隔几周、几月或 1 年发作 1～2 次等，给药物预防治疗带来很大的困难。可采用两种间接方法去选择药物：①在未用药前电生理检查有能重复地诱发出室性心动过速或心室颤动患者，经用药后再次电生理检查时，室性心动过速或心室颤动不再被诱发，提示这个药对预防室性心动过速的复发是有效的；②停药较长的时间、进行 24 小时动态心电图监测，发现有频发和复杂的室性期前收缩，进行药物试验治疗，后经一段时间再查动态心电图如室性期前收缩已消失或很少则提示此药可作为预防性治疗。因为有持续室性心动过速病史患者中的 80% 进行 48 小时动态心电图监测时，呈现每小时至少有 10 个室性期前收缩。但是这种方法的可靠性难以肯定。

也有人主张可用终止室性心动过速发作的药物的口服制剂作为长时期的预防用药。

也有人认为较长时期发作一次的患者，无法用药物来预防，它长期的不发作，也很难说明是该药的疗效。还是采用下述方法预防较好。

2. 植入型心脏复律除颤器（implantable cardiovenrter defibrillator ICD） ICD 具有起搏、复律、抗心动过速、除颤 4 项功能。自 1980 年安装第一台自动除颤器至今，全世界已有百万人安装了 ICD，20 多年的随诊观察表明安装 ICD 后心脏性猝死明显降低。

（1）适应证：1991 年美国心脏病学会制定了埋植 ICD 的两大类适应证：

1）绝对适应证，认为必须植入者。①病因不可逆，晕厥已被证实系室性心动过速/心室颤动引起。无有效的药物防治。②室性心动过速/心室颤动长期药物治疗，患者不能耐受。③虽然已接受药物、手术或消融治疗，但电生理检查仍能诱发室性心动过速/心室颤动者。

2）相对适应证，认为可植入 ICD，但尚有意见分歧。①室性心动过速/心室颤动药物治疗有效，但难以预测远期治疗效果。②原因不明性晕厥，电生理检查能诱发室性心动过速/心室颤动，对晕厥无其他原因可解释，药物治疗难以奏效。

（2）疗效评价：①ICD 对室性心动过速/心室颤动的诊断精确度已达 98%～99%，可有效地终止试验中及其后自发的心律失常；②一些研究单位对心脏骤停而存活的患者 1~2 年的随诊中发现，心律失常的死亡率为 20%～68%；而安装 ICD 患者 1~2 年的心律失常死亡率仅为 2% 和 4%；③ICD 治疗的患者，3 年生存率 EF<30% 者为 64%，EF≥30% 者为 94%；④已证实心脏性死亡率的降低是由于心室颤动发作时的迅即终止，避免了血流动力学恶化、缺血、严重的代谢障碍，猝死的成活率高；⑤ICD 的患者发生的猝死，不少是由于发生了肺栓塞和体循环栓塞、急性缺血及泵衰竭。有报道 60%ICD 的患者晚期死亡的原因不是由于心律失常，而是基础病变在进展。但也有后期死亡患者与 ICD 故障有关，如早期电池耗竭，不能识别室性快速心律失常或除颤阈值升高。

（3）并发症：手术病死率为 1%～4%。并发症：①与手术操作有关，如局部的疼痛、可发生股动脉栓塞、脑栓塞，囊袋部血肿、感染；②与 ICD 构造有关：ICD 的内部放电、ICD 功能故障如密封不良、绝缘性能丧失，电脉冲发放失灵等。

在恶性程度较高的器质性心脏病室性心动过速方面，由于植入型心脏复律除颤器（ICD）终止室性心动过速和预防猝死有很高的成功率，且植入术相关的并发症和病死率很低，基于安全的考虑，

ICD确实在很大程度上降低了临床上对这些室性心动过速射频导管消融进一步深入研究的迫切性。但是，即使不考虑其在经济方面造成的负担，ICD终究只是一种姑息性治疗措施。因此，对室性心动过速而言，最理想的疗法应当是通过摧毁或消除（包管射频导管消融术和外科手术）导致室性心动过速的基质，以彻底防止其发生。

（三）根治治疗

1. 外科手术治疗

（1）室性心动过速外科手术治疗的指征是：①药物治疗无效的顽固性室性心动过速；②室性心动过速的性质为持续性单形性室性心动过速；③心室局部损伤如室壁瘤；④心脏局部解剖异常。对急性心肌梗死病程在4~6周者，能否手术仍有争论。当有严重左心功能障碍，左心室射血分数（EF）<20%时，则不宜手术。

（2）术前行室性心动过速起源灶的定位：①室性心动过速下连续标测，对左、右心室的程序电刺激在95%的患者可诱发出室性心动过速。产生室性心动过速后电极导管在左、右心室内膜标测8~16个点，以探查室性心动过速的起源灶，与体表参考心电图比较，当探得最早的心内膜激动在QRS波群前20~80ms出现，这被认为最可靠的，能表明室性心动过速的折返激动所在点。实际上由于多伴有血流动力学障碍，不可能操作时间过长，不可能用手持电极在极短时间内同步测出左心室内膜的每一部位；②起搏标测：为正好在发生室性心动过速起源灶处进行起搏时，可见所有心电图导联上记录到与室性心动过速发生时相同的QRS波形。

Harken提出在常温体外循环心脏跳动下切开左心室，用手持移动电极直视下进行心内膜标测的方法。Downar等（1988）用表面镶有64个银珠电极的可膨胀的球囊，经左心房送入左心室，开始用计算机行心内膜标测，并同时进行心外膜标测。结果起源灶以室间隔多见。Ostermeyer等（1987）报道93例室性心动过速中标测到的起源灶室间隔占80%，左心室前壁17%，后壁25%，左心室侧壁12%，其他部位占6%。室性心动过速发作波形为单形性者占82%，呈多形性者占15%。

（3）手术方法：①心内膜病灶切除，为首选方法，在常温体外循环下，心脏停搏或不停跳均可，经左心室切口对标测病灶点值直径2~3cm。厚数毫米的盘状切除。适合定位局限，位于室壁瘤边缘或远离传导束及乳头肌的病灶切除；②心内膜环形心室肌切断：对室壁瘤伴发折返性心动过速者，沿室壁瘤边缘，在正常心肌上做心内膜弧形切口，切口深度以保留一薄层心外膜肌桥为度，长度超过标测兴奋区，然后用滑线自心内缝合切口。因此型手术明显影响术后心功能，且不切除病灶，现已很少应用；③扩大心内膜病灶切除：对标测波形显示为多源性的心律失常，只切除首先标出的兴奋灶，常不能完全终止发作。Moran等（1982）提出在心内膜病灶切除的基础上，同时切除所有肉眼所见疤瘢，既可提高手术成功率，也适用于部分不能做标测的患者。但此法仍有缺点，因病灶常位于瘢痕边缘的正常心肌而非瘢痕。Kron（1987）报道采取常温下反复标测多点切除的方法，成功率为87%；④心室隔离：位于右心室游离壁及流出道部位的病灶，多为原发性，定位不清，可采取以右心房室沟为基底，对可疑室壁围绕某分支血管做半岛状切开，使与右心室壁其余部分分离，然后再行缝合。此法不适用于左心室，因为干扰左心室壁的血供；⑤冷冻、激光的应用：对位于前、后乳头肌及室间隔后上部的兴奋灶手术切除会损伤传导束或影响二尖瓣功能，除非必要时同时施行二尖瓣置换，目前多用冷冻法，将冷冻探头先置于标定部位，降温至0℃维持1min，做冷冻试验，如定位可靠则降至-60℃2min，复温后再行标测检验冷冻效果。Lawrie等（1986）报道用激光代替冷冻和手术，切割61例效果良好。激光可有效地在常温下应用，无周围组织的暂时损伤。

（4）疗效：Jack等（1986）采用心内膜下切除术46例中90%术后消除了室性心动过速。Lawrie等（1991）报道采用区域性心内膜切除术，80例中92.9%的患者室性心动过速消失。有人报道术后电生理检查，以程序刺激不能诱发出室性心动过速者80%以上术后3年内无室性心律失常复发和猝死。Cox（1989）收集了文献上10年中883例，平均病死率12.4%（0%~21%），术后室性心动过速诱发率为 23.8%。近年来报道病死率多在 3% 左右。Elefteriades 等（1990）报道 127 例，其中 89 例安置 AICD，38 例手术切除，结果 2 年生存率二组相似，手术组为 78%，AICD 组为 72%。其远期生存率手术组高于 AICD 组。今后仍需对以下 3 点继续研究：①如何缩短术中标测时间，做到简单、准确、迅速；②设计出一种令人接受的标准手术方法；③加强血流动力学数据的积累，以评价其实际效果。

随着相关的心脏外科手术的推广和进步，心外科医生在治疗心肌梗死后的室性心动过速方面也将发挥更大的作用。

2. 射频消融术，详见 1~4 节所述。

（四）病因及基础疾病的治疗

二、病理性非持续性室性心动过速的紧急治疗

治疗非持续性阵发性室性心动过速的两个目标是减轻相关的症状和降低心脏性猝死的危险。

（一）减轻症状

决定治疗的第一步是确定心律失常是否引起明显的症状。不论有无器质性心脏病，而症状肯定与其中一种心律失常有关，则治疗是合适的，虽然并不能提高生存率，但能使患者感觉更好。通常，没有一种特异性抗心律失常药物能治疗有症状的室性期前收缩或非持续性室性心动过速。I 类和 III 类抗心律失常药，β-受体阻断剂和钙离子通道阻滞剂都有不同程度的成功率。首先向患者作有关的解释。只某种心律失常明显影响患者的生活质量，才开始特异治疗，首选 β-受体阻断剂或钙离子通道阻滞剂（在有器质性心脏病时应避免应用普罗帕酮）。越来越多的资料表明，在各种器质性心脏病中应用 I 类抗心律失常药物具有一定的危险性，对这类有症状的室性期前收缩和非持续性室性心动过速患者，一些学者推荐选择胺碘酮。

（二）降低心脏性猝死的危险

第 2 个治疗目的是降低在某些器质性心脏病患者中与非持续性室性心动过速相关的猝死的危险。在这种情况下，要清楚治疗什么更重要。通常，医生治疗的目的是为了预防猝死，并不是治疗室性期前收缩或非持续性室性心动过速，因为这些心律失常并不致命。而且医师是治疗与室性期前收缩或非持续性心动过速有关的持续性室性心动过速的可能基质。预防猝死有不同程度的效果，取决于治疗的方法和基础心脏病。

1. 充血性心力衰竭　在这类患者中预防性应用抗心律失常药物的结果令人失望。在 13 个胺碘酮的随机研究共 6553 例患者，发现胺碘酮能有效地抑制室性期前收缩、非持续性室性心动过速，并能使充血性心力衰竭的总死亡率降低了 13%，心律失常性死亡或猝死降低了 29%。胺碘酮的有效性并不受左心室射血分数、NYHA 心功能分级或 Holter 监测时是否有无症状性心律失常的影响。另外一组 15 个随机试验共 5 864 例患者，报道了相似的结果。全部患者的总死亡率、心源性死亡率和猝死率分别降低 19%、23% 和 30%，对充血性心力衰竭患者，分别降低 22%、25% 和 23%。

2. 冠心病和心肌梗死　加拿大心肌梗死胺碘酮研究（CAMIAT）入选的患者为近期心肌梗死，每小时 10 个以下的室性期前收缩或有非持续性室性心动过速，不论左室射血分数如何。在每种情况下，胺碘酮对总死亡率的影响是中性的，但确实降低了猝死的危险。胺碘酮的经验性治疗对提高近期心肌梗死高危患者的生存率尚不能肯定。但是胺碘酮在这组人群人中抑制有症状的心律失常是安全的。最近有 2 项研究，一项研究为 15 个随机试验共 5864 例，结果胺碘酮组使心肌梗死后总死亡率、心源性死亡率的猝死率分别降低了 21%、21% 和 38%；另一组 5000 例以上，胺碘酮治疗使总死亡率和心律失常性死亡或猝死分别降低 8% 和 35%。并不受射血分数 NYHA 级别或通过 Holter 监测到无症状心律失常的影响。胺碘酮最常见的严重副作用是甲状腺功能减退症、其次是使肺毒性危险增

加1%。β-受体阻滞剂的疗效明显。

对有陈旧性心肌梗死、左室射血分数低于0.40、且有非持续性室性心动过速的疾病，应进行电生理检查，如果可诱发出持续性室性心动过速者，应植入心律转复除颤器（ICD），而不是用抗心律失常药物。一组研究196例有陈旧性心肌梗死、射血分数低于0.35、自发非持续性室性心动过速和诱发出持续性室性心动过速而不能被静脉注射普鲁卡因胺所抑制的患者。患者随机给ICD治疗，或给予胺碘酮治疗。研究的一级终点是总原因死亡病例，而不是猝死。结果经随访27个月后，ICD组患者用胺碘酮药物治疗组相比，总死亡率降低了54%（15.8%对38.6%）。

在冠心病合并明显的左心室功能不全患者，频发的或复杂的室性期前收缩或非持续性室性心动过速提示猝死的危险明显增高。处理这组患者的第一步是评价有无可逆性缺血，如果有，则应用血管再通技术或用药物适当治疗缺血。如果最佳缺血治疗后非持续性室性心动过速仍持续存在，下一步则应评价左室功能。如果射血分数大于0.40，不需做进一步的检查和治疗。如果患者的射血分数<0.40，应做电生理检查进行危险分层以指导治疗。如诱发出持续性室性心动过速，应植入ICD。β-受体阻断剂和血管紧张素转换酶抑制剂（如卡托普利等）可轻度提高生存率，并降低这些高危患者的猝死率等，应尽可能予以应用。

陈良华等（2006）报道对10例不稳定型心绞痛并发的非持续性室性心动过速（VT），经皮冠状动脉介入治疗后，随访10个月~4.1年，10例均未再出现室性心动过速和临床再狭窄，这10例有6例系变异型心绞痛患者，其并发的非持续性室性心动过速（每阵为6~8个单形性室性异位激动）均在冠状动脉闭塞期出现，均为单一前降支病变，4例混合型心绞痛患者并发的非持续性室性心动过速，2例出现在ST段压低最深时，另2例则出现在ST段逐渐变浅时，初始表现为加速性室性自主节律（为冠状动脉再灌注时较特异的心电图指标）后演变成普通VT，其发生可能与再灌注有关。所有患者在接受冠状动脉造影前均未接受抗心律失常药物治疗。上述资料提示不稳定型心绞痛患者所并发的非持续性室性心动过速时，病因治疗的重要性。

3. 扩张型心肌病　可应用抗心律失常药物。因为没有证据表明在这种情况下的非持续性室性心动过速患者有较高的猝死危险。

4. 肥厚型心肌病患者　非持续性室性心动过速可能有预测猝死的价值，但它对猝死的阳性预测值低。对无症状者可暂不处理，但应密切观察。

参 考 文 献

1. Vracko R, Thorning D, Frederickson RG. Fate of nerve fibers in necrotic, healing, and healed rat myocardium [J]. Lab nvest, 1990, 63（4）：490

2. Vracko R, Thorning D, Frederickson RG. Fate of nerve fibers in necrotic, healing, and healed rat myocardium [J]. Lab nvest, 1990, 63（4）：490

3. Cardinal R, Scherlag BJ, Vermeulen M, et al. Distinct activation patterns of idioventricular rhythms and sympathetically-nduced ventricular tachycardias in dogs with atrioventricular block [J]. PACE, 1992, 15（9）：1300

4. Teo KK, Yusuf S, Furberg CD. Effects of p rophylactic antiarrythmic drug therapy in acute yocardial infarction. An Overview of results randomized condomized controlled trial [J]. JAMA, 1993, 270（13）：1589

5. Ophthof T, Coronel R, Vermeulen JT, et al. Dispersion of refractoriness in normal and ischaemic canine ventricle: effects of sympathetic stimulation [J]. Cardiovasc Res, 1993, 27：1954

6. Sadanaga T, Saeki K, Yoshimoto T, et al. Repetitive monomorphic tachycardia of left cusp origin [J], PACE, 1999, 22：1553

7. Ardell JL. Structure and function of mammalian intrinsic cardiac neurons. In: Armour JA, Ardell JL, eds. Neurocardiology [M]. New York: Oxford Univ Press, 1994. 95—114

8. Lerman BB, Stein K, Engelstein ED, et al. Mechanism of repetitive monomorphic ventricular tachycardia [J]. Circulation, 1995, 92：421

9. Nori SL, Gaudino M, Alessandrini F, et al. Immunohistochemical evidence for sympathetic denervation and reinnervation after necrotic injury in rat myocardium [J]. Cell Mol Biol (Noisy-le-grand), 1995. 41 (6)：799

10. Sutton JP III, Ho SY, Anderson RH. The forgotten interleaflet triangles：a review of the surgical anatomy of the aortic valve [J]. Ann Thorac Surg, 1995, 59：419

11. Peter NS. New insight into myocardial arrhythmogenesis：distribution of gap-junction coupling in normal, ischemic and hypertrophied human heart [J]. Clin Sci, 1996, 59 (4)：447

13. Janse MJ, Wit AL, Electrophysiological mechanisms of ventricular arrhythmias Resulting from myocardial ischemia and infarction. Physiol Rev. 1989；69：1049-1069.

14. Pasternak R, Braunwald E, Sobel BE, Acute myocardial infarction. In：Braunwald E, editor, Heart disease. A textbook of cardiovascular medicine, Saunders, Philadelphia, PA, 1988. 1222-1313.

15. Hartikainen J, Kuikka J, Mantysaari M, et al. Sympathetic rennervation after acute myocardial infarction. Am J Cardiol. 1996；77：5-9.

16. Robinson RB, Licata A, Boyden PA. Abnormal Ca^{2+} handling in myocytes dispersed from the 5 day infarcted heart does not depend on differences in repolarization. Circulation. 1995；92：I-699.

17. Aggarwal R, Pu J, Boyden PA. Ca^{2+} dependent outward currents in myocytes from the epicardial border zone of the 5day infarcted heart. Am J Physiol. 1997；273：H1386-H1394.

18. Wong SS, Bassett AL, Cameron JS, et al. Dissimilarities in the electrophysiological abnormalities of laterai border and central infarct zone cells after healing of myocardial infarction in cats. Circ Res. 1986；58：202-208.

19. Santos PEB, Barcellos LC, et al. Ventricular action potential and L-type calciumchannel in infartct-induced hypertrophy in rats. J Cardiovasc Electrophysiol. 1995；6：1004-1014.

20. Chen PS, Chen LS, et al. Sympathetic nerve sprouting, electrical remodeling and the mechanisms of sudden cardiac death. Cardiovascular Research. 2001；50：409-416.

21. Litwin SE, Bridge JHB. Enhanced Na-Ca exchange in the infarcted heart. Implications for excitation contraction coupling. Circ Res. 1997；81：1083-1093.

22. Abedin Z, Soares J, Phillips DF, Sheldon WC. Ventricular tachyarrhythmias following surgery for myocardial revascularization. A follow-up study [J]. Chest, 1977；72：426-428.

23. Garson A, Jr, Randall DC, Gillette PC, Smith RT, Moak JP, McVey P, McNamara DG. Prevention of sudden death after repair of tetralogy of fallot：Treatment of ventricular arrhythmias [J]. J Am Coll Cardiol, 1985；6：221-227.

24. Fanning WJ, Thomas CS, Roach A, Tomichek R, Alford WC, Stoney WS. Prophylaxis of atrial fibrillation with magnesium sulfate after coronary artery bypass grafting [J]. Ann Thorac Surg, 1991；52：529-533.

25. Kron IL, DiMarco JP, Harman PK, Crosby LK, Mentzer RM, Nolan SP, Wellons HA. Unanticipated postoperative ventricular tachyarrhythmias [J]. Ann Thorac Surg, 1984；38：317-322.

26. Martínez-Rubio A, Schwammenthal Y, Schwammenthal E, et al. Patients withvalvular heart disease presenting with sustained ventricular tachyarrhythmias or syncope：results of programmed ventricular stimulation and long-term follow-up [J]. Circulation, 1997；96：500-508.

27. Von Olshausen K, Schwarz F, Apfelbach J, et al. Determinants of the incidence and severity of ventricular arrhythmias in aortic valve disease [J]. Am J Cardiol, 1983；51 (7)：1103-1109.

28. Chandar JS, Wolff GS, Garson A, Jr, Bell TJ, Beder SD, Bink-Boelkens M, et al. Ventricular arrhythmias in postoperative tetralogy of fallot [J]. Am J Cardiol, 1990；65：655-661.

29. England MR, Gordon G, Salem M, Chernow B. Magnesium administration and dysrhythmias after cardiac surgery. A placebo-controlled, double-blind, randomized trial [J]. JAMA, 1992；268：2395-2402.

30. Harrison DA, Harris L, Siu SC, MacLoghlin CJ, Connelly MS, Webb GD, Downar E, McLaughlin PR, Williams WG. Sustained ventricular tachycardia in adult patients late after repair of tetralogy of fallot [J]. J Am Coll Cardiol, 1997；30：1368-1373.

31. Tsai JP, Lee PY, Wang KT, et al. Torsade de pointes in severe aortic stenosis: case report [J]. J Heart Valve Dis, 2007; 16 (5): 504-507.

32. Yang F, Shah B, Iwai S, et al. ICD implantation and arrhythmia-free survival in patients with depressed LV function following surgery for valvular heart disease [J]. Pacing Clin Electrophysiol, 2008; 31 (11): 1419-1424.

33. Hoie J, Forfang K. Arrhythmias and conduction disturbances following aortic valve implantation [J]. Scand J Cardiovasc Surg, 1980; 14: 177-183.

34. Chung MK, RAsber C, Yamada D, AEagle K. Arrhythmias after cardiac and noncardiac surgery [M]. Philadephia, USA: Lippincott Williams & Wilkins, 2001.

35. Waldo AL, Camm AJ, deRuyter H, et al. Effect of d-sotalol on mortality in patients with left ventricular dysfunction after recent and remote myocardial infarction. The SWORD Investigators. Survival With Oral d-Sotalol [J]. Lancet, 1996, 348 (9019): 7

36. Qin D, Zhang ZH, Caref EB, et al. Cellular and ionic basis of arrhythmias in postinfarction remodeled ventricular myocardium [J]. Circ Res, 1996, 79 (3): 461

37. Hartikainen J, Kuikka J, Mantysaari M, et al. Sympathetic reinnervation after acute myocardial infarction [J]. Am J Cardiol, 1996, 77 (1): 5

38. Hjalmarson A. Effects of beta blockade on sudden cardiac death during acute myocardial infarction and the postinfarction period [J]. Am J Cardiol, 1997, 80 (9B): 35J

39. Kim YH, Garfinkel A, lkeda T, et al. Spatiotemporal complexity of ventricular fibrillation revealed by tissue mass reduction in isolated swine right ventricle: further evidence for the quasiperiodic route to chaos hypothesis [J]. J Clin Invest, 1997, 100: 2486

40. Frank B, Eric G, Stephen R, et al. Role of Purkinje fibers in post-infarction ventricular tachycardia [J]. J Am Coll Cardiol, 2006, 48: 2500

41. Berenfeld O, Jalife J. Purkinje-muscle reentry as a mechanism of polymorphic ventricular arrhythmias in a 3-dimensional model of the ventricles [J]. Circ Res, 1998. 82: 1063

42. de Paola AA, Melo WD, Tavora MZ, et al. Angiographic and electrophysiological substrates for ventricular tachycardia mapping through the coronary veins [J]. Heart, 1998, 79: 59

43. Shimizu W, Antzelevitch C. Cellular basis for the ECG features of the LQT1 form of the long-QT syndrome: effects of beta-adrenergic agonists and antagonists and sodium channel blockers on transmural dispersion of repolarization and torsade de pointes [J]. Circulation, 1998, 98 (21): 2314

44. Hung XD, Sandushy GE, Zipes DP. Heterogeneous loss of connexin Cx43 protein in ischemic dog heart [J]. J Cardiol Electrophysiol, 1999, 10 (1): 79

45. Pinto JMB, Boyden PA. Reduced inward rectifying and increased E4301 sensitive K^+ channel function in arrhythmogenic subendocardial Purkinje myocytes from the infracted heart. J Cardiovasc Electrophysiol. 1998; 9: 299-311.

46. Ursell PC, Gardner PI, Albala A, et al. Structural and electrophysiological changes in the epicardial border zone of canine myocardial infarcts during infarct healing. Circ Res. 1987; 60: 122-132.

47. Pu J, Boyden PA. Alterations of Na^+ currents in myocytes from epicardial border zone of the infracted heart. A possible ionic mechanism for reduced excitability and postrepolarization refractoriness. Circ Res. 1997; 81: 518752010-119.

48. Pu J, Balser J, Boyden PA. Lidocaine action on sodium currents of ventricular myocytes from the epicardial border zone of the infarcted heart. Circ Res. 1998, 83: 431-440.

49. Aggarwal R, Boyden PA. Diminished calcium and barium currents in myocytes surviving in the epicardial border zone of the 5 day infracted canine heart. Circ Res. 1995; 77: 1180-1191.

50. Pinto JB et al. Electrical remodeling in ischemia and infraction. Cardiovas Res. 1999; 42: 284-297.

51. Carmeliet E. Cardiac ionic currents and acute ischemia: from channels to arrhythmia. Physiol Rev. 1999; 79: 917.

52. Macfarlane Pw, McLaughlin SC, Rodger JC. The influence of lead selection and population on the automatic measurement of QT dispersion. Circulation. 1998; 98: 2160-2167.

53. Qin D, Zhang ZH, Caref E, et al. Cellular and ionic basis of arrhythmias in post infarction remodeled ventricular myocar-

dium. Circ Res. 1996; 79 : 461-473.

54. Yao JA, Jiang M, et al. Effects of subacute myocardial infarction on the function and expression of potassium channels in rat ventricles. Biophys J. 1997; 72 : A143.

55. Coronel R, Fiolet JW, Wilms-Schopman FJ, et al. Distribution of extracellular potassium and its relation to electrophysiologic changes during acute myocardial ischemia in the isolated perfused porcine heart [J]. Circulation, 1988; 77 (5) : 1125-1138.

56. Maggioni AP, Zuanetti G, Franzosi MG, et al. Prevalence and prognostic significance of ventricular arrhythmias after acute myocardial infarction in the fibrinolytic era. GISSI-2 results [J]. Circulation, 1993; 87 (2) : 312-322.

57. Canon CP, Antman EM, Walls R, et al Time as an adjunctive agent to thrombolytie therapy [J]. J Throm Thrombolysis, 1994; 1 (1) : 27-34.

58. Hohnloser SH, Franck P, Klingenheben T, et al. Open infarct artery, late potentials, and other prognostic factors in patients after acute myocardial infarction in the thrombolytic era. A prospective trial [J]. Circulation, 1994; 90 (4) : 1747-1756.

59. Rosenbaum DS, Jackson LE, Smith JM, et al. Electrical alternans and vulnerability to ventricular arrhythmias [J]. N Engl J Med, 1994; 330 (4) : 235-241.

60. Smith WT, Fleet WF, Johnson TA, et al. The I b phase of ventricular arrhythmias in ischemic in situ porcine heart is related to changes in cell-to-cell electrical coupling. Experimental Cardiology Group, University of North Carolina [J]. Circulation, 1995; 92 (10) : 3051-3060.

61. Cinca J, Warren M, Carreno A, et al. Changes in myocardial electrical impedance induced by coronary artery occlusion in pigs with and without preconditioning: correlation with local ST-segment potential and ventricular arrhythmias [J]. Circulation, 1997; 96 (9) : 3079-3086.

62. Billman GE, Altschuld RA Activation of beta 2-adrenergic receptors and ventricular fibrillation [J]. Cardiologia, 1998; 43 (8), 811-818.

63. Zipes DP, Wellens HJJ. Sudden cardiac death [J]. Circulation, 1998; 98 (21) : 2334-2351.

64. Nademanee K, Taylor R, Bailey WE, et al. Treating electrical storm: sympathetic blockade versus advanced cardiac life support-guide therapy [J]. Circulation, 2000; 102 (7) : 742-747.

65. Cuparencu B, Tomus C, Gozariu M, et al. Effects of ICI 118. 551, a selective beta-2 adrenergic blocking agent on the guinea pig cardiac excitability and ventricular fibrillation threshold [J]. Acta Physiol Hung, 2000; 87 (1) : 113-126.

66. Gomes JA, Cain ME, Buxton AE, et al. Prediction of long-term outcomes by signal-averaged electrocardiography in patients with unsustained ventricular tachycardia, coronary artery disease, and left ventricular dysfunction [J]. Circulation, 2001, 104 (4) : 436-441.

67. Arnar DO, Xing D, Lee H. Prevention of ischemic veniricular tachycardia of Purkinje origin: role for alpha (2) -adrenoceptors in Purkinje? [J]. Am J Physiol Heart Circ Physiol, 2001; 280 (3) : H1182-1190.

68. de Groot JR, Wilms-Schopman FJ, Opthof T, et al. Late ventricular arrhythmias during acute regional ischemia in the isolated blood perfused pig heart. Role of electrical cellular coupling [J]. Cardiovasc Res, 2001; 50 (2) : 362-372.

69. Bonow R, Clark EB, Curfman GD, et al. Task Force on Strategic Research Direction: Clinical Science Subgroup key ience topics report [J]. Circulation, 2002; 106 (20) : e162-e166.

70. Zimetbaum PJ, Buxton AE, Batsford W, et al. Electrocardiographic predictors of arrhythmic death and total mortality in the multicenter unsustained tachycardia trial [J]. Circulation, 2004; 110 (7) : 766-769.

71. Takahashi T, van Dessel P, Lopshire JC, et al. Optical mapping of the functional reentrant circuit of ventricular tachycardia in acute myocardial infarction [J]. Heart Rhythm, 2004, 1 (4) : 451-459.

72. Bardy GH, Lee KL, Mark DB, et al. Amiodarone or an implantable cardioverter-defibrillator for congestive heart failure [J]. N Engl J Med, 2005; 352 (3) : 225-237

73. Klein H, Auricchio A, Reek S, et al. New primary prevention trials of sudden cardiac death in patients with left ventricular dysfunction: SCD-HEFT and MADIT- II [J]. Am J Cardiol, 1999, 83 (5B) : 91D

74. Jimin C, Zhilin Q, Younghoon K, et al. Spatiotemporal heterogeneity in the induction of ventricular fibrillation by rapid

pacing [J]. Circ Res, 1999, 84：1318

75. Pinto JM, Boyden PA. Electrical remodeling in ischemia and infarction [J]. Cardiovasc Res, 1999, 42 (2)：284

76. Cao JM, Fishbein MC, Han JB, et al. Relationship between regional cardiac hyperinnervation and ventricular arrhythmia [J]. Circulation, 2000, 101 (16)：1960

77. Hachiya H, Aonuma K, Yamauchi Y. Electrocardiographic characteristics of left ventricular outflow tract tachycardia [J]. PACE, 2000, 23 (11 Pt 2)：1930

78. Takahashi N, Saikawa T, Oribe A, et al. Radiofrequency catheter ablation from the left sinus of Valsalva in a patient with idiopathic ventricular tachycardia [J]. PACE, 2000, 23：1172

79. Zaitsev AV, Berenfeld O, Mironov SF, et al. Distribution of excitation frequencies on the epicardial and endocardial surfaces of fibrillating ventricular wall of the sheep heart [J]. Circulation research, 2000, 86 (4)：408

80. Jalife J. Ventricular fibrillation：mechanisms of initiation and maintenance [J]. Annual review of physiology, 2000, 62：25

81. Cao JM, Chen LS, KenKnight BH, et al. Nerve sprouting and sud den cardiac death [J]. Circ Res, 2000, 86：816

82. Cao JM, Chen LS, KenKnight BH, et al. Nerve sprouting and sudden cardiac death [J]. Circ Res, 2000, 86 (7)：816

83. Qu Z, Kil J, Xie F, et al. Scroll wave dynamics in a three-dimensional cardiac tissue model：roles of restitution, thickness, and fiber rotation [J]. Biophysical journal, 2000, 78 (6)：2761

84. Hachiya H, Aonuma K, Yamauchi Y, et al. Successful radiofrequency catheter ablation from the supravalvular region of the aortic valve in a patient with outflow tract ventricular tachycardia [J]. Jpn Circ J, 2000, 64：459

85. Cao JM, Fishbein MC, et al. Relationsbip between regional cardiac hyperinnervation and ventricular arrhythmia. Circulation. 2000；101：1960-1969.

86. Antzeleviteh C. Electrical heterogeneity, cardiac arrhythmias, and the sodium channel. Circ Res. 2000；87：964-965.

87. James PR, Taggart P, McNally ST, et al. Acute psychological stress and the propensity to ventricular arrhythmias；evidence for a linking mechanism. Eur Heart J. 2000；21：1023-1028.

88. Sosa E, Scanavacca M, et al. Nonsurgical transthoracic epicardial catheter ablation to treat recurrent ventricular tachycardia occurring late after myocardial infarction. J Am Coll Cardiol. 2000；35：1442-1449.

89. Zygmunt AC, Eddlestone GT, Thomas GP, et al. Larger late sodium conductance in M cells contributes to electrical heterogeneity in canine ventricle. Am J physiol. 2001；281 (2)：689-697.

90. Saklllann BF, Spindler AJ, Bryant SM, et al. Distribution of a persistent sodium current across the ventricular wall in guinea Pigs. Circ Res. 2000. 87：910-914.

91. Ghuran A, Reid F, La Rovere MT, et al. Heart rate turbulence based predictors of fatal and nonfatal cardiac arrest (The Autonomic Tone and Reflexes After Myocardial infarction sub-study). Am J Cardial. 2002；89：184-190.

92. Swarup V, Morton JB, et al. Ablation of epicardial macroreentrant ventricular tachycardia associated with idiopathic nonischemic dilated cardiomyopathy by a percutaneous transthoracic approach. Journal of Cardiovascular Electrophysiology. 2002；13：1164-1168.

93. Boyden PA, Barbhaiya C, Lee T, et al. Nonuniform Ca^{2+} transients in arrhythmogenic Purkinje cells that survive in the infarcted canine heart. Cardiovasc Res. 2003；57：681-693.

94. Bansch D, Ouyang F, Antz M, et al, Successful catheter ablation of electrical Storm after myocardial infarction. Circulation. 2003；108：3011.

95. Kanagaratnam L, Tomassoni G, Schweikert R, et al. Ventricular tachycardias arising from the aortic sinus of valsalva：An underrecognized variant of left outflow tract ventricular tachycardia [J]. J Am Coll Cardiol, 2001, 37：1408

96. Tada N, Nogami A, Naito S, et al. Left ventricular epicardial outflow tract tachycardia：A new distinct subgroup of outflow tract tachycardia [J]. Jpn Circ J, 2001, 65：723

97. La Rovere MT, Pinna GD, Hohnloser SH, et al. ATRAMI Investigators. Autonomic tone and reflexes after myocardial infarction. Baroreflex sensitivity and heart rate variability in the identification of patients at risk for life-threatening arrhythmias：implications for clinical trials [J]. Circulation, 2001, 103：2072

98. Zhou S, Cao JM, Tebb ZD, et al. Modulation of QT interval by cardiac sympathetic nerve sprouting and the mechanisms of ventricular arrhythmia in a canine model of sudden cardiac death [J]. J Cardiovasc Electrophysiol, 2001, 12 (9) : 1068

99. Asirvatham SJ, Friedman PA, Packer DL, et al. The presence of ventricular muscular extensions into the pulmonary artery and aorta beyond the semilunar valves [J]. PACE, 2001, 24 : 734

100. Ouyang F, Fotuhi P, Ho SY, et al. Repetitive monomorphic ventricular tachycardia originating from the aortic sinus cusp: electrocardiographic characterization for guiding catheter ablation [J]. J Am Coll Cardiol, 2002, 39 : 500

101. Takashi A, Takenori Y, Tsunetoyo N, et al. Afterdepolarizations promote the transition from ventricular tachycardia to fibrillation in a three-dimensional model of cardiac tissue [J]. Circ J, 2002, 66 : 505

102. Wu TJ, Lin SF, Weiss JN, et al. Two types of ventricular fibrillation in isolated rabbit hearts: importance of excitability and action potential duration restitution [J]. Circulation, 2002, 106 (14) : 1859

103. Haissaguerre M, Shah DC, Jais P, et al. Role of Purkinje conducting system in triggering of idiopathic ventricular fibrillation [J]. Lancet, 2002, 359 (9307) : 677

104. Hachiya H, Aonuma K, Yamauchi Y, et al. How to diagnose, locate, and ablate coronary cusp ventricular tachycardia [J]. J Cardiovasc Electrophysiol, 2002, 13 : 551

105. Buxton AE, Lee KL, Hafley GE, et al. MUSTT Investigators. Relation of ejection fraction and inducible ventricular tachycardia to mode of death in patients with coronary artery disease: an analysis of patients enrolled in the multicenter unsustained tachycardia trial [J]. Circulation, 2002, 106 : 2466

106. Tada H, Naito S, Nogami A, et al. Successful catheter ablation of an anteroseptal accessory pathway from the non-coronary sinus of Valsalva [J]. J Cardiovasc Electrophysiol, 2003, 14 : 544

107. Copie X, Lamaison D, Salvador M, et al. Heart rate variability before ventricular arrhythmias in patients with coronary artery disease and an implantable cardioverter defibrillator [J]. Ann Noninvasive Electrocardiol, 2003, 8 (3) : 179

108. Jardine DL, Charles CJ, Forrester MD, et al. A neural mechanism for sudden death after myocardial infarction [J]. Clin Auton Res, 2003, 13 (5) : 339

109. Huikuri HV, Tapanainen JM, Lindgren K, et al. Prediction of sudden cardiac death after myocardial infarction in the beta-blocking era [J]. J Am Coll Cardol, 2003, 42 : 652

110. Copie X, Lamaison D, Salvador M, et al. Heart rate variability before ventricular arrhythmias in patients with coronary artery disease and an implantable cardioverter defibrillator [J]. Ann Noninvasive Electrocardiol, 2003, 8 (3) : 179

111. Russo AM, Hafley GE, Lee KL, et al. Multicenter UnsustainedTachycardia Trial Investigators. Racial differences in outcome in the Multicenter Unsustained Tachycardia Trial (MUSTT): a comparison of whites versus blacks [J]. irculation, 2003, 108 : 67

112. Kostin S, Rieger M, Dammer S, et al. Gap junction remodeling and altered connexin43 expression in the failing human heart [J]. Mol Cell Biochem, 2003, 242 : 135

113. Chen PS, Wu TJ, Ting CT, et al. A tale of two fibrillations [J]. Circulation, 2003, 108 (19) : 2298

114. Folino AF, Bobbo F, Schiraldi C, et al. Ventricular arrhythmias and autonomic profile in patients with primary pulmonary hypertension [J]. Lung, 2003, 181 (6) : 321

115. Corenek B, Kudaiberdieva G, Birdane A, et al. Initiation of monomorphic ventricular tachycardia: electrophysiological, clinical features, and drug therapy in patients with implantable defibrillators [J]. J Electrocardiol, 2003, 36 (3) : 213

116. Rogers JM, Huang J, Melnick SB, et al. Sustained reentry in the left ventricle of fibrillating pig hearts [J]. Circulation research, 2003, 92 (5) : 539

117. Tada H, Naito S, Taniguchi K, et al. Concealed left anterior accessory pathways: two approaches for successful ablation [J]. J Cardiovasc Electrophysiol, 2003, 14 : 204

118. Valderrabano M, Chen PS, Lin SF. Spatial distribution of phase singularities in ventricular fibrillation [J]. Circulation, 2003, 108 (3) : 354

119. Nakazawa K, Sakurai T, Takagi A, et al. Autonomic imbalance as a property of symptomatic Brugada syndrome [J] Circ J, 2003, 67 (6) : 511

120. Behling A, Moraes RS, Rohde LE, et al. Cholinergic stimulation with pyridostigmine reduces ventricular arrhythmia and enhances heart rate variability in heart failure ［J］. Am Heart J, 2003, 146（3）：494

121. Terai H, Shimizu M, Ino H, et al. Cardiac sympathetic nerve activity in patients with hypertrophic cardiomyopathy with malignant ventricular tachyarrhythmias ［J］. J Nucl Cardiol, 2003, 10（3）：304

122. Schweikert RA, Saliba WI, Tomassoni G, et al. Percutaneous pericardial instrumentation for endo-epicardial mapping of previously failed ablations ［J］. Circulation, 2003, 108：1329

123. Arora R, Ferrick KJ, Nakata T, et al. I-123 MIBG imaging and heart rate variability analysis to predict the need for an implantable cardioverter defibrillator ［J］. J Nucl Cardiol, 2003, 10（2）：121

124. Liu YB, Wu CC, Lu LS, et al. Sympathetic nerve sprouting, electrical remodeling, and increased vuinerability to ventricular fibrillation in hypercholesterolemic rabbits ［J］. Circ Res, 2003, 92（10）：145

125. Li Y, Lu ZY, Xiao JM, et al. Effect of imidapril on heterogeneity of delayed rectifying K$^+$ current in rabbit left ventricular hypertrophic myocytes. Acta pharmacol sin. 2003；24：681-686.

126. Zhou SG, Chen L, Miyanchi Y, et al. Mechanisms of cardiac nerve sprouting after myocardial infarction in dogs. Cir Res. 2004；95：76.

127. DunW, Baba S, Yagi T, et al. Dynamic remodeling of K$^+$ and Ca^{2+} current in cells that survived in the epicardial border zone of canine healed infracted heart, Am J Physiol Heart Circ Physiol. 2004；287：H1046-H1054.

128. Yen GX, Joshi A, Guo D, et al. Phase 2 reentry as a trigger to initiate ventricular fibrillation during early acute yocardial ischemia. Circulation. 2004, 110：1036.

129. Zhou SG, Chen L, Miyanchi Y, et al. Mechanisms of cardiac nerve sprouting after myocardial infarction in dogs. Cir Res. 2004；95：76.

130. Kleber AG. RudyY. Basic Meehanisms of cardiac impulse propagation and associated arrhythmias. Physiol Rev. 2004；84：431-488.

131. Van Rijen HV, van Veen TA, Gros D, et al. Connexins and cardiac arrhythmias, Adv Cardiol, 2006；42：150-156.

132. Cascio WE, Yang H, et al. Ischemia-induced arrhythmia：the role of connexins, gap junctions, and attendant changes in impulse propagation. J Electrocardiol. 2005, 38：55-59.

133. de Groot JR, Coronel R. Acute ischemia-induced gap junctional uncoupling and arrhythmogenesis. Cardiovasc Res. 2004；62：323-334.

134. Cascio WE, Yang H, et al. Ischemia-induced arrhythmia：the role of connexins, gap junctions, and attendant changes in impulse propagation. J Electrocardiol. 2005, 38：55-59.

135. de Groot JR, Coronel R. Acute ischemia-induced gap junctional uncoupling and arrhythmogenesis. Cardiovasc Res. 2004, 62：323-334.

136. Kleber AG. RudyY. Basic Meehanisms of cardiac impulse propagation and associated arrhythmias. Physiol Rev. 2004；84：431-488.

137. Swissa M, Zhou S, Gonzalez-Gomez I, et al. Long-term subthreshold electrical stimulation of the left stellate ganglion and a canine model of sudden cardiac death ［J］. J Am Coll Cardiol, 2004, 43：858

138. Kop WJ, Krantz DS, Nearing BD, et al. Effects of acute mental stress and exercise on T-wave alternans in patients with implantable cardioverter defibrillators and controls ［J］. Circulation, 2004, 109（15）：1864

139. Tada H, Naito S, Ito S, et al. Significance of two potentials for predicting successful catheter ablation from the left sinus of Valsalva for left ventricular epicardial tachycardia ［J］. PACE, 2004, 27：1053

140. James TN. Combinatorial roles of the human intertruncal plexus in mediating both afferent and efferent autonomic neural traffic and in producing a cardiaogenic hypertensive chemoreflex ［J］. Progress in Cardiovascular Diseases, 2004, 46（6）：539

141. Chow AW, Segal OR, Davies DW, et al. Mechanism of pacing-induced ventricular fibrillation in the infarcted human heart ［J］. Circulation, 2004, 110：1725

142. Marrouche NF, Verma A, Wazni O, et al. Mode of initiation and ablation of ventricular fibrillation storms in patients with ischemic. cardiomyopathy ［J］. J Am Coll Cardiol, 2004, 43：1715

143. Omichi C, Lamp ST, Lin SF, et al. Intracellular Ca dynamics in ventricular fibrillation [J]. Am J Physiol, 2004, 286 (5)：H1 836

144. Xie F, Qu Z, Yang J, et al. A simulation study of the effects of cardiac anatomy in ventricular fibrillation [J]. The Journal of clinical investigation, 2004, 113 (5)：686

145. Zhou S, Chen LS, Miyauchi. Y, et al. Mechanisms of cardiac nerve sprouting after myocardial infarction in dogs [J]. Circ Res, 2004, 95

146. Butera G, Bonnet D, Sidi D, et al. Patients operated for tetralogy of fallot and with non-sustained ventricular tachycardia have reduced heart rate variability [J]. Herz, 2004, 29 (3)：304

147. Boyden PA, Dun W, Barbhaiya C, et al. 2APB-and JTV519 (K201) -sensitive micro Ca^{2+} waves in arrhythmogenic Purkinje cells that survive in infracted canine heart. Heart Rhythm. 2004; 1：218-226.

148. Wasson S, Reddy HK, Dohrmann ML. Current perspectives of electrical remodeling and its therapeutic implication. J Cardiovasc Pharmacol Ther. 2004, 9：129-144.

149. Francis J, Watanabe MA, Schmidt G. Heart rate turbulence：a new predictor for risk of sudden cardiac death Ann Non-invasive Electrocardiol, 2005, 10：102-109.

150. Sosa E, Scanavacca M. Epicardial mapping and ablation techniques to control ventricular tachycardia. Journal of Cardiovascular Electrophysiology, 2005, 16：449-452.

151. Stengl M, Ramakers C, Donker DW, et al. Temporal patterns of electrical remodeling in canine ventricular hypertrophy：focus on Iks downregulation and blunted beta-adrenergic activation. Cardiovasc Res. 2006; 72：90-100.

152. Darbar D, Roden DM. Future of antiarrhythmic drugs. Current opinion in Cardiology. 2006; 21：361-367.

153. Saint DA. The role of the persistent Na^+ current during cardiac ischemia and hypoxia. J Cardiovasc Electrophysiol. 2006; 17 (Suppll)：s96-s103.

154. Duffy HS, Fort AG, Spray DC. Cardiac connexms genes to nexus. Adv Cardiol. 2006; 42：1-17.

155. Van Rijen HV, van Veen TA, Gros D, et al. Connexins and cardiac arrhythmias. Adv Cardiol. 2006; 42：150-156.

156. Oikonomidis DL, Baltogiannis GG, et al. Do endothelin receptor antagonists have an antiarrhythmic potential during acute myocardial infarction? Evidence from experimental studies. J Interv Card Electrophysion. 2010; 28：157.

157. Milberg P, Pott C, et al. Heart hypertrophy and heart failure-experimental findings for arrhythmogenesis. Dtsch Med Wochenschr. 2008; 133 (Suppl) 8：S285-289.

158. Bogun F, Crawford T, et al. Relationship of frequent postinfarction premature ventricular complexes to the reentry circuit of scar-related ventricular tachycardia. Heart Ryhthm, 2008, 5：367-374.

159. Grassi G, Seravalle G, DellOro R, et al. Sympathetic and baroreflex function in hypertensive or heart failure patients with ventricular arrhythmias [J]. J Hypertens, 2004, 22 (9)：1747

160. Wu TJ, Lin SF, Baher A, et al. Mother rotors and the mechanisms of D600-induced type 2 ventricular fibrillation [J]. Circulation, 2004, 110 (15)：2110

161. Weiss JN, Qu Z, Chen PS, et al. The dynamics of cardiac fibrilla tion [J]. Circulation, 2005, 112 (8)：1232

162. Zimmermann M. Sympathovagal balance prior to onset of repetitive monomorphic idiopathic ventricular tachycardia [J]. PACE, 2005, 28 (Suppl 1)：S163

163. Rubart M, Zipes DP. Mechanisms of sudden cardiac death [J]. The Journal of clinical investigation, 2005, 115 (9)：2305

164. d'Avila A, Thiagalingam A, Holmvang G, et al. what is the most appropriate energy source for aortic cusp ablation? A comparison of standard RF, cooled-tip RF and cryothermal ablation [J]. J Interv Card Electrophysiol, 2006, 16：31

165. Collins HL, Rodenbaugh DW, DiCarlo SE. Spinal cord injury alters cardiac electrophysiology and increases the susceptibility to venthcular arrhythmias [J]. Prog Brain Res, 2006, 152：275

166. Pitt B, Gheorghiade M, Zannad F, et al. Evalua tion of eplerenone in the subgroup of EPHESUS patients with baseline left ventricular ejection fraction<or=30% [J]. Eur J Heart Fail, 2006, 8 (3)：295

167. Matthew WK, Gregory PW, James DG, et al. Lifetimes of epicardial rotors in panoramic optical maps of fibrillating swine ventricles [J]. Am J Physiol Heart Circ Physiol, 2006, 291：1935

168. Mlcochova H, Saliba WI, Burkhardt DJ, et al. Catheter ablation of ventricular fibrillation storm in patients with infiltrative amyloidosis of the heart [J], J Cardiovasc Electrophysiol, 2006, 17 (4) : 426

169. Ouyang F, Ma J, Ho SY, et al. Focal atrial tachycardia originating from the non-coronary aortic sinus: Electrophysiological characteristics and catheter ablation [J]. J Am Coll Cardiol, 2006, 48 : 122

170. Qu Z. Critical mass hypothesis revisited: role of dynamical wave stability in spontaneous termination of cardiac fibrillation [J]. Am J Physiol, 2006, 290 (1) : H255

171. Billman GE. Heart rate response to onset of exercise: evidence for enhanced cardiac sympathetic activity in animals susceptible to ventricular fibrillation [J]. Am J Physiol Heart Circ Physiol, 2006, 291 (1) : H429

172. Pizzuto MF, Valverde AM, Heavey BM, et al. Brief sympathetic activation precedes the development of ventricular tachycardia and ventricular fibrillation in hibernating myocardium [J]. J Electrocardiol, 2006, 39 (4 Suppl) : S140

173. Paul M, Schäfers M, Grude M, et al. Idiopathic left ventricular aneurysm and sudden cardiac death in young adults [J]. Europace, 2006, 8 (8) : 607

174. Nash MP, Mousad A, Clayton RH, et al. Evidence for multiple mechanisms in human ventricular fibrillation [J]. Circulation, 2006, 114 (6) : 536

175. Shusterman V, Goldberg A, London B. Upsurge in T-wave alternans and nonalternating repolarization instability precedes spontaneous initiation of ventricular tachyarrhythmias in humans [J]. Circulation, 2006, 113 (25) : 2880

176. Zhou J, Scherlag BJ, Yamanashi W, et al. Experimental model simulating right ventricular outflow tract tachycardia: a novel technique to initiate RVOT-VT [J]. JCE, 2006, 17 : 771

177. Martyn PN, Ayman M, Richard HC, et al. Evidence for multiple mechanisms in human ventricular fibrillation [J]. Circulation, 2006, 114 : 536

178. Paul M, Schäfers M, Kies P, et al. Impact of sympathetic innervation on recurrent life-threatening arrhythmias in the follow-up of patients with idiopathic ventricular fibrillation [J]. Eur J Nucl Med Mol Imaging, 2006, 33 (8) : 866

179. Ikeda T, Abe A, Yusu S, et al. The full stomach test as a novel diagnostic technique for identifying patients at risk of Brugada syndrome [J]. J Cardiovasc Electrophysiol, 2006, 17 (6) : 602

180. Billman GE. Heart rate response to onset of exercise: evidence for enhanced cardiac sympathetic activity in animals susceptible to ventricular fibrillation [J]. Am J Physiol Heart Circ Physiol, 2006, 291 (1) : H429

181. Huang H, Wang X, Ouyang F, et al. Catheter ablation of anteroseptal accessory pathway in the non-coronary aortic sinus [J]. Europace, 2006, 8 : 1041

182. Oh YS, Jong AY, Kim DT, et al. Spatial distribution of nerve sprouting after myocardial infarction in mice [J]. Heart Rhythm, 2006, 3 (6) : 728

183. Billman. GE, Kukielka M. Effect of endurance exercise training on heart rate onset and heart rate recovery responses to submaximal exercise in animals susceptible to ventricular fibrillation [J]. J Appl Physiol, 2007, 102 (1) : 231

184. Jardine DL, Charles CJ, Frampton CM, et al. Cardiac sympathetic nerve activity and ventricular fibrillation during acute myocardial infarction in a conscious sheep model [J]. Am J Physiol Heart Circ Physiol, 2007, 293 (1) : H433

185. Jiang H, Lu Z, Yu Y, et al. Relationship between sympathetic nerve sprouting and repolarization dispersion at peri-infarct zone after myocardial infarction [J], Auton Neurosci, 2007, 134 (1-2) : 18

186. Ziegelstein RC. Acute emotional stress and cardiac arrhythmias [J], JAMA, 2007, 298 (3) : 324

187. Balcioğlu S, Arslan U, Türkoğlu S, et al. Heart rate variability and heart rate turbulence in patients with type 2 diabetes mellitus with versus without cardiac autonomic neuropathy [J]. Am J Cardiol, 2007, 100 (5) : 890

188. Hasdemir C, Aktas S, Govsa F, et al. Demonstration of ventricular myocardial extensions into the pulmonary artery and aorta beyon d the ventriculo-arterial junction [J]. PACE, 2007, 30 : 534189. Guy S, Bum-Rak C. Imaging ventricular fibrillation [J]. J Electrocardiol, 2007, 40 : 56

190. Baher A, Qu Z, Hayatdavoudi A, et al. Short-term cardiac memory and mother rotor fibrillation [J]. Am J physiol, 2007, 292 (1) : H180

191. Gami AS, Venkatachalam KL, Friedman PA, et al. Successful ablation of atrial tachycardia in the right coronary cusp of the aortic valve in a patient with atrial fibrillation: what is the substrate [J] ? J Cardiovasc Electrophysiol, 2007, 18 : 1

192. Tabereaux PB, Walcott GP, Rogers JM, et al. Activation patterns of Purkinje fibers during long-duration ventricular fibrillation in an isolated canine heart model [J]. Circulation, 2007, 116 (10) : 1113

193. Pierre B, Babuty D, Poret P, et al. Abnormal nocturnal heart rate variability and QT dynamics in patients with Brugada syndrome [J]. PACE, 2007, 30 (Suppl 1) : S188

194. Lee TM, Lin MS, Chang NC. Effect of pravastatin on sympathetic reinnervation in postinfarcted rats [J]. Am J Physiol Heart Circ Physiol, 2007, 293 (6) : H3 617

195. Vajda S, Baczkó I, Leprán I. Selective cardiac plasma-membrane K (ATP) channel inhibition is defibrillatory and improves survival during acute myocardial ischemia and reperfusion [J]. Eur J Pharmacol, 2007, 577 (1-3) : 115

196. Smith AH, Norris KJ, Roden DM, et al. Autonomic tone attenuates drug-induced QT prolongation [J]. J Cardiovasc Electrophysiol, 2007, 18 (9) : 960

197. Bjelakovic B, Vukomanovic G, Vukomanovic V, et al. Heart rate variability in children with idiopathic ventricular tachycardia [J]. Clin Auton Res, 2007, 17 (3) : 153

198. Nazar L, Ruey JS, Chun-Li W, et al. Myocardial ischemia and ventricular fibrillation: pathophysiology and clinical implications [J]. Int J Cardiol, 2007. 119 : 283

199. Baszko A, Krzyzanowski K, Zinka E, et al. Atrial tachycardia ablated from the non-coronary aortic cusp [J]. Kardiol Pol, 2007, 65 : 209

200. Ogawa M, Zhou S, Tan AY, et al. Left stellate ganglion and vagal nerve activity and cardiac arrhythmias in ambulatory dogs with pacing-induced congestive heart failure [J]. J Am Coll Cardiol, 2007, 50 (4) : 335

201. Passariello G, Peluso A, Moniello G, et al. Effect of autonomic nervous system dysfunction on sudden death in ischemic patients with anginal syndrome died during electrocardiographic monitoring in Intensive Care Unit [J]. Minerva Anestesiol, 2007, 73 (4) : 207

202. Zhong JH, Chen XP, Zeng CF, et al. Effect of benazepril on heart rate turbulence in patients with dilated cardiomyoipathy [J]. Clin Exp Pharmacol Physiol, 2007, 34 (7) : 612

203. Wilhelm R, Thorsten L, Philipp S, et al. Engraftment of connexin 43-expressing cells prevents post-infarct arrhythmia [J]. Nature, 2007; 450 (6) : 819

204. Niwa K, Tateno S, Akagi T, et al. Arrhythmia and reduced heart rate variability during pregnancy in women with congenital heart disease and previous reparative surgery [J]. Int J Cardiol, 2007, 122 (2) : 143

205. Ziegelstein RC. Acute emotional stress and cardiac arrhythmias [J]. JAMA, 2007, 298 (3) : 324

206. Masse S, Downar E, Chauhan V, et al. Ventricular fibrillation in myopathic human hearts: mechanistic insights from in vivo global endocardial and epicardial mapping [J]. Am J Physiol, 2007, 292 (6) : H2 589

207. Akashi YJ, Barbaro G, Sakurai T, et al. Cardiac autonomic imbalance in patients with reversible ventricular dysfunction takotsubo cardiomyopathy [J]. QJM, 2007: 100 (6) : 335

208. Chen LS, Zhou S, Fishbein MC, et al. New perspectives on the role of autonomic nervous system in the genesis of arrhythmias [J]. Cardiovasc Electrophysiol, 2007, 18 (1) : 123

209. Shalaby AA, El-Saed A, Nemec J, et al. Exacerbation of electrical storm subsequent to implantation of a right vagal stimulator [J]. Clin Auton Res, 2007, 17 (6) : 385

210. Raatikainen MJ, Huikuri HV. Successful catheter ablation of focal atrial tachycardia from the non-coronary aortic cusp [J] Europace, 2007, 9 : 216

211. Yamada T, Murakami Y, Yoshida N, et al. Preferential conduction across the ventricular outflow septum in ventricular arrhythmias originating from the aortic sinus cusp [J]. J Am Coll Cardiol, 2007, 50 : 884

212. Robert JG, Jorge Y, Frederick AS, et al. Thirty-year trends (1975-2005) in the magnitude, patient characteristics, and hospital outcomes of patients with acute myocardial infarction complicated by ventricular fibrillation [J]. Am J Cardiol, 2008, 102 : 1595

213. Zipes DP. Heart-brain interactions in cardiac arrhythmias: role of the autonomic nervous system [J]. Cleve Clin J Med, 2008, 75 Suppl 2 : S94

214. Carlos LD, Patrick IM, Monica K, et al. Electrotonic remodeling following myocardial infarction in dogs susceptible and

resistant to sudden cardiac death ［J］. J Appl Physiol, 2008, 104：386

215. Schwartz PJ, De Ferrari GM, Sanzo A, et al. Long term vagal stimulation in patients with advanced heart failure：first experience in man ［J］. Eur J Heart Fail, 2008, 10（9）：884

216. Anna RM, Marcus LK, Niels FO, et al. Dynamic mechanism for initiation of ventricular fibrillation in vivo ［J］. Circulation, 2008, 118：1 123

217. Das S, Neuzil P, Albert CM, et al. Catheter ablation of peri-AV nodal atrial tachycardia from the noncoronary cusp of the aortic valve ［J］. J Cardiovasc Electrophysiol, 2008, 19：231

218. Yamada T, McElderry HT, Doppalapudi H, et al. Ventricular tachycardia with a myocardial fiber traveling from the origin in the right aortic sinus cusp to the epicardial breakout site of the right ventricular outflow tract ［J］. Europace, 2008, 10：469

219. Sridhar A, Nishijima Y, Terentyev D, et al. Repolarization abnormalities and afterdepolarizations in a canine model of sudden cardiac death ［J］. Am J Physiol Regul Integr Comp Physiol, 2008, 295（5）：R1 463

220. Yamada T, Yoshida N, Murakami Y, et al. Electrocardiographic characteristics of ventricular arrhythmias originating from the junction of the left and right coronary sinuses of Valsalva in the aorta：the activation pattern as a rationale for the electrocardiographic characteristics ［J］. Heart Rhythm, 2008, 5：184

221. Del Rio CL, Mc Connell PI, et al. Electrotonic remodeling following myocardial infarction in dogs susceptible and resistant to sudden cardiac death. J Appl Physiol, 2008, 104：386-393.

222. Bogun F, Crawford T, et al. Relationship of frequent postinfarction premature ventricular complexes to the reentry circuit of scar-related ventricular tachycardia. Heart Ryhthm, 2008, 5：367-374.

223. Kiss TP. Persistent Na-channels：origin and function. Acta Biol Hung, 2008, 59 suppl：1-12.

224. Roden DM, Kannankeril PJ, et al. Arrhythmia pharmacogenomics：methodological considerations. Curr Pharm Des, 2009, 15：3734-3741.

225. Wassertrom JA, Sharma R, Otoole MJ, et al. Ranolazine antagonizes the effects of increased late sodium current on intracellular calcium cycling in rat isolated intact heart. J Pharmacolc Exp Ther, 2009, 331：382-391.

226. Wen H, Jiang H, Lu Z, et al. Carvedilol ameliorates the decrease in connexin 43 and ventricular fibrillation threshold in rats with myocardial infarction. Tohoku J Exp Med, 2009, 218：121-127.

227. Ji S, Gupta N, Weiss JN. The heart and its nerves：a nervous bond. Heart Rhythm, 2010, 7：504-505.

228. Kallergis EM, Vardas PE. Primary Prevention of Sudden Cardiac Death：Apart From the Defibrillator, What is important in Patients with myocardial infarction or hear failure? Hellenic J Cardiol, 2007, 48：89.

229. Duffy HS, Fort AG, Spray DC. Cardiac connexius genes to nexus. Adv Cardiol, 2006, 42：1-17.

230. Zipes DP, Camm AJ, Borggrefe M, et al. ACC/AHA/ESC2006Guidelines for Management of Patients With Ventricular Arrhythmias and the Prevention of Sudden Cardiac Death：a report of the American College of Cardiology/American Heart Association Task Force and the European Society of Cardiology Committee for Practice Guidelines（writing committee to develop Guidelines for Management of Patients With Ventricular Arrhythmias and the Prevention of Sudden Cardiac Death）：developed in collaboration with the European Heart Rhythm Association and the Heart Rhythm Society ［J］. Circulation, 2006, 114（10）：e385-484.

231. Huang DT, Sesselberg HW, Mcnitt S, et al Improved survival associated with prophylactic implantable defibrillators in elderly patients with prior myocardial infarction and depressed ventricular function：a MADIT-Ⅱ substudy ［J］. J Cardiovasc Electrophysiol, 2007, 18（8）：833-838

232. Piccini JP, Berger JS, Brown DL. Early sustained ventricular arrhythmias complicating acute myocardial infarction ［J］. Am J Med, 2008, 121（9）：797-804.

233. Avezum A, Piegas LS, Goldberg RJ, et al. Magnitude and prognosis associated with ventricular arrhythmias in patients hospitalized with acute coronary syndromes（from the GRACE Registry）［J］. Am J Cardiol, 2008, 102（12）：1577-1582.

234. Carbucicchio C, Santamaria M, Trevisi N, et al. Catheter ablation for the treatment of electrical storm in patients with implantable cardioverter-defibrillators：short-and long-term outcomes in a prospective single-center study ［J］. Circulation,

2008, 117 (4)：456-457.

235. Jiang H, Hu X, Lu Z, et al. Effects of sympathetic nerve stimulation on ischemia-induced ventricular arrhythmias by modulating connexin43 in rats [J]. Arch Med Res, 2008, 39 (7)：647-654.

236. Aliot EM, Stevenson WG, Almendral-Garrote JM, et al. EHRA/HRS Expert Consensus on Catheter Ablation of Ventricular Arrhythmias：developed in a partnership with the European Heart Rhythm Association (EHRA), a Registered Branch of the European Society of Cardiology (ESC), and the Heart Rhythm Society (HRS)；in collaboration with. the American College of Cardiology (ACC) and the American Heart Association (AHA) [J]. Heart Rhythm, 2009, 6 (6)：886-993.

237. Billman, GE Cardiac autonomic neural remodeling and susceptibility to sudden cardiac death：effect of endurance exercise training [J]. Am J Physiol Heart Circ Physiol, 2009, 297 (4)：H1193-2009.

238. Vedre A, Gurm HS, Froehlich JB, et al. Impact of prior statin therapy on arrhythmic events in patients with acute coronary syndromes (from the Global Registry of Acute Coronary Events [GRACE]) [J]. Am J Cardiol, 2009, 104 (12)：1613-1617.

239. Buxton AE. Risk stratification for sudden death in patients with coronary artery disease [J]. Heart Rhythm, 2009, 6 (6)：836-847.

240. Wright RS, Anderson JL, Adams CD, et al. 2011 ACCF/AHA focused update incorporated into the ACC/AHA 2007 Guidelines for the Management of Patients with Unstable Angina/Non-ST-Elevation Myocardial Infarction：a report of the American College of Cardiology Foundation/American Heart Association Task Force on Practice Guidelines developed in collaboration with the American Academy of Family Physicians, Society for Cardiovascular Angiography and Interventions, and the Society of Thoracic Surgeons [J]. J Am Cbn Cardiol, 2011, 57 (19)：e215-367.

241. Newby KH, Thompson T, Stebbins A, et al. Sustained ventricular arrhythmias in patients receiving thrombolytic therapy：incidence and outcomes. The GUSTO Investigators [J]. Circulation, 1998, 98 (23)：2567-2573.

242. Piccini JP, White JA, Mehta RH, et al. Sustained Ventricular Tachycardia and Ventricular Fibrillation Complicating Non-ST-Segment-Elevation Acute Coronary Syndromes [J]. Circulation, 2012, 126 (1)：41-49.

243. Deo R, Albert CM. Epidemiology and genetics of sudden cardiac death [J]. Circulation, 2012, 125 (4)：620-637.

244. Myerburg RJ, Junttila MJ. Sudden cardiac death caused by coronary heart disease [J]. Circulation, 2012, 125 (8) 1043-1052

245. Kurl S, Makikallio TH, Rautaharju P, et al. Duration of QRS Complex in Resting Electrocardiogram Is a Predictor of Sudden Cardiac Death in Men [J]. Circulation, 2012, 125 (21)：2588-2594.

246. Frenneaux MP, Counihan PJ, Caforio P, et al. Abnormal blood pressure response during exercise in hypertrophic cardiomyopathy. Circulation, 1990, 82：1995-2002.

247. Vracko R, Thorning D, Frederickson RG. Fate of nerve fibers in necrotic, healing, and healed rat myocardium [J]. Lab Invest, 1990, 63 (4)：490

248. Keogh AM, Baron DW, Hickie JB. Prognostic guides in patients with idiopathic or ischemic dilated cardiomyopathy assessed for cardiac transplantation [J]. Am J Cardiol, 1990, 65：903

249. Goldberg RJ, Seeley D, Becker RC, et al. Impact of atrial fibrillation on the in-hospital and long-term survival of patients with acute myocardial infarction：a community-wide perspective [J]. Am Heart J, 1990, 119：996

250. Robinson K, Frenneaux MP, Stockins B, et al. Atrial fibrillation in hypertrophic cardiomyopathy longitudinal study. JACC, 1990, 15：1279-1285.

251. Perlman RL, Miller JM, Kindwall KE, et al. Abnormal epicardial and endocardial electrograms in patients with idiopathic dilated cardiomyopathy：Relationship to arrhythmmias [J]. Circulation, 1990, 82：1

252. Brune S, Gonska BD, Fleischmann C, et al. Prevalence of late ventricular potentials in hypertensive patients. J Cardiovasc Pharmacol, 1991, 17：S146-S147.

253. Wioson JS, Podrid PJ. Side effects from amiodarone. Am Heart J, 1991, 121：158.

254. Stroke Prevention in Atrial Fibrillation Study. Final results [J]. Circulation, 1991, 84 (2)：527

255. DEFIBRILAT Study Group. Actuarial risk of sudden death while awaiting cardiac transplantation in patients with athero-

sclerotic heart disease [J]. Am J Cardiol, 1991, 68 (5): 545

256. Naccarelli GC ed. Cardiac Arrhythmia: a practical approach [M]. NY: Futura Publishing Co., 1991: 397-412

257. Sugrue DD, Rodeheffer RJ, Codd MB, et al. The clinical course of idiopathic dilated cardiomyopathy, A population-based study [J]. Ann Intern Med, 1992, 117: 117

258. Fananapazir L, Chang AC, Epstein SE, et al. Prognostic determinants in hypertrophic cardiomyopathy: prospective evaluation of a therapeutic strategy based on clinical, holter, hemodynamic, and electrophysiological findings. Circulation, 1992, 86: 730-740.

259. Saumarez RC, Camm AJ, Panagos A, et al. Ventricular fibrillation in hypertrophic cardiomyopathy is associated with increased fractionation of paced right ventricular electrograms. Curculation, 1992, 86: 467-474.

260. Behar S, Tanne D, Zion M, et al. for the Secondary Prevention Reinfarction Israeli Nifedipine Trial (SPRINT) Study Group. Incidence and prognostic significance of chronic atrial fibrillation among 5, 839 consecutive patients with acute myocardial infarction [J] Am J Cardiol, 1992, 70: 816

261. Rechavia E, Strasberg B, Mager A, et al. The incidence of atrial arrhythmias during inferior wall myocardial infarction with and without right ventricular involvement [J]. Am Heart J, 1992, 124: 387

262. DeMaria R, Gavazzi A, Caroli A, et al. Ventricular arrhythmias in dilated cardiomyopathy as an independent prognostic hallmark [J]. Am J Cardiol, 1992, 69: 1451

263. Packer M. Lack of relation between ventricular arrhythmias and sudden death in patients with chronic heart failure. Circulation. 1992. 85: 150-156.

264. Pogwizd SM, Hoyt RH, Saffitz JE, et al. Reentrant and focal mechanisms underlying ventricular tachycardia in the human heart. Circulation, 1992, 86: 1872-1887.

265. Flaker GC, Blackshear JL, Mcbride R, et al. Antiarrthmic drug therapy and cardiac mortality in atrial fibrillation. J Am Coll Cardiol, 1992, 20: 527-532.

266. Blanck Z, Dhala A, Dehpande S, et al. Bundle Branch reentrant ventricular tachycardia: cumulative experience in 45 patients [J]. J Cardiovasc Electrophysiol, 1993, 4: 253

267. Teo KK, Yusuf S, Furberg CD. Effects of prophylactic antiarrhythmic drug therapy in acute myocardial infarction. An overview of results from randomized controlled trials [J]. JAMA, 1993, 270 (13): 1589

268. de Bakker JM, van. Capelle FJ, Janse MJ, et al. Slow conduction in the infarcted human heart. 'Zigzag' course of activation. Circulation, 1993, 88: 915-926.

269. Middlekauf HR, Stevenson WG, Stevenson LW, et al. Syncope in advanced heart failure: high risk of sudden death regardless of origin of syncope [J]. J Am Coll Cardiol, 1993, 21: 110

270. Turitto G, Ahuja RK, Caref EB, et al. Risk stratification for arrhythmic events in patients with nonischemic dilated cardiomyopathy and nonsustained ventricular tachycardia: role of programmed ventricular stimulation and the signal-averaged electrocardiogram. J Am Coll Cardiol, 1994, 24: 1523-1528

271. Szabo BM, van Veldhuisen DJ, Crijns HJ, et al. Value of ambula- tory electrocardiographic monitoring to identify increased risk of sudden death in patients with left ventricular dysfunction and heart failure [J]. Eur Heart J, 1994, 15: 928

272. Dec GW, Fuster V. Idiopathic dilated cardiomyopathy [J]. N Engl J Med, 1994, 331 (23): 1564

273. Spirito P, Rapezzi C, Autore C, et al. Prognosis of asymptomatic patients with hypertrophic cardiomyopathy and nonsustained ventricular tachycardia. Circulation, 1994, 90: 2743-2747.

274. Di LA, Secoli G, Perkan A, et al. Changing mortality in dilated cardiomyopathy. The Heart Muscle Disease Study Group [J]. Br Heart J, 1994, 72: S46

275. Kim SG, Ling J, Fisher JD, et al. Comparison and frequency of ventricular arrhythmias after defibrillator implantation by thoracotomy versus non-thoracotomy approaches [J]. Am J Cardiol, 1994, 74: 1245

276. McKenna WJ, Thiene G, Nava A, et al. Diagnosis of arrhythmogenic right ventricular dysplasia/cardiomyopathy. Task Force of the Working Group Myocardial and Pericardial Disease of the European Soceity of Cardiology and of the Scientific Council on Tardiomyopathies of the International Society and Federation of Cardiology [J]. Br Heart J, 1994, 71: 215

277. O'Rourke B, Ramza BM, Marban E. Oscillations of membrane current and excitability driven by metabolic oscillations in heart cells [J]. Science, 1994, 265 (5174): 962

278. Spirito P, Bellone P. Natural history of hypertrophic cardiomyopathy [J]. Br Heart J, 1994, 72: S10

279. Nishimura RA, Hayes DL, Holmes DR, et al. Mechanism of hemodynamic improvement by dual-chamber pacing for severe left ventricular dysfunction: an acute Doppler and catheterization hemodynamic study. J Am Coll Cardiol, 1995,

280. Nori SL, Gaudino M, Alessandrini F, et al. Immunohistochemical evidence for sympathetic denervation and reinnervation after necrotic injury in rat myocardium [J], Cell Mol Biol (Noisy-le-grand), 1995, 41 (6): 799

281. Scheiman MM, Levine JH, Cannom DS, et al. Dose-Ranging study of intravenous amiodarone in patients with life-threatening ventricular tachyarrhythmias. Circulation, 1995, 92: 3264-3272.

282. Richardson P, M cKenna W, Bristow M, et al. Report of the 1995 WHO/International Society and Federation of Cardiology Task Force on the definition and classification of cardiomyopathies [J]. Circulation, 1996, 93: 841

283. Kowey PR, Vanderlugt J, Luderer JR. Safety and risk/benefit of ibutilide for acute conversion of atrial fibrillation/flutter [J]. Am J Cardiaol, 1996, 78: 46

284. Qin D, Zhang ZH, Caref EB, et al. Cellular and ionic basis of arrhythmias in postinfarction remodeled ventricular myocardium [J]. Circ Res, 1996, 79 (3): 461

285. Buxton AE, Lee KL, DiCarlo L, et al. Nonsustained ventricular tachycardia in coronary artery disease: relation to inducible sustained ventricular tachycardia. MUSTT Investigators. Ann Intern Med, 1996, 125: 35-39.

286. Newby KH, Pisano E, Krucoff MW, et al. Incidence and clinical relevance of the occurrence of bundle-branch block in patients treated with thrombolytic therapy [J]. Circulation, 1996, 94: 2 424

287. de Bakker JM, van Capelle FJ, Janse MJ, et al. Fractionated electrograms in dilated cardiomyopathy: origin and relation to abnormal conduction. J Am Coll Cardiol, 1996, 27: 1071-1078.

288. Richardson CP, Mckenna RM Bristow CM, et al. Report of the 1995 world Health Organiztion/International Society and Federation of Cardiology Task Force on the definition and classification of cardicmyopathies. Circulation 1996; 93 (5): 841-842.

289. Massie BM, Fisher SG, Ragford M, et al. Effect of amiodarone on clinical status and left ventricular function in patients with congestive heart, failure [J], Circulation, 1996, 93 (12): 2128

290. Wiesfeld ACP, Crijns HJGM, Tuininga YS, et al. Beta adrenergic blockade in the treatment of sustained ventricular tachycardia or ventricular fibrillation [J]. PACE, 1996, 19: 1 026.

291. Grimm W, Hoffmann J, Knop U, et al. Value of time-and frequency-domain analysis of signal-averaged electrocardiography for arrhythmia risk prediction in idiopathic dilated cardiomyopathy. PACE, 1996, 19: 1923-1927.

292. Moss AJ, Hall WJ, Cannom DS. Improved survival with an implanted defibrillator in patients with coronary disease at high risk for ventricular arrhythmia. Multicenter Automatic Defibrillator Implantation Trial Investigators. N Engl J Med, 1996, 335: 1933-1940.

293. Gottdiener JS, Reda DJ, Massie BM, et al. Effect of single-drug therapy on reduction of left ventricular mass in mild to moderate hypertension: comparison of six antihypertensive agents. The Veterans Affairs Cooperative Study Group on Antihypertensive Agents. Circulation, 1997, 95: 2007-2014.

294. Amiodarone Trials Meta-Analysis Investigators. Effect of prophylactic amiodarone on mortality after acute myocardial infarction. and in congestive heart failure: meta-analysis of individual data from 6500 patients in randomised trials [J]. Lancet, 1997, 350 (9089): 1417

295. Ellison KE, Stevenson WG, Couper GS, et al. Ablation of ventricular tachycardia due to a postinfarct ventricular septal defect: identification and transection of a broad reentry loop. J Cardiovasc Electrophysiol, 1997, 8: 1163-1166.

296. Link MS, Wang PJ, Haugh CJ, et al. Arrhythmogenic right ventricular dysplasia: clinical results with implantable cardioverter defibrillators [J]. J Interv Card Electrophysiol, 1997, 1: 41

297. Stevenson WG, Friedman PL, Sager PT, et al. Exploring postinfarction reentrant ventricular tachycardia with entrainment mapping. J Am Coll Cardiol, 1997, 29: 1180-1189.

298. Sadoul N, Prasad K, Elliott PM, et al. Prospective prognostic. assessment of blood pressure response during exercise in

patients with hypertrophic cardiomyopathy. Circulation, 1997, 96: 2987-2991.

299. Kappenberger L, Linde C, Daubert C, et al. Pacing in hypertrophic obstructive cardiomyopathy: a randomized crossover stuffy. PIC Study Group. Euro Heart J, 1997, 18: 1249-1256.

300. Spirito P, Seidman CE, McKenna WJ, et al. The management of hypertrophic cardiomyopathy. N Engl J Med, 1997, 336: 77 5-785.

301. Crenshaw BS, Ward SR, Granger CB, et al. Atrial fibrillation in the setting of acute. myocardial infarction: the GUSTO- I experience. Global Utilization of Streptokinase and TPA for Occluded Coronary Arteries [J]. J Am Coll Cardiol, 1997, 30: 406

302. Jovanovic A, Jovanovic S, Carrasco AJ, et al. Acquired resistance of a mammalian cell line to hypoxiareoxygenation through cotransfection of Kir6. 2 and SURl clones [J], Laboratory Investigation, 1998, 78 (9): 1101

303. Cecchi F, Olivotto I, Montereggi A, et al. Prognostic value of non-sustained ventricular tachycardia and the potential role of amiodarone treatment in hypertrophic cardiomyopathy: assessment, in an unselected non-referral based patient population. Heart, 1998, 79: 331-336.

304. McKenna WJ, Franklin RC, Ninoyannopoulos P, et al. Arrhythmia and prognosis in infants, children and adolescents with hypertrophic cardiomyopathy [J]. J Am Coll Cardiol, 1998, 11: 147

305. Maki S, Ikeda H, Muro A, et al. Predictors of sudden cardiac death in hypertrophic cardiomyopathy. Am J Cardiol, 1998, 82: 774-778.

306. Seggewiss H, Geichman U, Fabel L, et al. Percutaneous transluminal septal myocardial ablation in hypertrophic obstructive cardiomyopathy: acute results and 3 months followup in 25 patients. JACC, 1998, 31: 252-258.

307. Shimizu W, Antzelevitch C. Cellular basis for the ECG features of the LQT1 form of the long-QT syndrome: effects of beta-adrenergic agonists and antagonists and sodium channel blockers on transmural dispersion of repolarization and torsade de pointes [J]. Circulation, 1998, 98 (21): 2314

308. Gonzalez ER, Kannewurf BS, Ornato JP. Intravenous amiodarone for ventricular arrhythmias: overview and clinical use. Resuscitation, 1998, 39: 33-42.

309. Peinado R, Almendral JM, Rius T, et al. Randomized, prospective comparison of four burst pacing algorithms for spontaneous ventricular tachycardia [J]. Am J Cardiol, 1998, 82: 1 422

310. Gregoratos G, Cheitlin MD, Conill A, et al. ACC/AHA guidelines for implantation of cardiac pacemakers and antiarrhythmias devices: a report of the American College of Cardiology/American Heart Association Task Force on Practice Guidelines [J]. J Coll Cardiol, 1998, 31: 1175

311. Newby KH, Thompson T, Stebbins A, et al. Sustained ventricular arrhythmias in patients receiving thrombolytic therapy: incidence and outcomes. The GUSTO Investigators [J]. Circulation, 1998, 98: 2567

312. Levy S, Breithardt G, Campbell RW, et al. Atrial fibrillation: current knowledge and recommendations for management: Working Group on Arrhythmias of the European Society of Cardiology. Eur Heart J, 1998, 19: 1294 -1320.

313. Singh JP, Larson MG, Tsuji H, et al. Reduced heart rate variability and new-onset hypertension. Insights into pathogenesis of hypertension The Framingham Heart Study. Hypertension, 1998, 32: 293-297.

314. Grimm W, Hoffmann J, Menz V, et al. Programmed ventricular stimulation for arrhythmia risk prediction in patients with idiopathic dilated cardiomyopathy and nonsustained ventricular tachycardia. J Am Coll Cardiol, 1998, 32: 739-745.

315. Steven N, Singh MD, Susan G, et al. Prevalence and significance of nonsustained ventricular tachycardia in patients with premature ventricular contractions and heart failure treated with vasodilator therapy [J]. J Am Coll Cardiol, 1998, 32 (4): 942

316. Credner SC, Klingenheben T, Mauss O, et al. Electrical storm in patients with transvenous implantable cardioverter-defibrillators. Incidence, management and prognostic implications [J]. J Am Coll Cardiol, 1998, 32: 1909

317. Kulan K, Ural D, Komsuoglu B, et al. Significance of QTc prolongation on ventricular arrhythmias in patients with left ventricular hypertrophysecondary to essential hypertension. Int J Cardiol, 1998, 64: 179-184.

318. Boutitie F, Boissel JP, Lonnolly SJ, et al. Amiodarone interaction with beta-blockers: analysis of the merged EMIAT

(European Myocardial Infarct Amiodarone Trial) and CAMIAT (Canadian Amiodarone Myocardial Infarction Trial) databases. The EMIAT and CAMIAT Investigators. Circula- tion, 1999, 99 (17): 2268-2275.

319. Ogunyankir KO, Singh BIV. Mortality reduction by antiadrenergic modulation of arrhythmogenic substrate: Significance of combination Beta blockers and amiodarone [J]. Am J Cardiol, 1999, 84: 76R

320. Priori SG, Barhanin J, Hauer RNW, et al. Genetic and molecular basis of cardiac arrhythmias: impact on clinical management [J]. Eur Heart J, 1999, 20: 174

321. Effect of metoprolol CR/XL in chronic heart failure: metoprolol CR/XL randomised intervention trial in congestive heart failure (MERIT-HF). Lancet, 1999, 353: 2001-2007.

322. Burke AP, Robinson S, Radentz S, et al. Sudden death in right ventricular dysplasia with minimal gross abnormalities [J]. J Forensic Sci, 1999, 44: 438

323. Maron BJ, Nishimura RA, Mckenna WJ, et al. Assessment of permanent dual-chamber pacing as a treatment for drug-refractory symptomatic patients with obstructive hypertrophic cardiomyopathy: a randomized, double-blinded, crossover study (M-PATHY). Circulation, 1999, 99: 2927-2933.

324. Pinto JM, Boyden PA. Electrical remodeling in ischemia and infarction [J]. Cardiovasc Res, 1999, 42 (2): 284

325. Maron BJ, Mathenge R, Casey SA, et al. Clinical profile of hypertrophic cardiomyopathy identified de novo in rural communities. JACC, 1999, 33: 1590-1595.

326. Pastore JM, Girouard SD, Laurita KR, et al. Mechanism linking Twave alternans to the genesis of cardiac fibrillation [J]. Circulation, 1999, 99: 1385

327. Torp-Pedersen C, Moller M, Bloch-Thomsen PE, et al. Dofetilide in patients with congestive heart failure and left ventricular dysfunction. Danish Investigations of Arrhythmia and Mortality on Dofetilide Study Group [J]. N Engl J Med, 1999, 16; 341 (12): 857

328. Junga G, Duru F, Candinas R. Heart failure and treatment of ventricular arrhythmias. Schweiz Rundsch Med Prax, 1999, 88: 215-222.

329. Pedersen OD, Bagger H, Køber L, et al. for the TRAndolapril Cardiac Evaluation (TRACE) Study Group. The occurrence and prognostic significance of atrial fibrillation/-fiutter following acute myocardial infarction [J]. Eur Heart J, 1999, 20: 748

330. Domanski MJ, Sakseena S, Epstein AE, et al. Relative effectiveness of the implantable cardioverter-defibrillator and antiarrhythmic drugs in patients with varying degrees of left ventricular dysfunction who have survived malignant ventricular arrhythmias. AVID Investigators. Antiarrhythmics Versus Implantable Defibrillators. J Am Coll Cardiol, 1999, 34: 1090-1095.

331. Crawford MH, Bernstein SJ, Deedwania PC, et al. ACC/AHA guidelines for ambulatory electrocardiography [J]. J Am Coll Cardiol, 1999, 34 (3): 912

332. Elliott PM, Sharma S, Varnava A, et al. Survival after cardiac arrest of sustained ventricular tachycardia in patients with hypertrophic cardiomyopathy. JACC, 1999, 33: 1596-1601.

333. The Cardiac Insufficiency Bisoprolol Study Ⅱ (CIBIS- Ⅱ): a randomized trail. Lancet, 1999, 353: 9-13.

334. Redwood CS, Moolman-Smook JC, Watkins H. Properties of mutant contractile proteins that cause hypertrophic cardiomyopathy [J]. Cardiovasc Res, 1999, 44: 20

335. Buxton AE, Lee KL, Fisher JD, et al. A randomized study of the prevention of sudden death in patients with coronary artery disease. Multicenter Unsustained Tachycardia Trial Investigators. N Engl J Med, 1999, 341: 1882-1890.

336. Gietzen FH, Leuner CJ, Raute+Kreinsen U, et al. Acute and lont-term results after transcoronary alation of septal hypertrophy (TASH): Catheter interventional treatment for hypertrophic obstructive cardiomyopathy, Eur Heart J, 1999, 20: 1342-1354.

337. Kelly P, Coats A. Variation in mode of sudden cardiac death in patients with dilated cardiomyopathy [J]. Eur Heart J, 1997, 18: 879

338. MERIT-CHF Study Group. Effect of metoprolol CR/XL in chronic heart failure: metorolol CR/XL randomized intervention trial in congestive heart failure [J]. Lancet, 1999, 353: 2001

339. Fontaine G, Tonet J, Gallais Y, et al. Ventricular tachycardia catheter ablation in arrhythmogenic right ventricular dysplasia: a 16-year experience [J]. Curr Cardiol Rep, 2000., 2: 498

340. Bauce B, Nava A, Rampazzo A, et al. Familial effort polymorphic ventricular arrhythmias in arrhythmogenic right ventricular cardiomyopathy map to chromosome 1q42-43 [J] - Am J Cardiol, 2000, 85: 573

341. Brugada R. Role of molecular biology in identifying individuals at risk for, sudden cardiac death. Am J Cardiol 2000; 86 (suppl): 28k-33k.

342. Rathore SS, Berger AK, Weinfurt KP, et al. Acute myocardial infarction complicated by atrial fibrillation in the elderly: prevalence and outcomes [J]. Circulation, 2000, 101: 969

343. Ikeda T, Sakata T, Takami M, et al. Combined assessment of T wave altemans and late potentials used to predict arrhythmic events after myocardial infarction A prospective study [J]. J Am Coll Gardiol, 2000, 35: 722

344. Cao JM, Chen LS, KenKnight. BH, et al. Nerve sprouting and sudden cardiac death [J]. Circ Res, 2000, 86 (7): 816

345. Maron BJ, Shen WK, Link MS, et al. Efficacy of implantable cardioverter-defibrillators for the prevention of sudden death in patients with hypertrophic cardiomyopathy [J]. N Engl J Med, 2000, 342: 365

346. Marchlinski FE, Callans DJ, Gottlieb CD, et al. Linear ablation lesions for control of unmappable ventricular tachycardia in patients with ischemic and nonischemic cardiomyopathy. Circulation, 2000, 101: 1096-1288.

347. Brugada P, Brugada J, Brugada R. Arrhythmia induction by Antiarrhythmic drugs [J]: PACE, 2000, 23: 291

348. Sheldon R, Connolly S, Krahn A, et al. Identification of patients most likely to benefit from implantable cardioverterdefibrillator therapy: the Canadian Implantable Defibrillator Study. Circulation, 2000, 101: 1660-1664.

349. Gronefeld GC, Mauss O, Li YG, et al. Association between atrial fibrillation and appropriate implantable cardioverter defibrillator therapy: Results from a prospective study. J Cardiovasc Electrophysiol 2000; 11: 1208-1214.

350. Koonlawee N, Richard T, William EB, et al. Treating electrical storm ympathetic blockade versus advanced cardiac lifes - guided therapy [J]. Circulation, 2000, 102: 742

351. Maron BJ, Shen WK, Link MS, et al. Efficacy of implantable cardioverter-defibrillators for the prevention of sudden death in patients with hypertrophic cardiomyopathy. N Engl J Med, 2000, 342: 365-373.

352. Nava A, Bauce B, Basso C, et al. Clinical profile and long-term follow-up of 37 families with arrhythmogenic right ventricular cardiomyopathy [J]. J Am Coll Cardiol, 2000, 36: 2226

353. Grimm W, Hoffmann J, Menz V, et al. Prediction of major arrhythmic events and sudden cardiac death in dilated cardiomyopathy: the Marburg cardiomyopathy study design and description of baseline clinical characteristics. Herz, 2000, 25: 189-199.

354. Tanno K, Kobayashi Y, Adachi T, et al. Onset heart rate and microvolt T-wave alternans during atrial pacing [J]. Am J Cardiol, 2000, 86 (8): 877

355. Kuck KH, Cappato R, Siebels J, et al. Randomized comparison of antiarrhythmic drug therapy with implantable defibrillators in patients resuscitated from cardiac arrest: the Cardiac Arrest Study Hamburg (CASH). Circulation, 2000, 102: 748-754.

356. Dorian P, Jung W, Newman D, et al. The impairment of health-related quality of life in Patients with intermittent atial fibrilliation: implication for the assessment of investigation therapy [J]. J Am Coll Cardiol, 2000, 36: 1303

357. Spirito P, Bellone P, Harris KM, et al. Magnitude of left ventricular hypertrophy and risk of sudden death in hypertrophic cardiomyopathy. N Engl J Med, 2000, 342: 1778-1785.

358. Ikeda T, Sakata T, Takami M, et al. Combined assessment of Twave alternans and late potentials used to predict arrhythmic events after myocardial infarction: a prospective study [J]. J Am Coll Cardiol, 2000, 35: 722

359. Nademanee K, Taylor R, Bailey WE, et al. Treating electrical storm: sympathetic blockade versus advanced cardiac life support-guided therapy [J]. Circulation, 2000, 102: 742

360. Cao JM, Fishbein MC, Han JB, et al. Relationship between regional cardiac hyperinnervation and ventricular arrhythmia [J]. Circulation, 2000, 101 (16): 1960

361. Wong CK, White HD, Wilcox RG, et al. New atrial fibrillation after acute myocardial infarction independently predicts

death: the GUSTO-Ⅲ experience [J]. Am Heart J, 2000, 140：878

362. Spirito P, Bellone P, Harris KM, et al. Magnitude of left ventricular hypertrophy and risk of sudden death in hypertrophic cardiomyopathy [J]. N Engl J Med, 2000, 342：1778

363. Elliott PM, Poloniecki J, Dickie S, et al. Sudden death in hypertrophic cardiomyopathy: identification of high risk patients. JACC, 2000, 36：2212-2218.

364. Teerlink JR, Jalaluddin M, Anderson S, et al. Ambulatory ventricular arrhythmias in patients with heart failure do not specifically predict an Increased risk of sudden death [J]. Circulation, 2000, 101（1）：40

365. Steinberg JS, Martins J, Sadanandan S, et al. Antiarrhythmic drug, use in the implantable defibrillator arm of the antiarrhythmics versus implantable defibrillators （AVID） study. Am Heart J, 2001 142：520-529.

366. Zheng ZJ, Croft JB, Giles WH. Sudden cardiac death in the United States, 1989 to 1998 [J]. Circulation, 2001, 104：2158

367. Mazur W, Nagueh SF, Lakkis NM, et al. Regression of left ventricular hypertrophy after nonsurgical septal reduction therapy for hypertrophic obstructive cardiomyopathy. Circulation, 2001, 103： 1492-1496.

368. Dargie HJ. Effect of carvedilol on outcome after myocardial infarction in patients with left-ventricular dysfunction: the CAPRICORN randomized trial [J]. Lancet, 2001, 357：1385

369. Derek VE, Sergio LP, George DW, et al. Electrical storm presages nonsudden death the antiarrhythmics versus implantable defibrillators （AVID） trial [J]. Circulation, 2001, 103：2 066

370. Zhou S, Cao JM, Tebb ZD, et al. Modulation of QT interval by cardiac sympathetic nerve sprouting and the mechanisms of ventricular arrhythmia in a canine model of sudden cardiac death [J]. J Cardiovasc Electrophysiol, 2001, 12（9）：1 068

371. Olivotto I, Cecchi F, Casey SA, et al. Impact of atrial fibrillation on the clinical course of hypertrophic cardiomyopathy. Circulation, 2001, 104：2517-2524.

372. Schwab JO, Weber S, Schmitt H, et al. Incidence of T wave alternation after acute myocardial infarction and correlation with other prognostic parameters: results of a prospective study [J]. Pacing and Clinical Electrophysiology, 2001, 24：957

373. Fung WH, Sanderson JE. Clinical profile of arrhythmogenic right ventricular cardiomyopathy in Chinese patients [J]. Int J Cardiol, 2001, 81：9

374. Devereux RB, Palmieri V, Sharpe N, et al. Effects of once-daily angiotensin-converting enzyme inhibition and calcium channel blockade-based antihypertensive treatment regimens on left ventricular hypertrophy and diastolic filling in hypertension: the prospective randomized enalapril study evaluating regression of ventricular enlargement （PRESERVE） trial. Circulation, 2001, 104：1248-1254.

375. Tapanainen JM, Still AM, Airaksinen KEJ, et al. Prognostic significance of risk stratifier of mortality, including T wave alternans, after acute myocardial infarction: results of a prospective follow-up study [J]. J Cardiovasc Electrophysiol, 2001, 12：645

376. Priori SG, Aliot E, Blomstrom-Lundqvist C, et al. Task Force on Sudden Cardiac Death of the European Society of Cardiology [J]. Eur Heart J, 2001, 22：1374

377. Packer M, Coats AJ, Fowler MB, et al. Carvedilol prospective randomized cumulative survival study group: effect of carvedilol on survival in severe chronic heart failure. N Engl J Med, 2001, 344： 1651-1658.

378. Jovanovic S, Jovanovic A. Pinacidil prevents membrane depolarisation and intracellular Ca2+ loading in single cardiomyocytes exposed to severe metabolic stress [J]. International Journal of Molecular Medicine, 2001, 7（6）：639

379. Nagueh SF, Ommen SR, Lakkis NM, et al. Comparison of ethanol septal reduction therapy with surgical myectomy for the treatment of hypertrophic obstructive cardiomyopathy. JACC, 2001, 38：1701-1706.

380. Bristow MR, Mestroni L, Bohlmeyer TJ, et al. Dilated cardiomyopathy. In: Fuster V, Alexander RW, O'Rourke RA. Hurst's the heart. 10th ed. New York: McGrawHill. 2001, 1947.

381. Elliott PM, Gimeno B JR, Mahon NG, et al. Relation between severity of left-ventricular hypertrophy and prognosis in patients with hypertrophic cardiomyopathy, Lancet, 2001, 357：420-424.

382. Brady WJ, Harrigan RA. Diagnosis and management of bradycardiaand atrioventricular block associated with acute coronary ischemia [J]. Emerg Med Clin North Am, 2001, 19：371

383. Gemayel C, Pelliccia A, Thompson PD. Arrhythmogenic right ventricular cardiomyopathy [J]. J Am COll Cardiol, 2001, 38：1773

384. Wathen MS, Sweeney MO, DeGroot PJ, et al. PainFREE Investigators. Shock eduction using antitachycardia pacing for spontaneous rapid ventricular tachycardia in patients with coronary artery disease [J], Circulation, 2001, 104：796

385. Pizzetti F, Turazza FM, Franzosi MG, et al. Incidence and prognostic significance of atrial fibrillation in acute myocardial infarction：the GISSI-3 data [J]. Heart, 2001, 86：527

386. Hennersdorf MG, Niebch V, Perings C, et al. T wave alternans and ventricular arrhythmias in arterial hypertension. Hypertension, 2001, 37：199-203.

387. Schwanstecher C, Meyer U, Schwanstecher M. K (IR) 6. 2 polymorphism predisposes to type 2 diabetes by inducing overactivity of pancreatic beta-cell ATP-sensitive K^+ channels [J]. Diabetes, 2002, 51：875

388. Mckenna WJ, Behr ER. Hypertrophic cardiomyopathy：management, risk stratification and prevention of sudden death. Heart, 2002, 87：169-176.

389. Reiffel JA. Atypical proarrhythmia with dofetilide：monomorphic VT and exercise-induced torsade de pointes [J]. PACE, 2005, 28：877 Brendorp B, Pedersen O, Torp-Pedersen C, et al. A benefit-risk assessment of class Ⅲ antiarrhythmic agents [J] Drug Saf, 2002, 25：847

390. Hassapoyannes CA, McLaurin BT, Hornung CA, et al. Normokinesia adjacent to left ventricular aneurysm：A differential risk for sudden cardiac death [J]. Eur J Heart Fail, 2002, 4 (1)：33

391. Ackerman MJ, VanDriest SL, Ommen SR, et al. Prevalence and age-dependence of malignant mutations in the beta-myosin heavy chain and troponinT genes in hypertrophic cardiomyopathy：a comprehensive outpatient perspective. JACC, 2002, 39：2042-2048.

392. Ellison KE, Hafley GE, Hickey K, et al. Effect of. betablocking therapy on outcome in the multicenter unsustained tachycardia trial (MUSTT). Circulation, 2002, 106：2694-2699.

393. Fox KAA, Pool-Wilson PA, Henderson RA, et al. Randomized Interventional Trial of unstable Angina (RITA) investigators Interventional versus conservative treatment for patients with unstable angina or nonST-elevation myocardial infarction：The British Heart Foundation RITA3 randomized trial [J]. Lancet, 2002, 360：743

394. Ikeda T, Saito H, Tanno K, et al. T-wave alternans as a predictor for sudden cardiac death after myocardial infarction [J]. Am J Cardiol 2002, 89：79

395. Bloomfield DM, Hohnloser SH, Cohen RJ. Interpretation and classification of microvolt T-wave alternans [J]. J Cardiovasc Electrophysiol, 2002, 13：502

396. Maron BJ. Hypertrophic cardiomyopathy：A systematic review. JAMA, 2002, 287：1308-1320.

397. Moss AJ, Zareba W, Hall WJ, et al. Prophylactic implantation of a defibrillator in patients with myocardial infarction and reduced ejection fraction. N Engl J Med, 2002, 346 (12)：877-883.

398. Agnes V, James RP. The role of mitochondrial K_{ATP}. channeis in antiarrhythmic effects of ischaemic preconditioning in dogs [J]. B J Pharmacolo, 2002, 137：1107 398.

399. Moss AJ, Zareba W, Hall WJ, et al. Prophylactic implantation of a defibrillator in patients with myocardial infarction and reduced ejection fraction [J]. N Engl J Med, 2002, 346：877

400. Gregoratos G, Abrams J, Epstein AE, et al. ACC/AHA/NASPE 2002 Guideline Update for Implantation of Cardiac Pacemakers and Antiarrhythmia Devices——summary article：a report of the American College of Cardiology/American Heart Association Task Force on Practice Guidelines (ACC/AHA/NASPE Committee to Update the 1998 Pacemaker Guidelines). J Am Coll Cardiol, 2002, 40 (9)：1703-1719.

401. Klingenheben T, Hohnloser SH. Clinical. value of T-wave alternans assessment [J]. Card Electrophysiol Rev, 2002, 6：323

402. Foniakin AV. Geraskina LA, Suslina ZA. Pathogenetic assessment of cardiac arrhythmia and myocardial ischemia in hemodynamic stroke [J]. Klin Med (Mosk), 2002, 80 (10)：17

403. Fatkin D, Graham RM. Molecular mechanisms of inherited cardiomyopathies [J]. Physiol Rev, 2002, 82：945

404. Bansch D, Antz M, Boczor S, et al. Primary prevention of sudden cardiac death in idiopathic dilated cardiomyopathy：the Cardiomyopathy Trial (CAT) [J]. Circulation, 2002, 105：1453

405. Kitamura H, Ohnishi Y, Okajima K. Onset heart rate of microvoltlevel T-wave alternans provides clinical and prognostic value in nonischemic dilated cardiomyopathy [J]. J Am Coll Cardiol, 2002, 39：295

406. Gerdts E, Oikarinen L, Palmieri V, et al. Correlates of left atrial size in hypertensive patients with left ventricular hypertrophy：the lorsatan intervention for endpoint reduction in hypertension (LIFE) study. Hypertension, 2002, 39：739 −743.

407. Linde C, Braunschweig F, Gadler F, et al. Long-term improvements in quality of life by biventricular pacing in patients with chronic heart failure：results from the multisite stimulation in cardiomyopathy study (MUSTIC). Am J Cardiol, 2003, 91：1090−1095.

408. Cleland JG, Pennell DJ, Ray SG, et al. Myocardial viability as a determinant of the ejection fraction response to carvedilol in patients with heart failure (CHRISTMAS trial)：randomised controlled trial [J], Lancet, 2003, 362：14

409. Deaton C, Dunbar SB, Moloney M, et al. Patient experiences with atrial fibrillation and treatment with implantable atrial defibrillation therapy [J]. Heart Lung, 2003, 32：291

410. Moulik PK, Attar MN, Rose EL, et al. Successful resuscitation of a patient with electrical storm [J]. Emerg Med J, 2003, 20：E4

411. Young JB, Abraham WT, Smith AL, et al. Combined cardiac resynchronization and implantable cardioversion defibrillation in advanced chronic heart failure：the MIRACLE ICD trial. JAMA, 2003, 289：2685−2694,

412. Roden DM. Genetic polymorphisms, drugs, and proarrhythmia [J]. J Interv Card Electrophysiol, 2003, 9：131

413. Copie X, Lamaison D, Salvador M, et al. Heart rate variability before ventricular arrhythmias in patients with coronary artery disease and an implantable cardioverter defibrillator [J], Ann Noninvasive Electrocardiol, 2003, 8 (3)：179

414. Groneteld G, Connolly SJ, Hohnloser SH, et al. The Defibrillator in Acute Myocardial Infarction Trial (DINAMIT)：rationale, design and specific aims [J]. Card Electrophysiol Rev, 2003, 7 (4)：447

415. Corrado D, Leoni L, Link MS, et al. Implantable cardioverter-defibrillator therapy for prevention of sudden death in patients with arrhythmogenic right ventricular cardiomyopathy/dysplasia [J]. Circulation, 2003, 108 (25)：3084

416. Bansch D, Oyang F, Antz M, et al. Successful catheter ablation of electrical storm after myocardial infarction [J]. Circulation, 2003, 108：3011

417. Grimm W, Christ M, Bach J, et al. Noninvasive arrhythmia risk stratification in idiopathic dilated cardiomyopathy：results of the Marburg Cardiomyopathy Study [J]. Circulation, 2003, 108 (23)：2 883

418. Strickberger SA, Hummel JD, Bartlett TG, et al. Amiodarone versus implantable cardioverter-defibrillator：randomized trial in patients with nonischemic dilated cardiomyopathy and asymptomatic nonsustained ventricular tachycardia-AMIOVIRT [J]. J Am Coll Cardiol, 2003, 41：1707

419. Verrier RL, Nearing BD, La Rovere MT, et al. Ambulatory electrogram based tracking of T wave alternans in postmyocardial infarction patients to assess risk of cardiac arrest or arrhythmic death [J]. J Cardiovasc Electrophysiol, 2003, 14：705

420. Kofflard MJ, Ten CFJ, der Lee CV, et al. Hypertrophic cardiomyopathy in a large community-based population：clinical outcome and identification of risk factors for sudden cardiac death and clinical deterioration [J]. J Am Coll Cardiol, 2003, 41 (6)：987

421. Monserrat L, Elliott PM, Gimeno JR, et al. Non-sustained ventricular tachycardia in hypertrophic cardiomyopathy：an independent marker of sudden death risk in young patients [J]. J Am Coll Cardiol, 2003, 42 (5)：873

422. Hohnloser SH, Klingenheben T, Bloomfield D, et al. Usefulness of microvolt T-wave alternans for prediction of ventricular tachyarrhythmic events in patients with dilated cardiomyopathy：results from a prospective observational study [J]. J Am Coll Cardiol, 2003, 41：2 220

423. Richard LV, Aneesh VT, Mark EJ, et al. T-Wave alternant for arrhythmia risk stratification in patients with idiopathic dilated cardiomyopathy. Journal of American College of Cardiology 2003；41：2225−2227.

424. Maron MS, Olivotto L, Betocchi S, et al. Effect of left ventricular outflow tract obstruction on clinical outcome in hypertrophic cardiomyopathy. N Engl J Med, 2003, 348：295-303.

425. Oppenheimer S. Cerebrogenic cardiac arrhythmias：cortical lateralization and clinical significance［J］. Clin Auton Res, 2006, 16（1）：6

426. Kawahara E, Ikeda S, Miyahara Y, et al. Electrocardiographic abnormalities and cardiac injury in patients with acute subarachnoid hemorrhage［J］. Circ J, 2003, 67：753

427. Devereux RB, Dahlöf, B, Gerdts E, et al. Regression of hypertensive left ventricular hypertrophy by losartan compared with atenolol：the losartan intervention for endpoint reduction in hypertension（LIFE）trial, Circulation, 2004, 110：1456-1462.

428. Mozaffarian D, Nye R, Levg WC, et al. Statin therapy is associated with lower mortality among patients with severe heart failure［J］, J Am Coll Cardiol, 2004, 93：1124

429. Zimetbaum PJ, Buxton AE, Batsford W, et al. Electrocardiographic predictors of arrhythmic death and total mortality in the multicenter unsustained tachycardia trial. Circulation, 2004, 110：766-769.

430. Singer DE, Albers GW, Dalen JE, et al. Antithrombotic therapy in atrial fibrilliation：the seventh ACCP conference on Antithrombotic and Thrombolytic therapy［J］. Chest, 2004, 126：419

431. Soejima K, Stevenson wc, Sapp JL, et al, Endocardial and epicardial radiofrequency ablation of ventricular tachycardia associated with dilated cardiomyopathy：the importance of low-voltage scars［J］. J Am Coll Cardiol, 2004, 43（10）：1834

432. Diaz ME, O'Neill SC, Eisner DA. Sarcoplasmic reticulum calcium content fluctuation is the key to cardiac alternaris［J］. Circ Res, 2004, 94：650

433. Colivicchi F, Bassi A, Santini M, et al. Cardiac autonomic derangement and arrhythmias in right-sided stroke with insular involvement［J］. Stroke, 2004, 35：2094

434. Ommen SR, Nishimura RA. Hypertrophic cardiomyopathy. Curr Probl Cardiol, 2004, 29：239-291.

435. Frenneaux MP. Assessing the risk of sudden cardiac death in a patient with hypertrophic cardiomyopathy. Heart, 2004, 90：570-575.

436. Zhou S, Chen LS; Miyauchi Y, et al. Mechanisms of cardiac nerve sprouting after myocardial infarction in dogs［J］. Circ Res, 2004, 95（1）：76

437. Cleland JG, Ghosh J, Freemantle N, et al. Clinical trials update and cumulative meta-analyses from the American College of Cardiology：WATCH, SCD-HeFT, DINAMIT, CASINO, INSPIRE, STRATUS-US, RIO-Lipids and cardiac resynchronization therapy in heart failure. Eur J Heart Fail, 2004, 6：501-508.

438. Cleland JG, Ghosh J, Freemantle N, et al. Clinical trials update and cumulative meta-analyses from the American College of Cardiology：WATCH, SCD-HeFT, DINAMIT, CASINO, INSPIRE, STRATUS-US, RIO-Lipids and cardiac resynchronisation therapy in heart failure［J］. Eur J Heart Fail, 2004, 6（4）：501

439. Anbe DT, Armstrong PW, Rates ER, et al. ACC/AHA guidelines for the management of patients with ST-elevation myocardial infarction：a report of the American College of Cardiology/American Heart Association Task Force on Practice Guidelines［J］. J Am Coll Cardiol, 2004, 44：e1

440. Kadish A, Dyer A, Daubert JP, et al. Prophylactic defibrillator implantation in patients with nonischemic dilated cardiomyopathy［J］. N Engl J Med, 2004, 350：2151

441. Liu XK, Satsuki Y, Garvan C, et al. Genetic disruption of Kir6. 2, the pore-forming subunit of ATP -sensitive K^+ channel, predisposes to catecholamine-induced ventricular dysrhythmia［J］. Diabetes, 2004, 53：S165

442. Ji S, Cesario D, Valderrabano M, et al. The molecular basis of cardiac arrhythmias in patients with cardiomyopathy. Curr Heart Fail Rep, 2004, 1：98-103.

443. Verma A, Kilicasian F, Marrouche NF. Prevalenee, predictors, and mortality significance of the causativc arrhythmia in patients with dectrical storm. J Cardiovasc Electrophysiol, 2004, 15（11）：1265-1270.

444. Altun A, Tatli E, Erdogan O, et al. Transient atrioventricular block associated with intracranial hemorrhage［J］. Cardiol Rev, 2004, 12（1）：56

445. Wathen MS, DeGroot PJ, Sweeney MO, et al. PainFREE Rx II Investigators. Prospective randomized multicenter trial of empirical antitachycardia pacing versus shocks for spontaneous rapid ventricular tachycardia in patients with implantable cardioverterdefibrillators: Pacing Fast Ventricular Tachycardia Reduces Shock Therapies (PainFREE Rx Ⅱ) trial results [J]. Circulation, 2004, 110: 2591

446. Marchlinski FE, Zado E, Dixit S, et al. Electroanatomic substrate and outcome of catheter ablative therapy for ventricular tachycardia in setting of right ventricular cardiomyopathy [J]. Circulation, 2004, 110 (16): 2293

447. St John Sutton M, Lee D, Rouleau JL, et al. Left ventricular remodeling and ventricular arrhythmias after myocardial infarction [J]. Circulation, 2003, 107 (20): 2 577

448. Hulot JS, Jouven X, Empana JP, et al. Natural history and risk stratification of arrhythmogenic right ventricular dysplasia/cardiomyopathy [J]. Circulation, 2004, 110 (14): 1 879

449. Grimm W, Alter P, Maisch B. Arrhythmia risk stratification with. regard to prophylactic implantable defibrillator therapy in patients with dilated cardiomyopathy. Results of MACAS, DEFINITE, and SCD-HeFT [J]. Herz, 2004, 29: 348

450. Roberts R, Sigwart U. Current concepts of the pathogenesis and treatment of hypertrophic cardiomyopathy. Circulation, 2005, 112: 293-296.

451. Cuoco FA, Singh SN. Nonsustained ventricular tachycardia in dilated cardiomyopathy. Curr Cardiol Rep, 2005, 7: 368-375.

452. Cleland JG, Daubert JC, Erdmann E, et al. The effect of cardiac resynchronization on morbidity and mortality in heart failure. N Engl J Med, 2005, 352: 1539-1549.

453. Zecchin M, Di Lenarda A, Gregori D, et al. Prognostic role of non-sustained ventricular tachycardia in a large cohort of patients with idiopathic dilated cardiomyopathy. Ital Heart J, 2005, 6: 721-727.

454. Wachtell K, Lehto M, Gerdts E, et al. Angiotensin Ⅱ receptor blockade reduces new-onset atrial fibrillation and subsequent stroke compared to atenolol: the losartan intervention for end point reduction in hypertension (LIFE) study. J Am Coll Cardiol, 2005, 45: 712-719.

455. Grimm W, Christ M, Sharkova J, et al. Arrhythmia risk prediction in idiopathic dilated cardiomyopathy based on heart rate variability and baroreflex sensitivity. PACE, 2005, 28: S202-S206.

456. Zhuo ML, Huang Y, Liu DP, et al. K_{ATP} channel: relation with cell metabolism and role in the cardiovascular system [J]. The International Journal of Biochemistry & Cell Biology, 2005, 37: 751

457. Robert OB, Susan B, Donald EC, et al. ACC/AHA clinical performance measures for adults with chronic heart failure [J]. J Am Coll Cardiol, 2005, 46 (6): 1144

458. Goldstein JA, Lee DT, Pica MC, et al. Patterns of coronary compromise leading to bradyarrhythmias and hypotension in inferior myocardial infarction [J]. Coron Artery Dis, 2005, 16: 265

459. Sanders GD, Hlatky MA, Owens DK. Cost-effectiveness of implantable cardioverter-defibrillators [J]. N Engl J Med, 2005, 353 (14): 1471

460. effects during acute ischaemia/reperfusion in the intact anesthetized rabbit model [J]. Life Sci, 2005, 77: 1226

461. Wan X, Laurita KR, Pruvot E, et al. Molecular correlates of repolarization alternans in cardiac myocytes [J]. J Mol Cell Cardiol, 2005, 39: 419

462. Vrtovec B, Okrajsek R, Golicnik A, et al. Atorvastatin therapy increases heart rate variability, decreases QT variability, and shortens QTc interval duration in patients with advanced chronic heart failure [J]. J Card Fail, 2005, 11: 684

463. Arya A, Haghjoo M, Sadr-Ameli MA. Can amiodarone prevent sudden cardiac death in patients with hemodynamically tolerated sustained ventricular tachycardia and coronary artery disease? Cardiovasc Drugs Ther, 2005, 19 (3): 219-226.

464. Hunt SA, Abraham WT, Chin MH, et al. ACC/AHA 2005 guideline update for the diagnosis and management of chronic heart failure in the adult: a report of the American College of Cardiology/American Heart Association Task Force on Practice Guidelines [J]. Circulation, 2005, 112 (12): e154

465. Meine TJ, Al-Khatib SM, Alexander JH, et al. Incidence, predictors, and outcomes of high-degree atrioventricular

block complicating acute myocardial infarction treated with thrombolytic therapy [J]. Am Heart J, 2005, 149：670

466. Heilbron B, Klein GL, Talajic M, et al. Management of atrial fibrillation in the, emergency department and following a-cute myocardial infarction. Can J Cardiol, 2005, 21： 61B-66B.

467. Ebinger MW, Krishnan S, Schuger CD, et al. Mechanisms of ventricular arrhythmias in heart failure [J]. Curr Heart Fail Rep, 2005, 2 (3)：111

468. Bardy GH, Lee KL, Mark DB, et al. Amiodarone or an implantable cardioverter defibrillator for congestive heart failure [J]. N Engl J Med, 2005, 352 (3)：225

469. Ray JG, Mamdani MM, Geerts WH. Statin use and survival outcomes in elderly patients with heart failure [J]. Arch Intern Med, 2005, 165：62

470. klein G, Lissel C, Fuchs AC, Gardiwal A, Oswald H, Desousa M et al. Predictors of VT/VF- occunrrence in ICD patients：Results from the PROFIT- Study. Furopace 2006；8： 618-624.

471. Valentin F, Lars ER, David S. et al. ACC/AHA/ESC 2006 guidelines for the management of patients with atrial fibrillation [J]. Circulation, 2006, 114：700

472. Gunalp M, Atalar E, Coskun F, et al. Holter monitoring for 24 hours in patients with thromboembolic stroke and sinus rhythm diagnosed in the emergency department [J]. Adv Ther, 2006, 23 (6)：854

473. Darbar D, Roden DM. Pharmacogenetics of antiarrhythmic therapy [J]. Expert Opin Pharmacother, 2006, 7：1583

474. Zipes DP, Camm AJ, Borggrefe M, et al. ACC/AHA/ESC 2006 guidelines for management of patients with ventricular arrhythmias and the prevention of sudden cardiac death：a report of the American College of Cardiology/American Heart Association Task Force and the European Society of Cardiology Committee for Practice Guidelines (writing committee to develop guidelines for management of patients with ventricular arrhythmias and the prevention of sudden cardiac death) developed in collaboration with the European Heart Rhythm Association and the Heart Rhythm Society, Circulation, 2006, 114：e385-484.

475. Xiong CL, Zheng F, Wan J, et al. The E23K polymorphism in Kir6. 2 gene and coronary heart disease [J]. Clinica Chimica Acta, 2006, 367：93

476. Peter M, Kristian W, Richard B, et al. Regression of electrocardiographic left ventricular hypertrophy and decreased incidence of new-Onset atrial fibrillation in patients with hypertension JAMA, 2006, 296：1242-1248.

477. Kaufman ES, Bloomfield DM, Steinman RC, et al. "Indeterminate" microvolt T-wave alternans tests predict high risk of death or sustained ventricular arrhythmias in patients with left ventricular dysfunction [J]. J Am Coll Cardiol, 2006, 48 ：1399

478. Tong XY, Porter LM, Liu GX, et al. Consequences of cardiac myocyte-specific ablation of K_{ATP} channels in transgenic mice expressing dominant negative Kir6 subunits [J]. Am J Physiol Heart Circ Physiol, 2006, 291：H543

479. Pitt B, Rajagopalan S. Aldosterone receptor antagonists for heart failure：current status, future indications. Cleve Clin J Med, 2006, 73：257-260.

480. Narayan SM. T-Wave alternans and the susceptibility to ventricular arrhythmias [J]. J Am Coll Cardiol, 2006, 47：269

481. Smit MD, Van Dessel PF, Rienstra M, Atrial fibrillation predicts appropriate shocks in primary prevention implantable cardioverter-defibrillator patients. Europace 2006；8： 566-572.

482. Daubert JP, Zareba W, Hall WJ, Predictive value of ventricular arrhythmia inducibility for subsequent ventricular tachycardia or ventricular fibrillation in multicenter automatic defibrillator implantation trial (MADIT) II patients. J Am Coll Cardiol, 2006, 47：98-107.

483. Pitt B, Gheorghiade M, Zannad F, et al. Evaluation of eplerenone in the subgroup of EPHESUS patients with baseline left ventricular ejection fraction <or = 300% [J], Eur J Heart Fail, 2006, 8 (3)： 295

484. Lafuente-Lafuente C, Mouly S, Longas. Tejero MA, et al. Antiarthythmic drugs for maintaining sinus thythm after cardioversion of atrial fibrillation：a systematic review of randomized controlled trials [J]. Arch Intern Med, 2006, 166：719

485. Abuladze GV, Narciia EV, Mamamtavrishvili ND, et al, Heart arrhythmias and congestive heart failure [J]. Georgian Med News, 2006, 133：41

486. Zipes DP, John Camm A, Borggrefe M, et al. ACC/AHA/ESC 2006 guidelines for management of patients with ventric-

ular arrhythmias and the prevention of sudden cardiac death [J]. Circulation, 2006, 114：e385

487. Venetucci LA, Trafford AW, Diaz ME, et al. Reducing ryanodine receptor open probability as means to abolish spontaneous Ca^{2+} release and increase Ca^{2+} transient amplitude in adult ventricular myocytes [J]. Circ Res, 2006, 98：1299

488. Oh YS, Jong AY, Kim DT, et al. Spatial distribution of nerve sprouting after myocardial infarction in mice [J]. Heart Rhythm, 2006, 3 (6)：728

489. 2006guiddines for management of patients with ventricular arrhythmias and the prevention of sudden cardiac death. J Am Coil Cardiol 2006；48 (5)；247.

490. Ikeda T, Yoshino H, Sugi K, et al. Predictive value of microvolt T-wave alternans for sudden cardiac death in patients with preserved cardiac function after acute myocardial infarction results of a collaborative cohort study [J]. JACC, 2006, 48：2268

491. Phang RS, Kang D, Tighiouart H, et al. High risk of ventricular arrhythmias in patients with nonischemic dilated cardiomyopathy presenting with syncope. Am J Cardiol, 2006, 97：416-420.

492. Tokmakova M, Solomon SD. Inhibiting the renin-angiotensin system in myocardial infarction and heart failure：lessons from SAVE, VALIANT and CHARM, and other clinical trials. Curr Opin Cardiol, 2006, 21：268-272.

493. Yamada T, Morita T, Kioka H, et al. Atorvastatin might improve cardiac function in patient s with chronic heart failure by the antioxidative effect：a prospective randomized placebo 2 controlled study [J]. J Am Coll Cardiol, 2006, 47 (Suppl A)：58A

494. Jassal DS, Neilan TG, Fifer MA, et al. Sustained improvement in left ventricular diastolic function after alcohol septal ablation for hypertrophic obstructive cardiomyopathy. Euro Heart J, 2006, 27：1805-1810.

495. Zipes DP, Camm AJ, Borggrefe M, et al. ACC/AHA/ESC 2006 guidelines for management of patients with ventricular arrhythmias and the prevention of sudden cardiac death [J]. J Am Coll Cardiol, 2006, 48 (5)：e247

496. Okamoto H, Tsutsui H, Kitabatake A. Future perspectives of beta-blockers in chronic heart failure. Nippon Rinsho, 2006, 64：921-926.

497. Wolfram G, Eveline P, Bernhard M. Antitachycardia pacing for spontaneous rapid ventricular tachycardia in patients with prophylactic cardioverter-defibrillator therapy [J]. PACE, 2006, 29：759

498. Sato D, Shiferaw Y, Garfinkel A, et al. Spatially discordant alternans in cardiac tissue：role of calcium cycling [J]. Circ Res, 2006, 99：520

499. Afsarmanesh N, Horwich TB, Fonarow GC. Low serum total cholesterol is associated with increased mortality in non-ischemic heart failure [J]. J Am Coll Cardiol, 2006, 47 (Suppl A)：59A

500. Billman GE. Heart rate response to onset of exercise：evidence for enhanced cardiac sympathetic activity in animals susceptible to ventricular fibrillation [J]. Am J Physiol Heart Circ Physiol, 2006, 291 (1)：H429

501. Stevenson LW. Are hemodynamic goals viable in tailoring heart failure therapy? Hemodynamic goals are relevant [J]. Circulation, 2006, 113 (7)：1020

502. Krum H, Ton kin A. The rosuvastatin impact on vent ricular remodeling cytokines and neurohormones (UNIVERSE) study [J]. J Am Coll Cardiol, 2006, 47 (Suppl A)：61A

503. Chow T, Saghir S, Bartone C, et al. Usefulness of microvolt T-wave alternans on predicting outcome in patients with ischemic cardiomyopathy with and without defibrillators [J]. Am J Cardiol, 2007, 100 (4)：598

504. Thomas P, Flagg BP, Ricard M, et al. Arrhythmia susceptibility and premature death in transgenic mice overexpressing both SUR1 and Kir6. 2 [_ N30, K185Q] in the heart [J]. Am J Physiol Heart Circ Physiol, 2007, 293：H836

505. Freudenberger RS, Hellkamp AS, Halperin JL, et al. Risk of thromboembolism in heart failure：an analysis from the Sudden Cardiac Death in Heart Failure Trial (SCD-HeFT) [J]. Circulation, 2007, 115 (20)：2637

506. Jorge A, Gaetano M, Roberto FE, et al. Prognostic value of T-wave alternans in patients. with heart failure due to nonischemic cardiomyopathy results of the ALPHA study [J]. J Am Coll Cardiol, 2007, 50：1 896

507. Silver MT. Implantable defibrillators and beta-blockers in patients with left ventricular dysfunction：economic, ethical, and legal considerations [J]. Am Heart J, 2007, 153 (4 Suppl)：59

508. Lai YJ, Chen YY, Cheng CP, et al. Changes in ionic currents and reduced conduction velocity in hypertrophied ventric-

ular myocardium of Xina-deficient mice - Original Investigation ［J］. Anadolu Kardiyol Derg, 2007, 7 （Suppl 1）：90

509. Olshansky B, Wood F, Hellkamp AS, et al. Where patients with mildto moderate heart failure die：results from the Sudden Cardiac Death in Heart Failure Trial （SCD-HeFT） ［J］ Am Heart J, 2007, 153 （6）：1089

510. Grandi E, Puglisi JL, Wagner S, et al. Simulation of Ca/Calmodulin-dependent protein kinase Ⅱ on rabbit ventricular myocyte ion currents and action potentials ［J］. Biophys J, 2007, 17. ［Epub ahead of print］

511. Huang DT, Sesselberg HW, McNitt S, et al. Improved survival associated with prophylactic implantable defibrillators in elderly patients with prior myocardial infarction and depressed ventricular function：a MADIT-Ⅱ substudy ［J］. J Cardiovasc Electrophysiol, 2007, 18 （8）：833

512. Exner DV, Kavanagh KM, Slawnych MP, et al. Noninvasive risk assessment early after a myocardial infarction The REFINE Study ［J］. J Am Coll Cardiol, 2007, 50：2 275

513. Jardine DL, Charles CJ, Frampton CM, et al. Cardiac sympathetic nerve activity and ventricular fibrillation during acute myocardial infarction in a conscious sheep model ［J］. Am J Physiol Heart Circ Physiol, 2007, 293 （1）：H433

514. Piepoli MF, Capucci A. Autonomic nervous system in the genesis of arrhythmias in chronic heart failure：implication for risk stratification ［J］. Minerva Cardioangiol, 2007, 55 （3）：325

515. Staszewski J. Atrial fibrillation characteristics in patients with ischaemic stroke ［J］. Kardiol Pol, 2007, 65 （7）：751

516. Wilson LD, Rosenbaum DS. Mechanisms of arrythmogenic cardiac alternans ［J］. Europace, 2007, 9：vi77

517. Ziegelstein RC. Acute emotional stress and cardiac arrhythmias ［J］. JAMA. 2007, 298 （3）：324

518. Koo K, Cho YM, Park BL, et al. Polymorphisms of KCNJ11 （Kir6. 2 gene） are associated with type 2 diabetes and hypertension in the Korean population ［J］. Diabet Med, 2007, 24：178

519. Hernandez AF, Fonarow GC, Liang L, et al. Sex and racial differences in the use of implantable cardioverter defibrillators among patients hospitalized with heart failure ［J］. JAMA, 2007, 298：1525

520. Exner DV, Kavanagh KM, Slawnych MP, et al. Noninvasive risk assessment early after a myocardial infarction. The REFINE Study ［J］. J Am Coll Cardiol, 2007, 50 （24）：2275

521. Oliveira MM, Fiarresga A, Pelicano N, et al. Temporal variations in microvolt T-wave alternans testing after acute myocardial infarction ［J］. Ann Noninvasive Electrocardiol, 2007, 12 （2）：98

522. Iacoviello M, Forleo C, Guida P, et al. Ventriciular repolarization dynamicity provides independent prognostic information toward major arrhythmic events in patients with idiopathic dilated cardiomyopathy ［J］. J Am Coll Cardiol, 2007, 50 （3）：225

523. Zipes DP. Heart-brain interactions in cardiac arrhythmias：role of the autonomic nervous system ［J］. Cleve Clin J Med, 2008, 75 Suppl 2：S94

524. Adabag AS, Maron BJ, Appelbaum E, et al. Occurrence and frequency of arrhythmias in hypertrophic cardiomyopathy in relation to delayed enhancement on cardiovascular magnetic resonance ［J］. J Am Coll Cardiol. 2008, 51 （14）：1369

525. Schwartz PJ, De Ferrari GM, Sanzo A, et al. Long term vagal stimulation in patients with advanced heart failure：first experience in man ［J］. Eur J Heart Fail, 2008, 10 （9）：884

526. Frontera JA, Parra A, Shimbo D, et al. Cardiac arrhythmias after subarachnoid hemorrhage：risk factors and impact on outcome ［J］. Cerebrovasc Dis, 2008, 26 （1）：71

527. Jin Q, Chen XZ, Smith WM, et al. Effects of procainamideand sotalol on restitution properties, dispersion of refractoriness, and ventricular fibrillation activation patterns in pigs ［J］. Journal of Cardiovascular Electrophysiology, 2008, 19：1090

528. Jasna M, Marko L, Anna S, et al. Role of sarcolemmal ATP-sensitive potassium channel in oxidative stress-induced apoptosis：mitochondrial connection ［J］. Am J Physiol Heart Circ Physiol, 2008, 294：H1 317

529. Chow T, Kereiakes DJ, Onufer J, et al. Does microvolt T-wave alternans testing predict ventricular tachyarrhythmias in patients with ischemic cardiomyopathy and prophylactic defibrillators? The MASTER （microvolt T wave alternans testing for risk stratification of post-myocardial infarction patients） Trial ［J］. J Am Coll Cardiol, 2008, 52：1607

530. Sridhar A, Nishijima Y, Terentyev D, et al. Repolarization abnormalities and afterdepolarizations in a canine model of sudden cardiac death ［J］. Am J Physiol Regul Integr Comp Physiol, 2008, 295 （5）：R1 463

531. ACC/AHA/HRS 2008 Guidelines for device-based therapy of cardiac rhythm. abnormalities［J］. Heart Rhythm, 2008, 5（6）：e1

532. Stein PK, Sanghavi D, Domitrovich PP, et al. Ambulatory ECGbased T-wave alternans predicts sudden cardiac death in high-risk post-MI patients with left ventricular dysfunction in the EPHESUS study［J］. J Cardiovasc Electrophysiol, 2008, 19：1037

533. Martynov IuS, Krishna Kumar Oli, Shuvakhina NA, et al. Cerebrocardial disorders in hemorrhagic stroke［J］. Ter Arkh, 2004, 76（2）：44

534. Van Gelder IC, Boriani G, Ernst S, et al. Case of polymorphic ventricular tachycardia after stroke necessitating defibrillation［J］. Europace, 2008, 10：77

535. Avoort CJV, BFilion K, Dendukuri N, et al. Microvolt T-wave alternans as a predictor of mortality and severe arrhythmias in patients with left-ventricular dysfunction：a systematic review and meta-analysis［J］. BMC Cardiovascular Disorders, 2009, 9：5

536. Vivanco Hidalgo RM, Rodríguez Campello A, Ois Santiago A, et al. Cardiac monitoring in stroke units：importance of diagnosing atrial fibrillation in acute ischemic stroke［J］. Rev Esp Cardiol, 2009, 62（5）：564

537. Santiago R, Sungjo P, Bruce D, et al. K_{ATP} channel Kir6, 2 E23K variant overrepresented in human heart failure is associated with impaired exercise stress response［J］. Hum Genet, 2009, 126：779

538. Costantini O, Hohnloser SH, Kirk MM, et al. The ABCD（alternans before cardioverter defibrillator）trial strategies using T-wave alternans to improve efficiency oF sudden cardiac death prevention［J］. J Am Coll Cardiol, 2009, 53：471

539. Min J, Farooq MU, Greenberg E, et al. Cardiac dysfunction after left permanent cerebral focal ischemia：the brain and heart connection［J］. Stroke, 2009, 40（7）：2560

540. Garcia FC, Bazan V, Zado ES, et al. Epicardial substrate and outcome with epicardial ablation of ventricular tachycardia in arrhyth- mogenic right ventricular cardiomyopathy/dysplasia［J］. Circulation, 2009, 120（5）：366

541. Schnabel RB, Larson MG, Yamamoto JF, et al. Relation of multiple inflammatory biomarkers to incident atrial fibrillation［J］. Am J Cardiol, 2009, 104（1）：92

542. Matejiková J, Kucharská J, Pintérováet M, et al. Protection against ischemia-induced ventricular arrhythmias and myocardial dysfunction conferred by preconditioning in the rat heart：involvement of mitochondrial K_{ATP} channels and reactive oxygen species［J］. Physiol Res, 2009, 58：9

543. Dulak e, Lubinski A, Bissinger A, et al. Recurrence of uentricular arrhuythmias in patients with non-ischaemic dilated cardiomyopathy. evidence-based predictors. Kardiol Pol 2009；67：845-846.

544. Kamel H, Lees KR, Lyden PD, et al. Delayed detection of atrial fibrillation after ischemic stroke［J］. J Stroke Cerebrovasc Dis, 2009, 18（6）：453

545. Zhang L, Harrison JK, Cairns CB, et al. Cardiac assessment in acute stroke［J］. Emerg Med, 2009. 41（4）：6

546. Bourke T, Vaseghi M, Michowitz Y, et al. Neuraxial modulation for refractory ventricular arrhythmias：value of thoracic epidural anesthe- sia and surgical left cardiac sympathetic denervation［J］. Circulation, 2010, 121（21）：2255

547. Kohl P, Sachs F, Franz MR, eds. Cardiac mechano-electric coupling and arrhythmias［M］. Second edition. Oxford：Elsevier, 2011. 103-109

548. Mohler PJ, Hund J. Role of CaMK Ⅱ in cardiovascular health, disease and arrhythmia［J］. Heart Rhythm, 2011, 8：142

549. 曹克将, 冠心病室性心动过速的射频消融治疗. 中国心脏起搏与心电生理杂志, 1997, 11：104.

550. 鲁志兵、王洪, 心肌梗死后交感神经重构与室性心律失常. 中国心脏起搏与心电生理杂志, 2005, 19：395.

551. 张涛, 商丽华. 心肌梗死后交感神经重构与室性心律的失常. 中国心脏起搏与心电生理杂志, 2012, 26：383.

552. 邓开伯, 心脏交感神经重塑与围梗死期心律的失常的关联, 中国心脏起搏与心电生理杂志, 2009, 23：6.

553. 张静, 江洪, 温华知. 卡维地洛对大鼠心肌梗死后心功能与交感神经重构的影响［J］. 中国心脏起搏与心电生理杂志, 2010, 24：533.

554. 杨尘雨, 奚悦文, 罗心平, 等. 非持续性室性心动过速患者的危险因素分析, 中国心脏起搏与心电生理杂志, 2010, 24：504.

555. 杨眉，李毅刚. 心肌梗死的心室颤动的发生机制. 中国心脏起搏与心电生理杂志，2009，23：453.

556. 郭成军，吕树铮，王天松. 希氏-浦肯野系统电冲动与实验性心律失常的关系. 中国心脏起搏与心电生理杂志，2004，18：369.

557. 郭成军，吕树铮，张英川，等. 心室电风暴的机制与起搏作用的实验观察［J］. 中国心脏起搏与心电生理杂志，2006，20：111.

558. 温华和，江洪，心力衰竭患者心律失常的治疗，中国心脏起搏与心电生理杂志，2007，21：9.

559. 侯应龙. 抗心律失常药物的致心律失常作用. 中国心脏起搏与心电生理杂志，2007，21：14.

560. 张建军，胡大一，魏好，等. 由冠状动脉痉挛引起的心律失常的处理及随访，中国心脏起搏与心电生理杂志，2008，22：388.

561. 谭琛，贾玉和，王方正，等. 胺碘酮治疗冠心病持续性室性心动过速的临床观察，中国心脏起搏与心电生理杂志，2005，19：107.

562. 张涛，商丽华，心肌梗死交感神经重构与室性心律失常，中国心脏起搏与心电生理杂志，2012，26：383.

563. 张进，范洁，丁立群，等. 急性心肌梗死后患者不同时间的微伏极T波电交替，中国心脏起搏与心电生理杂志，2011，25：238.

564. 屈百鸣，徐强，急性心肌梗死合并心律失常的处理，中国心脏起搏与心电生理杂志，2010，24：283.

565. 单其俊，曹克将，器质性心脏病疤痕相关的室性心动过速导管消融的策略，中华心律失常杂志，2002，6：309.

566. 任淑静，吴立群. T波电交替预测心肌梗死患者并发心源性猝死的电生理机制和临床价值，中国心脏起搏与心电生理杂志，2010，24：66.

567. 王晓霞，黄织春，扩张型心肌病患者微伏级T波电交替检测分析，中国心脏起搏与心电生理杂志，2011，25：234.

568. 陈明龙，居维竹，心肌病与室性心律失常，中国心脏起搏与心电生理杂志，2007，21：476.

569. 陈筱潮，彭健，牛云茜，等. 急性冠状动脉综合征心室电风暴三例，中国心脏起搏与心电生理杂志，2007，21：317.

570. 马长生，苗成龙，心肌病与室性心律失常，中国心脏起搏与心电生理杂志，2010，24：191.

571. 秦胜梅，宿燕岗，柏瑾，等，扩张型心肌病植入埋藏式心脏转复除颤器后反复电风暴，中国心脏起搏与心电生理杂志，2011，25：363.

572. 龙达，刘启明，扩张型心肌病患者发生电风暴的危险因素，临床心电学业杂志，2011，20：195.

573. 席红玲，万军，李丽，等. 扩张型心肌病患者Kir6.2基因中E23K和1337V多态性与室性心律失常的关系，中国心脏起搏与心电生理杂志，2010，24：500.

574. 蒋文平. 正确对待心力衰竭心律失常的治疗. 中国心脏起搏与心电生理杂志，2012，26：1.

575. 木胡牙提，程祖亨，马依彤，等. 静脉应用胺碘酮治疗充血性心力衰竭并发的室性心动过速. 中华心律失常杂志，2002，6：78.

576. 陈良龙. 慢性心力衰竭与室性心律失常. 中国心脏起搏与心电生理杂志，2007，21：471.

577. 刘元生，刘洁，黄雷，等. 脑卒中患者心律失常发生的类型及危险因素分析. 中国心脏起搏与心电生理杂志，2011，25：45.

578. 杜军，冯树行，赵雪生，等，急性心肌梗死伴恶性心律失常急诊胺碘酮的应用. 中国心脏起搏与心电生理杂志，2009，23：81.

579. 郭继鸿，急性冠脉综合征心律失常. 临床心电学杂志，2009，18：302.

580. 陈修，陈唯洲，曾贵云主编. 心血管药理学［M］. 北京：人民卫生出版社，2002. 100-124

581. 马坚，张澍，楚建民，等. 主动脉左冠状窦内射频消融左心室流出道反复单形室性心动过速［J］. 中华心律失常学杂志，2002. 6：8

582. 张劲林，王方正，马坚，等. 体表心电图鉴别心室流出道特发性室性心动过速起源部位的价值［J］. 中华心律失常学杂志，2004，8：95

583. 王祖禄，韩雅玲，徐凯，等. 主动脉左冠状窦内消融室性早搏导致严重心绞痛及心电图缺血改变一例［J］. 中华心律失常杂志，2004，8：377

584. 王乐信. 左心交感神经切除术治疗先天性长QT综合征的应用现状［J］. 中国心脏起搏与心电生理杂志，2003，

17（6）：405

585. 郭成军，吕树铮，王天松. 希氏-浦肯野系统电冲动与实验性室性心律失常的关系［J］. 中国心脏起搏与心电生理杂志，2004，18（5）：369

586. 刘志华，自主神经系统与心律失常［J］. 中国心脏起搏与心电生理杂志，2005，19（2）：83

587. 杨平珍，吴书林，陈纯波，等. 起源于主动脉窦内反复单形室性心动过速和/或频发室性早搏的心电图特征及射频消融治疗［J］. 中国心脏起搏与心电生理杂志，2005，19：338

588. 江洪，赵冬冬. 心室颤动机制的研究现状［J］. 中国心脏起搏与心电生理杂志，2006，20（2）：97

589. 郭成军，吕树铮，张英川，等. 心室电风暴的机制与起搏作用的实验观察［J］. 中国心脏起搏与心电生理杂志，2006，20（2）：111

590. 马坚，欧阳非凡，贾玉和，等，主动脉无冠状窦内射频导管消融前间隔局灶性房性心动过速［J］. 中华心律失常，学杂志，2006，10：207

591. 侯应龙，Sunny Po. 自主神经系统与室性心律失常［J］. 中国心脏起搏与心电生理杂志，2009，23（1）：1

592. 邓开伯. 心脏交感神经重塑与围梗死期心律失常的关联［J］. 中国心脏起搏与心电生理杂志，2009，23（1）：6

593. 张静，江洪，温华知. 卡维地洛对大鼠心肌梗死后心功能和交感神经重构的影响［J］. 中国心脏起搏与心电生理杂志，2010，24（6）：533

594. 鲁志兵，江洪，等. 家兔心肌梗死慢性期梗死周边区交感神经重构与电重构的相关研究，中华心血管病杂志. 2006；34（11）.

595. 温华知，江洪，等. 大鼠心肌梗死后梗死周边区 se 3A 的变化及其对心室颤动阈值的影响. 中国心脏起搏与心电生理杂志. 2009；23（5）.

596. 王东琦，舒娟，等. 急性心肌缺血时瞬时外向钾电流和跨壁复极离散度的变化及其计算机仿真研究. 中国心脏起搏与心电生理杂志. 2008；22（1）.

597. 王祖禄，杨桂棠. 器质性心脏病室速消融 2013. 第 1 版，北京：人民卫生出版社，2013；435.

598. Furniss S, Anil-Kumar R, Bourke JP, et al. Radiofrequency ablation of haemodynamically unstable ventricular tachycardia after myocardial infarction. Heart, 2000, 84：648-652.

599. Marchlinski FE, Callans DJ, Gottlieb CD, et al. Linear ablation lesions for control of unmappable ventricular tachycardia in patients with ischemic and nonischemic cardiomyopathy. Circulation, 2000, 101：1288-1296.

600. Friedman PA, Packer DL, Hammill SC. Catheter ablation of mitral isthmus ventricular tachycardia using electroanatomically guided linear lesions. J Cardiovasc Electrophysiol, 2000, 11：466-471.

601. Ellison KE, Stevenson WG, Sweeney MO, et al. Catheter ablation for hemodynamically unstable monomorphic ventricular tachycardia. J Cardiovasc Electrophysiology, 2000, 11：41-44.

602. Soejima K, Suzuki M, Maisel WH, et al. Catheter ablation in patients with multiple and unstable ventricular tachycardias after myocardial infarction：short ablation lines guided by reentry circuit isthmuses and sinus thythm apping. Circulation, 2001, 104：664-669.

603. Delacretaz E, Stevenson WG. Catheter ablation of ventricular tachycardia in patients with coronary heart disease：part Ⅱ：Clinical Aspects, Limitations, and Recent Developments. Pacing Clin Electrophysiol, 2001, 24：1403-1411.

604. Botker HE, Lassan JF, Hermansen F, et al. Electromechanical mapping for the detection of myocardial viability in patients with ischemic cardiomyopathy. Circulation, 2001, 103：1631-1637.

605. Soejima K, Delacretaz E, Suzuki M, et al. Saline-cooled versus standard radiofrequency catheter ablation for infarct related ventricular tachycardias. Circulation, 2001, 103：1858-1862.

606. de Christian C, Lacroix D, Klug D, et al. Isthmus Characteristics of Reentrant Ventricular Tachycardia After Mocardial Infarction. Circulation, 2002；105：726-731.

607. Brunckhorst CB, Stevenson WG, Jackman WM, et al. Ventricular mapping during atrial and ventricular pacing. Relationship of multipotential electrograms to ventricular tachycardia reentry circuits after myocardial infarction. Eur Heart J, 2002, 23：1131-1138.

608. Soejima K, Stevenson WG, Maisel WH, et al. Electrically Unexcitable Scar Mapping Based on Pacing Threshold for I-

dentification of the Reentry Circuit Isthmus. Feasibility for Guiding Ventricular Tachycardia Ablation. Circulation, 2002, 106：1678.

609. Vivek Y, Reddy MD, Wrobleski D, et al. Combined Epicardial and Endocardial Electroanatomic Mapping in a Porcine Model of Healed Myocardial Infarction. Circulation, 2003, 107：3236.

610. Bansch D, Oyang FF, Antz M, et al. Successful catheter ablation of electrical storm after myocardial infarction. Circulation, 2003, 108：3011-3016.

611. Marrouche NF, Verma A, Wazni O, et al. Mode of initiation and ablation of ventricular fibrillation storms in patients with ischemic cardiomyopathy. J Am Coll Cardiol, 2004, 43：1715-1720.

612. Soejima K, Stevenson W, Sapp J, et al. Endocardial and epicardial radiofrequency ablation of ventricular tavhycardia. J Am Coll Cardiol, 2004, 43：1834-1842.

613. Nabar A, Rodriguez LM, Timmermans C, et al. Use of a saline-irrigated tip catheter for ablation of ventricular tachycardia resistant to conventional radiofrequency ablation：early experience. J Cardiovasc Electrophysiol, 2001, 12：153-157.

614. Marchlinski FE, Zado E, Dixit S, et al. Electroanatomic substrate and outcome of chtheter ablative therapy for ventricular tachycardia in seting of right ventricular cardiomyopathy. Circulation, 2004, 110：2293-2298.

615. Verma A, Marrouche NF, Schweikert RA, et al. Relationship between successful ablation sites and the scar border zone defined by substrate mapping for ventricular tachycardia post-myocardial infarction. J Cardiovasc Electrophysiol, 2005, 16：465-471.

616. Zipes DP, Camm A J, Borggrefe M, et al. ACC/AHA/ESC 2006 guidelines for management of patients with ventricular arrhythmias and the prevention of sudden cardiac death-executive summary. Circulation, 2006, 114：1088-1132.

617. Zeppenfeld K, Schalij MJ, Bartelings MM, et al. Catheter ablation of ventricular tachycardia after repair of congenital heart disease：Electroanatomic identification of the critical right ventricular isthmus. Circulation, 2007, 116：2241-2252.

618. Reddy VY, Reynolds MR, Neuzil P, et al. Prophylactic catheter ablation for the prevention of defibrillator therapy. N Engl J Med, 2007, 357：2657-2665.

619. Wilber DJ. Substrate-based ablation of postinfarction ventricular tachycardia//Wilber DJ, Packer DL, Stevenson WG. Catheter Ablation of Cardiac Arrhythmias：Basic concept and clinical applications. Oxford：Blackwell Futura, 2008：326-341.

620. Stevenson WG, Wilber DJ, Natale A, et al. Irrigated radiofrequency catheter ablation guided by electroanatomic mapping for recurrent ventricular tachycardia after myocardia infarction. The Multicenter Thermocool Ventricular Tachycardia Ablation Trial. Circulation, 2008, 118：2773-2782.

621. Jacobson JT, Lin D, Verdino R, et al. Ablation of ventricular tachycardia associated with nonischemic structural heart disease//Wilber DJ, Packer DL, Stevenson WG. Catheter Ablation of Cardiac Arrhythmias：Basic concept and clinical applications. Oxford：Blackwell Futura, 2008, 342-363.

622. Stevenson WG. Catheter ablation of stable ventricular tachycardia after myocardial infarction//Wilber DJ, Packer DL, Stevenson WG. Catheter Ablation of Cardiac Arrhythmias：Basic concept and clinical applications. Oxford：Blackwell Futura, 2008；314-325.

623. Aliot EM, Stevenson WG, Almendral-Garrote JM, et al. EHRA/HRS expert consensus on catheter ablation of ventricular arrhythmias. Europace, 2009, 11：771-778.

624. Yoshida K, Liu TY, Scott C, et al. The value of defibrillator electrograms for recognition of clinical ventricular tachycardias and for pace mapping of post-infarction ventricular tachycardia. J Am Coll Cardiol, 2010, 56：969-979.

625. Kuck KH, Schaumann A, Eckardt L, et al. VTACH study group. Catheter ablation of stable ventricular tachycardia before defibrillator implantation in patients with coronary heart disease (VTACH)：a multicentre randomised controlled trial. Lancet, 2010, 375：31-34.

626. Jaïs P, Maury P, Khairy, P, et al. Elimination of local abnormal ventricular activities：a new end point for substrate modification in patients with scar-related ventricular tachycardia. Circulation, 2012, 125：2184-2196.

627. Pauriah M, Cismaru G, Magnin-Poull I, et al. A stepwise approach to the management of postinfarct ventricular tachycardia using catheter ablation as the first-line treatment: a single-center experience. Circ Arrhythm Electrophysiol, 2013, 6：351-356.

628. Gerstenfeld EP. Recurrent ventricular tachycardia after catheter ablation in post-infarct cardiomyopathy " failure" of ablation or progression of the substrate? J Am Coll Cardiol, 2013, 61：74-76.

629. Yokokawa M, Desjardins B, Crawford T, et al. Reasons for recurrent ventricular tachycardia after catheter ablation of post-infarction ventricular tachycardia. J Am Coll Cardiol, 2013, 61：66-73.

630. 夏宏器, 邓开伯. 实用心律失常学. 第 2 版. 北京：中国协和医科大学出版社, 2008, 741~783.

第七章　致心律失常性心肌病

致心律失常性心肌病包括致心律失常性右室心肌病和致心律失常性左室心肌病，二者既相似又不同，是两种独立的致心律失常性心肌病。

第一节　致心律失常性右室心肌病

致心律失常右室心肌病（arrhythmcgenic right ventricular cardiomyopathy，ARVC）。多年来，ARVC被认为是心肌发育不良（arrhythmogenic right ventricular dysplasia，ARVD）。50%~70%的病例是家族性的，主要为常染色体显性遗传，外显率不一。病理特征为右心室心肌呈进行性非缺血性萎缩，部分心肌组织被纤维、脂肪组织所替代，逐渐出现右心室扩大、室壁变薄及室壁瘤形成。晚期左室也受累，少数患者在发病时即可累及左室。ARVC自然病程分为三个临床阶段：①无症状期；②局部结构改善伴电不稳定期；③弥漫性收缩功能障碍伴症状性心力衰竭期。早期以心律失常为特征，主要为室性心动过速、心室颤动、猝死。随着疾病的进展可出现形态学改变甚至出现心力衰竭。所以室性心律失常、猝死、心力衰竭为主要的临床特征。大多数病例死亡的年龄小于40岁，有些发生于儿童。ARVC是运动猝死中的常见病因。

1977年首次发现并报道此病，1994年欧洲心脏病协会提出诊断标准，1995年WHO正式命名为ARVC。

【流行病学特点】

杨春梅等（2002）统计就诊33例ARVC患者的流行病学资料。分别随访2个ARVC家系3.5年和4.5年。结果：33例ARVC患者中男性18例，女性15例，平均诊断年龄（42.8±14.9）岁，20~60岁者占88%。Mckenna等（1994）报道80%以上的病例年龄在7~40岁之间；Daliento等（1995）报道ARVC的诊断年龄在20~50岁之间，仅10%以下的患者小于20岁。杨春梅组就诊患者中男女之比为1.2∶1，住院与未住院之比为2.3∶1，提示多数患者病情危重。Mckenna等报道患者男女之比为2.7∶1，并估计发病率为6/10000（整个人群）到4.4/1000（高发地区），易引起猝死。杨春梅等随访的第1个家系共有2例患者，均猝死。另1个家系随访结束后共发现11例患者（图7-1-1）。随访中患者症状无明显变化，但2名家系成员新确诊患病：1例患者心室晚电位变为阳性；1例心电图

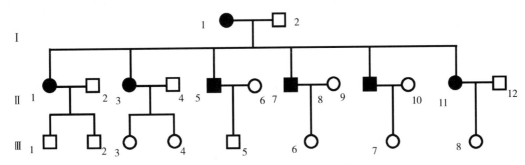

图7-1-1　第2个家系随访前的遗传图

□=男性健康者；○=女性健康者；■=男性患者；●=女性患者；有斜线示已死亡，↑=先证者（引自杨春梅等，2002）

右胸前导联 T 波倒置的导联数增加，3 例 T 波倒置由右胸前导联向左胸导联扩展，3 例 T 波异常累及右胸前导联和左胸前导联；1 例 Epsilon 波增宽，1 例新出现 Epsilon 波；4 例 V₁ 导联 QRS 时限增加。扩展调查此家系又发现 2 例患者和高度怀疑的 1 例患者，先证者外祖父母为近亲结婚。从流行病学研究结果认为男女发病年龄相似，好发于青壮年，是一种进展性疾病，虽是右心室疾病，可能多有侵犯左心室，易致猝死。杨春梅等（2002）报道第 2 个家系调查的遗传图（图 7-1-1）及对第 2 个家系随访 4.5 年前后的变化（表 7-1-1）。

王培宁等（2011）报道收集到 49 例 ARVC，其中男性 38 例，女性 11 例，年龄 35±16 岁，按诊断标准确认先证者 40 例，9 例被诊断为 ARVC。在 PKP2 基因第一内含子，7 例 ARVC 检测到一杂合突变（c. 224-3G>C）。这是一新发现的新单核苷酸多态性（SNP）位点。此 SNP 位点在 200 例健康者未被发现。此 SNP 位点在一家系中检出 4 例。另一例检出此 SNP 位点突变的先证者 3 个姐姐都在40 岁之前发生猝死。因其父母拒查故不能排除该 SNP 位点在此家系中的遗传性。在 TGFβ-3 基因 5′及 3′非翻译区（UTR）和 DSP 基因的第 7 外显子序列未测到突变，PKP2 基因外显子变异检测，确诊5 个杂合 PKP2 突变，分布于 6 例患者。分别是 c. 145-148 DelCAGA，c. 2146-1-c. 2146 DelGA，c.331 c>T，c. 156G>A，c. 1097T>C。

表 7-1-1　第 2 个家系随访 4.5 年前后的变化

先证者及家系成员	随访后年龄（岁）	在随访前后家系图中的位置	随访前的病史及检查							随访后的变化（未变化的指标同随访前）	
			病史	Epsilon 波	QRSD (ms)	T 波倒置	LP	心律失常	右心室 2-DE	QRS 波形态及切迹	心电图及 LP	右心室 2-DE
先证者男	46	II5、V12	胸闷、心悸，曾有"心肌炎"	有 V₁, V₂	V₁=120	V₁~V₃，II，III, aVF	阳性	LBBB 室速，心电轴上偏，心率 150 次/分	异常	全心导联 QRS 后部切迹	出现 RBBB；QRSD (V₁) = 130ms	增大，流出道膨出，心尖部有异常增大节制束
先证者之母	65	I1、IV3	偶有心前区一过性针刺痛，高血压	无	V₁=100	V₁~V₂，III, aVF	阳性	未见	异常	V₁ 呈 rS 型	V₃~V₆T 波低平，V₁为 rSr′型，QRSD (V₁) = 110 ms	前壁近流入道处向外膨隆，心尖部有异常增大节制束
先证者大姐	50	III1、V8	偶有心前区一过性针刺痛，胸闷、心悸	无	正常	V₁~V₆，II，aVF	阳性	偶发室性期前收缩	异常	V₃QRS 中部切迹，V₄R 波上升支有切迹	所有倒置的 T 波均变浅，V₂QRS 后部出现切迹，V₃R 波呈兔耳状偶发室性期前收缩	心尖部有异常增大节制束。最大内径 48mm
先证者二姐	48	II3、V10	偶有心前区一过性针刺痛，劳累后疼痛	无	V₁=100 V₆<120	V₁~V₃，III, aVF	阳性	偶发室性期前收缩	异常	V₁~V₃ 呈 RS 型，S 波后部切迹	出现 Epsilon 波，V₄出现 T 波倒置，V₁~V₃S 波后部切迹加深，V₁RSr′型。QRSD，V₁=V₆=120ms	流出道与流入道之间向外膨隆，变薄，心尖部有异常增大节制束
先证者大弟	45	III17、V14	一过性胸闷、心悸	无	V₁=110	V₁~V₄，III, aVF	阳性	室性期前收缩 LBBB 型	异常	V₃ 呈 RS 型，中部切迹	V₅出现 T 波倒置，V₆T 波变为低平。V₃呈 R 型，上升支与下降支切迹	流出道与流入道之间局限性向外膨隆，室壁变薄，心尖部有异常增大节制束
先证者二弟	40	II 9、V16	偶有心前区一过性针刺痛	无	V₁=140	V₁~V₅，II，III, aVF	阳性	室性期前收缩，不同形态连发，LBBB 型	异常	V₃ 呈 R 型，上升支有切迹	V₆出现 T 波倒置，V₁~V₄倒置的 T 波变浅，V₃呈 R 型，上升支及下降支都有切迹	流出道与流入道之间局限性向外膨隆，心尖部有异常增大节制束

续表

先证者及家系成员	随访后年龄（岁）	在随访前后家系图)中的位置	随访前的病史及检查								随访后的变化（未变化的指标同随访前）	
			病史	Epsilon波	QRSD(ms)	T波倒置	LP	心律失常	右心室2-DE	QRS波形态及切迹	心电图及LP	右心室2-DE
先证者小妹	36	Ⅱ11、V18	有一过性心悸、针刺痛	有V₁	V₁=100	V₁~V₆,Ⅱ,Ⅲ,aVF	阴性	未见	异常	V₁呈RS型	QRSD(V₁)=130ms, V₁、V₂QRS后部切迹, Epsilon波变宽, LBBB型心电轴上偏, 室性期前收缩LP阳性	流出道与流入道之间局限性向外膨隆，心尖部有异常增大节制束
先证者大姐之长子	30	Ⅲ VI2	1、胸闷、心悸	有V₁	V₁=110	无	阴性	未见	正常	IRBBB, V₃R波上升支有切迹	QRSD(V₁)=140ms, V₃R波出现双峰, V₄、V₆QRS后部出现切迹, LP阳性	正常
先证者二姐之长女	23	Ⅲ VI4	3、后背偶有牵拉痛	无	V₁=100	V₁	阴性	未见	正常	无异常	V₂出现T波倒置, QRSD(V₁)=120ms	前壁近心尖部变薄，略向外膨隆，波动尚好，心尖部有异常增大节制束

注：除第1次未调查成员之外，其余家系成员随访前后无病情变化。QRSD为QRS时限；LP为心室晚电位；2-DE为二维超声心动图，所有成员均未查出左心室异常；LBBB为完全性左束支传导阻滞；IRBBB为不完全性右束支传导阻滞；Ⅱ、Ⅲ和aVF导联QRS波向上为心电轴下偏，反之为上偏。（引自杨春梅，等. 2002）

在检出7例有内含子突变的ARVC患者中，除（图7-1-2）家系中3例外，不包括先证者，其余患者都有室性心动过速，3例接受射频消融术。（图7-1-3）中的先证者接受了ICD。图7-1-2家系中先证者无患病的2个子女，超声显示右心室轻度异常，与其同龄人相比，右心室明显增大。另1例具有该内含子突变的先证者，共3个姐在40岁之前发生猝死。该患者有动脉导管末闭。与无该SNP

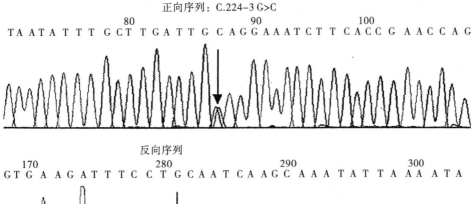

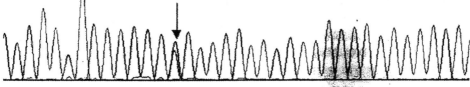

正向序列：C.224-3 G>C

反向序列

图7-1-2　PKP2基因第一内含子杂合突变（c. 224. 3G>C）（引自王培宁等，2011）

点的 ARVC 患者右心室显著增大、V₂ 导联 S 波升支时限（S 波最低点到 S 波终点时限）显著延长（图 7-1-4）

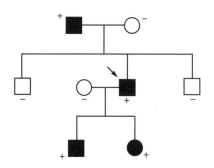

图 7-1-3　SNP 一家系遗传图谱

+：检出 SNP（c. 224-3G>C）位点；−：未检出 SNP（c. 224-3G
>C）位点；箭头：示先证者。○：示正常女性；□：正常男性；■：
示男性患者；●：示女性患者（引自王培宁等，2011）

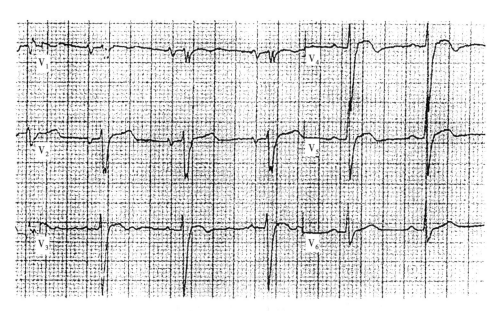

图 7-1-4　Plakophilin-2 基因杂合突变（c. 224-3G>C）的心电图 ARVC 患者胸导联
ECG V₂ S 波升支明显延长（引自王培宁，等. 2011）

ARVC 的确切患病率尚不清楚。我国报道很少。在意大利 Veneto 地区的患病率为 0.1‰~1‰。每年运动员心血管猝死患者中 ARVC 所致的死亡占 22.4%。ARVC 多发生于年轻的成年人，其中 80% 患者年龄低于 40 岁。家族性 ARVC 的平均诊断年龄为 31 岁。至今未在婴儿中诊断，10 岁前的儿童也极少诊断。希腊的发病率为 0.4%~0.8%。

【病因及发病机制】

ARVC 的准确病因仍不完全清楚。既往曾认为 ARVC 是获得性而非家族性疾病，如个体发育不良、退行性变、炎症和细胞凋亡。进展性心肌细胞被替代继发于影响右心室的代谢性疾病，这类似肌营养不良患者骨骼肌受累的情况，随时间的推移出现进展性肌肉退变。心肌组织的丢失也可能反映了心肌细胞的凋亡的增加，可能的感染或免疫因素导致的感染后右室纤维脂肪性心肌病。有报道高达80%的尸检证实了心肌感染性浸润。后又认为ARVC代表一种先天性发育异常。由于心室壁肌肉萎缩和薄弱，导致右心室大小进展性增加。右心室扩张容易造成室性心律失常的形成。认为遗传的易感性使患者对炎症容易感染，从而引发免疫反应导致ARVC，这可能是该病呈家族性发病的原因。

ARVC有50%~70%的病例呈家族性的。几乎1/2以上的ARVC患者都有桥粒蛋白的突变。近年来研究证明典型的ARVC是一种常染色体遗传性疾病。为编码心脏桥粒蛋白的基因突变所致。

（一）遗传形式

ARVC遗传模式有两种

1. ARVC显示常染色体显性遗传疾病模式　家族性ARVC占50%~70%。常呈常染色体显性遗传。由于疾病表型的多样性，以及年龄相关的外显率，使家族性ARVC的诊断比例降低，导致许多家族性疾病误认为散发性。所以对临床已确诊的患者，对其家族成员也进行临床和分子遗传学筛查很重要。这类患者30%~50%的家族成员有该疾病的表现。

至今已发现多个连锁位点，共分12个亚型（表7-1-2），除LAMRI、PTPLA外，其他基因均在ARVC病人中发现突变。现已发现相对明确的致病基因有8个。

表7-1-2　ARVC/D的基因突变

ARVC/D种类	染色体/位点	基因编码	遗传模式
ARVC/D1	14q23-q24	TGFβ-3	常染色体显性遗传
ARVC/D2	1q42-q43	RyR2	常染色体显性遗传
ARVC/D3	1q12-q22		常染色体显性遗传
ARVC/D4	2q32		常染色体显性遗传
ARVC/D5	3p23	跨膜蛋白43	常染色体显性遗传
ARVC/D6	10p12-p14	PTPLA	常染色体显性遗传
ARVC/D7	10q22		常染色体显性遗传
ARVC/D8	6p24	DSP	常染色体显性遗传
ARVC/D9	12p11	PKP2	常染色体显性遗传
ARVC/D10	18q12	DSG2	常染色体显性遗传
ARVC/D11	18q12.1	DSC2	常染色体显性遗传
ARVC/D12	17q21	JUP	常染色体显性遗传
Naxos病	17q21	JUP	常染色体隐性遗传

（引自Herren等，2009）

（1）ARVC1（TGFβ-3）：呈常染色体显性遗传形式。致病基因位点，定位在14号染色体的长臂上14q23-q24（位点D14S42）。基因符号为ARVC1。2005年Beffagna等首次描述了分别TGFβ-3基因的5′UTR（非翻译区）和3′UTR区发现突变的两个家系，这种非编码区域的突变导致TGFβ-3的异常表达，体外突变构建发现TGFβ-3表达上调，其基因缺陷可引起心肌细胞膜的不稳定、凋亡和萎缩。以进行性右心室心肌变性为特征。导致细胞因子刺激形成纤维化，并调控细胞黏附。

（2）ARVC2（RyR2）：呈常染色体显性遗传模式。影响位点定位在1号染色体的长臂。细胞遗传学表示为 1q42-q43。基因符号为 ARVC2。Tiso 等在 4 个单独家系中发现了 4 个 RyR2 错义突变，这 4 个突变都位于 RyR2 的两个高度保守的区域内，该区域编码通道的胞质部分，与 RyR1 基因突变的区域类似，而 RyR1 突变通过增加 Ca^{2+} 从肌质网中的渗漏引起中央核病变。因此，Tiso 等推测他们发现的 ARVC/RyR2 突变可能具有类似的机制。Tiso 发现 RyR2 突变导致 ARVC 后，又发现 RyR2 突变导致儿茶酚胺敏感性室性心动过速。所以他认为能否将 RyR2 作为 ARVC 独立致病基因尚存在争议。

位于 1q42-q43 的基负责编码心脏罗纳定受体 RyR2 受累的患者，出现活动诱导的多形性室性心动过速。RyR2 突变也与非 ARVC 的家族性多形性室性心动过速相关。RyR2 调节钙离子从肌质网的释放，是心肌收缩所需要的，FK506 结合蛋白（FKBP12.6）可稳定 RyR2，防止形成异常激动，RyR2 的突变干扰了其与 FKBP12.6 的相互作用。在模拟运动的情况下增加了通道的活性。ARVC 突变的表现与非 ARVC 的家族性多形性室性心动过速不同。

（3）ARVC3：呈常染色体显性遗传形式。位点定位在 14 号染色体长臂，细胞遗传学表示为 $14q^{12}-q^{22}$。基因符号为 ARVC3。进行了多点连锁分析。在位点 D14S25 和 D14S257 之间的区域得到最大的 Lod 积分为 4.7。

（4）ARVC4：呈常染色体显性遗传形式。在这些家系中，疾病似乎受累位点在 2 号长臂 2q22.1-q32.3 上，其中包括 D2S152、D2S103 和 D2S389。基因符号 ARVC4。它在临床上以左室受累为特征。与一些患病成员的左心室局部受累和左束支传导阻滞有关。

（5）ARVC5（跨膜蛋白 43）：呈常染色体显性遗传形式。受累位点定位在 3 号染色体。基因座位是 3p21.3（LAMR1）。ARVC5 基因座位的 3p23（TMEM43）和 3p25 脱氧核糖核酸倍体型不同于 Brugada 综合征。

2008 年 Merner 等在 ARVC 的染色体位点上准确定位了 TMEM43 基因，在其高度保守区域发现 S358L 的突变，并推断 ARVC5 是一种完全外显、且性别影响其预后的恶性亚型。TMEM43 的功能尚未阐明，但它有一个 PPAR-r（脂肪生成的转录因子）反应元件，可能与 ARVC 的脂肪组织替换有关。对于恶性程度较高的 ARVC 是否属于 TMEM43 突变引起的表型，仍需进一步研究。

（6）ARVC6（PTPLA）：呈常染色体显性遗传形式。受累位点定位在 10 号染色体的短臂，10P13-14。基因符号为 ARVC6。这一区域与酪氨酸磷酸酶样蛋白（PTPLA）所在区域重叠。后者在肌肉形成和心脏事件发生中起作用，调控心脏的发育和其他细胞事件。外显率高。

（7）ARVC7：呈常染色体显性遗传形式。定位在 10 号染色体的长臂（10q22）。基因符号为 ARVC7。基因未知。疾病可影响心肌和横纹肌。后一种情况下证实轻度受累的患者有躯干肌肉疾病，而中度受累的患者有四肢远端性肌肉疾病。在 22 例中有 10 例肌电图显示肌病现象，肌肉活检标本显示肌病改变，边缘空泡以及结蛋白（desmin）、抗肌萎缩蛋白（dystrophm）和其他蛋白质的积累。电镜揭示有颗粒细丝改变和肌原纤维的破坏。对于染色体 10q 上的标志位点 D10S1752，通过候选区域的连锁分析，显示最大两点，LOD 积分为 2.76。在标志 D10S605 和 D10S215 之间的多点 LOD 积分值为 3.06，提示与染色体 10q22.3 的连锁。这一区域可能具有 ARVC 的肌原纤维肌病的遗传缺陷。

心脏受累似乎不太常见，报道 3 例 ARVC 患者表现为非持续性室性心动过速、心房扑动和主要影响右心室的心室扩大，其中 2 例因房室传导阻滞和病变综合征而植入起搏器。神经母细胞瘤凋亡有关的 RNA 结合蛋白（NAPO，HCMW 认可的符号 CUGBP2）是一种新发现，主要在凋亡期间被诱导的基因，提示其在凋亡期间发挥作用。作者已经发现位于染色体 10pBp14 上的 Genethon 标志 D10S547 和 D10S223 之间的一个基因新编码。导致一个 ARVC 的一个基因，最近已被定位在这一区域。为检验人类 NAPOR 基因在 ARVC 发病机制中的可能作用，对其基因结构进行研究。包括外显子—内含子边界和准则的启动了序列区。这些研究提供了其选择性 mRNA 剪接的可能机制。已证明 NAPO1 转录体的 3 种异构体，表达不同，其中 NAPOR-3 几乎是神经元特异性的，而其他两种形式被广泛表达。在发育期间 NAPOR 的表达也受到不同的调控。对 ARVC 的家系成员进行突变筛查发现了 2 个 DNA 序列变异，位于 NAPOR 的编码区外显子上，但两者均不导致 ARVC。NAPOR 的功能还不知。不过目前对 NAPOR 基因的特征描述将有助于进一步的临床和功能研究。

上述与肌纤维肌病有关。肌纤维肌病患者中有 ZASP（含有 Z 带剪接 PDZ 主旨的蛋白）基因突变。

(8) ARVC8（DSP）：呈常染色体显性遗传形式。定位在 6 号染色体的短臂 6p24。基因符号 ARVC8。2000 年 Norgett 等在 3 个厄瓜多尔家族中发现类似于 Naxos 病的羊毛发、手掌脚掌角皮病，但左心室扩大，被称为"Carvajal 综合征"。并发现第一个 DSP 的杂合突变（7901del G），此突变靠近 C-末端，推测破坏了与 desmin 连接的部位，从而表现出扩张型心肌病的表型。此后在 Carvajal 综合征中又有几个显性或隐性的突变发现，进一步证明 DSP 是 Carvajal 综合征的致病基因。2002 年 Rampazzo 等在单纯 ARVC 病人中首次发现 DSP 杂合突变。证明 DSP 突变可引起单纯的 ARVC。同一突变引起不同表型，原因可能是突变位置不同。根据突变位置推测，靠近 N-末端的突变（位于外层致密斑）常表现出典型的累及右心室的 ARVC，而靠近 C-末端（位于内层致密斑）常累及左心室，因为它可能破坏了细胞骨架的完整性，从而出现扩张型心肌病的表型。

6p24 位点（ARVC8）的基因负责编码桥粒斑蛋白，它是桥粒和黏附结点的关键组成部分，对于多细胞维持紧密黏附起到重要作用，包括在心脏和皮肤中的细胞黏附，当结合点破裂，就会发生细胞死亡和纤维脂肪组织替代。

(9) ARVC9（PKP2）：呈常染色体显性遗传形式。定位在 12 号染色体，12p11。基因符号为 ARVC9，2004 年 Grossmann 等首先发现存在 PKP2 纯合缺失突变的小鼠，在胚胎发育第 10.5 天，出现心脏结构上的致死性改变。2004 年 Gerull 等在 120 个无血缘关系的 ARVC 患者中，发现 32（27%）例有 25 种 PKP2 突变。以后多个研究组对 PKP2 进行筛查，发现 PKP2 突变占 ARVC 的 10%～43%。Ven Tintelen 等（2006）报道在荷兰的家族性 ARVC 高达 70%。2006 年 Awad 等在一个欧裔美国人中首先发现 PKP2 的纯合突变，引起剪切部位错误导致 mRNA 的碱点缺失，开放读码框向 3′UTR（非翻译区）方向移位。PKP2 与表型的关系至今尚无理想结果。2006 年 Palal 等发现 PKP2 突变与初发症状以及初发心律失常年龄有关，PKP2 预示早发症状及早发心律失常。Ven Tintelen 等发现突变组心电图 V_2～V_3 导联 T 波倒置的比例比无突变组要高。这提示 PKP2 突变虽然在比例上相对较高，但是由于人群种族差异、抽样方法、环境因素等不同导致上述不同的结果。PKP2 突变患者与不含此类突变的患者相比，过早发生心律失常。PKP2 基因编码的 PKP2 蛋白是桥粒蛋白的重要组成成分。

(10) ARVC10（DSG2）：呈常染色体显性遗传形式。定位在 18 号染色体，18q12.1-q12.2，基因符号为 ARVC10。DSG2 是桥粒的钙粘蛋白，同 DSC2 共同构成桥粒的跨膜部分。DSG2 主要编码心肌组织中的桥粒核心糖蛋白 2，因此，高度怀疑其为 ARVC 的致病基因。

DSG2 突变大约占 10%，实际上 DSG2 突变在所有 ARVC 患者中比例可能会更低一些，因为几项研究报告是在排除了 PKP2 和/或其他基因突变后再筛查 DSG2 基因，而对已经发现突变的患者并没有再进行筛查。DSG2 基因突变外显率较高达 75%（采用的是经矫正的诊断标准），同时累及左心室的达 25%。故 Syrris 等（2007）建议诊断指南应考虑到左心室的功能异常。

(11) ARVC11（DSC2）：呈常染色体显性遗传形式。定位在 18 号染色体，18q12.2。基因符号为 ARVC11。DSC2 基因是桥粒钙粘蛋白中的一种。2006 年 Syrris 等首先在 77 个没有 DSP/JUP/PKP2/DSG2 突变的 ARVC 人群中发现 4 个（5%）有 DSC2 突变的病人，同样也是不完全外显。2006 年 Heuser 等在 88 例病人中发现 1 例（1%）剪切部位的突变。这提示 DSC2 在 ARVC 中并不常见。此外，DSC2 突变可导致移码和 DSC2 蛋白的过早截断。

(12) ARVC12（JUP）：呈常染色体显性遗传形式。定位在 17 号染色体，17q21，基因符号为 ARVC12。基因 JUP。2000 年 MeCoy 等首先在希腊 Naxos 岛上一个 ARVC 有羊毛发、手掌、足掌角皮病三联症（命名为"Naxos"病）的患者，发现 JUP 的纯合剪切突变（2157-2158delGT）。此后 2007 年 Asimaki 等又在德国一个 ARVC 家系中发现杂合的 JUP 突变（S39-K40insS），而没有皮肤病变。这种常染色体显性遗传被称为 ARVC12。尚未见其他报道，提示可能是非常罕见的类型。

2. ARVC 显示常染色体隐性遗传疾病模式　一种变异型 ARVC 为常染色体隐性遗传，有家族性手掌、脚掌角化病，也称 Naxos 病和 mal de Meleda 病，这种疾病表现为典型的 ARVC 特征，伴随非表皮松解的掌跖角化病。它是一种表皮肤病，引起手掌、足底和毛发的过度角化。Naxos 病纯合子的所有患者均有心脏异常，至青少年时期的外显率达 100%。如心电图异常（92%）、右心室结构改变（100%）及左心室受累（27%）。少数杂合子患者有较小的心电图和超声心动图的改变，但未见到明显的临床疾病。

（二）ARVC 的发生机制

桥粒基因突变是导致 ARVC 可能的病理生理机制。

证据显示典型的 ARVC 是一种桥粒疾病。桥粒蛋白（Dosmosome）是负责细胞间连接、粘连的主要分子，参与信号分子的传递，在心肌细胞表达丰富，富含于心肌和皮肤表皮中。ARVC 患者中已经发现一种或多种桥粒蛋白变性。在已知的 8 个 ARVC 的致病基因中，有 5 个是基因编码桥粒蛋白，分别是桥粒斑蛋白（Desmoplakin，DSP）、桥粒珠蛋白（plakoglobin、PG 或称盘状球蛋白 JUP）、血小板亲和蛋白 2（plakophilin2，PKP2）、桥粒核心蛋白（Desmoglein 2，DSG2），桥粒糖蛋白 2（Desmocollin 2，DSC2）。已发现的桥粒成分基因突变数目如（图 7-1-5），桥粒结构如图（图 7-1-6）。它们构成一个统一整体，其中外层致密斑（onter dense plaque）包括 DSP。桥粒是细胞膜的复杂的多蛋白结构，维持与相邻细胞（如上皮细胞和心肌细胞）之间的结构和功能完整性。桥粒蛋白在细胞信号转录中也起作用。

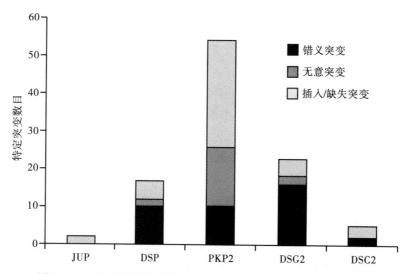

图 7-1-5　已发现的桥粒成分基因突变数目（引自仇晓亮等，2009）

至少有三组分子促成桥粒的形成：桥粒钙黏附蛋白（desmosomal cad herins）、armadillo-repeat 蛋白和 plakins。plakophilin（RyR2）是 armadillo 相关蛋白，含有 10 个 12-氨基酸的 arimadillo-repeat 主旨，位于桥粒的外部致密斑，将桥粒钙黏附蛋白与桥粒斑蛋白和中间丝系统相连接。像其他的 armadillo-repeat 蛋白一样，RyR2 蛋白中也可在细胞核中发现，可能有转录调控作用。

桥粒蛋白突变减弱了心肌细胞间的连接，降低了心肌细胞耐受机械应力的能力，从而使心肌细

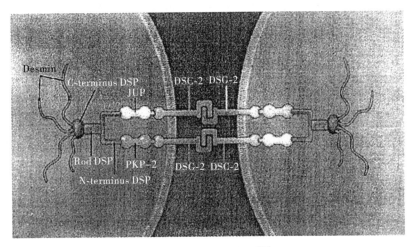

图 7-1-6 桥粒示意图[22]

桥粒钙黏蛋白、DSG-2 和 DSC-2 组成桥粒复合体的跨膜部分。它们细胞外结构
域与邻近细胞对应部分直接接触。桥粒钙黏蛋白细胞内部分与 armadillo 家族连接；
JUP 和 PKP-2，它们又与 DSP 连接。DSP 的 C 端锚定在 desmin 中间纤维上。C-
terminus＝C 末端；N-terminus＝N 末端；Rod＝杆部（引自仇晓亮等，2009）

胞膜容易受损，使心肌细胞死亡或局部纤维化。同时桥粒蛋白的结构改变还可能影响心肌细胞的缝隙连接及心肌电讯号的传导，从而导致心律失常的发生。环境因素如运动、感染的疾病发展起推动作用，加速了黏附损伤和疾病的进展。

桥粒斑珠蛋白是心脏细胞的连接的关键桥粒蛋白，该蛋白核移位对于心脏祖细胞分化为脂肪细胞至关重要。

桥粒斑珠蛋白与 Wnt/β-catenin 信号通路的相互作用，参与了 ARVC 心肌组织脂肪浸润的发生。Wnt 信号通路是生物进化中高度保守的信号通路，在生长、发育、代谢和干细胞维持等多种生物学过程中发挥重要作用。它由细胞外的 Wnt 配体蛋白、细胞膜上的受体、细胞质内的信号传导部分和核内的转录调控部分组成。Wnt 信号通路通过抑制脂肪转录因子、增强子结合蛋白及过氧化物酶增殖受体，使脂肪形成相关基因表达受到抑制，导到前脂肪细胞保持未分化状态。Wnt 信号通路在抑制脂肪形成中发挥了重要作用。

ARVC 中桥粒蛋白的下调，表达可以导致参与心肌细胞连接的桥粒斑珠蛋白（PG）进入细胞核，称为 PG 核移位。PG 与 Wnt/β-catenin 信号通路的主要信号感受器 β-catenin 具有高度同源的蛋白结构，因此二者在许多生物学行为方面存在竞争。由于 Wnt/β-catenin 信号通路是心肌细胞对抗脂肪形成和心脏祖细胞分化调节的重要开关。因此当 PG 核移位导致的对 Wut/β-atenin 信号通路的抑制作用使脂肪形成因子的增加，引起心肌脂肪的沉积浸润，在 ARVC 脂肪形成中发挥关键作用。

位于心外膜的祖细胞即第二心脏祖细胞（SHF）在经典的 Wnt 信号作用下，可分化为右心室、室间隔心肌细胞。SHF 受转录因子—肌细胞增强因子 2C 调节分化为脂肪细胞，在右心室及其流出道沉积，这与 ARVC 的病理特点一致。PG 核移位产生的抑制性 Wnt 信号也可使过氧化物酶活性增殖受体（PPARy）增加，从而使心肌脂肪浸增加。

PKP2 与心律失常的相关性：PKP2 的表达下调使缝隙连接蛋白 43 的定位异常和传导功能受损，所以缝隙连接的异常可能在心律失常的发生中起主要作用。钙稳态失衡似乎也是心律失常发生的重要机制。2006 年 Syrris 等进一步证明 PKP2 的缺乏或突变的 PKP2 与心肌桥粒整合，损害了细胞与细胞膜接触，继而破坏相邻的心肌细胞，特别受到机制性应激或牵拉时。这就理解了运动员该病患病率高，运动期间频繁发生室性快速心律失常与猝死。主要累及右心室。细胞间的破坏，首先发生于高应激、高牵张的区域，右心室流出道、心尖部和基底下部（三尖瓣下），这些区域是 ARVC 的病理好发部位构成了"发育不良三角"。

PKP2 突变与症状和心律失常的过早发生相关。PKP2 患者都应进行 ICD 干预。

因为显性突变的 JUP 编码的盘状球蛋白酵母双杂交试验，发现与富含组氨酸的钙结合蛋白的相互作用，推测可能通过影响钙平衡而导致心律失常。

尽管能在大部分的 ARVC 患者中明确基因型，但是基因型的机制关系仍然不明确。Noorman 等人的研究发现 Nav 1.5 和 Cx43 的减少导致心律失常。

虽然上述理论已经在细胞水平作出了解读，但还需在临床上找到更多的证据，以期能在临床上应用。

【病理检查】

ARVC 的病理组织学表现为右心室心肌从局部（心尖部、漏斗部、流出道、下壁或后壁）到整体以进行性的心肌萎缩（右心室为主），透壁性的脂肪和纤维脂肪组织替代为特征，严重者左心室（心尖部和下后壁）也可受累。这种表现被认为是心肌的缓慢进行性损伤和修复过程。Marcus 等认为 ARVC 病变好发于右心室流出道，心尖部及右心室下隔部的"发育不良三角"，也可见于整个右心室。可见到右心室腔扩张，覆以纤维脂肪组织，三尖瓣区心尖部等可见局部膨出，约 50% 的患者可见到右心室单个或多个心室膨胀瘤，右心室肌层中外膜变薄，被大量纤维脂肪组织替代。心内膜下层可存少量正常的心肌细胞，孤岛状。肌间可见片状纤维化瘢痕，肌细胞萎缩断裂，横纹清晰。正常心肌组织被分割，右心室心肌的传导性和不应期离散，导致心室内折返性心律失常。右心室游离壁变薄，部分区域可见增厚的纤维斑块，可能为机化的心房血栓所致。

ARVC 是一种进展性疾病，随着时间的推移，右心室心肌病变更加弥漫，而且左心室也可以出现病变。大约有 76% 的 ARVC 患者左心室受累。意大利 Bonny 等（2010）报道 42 例 ARVC 患者，其中左心室受累 32 例，包括 15 例左心室镜下改变及 17 例肉眼异常。一项多中心病理研究显示，组织学改变逐渐从右心室蔓延到左心室，76% 累及左心室。所以，ARVC 再也不是单纯的右心室心肌病。这种病理改变呈时间依赖性，随病程进展逐渐累及左心室，出现双心室病变，晚期可酷似扩张型心肌病。左心室受累常合并有恶性心律失常。此外，心肌肥大、炎症侵袭和心力衰竭也都更加严重。68%ARVC 患者合并有希氏束病变。

ARVC 的组织学改变有 2 种：

（1）脂肪型：主要累及右心室心尖部和漏斗部、室间隔和左心室。整个心室壁都可被脂肪组织所替代，而室壁厚度可以无明显变薄，这一类型的 ARVC 常没有纤维组织和炎症细胞的浸润。

（2）纤维脂肪型：心肌明显萎缩、瘢痕形成，伴有纤维和脂肪浸润。右心室可呈瘤样膨胀，室壁明显变薄，瘤样膨出，好发于三尖瓣后瓣叶下方的右心室隔膜壁。可有炎性浸润，左心室亦可受累。

有学者认为脂肪型和纤维脂肪型可能是 ARVC 病变过程的两个连续阶段。推测在单纯脂肪浸润的基础上发生炎性病变、心肌坏死纤维化，使单纯脂肪型转变为纤维脂肪型。

在电镜下观察右、左心室心肌组织有异常的线粒体或闰盘。

Basso 等（2009）报道的 ARVC 组织学改变为伴有心肌纤维化的心肌非缺血性的丧失。伴有或不伴有心肌脂肪浸。2/3 的患者具有"心肌病样"改变和炎症改变。既往认为右心室游离壁跨壁脂肪或纤维—脂肪取代正常的心肌组织是诊断 ARVC 的必要条件。而 Basso 明确指出，如不伴有心肌纤维化和心肌异常的脂肪浸润不能诊断 ARVC。并指出 ARVC 可以以左心室受累为主，或单纯左心室受累。

右心室心内膜活检诊断 ARVC 的标准应满足心肌组织<59%，脂肪组织>31%，以及纤维组织>22%，以排除因肥胖和老年造成的误诊。对所有疑似为 ARVC 的患者都应进行心内膜活检。但由于心肌活检取材的局限性，可导致诊断敏感性低，不作为首选。应在右心室功能不全或变薄区域的游离壁进行活检检查，其敏感性高。ARVC 可以是一种斑驳不均的疾病，因而仅在约 1/3 的个体患者中获得明确的诊断证据。心肌活检也有助于排除结节病和心肌炎等其他可与 ARVC 混淆的疾病。Basso 等在病理学分析指出，ARVC 是心肌进行性被破坏损伤，而非先天性发育缺陷（与 Uhl's 病不同），所以称致心律失常右室心肌病更为确切。因为心肌被纤维脂肪组织替代，是 ARVC 发生室性心律失常的病理基础。正常心肌组织连续性的破坏，使心肌除极碎裂并易于形成折返环。产生室性心律失常（图 7-1-7）

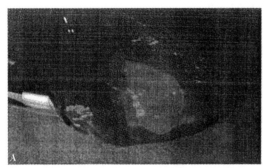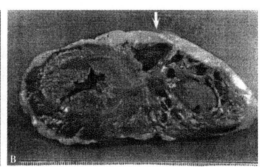

图 7-1-7　ARVC 的解剖及组织学改变

表现为室壁变薄，心肌被脂肪及纤维脂肪组织替代。A. 右心室前壁变薄（透光区）。B. 右心室前壁心肌变薄，被脂肪替代。（引自 Tabib 等，2003）

【临床表现特点】

ARVC 患者各年龄组均可发病，多在 7~65 岁，尤以青、中年男性为主。男女之比为 3：1。年龄小于 40 岁的占 80%，4 岁以下的病例极为罕见。通常 ARVC 出现临床症状的平均年龄为 29 岁。浦介麟等（2007）报道北京阜外医院收治 31 例 ARVC，男性 27 例，女性 4 例，男女比 6.8：1。首次确诊年龄为 19~58 岁（34.7±9.4），55% 的病例在 30~40 岁之间。王静等（2009）报道 24 例，男性 24 例，女性 8 例，男女比例 3：1，年龄 18~70（42.3±13.3）岁，病史 3~240（6.5±6.9）个月。

ARVC 患者早期通常没有症状，但存在心肌性猝死的风险。患者常因运动时，或交感神经张力增高时出现心悸、头晕、胸闷不适为首发症状（约占 93%），以不典型胸痛为首发症状（占 31%），或因心律失常，尤其是室性心动过速，或常规心电图发现室性期前收缩来就诊。也可在体检等常规胸片检查时偶然发现心脏增大而得以发现。有的是因家庭成员有心脏结构或功能性改变及心电图异常就诊。初次症状出现一般较早，症状可逐渐加重，出现心力衰竭症状及体征。也可出现反复晕厥发作。猝死可成为 ARVC 的首发症状。在意大利 ARVC 是年轻人、运动员猝死的最主要原因占 25%。其他地区 ARVC 占运动员猝死的 5% 左右。Thiene 等报道 60 例在 35 岁以下猝死者，经尸检证实为 ARVC 者占 20%。1993 年一组报道死于心血管疾病的 20 岁以下青年和儿童中，因 ARVC 猝死者占 26%。Shen 等报道 54 例 20~40 岁猝死者中有 9 例（16.7%）为 ARVC 患者。浦介麟等报道有晕厥史者占 41.9%，以晕厥为首发症状者占 9.7%。吴再清等（2012）报道 60 例，20 例（33%）发病时伴晕厥，所有患者均无心力衰竭。

ARVC 的年轻人中，大多数于体力活动时发生猝死，常由运动所诱发。原因可能是右心室的牵拉，以及儿茶酚胺释放增多的综合作用所致。浦介麟报道45%的患者室性心动过速的发作与运动或情绪激动有关，提示交感神经兴奋与室性心动过速发作相关。Maron等（2007）报道50%～60%的ARVC于运动试验中发作室性心动过速，且起源于右心室，2例发生心力衰竭。

但是也有报道200例ARVC猝死患者，大多发生在静息时（在休息状态下或睡眠中），而运动时猝死仅占3.5%。有约30%的ARVC患者猝死年龄在40岁以内，男女平均猝死年龄分别为32.5岁和34.5岁。

ARVC患者常有阵发性非持续性或持续性单形性室性心动过速，也可伴有室性、房性期前收缩、室上性心动过速包括房性心动过速、心房扑动、心房颤动等心律失常及相应的症状、体征。

约50%的ARVC患者无阳性体征。部分患者右心室扩大。右心室扩大明显者，在三尖瓣区可闻及收缩期吹风样杂音，此因三尖瓣相对性关闭不全所致。有时可闻及第二心音分裂，而第三或第四心音较少见。室性心动过速发作时，心率可在150～250次/分，可为持续也可为非持续性。奔马律不多见。

绝大多数患者有阳性的家族史（国内2组报告有家族史者很少），家族中有猝死病例或心电图异常。

Mckenna等（2009）指出DSP基因突变的ARVC患者的临床特点是左室舒张末期容积增加，左心室射血分数降低。非持续性室性心动过速发生率高，左心室侧壁T波倒置。室性心动过速呈右束支传导阻滞型，以及右心室受累为主。尤其是移码突变和无义突变的患者；TMEM43基因突变的ARVC患者的临床特点具有明显的性别差异，男性发病年龄早（平均32岁），女性发病晚（平均44岁）；男性患者存活年龄短（平均39岁），女性存活年龄长（平均71岁）；男性死亡危险性比女性患者高6.8倍。

同一个家族中无论是携带PKP2、DSP突变，还是DCG2突变，突变携带者的临床特点有较大的变异，包括年龄、临床表现和转归。

【心电图特点】

ARVC患者因病变性质、累及范围及严重程度的不同可有各种心电图改变。大多数病程长的患者心电图常有异常改变。但在疾病早期心电图可表现为正常。据统计90%以上的ARVC患者存在心电图异常。心电图特征是其重要的诊断指标。

（一）室性心动过速未发作时心电图特点

1. QRS波的时限延长　既往认为在窦性心律时V_1导联的QRS时限>0.11s时，对ARVC的诊断有价值。现认为局限性的右胸导联QRS波的时限延长（V_1～V_3导联QRS波增宽超过110ms）是ARVC相对敏感和特异的指标。浦介麟报道的31例ARVC患者V_1～V_3导联（$V_1+V_2+V_3$）QRS波平均宽度为（120.8±13.7）ms，其中26例（83.47%）超过正常值（110ms）。而V_4～V_6导联（$V_4+V_5+V_6$）QRS波平均宽度为（99.4±13.7）ms，均在正常范围。二者差异显著。马宁等（2008）报道的ARVC36例中V_1～V_3导联QRS波时限（QRSd1）为121+22ms，其中29例（81%）≥110ms，V_4～V_6导联QRS波时限（QRSd2）为105±26ms。两组间均数有显著差异。QRSd1/QRSd2为1.15，其中17例（47%）两者之比≥1.2。2003年Peters等对265例ARVC患者测定QRS，有261例（98.5%）（$V_1+V_2+V_3$）/（$V_4+V_5+V_6$）≥1.2。其诊断ARVC的敏感性为98%，特异性为100%。并且在症状严重的患者和几乎没有症状的患者之间无明显差异，提示这个指标在诊断ARVC的价值（图7-1-8）。

2003年Peters等观察到有58例ARVC患者（22%）的Ⅱ、Ⅲ、aVF导联有QRS波增宽（≥110ms），通过心脏超声、左心室造影相比较，证实了下壁导联QRS波宽（≥110ms）与左室下壁和后基底段受累有明显的相关性。

2. S波升支时间延长　无右束支传导阻滞时，从S波最低点到S波回到基线的时间（图7-1-9）。在右胸导联（V_1～V_3）S波升支时间≥55ms为延长，约95%的患者在心电图上可见到。2004年Nasir

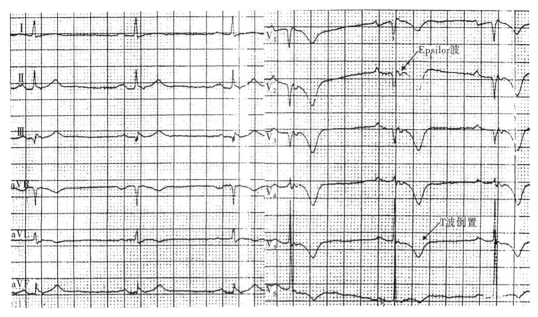

图 7-1-8 一例 16 岁男性患者 12 导联 ECG

该患者临床表现为反复晕厥，ECG 多次记录到持续性室速，超声心动图提示右心房、右心室内径明显增大，右心室游离壁变薄、搏动明显减弱。心电图表现符合典型 ARVC 改变：①$V_1 \sim V_5$ 导联可见 Epsilon 波；②$V_1 \sim V_6$ 导联 T 波倒置；③$V_1 \sim V_3$ 导联平均 QRS 波时限 130ms，$V_4 \sim V_6$ 导联平均 QRS 波时限 80ms，$QRSd_1/QRSd_2 = 1.6$；④V_1 导联 QRS 波时限−V_6 导联 QRS 波时限 = 54ms（引自马宁等，2008）

等报道对 ARVC 轻度受累患者组右心室流出道室性心动过速（RVOT）组及正常对照组，以右胸导联 $V_1 \sim V_3$ 导联 S 波升支时限 ≥55ms 为标准进行比较。结果这几组的发生率分别为：90%、7%、2%，差异显著，认为 S 波升支时间 ≥55ms 在诊断 ARVC 时，敏感性高、特异性强。特别是对那些没有心电图异常的 ARVC 患者的诊断价值更大。马宁等（2008）报告 36 例 ARVC 中有 18 例（62%）S 波升支时间延长 ≥55ms（无右束支传导阻滞）。S 波时限 ≥70ms 和 QRS 离散度 >40ms 可作为电生理检查中室性心动过速易被诱发的预测因子（图 7-1-10）。

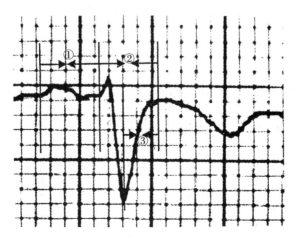

图 7-1-9 ECG 参数测量方法示例

①PR 间期；②QRS 波时限；③S 波升支时间（引自马宁等，2008）

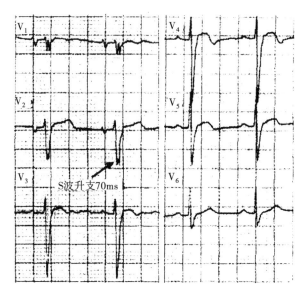

图 7-1-10 示 V_2 导联 S 波升支时限延长为 70ms（引自吴书林等，2007）

3. 室壁阻滞 $V_1 \sim V_3$ 导联平均 QRS 波时限与 V_6 导联 QRS 波时限之差，超过 25ms，为室壁阻滞。马宁等报道 36 例中有 24 例（67%）出现室壁阻滞。也有认为是 V_1 或 V_2 或 V_3 导联 QRS 波时限比 V_6 导联 QRS 波时限增宽≥25ms，可诊为前间壁阻滞。它在 ARVC 合并 RBBB 时出现频率要明显高于 ARVC 不合并 RBBB 的患者。

4. Epsilon 波 Epsilon 波又称后激动电位或右心室晚电位，是右心室部分心肌细胞除极延缓（即延迟除极）而形成，出现在 QRS 波之后、ST 段初始部的一个小棘波，波幅低，持续几十毫秒，是由 Fontaine（1987）首先发现并命名其为 Epsilon 波。致心律失常右心室心肌病患者常规心电图上有 30% 的患者可记录到 Epsilon 波，对其诊断有重要价值。

（1）Epsilon 波特点

1）常规心电图上 V_1、V_2 导联 QRS 波末 Epsilon 波最为清楚，V_3、V_4 导联也可出现，是紧跟 QRS 波后、ST 段初始的一种低幅的棘波或震荡波，持续几十毫秒。具有 Epsilon 波的心电图可能同时存在不完全性或完全性右束支传导阻滞，但是它并非是右束支本身病变所致的结果，而是右心室部分心肌内传导阻滞所致。其晚电位阳性亦非左心室晚电位表现，而是右心室部分心肌除极延迟所致（图 7-1-11）

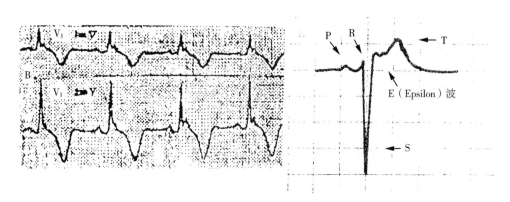

图 7-1-11 Epsilon 波示意图

（图 7-1-12）（图 7-1-13）（图 7-1-14）Epsilon 波多见于右胸导联（$V_{1\sim3}$）可能与 ARVC 病变的好发部位（右心室流出道、右心室流入道、心尖部有关。

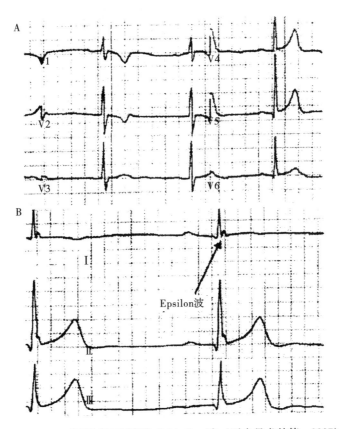

图 7-1-12　不同导联不同部位的 Epsilon 波（引自吴书林等，2007）

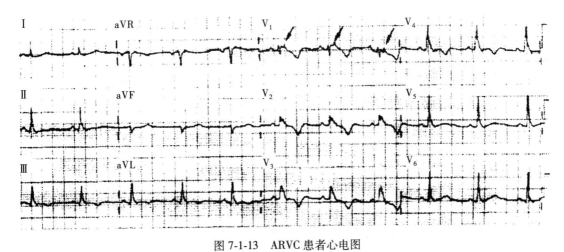

图 7-1-13　ARVC 患者心电图

　　患者男，43 岁，反复晕厥 5 年。心电图示 $V_1 \sim V_3$ 导联可见 Epsilon 波（箭头示），心脏 MRI 显示右心室室壁瘤和脂肪浸润，临床诊断 ARVC（引自张萍，2009）

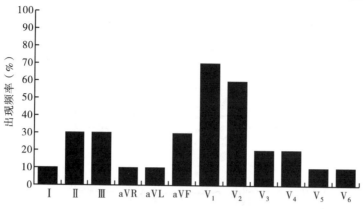

图 7-1-14　Epsilon 波在各个导联的出现频率

V_1 导联出现频率最高，V_2 其次（引自马宁等，2008）

2）如何提高 Epsilon 波的检出率：Epsilon 波是 ARVC 的一个特异性较强的心电图诊断指标。具有较重要的病因学诊断价值。但文献报告的检出率为 20%～33%，个别可达 37.5%，特异性为 100%，敏感性为 55%。故必须改进方法 Fontaine 首创了双极胸导联体系，使 Epsilon 波记录的敏感性提高 2～3 倍，并能更特异地记录到右心室部分心肌延迟除极电位。其记录方法：应用常规导联系统的肢体导联线，红色肢体导联线的电极置胸骨柄处，黄色电极置剑突下，绿色电极放在原胸导联 V_4 导联处。上述 3 个电极组成了 3 个双极胸导联，分别称为 F_1、F_2、F_3 导联。导联放置好后，将心电图机记录设置在 Ⅰ、Ⅱ、Ⅲ 导联位置，即可记录到 F_1、F_2 和 F_3 导联的心电图。该方法使 Epsilon 波的检出率提高 2～3 倍，而王静报道仅提高 1.33 倍，后王静等（2009）采用 12 导联心电图、Fontaine 法，再结合右胸导联心电图（V_{3R}、V_{4R}、V_{5R}）三者联合检查，Epsilon 波检出率可高达 65.6%。对未能检出 Epsilon 波的患者，王静等认为可能因部分 ARVC 患者的病变区域已完全瘢痕化或病变组织内存活细胞较少，产生的延迟激动波振幅很小，不足以在体表心电图上反映出来。但观察到数个病例上述三种心电图记录方法均未记录到 Epsilon 波，而在接受腔内电生理检查时，在病变区域行局部接触式标测，可以记录到清楚的延迟电位。此外，还发现在其他导联相同时相则出现 S 波上升支或 R 波下降支的顿挫，这种顿挫波可能是 Epsilon 波的另一种表现形式（图 7-1-15）（图 7-1-16）。

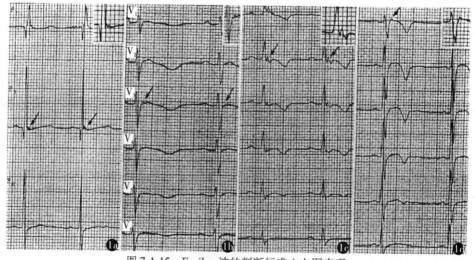

图 7-1-15　Epsilon 波的判断标准心电图表现

图 1a 示 Fontaine 导联中 F_{II} 记录到典型的震荡波；图 1b～1d 均为 S-ECG 的胸导联记录。图 1b 中 V_3 导联 ST 段起始部出现向上的棘波，图 1c 中 V_{1-4} 导联 ST 段起始部出现向下的棘波，图 1d 为 V_1 导联 QRS 时限较 V_6 导联宽 30ms（V_1 为 130ms，V_6 为 100ms），ST 段起始部出现平缓电位（R′波）。各图中右上角为箭头所指波形的放大（振幅 10mV/mm，纸速 25mm/s）（引自王静，等. 2009）

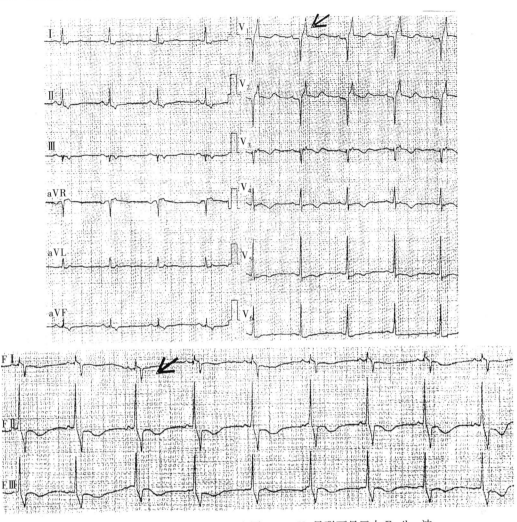

图 7-1-16 患者 12 导联常规心电图 V₁，V₂ 导联可见巨大 Epsilon 波

患者男性，49 岁，反复心悸、胸闷半年伴晕厥 2 次入院。外院行冠状动脉造影提示正常。入院体格检查；血压 111/73mmHg，心率 62 次/分，律齐，无杂音。12 导联常规心电图（上图）示：V₁、V₂ 导联呈"QR"型，持续时间 160ms，"R"波幅 0.9mV，持续 80ms，V₃、V₄ 导联 QRS 波结束可见震荡波，持续 80ms。Fontaine 导联心电图："Epsilon"波与"QRS 波分离（下图）。心悸时心电图为室速。（引自王静等，2011）

（2）发生机制：Epsilon 波是 ARVC 的一个特异性心电图指标。其发生机制是 ARVC 患者部分右心室心肌细胞被脂肪浸润，形成脂肪包绕岛样有活性心肌细胞引起部分心肌延迟除极所致，又称后激动电位或右室晚电位。通常出现在 QRS 被末尾或 ST 段起始处，呈低振、持续几十毫秒的不规则小波，多数表现为向上小棘样，被称为小棘波，偶呈凹缺状，一般心电图检出率为 30% 左右。

5. ST 段抬高 区作为指南的次要诊断指标。V₁～V₃ 导联 ST 段自发性抬高。2003 年 Peters 等对一组病人中现有 66 个患者有 ST 段抬高（占 25%）。

6. T 波倒置 右胸 V₁～V₃ 导联的 T 波倒置，在不存在右束支传导阻滞时是诊断 ARVC 的一项次要指标。ARVC 患者 T 波倒置普遍存在。浦介麟组 31 例（100%）V₁～V₂ 导联 T 波倒置。V₃ 为 93%。马宁组 36 例无右束支传导阻滞病例中，55% 的患者 V₁～V₃ 导联有 T 波倒置。有 9 例 T 波倒置扩展到 V₅ 导联的患者，超声心动图均提示有不同程度的右心房、右心室扩张，4 例合并左室内径增大，这提示 T 波倒置与右心室病变的程度有关，其在胸前导联的延伸提示左室亦受累。浦介麟等也观察到 T 波倒置的分布范围与病变程度有关。经磁共振证实的 4 例右心室薄如羊皮纸样病例中，T 波

倒置的范围大，其中 2 例在 $V_1 \sim V_6$ 导联 T 波均为倒置（图 7-1-17）。

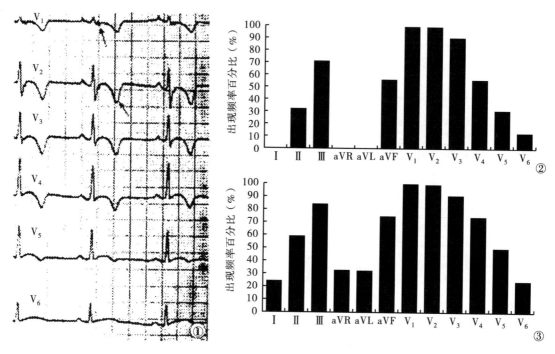

图 7-1-17　ARVC 患者 T 波倒置

1 图示：胸导联箭头所指的紧跟 QRS 波后低振幅碎裂波为 ε 波，同时可见 T 波倒置。

2 图示：ε 波分布频率（ε 波主要出现在右胸和下壁导联，在 $V_1 \sim V_3$ 导联出现率最高）。

3 图示：T 波倒置分布频率（T 波倒置分布频率与 ε 波相似，在下壁 $V_1 \sim V_3$ 出现率最高）（引自浦介麟等，2007）

7. 右束支传导阻滞　ARVC 患者中有 14%～18% 合并右束支传导阻滞。右束支传导阻滞是和右心室受累的严重程度相关。Peters 等认为右束支传导阻滞和 ARVC 合并心力衰竭相关。ARVC 合并右束支传导阻滞者的预后差。Marcus 等报道的 22 例中 7 例伴不完全性右束支传导阻滞，1 例完全性右束支传导阻滞，14 例正常 6 例电轴右偏，2 例左偏。浦介麟组 31 例中伴完全性右束支传导阻滞或不完全性右束支传导阻滞共 10 例占 32.3%。

8. 可出现 P 波高尖（右房增大所致），低电压，各导联 R 波可<0.5mV。可出现一度房室传导阻滞。常可见室性期前收缩，一般呈 LBBB 型图形。

9. 约 25% 的患者可出现室上性心律失常，如室上性心动过速、心房颤动、心房扑动，甚至个别患者只出现房性心律失常。一组 31 例中有 11 例（35.5%）伴房性心律失常。此外，患者行电生理检查时，室上性心动过速的诱发率较高。ARVC 患者心房易感性升高。1998 年 Perrot 等对 47 例 ARVC 患者通过电生理诱发室上性心律失常的发生率为 69%。其中心房颤动 14 例、心房扑动与房性心动过速 11 例，交界性心动过速 2 例。其中 8 例在以前的数月或数年中已发生了房性心律失常。因此，年轻患者如出现可明确病因时，心房颤动或房性心动过速时，可能是 ARVC 患者的早期临床表现。1991 年 Tonet 等在 72 个随访的 ARVC 患者中，房性心律失常发生率为 24%，并指出心房的扩大或形态异常在 ARVC 患者合并房性心律失常中起重要作用。1990 年 Morimoto 等和 Nogami 等均报道过 ARVC 患者右房组织被脂肪纤维组织取代，并可累及窦房结出现病窦综合征。

农关丹等（2011）报道一例男性，41 岁，15 岁时出现轻微活动后气促，表现为心房扑动及右心衰竭。41 岁时出现窦性停搏。病程中无明显室性心律失常发生。超声心动图示右心房、右心室显著增大，右心室壁弥漫性变薄，右心衰竭。磁共振示右心房、右心室显著增大，右心室心肌组织变薄（图 7-1-18）。

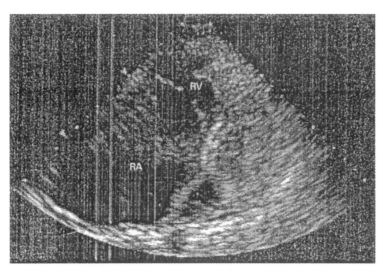

图 7-1-18　ARVC 患者超声心动图示右心室扩大、巨大右心房导致心房扑动动、右心衰竭

（二）室性心动过速发作时的心电图特点

1. 绝大多数（96%）室性心动过速呈 LBBB 图形。异位心律的起源灶在右心室。QRS 波形常有变化，为折返途径变化所致，这便是 Josephson 的所谓多形态（图 7-1-19）。

2. 心室率 150~300 次/分，平均 200 次/分。于世龙报道的 4 例心室率为 158~290 次/分。

3. 心电轴改变　室性心动过速发作时的电轴与室性心动过速起源部位有关，来自漏斗部者电轴右偏或正常，来自心尖与膈面者则电轴左偏。QRS 电轴通常在 -90°~+120°，电轴变化大，与心肌梗死或扩张型心肌病患者所发生的室性心动过速均不同。于世龙报道有一例 ARVC 患者心律失常发作时的电轴、发作频率在同一次发作中可多变，有以下 3 种形态：①电轴右偏，频率 180 次/分；②电轴左偏，160 次/分；③电轴正常，160 次/分。当行电消融术后 3 种形态的室性心动过速均消失，考虑系同一折返环所致。Buja 报道 1 例发生两种形态的室性心动过速患者，电轴从正常转为左偏。

4. 室性心动过速时的 QRS 时限平均为（147±28）ms，比心肌梗死的室性心动过速［平均（171±32）ms］及扩张型心肌病的室性心动过速［平均（214±19）ms］值低，但比特发性室性心动过速值要高。室性心动过速时 QRS 波振幅与其他心脏病所致室性心动过速值无差异。

5. 室性心动过速可表现为持续性室性心动过速、非持续性室性心动过速，个别也可出现多形性室性心动过速。以持续性室性心动过速最多见。蒋文平等（1994）报道 7 例 ARVC，持续性室性心动过速为 85.7%（6/7），而非持续性室性心动过速为 14.3%（1/7）。大多为单形性室性心动过速，少数为多形性室性心动过速。

吴再涛等（2012）报道 60 例 ARVC 非持续性室性心动过速 26 例（43.3%）、持续性室性心动过速 22 例（36.7%）。蒲介麟组 31 例均记录到持续性室性心动过速（100%），15 例为单形性室性心动过速（48.4%）、16 例为多形性室性心动过速（QTc 间期正常）。单形性室性心动过速呈左束支传导阻滞图形，提示右心室起源。经心内电生理检查确认 16 例多形性室性心动过速亦起源于右心室，其中 3 例（18.7%）同时合左心室起源。患者可出现多源（右心室流出道、流入道、游离壁等）单形性室性心动过速（图 7-1-20）。

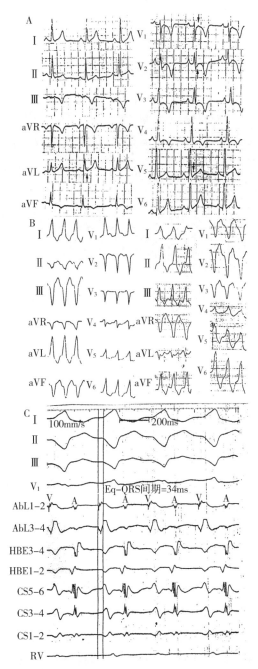

图 7-1-19　射频消融治疗致心律失性右心室心肌病室性心动过速

　　A 图：窦性心律时 12 导联体表心电图，QRS 波时间 110ms，其终末部可见 Epsilon 波（↑），$T_{V_{1~3}}$ 倒置。B 图：室性心动过速发作时记录的两种宽 QRS 波心动过速。右图呈左束支传导阻滞图形，电轴左偏，考虑起源于右心室流出道；左图呈左束支传导阻滞图形，电轴向下，起源于右心室流入道。C 图：为激动标测时心内电图及消融靶点图：体表心电图 Ⅰ、Ⅲ、V_1、V_5 与心内电图同步记录。在三尖瓣下心底部大头电极记录到提前出现的起始碎裂的 V 波，比体表 QRS 波提前 34ms，即 Eq-QRS 间期=34ms（引自顾建明等，1999）

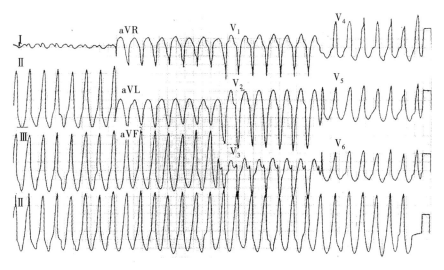

图7-1-20　ARVC持续性单形性室性心动过速（引自吴再涛等，2012）

6. 50%以上的患者在运动中发生室性心动过速。通常被运动、情绪激动等高交感激活状态所诱发。室性心动过速可进展为心室颤动。

7. 动态心电图记录到自发性室性心动过速者，在其发生前窦性心率都有增加。并可记录到左束支传导阻滞图形室性期前收缩，>500个/24小时即有诊断价值。

8. 室性心动过速的发生机制，主要为瘢痕区内的折返。右心室流出道、流入道、三尖瓣环的下侧壁以及心尖部是ARVC患者室性心律失常的好发部位。

9. ARVC的室性心律失常也常起源于心外膜，因为心外膜瘢痕区大于心内膜。在心内膜可有一突破口，类似于局灶起源的心律失常。右心室心外膜起源的室性心动过速在体表心电图的特点是：下壁心外膜起源者Ⅱ、Ⅲ、aVF导联常呈Q波；前壁心外膜起源者Ⅰ导联常呈Q波，同时V_2导联呈QS波。

陈敬康等（1996）报道一例：男性，33岁。因持续性心悸、胸闷、气喘、头晕10余天就诊。3年前因剧烈运动后乏力、面色苍白并晕厥，按低血糖治疗好转。此后，上述症状发作较频，每次数秒至数分钟不等，心率47次/分，血压80/50mmHg。神志清。X片心脏呈球形考虑右室增大，超声心动图示右心室内径34mm。余正常。心电图（图7-1-21A图）示：窦性心律不齐，心率47次/分，P-R间期0.15s，QRS时限0.10s，Q-T间期0.47s，V_1导联R/S>1，V_5导联S波相对较深，Ⅰ、aVL、V_5、V_6导联有深Q波，肢体导联QRS波电压≤0.5mV，V_1~V_3导联T波倒置。心电图诊断：窦性心动过缓伴不齐，右心室扩大，异常Q波。动态心电图（模拟V_5）示频发多源性室性期前收缩（B图）、非持续性多形性室性心动过速。

陈建中等（1991）报道一例：男性，52岁。1984年9月间首次发作心动过速，持续3天；后反复发作5次。1990年9月25日劳动时突感心悸、胸痛、心动过速入院。体检心界略向左扩大，余无特殊。心电图（图7-1-22）呈LBBB型室性心动过速，心室率158次/分，电轴+75°。经用多种抗心律失常药物均无效。后用同步电击复律一次成功。复律后心尖部可闻及第四心音，复查心电图（图7-1-23）示：QRS波，电轴-13°，肺性P波，肢导联低电压，呈CRBBB，$T_{V_{1~4}}$倒置；在V_2导联上QRS波终末部及ST段上有小棘波（心室激动后波——Epsilon波）约40ms，电解质正常。胸片示心胸比例为0.55，左心缘延长，局部变直，肺血管正常。超声心动图示右、左心室舒张末直径比率

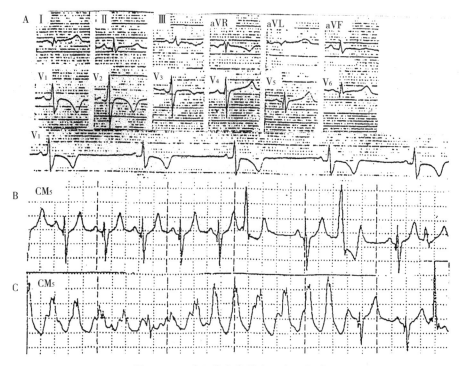

图 7-1-21　致心律失常性右心室心肌病

　　A 图为未发作室性心动过速时的心电图表现窦性心动过缓伴不齐，心率 47 次/分，右心室扩大；B 图示频发多源性室性期前收缩；C 图示短阵多形行性室性心动过速。QT 间期正常。（引自陈敬康，等. 1996）

（RV/LV）为 0.71。右心室腔扩大，声学造影无心内分流，右心室前壁厚 4mm，波幅平坦，室间隔波幅 4mm。三尖瓣及左心室正常。诊断：致心律失常性右心室心肌病。

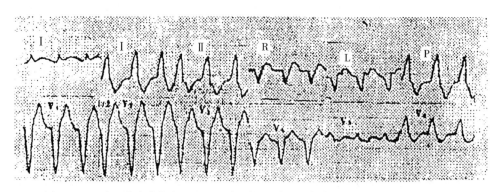

图 7-1-22　致心律失常性右心室心肌病室性心动过速发作期（呈 LBBB 型）（引自陈建中，等. 1991）

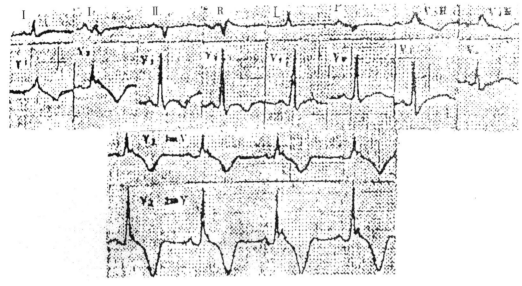

图 7-1-23　致心律失常性右心室心肌病、V₂ 导联示 Epsilon 波

与图 7-1-22 为同一患者现系电复律纠正了室性心动过速后的窦性心律图，在 V₂ 导联 QRS 末和 ST 段起始部

有一小棘，为 Epsilon 波。（引自陈建中，等. 1991）

胡伟国等（2002）报道一例：男性，52 岁。13 年前因胸闷、心悸入院。心电图示短阵起源于右心室的室性心动过速，超声显示右心室扩张，收缩功能不全。临床诊断：为致心律失常右心室心肌病。近期再次住院复查：Holter 示多源性室性期前收缩、短阵室性心动过速。常规心电图（图 7-1-24A 图）：窦性心律，心率 60 次/分，P-R 间期 198ms，V₁ 呈 rSR′，T_{V_1}、T_{V_2}倒置，V₅、V₆ 为 qR；图

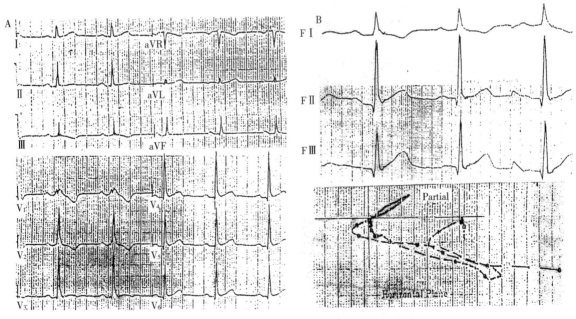

图 7-1-24　致心律失常右心室心肌病 Epsilon 波表现

（Fontain 双极胸导联记录）（引自胡伟国，等. 2002）

7-1-24B 图为 Fontain 双极胸导联记录的心电图，该方法是把右上肢导联放在胸骨柄处，作为阴极，左上肢导联放在剑突处为阳极，另将左下肢导联放在原胸导联的 V₄ 位置亦为阳极。在 FI 导联记录的心电图中，QRS 终末部可见小幅振荡电位，QRS 持续时 140ms；图 7-1-24CH 面向量图：起始向量为右前，终末向量为左前，QRS 环呈顺 8 字形。心电图诊断：Epsilon 波，假性 CRBBB，Fontain 导联记录呈现 Epsilon 波，"晚电位"亦实为此波，心向量图否定 CRBBB（图 7-1-25）。

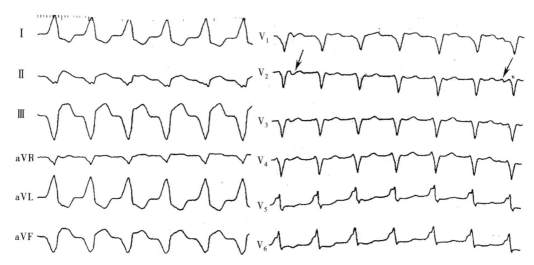

图 7-1-25　ARVC 右心室流入道起源的单行性室性心动过速（患者持续发作 2 小时）箭头所指为窦性 P 波示房室分离（引自胡伟国，等. 2002）

（三）信号平均心电图检查

欧洲心脏病学会和国际心肌病工作组认为下列指标中存在两项以上，就应考虑异常：

（1）高频滤波 QRS 波（fQRS）≥114ms。

（2）fQRS 终末<40uV 的低振幅信号（LAS40）≥38ms。

（3）fQRS 终末 40ms 电压的平方根（RMS40）<20uV。

晚电位阳性是 ARVC 诊断特异性指标之一（图 7-1-26）。

【影像检查】

（一）胸部心脏 X 片

大部分 ARVC 患者表现基本正常，部分患者可表现为右心室较中度扩大，左心室少数患者增大。心胸比率一般小于 0.6，少数患者心脏显著扩大。Marcus 报道 22 例 ARVC 患者中 6 例胸片（27.3%）、心胸比率>50%。

（二）超声心动图、磁共振右心室造影检查

2010 年欧洲心脏病学会提出了新的指南，量化了右心室形态及功能学的各项指标：

1. 主要标准

（1）二维超声心动图：局部右心室运动异常、活动障碍，或室壁瘤并同时满足以下条件的一条：

1）胸骨旁长轴：右心室流出道≥32mm（体表面积标化≥19mm/m²）。

2）胸骨旁短轴：右心室流出道≥30mm（体表面积标化≥21mm/m²）。

3）面积改变分数≤0.33。

（2）磁共振（MRI）：局部的右心室运动异常活动障碍，收缩不协调，同时满足以下条件的

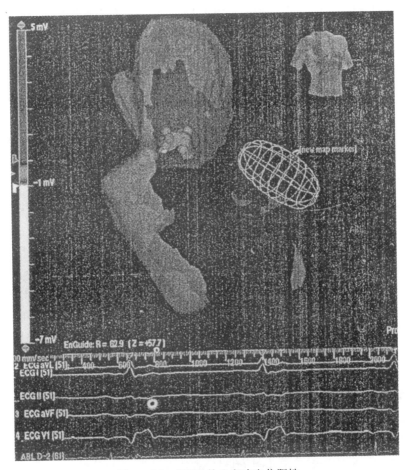

图 7-1-26　ARVC 的心室晚电位阳性

图示一例 ARVC 患者在行 Ensite Array 标测系统指导下行心内电生理标测及射频消融术。QRS 波后可见心室晚电位（引自鲍慧慧等，2011）

一条：

1）体表面积标化后，右室舒张末容积≥110ml/m²（男），≥100ml/m²（女）。

2）右心室射血分数≤0.4。

（3）右心室造影（CMR）：右心室局部无运动、运动降低或室壁瘤。

2. 次要标准

（1）二维超声心动图：局部的右心室运动异常，活动障碍，同时满足以下的一条：

1）胸骨旁长轴：右心室流出道≥29mm，并且<32mm（体表面积标化后≥16mm/m²，并且<19mm/m²。

2）胸骨旁短暂：右心室流出道≥32mm，并且<36mm（体表面积标化后≥18mm/m²，并且<21mm/m²。

3）面积改变分数>0.33，并且≤0.4。

（2）磁共振：局部的右心室运动异常，收缩不协调，同时满足以下条件的一条：

1）体表面和标化后，右心室舒张末容积≥100 并且<110ml/m²（男性）或≥90 并且<100ml/m²（女性）。

2）右心室射血分数>0.4，并且≤0.45。

（三）二维超声心动图、磁共振、右室造影对诊断 ARVC 的评价。

Yoerger 等报道 29 例 ARVC 患者的超声心动图有以下特点：右心室收缩功能减退，右心室流出道扩大（37.9±0.6mm vs 26.2±4.9mm）其中 89% 的 ARVC 患者的舒张期右心室流出道长轴>30mm。而对照组中只有 14%；右心室形态异常其中 54% ARVC 存在右室肌小梁紊乱，34% 存在右心室节制束回声增强，17% 发现右心室囊袋形成。2011 年 Pinamonti 等对 96 例 ARVC 患者随访 10 年，结果右心室面积变化分数<0.33，右心室收缩末期面积>24cm^2 等，反应右心室功能的超声指标提示预后不良，提示超声心动图是一项重要指标，浦介麟等报道 31 例，有 29 例超声心动图诊断为右心室扩大，3 例合并左心室扩大。12 例右心室普遍变薄，其中 4 例薄如羊皮纸，3 例合并左心室局部变薄（心尖、侧后壁），9 例经磁共振明确右心室有脂肪浸润（心尖、流出道、前壁），其中 2 例脂肪浸润累及左心室前壁和前壁侧壁。

二维超声心动图诊断 ARVC 的缺点　由于右心室形态复杂，呈不规则的新月形结构，难以用标准的几何模型加以模拟，并且右心室肌小梁较发达，心内膜边缘不规则等因素，使二维超声心动图测量右心室容量、射血分数的精确程度受到影响。而三维超声就无此缺点。准确程度更高。此外，应用组织多普勒测量二尖瓣环及三尖瓣环心肌的收缩期、舒张早期和晚期速度，可以更好地反映心脏的功能。斑点追踪技术可测量室壁的心肌纵向、环向及扭转的应变率，可更准确的分析室壁运动异常。2011 年赵英杰等发现 ARVC 患者在早期无症状或局部轻度病变时应用二维超声心动图检查容易漏诊，需要结合磁共振等检查增加敏感度。2004 年 Bomma 等报道 98 例疑诊 ARVC，其中有 60 例经磁共振诊为 ARVC，但最后只有 27 例确诊为 ARVC 原因是过度依赖右心室壁变薄和心肌脂肪化指标导致。2009 年 Marcus 等对 108 例疑诊为 ARVC 患者用磁共振右心室造影、二维超声心动图对诊断进行了比较。结果认为磁共振具有高度灵敏度，但特异性较低，二维超声心动图的特异性较磁共振高，而灵敏度偏低。右心室造影的灵敏度高、特异性在二者之间。108 例中有 41 例磁共振确诊，随访观察，结果最终能确诊的只有 29 例，误诊率高达 29%。而初诊时超声诊断达标者仅有 26 例，而最终确诊却有 45 例，有 42% 的漏诊率（图 7-1-27）。

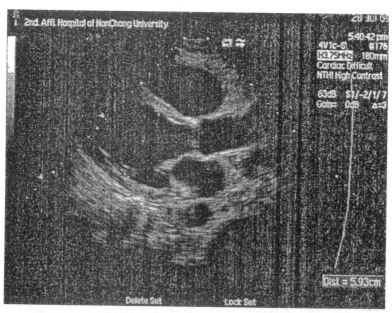

图 7-1-27　心脏超声心动图：右心房、右心室增大，右心室流出道（胸骨旁长轴）35mm，右心室内径 34mm，右心房 54mm，左心室射血分数 0.45，Simpson's 法 0.38，心脏磁共振也显示：右心房、右心室、左心室增大。诊断为：ARVC（引自鲍慧慧等，2011）

【电生理检查特点】

ARVC 是正常心肌被脂肪及随后的纤维组织所取代，导致瘢痕的异常电压可见于所有患者。大约 76% 的 ARVC 患者心内膜双极电压环绕瓣膜，主要影响右心室游离壁及部分间隔。ARVC 的瘢痕不呈密集瘢痕而呈片状，可导致不均质的瘢痕。在解剖学上是互相分离的区域。而心肌梗死导致的瘢痕呈密集瘢痕，包绕梗死区域的为半缺血区。所以二者的病理过程不同，出现的心律失常则有差异。但 ARVC 在异常区的周围也可发现清晰的边界。

ARVC 出现的单形性室性心动过速主要与瓣膜周围分布的心内膜异常心电图和心律失常起源灶有关。ARVC 的病变首先发生在心外膜向心内膜进展。因此，电压标测反映的心内膜纤维化，使病变更加广泛的表现，预计是单形性持续性室性心动过速更为常见的基质。

ARVC 的室性心动过速最可能的机制是上述异常心肌瘢痕区内的折返。这已被拖带标测所证实。心室程序刺激可反复诱发出这些室性心动过速。也说明折返机制的存在，主要为微折返。大多数折返环集聚在三尖瓣周围和右心室流出道。对右心室程序刺激可诱发出一种或几种形态不同的单形性室性心动过速（呈多形、多源特点，但不是多形性室性心动过速）。拖带标测可识别许多不同折返环路的位置。单一区域可导致多形、多源室性心动过速（图 7-1-28）。

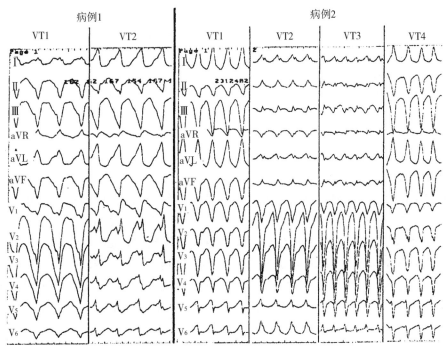

图 7-1-28　2 例 ARVC 患者右心室程序刺激诱发出几种形态的单形性室性心动过速（引自王祖录等，2004）

ARVC 患者的窦房结、房室结及房室传导功能多属正常。但也有个别累及窦房结功能（图 7-1-29）。少数患者可有 A-H$_1$、H-V 或 P-A 间期延长。窦性心律时行心内膜或心外膜标测，在右心室局部运动障碍处可见与体表心电图 Epsilon 波相应的延迟电位，提示右心室局部传导延迟，可能为折返激动的电生理基础。右心室期前刺激大多数患者均能被诱发出与体表心电图自发的室性心动过速形态相似的持续性室性心动过速。偶有所诱发的室性心动过速的电轴与自发性室性心动过速不同。Marcus 报道的 24 例 ARVC 患者中有 83.3%（20/24）能诱发出室性心动过速，少数患者能诱发出多形性室性心动过速。由程序电刺激也可终止室性心动过速，提示产生室性心动过速的机制是折返而那些不能诱发出室性心动过速的 ARVC 则可能系自律性增强所致。也有部分患者室性心动过速的产生是由于后除极所致，它可由起搏或期外刺激所触发，并证实用儿茶酚胺很容易引起这类触发激动。

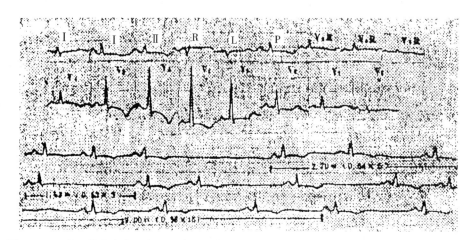

图 7-1-29　致心律失常右心室心肌病，呈窦性停搏，不完全性右束支传导阻滞房性并行心律

男性，40 岁，因下肢静脉曲张入院。心电图示窦性静止，不完全性右束支传导阻滞，房性并行心律，电轴 +90°，肢导联低电压，$T_{V_{1-4}}$ 倒置。超声心动图 RV/LV 为 0.59，右心室、右心房增大，右心室前壁运动减弱，室间隔与左心室后壁同向运动，右心室心尖部约有 26mm×17mm 的瘤样膨出，三尖瓣及左心室正常。声学造影无分流。随访 1 年无变化。诊断：致心律失常右心室心肌病（引自陈建中等，1991）

运动、负荷和异丙肾上腺素滴注可频繁诱发心律失常，提示儿茶酚胺在其中的作用。它产生于心脏交感神经功能的异常。

异丙肾上腺素试验：一组报道 61 例 ARVC 患者，连续静脉滴注异丙肾上腺素（30μg/min）3min，结果 85%（52/61）可诱发出 1 次或数次非持续性和持续性室性心动过速。24 例有自发性持续性室性心动过速史的患者中，有 83.3%（20/24）诱发出室性心动过速；37 例有非持续性室性心动过速患者中有 86.5%（32/37）诱发出室性心动过速，诱发出的室性心动过速 80% 是多形的单形性室性心动过速（1 种或数种形态）其主导的 QRS 波形为左束支传导阻滞图形。在 50 例正常对照中仅 1 例（2%）诱发出非持续性室性心动过速，此项对诊断 ARVC 的敏感性较高，但无显著特异性。

【诊断】

由于对 ARVC 不断深入的研究、深入的认识，ARVC 的诊断指标不断被更新和修改。在 1994 年制定了专家共识的 ARVC 诊断标准（表 7-1-3），后在实践中发现该标准仅能诊断中、晚期 ARVC 患者。于是在 2006 年又制定了修正的新指标（表 7-1-4），仍是不够用。2001~2008 年 Marcus 在美国和加拿大组织了有 17 个中心参加的 ARVC 多学科研究目的是应用标准方案制定出新的敏感的诊断指标，并揭示出 ARVC 的遗传学基础。于 2010 年提出了新的诊断指标（表 7-1-5）（表 7-1-6）。

诊断标准中指出复极化异常是 ARVC 早期具有特异和敏感指标。$V_1 \sim V_3$ T 波倒置，常见于 >14 岁无其他疾病的 ARVC 患者。只有 4% 的健康女性和 1% 的健康男性可以见到。

ARVC 的早期诊断困难，不易与其他疾病相鉴别。ARVC 的诊断不能仅靠单一的检查手段来明确，例如磁共振（MRI）发现右心室心肌脂肪，不能作为诊断指标，因为其在 ARVC 中并不具有特异性，而通过心脏延迟增强 MRI（MDE-MRI）发现右心室心肌纤维脂肪改变，可以作为诊断疑似 ARVC 患者。该方法与 ARVC 患者的组织病理学和程序化电刺激诱发室性心动过速密切相关。ARVC 的影像学新的诊断标准使诊断 ARVC 的特异性增高，但没有提高诊断敏感性。所以应综合心电图、临床表现、家族史、影像学、心内膜活检以及遗传学检查等相结合，全面综合分析去诊断。

表 7-1-3　1994 年 ARVC/D 诊断标准

I 整体和/或局部运动障碍和结构改变
　主要条件
　　严重的右心室扩张和/或射血分数降低而没有（或仅仅轻度改变）左心室正常
　　局限性右心室动脉瘤（舒张期局部膨出，无运动或运动障碍）
　　右心室严重的节段性扩张
　次要条件
　　轻度整体性右心室扩张和/或 RVEF 降低而左心室正常
　　右心室轻度节段性扩张
　　右心室局部运动幅度降低
II 室壁组织学特征
　主要条件
　　心内膜活检发现纤维脂肪组织代替心肌细胞
III 复极异常
　次要条件
　　右胸导联 T 波倒置（V_2、V_3）（12 岁以上；不伴右束支传导阻滞）
IV 除极/传导异常
　主要条件
　　Epsilon 波或右胸导联（$V_1 \sim V_3$）局部 QRS 波延长（>110ms）
　次要条件
　　晚电位（信号平均心电图）
V 心律失常
　次要条件
　　左束支传导阻滞型室性心动过速（持续性和非持续性）（ECG、Holter 或运动试验）
　　频发室性早搏（24 小时大于 1000 个）
VI 家族史
　主要条件
　　尸检或手术确诊为家族性 ARVD/C
　次要条件
　　可疑 ARVD/C 引起的早年猝死家族史（<35 岁）
　　家族史（符合目前诊断标准的临床诊断）
ARVD/C 诊断标准：具备 2 项主要条件，或 1 项主要条件加 2 项次要条件，或 4 项次要条件

表 7-1-4　2006 年修正的 ARVD/C 诊断指南[6]

项目	指标	表现
心律失常	主要指标	单形性 LBBB 型 VT
	次要指标	频发室性期前收缩，心动过速（或传导阻滞）导致的晕厥，室上性心动过速，多形性 VT
心电图	主要指标	Epsilon 波，右胸导联 S 波升支 $\geqslant$ 55ms，右胸导联 QRS 延长：QRS 时程（V_1+V_2+V_3）/（V_4+V_5+V_6）$\geqslant$ 1.2
	次要指标	$V_1 \sim V_3$ 导联 T 波倒置，ST 段自发性抬高
右心室形态学		
二维超声		右心室局部无运动、运动减低或室壁瘤伴以下之一：
	主要指标	PLAX $\geqslant$ 32mm，PSAX $\geqslant$ 36mm，FAC $\leqslant$ 33%
	次要指标	PLAX $\geqslant$ 29mm，PSAX $\geqslant$ 32mm，FAC $\leqslant$ 40%
磁共振		右心室局部无运动、运动减低或右心室收缩不协调伴以下之一：
	主要指标	RVEDV/BSA $\geqslant$ 110ml/m^2（男），$\geqslant$ 100ml/m^2（女）或 RVEF $\leqslant$ 0.40
	次要指标	RVEDV/BSA $\geqslant$ 100ml/m^2（男），$\geqslant$ 90ml/m^2（女）或 RVEF $\leqslant$ 0.45
右心室造影	主要指标	右心室局部无运动、运动减低或室壁瘤
家族史	主要指标	尸检或心内膜活检证实家族中有 ARVD/C 患者
	次要指标	临床检查发现家族中有 ARVD/C 患者，家族中有不明原因的<35 岁的死亡病例
心内膜活检	主要指标	残留心肌细胞<45%，纤维脂肪组织取代心肌细胞
	次要指标	残留心肌细胞为 45%~70%，纤维脂肪组织取代心肌细胞

注 LBBB：左束支传导阻滞，VT：室性心动过速，PLAX：胸骨旁长轴，PSAX：胸骨旁短轴，FAC：面积变化分数，RVEDV/BSA：右心室舒张末期容积，RVEF：右心室射血分数；诊断标准为 2 项主要指标，或 1 项主要指标和 2 项次要指标，或 4 项次要指标

表 7-1-5　家族性 ARVC/D 诊断新标准

一级亲属中诊断为 ARVC/D 的患者伴下列表现之一

1. 心电图：右胸导联（V2、V3）T 波倒置
2. 心室晚电位（SAECG）
3. 心律失常：①左束支传导阻滞型室性心动过速（ECG、Holter 或运动试验）；②室性期前收缩>200 个/24 小时
4. 右心室结构和功能的异常：①左心室正常，右心室轻度扩张伴或不伴射血分数降低；②右心室轻度节段性扩张；③右心室局限性运动减低

（Azaonagh A，Churzidse S，Konorza T，et al. Arrhythmegenic Cardiol，2011；100：383-394）

表 7-1-6 新的 ARVC/D 诊断标准 欧洲心律失常学会第五次年会 2009 年 4 月

Ⅰ 整体和/或局部运动障碍和结构改变

主要条件（二维超声）

右心室局部无运动、运动减低或室壁瘤，伴有以下表现之一：

胸骨旁长轴（PLAX）≥32mm

胸骨旁短轴（PSAX）≥36mm

面积变化分数（FAC）≤33%

主要条件（MRI）

右心室局部无运动、运动减低或右室收缩不协调，伴有以下表现之一：

右心室舒张末期容积（RVEDV/BSA）≥110ml/m² （男）；≥100ml/m²（女）

或右心室射血分数（RVEF）≤0.40

主要条件（右心室造影）

右心室局部无运动、运动减低或室壁瘤

次要条件（二维超声）

右心室局部无运动或运动减低，伴有以下表现之一：

PLAX≥29mm

PSAX≥32mm

FAC≤40%

次要条件（MRI）

右心室局部无运动、运动减低或右心室收缩不协调，伴有以下表现之一：

RVEDV/BSA≥100ml/m²（男）；≥90ml/m²（女）

或 RVEF≤0.45

Ⅱ 室壁组织学特征

主要条件

至少一份活检标本形态学分析显示残余心肌细胞<60%（或估计<50%），伴有纤维组织取代右室游离壁心肌组织，伴有或不伴有脂肪组织取代心肌组织

次要条件

至少一份活检标本形态学分析显示残余心肌细胞60%~75%（或估计50%~65%），伴有纤维组织取代右室游离壁心肌组织，伴有或不伴有脂肪组织取代心肌组织

Ⅲ 复极障碍

主要条件

右胸导联 T 波倒置（V1-3），或 14 岁以上，不伴右束支传导阻滞，QRS 波时限≥120ms

次要条件

V1 和 V2 导联 T 波倒置（14 岁以上，不伴右束支传导阻滞），或 V4、V5 或 V6 导联 T 波倒置

V1-4 导联 T 波倒置（14 岁以上，伴有完全性右束支传导阻滞）

Ⅳ 除极/传导异常

主要条件

右胸导联（V1 ~ V3） Epsilon 波（在 QRS 波终末至 T 波之间诱发出低电位信号）

次要条件

标准心电图无 QRS 波增宽，QRS 波时限<110ms 情况下，信号平均心电图至少 1/3 参数显示出晚电位：

QRS 波滤过时程≥114ms

<40μV QRS 波终末时程（LAS）≥38ms

终末 40ms 均方根电压≤20μV

测量 V1 或 V2 或 V3 导联 QRS 波末端包括 R 波初始，QRS 波终末激动时间≥55ms，无完全性左束支传导阻滞

Ⅴ 心律失常

主要条件

持续性或非持续性左束支传导阻滞型室性心动过速，伴电轴向上（Ⅱ、Ⅲ、aVF 导联 QRS 波负向或不确定，aVL 导联上正向）

次要条件

持续性或非持续性右心室流出道型室性心动过速，左束支传导阻滞型室性心动过速，伴电轴向下（Ⅱ、Ⅲ、aVF 导联 QRS 波正向或不确定，aVL 导联上负向），或电轴不明确 Holter 显示室性早搏 24 小时大于 500 个

Ⅵ 家族史

主要条件

一级亲属中按照目前诊断标准有明确诊断为 ARVC/D 的患者

一级亲属有尸检或手术确诊为 ARVD/C 的患者

经评估明确患者具有 ARVC/D 致病基因的有意义的突变

次要条件

一级亲属中有可疑 ARVC/D 患者但无法证实，而就诊患者符合目前诊断标准

可疑 ARVD/C 引起的早年猝死家族史（<35 岁）

ARVD/C 诊断标准：具备 2 项主要条件，或 1 项主要条件加 2 项次要条件，或 4 项次要条件

临界诊断：具备 1 项主要条件和 1 项次要条件，或 3 项不同方面的次要条件

可疑诊断：具备 1 项主要条件或 2 项不同方面的次要条件

【鉴别诊断】

ARVC 应与下列三个类似疾病相鉴别

1. 与 Brugada 综合征的鉴别　将 $V_1 \sim V_3$ 导联 ST 段自发性抬高列为 ARVC 诊断的一个次要标准，而它同样也是 Brugada 综合征的一个心电图特征。而且 8%~10% 的 ARVC 患者可以被Ⅰ类心律失常药物诱发出类似 Brugada 波现象。2004 年 Peters 等报道有 15% 的 ARVC 与 Brugada 综合征相重叠。

二者鉴别：可用阿义马林诱发出 Brugada 综合征的 ST 段抬高，右胸导联校正的 QTc 间期延长。而 ARVC 虽然也可被诱发出右胸导联 ST 段抬高，但右胸导联和左胸导联的 QTc 相当，而且当用药后约 50% 的 ARVC 患者可诱发出 Epsilon 波。

2. 与特发性右心室流出道室性心动过速的鉴别　右心室流出道室性心动过速的 12 导联心电图、信号平均心电图和影像学检查无明显异常。而许多早期的 ARVC 也类似。二者的鉴别点：

（1）右心室轻度受累的 ARVC12 导联心电图的右胸导联 S 波升支时限 ≥55ms；而右心室流出道室性心动过速无此改变。此是鉴别二者敏感和特异的指标。

（2）右心室流出道的患者 T 波倒置没有扩展到 V_3 导联，而右心室轻度受累的 ARVC 患者中有70% 扩展到 V_3，而右心室重度受累的 ARVC 患者中为 100%，甚至扩展到左胸导联。但有报告有6%~20% 的 Brugada 综合征患者的 $V_1 \sim V_3$ 导联 T 波倒置。

（3）2001 年 Turrini 指出 QRS 波离散度：ARVC 患者猝死的独立危险因子。其对室性心动过速的诱发也是一个独立的危险因子。右胸导联 S 波升支时限 ≥70ms，也系室性心动过速诱发的独立预测的危险因子。

（4）心内电生理检查有助于二者的鉴别：一项报告中，15 例 ARVC 患者程序电刺激除 1 例外均诱发出室性心动过速（占 93%），而特发性右心室流出道室性心动过速仅诱发出 2 例（3%）；ARVC 患者除 1 例外均于正常的窦性心律或室性心动过速时在室性心动过速起源点或右心室其他部位记录到碎裂的舒张期期电图；而在右心室流出道室速无一例记录到。此外，只有 ARVC 可诱发出不同 QRS 波形态的室性心动过速。异丙肾上腺素两组均可被诱发；ARVC 的心动过速发生机制 80% 为折返，而 97% 的特发性右心室流出道室性心动过速为触发活动所诱发。

3. 与特发性心室颤动鉴别特发性心室颤动在发生前的静息心电图 40%~60% 患者伴有 J 波。室性期前收缩的联律间期短。无情绪、运动等诱因，心脏结构正常。二者鉴别见表表 7-1-7。

表 7-1-7　ARVC 与其他类似疾病的鉴别要点

疾病	心电图特征		临床特征	
	相似点	不同点	相似点	不同点
ARVC	$V_1 \sim V_3$ST 段抬高，$V_1 \sim V_3$T 波倒置，致命性室性心动过速、心室颤动	ST 段自发性抬高，可见 Epsilon 波，LBBB 型 VT，右胸导联 QRS 延长，右胸导联 S 波 ≥55ms	中青年、运动员晕厥/猝死	运动发病、右心室形态改变
Brugada 综合征	$V_1 \sim V_3$ST 段抬高，$V_1 \sim V_3$T 波倒置，致命性室性心动过速、心室颤动	ST 段窟窿样抬高，可见 J 波	青壮年男性反复晕厥/猝死	睡眠中发病，心脏结构正常
特发性心室颤动	$V_1 \sim V_3$ST 段抬高，多形性室性心动过速、心室颤动	40%~60% 伴 J 波，发作前室早联律间期短	男性，<40 岁晕厥/猝死	无情绪运动诱因，心脏结构正常
RVOT	VT（LBBB 型）	无 $V_1 \sim V_3$T 波倒置，右胸导联 S 波<55ms	青年男性多发，少晕厥猝死	运动诱发，心脏结构正常，无家族猝死史

注：RVOT：特发性右心室流出道室性心动过速，VT：室性心动过速，LBBB：左束支传导阻滞（引自马建新等，2011）

【危险分层】

1. ARVC 危险分层的指示 ARVC 是一种遗传性原发性心肌病，起源于右心室的心律失常和猝死是其主要的临床特征。前者包括室性期前收缩、室性心动过速、心室颤动。而在 65 岁之前发生不明原因的猝死人群中 ARVC 占 3% ~ 10%。尤其对年轻人和运动员。2004 年 Hulot 等报道经 8.1±7.8 年间随访了 130 例 ARVC 患者，结果 24 例死亡（18.5%），死于心力衰竭 14 例、猝死 7 例。由心力衰竭引发的死亡是猝死的两倍。室性心动过速结合晕厥、右心或左心功能不全是 ARVC 发生心血管猝死的主要原因。探讨危险分层为积极防治提供更多的佐证。对 ARVC 的危险分层的指标如下述：

（1）晚电位阳性、右心功能不全和 ARVC 伴有晕厥明确有关。这与 2006 年 Pezawas 等的研究结果完全相符。说明晚电位不仅对 ARVC 有诊断作用，也可预测其危险性。

（2）ARVC 的临床预后与引起致命性室性心动过速的电不稳定性有。这种室性心动过速存在于疾病的任何时期，随时可能发生。进行性心肌组织的丧失导致心功能障碍和心力衰竭。目前资料显示：年轻患者、先前发生过心脏骤停、快速伴有血流动力学不稳定的室性心动过速、晕厥，严重右心室功能障碍、左心室受累及家族中有少年猝死病例者预后较差。

Olgierd 等认为应将以下各因子作为 ARVC 猝死的危险因子：过去发生过心脏骤停、晕厥；猝死家族史；年龄<35 岁；右心室广泛受累；合并左心室功能障碍；$V_1 \sim V_3$ 导联 QRS 时限增宽、弥散；存在 Epsilon 波。对程序刺激诱发室性心动过速是否为危险因子，存在争议，有人认为它无价值，因为诱发室性心动过速的患者中 50% 以上在 3 年随访中 ICD 未电击治疗，而未诱发出室性心动过速患者 ICD 正确电击的比例与前者相同。Bhonsaie 等（2011）认为电生理中诱发出持续性和非持续性室性心动过速是猝死的危险因子。

（3）T 波倒置超过 $V_{1\sim3}$ 导联，说明有左心室受累的可能性，这与高危 ARVC 患者显著相关。马宁等（2008）、Peter 等（1999）等持上述意见而王培宁认为尚不能作为预测危险因子。

（4）碎裂的 QRS 波（fQRS）为 ARVC 心脏事件的预测因子。起初发现 fQRS 比 Q 波在发现心肌瘢痕方面更敏感，而瘢痕组织常是形成折返发生室性心动过速的病理基础。随后的研究发现 fQRS 与死亡率增加和心脏事件相关。fQRS 不仅是冠心病的危险因子，也是 ARVC、Brugada 综合征的危险因子。

（5）右心室射血分数是 ARVC 患者危险因子。

（6）12 导联心电图 QRS 波离散度≥40ms 是 ARVC 猝死的一个独立危险因子。

（7）右胸导联 S 波升支时限≥70ms 对室性心动过速的诱发也是独立的危险因子。

（8）Naxos 病的长期随访已有如下猝死的预测因子：心律失常性晕厥、左心室受累、过早出现症状和结构改变过早进展。疾病相关的年死亡率（3%）离于其他患者人群的报道，表明隐性遗传的 ARVC 可能预后更差。值得注意的是 QRS 离散度≥40ms、耐受良好的持续性室性心动过速和猝死家族史与不良结局之间无显著相关性。

2. 降低 ARVC 猝死危险风险的措施

（1）对所有确诊 ARVC 的患者均不宜参加竞技性运动或耐力训练。依据是：交感神经刺激是已知的心律失常促发因素，而过度的机械负荷可加重疾病的进程。但是，也可如肥厚型心肌病那样死亡发生于坐位活动中。β-受体阻滞剂对 ARVC 的室性心律失常可能有效，为一线药物。胺碘酮和索他洛尔用于治疗心律失常。心功能不全者可行抗心力衰竭治疗。

（2）猝死高危患者应植入 ICD，包括由于室性心动过速发生过晕厥或心脏骤停的患者和发生过不明原因但不能排除是心律失常所致者。

（3）低危患者，特别是血流动力学稳定的室性心动过速不需要植入 ICD，应用药物或射频消融治疗。

对于 ARVC 患者的危险分层和 ICD 的植入应该个体化全面考虑。

【治疗】

（一）药物治疗

1. 对于以心律失常为主要表现者，目前尚无特定药物可以控制或消除心律失常。亦不能改变疾病的自然病程。

（1）对于症状不明显和非致命性心律失常者，可用 β-受体阻滞剂或索他洛尔、胺碘酮，或胺碘酮与 β-受体阻滞剂联合应用。

（2）对于室上性心动过速或室性心动过速者，应立即纠正。Leclercq 等报道 45 例用药物治疗效果，结果：成功率（室性心动过速全部或 95% 被抑制）：Ⅰ类抗心律失常药物为 20%（9/45），β-受体阻滞剂 33%（7/21），胺碘酮 33%（8/24）均不够好。联合用药的成功率：Ⅰ类抗心律失常药+β-受体阻滞剂为 54%。β-受体阻滞剂+胺碘酮为 83%。胺碘酮应静脉用药。利多卡因、普鲁卡因胺、双异丙吡胺也可选用。认为对室上性心动过速患者有条件者，应根据心内电生理检查对抗心律失常药物进行筛选试验后给药。比经验给药更可靠。

（3）药物治疗的同时应嘱患者避免劳累、减轻体力活动等诱发因素。

2. 对有心力衰竭患者，治疗与普通的心力衰竭相似。包括利尿剂、血管扩张剂、ACEI 抑制剂等。

（二）食管心房调搏法

采用程序刺激或心房、心室起搏治疗。

（三）电复律

室性心动过速时，若有血流动力学紊乱或发展成心室颤动等，或药物治疗无效时，应立即电复律，用 150~200J。

（四）射频导管消融术

ARVC 的临床特征主要表现为室性期前收缩、室性心动过速、猝死。对于血流动力学不稳定的室性心动过速或心室颤动复苏的患者，植入 ICD 是治疗的首选。ICD 实际上是 ARVC 最主要的治疗方法，ICD 也大大提高了 ARVC 患者的生存率，但是室性心动过速反复发作又会使 ICD 反复放电，这不仅使患者承受 ICD 放电的痛苦，而且会较快导致电池耗竭。因此董健增提出在 ICD 保驾下通过导管消融去除或减少室性心动过速发作具有重要意义。此外，对药物治疗无效，或由于经济原因拒行 ICD 治疗的患者可行导管消融术。虽然它对 ARVC 不是一个治本的措施，但对防治室性心动过速、心室颤动的发生预防猝死还是有价值的。成功率的不断提高，复发率明显减少，较前有了长足进步。但是 ARVC 导管消融术的难度仍是很大的。

1. ARVC 室性心动过速射频导管消融步骤（董健增方法）

（1）右心室心内膜双极标测：在窦性心律下进行标测，鞘管全部采用可控弯长鞘管，标测消融采用 Thermocool 导管，来焦点较密（200~400 点），双极标测电压上限 1.5mV，下限 0.5mV。

（2）右心室心内膜单极标测：单极标测电压上限 8.3mV、下限 0.5mV。对于心内膜双电极标测正常者，如果有单极电压降低（<0.5mV）则示心外膜有纤维化瘢痕。

（3）心外膜瘢痕的线索：消融之前心外膜瘢痕的间接证据是心内膜电压双极标测正常，单极标测电压降低，消融时的间接证据是室性心动过速终止太晚，心外膜瘢痕直接表现是心外膜电压降低。心外膜瘢痕面积总是大于心内膜瘢痕面积。

（4）诱发室性心动过速：刺激部位包括右心室心尖和右心室流出道 2 个部位；基础刺激周长包括 600ms 和 400ms 两个周长，至 3 个期前刺激；诱发几乎不需要异丙肾上腺素，拖带刺激限于血流动力学稳定者，并且刺激部位主要在瘢痕区域。

（5）消融终点：比较严格，采用 2 个刺激部位、2 个刺激周长、3 个期前收缩刺激诱发，以不能诱发为消融终点，即便如此，Gareia 医生认为他的导管室消融终点实现率为 80%～90%。可见 ARVC 室性心动过速消融即刻成功率很高。

（6）严格采用诊断标准

1）心电图的标准：室性心动过速虽然可于多种形态，但其诊断最重要的仍是室性心动过速下特征性的 12 导联心电图（图 7-1-30），包括：1）QRS 呈左束支传导阻滞形态；2）胸前导联 QRS 移行较晚，通常发生在 V₄～V₆ 导联；3）aVR 导联 QRS 负向、Ⅰ 导联 QRS 正向、aVL 导联多变或负向。此外，窦性心律下 Epsllon 波对诊断价值较大。但是窦性心律下正常心电图不排除 ARVC，因为有些瘢痕病变程度轻、直径小或者分布特殊。

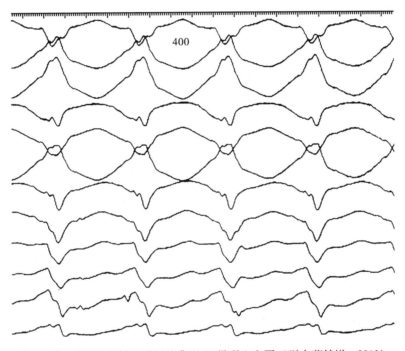

图 7-1-30　ARVC 室性心动过速典型 12 导联心电图（引自董健增，2013）。

2）瘢痕的电生理定义：MRI 的延迟显像是判断心肌纤维化相对直接的方法。电生理标测根据电压（包括单极和双极）具有其局限性，因此，应该采用严格的标准。影响电压的因素很多，例如导管贴靠、心外膜心室基底部脂肪覆盖，心外膜室间沟脂肪覆盖等都会影响记录的电压。因此，要求诊断瘢痕满足以下条件：低电压、碎裂波、有延迟电位（图 7-1-31）。仅仅低电压不能诊断瘢痕。

（7）左侧膈神经损伤预防：左侧绝不对没有经过刺激排除膈神经的部位进行消融，如果必须在有膈神经部位消融，应用一个较大的球囊将心包撑开，球囊可通过双导丝技术送入心包内，不需再次穿刺心包。

2. 疗效　2004 年 Marchlinski 等采用 CARTO 系统对 21 例 ARVC 患者标测，发现电图异常区域 5 例累及三尖瓣周、6 例累及肺动脉瓣、10 例累及双瓣区。所有病例游离壁均有病变，15 例累及心尖和间隔。17 例行较大范围消融。随访 27±22 个月未见室性心动过速复发。2005 年 Corradt 等报道 31 例结果同上。

2005 年 Verma 等报道 22 例以 CARTO 病基标测技术为基础的消融治疗结果：即刻成功 18 例（82%）。尽管较大范围消融，随访 1、2、3 年复发率依次为 23%、27%、47%。

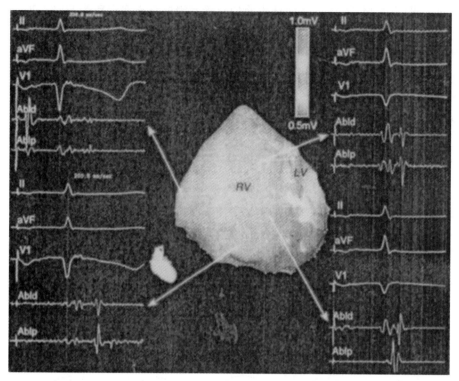

图 7-1-31　心外膜瘢痕记录的电压低、碎裂、延迟（引自董健增，2013）

　　2005 年邹建国等对 3 例 ARVC 患者用非接触球囊导管标测系统进行动态基质标测。3 例存在三种不同形态的基质，分别位于右心室流出道、右心室前壁和右心室前侧壁。共诱 5 种单形性室性心动过速，心动周期为 348±65ms，其中三种室性心动过速起源于基质或基质边缘，二种室速的起源远离基质，五种基质全部消融成功，平均随访 20 个月，无室性心动过速发作（图 7-1-32）。

　　2007 年姚焰等总结 32 例 ARVC 多形室性心动过速心内非接触式标测。男 26 例、女 6 例年龄 37.22±13.8 岁。诱发出 67 阵室性心动过速，其心电图形态不同，但均为左束支传导阻滞型单形性室性心动过速，频率 150~310 次/分，其中 42 阵的频率>200 次/分。24 例（75%）有二种形态的室性心动过速。对室性心动过速的起源，行片状消融。即刻成功率 84.4%（27/32）。有 15.6%（5/32）的患者消融后室性心动过速频率明显减慢。随访 9~72（28.6±16.0）个月，无一例患者发生晕厥、黑蒙。术中无并发症。随访期间 81.3% 的患者未服药，亦无室性心动过速发生。提示 ARVC 的室性心动过速可在非接触式标测下经片状消融而消除或获得明显改善，某些患者消融后可能出现延迟效应。

　　大多数报告认为 ARVC 的室性心动过速多起源于三尖瓣环附近及心尖部。此外由于心肌病变组织为多灶性或弥漫性形成了 ARVC 室性心动过速的病理基质。目前认为 ARVC 室性心动过速的折返多为微折返，病变基质内可存在多个微折返环路。室性心动过速可表现为多形、多源性室性心动过速特点。亦可为多个出口。这对消融带来了难点，但通过对靶点周围再行片状消融才能达到治疗效果。王洪等（2010）报道 4 例，其中 2 例发作 2 种形态的单形性室性心动过速，其中一例标测到 2 种室性心动过速为不同起源，分别在右心室基底部—右心室游离壁上部与右心室游离壁的下部。经分别消融起源点成功。另一例发作 2 种形态的室性心动过速，除 V_1、V_2 导联不同外，其余导联形态相同，分别在右心室心尖、左心室心尖消融，室性心动过速仍反复发作，采用 Eusite Array 系统标测

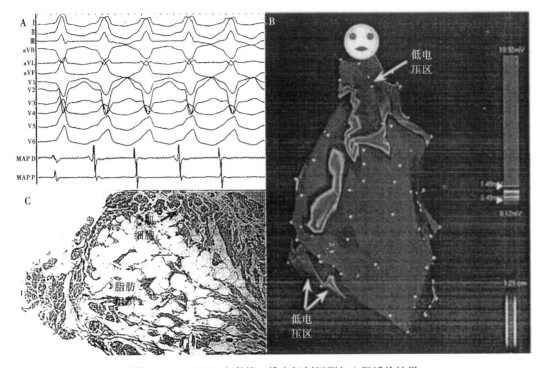

图 7-1-32 ARVC 患者的三维电解剖标测与心肌活检结果

患者男、31 岁，滑冰运动员，发现非持续性室速 3 个月。A. 室速的 QRS 波呈左束支传导阻滞；B. 三维电解剖标测发现右心室流出道和后壁有瘢痕的低电压区；C. 心肌活检证实为 ARVC（引自姚焰，等，2007）

到室性心动过速的起源于室基底部—间隔部位，向心尖传导。消融起源点，两种室性心动过速不再发作。考虑为该患者室性心动过速为同一起源（起源于右心室基部—间隔部位），2 个出口（分别在左、右心尖）。随访 3 例 2~17 个月（平均 10 个月）均无猝死、晕厥或黑蒙发生。2 例术后 1 周复发，但 1 的频率明显减慢<130 次/分。给予小剂量抗心律失常药物能转复为窦性心律（其中 1 例患者术前室性心动过速发作时，多种抗心律失常药及电复律均无效），术后 5~6 个月室性心动过速不再发作。考虑为消融延迟效应（图 7-1-33、34、35、36、37）。

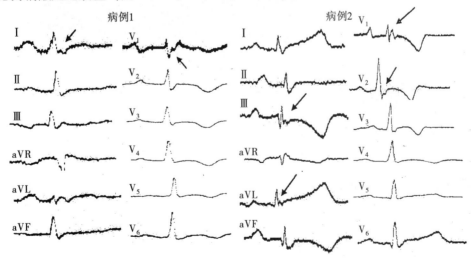

图 7-1-33 2 例 ARVC 患者典型体表心电图

出现 Epsilon 波（箭头所指），V₁、V₂、V₃ 导联 T 波倒置（引自王洪，等. 2010）

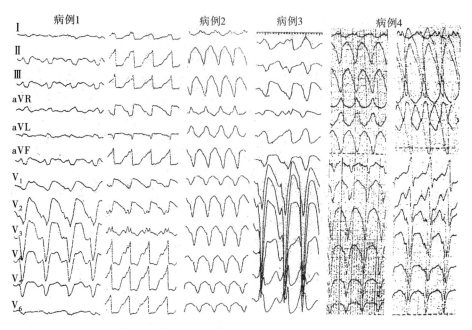

图 7-1-34　4 例发作时共出现 6 种形态的 VT

VT 频率为 130~214 次/分，其中 5 种为左束支传导阻滞图形（单形性室性心动过速）。病例 1 发作的 VT 形态 aVF 导联上直立向上，右心室流出道 VT，另一种 VT 的 QRS 波在 Ⅱ、Ⅲ、aVF 导联上呈 rs 形；病例 4 发作 2 种形态的 VT，除 V₁ 导联不同外，其余导联形态相同，在 Ⅰ、aVL 导联上向上，在 Ⅱ、Ⅲ、aVF、V₂~V₆ 导联上向下，V₁ 导联则分别为 rS、RS 形（引自王洪等，2010）

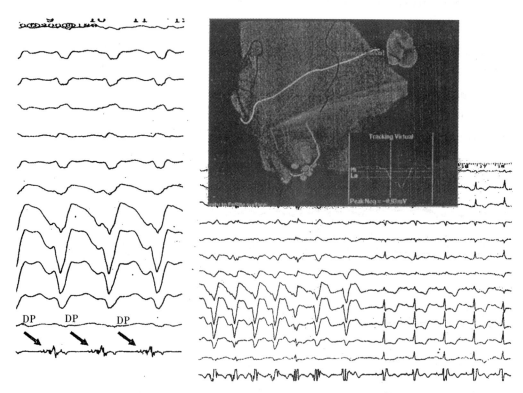

图 7-1-35　病例 1 发作的第一种形态的 VT 的标测

最早激动起源点在右心室游离壁的下部，出口在右心室下膈面，大头在此可标测到明显的舒张期电位（DP），沿 VT 起源点至出口行局部片状消融，消融中 VT 终止（VT 均为单形性 VT）（引自王洪等，2010）

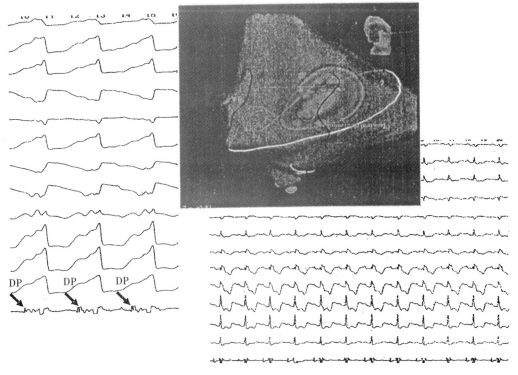

图 7-1-36 病例 1 第二种形态的 VT 标测

最早激动起源点在右心室基底部-右心室游离壁上部,出口在右心室流出道游离壁,沿起源点至出口行局部片状消融,消融中 VT 终止(VT 均为单形性 VT)(引自王洪等,2010)

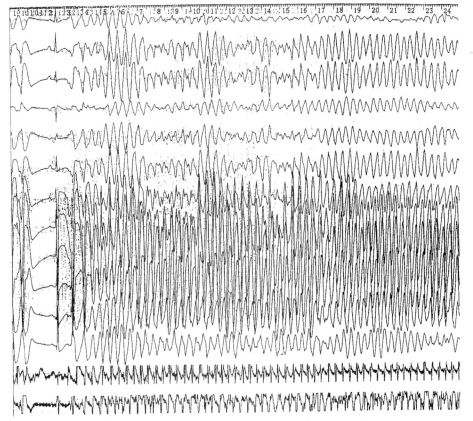

图 7-1-37 病例 3 在消融中室性心动过速频率加快,形态紊乱蜕变为心室颤动(引自王洪等,2010)

北京阜外医院（2007）报道了 31 例 ARVC 中 14 例射频消融治疗，结果：即刻成功 11 例（78.6%）。随访（18.3±10.2）个月，6 例室性心动过速复发（54.5%）。Tontaine 等长期随访了 50 例药物治疗失败后，经射频消融治疗的 ARVC 患者平均随访 5.4 年。第 1、2、3 次消融的成功率分别 32%、45%和 66%。认为尽管如此，对于药物难以控制的室性心动过速射频消融仍不失为替代治疗。

（五）ICD

适应证：对于发生过心室颤动和血流动力学不稳定的室性心动过速，对 ARVC 患者中的高危患者（心脏停搏后心肺复苏存活者），有晕厥史患者，一级亲属中有猝死家族史者，记录到高度危险的室性心律失常患者、药物无效属于 ARVC 高危人群。应考虑植入 ICD。

2004 年 Roguin 等回顾对置入 ICD 后（42±26）个月的分析发现 42 例患者中 78%至少接受过一次恰当的 ICD 放电，证明了 ICD 是必要的。2004 年 Wichter 等对 60 例置入 ICD 患者长期随访，证实了 ICD 治疗改善了 ARVC 高危患者的预后。浦介麟等（2007）报道 7 例置入 ICD 患者，均受到 ICD 放电治疗，成功地将室性心动过速转变为窦性心律。对置入 ICD 的患者出现反复放电者，并用药物治疗，可减少放电。目前认为 ICD 是预防猝死最有效的措施之一。然而并非所有患者均能得益于 ICD，应视病情而定，严格掌握 ICD 的适应证仍是目前临床上需要重视的问题，此外，也应注意 ICD 的一些不利之处。例如，ARVC 患者的心肌被脂肪纤维组织所代替，当发生心室颤动时，有可能心室不感知，导致 ICD 功能上无效不放电。可能会由电极导管破裂引起电极感知功能障碍（过度感知）。有时会因外界干扰信号触发放电。虽然有可能这些情况发生，但对于致命性心律失常反复发作者，还应首选 ICD。

ARVC 室性心动过速导管消融与 ICD 的关系目前国际指南推荐：在导管消融术后，即使已完全达到消融终点（即不能被程序刺激诱发，如 2 个基础周长，3 个期前刺激），也建议所有患者全部安装 ICD。因为 ARVC 是进展性疾病，而且现有技术不一定能达到心肌不可逆性透壁损伤，因此认为现阶段在导管消融术后仍应植入 ICD 可能是更安全的选择。事实上现有情况是在导管消融术前已有 50%的患者安装上了 ICD。

第二节　致心律失常性左心室心肌病

1995 年 Okabe 等曾报道 1 例多年来反复发生起源于左心室的室性心律失常，最终发生猝死的男性患者，尸体解剖发现左心室正常心肌组织被局灶性纤维脂肪所取代，而无炎症、缺血性疾病的依据，而右心室形态、病理检查均正常。2001 年 De pasquale 等也报道一例 32 岁患者，既往无任何病史而突发心源性猝死。尸体解剖显示左心室心肌中外 1/3 周围有 1~2mm 厚纤维脂肪浸润，镜下组织学检查具有类似 ARVC 的特征。病变只累及左心室，而右心室无明显病变。冠状动脉正常。猝死原因是左心室病变导致室性心律失常所引发。以后陆续有类似报告认为这是一种与致心律失常性右心室心肌病相似的新遗传性疾病，命名为致心律失常性左心室心肌病（arrhythnogenic left vantricular cardiomyopathy，ALVC）。

【流行病学特点】

Norman 等（2005）报道一个大家族，先证者是 19 岁的白人男性，表现为心源性猝死。尸体解剖示左心室部分心肌细胞丧失、局灶性纤维化分布在心包下。对家族中的 27 个成员进行筛查。其中有 10 人符合参照致心律失常性右室心肌病诊断标准，发现其左心室病变符合心肌病的特点。12 导联心电图侧壁 T 波倒置，晚电位阳性。8 例有室性心律失常，多为右束支传导阻滞形的室性期前收缩。

3 例晕厥患者可记录到自发性右束支传导阻滞形单形性室性心动过速。超声心动图检查 8 例左心室扩张，1 例右心室扩张。无心力衰竭症状和体征。也无皮肤、毛发等异常的临床表现。4 例进行心脏磁共振，左室可见具有心肌纤维化特征性的钆显像延迟增强和心室局部也有扩张，其运动功能低下，和（或）室壁瘤的形成。既往认为这可能是以左心室改变为主要表现的致心律失常性右心室心肌病，但遗传学发现了一种新型桥粒蛋白的显性突变，认为可能是一种不同于经典致心律失常性右心室心肌病的新型疾病，因此，命名这种新发现的桥粒珠蛋白移码突变引起的疾病为致心律失常性左室心肌病（ALVC）。

Costantino 等报道以左心室的纤维或纤维脂肪替代为特征。其心律失常起源于左心室。没有类似 ARVC 局灶性右心室功能异常导致的心律失常。基于其临床表现、心电图特点、组织病理学特征，Costantino 提出应诊断为"左心室优势型致心律失常性心肌病（LDAC）。当时认为 LDAC 可能是 PKP2 基因突变密切与 ARVC 密切相关的一种罕见类型。

Haria 等报道一组连续的 ALVC 先证者及亲属的发病机制和临床基因学的研究。对象 80 例，27 例为左心室病变所致心律失常者及 53 例家族成员。所有先证者均接受了心脏磁共振、电生理、心导管及心肌内膜活检，以及桥粒蛋白免疫组化分析和桥粒基因突变筛查。结果：27 例先证者心电图显示为心室下壁（4 例）、侧壁（9 例）或下侧壁（14 例）导联 T 波倒置和右束支传导阻滞。其中 14 例出现额面导联 QRS 波低电压（52%）和晚电位。超声心动图示左室下侧壁室壁运动异常，不伴有或伴有轻度左心室球形扩张及功能异常。所有先证者左心室出现大面积（3 节段）心肌瘢痕，未发现心肌炎、结节病以及桥粒蛋白免疫组化异常。除 4 例家族筛查结果阳性及血小板亲和蛋白-2 基因变异先证者外，其他先证者基因表型为非家族性，并与桥粒基因缺陷无关。因此，进一步确定了这是不同于以往所认知的 ARVC，而是病变主要累及左心室的 ALVC，从而诱导左心室心律失常、钆显像延迟增强（LGE）是年轻患者发生心脏骤停的原因之一。家族性 ALVC 的表型与散发变异 ALVC 特点重合，其特征可能为获得性炎症性心肌病。

【遗传学特点】

新型桥粒蛋白的显性突变导致左心室受累为主要表现的致心律失常性心肌病、伴有左室起源的心律失常、侧壁导联 T 波倒置和心脏磁共振显像钆显像延迟增强（LGF）。桥粒珠蛋白参与细胞间的连接，心脏正常的组织结构和功能依赖于心肌细胞桥粒、粘附连接以及闰盘缝隙连接的完整性。缝隙连接构成细胞间通路负责心肌间电偶联和重要信息的传递，细胞生长、分化和发育。基因突变导致桥粒蛋白表达减少，导致心肌细胞间通道连接破坏，尤其心室在物理应力（如运动）增加的状态下更易被破坏，不适当的细胞粘连对细胞膜有损害，引起心肌细胞凋亡和破坏，纤维或纤维脂肪组织修补替代，也有报道非桥粒珠蛋白突变如 PKP2 基因突变与 ALVC 发病有关。

【病理改变特点】

左心室有心肌细胞的消失和纤维脂肪组织的替代，有认为纤维脂肪组织的替代很可能是一个非特异性的心肌修复过程。在一些患者中脂肪组织占优势，一些患者纤维组织占优势。因此，纤维脂肪替代可能是心肌细胞损伤后的修复机制，间质纤维化是心肌细胞坏死的一个主动过程。疾病的本质为心肌纤维化，不同程度的特征性心肌纤维化主要分布在左心室的下侧壁。

【临床表现特点】

患者可以没有任何症状或体征。或仅有轻微症状，如胸闷、憋气、心悸等，有的首发症状为室性心动过速、心室颤动、阿-斯综合征、猝死。心脏骤停可以是初次或最终表现。猝死者生前可无症状。可因情绪激动、体力活动或剧烈运动所诱发；也可在休息或睡眠中发生。常可伴左心室功能异常。发病年龄可从十几岁到八十岁不等。猝死发生率约为 1%~3%。

【心电图特点】

1. $V_4 \sim V_6$、Ⅰ、aVL 或Ⅱ、Ⅲ、aVF 导联 T 波倒置（图 7-2-1）。

2. 左心室起源的右束支传导阻滞型室性心动过速。呈非持续或持续性。

3. 频发的左心室起源的右束支传导阻滞型室性期前收缩。

4. 信号平均心电图晚电位阳性。

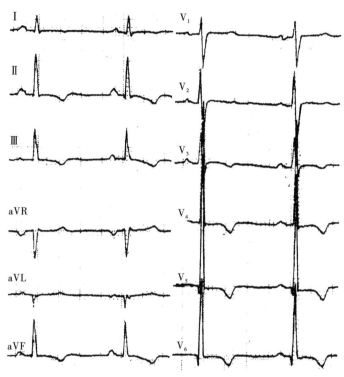

图 7-2-1　ALVC 患者静息时 12 导联心电图示下壁、侧壁和
前壁 T 波倒置。（引自张灵，等. 2012）

【心脏磁共振特点】

在室间隔心肌中层和其他部位心外膜下可见提示心肌纤维化特征的钆显像延迟增强（LGE）和轻度左心室球形扩张、局部运动功能低下和/或室壁瘤的形成，而无右心室形态大小及组织学异常的特征。

病例报告

王张生等（2010）报道一例孤立性致心律失常性左心室心肌病。

患者男性，55 岁，因反复胸闷、心悸 1 月，于某日晚饭后无明显诱因下感胸闷，持续 5 小时次日又发作胸闷至某医院急诊，血压测不出，心电图为单形性宽 QRS 型心动过速，心率 141 次/分，予电击转复，曾给予利多卡因、可达龙（胺碘酮）静脉滴注。此后又出现 2 次类似发作，均予电复律转复，用利多卡因、可达龙静滴后好转即转入上海中山医院。无家族史，体检心脏临界大小，心率 60 次/分，心电图正常。超声心动图左心室增大（40×57mm），后下段基底壁室壁瘤（43×26mm），余室壁收缩活动无异常，右心室未见异常。LVEF51%，左心房轻度增大（53mm）。Holter 心率 42~

91 次/分，平均心率 55 次/分。房性、室性期前收缩各为 75 次、5 次/24 小时。冠状动脉造影正常。心脏磁共振示左心室后下壁局部变薄，收缩运动消失，略向外膨隆。左心室心腔扩大。右心室结构及运动未见异常（图 7-2-2B 图），^{99}TcMIBI 负荷/静息两日法心肌灌注显像示：左心室扩大，LVEF40%，后侧壁及下壁心肌缺血。下后壁局灶性固定性放射性缺损。患者住院期再次发作阵发性室性心动过速，形态与前一致。静注美托洛尔 5mg 后转复。患者经保守治疗后转心外科行室壁瘤切除术，术中未见右心室形态异常。心外膜电极刺激可诱发出室性心动过速。心外膜标测心室下壁异常兴奋点后切除室壁瘤。切缘行单极射频消融术（图 7-2-2C 图），右心室电极程序刺激未诱发出室性心动过速。术后继续可达龙治疗术后心电图正常，动态心电图检查未见室性心动过速或室性期前收缩。室壁瘤病理切片示：脂肪替代明显，心肌细胞被脂肪分割成岛状。（图 7-2-2D 图）。诊断：孤立性致心律失常性左室心肌病伴阵发性单形性室性心动过速（图 7-2-2）。

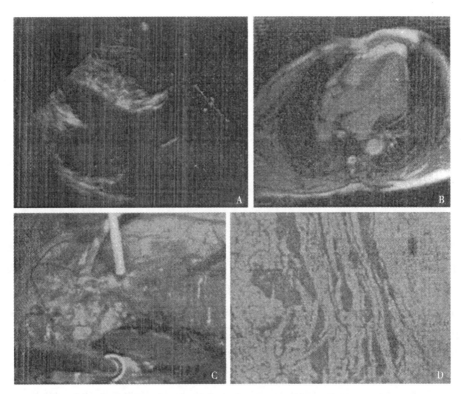

图 7-2-2 心脏超声示左心室后下段基底壁室壁瘤（43mm×26mm）形成 B 图 MRI 示左心室心腔扩大、左心室后下壁见局部室壁变薄，略向外膨隆 C 图 外科术中切除室壁瘤，切除行单极射频消融术 D 图 病理切片示脂肪替代明显，心肌细胞被脂肪分割成岛状（HE×40）（引自王张生，等. 2010）

【诊断与鉴别诊断】

致心律失常性左心室心肌病诊断要点是：左心室收缩功能异常、左心室起源的室性心律失常，心电图侧壁导联 T 波倒置，胸闷、心脏磁共振显示钆显像延迟增强，左心室纤维脂肪组织替代，室间隔外膜下到心肌中层伴有组织病理学的纤维化。

ALVC 约 50% 患者曾被误诊为病毒性心肌炎、扩张型心肌病、肥厚型心肌病。此外，还需与是否累及左心室所致心律失常性右心室心肌病（ARVC）相鉴别。

1. ALVC 与 ARVC 的鉴别 ALVC 和 ARVC 二者有许多相似之处，都是具有家族遗传性桥粒珠蛋白基因突变有关的遗传性疾病，以室性心律失常为其突出点，可引发心脏性猝死。伴有心室腔的扩张和功能受损。心室肌部分或多个部位被脂肪和/或纤维组织替代、心室腔轻至重度扩张、室壁瘤形成及节段性功能减退。部分受累心肌呈脂肪浸润和纤维组织增生，并可见炎性细胞浸润。此外尚有心肌细胞间质纤维化和心肌纤维的退行性变。但是 ALVC 与 ARVC 也是有明显的不同（表 7-2-1），促使人们认识到二者各自具有独立的类型。也可能是"致心律失常性心肌病"的二个独立的亚型。

表 7-2-1　ARVC 与 ALVC 临床诊断特点

	ALVC	ARVC
ECG	不能解释的 $V_4 \sim V_6$、I、aVL 或 II、III、aVF 导联的 T 波倒置	$V_1 \sim V_3$ 导联的 T 波倒置
心律失常	ECG 或 Holter 记录到持续性或非持续性 RBBB 型室性心动过速或频发的 RBBB 型室性期前收缩	持续性或非持续性 LBBB 型室性心动过速或频发的 LBBB 型室性期前收缩
二维超声	LV 室壁瘤形成、左心室轻度扩张和（或）收缩功能低下	RV 室壁瘤形成、轻度扩张和（或）收缩功能低下或右心室无运动
尸检/CMRI	病变部位：左心室、室间隔心内膜下心肌中层 组织学：纤维脂肪组织取代心肌细胞广泛 LV 心外膜下/心肌中层 LGE	右心室流出道、右心尖和右心室下壁部位右心室心肌细胞丢失被纤维脂肪组织取代广泛心外膜下/心肌中层 LGE

Marcus 等（1982）对 ARVC 患者病理检查后提出"发育不良三角"概念，病变多累及右心室心尖部，流出道及膈面，少数可累及左心室。ARVC 患者中室壁瘤在尸检出率为 50%。其病变从右心室的外膜下开始，进行性累及心内膜，残存心肌局限于心室心内膜下层及肌小梁内，为纤维脂肪组织所分隔。而左室心肌病（ALVC）的室壁瘤在组织学上与 ARVC 心肌病变表现一致。

Sen-Chowdhry 等对怀疑 ARVC 232 例患者进行心脏磁共振检查，结果符合原诊断标准或修改标准或者有基因突变的所有 134 例患者均有心脏磁共振异常。说明心脏磁共振诊断 ARVC 的敏感性及阴性预测值较高。故心脏磁共振在鉴别 ARVC 和 ALVC 是有很高的价值。

Nava 等对 37 个家庭的 151 个 ARVC 患者进行心脏超声检查，几乎所有患者均有右心室扩张与局部室壁运动异常。所以超声心动图对鉴别是否有右心室异常也是有很重要的鉴别价值。

2. ALVC 与左心室受累的 ARVC 鉴别　ARVC 的全部病例均为右心室受累，当右心室病变扩展和恶化可导致左心室受累。

ARVC 的全部病例均为右心室受累。部分患者当右心室病变扩展和恶化可导致左心室受累。虽然少数患者在早期即有左心室受累，也是在先有右心室受累基础上发生左心室受累。而 ALVC 主要是左心室受累，大多数患者右心室正常，少数在的发展过程中发现右心室也可受累，这提示 ALVC 和 ARVC 在疾病发展过程中是有明显区别二者的区别表现在：

（1）ALVC 患者有 75% 以上表现为完全性右束支传导阻滞型（RBBB）的室性心动过速。而典型的 ARVC 患者绝大多数表现为完全性左束支传导阻滞型（LBBB）的室性心动过速。

（2）ALVC 最常见的心电图改变是定位于下侧壁导联的 T 波倒置。而 ARVC 最常见的是 $V_1 \sim V_3$ 导联的 T 波倒置。

（3）ARVC 患者常在左心室受累晚期才影响到室间隔运动。而超过 50% 的 ALVC 患者存在 LGE。

（4）典型的 ARVC 始终是以右心室功能受损为特点，即使累及左心室，在左心室受累前应有右心室功能异常和扩张。而 ALVC 患者主要表现为左心室扩张和功能受损，有超过 30% 的 ALVC 患者右心室形态与功能一直都是正常的。

3. 关于室壁瘤的鉴别　左心室心肌病（ALVC）与 ARVC 均可发生室壁瘤、应与心肌梗死的室壁鉴别。心肌梗死发生的室壁瘤很常见。发生于前侧壁的占 80%，后下壁占 20%。国内一组心肌梗死尸检资料 105 例，并发室壁瘤 23 例（21.9%），多发生于左心室前壁，并常累及前间壁、侧壁。Toda 等（1994）对 2348 例同时接受冠状动脉造影和左心室造影的患者，有 11 例（0.47%）冠状动脉造影正常的患者存在左心室室壁瘤，多位于心尖部（81.8%）。其中 5 例（45.5%）为肥厚型心肌病。其余 6 例的基础疾病是：心肌炎（2 例）、ARVC（1 例）、结节病（1 例）、Chagas 病（1 例）、糖原累积症（1 例）。11 例患者中有 9 例（81.8%）出现室性心动过速并且 2 例为持续性室性心动过速。

4. ALVC 与左心室心肌致密化不全鉴别，左心室心肌致密化不全患者是由于左室心肌先天发育不良，以心室内异常粗大的肌小梁和交错的深隐窝为特征。其诊断标：①可见典型的两层不同的心肌结构。外层（致密化心肌）较薄，内层（非致密化心肌）较厚，其间可见深陷隐窝，心室收缩末期内层非致密化心肌厚度与外层致密化心肌厚度比值大于 2。②病变区域主要位于心尖部（>80%）、侧壁和下壁。③彩色多普勒可见丰富血窦与心腔相通。心肌致密化不全主要表现为心功能不全和心律失常。影像学表现为前侧壁、后侧壁及心尖部室壁形态异常，可呈室壁瘤样改变，其临床特征易性多见，有家族遗传倾向，预后较差。

5. ALVC 与结节病鉴别　结节病为全身风湿性疾病，病理特征多为非干酪性肉芽肿，常累及肺脏和皮肤。尸检发现，结节病有 20%~50% 患者累及心脏。多影响左心室游离壁及室间隔，罕见累及心室下壁，多表现为房室传导阻滞及室内传导阻滞。心功能不全、室壁瘤及室性心动过速。心脏超声心动图可见室壁局部或广泛运动异常，左心室扩张、肥厚或舒张障碍。心脏磁共振可发现肉芽肿异常信号。确诊要靠心肌活检，可见典型肉芽细胞增生。

6. ALVC 与 Tako-tsubo 综合征鉴别　Tako-tsubo 综合征多见于女性，临床特征包括精神刺激等应激状态诱发的伴有胸痛的一过性左心室功能障碍。最具特征性的是心尖局部室壁运动异常，收缩期膨出，类似室壁瘤。有类似急性心肌梗死的心电图改变和轻度心肌酶升高。心脏超声心动图可见短暂的左心室心尖—中段握样改变，运动头像伴基底段收缩力增强。绝大多数预后良好，一般 4~8 周自行恢复正常。

7. ALVC 与扩张型心肌病（DCM）的鉴别　扩张型心肌病临床出现心脏增大为普大型，左心室收缩功能严重障碍，较早就出现充血性心力衰竭表现，50% 以上患者可出现束支折返型室性心动过速，左后束支或左前分支传导阻滞，超声心动图显示单侧或双侧心腔明显扩大、心脏呈弥漫性收缩运动减弱。病理改变心腔扩大室壁变薄，纤维瘢痕形成，常伴附壁血栓，组织学为非特异性心肌细胞肥大、变性，及程度不同的纤维化。心肌显像表现为放射性不均匀分布或呈"条索样"、"花斑样"改变。心脏磁共振也可观察到心肌中层的"LGE"。预后不良，症状出现后 5 年生存率 40% 左右。死亡原因多为心力衰竭和严重心律失常，猝死率高占 30%。上述这些特点均不同于 ALVC。

8. ALVC 与心肌炎的鉴别　一些研究认为 ALVC 的表现可能是慢性心肌炎的果，依据是：①1/3 的患者有反复发作的胸痛史，经冠状动脉造影正常，被诊为病毒性心肌炎。②符合心肌心内膜活检的 Dallas 诊断标准的患者中，在心外膜下和心肌中层都有 LGE。胸痛并伴有肌钙蛋白的升高而冠状动脉造影正常。③尸检中发现 >67% 的患者有局灶性淋巴细胞浸润和心肌坏死。认为心肌炎是 ALVC 自然病史的一部分，是遗传而非感染所致。

Bauce 等（2005）报道了 2 例患者继发于桥粒珠蛋白突变的家族性致心律失常心肌病的临床表现，有胸痛、ST 段抬高和心肌酶升高。但冠状动脉造影正常。桥粒蛋白的突变可解释上述现象。因为桥粒是特异的细胞连接，可将相互比邻的细胞膜以中间丝相互锚定，可增加细胞间粘连和连接复合体及细胞骨架中的传递力。桥粒基因的突变可能依赖于细胞间粘连和（或）中间丝的作用。随着炎性反应之后的纤维组织的修复必然导致心肌细胞的丧失。心脏尸检可见在纤维脂肪替代部位的心肌坏死和炎性浸润。

参 考 文 献

1. Nogami A, Adachi S, Nitta J, et al. Arrhythmogenic right ventricular dysplagiea with sick sinus syndrome and atrioventricular conduction disturbance [J]. Jpn Heart J, 1990, 31 (3)：417

2. Tonet JL, Castro-Miranda R, Iwa T, et al, Frequency of supraventricular tachyarrhythmias in arrhythmogenic right ventricular dysplasia [J]. Am J Cardiol, 1991, 67 (13)：1153

3. Morimoto S, Sekiguchi M, Okada R, et al. Two autopsied cases of arrhythmogenic right ventricular dysplasia [J]. J Cardiol, 1990, 20 (4)：1025

4. Wichter T, Borggrefe M, Haverkamp W, et al. Efficacy of antiarrhythmic drugs in patients with arrhythmogenic right ventricular disease Results in patients with inducible and noninducible ventricular tachycardia Circulation, 1992, 86 (1)：29-37.

5. Yoshida M, Romberger DJ, Illig MG, et al. Transforming growth factor-beta stimulates the expression of desmosomal proteins in bronchial epithelial cells [J]. Am J Respir Cell Mol Biol, 1992, 6 (4)：439

6. Yoshida M, Romberger DJ, Illig MG, et al. Transforming growth factor-beta stimulates the expression of desmosomal proteins in bronchial epithelial cells [J]. Am J Respir Cell Mol Biol, 1992, 6 (4)：439

7. Rampazzo A, Nava A, Danieli G, et al. The gene for arrhythmogenic righ ventricular cardiomyopathy maps to chromosome 14q23-q24. Hum Mol Genet. 1994; 3：959-962.

8. Mckenna WJ, Thiene G, Nava A, et al. Diagnosis of arrhythmogenic right ventricular dysplasia/cardiomyopathy [J]. Br Heart J, 1994, 71：215

9. Turitto G, Ahuja RK, Bekheit S, et al, Incidence and prediction of induced ventricular tachyarrhythmias in idiopathic dilated cardiomyopathy [J]. Am J Cardiol, 1994, 73 (11)：770

10. Turitto G, Ahuja RK, Caref EB, et al. Risk stratification for arrhythmic events in patients with nonischemic dilated cardiomyopathy and nonsustained ventricular tachycardia：role of programmed ventricular stimulation and the signal-averaged electrocardiogram [J]. J Am Coll Cardiol, 1994, 24 (6)：1523

11. McKenna WJ, Thiene G, Nava A, et al. Diagnosis of arrhythmogenic right ventricular dysplasia/cardiomyopathy. Task Force of the Working Group on Myocardial and Pericardial Disease of the European Society of Cardiology and of the Scientific Council on Cardiomyopathies of the International Society and Federation of Cardiology [J]. Br Heart J, 1994, 71：215

12. Richardson P, McKenna WJ, Bristow M, et al. Report of the 1995 WHO/ISFC task force on the definition of cardiomyopathies. Circulation. 1996; 93：841-842.

13. Peters S. Left ventricular impairment in arrhythmogenic right ventricular dysplasia：what we can learn from angiography. Cardiology. 1995; 86 (6)：473-476.

14. Marcus FI. Fontaine G. Arrhythmogenic right ventricular dysplasia/cardiomyopathy：a review. Pacing Clin Electrophysiol. 1995; 18：1298-1314.

15. Pinamonti B, Di Lenarda A, Sinagra G, et al. Long-term evolution of right ventricular dysplasia-cardiomyopathy [J]. Am Heart J, 1995, 129 (2)：412

16. Peters S. Left ventricular impairment in arrhythmogenic right ventricular dysplasia：what we can learn from angiography [J]. Cardiology, 1995, 86 (6)：473

17. El-Sherif N, Denes P, Katz R, et al. Definition of the best prediction criteria of the time domain signal-averaged electrocardiogram for serious arrhythmic events in the postinfarction period. The Cardiac Arrhythmia Suppression Trial/Signal-Averaged Electrocardiogram (CAST/SAECG) Substudy Investigators [J]. J Am Coll Cardiol, 1995, 25 (4)：908

18. Maron BJ, Shirani J, Polac L, et al. Sudden death in young competitive athletes: clinical, demographic and pathological profiles [J]. JAMA, 1996, 276 (3): 199

19. Richardson P, McKenna WJ, Bristow M, et al. Report of the 1995 World Health Organization/International Society and Federation of Cardiology Task Force on the Definition and classification of cardiomyopathies. Circulation, 1996, 93: 841-842.

20. Fontaine G, Sohal PS, Piot O, et al. Parietal block superimposed on right bundle branch block: a new ECG marker of right ventricular dysplasia [J]. JACC, 1997, 29 (2): 110

21. Cadigan KM, Nusse R. Wnt signaling: a common theme in animal development [J]. Genes Dev, 1997, 11 (24): 3286

22. Brembilla-Perrot B, Jacquemin L, Houplon P, et al. Increased atrial vulnerability in arrhythmogenic right ventricular disease [J]. Am Heart J, 1998, 135 (5 Pt 1): 748

23. Turrini P, Angelini A, Thiene G, et al. Late potentials and ventricular arrhythmias in arrhythmogenic right ventricular cardiomyopathy. Am J Cardiol, 1999. 83: 1214-1219.

24. Peters S, Peters H, Thierfelder L. Heart failure in arrhythmogenic right ventricular dysplasia cardiomyopathy. Int J Cardiol. 1999; 71 (3): 251-256.

25. Peters S, Peters H, Thierfelder L. Risk stratification of sudden cardiac death and malignant ventricular arrhythmias in right ventricular dysplasia cardiomyopathy [J]. Int J Cardiol, 1999. 71 (3): 243

26. Hurst JW. Naming of the waves in the ECG, with a brief account of their genesis. Circulation, 1998, 98: 1937-1942.

27. Fontaine G, Fontaliran F, Hebert JL, et al. Arrhythmogenic right ventricular dysplasia. Annu Rev Med. 1999, 50: 17-35.

28. Fontaine G, Tonet J, Gallais Y, et al. Ventricular tachycardia catheter ablation in arrhythmogenic right ventricular dysplasia: a 16-year experience. Curr Cardiol Rep, 2000, 2 (6): 498-506.

29. Li D, Gonzalez O, Bachinski LL, et al. Human protein tyrosine phosphatase-like gene: expression profile, genomic structure, and mutation analysis in families with ARVD [J]. Gene, 2000, 256 (1-2): 237

30. Norgett EE, Hatsell SJ, Carvajal-Huerta L, et al. Recessive mutation in desmoplakin disrupts desmoplakin-intermediate filament interactions and causes dilated cardiomyopathy, woolly hair and keratoderma [J]. Hum Mol Genet, 2000, 9 (18): 2761

31. Corrado D, Basso C, Thiene G. Arrhythmogenic right ventricular cardiomyopathy: diagnosis, prognosis, and treatment. Heart, 2000, 83 (5): 588-595.

32. Mckoy G, Protonotarios N, Crosby A, et al. Identification of a deletion in plakoglobin in arrhythmogenic right ventricular cardiomyopathy with palmoplantar keratoderma and woolly hair. (Naxos disease) [J]. Lancet, 2000, 355 (9221): 2119

33. Ross SE, Hemati N, Longo KA, et al. Inhibition of adipogenesis by Wnt signaling [J]. Science, 2000, 289 (5481): 950

34. Towbin JA, Vatta M, Li H. Genetics of brugada, long QT, and arrhythmogenic right ventricular dysplasia syndromes. J Electrocardiol, 2000, 33 Suppl: 11-22.

35. Marcus FI. Electrocardiographic features of inherited diseases that predispose to the development of cardiac arrhythmias, long QT syndrome, arrhythmogenic right ventricular cardiomyopathy/dysplasia, and Brugada syndrome. J Electrocardiol, 2000, 33 Suppl: 1-10.

36. Corrado D, Basso C, Buja G. Right bundle branch block, right precordial ST-segment elevation, and sudden death in young people. Circulation. 2001; 103 (5): 710-717.

37. Tiso N, Stephan DA, Nava A, et al. Identification of mutations in the cardiac ryanodine receptor gene in families affected with arrhythmogepic right ventricular cardiomyopathy type 2 (ARVD2) [J]. Hum Mol Genet, 2001, 10 (3): 189

38. Thiene G, Basso C. Arrhythmogenic right ventricular cardiomyopathy: an update. Cardiovasc Pathol, 2001, 10 (3): 109-117.

39. Le Guludec D, Gauthier H, Porcher R, et al. Prognostic value of radionuclide angiography in patients with right ventricular arrhythmias [J]. Circulation, 2001, 103 (15): 1972

40. Turrini P, Corrado D, Basso C, et al. Dispersion of ventricular depolarization-repolarization: a noninvasive marker for risk stratification in arrhythmogenic right ventricular cardiomyopathy. Circulation. 2001, 103: 3075-3080.

41. Lindstrom L, Wilkenshoff UM, Larsson H, et al. Echocardiographic assessment of arrhythmogenic right ventricular cardiomyopathy [J]. Heart, 2001, 86: 31

42. Hamid MS, Norman M, Quraishi A, et al. Prospective evaluation of relatives for familial arrhythmogenic right ventricular cardiomyopathy/dysplasia reveals a need to broaden diagnosis criteria [J]. J Am Coll Cardiol, 2002, 40 (8): 1445

43. Schindera ST, Mehwald PS, Sahn DJ, et al. Accuracy of real-time three-dimensional echocardiography for quantifying right entricular volume: static and palsatile flow studies in an anatomic in vitro model [J]. Ultrosound Med, 2002, 21 (10): 1069

44. Rampazzo A, Nava A, Malacrida S, et al, Mutation in human desmoplakin domain binding to plakoglobin causes a dominant form of arrhythmogenic right ventricular cardiomyopathy [J]. Am J Hum Genet, 2002, 71 (5): 1 200

45. Hamid MS, Norman M, Quraishi A, et al. Prospective evaluation of relatives for familial arrhythmogenic right ventricular cardiomyopathy/dysplasia reveals a need to broaden diagnostic criteria [J]. J Am Coll Cardiol, 2002, 40 (8): 1 445

46. Peters S, Trummel M, denecke S, et al. Systematic ajmaline testing in Arrhythmogenic right ventricular cardiomyopathy. Europace. 2002; 3 (SUPPL): A 266.

47. Polesskaya A, Seale P, Rudnicki MA. Wnt signaling induces the myogenic specification of resident GD45$^+$ adult stem cells during muscle regeneration [J]. Cell, 2003, 113 (7): 841

48. Herbots L, Kowalski M, Vanhaecke J, et al. Characterizing abnormal regional longitudinal function in arrhythmogenic right ventricular dysplasia: the potential clinical role of ultrasonic myocardial deformation imaging [J]. Eur J Echocardiogr, 2003, 4: 101

49. Peters S, Trummel M. Diagnosis of arrhythmogenic right ventricular dysplasia-cardiomyopathy: value of standard ECG revisited [J]. Ann Noninvasive Electrocardiol, 2003, 8: 238

50. Marcus F, Towbin JA, Zareba W, et al. Arrhythmogenc right ventricular dysplasia/cardiomyopathy (ARVD/C): a multidisciplinary study: design and protocol. Circulation, 2003, 107: 2975-2978.

51. Corrado D, Leoni L, Link MS, et al. Implantable cardioverter-defibrillator therapy for prevention of sudden death in patients with arrhythmogenic right ventricular cardiomyopathy/dysplasia [J]. Circulation, 2003, 108: 3084

52. Thiene G, Corrado D, Basso C. Arrhythmogenic right ventricular cardiomyopathy/dysplasia [J]. Orphanet J Rare Dis, 2007, 2 (45)

53. Wichter T, Paul M, Wollmann C, et al. Implantable cardioverter/defibrillator therapy in arrhythmogenic right ventricular cardiomyopathy: single-center experience of long-term follow-up and complications in 60 patients [J]. Circulation, 2004, 109 (12): 1503

54. Gerull B, Heuser A, Wichter T, et al. Mutations in the desmosomal protein plakophilin-2 are common in arrhythmogenic right ventricular cardiomyopathy [J]. Nat Genet, 2004, 36 (11): 1162

55. Wichter T, Paul M, Wollmann C, et al. Implantable cardioverter/defibrillator therapy in arrhythmogenic right ventricular cardiomyopathy: single-center experience of long-term follow-up and complication in 60 patients. Circulation, 2004, 109: 1503-1508.

56. Bomma C, Rutberg J, Tandri H, et al. Misdiagnosis of arrhythmogenic right ventricular dysplasia/cardiomypathy [J]. Cardiovasc Electrophysiol, 2004, 15: 300

57. Santucci PA, Morton JB, Picken MM, et al. Electroanatomic mapping of the right ventricle in a patient with a giant epsilon wave, ventricular tachycardia, and cardiac sarcoidosis [J]. J Cardiovasc Electrophysiol, 2004, 15: 1 091

58. Peters S, TrummelM, Denecke S, et al. Results of ajmaline testing in patients With arrhythmogenic right ventricular dysplasia cardiomyopathy. Int J Cardiol. 2004; 95: 207-210.

59. Maeda O, Usami N, Kondo M, et al. Plakoglobin (gamma-catenin) has TCF/LEF family-dependent transcriptional activity in betacatenin-deficient cell line [J]. Oncogene, 2004, 23 (4): 964

60. Wichter T, Paul M, Wollmann C, et al. Implantable cardioverter/defibrillator therapy in arrhythmogenic right ventricular cardiomyopathy: single-center experience of long-term follow-up and complications in 60 patients Circulation, 2004, 109

（12）：1503-1508.

61. Roguin A, Bomma CS, Nasir K, et al. Implantable cardioverterdefibrillators in patients with arrhythmogenic right ventricular dysplasia/cardiomyopathy. J Am Coll Cardiol, 2004, 43（10）：1843-1852.

62. Tabib A, Loire R, Chalabreysse L, et al. Circumstances of death and gross and microscopic observations in a series of 200 cases of sudden death associated with arrhythmogenic right ventricular cardiomyopathy and/or dysplasia [J]. Circulation, 2003, 108（24）：3000

63. Nasir K, Bomma C, Tandri H, et al. Electrocerdiegmphic features of arrhythmogenic right ventricular dysplasia/cardiomyopathy according to disease severity：a need to broaden diagnostic criteria [J]. Circulation, 2004, 110：1527

64. Marchlinski FE, Zado E, Dixit S, et al. Electroanatomic substrate and outcome of catheter ablative therapy for ventricular tachycardia in setting of right ventricular cardiomyopathy [J], Circulation, 2004, 110：2293

65. Hodgkinson KA, Parfrey PS, Bassett AS, et al. The impact of implantable cardioverter-defibrillator therapy on survival in autosomaldominant arrhythmogenic right ventricular cardiomyopathy （ARVD5）[J]. J Am Coll Cardiol, 2004, 45（3）：400

66. Asano Y, Takashima S, Asakura M, et al. Lamrl functional retroposon causes right ventricular dysplasia in mice [J]. Nat Genet, 2004, 36（2）：123

67. Sen-Chowdhry S, Lowe MD, Sporton SC, et. al. Arrhythmogenic right ventricular cardiomyopathy：clinical presentation, diagnosis, and management [J]. Am J Med, 2004, 117：685

68. Donal E, Raud-Raynier P. Transthoracic tissue Doppler study of right ventricular regional function in a patient with an arrhythmogenic right ventricular cardiomyopathy [J]. Heart, 2004, 90：980

69. Van Tintelen JP, Hofstra RM, Wiesfeld AC, et al. Molecular genetics of arrhythmogenic right ventricular cardiomyopathy：Emerging horizon [J] ? Curr Opin Cardiol, 2007, 22（3）：185

70. Peters S, Trummel M. Meyners W. Prevalence of right ventricular dysplasia-cardiomyopathy in a non-referral hospital. Int J Cardiol. 2004；97：499-501.

71. Grossmann KS, Grund C, Huelsken J, et al. Requirement of plakophilin 2 for heart morphogenesis and cardiac junction formation [J]. J Cell Biol, 2004, 167（1）：149

72. Yoerger DM, Marcus F, Sherrill D, et al. Echocardiographic findings in patients meeting task force criteria for arrhythmogenic right ventricular dysplasia：New insights from the multidisciplinary study of right ventricular dysplasia [J]. J Am coll Cardiol, 2005, 45：860

73. Piccini JP, Dalal D, Roguin A, et al. Predictors of appropriate implantable defibrillator therapies in patients with arrhythmogenic right ventricular dysplasia Heart Rhythm, 2005, 2（11）：1188-1194.

74. Verma A, Kilicaslan F, Schweikert RA, et al. Short and long-term success of substrate-based mapping and ablation of ventricular tachycardia in arrhythmogenic right ventricular dysplasia [J]. Circulation, 2005, 111：3209

75. Beffagna G, Occhi G, Nava A, et al. Regulatory mutations in transforming growth factor-beta3 gene cause arrhythmogenic right ventricular cardiomyopathy type l [J]. Cardiovasc Res, 2005, 65（2）：366

76. Marcus FI. Prevalence of T-wave inversion beyond V_1 in young normal individuals and usefulness for the diagnosis of arrhythmogenic right ventricular cardiomyopathy/dysplasia. Am J Cardiol. 2005, 95：1070-1071.

77. Staggs SE, Glancy DL. Clinical uses of electrocardiographic lead aVR [J]. J La State Med Soc, 2005, 157（6）：308

78. Corrado D, Basso C, Leoni L, et al. Three-dimensional electroanatomic voltage mapping increases accuracy of diagnosing arrhythmogenic right ventricular cardiomyopathy/dysplasia [J]. Circulation, 2005, 111：3045

79. Wichter T, Paul TM, Eckardt L, et al Arrhythmogenic Right Ventricular Cardiomyopathy Antiarrhythmic Drugs, Catheter Ablation, or ICD? Herz, 2005, 30（2）：91-101.

80. Kjaergaard J, Hastrup Svendsen J, Sogaard P, et al. Advanced quantitative echocardiography in arrhythmogenic right ventricular cardiomyopathy [J]. Am Soc Echocardiogr, 2007, 20：27

81. Das MK, Khan B, Jacob S, et al. Significance of a fragmented QRS complex versus a Q wave in patients with coronary artery disease [J]. Circulation, 2006, 113：2495

82. Syrris P, Ward D, Evans A, et al. Arrhythmogenic right ventricular dysplasia/cardiomyopathy associated with mutations

in the desmosomal gene desmocollin-2 [J]. Am J Hum Genet, 2006, 79 (5)：978

83. Awad MM, Dalal D, Tichnell C, et al. Recessive arrhythmogenic right ventricular dysplasia due to novel cryptic splice mutation in PKP2 [J]. Hum Mutat, 2006, 27 (11)：1157

84. Pilichou K, Nava A, Basso C, et al. Mutations in desmoglein-2 gene are associated with arrhythmogenic right ventricular cardiomyopathy [J]. Circulation, 2006, 113 (9)：1171

85. Prakasa KR, Dalal D, Wang J, et al. Feasibility and variability of three dimensional echocardiography in arrhythmogenic right ventricular dysplasia/cardiomyopathy [J]. Am J Cardiol, 2006, 97, 703

86. Pilichou K, Nava A, Basso C, et al. Mutations in desmoglein-2 gene are associated with arrhythmogenic right ventricular cardiomyopathy [J]. Circulation, 2006, 113 (9)：1171

87. Pezawas T, Stix G, Kastner J, et al. Ventricular tachycardia in arrhythmogenic right ventricular dysplasia/cardiomyopathy：clinical presentation, risk stratification and results of long-term follow-up [J]. Int J Cardiol, 2006, 107 (3)：360

88. van Tintelen JP, Entius MM, Bhuiyan ZA, et al. Plakophilin-2 mutations are the major determinant of familial arrhythmogenic right ventricular dysplasia/cardiomyopathy [J]. Circulation, 2006, 113 (13)：1650

89. Awad MM, Dalal D, Cho E, et al. DSG2 mutations contribute to arrhythmogenic right ventricular dysplasia/cardiomyopathy [J]. Am J Hum Genet, 2006, 79 (1)：136

90. Syrris P, Ward D, Evans A, et al. Arrhythmogenic right ventricular dysplasia/cardiomyopathy associated with mutations in the desmosomal gene desmocollin-2 [J]. Am J Hum Genet, 2006, 79 (5)：978

91. Gehi AK, Duong TD, Metz LD, et al. Risk stratification of individuals with the Brugada electrocardiogram：a meta-analysis [J]. J Cardiovasc Electrophysiol, 2006, 17：577

92. Kapoun AM, Liang F, O'Young G, et al, B-type natriuretic peptide exerts broad functional opposition to transforming growth factor-beta in primary human cardiac fibroblasts：fibrosis, myofibroblast conversion, proliferation, and inflammation [J]. Circ Res, 2004, 94 (4)：453

93. Maron BJ, Chaitman BR, Ackerman MJ, et al. Recommendations for physical activity and recreational sports participation for young patients with genetic cardiovascular diseases Circulation, 2004, 109 (22)：2807-2816.

94. Tandri H：Saranathan M, Rodriguez ER, et al. Noninvasive detection of myocardial Sfibrosis in arrhythmogenic right ventricular cardiomyopathy using delayed-enhancement magnetic resonance imaging [J]. J Am Coll Cardiol, 2005, 45：98

95. Yoerger DM, Marcus F, Sherrill D, et al. Echocardiographic findings in patients meeting task force criteria for arrhythmogenic right ventricular dysplasia：new insights from the multidisciplinary study of right ventricular dysplasia [J]. J Am Coll Cardiol, 2005, 45 (6)：860

96. Wlodarska E, Konka M, Kepski R, et al. Familial form of arrhythmogenic right ventricular cardiomyopathy. Kardiol Pol. 2004；60：1-14. Peters S. Advances in the diagnostic management of arrhythmogenic right ventricular dysplasia cardiomyopathy. Int. J Cardiol. 2006；113 (1)：4-11.

97. Syrris P, Ward D, Asimaki A, et al. Clinical expression of plakophilin-2 mutations in familial arrhythmogenic right ventricular cardiomyopathy [J]. Circulation, 2006, 113 (3)：356

98. Dalal D, Molin LH, Piccini J, et al. Clinical features of arrhythmogenic right ventricular dysplasia/cardiomyopathy associated with mutations in plakophilin-2 [J]. J Am Coll Cardiol, 2006, 48 (7)：1416

99. Kjaergaard J, Petersen CL, Kjaer A, et al. Evaluation of right ventricular volume and function by 2D and 3D echocardiography compared to MRI [J]. Eur J Echocardiogr, 2006, 7：430

100. Heuser A, Plovie ER, Ellinor PT, et al. Mutant desmocollin-2 causes arrhythmogenic right ventricular cardiomyopathy [J]. Am J Hum Genet, 2006, 79 (6)：1081

101. Philippine K, Marianne B, Jeroen B, et al Arrhythmogenic right ventricular dysplasia/cardiomyopathy：screening, diagnosis, and treatment Heart Rhythm, 2006, 3 (2)：225-234.

102. Garcia-Gras E, Lombardi R, Giocondo MJ, et al. Suppression of canonical Wnt/beta-catenin signaling by nuclear plakoglobin recapitulates phenotype of arrhythmogenic right ventricular cardiomyopathy [J]. J Clin Invest, 2006, 116 (7)：2012

103. Awad MM, Dalal D, Tichnell C, et al. Recessive arrhythmogenic right ventricular dysplasia due to novel cryptic splice mutation in PKP2 ［J］. Hum Mutat, 2006, 27 （11）：1157

104. Maron BJ, Towbin JA, Thiene G. et al. Contemporary definitions and classification of the cardiomyopathies：Circulation. 2006；113 （14）：1807-1816.

105. Thiene G, Corrado D, Basso C. Arrhythmogenic right ventricular cardiomyopathy/dysplasia. Orphanet. Journal of Rare Diseases, 2007, 2：45-60.

106. Sergio R, Stefanh H. Electrocardiographic hallmark of arrhythmogenic right ventricular cardiomyopathy. J Cardiovasc Electrophysiol, 2006, 17：563-564.

107. Nagaoka I, Matsui K, Ueyama T, et al. Novel mutation of plakophilin-2 associated with arrhythmogenic right ventricular cardiomyopathy. ［J］. Circ J, 2006, 70 （7）：933

108. Peters S. Advances in the diagnostic management of arrhythmogenic right ventricular dysplasia-cardiomyopathy ［J］. Int J Cardiol, 2006, 113 （1）：4

109. Ai D, Fu X, Wang J, et al. Canonical Wnt signaling functions in second heart field to promote right ventricular growth ［J］. Proc Natl Acad USA, 2007, 104 （22）：9319

110. Babai Bigi MA, Aslani A, Shahrzad S. aVR sign as a risk factor for life-threatening arrhythmic events in patients with Brugada syndrome ［J］. Heart Rhythm, 2007 （8）：1009

111. Beffagna G, De Bortoli M, Nava A, et al. Missense mutations in desmocollin-2 N-terminus, associated with arrhythmogenic right ventricular cardiomyopathy, affect intracellular localization of desmocollin-2 in vitro ［J］. BMC Med Genet, 2007, 8：65

112. Asimaki A, Syrris P, Wichter T, et al. A novel dominant mutation in plakoglobin causes arrhythmogenic right ventricular cardiomyopathy ［J］. Am J Hum Genet, 2007, 81 （5）：964

113. Mabenthiran J, Khan BR, Sawada SG, et al. Fragmented QRS complexes not typical of a bundle branch block：a marker of greater myocardial perfusion tomography abnormalities in coronary artery disease ［J］. J Nucl Cardiol, 2007, 14：347

114. Syrris P, Ward D, Asimaki A, et al. Desmoglein-2 mutations in arrhythmogenic right ventricular cardiomyopathy：a genotype-phenotype characterization of familial disease. ［J］. Eur Heart J, 2007, 28 （5）：581

115. Dalal D, Jain R, Tandri H, et al. Long-term efficacy of catheter ablationof ventricular tachycardia in patients with arrhythmogenic right ventricular dysplasia/cardiomyopathy ［J］. JACC, 2007, 50：432

116. Sen-Chowdhry S, Syrris P, McKenna WJ. Role of genetic analysis in the management of patients with arrhythmogenic right ventricular dysplasia/cardiomyopathy. ［J］. J Am Coll Cardiol, 2007, 50 （19）：1813

117. Sen-Chowdhry S, Syrris P, Ward D, et al. Clinical and genetic characterization of families with arrhythmogenic right ventricular dysplasia/cardiomyopathy provides novel insights into patterns of disease expression ［J］. Circulation, 2007, 115 （13）：1710

118. Awad MM, Calkins H, Judge DP, et al. Mechanisms of disease：molecular genetics of arrhythmogenic right ventricular dysplasia/cardiomyopathy ［J］. Nat Clin Pract Cardiovasc, 2008, 5 （5）：258

119. Morita H, Fukushima K, Miura D, et al. Fragmented QRS as a marker of conduction abnormality and a predictor of prognosis of Brugada syndrome ［J］. Circulation, 2008, 118：1697

121. Lahtinen AM：Lehtonen A, Kaartinen M, et al. Plakophilin-2 missense mutations in arrhythmogenic right ventricular cardiomyopathy ［J］. Int J Cardiol, 2008, 126 （1）：92

121. Peters S, Trummel M, Koehler B. QRS fragmentation in standard ECG as a diagnostic marker of arrhythmogenic right ventricular dysplssiacardiomyopathy ［J］. Heart Rhythm, 2008, 5：1417

122. Muthappan P, Calkins H. Arrhythmogenic right ventricular dysplasia ［J］. Prog Cardiovasc Dis, 2008, （1）：31

123. Merner ND, Hodgkinson KA, Haywood AF, et al. Arrhythmogenic right ventricular cardiomyopathy type 5 is a fully penetrant, lethal arrhythmic disorder caused by a missense mutation in the TMEM43 gene. Am J Hum Genet, 2008, 82：809-821.

124. Garrod D, Chidgey M. Desmosome structure, composition and function ［J］. Biochim Biophys Acta, 2008, 1778 （3）：572

125. Das MK, Zipes DP. Fragmented QRS: a predictor of mortality and sudden cardiac death [J]. Heart Rhythm, 2009, 6 (3): 8

126. Fassa AA, Didierb D, Burria H. Just pulmonary embolism [J]? Kardiovaskulare Medizin, 2009, 12 (12): 336

127. Wu SL, Wang PN, Hou YS, et al. The mutation of plakophilin-2 gene in arrhythmogenic right ventricular cardiomyopathy [J]. Chinese Medical Journal: 2009, 122 (4): 403

128. Wu SL, Wang PN, Hou YS, et al. The mutation of plakophilin-2 gene in arrhythmogenic right ventricular cardiomyopathy [J]. Chinese Medical Journal, 2009, 122 (4): 403

129. Catalano O, Antonaci S, Moro G, et al. Magnetic resonance investigations in Brugada syndrome reveal unexpectedly high rate of structural abnormalities [J]: Euro Heart J, 2009, 30: 2241

130. Ma cus FI, Zareba W, Calkins H, et al. Arrhythmogenic right ventricular cardiomyopathy/dysplasia clinical presentation and diagnostic evaluation: Results from the North American Multidisciplinary Study [J]. Heart Rhythm, 2009, 6: 984

131. Xiaojing H, Jiannong Z, Weibo X. The utility of magnetic resonance imaging in the evaluation of arrhythmogenic right ventricular cardiomyopathy. J Radlol, 2009, 90: 717-723.

132. Lombardi R, Dong J, Rodriguez G, et al. Genetic fate mapping identifies second heart field progenitor cells as a source of adipocytes in arrhythmogenic right ventricular cardiomyopathy [J]. Circ Res, 2009, 104 (9): 1076

133. Marcus FI, McKenna WJ, Sherrill. D, -et al. Diagnosis of arrhythmogenci right ventricular cardiomyopathy/dysplasia: Proposed modification of the Task Force Criteria [J]. Circulation, 2010; 121: 1533

134. Rudski LG, Lai WW, Afilalo J, et al. Guldelmes for the echocardiographic assessment of the right heart in adults: A report from the american society of echocardiography endorsed by the European Association of Echocardiography, a registered branch of the European Society of Cardiology, the Canadian Society of Echocardiography [J]. J Am Soc Echocardiogr, 2010, 23: 685

135. Lecarpentier Y, Claes V, Hebert JL. PPARs, cardiovascular metabolism, and function: near-or far-from-equilibrium pathways [J]. PPAR Res, 2010, 2010

136. Roberts WC, Ko JM, Kuiper JJ, et al. Some previously neglected examples of arrhythmogenic right ventricular dysplasia/cardiomyopathy and frequency of its various reported manifestations. Am J Cardiol, 2010, 106: 268-274.

137. Thomas B, Tavares NJl. The role of cardiac magnetic resonance imaging in the evaluation of arrhythmogenic right ventricular dysplasia [J]. Indian Pacing and Electrophysiology Journal, 2010, 10: 503

138. Geyer H, Caracciolo G, Abe H, et al. Assessment of myocardial mechanics using speckle tracking echocardiography: fundamentals and clinical applications [J]. Journal of the American Society of Echocardiography, 2010, 23: 351

139. Bonny A, Lellouche N, Ditah I, et al. C-reactive protein in arrhythmogenic right ventricular dysplasia/cardiomyopathy and relationship with ventricular tachycardia [J/OL] [published online ahead of print August 24. 2010] Cardiol Res Pract, 2010: 919783 [2010-09-20]. http: //www. ncbi. nlm. nih. gov/pmc/issues/185481/.

140. Lombardi R, DaG CM, Bell A, et al. Nuclear plakoglobin is essential for differentiation of cardiac progenitor cells to adipocytes in arrhythmogenic right ventricular cardiomyopathy [J]. Circ Res, 2011, 109 (12): 1342

141. Pinamonti B, Dragos AM, Pyxaras SA, et al. Prognostic predictors in arrhythmogenic right ventricular cardiomyopathy: results from a 10-year registry [J]. Euro Heart J, 2011, 32, 1105

142. Jain R, Tandri H, Daly A, et al. Reader-and instrumentdependent variability in the electrocardiographic assessment of arrhythmogenic right ventricular dysplasia/cardiomyopathy. J Cardiovasc Electrophysiol, 2011, 22: 561-568.

143. Esente P, Gensini CG, Huntington PP, et al. Left ventricular aneurysm without coronary arterial obstruction or occlusion, Am J Cardiol, 1974, 34: 658-660.

144. Marcus FI, Fontaine GH, Guiraudon G, et al. Right ventrieular dysplasia: a report of 24 adult cases. Circulation, 1982, 65: 384-398.

145. Collelt BA, Davis GJ, Rohr WB, Extensive fibrofatty infiltration of the left ventricle in two cases of sudden cardiac death. J Forensic Sci, 1994, 39: 1192-1187.

146. Okabe M, Fukuda K, Nakashima Y, et al. An isolated left ventricular lesion associated with left ventricular tachycardi-aarrhythmogenic" Jeft" ventricular dysplasia? Jpn Cire J, 1995, 59: 49-54.

147. Suzuki H, Sumiyoshi M, Kawai S, et al. Arrhythmogenic right ventricular cardiomyopathy with an initial manifestation of severe left ventricular impairment and normal contraclion of the right ventricle. Jpn Circ J, 2000, 64：209-213.

148. Toda G, Iliev Ⅱ, Kawnhara F, et al. Left ventricular aneurysm without coronary artery disease, incidence and clinieal features：clinieal annlysis of 11 cases, lntern Med, 2000, 39：531-536.

149. De Pasquale CG, Heddle WF. Left sided arrhythmogenic ventricular dysplasia in siblings. Heart, 2001, 86：128-130.

150. 郭成军，卢春山. 遗传性心律失常的一些特征及射频消融治疗. 中国心脏起搏与心电生理杂志，2008，22：111.

151. 姚熠，张澍，郑梨辉，等. 致心律失常性右室心肌病室性心动过速的导管射频消融 [J]. 中华心律失常学杂志，2007，35：88.

152. 邹建刚，曹克将，杨兵，等. 动态基质标测在致心律失常右室心肌病患者室性心动过速射频消融中的应用 [J]. 中华心血管病杂志，2005，33：143.

153. 曾治宇，冯君，钟伟军，等. 致心律失常性右心肌病室性心动过速的导管消融治疗. 中国心脏起搏与心电生理杂志，2007，21：288.

154. 刘文玲，胡大一. 致心律失常性右室心肌病研究的新进展——欧洲心律失常学会 2009 年会报道. 中国心脏起搏与心电生理杂志，2009，23：202.

155. 马宁，单其俊，邹建刚，等. 36 例致心律失常性右室心脏病的心电图特征和临床观察. 中国心脏起搏与心电生理杂志，2008，22：210.

156. 仇晓亮，刘文玲，胡大一. 致心律失常性右室发育不良/心肌病：从分子遗传学到临床. 中国心脏起搏与心电生理杂志，2009，23：158.

157. 浦介麟，王洪涛，刘同库，等。31 例致心律失常性右室心肌病的临床研究. 中华心血管病杂志，2007，35：24.

158. 王洪，洪浪，赖珩莉，等. 致心律失常性右室心肌病室性心动过速的射频消融治疗. 中国心脏起搏与心电生理杂志 [J]，2010，24：315.

159. 马建新，许玉韵. 致心律失常性右室心肌病诊治的进展. 中华心血管病杂志 [J]，2011，39：574.

160. 吴再涛，陆敬平，赵东升，等. 致心律失常性右室心肌病患者的心电图 aVR 导联特征. 中国心脏起搏与心电生理杂志 [J]，2012，26：112.

161. 王静，杨兵，陈明龙，等. 致心律失常性右室心肌病患者 Epsilon 波的检出率. 中华心血管病杂志 [J]，2009，37：413.

162. 陈春辉，吴韦林. 致心律失常性右室心肌病超声心动图的诊断进展. 中国心脏起搏与心电生理杂志 [J]，2012，26：478.

163. 鲍慧慧，洪葵，李菊香，等. 巨大 Epsion 波 1 例. 中国心脏起搏与心电生理杂志 [J]，2011，25：73.

164. 戴喜艳，贺文风，曹玲玲，等. Wnt/β-Catenin 信号通路与致心律失常右室心肌病关系的研究. 中国心脏起搏与心电生理杂志 [J]，2012，26：476.

165. 吴韦林. 致心律失常性右室心肌病心电图诊断进展. 临床心电图学杂志，2007，16：377.

166. 农关丹，周淑娴，王景峰. 致心律失常性右室心肌病合并心房扩动病窦综合征一例. 中国心脏起搏与心电生理杂志，2011，25：375.

167. 王培宁，吴书林，单志新，等. 致心律失常性右室心肌病 plakpohilin-2 基因新单核苷酸多态性位点. 中国心脏起搏与心电生理杂志 [J]，2011，25：111.

168. 王培宁，吴书林，侯跃双，等. 致心律失常性右室心肌病高危患者相关危险因素分析. 中国心脏起搏与心电生理杂志，2009，23：26.

169. 张萍. 遗传性心律失常心电图精要. 临床心电学杂志，2009，18：321.

170. 刘文玲，刘雯. ARVC 患者钠通道异常. 第 1 版. 北京：人民卫生出版社，2013，559-561.

171. 刘文玲. 致心律失常型心肌病危险分层. 第 1 版. 北京：人民卫生出版社，2013. 149-152.

172. 董建增. ARVC 室速的导管消融. 第 1 版. 北京：人民卫生出版社，2003，562-566.

173. 张灵，邹仁民. 致心律失常性左室心肌病. 第 1 版. 北京：中国心律学. 2012. 人民卫生出版社，2012，632-638.

174. 王张生，颜彦，王岫南，等. 孤立性致心律失常性左室心肌病. 中华心血管杂志，20010，38（3）：279.

175. 李宁，浦介麟. 钙离子通道基因异常与室性心律失常. 中国心脏起搏与心电生理杂志，2006，20（1）：8-12.

176. 但秋红，童鸿，蔡海鹏，等. 右胸导联显示 Epsilon 波的致心律失常性右室心肌病 1 例. 心电学杂志，2006，

25：156-159.

177. 姚焰，张澍，郑黎辉，等. 致心律失常右心室心肌病室性心动过速的导管射频消融［J］. 中华心律失常学杂志，2007，11（2）：88

178. 浦介麟，王洪涛，刘同库，等. 31 例致心律失常性右室心肌病的临床研究［J］. 中华心血管病杂志，2007，35（1）：24

179. 郭继鸿，碎裂 QRS 波［J］. 临床心电学杂志，2008，17（2）：60

180. 马宁，单其俊，邹建刚，等. 36 例致心律失常性右室心肌病的心电图特征和临床观察［J］. 中国心脏起搏与心电生理杂志，2008，22（3）：210

181. 王静，陈明龙，杨兵，等，致心律失常性右心室心肌病的心电图特征［J］. 心电学杂志，2009，28（3）：131

182. 王静，杨兵，陈明龙，等. 致心律失常性右室心肌病患者 Epsilon 波的检出率［J］. 中华心血管病杂志，2009，37（5）：413

183. 仇晓亮，刘文玲，胡大一. 致心律失常性右室发育不良/心肌病：从分子遗传学到临床［J］. 中国心脏起搏与心电生理杂志，2009，23（2）：158

184. 赵英杰，贾玉和，丁立刚，等. 超声心动图评价心律失常性右室心肌病病变程度的临床研究［J］. 中华心律失常学杂志，2011，15（1）：27

185. 周秀娟，杨兵，王静，等. 碎裂 QRS 波在致心律失常性右室心肌病诊断中的价值［J］. 中华心律失常学杂志，2011，15（2）：23

186. 何涛，曾和松，乐伟波，等. 18 例心肌致密化不全患者的临床特征，中华心血管病杂志，2007，35：548-551.

187. Grimm W, Christ M, Bech J et al. Noninvasive arrhythmia risk stratification in idiopathic dilated cardiomyopathy：results of the Marburg cardiomypothy study. Circulation, 2003, 108（23）：2883-2891.

188. Corrado D, Basso C, Thiene G. Arrhythmogenic right ventricular cardiomyopathy：diagnosis, prognosis, and treatment. Heart 2000, 83：588-95.

189. Thiene G and Basso C, Arrhythmogenic right ventricular cardiomyopathy. An update, Cardiovasc Pathol 2001（10）：109-111.

190. Wichter T, Paul M, Wollmann C, et al. Implantable cardioverter/defibrillator therapy in arrhythmogenic right ventricular cardiomyopathy：single-center experience of long-term follow-up and complications in 60 patients. Circulation, 2004, 109（12）：1503-8.

191. Corrado D, Leoni L, Link MS, et al. Implantable cardioverter-defibrillator therapy for prevention of sudden death in patients with arrhythmogenic right ventricular cardiomyopathy/dysplasia. Circulation, 2003, 108（25）：3084-91.

192. Wlodarska E, Konka Mand, Kepski R et al. Familial form of arrhythmogenic right. ventricular cardiomyopathy, Kardiol Pol 2004, 60：1-14.

193. Hulot JS, Jouven X, Empana JP, et al. Natural history and risk stratification of arrhythmogenic right ventricular dysplasia/cardiomyopathy. Circulation, 2004, 110：1879-1884.

194. Buja G, Estes NA 3rd, Wichter T, et al. Arrhythmogenic right ventricular cardiomyopathy/dysplasia：Risk stratification and therapy. Prog Cardiovasc Dis, 2008, 50：282-293,

195. Wozniak O, Wlodarska EK. Prevention of sudden cardiac deaths in anhythmogenic right ventricular cardiomyopathy：how to evaluate risk and when to implant a cardioverter-defibrillator? Cardiol J. 2009, 16（6）：588-91.

196. Das MK, Zipes DP. Fragmented QRS：a predictor of mortality and sudden cardiac death. Heart Rhythm. 2009 Mar；6（Suppl 3）：S8-14.

197. Ackerman MJ, Priori SG, Willems S, et al.. HRS/EHRA Expert Consensus Statement on the State of Genetic Testing for the Channelopathies and Cardiomyopathies：This document was developed as a partnership between the Heart Rhythm Society（HRS）and the European Heart Rhythm Association（EHRA）. Europace. 2011 Aug；13（8）：1077-109.

198. Smith W；Members of the CSANZ Cardiovascular Genetics Working Group. Guidelines for the Diagnosis and Management of Arrhythmogenic Right Ventricular Cardiomyopathy. Heart Lung Circ. 2011, Heart Lung Circ. 2011 Aug 30（in press）.

199. Bhonsale A, James CA, Tichnell C, et al. Incidence and predictors of implantable cardioverter-defibrillator therapy in patients with arrhythmogenic right ventricular dysplasia/cardiomyopathy undergoing implantable cardioverter-defibrillator implantation for primary prevention. J Am Coll Cardiol. 2011 Sep. 27, 58（14）：1485-96.

200. Santangeli P, Dello Russo A, Pieroni M, et al. Fragmented And Delayed Electrograms Within Fibro-Fatty Scar Predict Arrhythmic Events In Arrhythmogenic Right Ventricular Cardiomyopathy：Results from a Prospective Risk Stratification Study. Heart Rhythm. 2012 Aug；9（8）：1200-6

201. Basso C, Thiene G, Corrado D, et al. Arrhythmogenic right ventricular cardiomyopathy：dysplasia, dystrophy or myocarditis? Circulation, 1996, 94：983-991.

202. Fontaine G, Brestescher C, Fontaliran F, et al. Modalites evolutives de la dysplasie ventriculaire droite arythmogane：a propos de 4 observations. Arch Mal Coeur, 1995, 88：973-980.

203. Okabe M, Fukuda K, Nakashima Y, et al. An isolated left ventricular lesion associated with left ventricular tachycardia. A rrhythmogenic "left" ventricular dysplasia? Jpn Circ J, 1995, 59：49-54.

204. Corrado D, Basso C, Thiene G, et al. Spectrum of elinicopathologic manifestations of arrhythmogenic right ventricular cardiomyopathy/dysplasia：a multicenter study. J Am Coll. Cardiol, 1997, 30：1512-1520.

205. De Pasquale CG, Heddle WF. Left sided arrhythmogenic ventricular dysplasia in siblings. Heart, 2001, 86：128-130.

206. Rampazzo A, Nava A, Malacrida S, et al. Mutation in human desmoplakin domain binding to plakoglobin causes a dominant form of arrhythmogenic right ventricular cardiomyopathy Am J Hum Genet, 2002, 71：1200-1206.

207. Rampazzo A, Nava A, Malaerida S, et al. Mutation in human desmoplakin domain binding to plakoglobin causes a dominant form of arrhythmogenic right ventricular cardiomyopathy. Am J Hum Genet, 2002, 71：1200-1206.

208. Gerull B, Heuser A, Wichter T, et al. Mutations in the desmosomal protein plakophilin-2 are common in arrhythmogenic right ventricular cardiomyopathy. Nat Genet, 2004, 36：1162-1164.

209. Caroline JC, Giovanni Q, Andrew SF. Arrhythmogenic left ventricular cardiomyopathy. Circulation, 2009, 120：2613-2614.

210. Basso C, Fox PR, Meurs KM, et al. Arrhythmogenic right ventricular cardiomyopathy causing sudden eardiac death in boxer dogs：A new animal model of human disease. Circulation, 2004, 109：1180-1185.

211. Norman M, Simpson M, Mogensen J, et al. Novel mutation in desmoplakin causes arrhythmogenic left ventricular cardiomyopathy. Circulation, 2005, 112：636-642.

212. De Cobelli F, Pieroni M, Esposito A, et al. Delayed gadolinium-enhanced cardiac magnetic resonance in patients with chronic myocarditis presenting with heart failure or recurrent arrhythmias. J Am Coll Cardiol, 2006, 47：1649-1654.

213. Bauce B, Basso C, Rampazzo A, et al. Clinical profile of four families with arrhythmogenic right ventricular cardiomyopathy caused by dominant desmoplakin mutations. Eur Heart J, 2005, 26：1666-1675.

214. Sen-Chowdhry S, Syrris P, McKenna WJ. Desmqplakin disease in arrhythmogenic right ventricular cardiomyopathy：early genotypephenotype studies. Eur Heart J, 2005, 26：1582-1584.

215. Asimaki A, Syrris P, Wichter T, et al. A novel dominant. mutation in plakoglobin causes arrhythmogenic right ventricular cardiomy opathy. Am J Hum Genet, 2007, 81：964-973.

216. Heuser A, Plovie ER, Ellinor PT, et al. Mutant desmocollin-2 causes arrhythmo-genic right ventricular cardiomyopathy. Am J Hum Genet, 2006, 79：1081-1088.

217. Syrris P, Ward D, Evans A, et al. Arrhythmogenic right ventricular dysplasia/cardiomyopathy associated with mutations in the desmosomal gene desmocollin-2. Am J Hum Genet, 2006, 79：978-984.

218. Pilichou K, Nava A, Basso C, et al. Mutations in desmoglein-2 gene are associated with arrhythmogenic right ventricular cardiomyopathy. Circulation, 2006, 113：1171-1179.

219. Sen-Chowdhry S, Syrris P, Prasad SK, et al. Left-dominant arrhythmogenic cardiomyopathy：an under-recognized clinical entity. J Am Coll Cardiol, 2008, 52：2175-2187,

220. Marcus FI, McKenna WJ, Sherrill D, et al. Diagnosis of arrhythmogenic right ventricular cardiomyopathy/dysplasia：proposed mi ification of the task force criteria. Circulation, 2010, 121（13）：1533-1541.

221. Komura M, Suzuki J, Adachi S, et al, Clinical course of arrhythmogenic right ventricular cardiomyopathy in the era of

implanta cardioverter-defibrillators and radiofrequency catheter ablation. Int Heart J, 2010 Jan; 51 (1): 34-40.

222. Smaldone C, Pieroni M, Pelargonio G, et al. Left-dominant arrhythmogenie cardiomyopathy. Circ Arrhythm Electrophysiol, 2011, 4: e29-32.

223. affitz JE. The pathobiology of arrhythmogenic cardiomyopathy. Annu Rev Pathol, 2011, 6: 299-321.

224. Schinkel AF. Implantable Cardioverter Defibrillators in Arrhythmogenic Right Ventricular Dysplasia/Cardiomyopathy: Patient O comes, Incidence of Appropriate and Inappropriate Interventions, and Complications. Circ Arrhythm Electrophysiol, 2013 May 1

225. 夏宏器, 邓开伯. 实用心律失常学. 第 2 版. 北京: 中国协和医科大学出版社, 2008, 784~802.

第八章　双向性室性心动过速

双向性室性心动过速（bidirectional ventricular tachycardia），是由 Schwensen 于 1922 年首先报道 1 例洋地黄中毒患者伴有双向性室性心动过速。近年来，越来越多的临床情况能伴发双向性室性心动过速。其特点是可有两种心室除极向量，心电图上显示宽大畸形的 QRS 波群，主波方向发生交替性变化。双向性室性心动过速容易发展为多形性室性心动过速、尖端扭转性室性心动过速或心室颤动，病死率较高，故双向性室性心动过速应视为恶性室性心律失常。

【病因】

双向性室性心动过速常见于洋地黄中毒，尤其是伴有低血钾患者。在严重的心肌病及较严重的心肌缺血、缺氧和心脏扩大如冠心病、原发性心肌病（扩张型心肌病）、急性心肌梗死、致心律失常性右心室心肌病、急性心肌炎等及乌头碱中毒、金刚烷胺等中毒情况下，也容易发生，它可发生在钙离子通道病如低钾性周期性麻痹和儿茶酚胺敏感性室性心动过速等无器质性心脏病患者。

【发生机制】

双向性室性心动过速的发生机制尚不清。有下列几种可能。

1. 单源性心室异位激动起源于左束支分叉处，激动沿左前分支和左后分支交替下传。

2. 折返机制　单源心室异位起搏点在心室内折返，并有 2 个出口，分别靠近左前、左后分支部位。

3. 触发活动　当心肌细胞内钙超载引起延迟后除极时（例如洋地黄中毒、儿茶酚胺敏感性室性心动过速等），心室壁内外三层心肌均能成为室性异位激动的起源点（主要源自外层心肌），外层和内层心肌的异位起搏点常交替发放冲动，使其激动心室壁的顺序相反，心电图则表现为 QRS 波主波方向相反的交替。

4. 心室双源异位起搏点交替发放冲动

近年来通过电生理希氏束电图检查进一步证实了双向性室性心动过速是来源于束支分叉近端或束支远端的两个节奏点自左室起源的除极向量与自右心室起源的除极向量交替出现，可根据 V_1 导联 QRS 波群形态来判断节奏点的起源处，按照异位心律的发源地不同分为下列三型：

1. 心内膜下浦氏纤维末梢型　心电图显示 QRS 波群的主波方向有时向上，有时向下，这种相反方向的 2 种 QRS 波的形态完全不同。电生理检查证明这类型的双向性室性心动过速是由于电激动的微折返循环形成的传出及传入方向所引起的两种心室除极向量改变。

2. 右束支传导阻滞型　窦性心律伴有完全性右束支传导阻滞，室性异位心律来自右束支传导阻滞区以下处。其心电图表现为窦性心律的 QRS 波呈 RBBB 形与室性心律的 QRS 呈 CLBBB 形，两者交替出现。如有室性融合波则 QRS 正常化（窦性激动自左束支下传，室性激动自右束支下传，刚好使双侧心室同时除极，使 QRS 波"正常化"）。在希氏束电图上可见 RBBB 形 QRS 波群前有固定的 H-V 间期，而 LBBB 型 QRS 波群前无 H 波。

3. 高位束支型　两个激动分别起源于两条束支，一个在左前分支，一个在左后分支。因此，这种双向性室性心动过速相当于交替性 Cohen 高位束支心律。希氏束电图可以协助鉴别，表现为窦性心律 H-V 间期为 50ms，左前分支 H'-V 间期为 30ms，左后分支 H'-V 为 0。

　　此外，在非洋地黄中毒的小儿可见到"双向性室性心动过速"的另一个类型，为儿茶酚胺依赖型室性心动过速。双向性 VT 可很快转变为多形性 VT 病死率高。

　　近来有人提出乒乓机制用以解释双向性室性心动过速机制的新学说，该机制认为：

　　（1）心脏存在二个不同的位点而解放两个位点发生迟后除极的阈值心率不同；

　　（2）其中一个位点引发迟后除极的心率低，例如 90 次/分，另一位阈值心率可能为 110 次/分；

　　（3）当患者窦性心率升高到阈值心率时，则在一次正常的心室激动后，一次迟后除极将触发一次新的动作电位而形成室性期前收缩，其至是室性期前收缩二联律，待窦性心率再上升到另一位点的阈值心率时，将触发该部位的迟后除极，结果形成双向性室性心动过速。

　　（4）位于希浦系统两个不同位点的组合，最常见的组合是位于左前分支与左后分支两个位点形成的双向性室性心动过速，其特点则为完全性右束支传导阻滞伴电轴左偏、右偏交替发生。应该认为，乒乓机制比较合理的阐明了双向性室性心动过速的发生机制，进而还说明其可能进展多为形性室性心动过速及心室颤动的机制。

　　关于"阈值心率"的说明。当一些患者（如 CPVT）行运动试验使窦性心率升高到一定程度，则可发生室性期前收缩及二联律、单形性室性心动过速随心率进一步增快，进而将发生双向性室性心动过速。对同一患者，上述情况可重复出现，该心率值则可视为室性心动过速发生的"阈值心率"。此外，在交感风暴患者反复发生室性心动过速、心室颤动的过程中，在下一次室性心动过速或心室颤动发生之前，常有窦性心率的逐渐加快，直到室性心动过速、心室颤动发生，能诱发下次室性心动过速的窦率则为"阈值心率"，该值相对稳定，阈值心率还有多种临床实例（图 8-0-1）（图 8-0-2）。

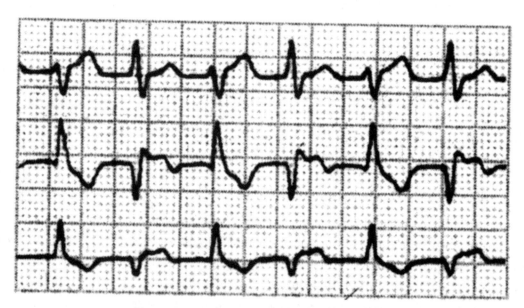

图 8-0-1　双向性室性心动过速（引自郭飞，2011）

　　最近的研究认为双向性室性心动过速起源于浦肯野纤维。

　　Cerrone 等（2007）报道在儿茶酚胺敏感性室性心动过速的小鼠模型中观察到用肾上腺素或钙超载诱发出双向性室性心动过速以及多形性、单形性室性心动过速。标测显示它们起源于浦肯野纤维，单形性室性心动过速起源于希浦系统内的一个局灶，多形性室性心动过速起源于浦肯野纤维系统内的多个局灶，可演化成心室颤动。在双向性室性心动过速发生时，化学消融右心室心内膜浦肯野纤

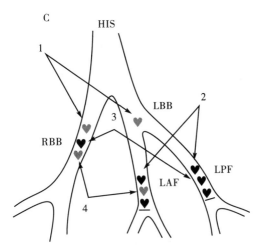

图 8-0-2　触发机制形成的双向性室性心动过速最常见的 4 种双位组合（引自郭飞，2011）。

维系统能使双向性室性心动过速变成右束支传导阻滞型单形性室性心动过速，提示双向性室性心动过速触发局灶交替图形是来源于左心室和右心室的浦肯野纤维系统。

【临床表现】

1. 心动过速发作时可有心悸、胸闷、头昏等。如心室率增快时，可有血流动力学障碍，可发生晕厥、猝死。

2. 原发病症状。

【心电图特点】

1. 心率在 140~200 次/分之间，也有报道在 120~150 次/分之间，大多心律整，少数可不齐。可呈短阵发作非持续性也可呈持续性双向性室性心动过速，可反复发作。

2. QRS 波宽大畸形，QRS 时限在 0.14~0.16s，也有 QRS 时限等于或小于或稍大于 0.12s。喻桂玲等报道洋地黄中毒所产生的双向性室性心动过速的 QRS 波宽大畸形大多不太明显。

3. 可见有两种除极向量，心电图上显示 QRS 波群主波方向发生交替性变化，即一次向上，一次向下；或是在某些导联呈现 QRS 主波为一次较宽，一次较窄；或呈现 QRS 主波为一次较高、一次较低（图 8-0-3）。

4. 标准肢导联呈交替地电轴右偏和左偏，+120°~+130° 与 -60°~-80° 交替出现。（图 8-0-4）

5. 室性心动过速发作间歇可出现与双向性室性心动过速波形相似的双向性室性期前收缩。

6. 基础心律可呈现多种心律，如窦性心律、阵发性房性心动过速、心房颤动等。

7. 有原发病的症状与体征。

8. QT 间期正常。

9. V_1 导联常呈右束支传导阻滞图形。

儿茶酚胺敏感性室性心动过速（CPVT）部分患者发生双向性室性心动过速时的 QRS 波群交替，仅在部分导联表现显著，应结合多导联分析。此外，儿茶酚胺敏感性室性心动过速患者双向性室性心动过速常随心率的加快，先出现多形性频发室性期前收缩，心率达到一定频率时(120~130 次/分)室性心动过速发作并可自行终止或随心率减慢而终止。

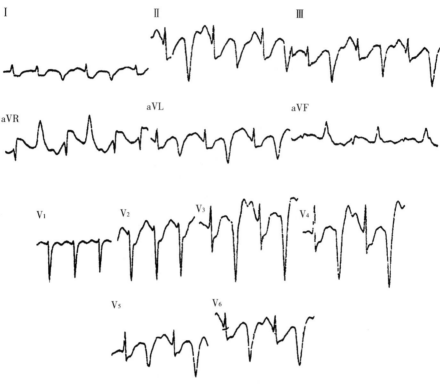

图 8-0-3　双向性室性心动过速（引自李东华，1998）

　　通常认为交替性心动过速为两种异位快速心律失常交替控制心室。其组合可有：①房性快速心律失常和室性心动过速；②房性和房室交接区心动过速；③房室交接区和室性心动过速；④双重性室性心动过速四种类型。双向性室性心动过速是属于第 4 种双重性室性心动过速并要表现为双向性特点，它不包括上述 3 种类型。

　　根据上述特点举例说明：

　　（1）交替性双重双向性室性心动过速频发室性期前收缩（R on T 型室性期前收缩）。

　　交替性双重双向性室性心动过速大多系 R on T 型室性期前收缩所诱发，心动过速发作前后可见到与室性心动过速发作时形态相似的室性期前收缩。本型室性心动过速可以发展为尖端扭转型室性心动过速（图 8-0-3）或心室颤动而死亡，故本型室性心动过速为恶性心律失常。

　　常振华（1988）报道一例：女性，56 岁。因心前区突然疼痛 1 天入院。心电图示广泛前壁急性心肌梗死。在心电监护中发现频发室性期前收缩，继之出现反复短阵室性心动过速。心电图（图 8-0-5）为不连续模拟 V$_5$ 导联记录。上行两部分示 QRS 波方向相反的二源室性期前收缩。中行示由 QRS 波向下的期前收缩引起一阵室性心动过速，在出现另一个主波向上的期前收缩后室性心动过速终止。下行两部分示 QRS 波方向相反的两种室性心动过速交替出现。因其室性心动过速发作间歇期无 T、U 改变，Q-T 间期正常，故与 Q-T 间期延长为突出表现的尖端扭转型室性心动过速不同，而室性心动过速发作时的两种 QRS 波与二源室性期前收缩形态基本相同，故诊断为：交替性双重双向性室性心动过速。本例每次室性心动过速均由 R on T 型室性期前收缩诱发室性心动过速。利多卡因等治疗无效，最终因心室颤动死亡。

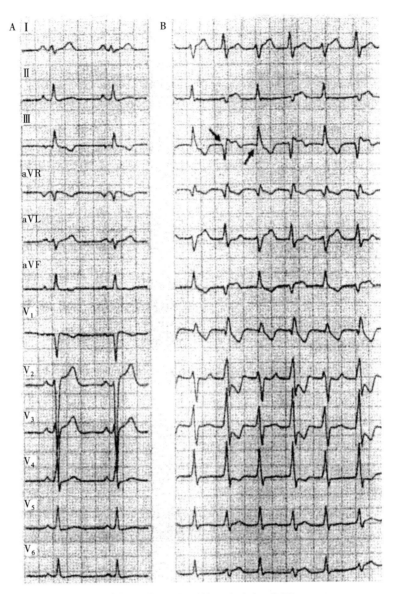

图 8-0-4 双向性室性心动过速心电图

A：室性心动过速发作前窦性心律心电图；B：室性心动过速发作时心电图，两种形态的 QRS 波群额面电轴呈左偏、右偏，逐波交替如箭头所示（引自陈琪，2006）。

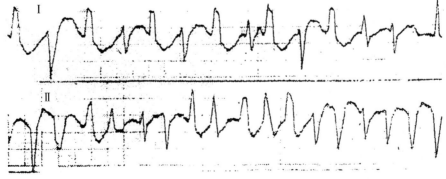

图 8-0-5 交替性双重双向性室性心动过速、频发室性期前收缩（引自常振华. 1988）

（2）双向性室性心动过速并发尖端扭转性室性心动过速。

包有生等 1991 报道一例：

男，20 岁。因关节痛自服"小黑牛"根部浸泡药酒 15ml。半小时后吐词不清，泡沫痰，无呕吐，自感心悸不适。在当地医务室肌注阿托品 0.5mg。约 4 小时后患者突感心悸、气促、头昏、黑蒙，入院抢救。既往体健。体检：血压及呼吸均正常。紧急洗胃，心电图呈双向性室性心动过速及扭转型室性心动过速。立即分次静注利多卡因，总量达 200mg，静注或肌注阿托品总量 7.5mg，2 小时后患者心电图呈现窦性心律，正常心电图，观察 2 日未见异常，痊愈出院（图 8-0-6）。

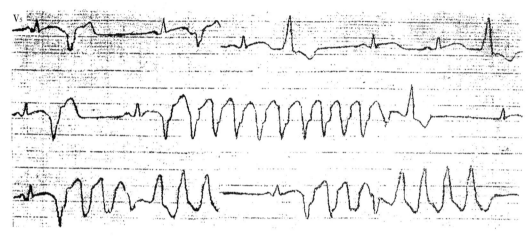

图 8-0-6　草药"小黑牛"致双向性室性心动过速及扭转型室性心动过速并存（引自包有生，等. 1991）

（3）交替性双重双向性室性心动过速、多源性室性期前收缩。

潘大明（1994）报道一例：男性，60 岁。因突发心悸 2 小时入院。心电图示室性心动过速，诊断为冠心病，治疗后室性心动过速消失。偶发室性期前收缩，一度房室传导阻滞，Q-T 间期正常。数日后无明显原因又出现心悸，心电图（图 8-0-7）示：Ⅱa：窦性心律，P-R 间期 0.28s，T 波低平与其后 P 波部分重叠。可见频发多源性室性期前收缩，短阵室性心动过速，室性期前收缩方向亦不同。窦性搏动后的第一个室性期前收缩（向下）的联律间期相同。Ⅱb 示：数分钟后出现的交替性双重双向性室性心动过速。其 QRS 波呈 3 种形状：向下型频率 171 次/分；向上型频率 200 次/分；中间型即 R_{12}，为前二者的融合波形。Ⅱc 示：室性心动过速终止后恢复窦性心律，仍见多源性室性期前收缩，与Ⅱb 室性心动过速发作的 QRS 波形态相同，$R_{3\sim5}$ 为短阵双向性室性心动过速。窦性搏动后第一个室性期前收缩（向上）的联律间期相同。

室性融合波的存在可作为心室内有两个兴奋灶同时发出冲动的证据。本例已随访 3 年，心室晚电位检查为阳性，不论用或不用抗心律失常药物仍间断出现频发室性期前收缩及短阵室性心动过速。

（4）心房颤动伴双向性室性心动过速。

倪爱珍等（2001）报道一例：女性，73 岁。因 2 周来胸闷、心悸伴咳嗽入院。诊为高血压、冠心病、心功能Ⅲ~Ⅳ级、心律失常。未服用过洋地黄。心电图（图 8-0-8）示基础心律是心房颤动，R-R 间期不规则，QRS 波呈室上性，其中Ⅱ导联的 $R_{1\sim3}$，aVF 导联的 R_2 可见宽大畸形的 QRS 波时限 0.12s，其后可见类代偿间歇，故为室性异位搏动。平均心室率为 100 次/分，Ⅰ、Ⅲ、aVL 和 V_2 导联上可见成对，方向相反的两种 QRS 波。V_1 导联上的一种呈 rSr′型，QRS 时限为 0.13s，呈右束支传导阻滞图形，提示激动起源于左心室，电轴+123°。另一种呈 R 型，QRS 时限为 0.14s，呈左束支传导阻滞图形，表明激动起源于右心室，电轴-59°。两种 QRS 波呈二联律，这种呈二联律组合的交

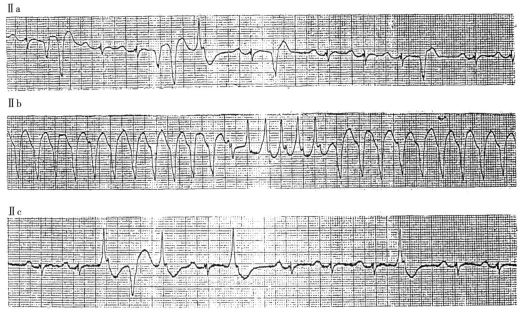

图 8-0-7 交替性双重双向性室性心动过速、多源性室性期前收缩、一度房室传导阻滞、室性融合波（引自潘大明. 1994）

替性方向相反的 QRS 波向上与向下波间的周长为 0.44s，而向下与向上波间的周长为 0.78s。诊断：心房颤动伴双向性室性心动过速（双源性）。

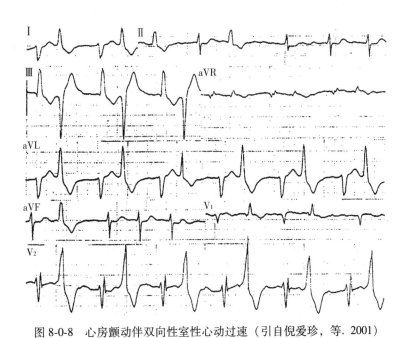

图 8-0-8 心房颤动伴双向性室性心动过速（引自倪爱珍，等. 2001）

（5）洋地黄引起的双向性室性心动过速。

张玉莉等（1989）报道一例，男性，55 岁，风湿性心脏瓣膜病慢性心力衰竭，发作性心悸。心电图图示 QRS 波向量呈上、下交替变化检测血清地高辛浓度明显超过正常范围。诊断：地高辛中毒引起的双向性室性心动过速（图 8-0-9）。

（6）乌头碱中毒致双向性室性心动过速。

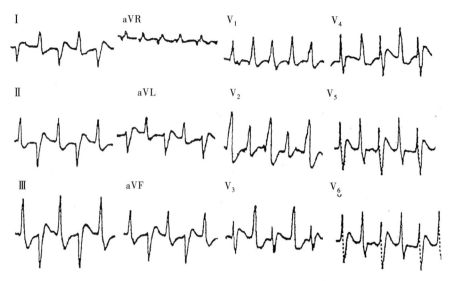

图 8-0-9　地高辛中毒引发双向性室性心动过速（引自张玉莉，等. 1989）

张孟浪等（2001）报道一例：男性，60 岁，因煮食附片 2 小时后感心悸入院。心率 170 次/分，心电图示：双向性室性心动过速（图 8-0-10），有一单形性室性心动过速与双向性室性心动过速间歇出现。静脉推注利多卡因、普罗帕酮等治疗无效，后间断静脉推注阿托品 3 小时后转为窦性心律。

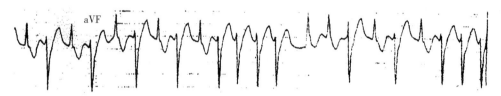

图 8-0-10　乌头碱中毒致双向性室性心动过速与一单形性室性心动过速间歇出现（引自张孟浪，等. 2001）

（7）毛花苷 C（西地兰）中毒引发双向性室性心动过速。

王元生等（1989）报道一例心肌病、心力衰竭患者，24 小时内共静脉推注毛花苷 C 1.2mg，出现双向性室性心动过速（图 8-0-11）。

（8）静脉推注维拉帕米致双向性室性心动过速。

孙艳敏等（2003）报道一例：男性，37 岁。因心悸、胸闷 1 天入院。体检正常。既往有类似发病史，发作与情绪波动及劳累有关，休息或下蹲数分常可自行缓解。心电图示 P 波不清，电轴左偏，心室率 187 次/分，QRS 时间>0.12s，心室律基本匀齐。为明确诊断及治疗，静脉推注普罗帕酮 35mg，30min 后重复 1 次，心室率减慢至 150 次/分，但各导联 QRS 波形态与注射前比较无明显差异。心电图 V_1 导联（图 8-0-12A 图）示：P 波窦性，P-P 间期 0.56s，心房率 107 次/分，QRS 波呈 Qrs 型，时间 0.15s，r 波振幅逐渐降低，呈周期性改变，P 波与 R 波无关，心电图诊断：窦性心动过缓，阵发性室性心动过速，QRS 波群呈阶梯现象。1 小时后仍为室性心动过速，再次静脉推注维拉帕米 5mg，心电图无变化，15min 后可再静脉推注维拉帕米 5mg，同时行心电监护（图 8-0-12B 图），发现 QRS 波呈双向交替，P 波显示不清，R-R 间期约 0.36s，心室率 167 次/分，QRS 呈两种形态，多个导联 QRS 波群主波双向交替出现，R-R 间期、QRS 时间稍有差异。即行食管导联标测（图 8-0-12C 图）示：P-P 间期 0.56s，心房率 107 次/分，R-R 间期 0.36s，心室率 167 次/分，QRS 波呈两种形

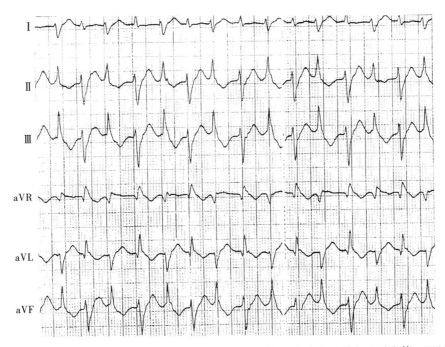

图 8-0-11　毛花苷 C（西地兰）中毒引发双向性室性心动过速（引自王元生等，1989）

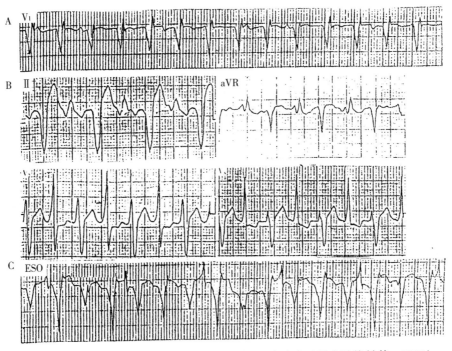

图 8-0-12　静脉推注维拉帕米致双向性室性心动过速（引自孙艳敏等，2003）

态，一种仍为 Qrs 型，另一种为 QS 型。心电图诊断：窦性心动过速，双向性室性心动过速，房室分离。患者无明显症状，生命体征平稳。予静脉滴注利多卡因。约 8 小时后恢复原来室性心动过速图形。再次静脉推注维拉帕米约 4mg 时心电监测再次出现 QRS 波双向交替的室性心动过速图形，考虑与维拉帕米有关，6 小时后自行恢复窦性心律。

（9）重症心肌炎引起双向性室性心动过速。

　　朱静等（2010）报道一例：患者女，16 岁，因发热、腹痛、乏力 7 小时入院，伴下腹隐痛，乏力，头昏，轻度胸闷，既往身体健康。体格检查：体温 37.5℃，呼吸 23 次/分，脉搏 106 次/分，血压 70/50mmHg（1mmHg＝0.133kPa），神志清楚，精神极差，平卧位，口唇轻度发紫绀，咽部轻度充血，双肺呼吸音稍粗，无啰音。心界不大，未闻病理性杂音，腹部剑突下及正下腹轻压痛无反跳痛，肝脾肋下未及，双下肢无水肿。辅助检查：血常规：白细胞 5.91×10^9/L，中性粒细胞 0.80，第 1 天门冬氨酸氨基转移酶 355U/L（正常值 0～31U/L），肌酸肌酶（CK）1212U/L（正常值 0～145U/L），乳酸脱氢酶 576U/L（正常值 100～275U/L），淀粉酶 46U/L（正常值 0～100U/L），CK-MB114.8μg/L（正常值 0.3～4.3μg/L），肌钙蛋白 cTnI51.85μg/L（正常值 0～0.04μg/L），肌红蛋白 509.2μg/L（正常值：14.3～65.8μg/L）。入院时心电图示双向性室性心动过速（图 8-0-13）。第 2 天复查心肌酶进行性升高，入院诊断：急性重症心肌炎，室性心动过速，心源性休克。予抗心律失常、抗感染等对症治疗 14 天后明显好转出院。患者起病后心电图为双向性室性心动过速，经胺碘酮治疗后转为窦性心律，病程中心电图可见 Osborn 波，并随着病情的演变发生动态改变，双向性室性心动过速数小时后转为非阵发性交界性心动过速（图 8-0-14），第 2 天渐转为窦性心律，一度房室传导阻滞。出院时为窦性心律（P-R 间期正常），ST 段回落，心肌酶基本正常。

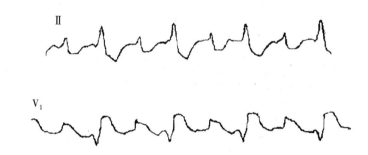

图 8-0-13　病毒性心肌炎致双向性室性心动过速（引自朱静等，2010）

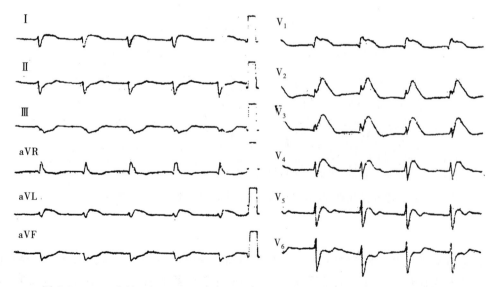

图 8-0-14　双向性室性心动过速后数小时转为非阵发性交界区性心动过速、Osborn 波（引自朱静等，2010）

【鉴别诊断】

（一）心房颤动伴室内差异性传导

一般见于心室率较快的情况下，在心电图上可出现交替性左束支或右束支传导阻滞图形，心室率愈快差传的程度愈严重，QRS 波形愈畸形，起始向量同室上性激动一致，其后无类代偿间歇。

（二）室性期前收缩二联律

畸形的 QRS 波群与室上性搏动下传呈正常狭窄型的 QRS 波群有相等的联律间期，常呈二联律及后有类代偿间歇。二联律的第 1 个室性期前收缩总是发生于长 R-R 间期之后。

（三）尖端扭转型室性心动过速

在室性心动过速发作间歇期突出表现为 T 波宽大、U 波明显，Q-T 间期延长，QRS 形态多变呈尖端扭转，反复发作，血流动力学明显障碍，而双向性室性心动过速表现较规则的方向相反的两种 QRS 波。二者不难鉴别。

【治疗】

如因洋地黄中毒引起者，应立即停用洋地黄。可给苯妥英钠静脉推注，补充氯化钾和硫酸镁。也可用利多卡因先静脉推注 50～100mg，如有效可再用 500mg 利多卡因加入 5% 葡萄糖液 500ml 中静滴维持。也有报道效果欠佳，可改用其他抗心律失常药，但应注意与洋地黄的配伍。

如系冠心病、心肌病等并发者可应用利多卡因治疗，方法同上。此外，应积极治疗原发病。

参 考 文 献

1. 常振华. 交替性双重双向性室性心动过速. 心电学杂志，1988，7（2）：121.
2. 潘大明. 交替性双重双向性室性心动过速. 临床心电学杂志，1994，3（3）：136.
3. 付健，吴伟松，彭冬迪，等. 乌头碱中毒引起的双向性室性心动过速. 中华心律失常学杂志，2001，5（6）：361.
4. 张孟浪，张百鸣. 乌头碱中毒致双向性室性心动过速一例. 中华心律失常学杂志，2001，5（6）：350.
5. 孙艳敏，赵旭，杨会芳，等. 静脉推注维拉帕米致双相性室性心动过速 1 例. 心电学杂志，2003，22（1）：47.
6. 倪爱珍，唐雪娟，冯士毅. 非洋地黄中毒引起的双向性室性心动过速. 临床心电学杂志，2001，10（4）：225.
7. 李翠兰，边红，胡大一，等. 表现为双向性室性心动过速的儿茶酚胺敏感性多形性室性心动过速. 中华心律失常杂志，2005，9（5）：356.
8. 朱静，罗旺胜，袁霞. 重症心肌炎引起 Osborn 波和双向性室性心动过速. 中华心血管病杂志，2010，38（8）：768.
9. 郭飞. 乒乓机制. 临床心电学杂志，2011，20（2）：155.
10. Cerrone M，Noujaim SF，Tolkacheva EG，et al. Arrhythmogenic mechanisms in a mouse model of catecholaminergic polymorphic ventricular tachycardia. Circ Res，2007，101：1039-1048.

第九章　获得性长 QT 间期综合征型
尖端扭转性室性心动过速

长 QT 间期综合征（long QT syndrome，LQTS）是一种心室复极时程延长不均一性增大的疾病。心电图上表现为 QT 间期延长，T 波和/或 U 波异常、期前收缩后的代偿间期及心率减慢时容易发生尖端扭转性室性心动过速（torsade de pointes，TdP），临床表现为晕厥、抽搐或猝死等特征的临床综合征。长 QT 间期综合征可分为两大类：①先天性长 QT 间期综合征，它是一种由基因缺陷而引起心肌复极异常的遗传性心脏疾病；②获得性长 QT 间期综合征（或称继发性长 QT 间期综合征）它是指由药物、心脏疾病（心力衰竭、心肌缺血、心动过缓等）或电解质、代谢异常等因素引起的以可逆性 QT 间期延长伴尖端扭转性室性心动过速发作的临床综合征。

室性心动过速从 QRS 波形态等特点可区分为单形性室性心动过速和多形性室性心动过速两类。多形性室性心动过速（PMVT）是相对于单形性室性心动过速而言。以 QRS 波群形态变化为特征，指室性心动过速发作时 QRS 波群表现为两种或两种以上形态，心率在 200 次/分以上，是一广义概念，包括具有不同特征的多种类型的多形性室性心动过速。多形性室性心动过速是一种较少见的恶性室性心律失常。

尖端扭转性室性心动过速是一种特殊类型的伴有 QT 间期延长的多形性室性心动过速，是由先天性或获得性 QT 间期延长所致者。它与一般的多形性室性心动过速在发病机制和治疗上是不同的。由于在部分多形性室性心动过速者可出现某一段心电图上类似 Tdp 特点，但并非以其为主，可反复发作而 QT 间期不延长。故它不能称其为 Tdp。

【病因】

获得性长 QT 间期综合征多由某些后天因素诱发 QT 间期延长，促发或恶化为尖端扭转性室性心动过速。目前认为可识别的导致 QT 间期延长及 Tap 发作的临床危险因素和病因，如下述：

（一）药物

不论正常人还是亚临床长 QT 间期综合征遗传缺陷者，应用可引起 QT 间期延长的药物，包括一些非心脏活性药物，均可导致 QT 间期延长并促发 Tdp 发作。如同时联合应用一种以上延长 QT 间期的药物，或基础疾病影响肝脏对这些药物的代谢，也增加了诱发 Tdp 的危险性。

药物引起 QT 延长或 Tdp 的发生率约为 1%~8%。多发生在给药开始后前几天。引起 QT 间期延长的药物可作用于心肌细胞的单个或多个离子通道、离子泵或影响离子间的变换使得心肌复极延长，在心脏复极储备功能下降时更容易发生，复极不均一性就会带来透壁离散度的增加，该效应大部分为剂量依赖性（如Ⅲ类抗心律失常药），有的则在低剂量就会引起 QT 间期延长，甚至 Tdp（Ⅰa 类抗心律失常药），表 9-0-1、表 9-0-2 列出目前所知会引起 Tdp 的药物。未来可能会有更多致 QT 间期延长的药物被认识。

表 9-0-1　致获得性长 QT 综合征的常见药物

1. 抗心律失常药

　　Ⅰa 类：奎尼丁（发生率 2%~2.8%）丙吡胺，普鲁卡因胺

　　Ⅲ类：索他洛尔，多菲利特，依布利特，胺碘酮

　　Ⅳ类：苄普地尔

2. 抗生素

　　大环内酯类：琥乙红霉素，克拉仙霉素

　　喹诺酮类：司帕沙星

　　抗原虫药：龙双脒

　　抗疟药：氯氟菲醇，氯喹

3. 抗心绞痛药：苄普地尔

4. 胃肠动力药：西沙必利（发生率 0.001%）

5. 抗精神病药

　　吩噻类：甲硫哒嗪，氯丙嗪，美索哒嗪，硫利哒嗪

　　丁酰苯类：哒哌啶醇、氟哌啶醇，阿米替林，地昔帕明。匹莫齐特，三氟拉嗪，奋乃静，利哌酮，美沙酮

6. 镇痛、镇静、麻醉药：左美沙酮，美沙酮，氟哌利多，沙丁胺醇，麻黄碱，肾上腺素，异丙肾上腺素，
　　　　　　　　　　　　沙美特罗，特布他林

7. 抗肿瘤药：三氧化二砷

8. 神经系统用药：匹莫齐特

9. 其他：铯、甘草

10. 抗组胺药：苯海拉明、阿司咪唑

11. 利尿剂：吲哒帕胺

12. 止吐剂：多潘立酮、吗丁林

13. 防早产类药：利托君

14. 抗低血压药：米多君

15. 有机磷农药

表 9-0-2　致 aLQTS 的常见因素

1. 药物

　　抗心律失常药、抗真菌药物、抗组胺药物、抗生素、胃肠动力药物、抗精神病药物、有机磷类杀虫剂、三环类抗抑郁药物、利尿剂（引哒帕胺）、HIV 蛋白酶抑制剂、挥发性的麻醉剂（七氟醚、异氟烷）、化疗药（蒽环类抗生素、安吖啶）

2. 电/组织学异常

　　心律失常：快速性心律失常、缓慢性心律失常

　　冠心病，高血压，心力衰竭

　　心肌病：肥厚型心肌病、扩张型心肌病

　　二尖瓣脱垂

3. 代谢性异常及全身系统疾病

　　电解质紊乱（低钾血症、低镁血症、低钙血症）、糖尿病和糖耐量异常、结缔组织病、肾功能衰竭、酒精中毒、神经性厌食、蛋白饮食、嗜铬细胞瘤和 AIDS 等

4. 神经系统疾病

　　脑血管意外、脑炎、外伤性脑损伤、蛛网膜下腔出血

5. 遗传易感性

　　与 HERG、SCNQ1、SCN5A、SCNH2 相关基因突变

6. 其他因素

　　急性体重下降、慢性砷中毒，食物（葡萄柚汁，绿茶）、食管炎、戒酒综合征、颈淋巴结清扫术

1. 抗心律失常药物所致 QT 间期延长　抗心律失常药物是引起获得性长 Q-T 综合征的最常见原因，尤以钾离子通道阻滞剂（Ⅲ类）和钠离子通道阻滞剂（Ⅰ类）较多见。

（1）Ⅰ类抗心律失常药物

1）IA 类抗心律失常药：奎尼丁。1918 年 Frey 首先报道了奎尼丁可引起晕厥。奎尼丁晕厥发作前心电图大多有 QT 间期延长，可伴有 T 波压低、增宽、切迹或出现高的 U 波等变化。这提示奎尼丁能减低传导速度，延长有效不应期，提高心肌兴奋阈，减低细胞对钠、钾离子的通透性，使第 3 位相复极时钾离子外流受抑制，使第 3 位相复极延长，动作电位时限延长，复极延迟。心肌损害、缺血、缺氧、心力衰竭、低钾、低镁（尤其长期服用洋地黄者更易导致低钾、低镁）等因素本身就会引起复极异常，加用奎尼丁将使心肌复极更为延长。在奎尼丁晕厥前常可有软弱、头晕、恶心、心率减慢等先兆，并有 QT 间期延长。对心房颤动病程长、心功能不佳、长期服用洋地黄的患者，使用奎尼丁要严密观察。Roden 等（1986）报道 24 例服奎尼丁而出现了长 Q-T 间期综合征者，其中 20 例（83.3%）发生了扭转型室性心动过速。他指导导致出现 Tdp 有以下几个危险因素：①血钾低于 3.5mmol/L；②发生高度房室传导阻滞；③QT 间期明显延长达 0.42s 以上。上述病例中有 9 例 Q-T 虽延长，但血钾在正常范围，血中奎尼丁浓度不高，甚至低于治疗浓度。作者认为，不应过分强调血中奎尼丁浓度，而应对血钾、QT 延长程度，尤其是心率如有突然减慢时，提高警惕以防发生 Tdp。Hii 等（1992）对 38 例心肌病患者用 IA 类抗心律失常药治疗，结果 9 例发生了 Tdp（其中用奎尼丁者 7 例）。Ejvinsson 等（1980）、Radford 等（1988）报道奎尼丁诱发 Tdp 的发生率和猝死率分别为 8.5%、8.8%。

随着应用奎尼丁后发生晕厥的临床病例报道不断增多，发现奎尼丁引起的晕厥实际有两种截然不同的情况：一种常发生在用药后 24 小时内，与剂量无关，晕厥时不出现尖端扭转性室性心动过速，可能与对奎尼丁过敏有关；另一种多发生于用药一段时间后，与剂量累积有关，并证实晕厥由尖端扭转性室性心动过速所致。

奎尼丁治疗后绝大多数患者 QT 间期延长，但仅有 1.5%~8% 的患者发生尖端扭转性室性心动过速，属于继发性长 Q-T 综合征的范畴。易发因素包括血药浓度过高、给药时间间隔过短，以及存在低钾血症等。应用奎尼丁治疗心房颤动的患者在刚恢复窦性心律时最易发生尖端扭转性室性心动过速。

ⅠA 类的普鲁卡因酰胺、双异丙吡胺都有与奎尼丁类似的影响，均有延长复极的作用，可使 Q-T 间期、Q-Td 延长，均具有促心律失常的危险。

2）ⅠB 类抗心律失常药：利多卡因、慢心律可能促发 Tdp，但它们之间的伴随关系还不肯定，且发生率很低。ⅠB 类药缩短动作电位时限，通常很少引起 QT 间期和 QTd 延长，较不可能诱发 Tdp。

骆合德等（1993）报道一例：男性，67 岁。临床诊断：急性前间壁心肌梗死，无心力衰竭，电解质正常，肝、肾功能正常。床边心电监护示频发室性期前收缩，予以 100mg 利多卡因加入 10% 葡萄糖 40ml，分 2 次静脉推注，后继以 10% 葡萄糖 500ml 加利多卡因 500mg 静脉滴注，浓度 1~4mg/min。病情平稳。次日出现肌肉抽搐和成对室性期前收缩，即静注利多卡因 50mg，10min 后又追加 50mg 仍无效，继而出现尖端扭转性室性心动过速（图 9-0-1），再次静脉推注利多卡因 100mg，患者神志不清，血压测不到，反复发作 Tdp，即以 300J 直流电除颤成功。在 40min 内以 300~200J 先后电击 6 次并拳击 8 次，均能恢复窦性心律，但只能维持 3~5min。窦律时见 QT 间期延长，停利多卡因改异丙肾上腺素静滴，维持窦性心率 110 次/分，Tdp 得以控制，同时给予硫酸镁、氯化钾、地塞米松等治疗后患者神志清，用异丙肾上腺素维持共 46 小时，病情稳定。入院第 4 日室性期前收缩又出现，心电图示 QT 间期正常，停用异丙肾上腺素，给静脉注射利多卡因 50mg 后，室性期前收缩有所减少，继以 10% 葡萄糖 500ml 加利多卡因 800mg，以 4mg/min 维持，3 小时后患者出现躁狂精神症状当给氯丙嗪 50mg 及地西泮 10mg 后症状略缓，仍有精神症状。利多卡因仍用维持量至次日中午，再次出现 Tdp，经积极抢救无效死亡。患者的室性心动过速及精神症状，考虑与利多卡因的毒副作用有关，故在使用利多卡因时出现 QT 间期延长或其他心律失常时，应停用并及时更换他药。

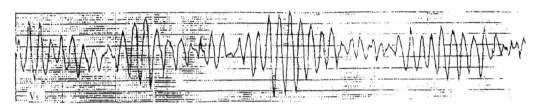

图 9-0-1　利多卡因中毒致尖端扭转性室性心动过速（引自骆合德，等. 1993）

3）Ⅰc 类抗心律失常药：普罗帕酮、恩卡尼、氟卡尼等，如果发生 QT 间期延长也主要是 QRS 时限增加的结果。它们减慢心肌传导而不引起复极化（即 J−T 间期）延长。它们可引起持续性单形性室性心动过速，但很少发生 Tdp。偶有英卡胺、普罗帕酮诱发 Tdp 的报道。

（2）Ⅱ类抗心律失常药物：报道不一，Raine 等对家兔用普萘洛尔静注后，心室肌的动作电位延长，Q-Tc 延长。Browne 用心房调搏观察静注普萘洛尔 15 例中有 10 例 QT 间期延长。也有报道应用 β-受体阻滞剂治疗特发性长 QT 间期综合征，可使 75%~80% 患者的晕厥发作得到控制，QT 间期、Q-Td 缩短。Milne 报道静注普萘洛尔，16 例中有 13 例 QTc 缩短。

（3）Ⅲ类抗心律失常药物：溴苄铵很少引起 QT 间期延长。Gui 等（1994）对 78 例冠心病，大多为心肌梗死与复发性持续性室性心动过速者，观察胺碘酮、索他洛尔（sotalol）和 sematilide（系最纯的选择性Ⅲ类抗心律失常药，它对钠通道无影响，也无 β-受体阻滞剂作用，可延长动作电位，但对心室传导无影响）3 种药对 QT 间期和 QTd 的影响。每种药物应用 26 例。结果 3 种药物应用后，QT 间期均明显延长；胺碘酮应用后 QTd 明显缩短，而其他两药使用后 QTd 无明显变化。这 3 种药均属Ⅲ类药，但各有不同的电生理效应。Sotalol、Sematilide 两药引起 Tdp 较多（>5%），而胺碘酮很少引起（<1%）。

1）胺碘酮：在一项对已发表的 17 项研究进行的荟萃分析表明，2 800 例患者应用胺碘酮后的致心律失常作用总发生率为 2%，其中 0.7% 为继发性长 QT 综合征所致的尖端扭转性室性心动过速。胺碘酮可引起 QT 间期延长，但诱发 Tdp 者很少，这可能是胺碘酮除可通过阻断缓慢激活的延迟整流性钾电流（Iks）增加动作电位时程外，还可阻滞快钠电流和 L 型钙通道介导的慢钙内流，并具有一定的非竞争性 β-受体阻滞作用。尽管应用胺碘酮后常有明显的复极延长并伴有明显的心动过缓，但因其阻断 L 型钙通道介导的慢钙内流，使钙离子依赖的早期后除极引起的 Tdp 不易发生。这些电生理特性，对有利于发生 Tdp 的基本电生理性异常有一定的逆转作用。此外，胺碘酮可减少甚至消除由钡剂或电刺激诱发的离体心脏标本中的早期后除极，而其他Ⅲ类抗心律失常药物亦未见到这种效应。另一方面，胺碘酮对浦肯野纤维的动作电位时程延长程度低于心室肌，这样可减少心室复极的不一致，而心室复极的不均一性是产生尖端扭转性室性心动过速的决定性因素。Gallagher 等（1989）认为胺碘酮慢性治疗可使犬的浦肯野纤维动作电位时限延长，降低心肌不应期的不均匀性，均匀地延长 QT 间期、使不应期离散度降低，从而相应地降低了药物诱导的折返机制，这可能是胺碘酮治疗很少发生 Tdp 的原因之一。

2）索他洛尔：索他洛尔是一种同时具有Ⅱ类和Ⅲ类双重作用的抗心律失常药物，可竞争性阻滞 β-受体及延长心脏复极。该药是右旋及左旋异构体的消旋混合物，两种异构体延长动作电位时程的能力相同，但左旋异构体具有非选择性竞争结合 β-受体作用。业已发现现在所有的心脏组织中索他洛尔主要通过阻滞延迟整流性钾离子流的快速成分（I_{Kr}）而具有剂量依赖性延长复极的作用，对缓慢成分（I_{Kr}）影响不大。一项报道对已经发表的 12 个应用索他洛尔治疗室性心律失常的临床对照研究进行的荟萃分析结果表明，1 288 例患者中，4.3%（56/1288）发生致心律失常作用，其中近半数为尖端扭转性室性心动过速（1.9%，24/1 288），发生致心律失常作用患者的基础 Q-Tc 及治疗 1 周后的 Q-Tc 均长于无此作用的患者。

索他洛尔诱发 Tdp 与剂量有关，剂量高则诱发率也高。在有持续性心动过速或心室颤动发作史的患者中应用索他洛尔治疗后尖端扭转性室性心动过速的发生率可高达 4.1%，而在较轻的室性心动过速或室上性心动过速患者中诱发率分别为 1% 和 1.4%。此外，性别、心律失常类型、充血性心力衰竭病史，以及血清肌酐升高等临床因素也与尖端扭转性室性心动过速的发生密切相关。低血钾者诱发率也很高。女性患者尖端扭转性室性心动过速的发生率比男性高的原因尚不十分清楚，有人提出可能与女性基础 QT 间期长于男性有关。

3）依布利特：依布利特是一种甲烷磺胺衍生物，通过激活动作电位平台期慢钠内流和阻断延迟整流性钾电流的快速成分（I_{Kr}）而产生Ⅲ类抗心律失常药物效应。由于其生物利用度差，依布利特仅能静脉应用，起效迅速，最大效用在 90min 内，是迄今为止转复心房扑动最有效的药物，转复率可高达 50%~70%，同时也是快速转复心房颤动的有效药物，转复成功率在 30%~50%。但依布利特的主要不良反应为可引起继发性长 QT 综合征。尖端扭转性室性心动过速大多发生在用药早期。文献报道应用依布利特后 90min 内尖端扭转性室性心动过速的发生率平均约为 4.3%，但多能自行缓解，加强监测则极少引起死亡。

4）多非利特：多非利特是一种高度选择性的 I_{Kr} 阻滞剂，能使心房和心室复极延长，不应期增加。在心房颤动患者中应用多非利特后尖端扭转性室性心动过速的发生率为 0.7%，致心律失常作用大多发生在服药的头几天。因此，主张患者服此药的头几天需住院观察。

（4）Ⅳ类抗心律失常药物：只有双苯吡乙胺（bepridil）可致尖端扭转性室性心动过速。

一些学者发现抗心律失常药之间有交叉敏感性。例如ⅠA 类药物之间，ⅠA 类药物与胺碘酮之间也有交叉敏感性。

上述抗心律失常药物导致的 Tdp，大多数是在治疗量或治疗量以下发生的。引发的 Tdp 半数患者是在用药最初 4 天内出现，以后在改变剂量、增加其他药物或原用药物暂停后再使用时容易发作。低钾、低镁及心率缓慢均可增加抗心律失常药物发生 Tdp 的机会。当 U 波明显、或发生室性期前收缩、二联律者，常预示 Tdp 即将发作。心房颤动、心房扑动用抗心律失常药物恢复窦性心律时易发生 Tdp，应予注意。此外，当联合使用抗心律失常药物时，一般不应选用不良反应尤其致心律失常作用相同、相加的药物，因为即使剂量很小，仍易导致反复的 Tdp。现举例说明：

林玲等（2002）报道一例：女性，47 岁，因胸闷、心悸 2 周入院。查体心率 83 次/分，可闻期前收缩 3~5 次/分，余正常。血清钾 4.6mmol/L、血清镁 0.95mmol/L。心电图示：频发室性期前收缩、QTc 间期 0.44s（图 9-0-2A）。超声心动图正常。24 小时动态心电图示室性期前收缩 17681 次/24 小时。给予口服索他洛尔 80mg，2 次/日，3 日后改为 120mg，2 次/日，QTc 间期为 0.43~0.46s，心率 58~68 次/分。6 日后室性期前收缩仍频发，剂量增至 160mg，2 次/日，患者诉有胸闷。第 9 日心率 58 次/分，QTc 间期 0.53s（图 9-0-2B），准备停用此药，此时患者发生意识丧失、呼吸停止，即行心肺复苏，心电图示尖端扭转型室性心动过速（图 9-0-2C），静滴异丙肾上腺素 2μg/min 及硫酸镁 2g，复苏后约 2min 转为窦性心律，用异丙肾上腺素 1~2μg/min 静脉滴注维持，心率 90~100 次/分，6 日后恢复正常，心率 70 次/分，Q-Tc 间期 0.43s（图 9-0-2D）。

索他洛尔是具有Ⅱ类（β-受体阻滞剂）和Ⅲ类抗心律失常药物。应用后若发生心动过缓，显著延长的 Q-Tc 间期，低镁血症、低钾血症和/或心室功能低下时容易导致恶性室性心律失常。本例服

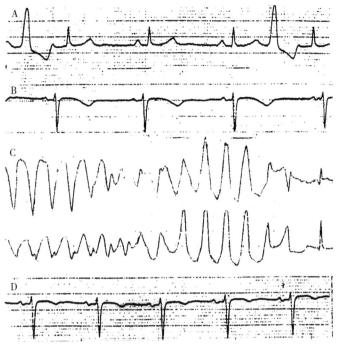

图 9-0-2 服用索他洛尔导致尖端扭转性室性心动过速前后心电图变化
（引自林玲等，2002）

用索他洛尔由 160mg/d 增加至 320mg/d，后发生 Tdp，可能是索他洛尔的致心律失常作用，与剂量相关，索他洛尔呈剂量依赖性的心肌复极不均一性增加。

王丛等（2000）报道一例：男性，63 岁。高血压 6 年，前壁心肌梗死 9 个月，阵发性心房颤动 7 个月。由于服用地高辛及胺碘酮控制不满意，故于近 5 个月服胺碘酮 0.2g 1 次/日，加索他洛尔 40mg，1 次/日。此次因气短不能平卧急诊入院。查血压 140/100mmHg，双肺闻及湿性啰音，心率 56 次/分，律齐。血钾 4.07mmol/L。入院后 2 小时突然出现意识丧失、抽搐，心电监护示尖端扭转性室性心动过速（图 9-0-3），经心前区叩击，静脉注射硫酸镁后缓解。此后又出现数次 Tdp，均经上述处理后缓解。停服胺碘酮和索他洛尔，补钾、镁，再未出现 Tdp。

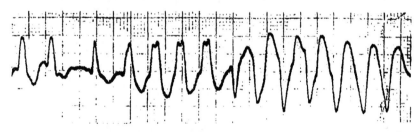

图 9-0-3 小剂量胺碘酮及索他洛尔联合应用导致尖端扭转性室性心动过速发作（引自王丛等，2000）

在心肌梗死后，包括伴有左心功能不全的患者，如有明确适应证，使用胺碘酮比较安全。在此例患者已用胺碘酮的基础上加用另一个明显延长复极的药物索他洛尔，即使剂量很小，仍导致反复的尖端扭转性室性心动过速发作。停用此二药后无 Tdp 复发。患者当时血钾 4.07mmol/L，可除外低钾血症的因素。因此，当联合使用抗心律失常药物时一般不应选用副作用，尤其致心律失常作用相同、相加的药物。本例是不合理使用抗心律失常药物导致严重后果的 1 个典型病例（引自中华心律失常学杂志编者的话）。

2. 其他药物所致 Q-T 间期延长

（1）洋地黄：洋地黄是否能诱发尖端扭转性室性心动过速报道少。姚亚丽（2003）报道 2 例血钾正常时服用小剂量地高辛引起 Q-T 间期延长并尖端扭转性室性心动过速，因两例均有用利尿药史，尽管血清钾正常，而细胞内可能已存在缺钾，两例均在补钾治疗后 Q-T 间期缩短，Tdp、心室颤动未再发作，考虑 Q-T 间期延长与血清钾有关。此外，两例均有心功能不全及心脏扩大，心肌本身对洋地黄类药物敏感也是毒性反应易发生的原因。刘敏（1995）报道小剂量胺碘酮和地高辛并用导致 Tdp。胺碘酮可增加血清地高辛浓度的 70%。药物是否诱发 Tdp 似与心脏本身无明显关系。Q-T 间期延长、U 波异常虽然是 Tdp 发生的先兆，但无 Q-T 间期、U 波改变者亦可突然发生 Tdp。

姚亚丽（2003）报道 2 例其中例 2：女性，58 岁，临床诊断：扩张性心肌病，因反复晕厥 3 日入院。查体：心界向两侧扩大，心率 58 次/分，心律齐。血清钾 3.6mmol/L，余正常。心电图示窦性心律，广泛 ST-T 改变，Q-T 间期 0.64s；X 线胸等心脏呈普大型。入院前两个月开始服地高辛 0.25mg/d，间断用利尿药。入院后心电监护（图 9-0-4）示窦性心律，频发室性期前收缩，R on T 现

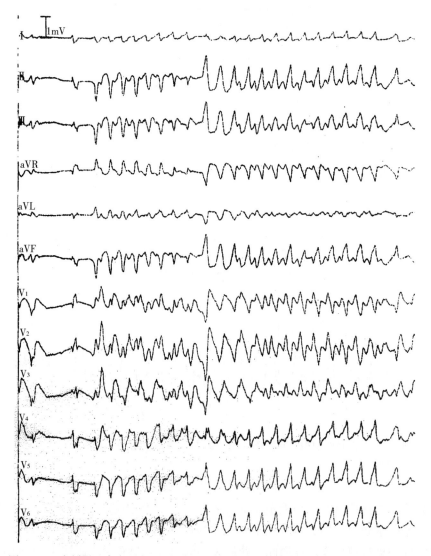

图 9-0-4　小剂量地高辛引起 QT 间期延长并尖端扭转性室性心动过速反复发作（引自姚亚丽，等. 2003）

象及 Tdp，每次发作持续 20~30s 自行终止，反复发作晕厥。利多卡因和阿托品等治疗无效，紧急临时心脏起搏，起搏频率 90 次/分，QT 间期缩短为 0.56s，同时补钾、镁及利多卡因 1~2mg/分静脉滴注，停用地高辛，室性期前收缩消失，Tdp 未再发作。3 日后撤除临时起搏器，自身窦性心律为 78 次/分，QT 间期为 0.40s，3 周后出院。

林显祖（1987）报道一例洋地黄中毒。引起 Tdp，认为系洋地黄中毒引起心室肌纤维自律性增高并抑制其传导和造成心室肌不应期不一致，心室复极不同步及室内传导减慢所致（图 9-0-5）。

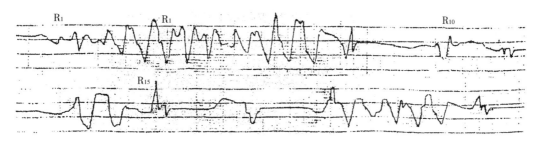

图 9-0-5　洋地黄中毒致尖端扭转性室性心动过速

患者女性，15 岁，先天性心脏病室间隔缺损，心力衰竭。因 3 天内服地高辛 2.5mg，伴恶心、呕吐急诊入院，心电图为 V_1 导联连续记录。前后两阵心动过速的 QRS 波增宽、畸形，形态各异，尖端围绕基线上下扭转。R_8 为窦性，$R_{9,10,12}$ 为多源性室性期前收缩，$R_{7,13}$ 系来自心室 2 个不同起搏点的室性逸搏。$R_{1,11}$ 其前有窦性 P 波，QRS 形态呈 rS 型和 Rs 型，系窦室融合波。心电图诊断：窦性心律，多源性室性期前收缩，室性逸搏，窦室融合波，尖端扭转性室性心动过速（引自林显祖，1987）。

（2）精神心理作用药物：如酚噻嗪（phenothiazine）能直接阻断 α 肾上腺素能受体，引起压力反射中枢的抑制；三环类抗抑郁药物能阻断心脏神经细胞摄取去甲肾上腺素，致去甲肾上腺素缺乏。这类药物可引起 Q-T 间期延长，引发尖端扭转性室性心动过速。Woosley 等发现，丁苯哌定醇阻断 Ikr 通道，延长动作电位时程，与奎尼丁的作用相仿。Sharma 等报道静脉应用氟哌丁苯剂量增加至 35mg/d 时，Tdp 的发生率明显增高，同时应用利尿剂致低钾血症者更易发作。因此，在已知有器质性心脏病的患者，应用精神心理作用药物时应加强监护，以防因继发性长 QT 综合征发生猝死。

（3）抗组胺药物：阿司咪唑引起的继发性长 QT 综合征，主要发生于肝功能不全、剂量过大、合用大环内酯类抗生素或抗真菌药物（如酮康唑），与葡萄、西柚汁同服，以及原有 QT 间期延长的患者。英国报道一组为期 6 年的研究表明，在 5 种无镇静作用的抗组胺药物（如阿伐斯汀、阿司咪唑、氯雷他定、特非那定、西替利嗪）中，阿司咪唑组发生室性心律失常的相对危险率最高，且其代谢物对心脏仍有影响，50 岁以上的用药患者发生室性心律失常的机会是年轻人的 6 倍。不良反应的发生不存在种族差异性。阿司咪唑中毒主要表现为心脏毒性作用，如 QT 间期延长，频发室性期前收缩、多形性室性心动过速、尖端扭转性室性心动过速。其发生机制尚不清，可能抑制了 Ikr 通道使动作电位延长，延长心室复极时限；也可能还与早期后除极触发活动有关。特别是合并低钾血症使动作电位 3 相时间延长、QT 间期延长；此外如合用红霉素、酮康唑、伊曲康唑等影响肝细胞色素 P450 代谢的药物时，可减少其代谢，使其血浆浓度增加，诱发心律失常；合用 I a、I c、Ⅲ类抗心律失常药物时增加 QT 间期延长的风险，应避免同时服用，对有肝脏损害要慎用。用硫酸镁和异丙肾上腺素治疗有效，镁离子能抑制房室和室内传导，降低心肌应激性，异丙肾上腺素通过提高心室率使 QT 间期缩短（图 9-0-6）。特非那定（terfenadine）为 H_1 受体阻滞剂，用于过敏性鼻炎、荨麻疹等过敏性疾病，可引发 QT 间期延长和 Tdp。发生机制为特非那定可阻断多个心肌 K^+ 通道，包括 I_{to}、

I_{sus}、I_{KI} 和 I_{Kr} 或者人的乙醚活化相关基因，使心肌复极延迟、复极离散度增加，触发活动或折返机制引起。有器质性心脏病、电解质异常、代谢紊乱及 QT 间期延长者，应避免应用特非那定（图 9-0-7、8）。

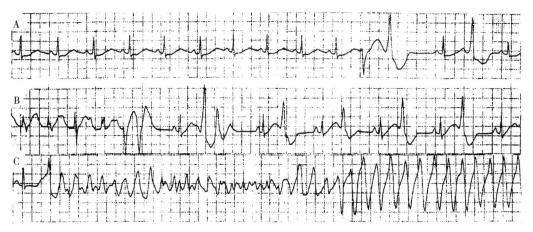

图 9-0-6　阿司咪唑中毒致 QT 间期延长及诱发尖端扭转性室性心动过速

　　患者女性，50 岁。因头晕、心悸入院。入院前 16 小时服阿司咪唑共 350mg，1 小时后头晕，恶心，2 小时后症状加重、有阵发性心悸、气短，无晕厥。心电图示窦性心律，偶发室性期前收缩，QT 间期 0.60s，血清钾 3.2mmol/L。立即洗胃，补钾，1 小时后心电监护示频发多源性室性期前收缩，5min 后转为 Tdp，继而转为心室颤动，3s 后转为 Tdp，立即静脉推利多卡因 50mg，两次，无效后静脉注射硫酸镁 25% 10ml。在注射过程中转为窦性心律并频发室性期前收缩，后用异丙肾上腺 1mg 加入 5% 葡萄糖盐水 500ml 中静脉滴注并维持并补镁。未再发生 Tdp，但仍有频发室性期前收缩。3 日后 QT 间期恢复正常、室性期前收缩消失出院（引自张翼等，2002）。

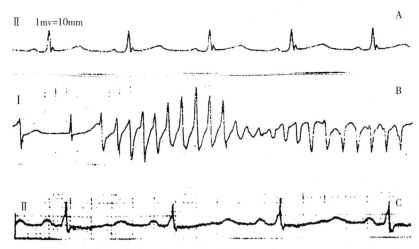

图 9-0-7　特非那定致尖端扭转性室性心动过速，QT 间期延长

　　患者男性，22 岁。因突然意识丧失入院心电图示尖端扭转性室性心动过速，约 1min 后出现心室颤动，意识丧失，立即胸外心脏按压，静脉注射肾上腺素 2mg，用 250J 直流电非同步电击后转为窦性心律，意识恢复。入院前 3 日因急性荨麻疹口服特非那定 60mg，2 次/日。既往体健（A 图）。B 图发作时呈 Tdp，发作后查心电图（C 图）心率 72 次/分，有大 U 波，QT 间期 0.46~0.63s 电解质正常。入院 3 分钟后又再次发作 Tdp，立即用硫酸镁 0.5g 静脉推注，异丙肾上腺素 2mg 稀释后静脉滴注，转复为窦性心律后未再发作 Tdp。QT 间期逐渐缩短，5 天后为 0.38s，出院（引自孙宇等，2001）。

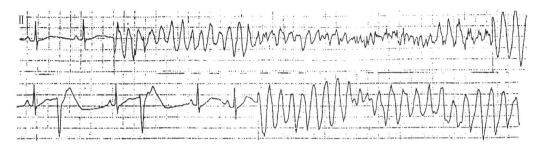

图 9-0-8　特非那定致 QT 间期延长频发室性期前收缩，尖端扭转性室性心动过速

　　患者女性，23 岁。4 日前因感冒服用复方新诺明后全身出现皮疹、发痒。皮肤科诊为过敏性药疹，给服特非那定 60mg，2 次/日，共服 9 次，同时静脉滴注地塞米松 5 日，每日 1 次，每次 10mg。第 5 日突然头晕、抽搐、意识丧失、尿便失禁，约 1min 后苏醒。急查心电图示窦性心动过缓心率 52 次/分，QT 间期 0.46~0.48s，U 波明显。电解质正常。立即静脉滴注阿托品等，心室率提高至 60 次/分。4 小时后再次抽搐，心电监护示频发室性期前收缩及尖扭转性室性心动过速。经静脉滴注异丙肾上腺素、补钾、镁等治疗，10 小时后未再发生上述症状。后 QT 间期逐渐缩短、U 波变低，第 4 日 Q-T 间期恢复正常，电解质一直正常（引自刘兆英等，1999）。

　　（4）大环内酯类抗生素：多种抗感染药物均有引起继发性长 Q-T 综合征的报道。其中相对较多的是大环内酯类抗生素，如红霉素静脉应用后可导致无器质性心脏病患者的 Q-T 间期时间延长。在先天性长 Q-T 综合征患者应用红霉素后心电图复极改变亦可进一步恶化。红霉素可使动作电位时程延长，在 M 细胞比心内膜和心外膜细胞更明显。

　　（5）西沙必利：Zipes 等报道 348 例应用西沙比利患者中有 250 例（72%）出现 QT 间期延长。危险因素包括：细胞色素 P450 受抑制、电解质紊乱及合用其他使 QT 间期延长的药物。美国于 1993~1999 年共报道 380 例患者应用西沙必利后导致严重不良反应，其中死亡 80 例（21%），因此 2000 年后全面暂停使用。但美国应用的剂量偏大（40mg/d），且联合使用可引起 QT 间期延长的药物较多。我国也有个案报道其致心律失常的作用，应将其撤出非处方药，并建议有心脏病、心电图异常、高血压、冠心病、年龄>65 岁者禁用。剂量及时间也相应限制在 5mg，3 次/日，用 2~4 周。章华萍（2002）报道一例，女性，48 岁，基础疾病多发伤，服全胃肠动力药物西沙必（比）利和氟康唑导致 QT 间期延长至 0.52s，血清钾 4.1mmol/L，后发生尖端扭转性室性心动过速，经用异丙肾上腺素后痊愈。

　　（6）有机磷农药：有机磷农药中毒可导致心肌膜反应性降低、传导减慢、QT 间期延长，可致尖端扭转性室性心动过速，甚至心室颤动而死亡。

　　林加锋等（2004）报道一例：女性，35 岁。因自服甲胺磷 20ml，经当地医院洗胃、静脉注射阿托品等处理约 6 小时后入院。既往有精神分裂症史，长期服氯丙嗪 150mg/d。入院后查体正常，血清钾 3.72mmol/L，心率 86 次/分，血压 97/64mmHg。诊断：急性有机磷农药中毒，即给予非含钾液急诊血液透析（炭吸）治疗。透析后复查血胆碱酯酶活力由明显降低恢复至正常。当晚患者感心悸、胸闷、阵发性黑蒙，心电监测示频发室性期前收缩及反复尖端扭转性室性心动过速。心电图（图 9-0-9）示窦性心律，心率 42 次/分，P-R 间期 0.22s，QRS 波时限 0.14s，Q-T 间期 1.0~1.2s，可见频发室性期前收缩落在 T 波下降支，反复发作 Tdp。血清钾 2.96mmol/L。给予阿托品 3.0mg 静脉推注无效，即给予异丙肾上腺素 1.0mg 加入 5% 葡萄糖注射液 500ml 中缓慢静脉滴注，同时安置临时心脏起搏器，起搏心率 110 次/分，行右心室心尖部起搏，同时予补钾、补镁等治疗，暂停氯丙嗪。经上述处理后 Tdp 及室性期前收缩消失。5 天后血清钾、心电图 Q-T 间期及 QRS 波时间均恢复正常出院。

　　本例长期服用氯丙嗪而未出现 Tdp，考虑有机磷农药中毒及大量非含钾液急诊血液透析（炭吸）后的低钾血症是其促发因素，使 Tdp 得以显露，故对长期服用氯丙嗪的患者发生有机磷农药中毒时，若要行血液透析（碳吸），宜采用含钾透析液，以防低钾血症及其诱发的Tdp。

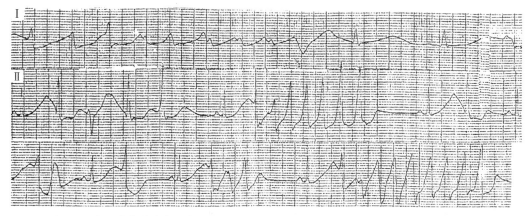

图9-0-9　有机磷农药中毒及氯丙嗪致特长Q-T间期及尖端扭转性室性心动过速（引自林加锋，等. 2004）

（7）其他：某些中草药、降脂药丁丙醇、抗癌药、血管造影剂等亦可使Q-T间期延长。其他少见的原因亦有很多。

非抗心律失常药物诱发Tdp的确切发生率不清，但低于抗心律失常药。很多具有I_{kr}阻滞作用的药物与Tdp有关。这包括临床许多治疗领域的药物其中有一些是广泛使用的药物（如红霉素、氟哌利多、美沙酮、硫利达嗪、氟哌啶醇等）。由于这些药物多应用于心血管疾病以外的临床上，所以很容易被忽视。但并非所有I_{kr}阻滞剂都易诱发Tdp。例如雷诺嗪是具有I_{kr}阻滞作用的抗心绞痛药物，长期使用对QT间期延长并不明显，也不增加Tdp发生率。这可能是雷诺嗪同时还阻滞生理性晚钠电流。维拉帕米也是相对强的I_{kr}抑制剂，但从无诱发Tdp的报道，很可能因为维拉帕米同时又是更强效的L型钙通道阻滞剂。

促使药物诱发Tdp的某些危险因素如下述：

（1）增加药物在血液中浓度的因素：例如：大剂量用药、药物的相互作用、代谢器官功能障碍等因素均可使患者血液中药物浓度增加，它可使QT间期延长或加重，易于发生Tdp。在药物诱发的Tdp患者中，几乎均随剂量增加（血药浓度升高）而出现QT间期延长加重，Tdp的发生率增高。例如美沙酮诱发的Tdp患者，大多是使用了大剂量，或近期增加了剂量所致。红霉素本身是可诱发Tdp的，但在多数情况下是发生在剂量或静脉用药时（并常伴随其他危险因素）。只有奎尼丁例外。奎尼丁是I_{kr}强抑制剂，在低浓度时即可延长动作电位时程，但高浓度时由于同时阻滞钠通道而使I_{kr}效应减弱，故奎尼丁诱发Tdp通常发生在低浓度时。

（2）药物代谢影响的因素

1）CYP3A4的影响：药物主要是通过肝脏细胞色素氧化酶系统代谢。在这一系列细胞色素P450（CYP）同工酶中，CYP3A4是药物代谢的主要位点。有些药物是CYP3A4抑制剂（表9-0-3），当这些抑制剂与延长QT间期的药物使用时，这些药物合用时，这些药物的血液浓度会明显增加，促使QT间期延长和Tdp的发生率也增加，故应注意这种伴随的代谢易损性和有潜在危险的药物—药物、食物—药物的相互作用，例如特非那定具有强效I_{kr}阻滞作用，由CYP3A4途径代谢，大多数特非那定诱发的Tdp，都见于进展性肝病、服药过量或使用特异性抑制剂（红霉素和酮康唑）引起CYP3A4抑制时。此外，少数患者在CYP3A4功能上有缺陷，会对HERG阻滞剂更易感，更容易出现药物相关性Tdp。

表 9-0-3　CYP3A4 的抑制剂

1. 抗高血压药物：双肼苯哒嗪、地尔硫䓬、咪拉地尔、尼卡地平、维拉帕米
2. 抗癌药：依立替康
3. 抗抑郁和焦虑药物：氟西汀、咪达唑仑
4. 抗生素
   抗 HIV 药物：安泼那韦、地拉夫定、那非那韦、力托那韦
   大环内酯类：琥乙红霉素，克拉仙霉素，醋竹桃霉素
   抗结核药：异烟肼
5. 内分泌药物
   避孕药物：炔雌醇、孕二烯酮
   抗孕激素药：米非可酮
   雌激素受体阻滞剂：雷洛昔芬、三苯氧胺
6. 食物和中草药中的成分
   呋喃香豆素（葡萄柚汁）、光甘草定（甘草）、橄榄苦苷（橄榄叶）、白藜芦醇（红葡萄片）

　　2）CYP2D6：活性缺陷的影响：硫利哒嗪由 CYP2D6 酶灭活。当因遗传引起 CYP2D6 活性缺陷的个体（见于 5%~10% 的白人和黑人）或使用 CYP2D6 抑制药物（如奎尼丁、氟西汀或帕罗西汀等药物）时，会导致此酶激活缺陷，从而引起硫利哒嗪的血药浓度显著升高而引起 QT 间期延长。

　　3）肾功能障碍的影响：多非利特和索他洛尔由肾脏清除。在肾功能衰竭患者中使用常规剂量的此类药物也会增加 Tdp 发生的危险。普鲁卡因胺经肝代谢为有 I_{kr} 阻滞效应的活性代谢产物 N-乙酰普鲁卡因，它本身由肾脏消除，因此，肾功能障碍的患者在应用普鲁卡因胺时可能会产生 N-乙酰普鲁卡因胺相关的 Tdp。

　　（3）静脉用药比口服用药诱发 Tdp 的发生率高：动物实验证明，快速给药较缓慢给药更易引发 Tdp。与口服用药相比，同等剂量的静脉给药通常血中药物浓度较高，心脏作用更强。因此，静脉用药是引发 Tdp 的危险因素。也可能是院内 Tdp 发生率较高的原因之一。

　　（4）亚临床型先天性长 QT 间期综合征患者对药物的易感性的影响：抗心律失常药物诱发 Tdb 患者中有 5%~20% 为亚临床型先天性长 QT 综合征患者。其诱发 Tdp 发生率高的药物例如抗心律失常药、美沙酮、氟哌啶醇等，可增加有遗传基因突变患者发生 Tdp 的风险，而诱发 Tdp 的发生率较低的药物如莫西沙星等，可能需要其他危险因素并存时（如有电解质紊乱等），才能增加患者 Tdp 的发生风险。

　　（二）心律失常

　　1. 缓慢性心律失常对 QT 间期的影响　缓慢性心律失常是另一个引起 Tdp 的重要基础。可见于高度或完全性房室传导阻滞、窦房传导阻滞、窦性停搏、严重窦性心动过缓等，可发生 Tdp 而引起阿—斯综合征。窦性心动过缓会引起显著的心脏复极延迟及复极不均一性。伴有缓慢性自主心律时，复极异常更加明显。心肌 M 细胞的动作电位时程比心外膜和心内膜心肌细胞要长，而且具有慢频率依赖性，易受药物影响的特性。当心率缓慢时，M 细胞的动作电位时程显著延长造成心室复极的跨壁离散度增大，产生早期后除极，诱发 Tdp 或心室颤动。

　　在完全性房室传导阻滞兔的模型中，长间歇心动过缓会引起两种钾通道（I_{kr} 和 I_{ks}）的 mRNA 及蛋白表达降低，I_{kr} 和 I_{ks} 电流减弱，L 型钙通道的激活，使心肌复极受损，QT 间期延长，心外膜心肌易发生早期后除极，但一般不影响钠通道。房室传导阻滞促使 Tdp 发生的不是心动过缓本身，而是因为心率改变而发生病理性 QT 间期延长和复极化异常所致。房室传导阻滞伴 Tdp 表现为心室慢快综合征，是心室肌弥漫性传导障碍和复极不均匀，各部心肌的不应期延长，以致心室肌与浦肯野

纤维之间形成多发性微折返的结果。

Topilski 等（2007）对 30 例伴 Tdp 的心动过缓者和不伴有 Tdp 的心动过缓患者的心电图进行分析。发现与 Tdp 危险相关的是 QT、QTc、Tp-e 的延长程度，而不是心动过缓的程度，同时还观察到有 LQTS2 样 T 波改变（T 波呈双或有切迹）。预测 Tdp 发生的联合指标有，QT 序≥510ms，并且出现 LQTS2 样 T 波（阳性预测值为 94%）。最好的单个预测指标是 Tp-Te 延长超过 117ms。单其俊等（2008）观察到 1 例因完全性房室传导阻滞患者置入 VVI 起搏器 10 年突然反复发作晕厥，认为因电池耗竭，导长时间心动过缓引起长时间心脏停搏而发生晕厥。当用心电监护发现是心动过缓引起 QT 间期延长而发生 Tdp 导致的晕厥（图 9-0-10）。

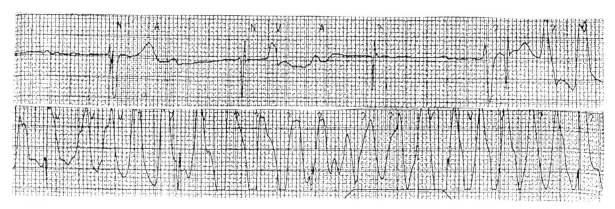

图 9-0-10　心动过缓致 aLQTS 并诱发 Tdp

患者，男，25 岁，三度房室传导阻滞。ECG 示 QT 间期 0.64s，T 波呈双峰伴 T 波电交替（T 波大小和形态每搏均不同），Tdp 发生前 RR 间期呈短-长-短序列改变，同时可见空的起搏器脉冲信号（上下 2 条为连续描记）（引自单其俊，等. 2008）

钱文娟等（2000）报道一例：男性，50 岁。因反复心悸、晕厥、抽搐发作 3 年余，半小时前又发作入院。血压测不到，心率 20~31 次/分，心界不大，临床诊断：心律失常、阿-斯综合征、间歇性预激综合征。1996 年 1 月晕厥时心电图（图 9-0-11A）：窦性心律，完全性左束支传导阻滞。1999 年 2 月急诊体检时突发晕厥、抽搐。心电图（图 9-0-11B）：QRS 波群宽大畸形，主波方向时上时下，

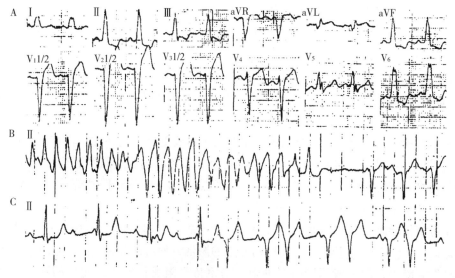

图 9-0-11　三度房室传导阻滞导致尖端扭转性室性心动过速、心室停搏（引自钱文娟，等. 2000）

心室率 200~300 次/分，为尖端扭转性室性心动过速。Ⅱ 导联后段出现窦性心律，P-R 间期 0.09s，QRS 波时限 0.15s，起始见 δ 波，诊为 A 型预激综合征。当记录至 V₂ 导联时见 1~8 次窦性 P 波受阻，旁道和正道均呈高度房室传导阻滞；V₃ 导联起 P 波与 QRS 波无关，呈Ⅲ度房室传导阻滞；V₅ 导联见成对室性期前收缩。心电图诊断：窦性心动过速，尖端扭转性室性心动过速，高度~三度房室传导阻滞伴室性逸搏及心室停搏，成对室性期前收缩，预激综合征。间歇胸外叩击及异丙肾上腺素 2μg/min 静脉滴注，1 小时内晕厥、抽搐发作 8 次，持续时间 2~3min 左右，心室停搏间期大部分 7~9s。其中 15：55 记录心电图示：窦性心律 100~112 次/分，起始及终末的窦性 P 波通过旁道及正道下传，中间的 48 次窦性 P 波受阻，心室停搏达 28.6s。其后（图 9-0-11C）为三度房室传导阻滞（窦性心动过速、加速性室性逸搏心律）及 2：1~3：2 旁道和正道下传心室。1 小时后行右心室临时起搏。3 天后置入永久性 VVI 型心脏起搏器。持续 3 天起搏心律术后未经任何药物治疗转为窦性心律，及 A 型预激综合征。随访 1 年未再发生阿-斯综合征。

当心动过缓（如窦性心动过缓）、完全或高度房室传导阻滞或突然发生的长间歇，可导致心室周期延长，可导致触发心律失常的早期后复极（EAD），又如期前收缩引起的代偿间期也可造成短—长—短的心室周期，也可促发 Tdp。应用静脉滴注异丙肾上腺素或超速起搏可将其消除。不合并三度房室传导阻滞的心房颤动患者，尽管可出现很多短—长—短周期，但发生 Tdp 是很少见的。

2. 心动过速时 QT 间期的影响 Viskin 等（2003）认为心动过速当转为正常心率时，因"QT 间期适应不良"出现获得性 QT 间期处长。发生机制尚不清。在动物实验中发现长期心动过速时会导致钾离子通道蛋白表达下调，钾通道数目减少，外向钾电流减弱，心肌的复极时间延长，QT 间期延长。有报告维拉帕米可缓解心动过速后 QT 间期的延长，这说明钙通道可能与延缓 QT 间期延长有关。

长期心动过速会引起左心室重构和心功能减退，有些心房颤动患者当发生心室率>120 次/分并伴心功能不全的患者，行房室结消融加起搏治疗，随访中有少部分患者在其恢复正常心率后，却因 QT 间期延长发生 Tdp 而猝死。发生率为 3%~8%。

通常心动过速后 QT 间期延长为短暂现象，当心动过速终止后 QT 间期可恢复到正常，Tdp 也不再发作。

单其俊报道一例特发性室性心动过速无休止性发作，形成心动过速心肌病，患者因反复发作，Tdp 或心室颤动电风暴。在心动过速期间窦性心律的 QT 间期明显延长，致 LQTS 伴 Tdp（图 9-0-12）

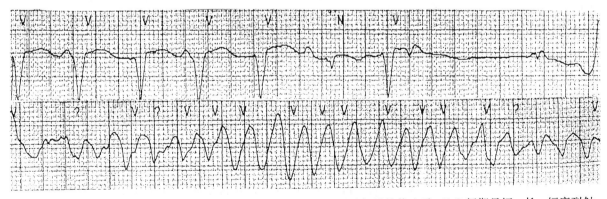

图 9-0-12 长时间心动过速后致获得性长 QT 综合征，心动过速间歇性终止后，R-R 间期呈短—长—短序列触发 Tdp 并蜕变成心室颤动（上下两条系连续描记）（引自单其俊等，2008）

（三）电解质紊乱对 Q-T 间期影响

1. 低钾血症　低钾血症是指血清 $K^+<3.5mmol/L$，轻度低钾血症时，血钾在 $3.0\sim3.5mmol/L$ 之间，患者较少出现症状；血清钾 $2.5\sim3.0mmol/L$ 为中度低钾血症，多数患者会出现明显的临床症状；血清钾 $<2.5mmol/L$ 为严重低钾血症，可出现严重症状。低钾血症可导致各种心律失常，包括房性或室性期前收缩，窦性心动过缓，阵发性房性、交接性心动过速，房室阻滞，甚至室性心动过速或心室颤动。在住院患者中 20% 以上的血钾水平低于 3.6mmol/L。应用噻嗪类利尿剂治疗时，有 10%~40% 的患者存在低钾血症。而院外心室颤动复苏成功者中，约 50% 存在低钾血症。所以低钾血症发生率高，而很多患者因不伴有临床症状而被漏诊。

低钾血症导致的心脏电生理不良作用有多种：

（1）细胞外低钾时，可以加强 I_{kr} 通过的钝化失活，或者通过细胞外钠的作用加强对 I_{kr} 通道的阻滞，使钾外流减少，从而使心室肌 3 相复极时间延长，心电图上表现为 QT 间期延长。

（2）低钾会使药物更容易阻滞 I_{kr} 通道。

（3）低钾血症可使静息膜电位的负值变小，形成心肌细胞的极化不全，使其更容易达到除极阈值而表现为自律性增强。此外，不全极化的心肌细胞与极化完全的心肌细胞间的电位差能形成"损伤电流"性的 ST 段移位。

（4）I_{kr} 电流减弱及复极延长：钾通道电流的高低受心肌细胞膜内外钾离子浓度差的影响低钾血症可降低 I_{kr} 电流，使复极延长。

（5）细胞内钙超载：低钾血症抑制 Na^+-K^+ 交换后，间接激活 Na^+-Ca^{2+} 交换体，使 Ca^{2+} 内流增加，发生 Ca^{2+} 超载，增加延迟后除极的发生。

（6）增强 I_{kr} 阻滞剂的作用：低钾血症可使 I_{kr} 阻滞剂的作用增强，增加心室复极离散度，增加心室颤动的发生。

（7）引发 Tdp：低血钾对 I_{ks} 离子流有抑制作用，使恶性室性心律失常的发生率明显升高。并显著增加 Tdp 的发生。

慢性心力衰竭应用利尿剂发生的 Tdp 与低血钾和低血镁有关。此时，即使轻度的低血钾也是危险的。另外，某些利尿剂可直接阻滞钾电流而降低复极储备。

北京阜外医院报道的 52 例 LQTS 伴 Tdp 患者中引起获得性 QT 延长最主要的因素是低血钾（占 59.6%、低血镁 17.3%），药物因素中最主要的是利尿剂。

杨波、许原（2002）报道一例：女性，68 岁。反复头晕 4 年，近期突然晕厥入院。心电图（9-0-13A）系患者一次阿-斯综合征发作经电击转复窦性心律后记录，心房率 78 次/分，心室率 42 次/分，房室完全分离，QRS 时限 60ms，巨大倒置 T 波并不对称，QT 间期 0.8s，心电图诊断：三度房室传导阻滞伴 QT 间期延长。图 9-0-13B 是图 9-0-13A 记录 30min 后的心电图，示窦性心律伴房室 2：1 下传，可见频发室性期前收缩有时呈二联律。室性期前收缩联律间期 0.68s，QT 间期 0.66s。图 9-0-13C 与图 9-0-13B 几乎相继记录仍为窦性心律伴二度房室传导阻滞，频发室性期前收缩、尖端扭转性室性心动过速。记录图 9-0-13C 时患者发生阿-斯综合征，经再次电除颤（功率 200J）转复为窦性心律。查体患者心界不大，心音低钝，心功能 Ⅱ 级，心肌酶谱正常，血钾 2.4mmol/L。患者否认服用利尿剂或服排钾类药物。经静脉滴注异丙肾上腺素、地塞米松、补钾等治疗血钾 4.8mmol/L，心电图房室阻滞消失，室性期前收缩、Tdp 消失，QT 间期恢复正常出院。心电图诊断：窦性心律，三度和二度房室传导阻滞，继发性心室颤动，尖端扭转性室性心动过速、QT 间期延长，巨大倒置 T 波为 Niagara 瀑布样 T 波，频发室性期前收缩二联律，R on T 型室性期前收缩。

倪嘉麟等（1992）报道一例：女性，17 岁。先天性心脏病室间隔缺损。因 1 周来患急性肠炎，经治疗症状改善仍食欲不振，第 8 日 9 时，反复出现阿-斯综合征 14 次，发作时间 20~30s，最长 5

分 11 秒。血清钾 2.2mmol/L，未测镁。阿-斯综合征发作前 3h，心电图（图 9-0-14A）示：窦性心律，心率 114 次/分，P-R 0.14s，Ⅱ、Ⅲ、aVF、V₃、V₅ 导联奇数与偶数的 P-QRS-ST-T-U、Q-Tc 呈电交替现象。图 9-0-14B 为阿-斯综合征发作前和发作期间连续监测心电图，除显示全部电交替外，可见室性期前收缩后形成室性心动过速-尖端扭转性室性心动过速。经大量补钾、镁及综合措施治疗后好转出院（图 9-0-15）。

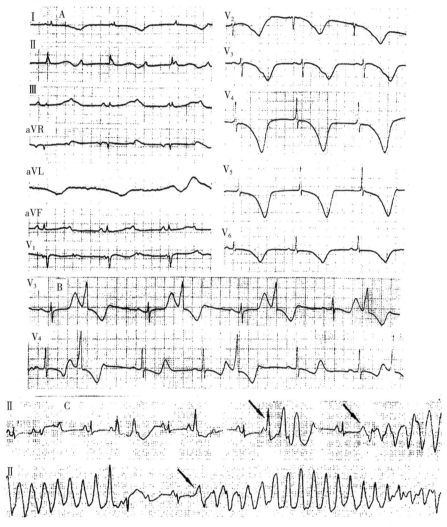

图 9-0-13　低钾血症导致心室颤动、三度房室传导阻滞、Q-T 间期延长、频发 R on T 室性期前收缩尖端扭转型室性心动过速。Niagara 瀑布样 T 波（引自杨波等，2002）

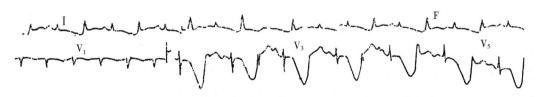

图 9-0-14　低血钾致心脏全电交替及尖端扭转性室性心动过速（引自倪嘉麟，等. 1992）

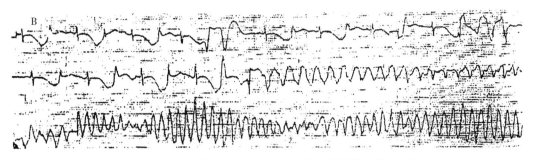

图 9-0-15 低血钾致 T 波电交替 Tdp（引自倪嘉麟，等. 1992）

何乾奎等（1995）报道一例：女性，17 岁。临床诊断：急性肠炎，低血钾。血清钾 1.86 mmol/L。心电图（图 9-0-16）上行前半段呈典型的尖端扭转性室性心动过速，心室率 214 次/分。室性心动过速发作停止后为窦性心律伴成对室性期前收缩。经补钾，图下行示窦性心动过缓，QRS 正常，Q-Tu 缩短，U 波明显降低，T 波振幅>U 波。心电图诊断：窦性心动过缓，频发成对室性期前收缩，尖端扭转性室性心动过速，低血钾症。

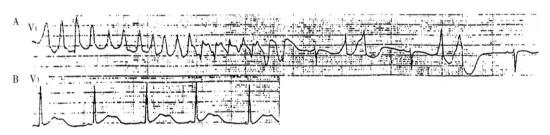

图 9-0-16 低血钾诱发尖端扭转性室性心动过速、Q-Tu 间期延长（引自何乾奎，等. 1995）

2. 低镁血症　镁离子通过细胞膜的机制尚不明确，可能存在特异性镁通道。细胞内镁离子通过易化某些钾通道促使钾内流矫正。当血中镁离子浓度显著降低时，细胞的钾离子内流被阻断。这种镁离子对于钾离子流的效应增加了细胞内钾离子的浓度和延长动作电位。细胞内镁可能影响迟发的钾通道矫正，从而影响动作电位后的细胞膜复极化。如果低镁血症或镁缺乏不伴低血钾，则引起室性心律失常的相对危险性较小。但低镁血症常伴低钾血症，故可导致 Q-T 间期延长和 T 波改变。

低镁血症时心肌细胞内许多酶系失去了激活剂，抑制细胞上的 Na^+-K^+ ATP 酶的活性，甚至细胞的完整性遭到破坏，细胞内外的正常的离子梯度不能维持，细胞内失钾，引起静息膜电位降低，心肌兴奋性增加，传导减慢。此外，钙离子经慢通道进入细胞速度加快，使动作电位曲线平台期缩短，有效不应期也缩短，这两个原因均有利于折返。低镁血症时，自律细胞除极加快，自律性增高等原因，均易引起心律失常。

3. 低钙血症　低钙可引起心肌细胞动作电位 2 相延长，3 相变化不明显，表现为 ST 段延长因而 QT 间期延长，所以低血钙所致 QT 间期延长属另一种类型，不同于一般心室复极延迟，QT 间期延长主要由于 T 波起始与终止均延迟，T 波本身不很宽，或仅轻度增宽。而一般心室复极延迟的 T 波起始正常，QT 间期延长主要由于 T 波时间延长。低血钙 QT 间期延长很少表现心律失常，原因尚不清。可能是易损期与 T 波形态及时间异常有关。QT 间期延长程度与低血钙程度呈平行，补钙后 QT 间期延长很快消失。只有罕见病例报告低血钙发生 Tdp。

宋雷等（2011）报道北京阜外医院收治的 52 例获得性 QT 间期延长综合征患者应用可引起 QT 间期延长的药物及其他导致 QT 间期延长的获得性因素有 17 种，其中最主要的因素为低血钾症。药物因素中最主要的是利尿剂，其次是延长 QT 间期的抗心律失常药（包括胺腆酮、美西律及伊布利特等）。与文献报告的抗心律失常药为主不同。可能与病例来源于专科医院，多为有基础心脏病患者，联合用药多，使用利尿剂频率高有关（表9-0-4）。

表 9-0-4　52 例患者应用可引起 QT 延长的药物及其他导致 QT 间期延长的获得性因素

获得性因素	例数	百分数（%）
利尿剂	19	36.5
抗心律失常药	15	28.8
胺碘酮	14	26.9
美西律	2	3.8
伊布利特	1	1.9
抗生素	4	7.7
大环内酯类	2	3.8
莫西沙星	1	1.9
克林霉素	1	1.9
卡马西平	1	1.9
中药	2	3.8
减肥药	2	3.9
低钾血症	31	59.6
低镁血症	9	17.3
感染	12	23.1
大量饮酒	3	5.8
厌食或节食	3	5.8

（引自宋雷，等. 2011）

（四）冠心病对 QT 间期的影响

Singh 等（2006）指出冠心病相关的猝死患者中，长 QT 间期综合征的发病率是有一定比例的（心肌梗死约为 1.8%）。在几组研究报告中认为 QT 间期延长对猝死的预测作用独立于年龄、性别、心率以及和引起 QT 间期延长的药物等因素外，是冠心病猝死的独立危险因素。尽早进行防治。

1. 心肌梗死　心肌梗死发生的室性心动过速大多为单形性室性心动过速，少数可发生 QT 间期正常的多形性室性心动过速，个别可呈双向性室性心动过速，而发生获得性长 QT 综合征 Tdp 者约为 1.8%。由于无症状的 Tdp 可能未被监测到。实际上 Tdp 发生率可能会更高。无合并症的急性心肌梗死于发病后 12 小时 QT 间期缩短，12~24 小时 T 波倒置，QT 间期开始延长，第 2 日延长最明显，持续延长至 4~6 日后逐渐恢复正常。Tdp 常发生在心肌梗死后的第 3~11 日。随后 QT 间期逐渐恢复到正常。急性心肌梗死 QT 间期越长，越易发生 Tdp 和猝死。Ahnve 等报道 215 例急性心肌梗死（平均住院日为 14.7 日），其中出院前 QTc>0.44s 的 44 例中，在出院后一年内有 10 例（22.7%）死亡；

而 QTc<0.44s 的 171 例中仅 3 例（1.7%）死亡。

韩勤甫（1994）报道一例：患者男性，36 岁，1990 年 9 月 1 日凌晨 2 时睡眠时突发心前区剧痛。来诊急查心电图示急性前间壁心肌梗死，窦性心律 60 次/分，二度文氏型房室传导阻滞，平均心室率 38 次/分，Q-T 间期 0.52s。立即给予氧气吸入，应用镇静镇痛剂，静脉滴注低分子右旋糖酐、复方丹参、阿托品等药物。心电监护为窦性心律，Ⅱ度文氏型房室传导阻滞，偶发室性期前收缩，2 小时后由 1 个 R on T 室性期前收缩诱发尖端扭转型室性心动过速（TdP，图 9-0-17A），经拳击心前区未能转复，继以 250J 同步电击复律，未能转为窦性心律，而出现心室颤动，再次非同步电击除颤 2 次均未能复律，最终死亡。从 Tdp 起始至转为心室颤动历时 6min 左右。连续记录了 Tdp 起始及其后 5 分 22 秒的 CM$_5$ 双极胸导联心电图，频率快时 310 次/分（图 9-0-17A、B），慢时 190 次/分（图 9-0-17C）。发生 Tdp 前平均心室率 52 次/分，QT 间期 0.56s。

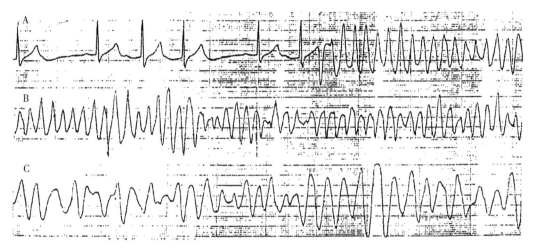

图 9-0-17   急性心肌梗死合并持续性尖端扭转性室性心动过速、二度房室传导阻滞（引自韩勤甫等，1994）

急性心肌梗死后几天，在梗死邻近区域间的不应期差异达到最大，数周后转为正常。在鼠的模型中，心肌梗死后第 3 天即可检测到左室非缺血区域钾离子通道基因表达下调和外向钾电流的减弱，围绕心内膜梗死区周围的残存心外膜心肌上 I$_{kr}$、I$_{ks}$ 通道亚单位表达下降，钾离子的外流减少，引起心肌细胞动作电位时程的延长，导致 QT 间期延长。这种变化早于心肌肥厚的改变。Halkin 等（2001）指出急性心肌梗死后 Tdp 发作出呈间歇依赖型，"短—长—短"序列周期发生变化，主要影响电压依赖的钙离子通道（钙离子超载触发下一个期前收缩），引起缺血心脏的动作电位时程延长，心肌复极离散度增加，容易形成折返。心肌梗死区域，相对梗死的心肌、浦肯野纤维耐缺血能力较强，保存相对完好，与梗死及周边区域的复离散度增大，可发生早期后除极而诱发 Tdp，甚而可以发生心室颤动风暴。射频导管消融梗死区相关的起源于浦肯野纤维网室性期前收缩可成功地预防这种心室颤动风暴。此外，非心肌梗死区域心肌发生代偿性肥大和交感神经系统异常激活等因素，也是导致心肌复极不均一的重要原因。

2. 心肌缺血   有报道冠心病患者经运动试验后即刻心电图有 60%~70% 的患者 QTc 较运动前延长，大多在 6min 后恢复至运动前水平。这可能是由于心肌缺血导致对心肌的氧和底物供应减少，细胞膜 Na$^+$-K$^+$ 泵能源不足，以致复极过程不能随心率增快而加速。

在冠状动脉急性闭塞后，心肌细胞动作电位时程的反应是双相的，即先延长后缩短；透壁性心肌缺血早期的心电图表现是 QTc 延长而并非 ST 段抬高。Kenigsberg 等（2007）观察了 74 例冠状动脉粥样硬化患者，采用球囊短暂堵塞相关冠状动脉，结果全部患者均出现了 QTc 延长，平均延长 22ms（图 9-0-18），并且该指标先于其他心肌缺血指标（如 ST 段抬高或下移≥1mm、T 波低平倒置）。QTc 短暂延长的机制：认为系局部缺血区心外膜温度下降、阻抗的变化、局部酸中毒，导致钠离子内流增加钾离子的外流减少。造成心肌细胞动作电位时程的延长和心电图上 QT 间期延长。此外，心肌缺血时，局部磷脂代谢产物溶血磷酯胆碱可改变钠离子通道的动力学，使其失活时间延长，从而使复极延长；心肌缺氧时可改变钠通道的特性，使其失活时间延长，从而钠离子内流多于钾离子外流，使心肌细胞动作电位时程延长和 QTc 的延长。心肌复极对于缺血敏感、局部心肌缺血和/或心肌纤维化（慢性心肌缺血）会导致心室肌不同区域的复极有差异，即心室肌空间离散度增加，容易发生恶性心律失常。处于稳定状态的冠心病患者，其 QT、QTc 离散度是增加的，增加值与冠状动脉的狭窄受累及严重程度相平行。QT 离散度和 QTc 离散度是独立于左室射血分数和其他超声心动图指标及临床症状来预测恶性心律失常的指标。

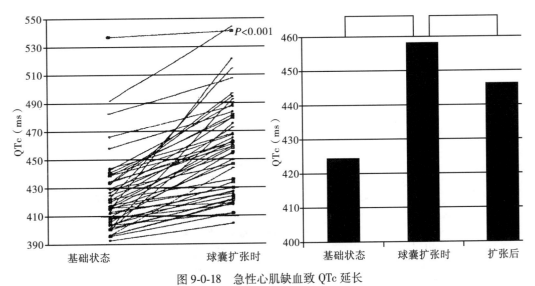

图 9-0-18　急性心肌缺血致 QTc 延长

74 例冠心病患者行冠状动脉球囊扩张术，A 示球囊扩张前与扩张时即刻 QTc 的变化，两者相比 QTc 延长具有显著性差异；B 示扩张后 QTc 虽然缩短，但与扩张前相比仍显著延长（引自 Kenigsberg，等. 2007）

　　Q-Tc 与冠状动脉狭窄致心肌缺血与心室复极延迟有关。在静息或睡眠状态时出现最慢窦性心律时，因心肌氧耗量低，冠状动脉供血相对充足，心室复极延迟有限，所以冠心病与非冠心病患者的 Q-Tc 无明显差别。当最快窦性心律时，患者处于活动或情绪波动时，心肌氧耗量明显增加，但因冠状动脉有明显狭窄导致心肌缺血明显，心肌复极时间明显延长，故冠心病比非冠心病患者 Q-Tc 间期有明显延长。随着冠状动脉病变数的增多而 Q-Td 亦相应增加，如单支、双支及三支狭窄者的 Q-Td 分别为（52.6±52.2）ms、（78.1±49.2）ms、（90.6±29.6）ms。双支与三支 Q-Td 无显著性差异，而单支与双支、三支均有明显差异（$P<0.01$）。

　　（五）心力衰竭与心肌肥厚

　　心力衰竭患者心电活动的不稳定是其显著的特征，这使心力衰竭患者 50% 的死亡形式为猝死，这都与恶性室性心律失常相关。

　　Kang 等（2006）认为心肌肥厚和心脏扩大是心脏对内外应力变化失代偿的反应，是 QT 间期延长和心源性猝死的危险因子。衰竭心肌心电不稳定性增加的机制尚不清楚。但缺血性心肌的纤维化、坏死心肌的瘢痕都能成为折返性室性心律失常的发生基质。而心肌细胞的钙摄取异常、心肌细胞的电生理特性的改变都有很强的致心律失常作用。

心力衰竭和心肌肥厚引起 QT 间期延长的机制可能有：

（1）衰竭心肌存在复极重构，而复极重构是心肌细胞离子通道和离子流重构的结果：

1）衰竭心肌细胞的离子通道重构，使晚钠离子内流增加，这是快钠离子通道失活变慢的结果，而增强的晚钠电流容易引起早期后除极，迟后除极及 T 波电交替，这些心电异常都能引起触发活动及快速性室性心律失常，包括 Tdp。

2）衰竭心肌细胞的离子流重构主要是 I_{to} 和 I_{ts} 电流的减少和下调。而心力衰竭患者 I_{ks} 通道数量的下调多见 于右室心肌细胞及其他部位。

（2）细胞间缝隙连接异常：心肌肥厚和严重心力衰竭患者心肌细胞间连接紊乱，细胞间动作电位的差异变得更明显，复极离散度增加，心肌细胞动作电位持续时间的延长，这一延长能代偿性增加钙离子和心肌收缩力增强。而钙离子摄入增加在代偿性提高心肌收缩力的同时也有致心律失常作用。

肥厚型心肌病和严重的心力衰竭患者都存在心肌细胞动作电位时程持续时间的延长（图 9-0-19）

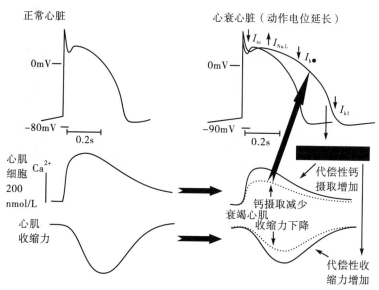

图 9-0-19　正常心肌（左上图）与衰竭心肌（右上图）的动作电位及其离子通道影响（下图）的示意图。示衰竭心肌细胞动作电位延长、离子通道重构以及心肌收缩力下降（引自郭继鸿，2011）

（3）浦肯野纤维网分布异常：浦肯野纤维在胚胎发育时由肌原性前体分化而来，在正常心肌中分布平衡，而心力衰竭、心肌肥厚时，其平衡被破坏，使复极离散度增加。

（4）心肌肥厚和心力衰竭患者的正常心肌细胞被纤维化的心肌分隔，当有外来致 Tdp 药物或其他因素存在时，这种不同区域间心肌动作电位的差异增加。

（5）局部离子流异常。

（6）在心肌肥厚、心力衰竭的发展过程中，RAS 系统的异常激活会导致血管紧张素 Ⅱ 的增加，引起 I_{k1} 通道表达下降，相应的 I_{k1} 电流密度下降，心肌细胞动作电位时程延长，QT 间期延长。

（7）自主神经功能系统失调，心力衰竭、高血压患者普遍存在交感神经异常激活，交感激活可引起 QT 间期延长。

Watanabe 等（2007）对慢性心力衰竭患者进行动态心电图检查。结果患者全无平均心率增快，平均 QT 间期延长，QT/RR 斜率变深，是预测心力衰竭发生死亡的独立危险因素。

（六）其他心脏疾病

如心肌炎、瓣膜病、肺动脉栓塞、先天性心脏疾病、大动脉炎伴主动脉瓣关闭不全、高血压、二尖瓣脱垂、嗜铬细胞瘤等，均有个案报道。由于基础疾病的病理生理改变可引起复极异常，如再加上其他附加因素，低血钾、药物、心力衰竭等将加重 QT 间期延长，促发 Tdp。

陈琴珍等（2000）报道一例：女性，19 岁。反复头昏、出汗、面色苍白 5 年，血压升高伴视物模糊 1 月入院。查体：心率 80 次/分，血压 210/150mmHg，血钾 4.38mmol/L，超声心动图左室肥厚。腹部 CT：腹膜后主动脉和下腔静脉之间，相当于右肾门水平，见一形态不规的肿物约 2.5cm×3.5cm×6cm。诊断：异位嗜铬细胞瘤。1 月后手术探查与 CT 所见相符，因粘连无法分离故未能切除。

患者入院次日 10：18 予动态电图、动态血压监测，11：20 时，突然头昏、胸闷、大汗淋漓、面色苍白、四肢冰凉、意识模糊、两眼上翻，血压 280/150mmHg，即拳击心前区，吸氧，静注酚妥拉明 1mg，并继以持续静脉滴注，血压稳定后，病情逐渐缓解。动态心电图（图 9-0-20）：于 10：18

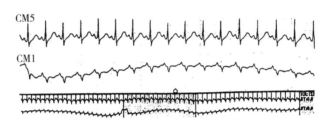

图A 患者于10:18时的动态心电图记录

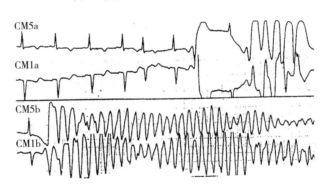

图B 患者于11:19时的动态心电图（a、b连续记录）

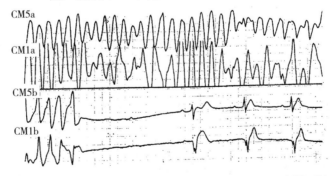

图C 患者于11:21时室速发作后终止时的动态心电图（a、b连续记录）

图 9-0-20 嗜铬细胞瘤致尖端扭转性室性心动过速 QTc 间期延长（引自陈琴珍，等. 2000）

时，心率 128 次/分，Q-T 间期 0.32s，U 波不明显（图 9-0-20A）。随后 U 波逐渐显著，T 波逐渐降低，Q-U 间期 0.56s，出现联律间 0.48s 的室性期前收缩，5 次连发形成多形性室性心动过速（180 次/分）。一次正常 QRS 后出现尖端扭转性室性心动过速，其第一个 R 波位于前一心动周期的 U 波上（联律间期 0.38s），心室率达 220~333 次/分。其间部分似心室颤动图（图 9-0-20B）。持续 106s，终止后直至 2.9s 处的第 2 个窦性 P 波下传心室，伴一度房室传导阻滞，QRS 波时限 0.12s，Q-T 间期 0.30s，心率 46 次/分（图 9-0-20C）；其后记录显示，U 波时隐时现，呈逐渐降低趋势。

（七）其他系统疾病引起 QT 间期延长

1. 中枢神经系统疾病　各种脑血管疾病，包括蛛网膜下腔出血、脑梗死、脑出血、脑炎以及颅内损伤等，均可引起获得性长 QT 间期综合征。但 QT 间期的延长多为一过性，在数天或数周内趋于恢复正常。在一组蛛网膜下腔出血的患者中，有约 3.8% 的患者发生了 Tdp。

脑源性心电图改变的发生机制是多方面的，如下丘脑自主神经功能紊乱、电解质紊乱或血中肾上腺素浓度升高及额叶框面损害等，但多数作者强调自主神经功能障碍，尤其是丘脑受到损伤或缺血是引起心电图变化的主要原因。脑出血患者因颅压增高均有不同程度呕吐，在使用脱水剂过程中也很容易产生低钾、低镁血症。镁是许多酶的重要活化剂，具有兴奋心肌线粒体的氧磷酸化作用，用镁后可提高心肌对心律失常的敏感性，镁能阻滞自主神经，从而缓和了肾上腺素系统对心肌的激惹性。有报道认为对于脑源性心律失常者在应用脱水剂时除注意补钾外，尚应注意补镁。

张荣（2000）报道一例：女性，66 岁，突发晕厥、昏迷伴呕吐入院。既往无心脏病史，经腰穿证实为脑出血。给予脱水和止血等处理。入院后 6 小时出现频发期前收缩，心电图（图 9-0-21）示频发室性期前收缩，多呈二联律，间有尖端扭转性室性心动过速，频率 250 次/分，即时血清钾、钠均正常。经使用利多卡因及加大补钾后曾一度转为窦性心律，但不久再次发作，采用 25% 硫酸镁 10ml 静脉推注后转为窦性心律，尔后以 1% 硫酸镁 500ml 静脉滴注维持，未再发作 Tdp。

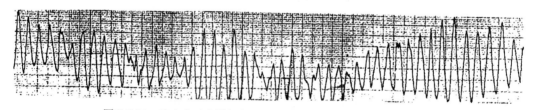

图 9-0-21　脑出血后尖端扭转性室性心动过速（引自张荣，2000）

2. 内分泌代谢疾病　例如甲状腺功能亢进、甲状腺功能减低、糖尿病、希恩（Sheehan）综合征等，均可导致 QT 间期延长，但诱发 Tdp 者很少见，均系个案报道。张孟浪（2005）报道一例如下述：

患者女性，57 岁，因反复头晕、黑蒙 1 年，当日晕厥发作入院。患者于 38 岁停经。近 1 年来反复出现发作性头晕、黑蒙，每次持续数秒，与体位无关，发作前无先兆。入院前半天在洗手间突然晕厥 10 多分钟，伴抽搐、大汗及大小便失禁，之后又反复多次出现晕厥，无肢体运动障碍、胸痛、胸闷等。体格检查：血压 102/68mmHg（1mmHg=0.133kPa），心率 74 次/分，神志清楚。全身皮肤干燥，眉毛及头发全部脱落，口角无歪斜，颈软，双肺呼吸音清，心界不大，心音正常，心律齐，各瓣膜听诊区未闻及杂音，肝脾不大，双下肢不肿，四肢肌力、肌张力正常，病理征未引出。生化检查：CK997U，CK－MB88U，LDH 379U，TG2.16mmol/L，CHOL9.02mmol/L，HDL1.72，LDL6.32，电解质正常。头颅 CT 未见异常。彩色超声心动图示，室间隔 13mm，左心室后壁 12.5mm，各房室腔大小及室壁运动正常，心电图示 T、U 波融合，QT（QU）间期明显延长

（0.56ms），胸导联 T 波倒置并电交替，偶发室性期前收缩，尖端扭转性室性心动过速（图 9-0-22）。入院后给含镁极化液，利多卡因、氢化可的松等静脉滴入，症状逐渐缓解，8 天后甲状腺功能检查：$TT_3<0.01nmol$，$TT_4<2.33nmol$，sTSH18.3，TG1ng/ml，$FT_3<1pmol$，$FT_4<3.2pmol$，$rT_3 0.4nmol$，心肌酶化验正常，故给甲状腺素治疗，13 天后症状完全缓解出院，随访半年，未再出现头晕、黑蒙、晕厥、心电图完全正常（图 9-0-22B），并长出浓黑的头发及眉毛。

甲状腺功能减退引起 QT 综合征的原因可能是甲状腺功能减退会引起心肌代谢降低，心肌细胞间黏蛋白、黏多糖聚集，间质水肿，心肌纤维肿胀变性坏死，从而使心肌复极缓慢不均所致。

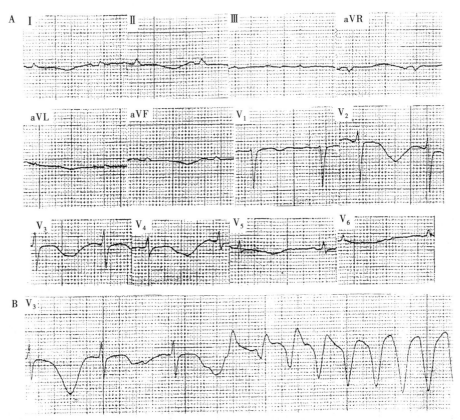

图 9-0-22 甲状腺功能减退症伴获得性长 QT 综合征 QT 间期延长，伴尖端扭转性室性心动过速晕厥（引自张孟浪，2005）

王力英（2000）报道一例：女性，36 岁。因反复意识障碍、抽搐 6 年，加重 3 天入院。患者于 6 年前分娩时因胎盘滞留致大出血，产后出现乏力、畏寒、食欲不振、无乳汁分泌及闭经。近年来反复出现短时意识障碍和抽搐，曾 4 次住院抢救治疗。查体：血压 100/60mmHg，表情淡漠，皮肤苍白、干燥。阴毛、腋毛脱落，心率 80 次/分，心律不齐，心音低钝，外阴萎缩，子宫体明显缩小。心电图（图 9-0-23）示：窦性心律伴频发室性期前收缩，尖端扭转性室性心动过速，Q-Tu 间期 0.56s，有 R 在 T（U）上室性期前收缩。血清钾 3.3mmol/L。给予异丙肾上腺素、硫酸镁、氯化钾等治疗，阿-斯综合征停止发作。后查促甲状腺素、促性腺激素及 T_3、T_4 均明显低于正常，确诊为席汉综合征。

心脏为席汉综合征最易受累的主要器官之一，心电图表现为 QRS 波群低电压、T 波低平或浅倒及窦性心动过缓最为常见，并发 Tdp 致阿-斯综合征反复发作，实属罕见。

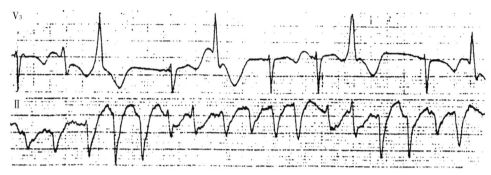

图 9-0-23　席汉综合征致尖端扭转性室性心动过速、Q-T 间期延长（引自王力英，等. 2000）

3. 感染性疾病、肿瘤、发热、酗酒、某些中药或减肥药、厌食或节食等，也属获得性因素，如合并延长 QT 间期的其他因素，也可引起获得性 LQTS。

4. 免疫系统疾病　某些自身免疫的发生可能与抗 SSA/Ro 抗体和 KCNH$_2$ 的交叉作用有关。有报告抗 SSA/Ro 抗体阳性的结缔组织病患者的 QTc 延长发生率高。此外，抗 SSA/Ro 抗体与 L 型钙通道也有交叉作用。所以，免疫机制也可能是导致获得性长 QT 综合征的原因之一。

（八）潜在基因异常（遗传易感性）

人群中 10%~15% 的个体存在致长 QT 综合征基因的等位变异。这些等位基因的变异或突变，使个体对长 QT 综合征易感，长 QT 综合征患者中致病基因突变的外显率为 3%~6%。Roden 等认为有遗传易感性的长 QT 综合征患者，通常不表现出症状，而有抗心律失常药物或是同时存在其他危险因素时才会出现。已知的相关基因有 HERG、SN5A、KCNH2、KCNQ1。HERG 基因 A614V 突变携带者平时表现为正常或临界 QT 间期。如果服用了 H$_1$ 受体拮抗剂，即可引起 QT 间期延长，甚而诱发 Tdp。此称药物致长 QT 综合征的遗传易感性。也可见于对复极起重要作用的其他离子通道，如 KCNQ1 基因（编码 I$_{ks}$ 通道 α 亚基）G5809 突变、KCNE1 基因（编码 I$_{ks}$ 通道 β 亚基）D85N、T8A 突变、SCN5A 基因（编码钠离子通道 α 亚基）L1825P 突变。

HERG 基因 MiRP1 错义突变引起心肌细胞钾通道缓慢激活，快速失活，对药物的敏感性增加。Chevalier 等（2007）报道三度房室传导阻滞相关的长 QT 综合征患者中，有 17% 与 HERG 基因突变有关。SCN5A 基因 G400A 错义突变会引起钠通道功能缺陷，包括钠电流密度的下降，钠通道复活异常，从而导致动作电位升支钠电流减弱，随之细胞兴奋性降低，细胞内传导减慢，折返基质形成，因而更易发生室性心动过速或心室颤动。SCN5A 的多态性（S1102Y）和致心律失常相关，KCNH2 基因多态性和心脏梗死后 QT 延长和 Tdp 的发生有关。KCNQ1、G598D 突变和药物性 Tdp 发生有关。

表观遗传学如基因印记决定的药效动力学也参与了药物性 QT 间期延长。肝脏细胞色素 P540（CYP3A4）是多种药物的代谢酶，编码该酶的基因 DNA 甲基化使其表达降低，抑制了药物正常代谢，导致了药物蓄积也易诱发 Tdp。

（九）非生理性起搏

双心室起搏和单独左室起搏时，QT 间期较右心室心内膜起搏时延长，在长 QT 综合征和扩张性心肌病患者表现更明显。起搏时 QT 间期会被 QRS 波宽度干扰。此时，心肌透壁离散度（TDR）成为评估心律失常事件发生的重要指标。在非生理性起搏状态下，心肌的透壁离散度增加是发生恶性心律失常的基础。其可能机制：双心室起搏时，心肌除极复极顺序发生变化，心外膜最早，心内膜次之，而 M 细胞最晚，因而 Tp-e 是延长的，心肌透壁离散度增加。

心脏再同步化治疗通过减少心肌机械的不同步从而改善心力衰竭患者的症状，降低死亡率。但由于双室起搏改变了生理性室壁传导和除极的方向和时间，可诱发 QT 间期延长、TDR 增加。虽然有 QT 延长诱发 Tdp 的个案报道，但是，大规模临床试验双心室起搏并未增加反而减少心力衰竭的死亡率，其原因尚不清。

胡燕等（2012）报道一例：

女性，63 岁，因反复晕厥多次近 1 年入院。辅助检查：血生化 K^+ 3.90mmol/L，Na^+ 135.40mmol/L，Cl^- 110.04mmol/L，Ca^{2+} 2.08mmol/L，Mg^{2+} 0.68mmol/L，肌钙蛋白正常，甲状腺功能正常。心电图 1 示：交界性逸搏心律，45 次/分，三度房室传导阻滞（AVB），QT 间期 0.52s，QTc0.48s。心脏彩超：心腔大小正常，无节段性收缩异常，左室射血分数 0.63，二尖瓣轻度反流。24 小时动态心电图示：交界性逸搏心律，三度 AVB，室性期前收缩 1084 次，无短阵室性心动过速（简称室速）。遂行 VVI 起搏器植入手术。

常规消毒，局麻下从左锁骨下静脉径路将起搏电极置入靠右室心尖部，在电极植入稳定后，腔内心电图为 Rs 形，检测 R 波振幅 7.8mV，阻抗 680Ω，设定感知为 2.0mV，阈值测试以 72 次/分，起搏时触发多形性短阵室速（图 9-0-24A），提高起搏频率为 80 次/分触发尖端扭转型室速（Tdp），停止起搏，室速、Tdp 能自行终止（图 9-0-24B）。反复更换起搏部位，分别以 60，80，100 次/分均呈类似现象。仔细分析 QT 间期 662ms，比术前延长 140ms，考虑与 QT 间期延长有关。立即予以 25%硫酸镁 10ml 稀释后静脉缓慢注射，同时静脉滴注异丙肾上腺素，20min 后，QT 间期缩短为 550ms，以 80 次/分起搏（图 9-0-24C），未诱发室速。再次以 60 次/分、100 次/分起搏未再诱发室速和 Tdp，测定各项起搏参数正常，顺利植入起搏器。术后予以补钾、补镁 3 天后复查血生化 K^+ 4.80 一般在起搏电极植入右心室过程中由于电极对心内膜的局部刺激，可引起各种类型的室性心律失常，

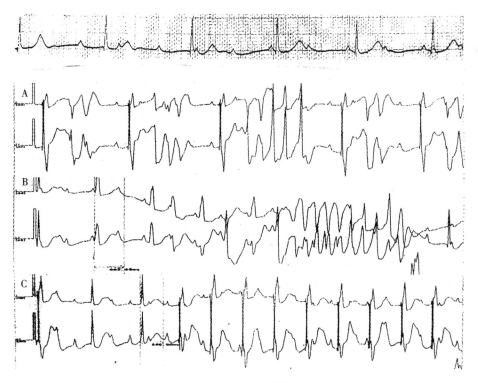

图 9-0-24　QT 间期与起搏的心电图

A：术中 QT 间期延长时 60 次/分起搏时诱发多形性短阵室性心动过速；B：术中 QT 间期延长时 80 次/分起搏时诱发 Tdp；C：术中 QT 间期缩短后 80 次/分起搏时未再发生室性心动过速（引自胡燕，等. 2012）

严重者可危及生命。当电极稳定地与心内膜接触后，这种心律失常随之而消失，在感知功能正常时起搏不会再诱发室性心律失常。本病例是在 R 波振幅正常，感知正常时在不同频率和心室不同部位起搏均诱发出多形性室速或 Tdp，可排除感知因素，术前心肌酶正常可排除心肌本身损害因素。仔细分析发现患者术前 QT 间期已有所延长，术中 QT 间期进一步延长致心肌复极离散度增加，而此时在心内膜起搏，相当于在心肌复极易损期内给予了一次期前刺激，从而触发了室速或 Tdp。予以硫酸镁和异丙肾上腺素缩短 QT 间期后，起搏不再发生室性心律失常也反证了这一点。本例为交界性逸搏心律，心率缓慢（45 次/分），其血钾、血镁偏低，可能系这两种因素共同造成了该患者的 QT 间期延长。对有 QT 间期延长患者要进行心内的导管操作时将电解质维持在正常值的较高水平会更加安全，这一点值得心脏介入医生重视。

（十）易患人群

1. 年龄　老年人的 QT 间期值相对延长。同等剂量的 I_{kr} 阻滞剂治疗时，老年人 QT 间期的延长更明显，Tdp 的发生率也增加。因为增龄引起心脏结构和功能发生退行性变的同时，心肌细胞膜的 I_{kr} 和 I_{ks} 通道的数量也发生下调。

2. 性别　药物治疗时发现，女性比男性 Tdp 的发生率高 2~3 倍。服用同等剂量的 I_{kr} 阻滞剂时，女性 QT 间期延长的程度比男性更显著。原因是女性复极储备功能降低。动物实验证明雌兔的 I_{kr} 通道比雄兔少。成年男性分泌的睾酮有抑制 L 型钙通道电流，增强钾通道电流、增加复极储备等多种作用。而女性的黄体酮与睾酮有相似作用，但这些作用被女性雌激素相反作用抵消。另外，黄体酮的体内含量能随女性月经周期有一定波动，使 Tdp 发生的敏感性也能有相应变化。临床不少女性患者晕厥的发生与月经周期有关。

获得性长 QT 综合征型 Tdp 患者的病因、危险因素很多。在许多危险因素中，尚无多变量定量预测分析，但多个危险因素并存，促发 Tdp 的概率则增加。故对具备了促发 Tdp 条件的患者，应密切监测 QT 间期和 T-U 波变化，及早作出相应的处理。

【发病机制】

1. QT 间期延长机制

（1）钾通道阻滞：I_{kr} 是人类心肌细胞的主要复极电流。药物引起的 QT 间期延长最常见的原因是通过其本身或其代谢产物阻滞 HERG 基因编码的 I_{kr} 通道，是重要的分子机制之一。如 I_{Na}、Ⅲ 类抗心律失常药物、抗生素、抗精神病药物等，亦有少部分药物（如吲哒帕胺、三氧化二砷等）可以同时或仅抑制 KCNQ1 基因编码的 I_{ks} 通道，导致外向钾电流减弱，心肌细胞复极延长，QT 间期延长。由于心肌不同层次细胞所含 I_{kr} 和 I_{ks} 通道的量不同，其心肌细胞动作电位时程延长也不一致。从而使心肌透壁离散度（TDR）增加，触发早期后除极而诱发 Tdp。

药物对 I_{kr} 钾通道蛋白亲和力高而敏感的原因在于该钾通道的结构基础：

1）该孔型通道的 α 亚单位缺少其他钾通道所具有的两种特异脯氨酸残基形成的内层结构区域，内部空间大，大分子量的药物易于进入从而发挥阻滞作用。

2）每个 α 亚单位内都有两种不保守芳香族残基，药物的芳香族基因可通过 π 堆积的作用与之结合，因而该通道易被阻滞（图 9-0-25）。

（2）L 型钙通道在引起心室复极的跨壁离散度增加和诱发早期后除极中的作用。

在动作电位平台期内向 Ica-L 电流的增强会显著延长心外膜的心肌细胞动作电位时程，增加心室复极的跨壁离散度，并触发早期后除极（EAD）。这可能是由于心外膜具有钙离子通道池足以引起再次激活，而心内膜却没有。在获得性 QT 延长情况下，心外膜由 I_{to} 介导的尖端圆形动作电位会引起 I_{ca-L} 电流增强而触发早期后除极。当然这也不排除在钙离子负荷情况下。其他离子流参与心肌细胞动作电位时程的延长及早期后除极（EAD）的发生。如钠钙交换和钙离子从肌质网释放出来。基于以

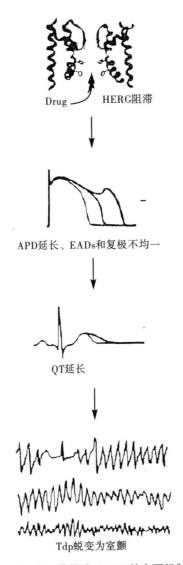

Drug　HERG阻滞

APD延长、EADs和复极不均一

QT延长

Tdp蜕变为室颤

图 9-0-25　药物致 aLQTS 的主要机制

药物与钾通道（HERG）结合，导致外向钾电流的减少，引起细胞 APD 延长、EADs 和复极不均一，心电图上表现 QT 间期延长，结果触发 Tdp 并蜕变成心室颤动（引自单其俊，等，2008）

上机制，维拉帕米作为 L 型钙通道阻滞剂，抑制早期后除极可作为长 QT 综合征治疗方法选择之一。和其他钙通道阻滞剂不同的是苄普地尔会引起 QT 延长和 Tdp，因为可以阻滞钠钙交换电流，并有 Ia 类药物。

（3）钠通道阻滞：Ⅰc 类抗心律失常药物阻滞 0 相动作电位的快钠通道，随着血清药物浓度的增加而增强，引起传导延缓。体表心电图表现为 QRS 波延长。氟卡胺有不同程度的致心律失常作用；普罗帕酮可诱发 Tdp。事实上，有许多药物会影响多个离子通道，从而使动作电位形态发生综合性改变，如奎尼丁（高于治疗剂量时）、西沙比利、苯巴比妥、胺碘酮、雷诺嗪、阿他利特等引起心肌细胞动作电位时程延长，但 TDR 却不一定增加，甚至有时候 TDR 是降低的。如苯巴比妥显著抑制 I_{kr}、I_{ks}，这种多通道阻滞作用导致心外膜和心内膜的心肌细胞动作电位时程延长超过 M 细胞，心室复极的跨壁离散度下降。麻醉科常用苯巴比妥来终止索他洛尔引起的 Tdp。

（4）药物抑制 I_{kr} 通道表达：通过干扰 HERG 蛋白转达，降低 I_{kr} 通道在细胞膜表面表达。

（5）心室复极储备降低：缓慢激活延迟整流性钾电流（I_{ks}）是人类心肌细胞重要的复极储备。静息状态下，I_{ks} 电流很小对复极几乎不起作用。当心率加快或其他复极电流（如 I_{kr}）受抑制时，I_{ks} 代偿增大，心室复极获得补偿，掩盖复极缺陷。如有 I_{ks} 基因异常或单核苷酸多态性增加药物敏感性，导致的 I_{ks} 外向电流减弱，其他钾电流（如 I_{kr}）又不能补偿，则复极储备能力降低，这是造成药物性长 QT 综合征的另一机制。

（6）内向电流增强：在慢性心力衰竭和心肌缺血中，内向的晚钠电流加大，也可引起 QT 间期延长和早期后除极。

（7）获得性长 QT 间期综合征患者的遗传学检查结果 5%～70% 为阳性，提示遗传缺陷在获得性长 QT 综合征患者中的作用十分重要。

（8）生理性退行性改变及性别差异：QTc 值可随年龄增高而加大，女性 QTc 值长于男性。

2. Tdp 触发机制

（1）早期后除极（EAD）：EAD 是 Tdp 发作的重要触发机制。早期后除极是指心肌细胞动作电位 2 相或 3 相发生的振荡性后电位。当其达到阈电位时，即产生可传播的单个或成串室性期前收缩。室性期前收缩继而可触及 Tdp 的发生。室性期前收缩后长间歇增加了复极离散度和早期后除极的幅度，因而较易使 Tdp 持续。

（2）跨室壁复极离散度：在正常时，不同心肌层存在复极差异，心外膜动作电位时程最短，心内膜居中，中层心肌细胞（M 细胞）动作电位时程最长。心电图上的 QT 间期代表了最长的 M 细胞的复极，这种生理性的跨室壁复极离散性通常不会引发 Tdp；但特定的基因突变或药物选择性作用引起某些心肌层（通常是 M 细胞）动作电位时程延长，就可增加复极离散度，容易形成折返激动，出现 Tdp。

药物引起 Tdp 大多属于 QT 间期延长，并有复极的不同步所致。但并非所有延长 QT 间期的药物都增加复极不同步。如果延长 QT 间期，但复极离散度增加不明显，则 Tdp 随后的发生率并不高。因此，不是所有的 QT 间期延长都预示相同程度的致心律失常危险性。

3. 旋转波的分裂导致 Tdp 的形成　Dessertenne 等（1966）提出 Tdp 的形成是患者心室内同时存在两个节律点发放快速的心室激动而形成这种特殊形态的 Tdp。动物实验在离体猪心同时行右心室起搏和左心室起搏。右心室以固定频率起搏，左心室起搏频率有一周期性轻度变化，当左心室起搏频率由快轻度变慢时，可引起典型实验性尖端扭转性室性心动过速（图 9-0-26）。

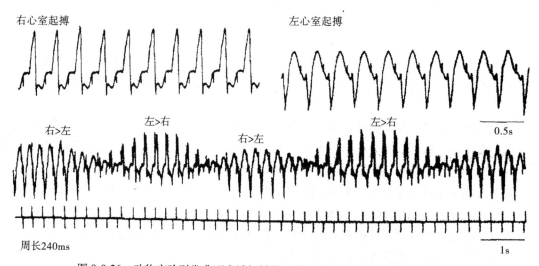

图 9-0-26　动物实验引发典型尖端扭转性室性心动过速（引自郭继鸿，2011）

El-sherif 等（1997）认为 Tdp 最初的激动起源于心内膜的触发灶，随后激动形成折返的旋转波，旋转波的波峰在心室内扩布时，在室间隔邻近部位因遇功能性阻滞性而发生分裂。分裂后的两个同步旋转波分别激动左心室和右心室，引起 QRS 波的电轴发生周期性反转。折返的终止也与功能性阻滞有关，折返终止的同时，Tdp 也即停止（图 9-0-27）。

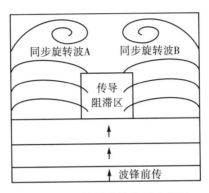

图 9-0-27　旋转波的分裂示意图

旋转波在室内传导时，其波峰在传导阻滞区分裂成 2 个同步的旋转波 A 和 B，分别
激动左、右心室，两者频率略有不同而形成尖端扭转型室性心动过速（引自郭继鸿，
2011）

【临床表现】

杭州市第一医院 1970~1978 年统计了 26 338 份心电图，发现有 12 例 Tdp，占 0.4‰。南京市第一医院和杭州市第一医院分析 98 例室性心动过速中发现有 24 例，占 24.5%。Tdp 占多形性室性心动过速中的 80%。男女均可发生，上述两家医院的 39 例中女性 34 例，男性 5 例，男女比例为 1∶6.8。发病年龄在 10~84 岁。

宋雷等（2011）报道北京阜外医院急救抢救中心于 1990~2010 年收治的 52 例获得性 QT 间期延长伴 Tdp 的患者中，男性 11 例（21.2%），女性 41 例（78.8%），男女比例为 1∶3.72。女性发病率明显高于男性。平均年龄（49.3±15.3）岁［男性（48±16）岁；女性（50±15）岁］，>60 岁 13 例（25.0%）。

室性心动过速发作期可有心悸、胸闷、头昏，发作持续时间较长者，可引起短时晕厥和抽搐，发作虽可自行中止，但极容易反复发作，并有演变为心室扑动、心室颤动的可能，故必须积极治疗，完全控制发作。发作间歇期可有室性期前收缩、心动过缓等。有原发病的症状。

宋雷报道的 52 例在发病时均有黑蒙或晕厥症状，平均发作（3.1±4.3%）次/天，最多 30 次/天，发作前后平均心率分别为（59.8±14.8）次/分与（67.8±10.5）次/分。其中 61.51% 的患者有自限性，59.6% 的患者在病程中经历过电转复，28.5% 的患者 Tdp 发作蜕变为心室颤动。约 84.6% 的患者有基础疾病。

患者常有发作诱因，如服抗心律失常药物史、低钾血症、低血镁症、心动过缓史、心电图有 Q-T 间期延长史等。有些患者尚有惊吓或情绪激动诱发史等。

本型室性心动过速所引起的血流动力学改变、介于病理性阵发性室性心动过速与心室颤动之间，心排血量降低程度较病理性阵发性室性心动过速更明显。因此，容易发生反复晕厥、阿-斯综合征。短阵发作者血流动力学的影响较轻。<4s 的短暂的室性心动过速一般仅有心悸、头晕；若持续 5~15s 以上极易发生昏厥和抽搐。

杭州市第一医院和南京市第一医院共报道 39 例尖端扭转型室性心动过速，其病因的组成为：低血钾 14 例（35.9%）、冠心病并发房室传导阻滞 5 例（12.8%）、甲状腺功能亢进性心脏病 1 例（2.5%）、红斑狼疮伴完全性房室传导阻滞 1 例（2.5%）、病毒性心肌炎 1 例（2.5%）、风湿性心肌炎 1 例（2.5%）、冠心病致心肌缺血 2 例（5.1%）、冠心病伴心动过缓 2 例（5.1%）、氯化喹啉 1 例（2.5%）、灭虫宁 1 例（2.5%）、博落回中毒及夹竹桃中毒各 1 例，奎尼丁反应 2 例（5.1%）、双异丙吡胺反应 1 例，其他不明病因 5 例。

宋雷等（2011）报道的 52 例患者中基础疾病及获得性因素：有基础疾病者 44 例（84.6%），其中 67.3% 为心血管疾病，包括心肌病（21.2%）、心肌炎（5.8%）、肺动脉栓塞（1.9%）、先天性心脏病（1.9%），其中 44.2% 有心力衰竭症状。其他系统疾病包括慢性腹泻或活动性消化道溃疡、甲状腺功能亢进或减低症、肝或肾功能异常等。其中肝功能异常者占 36.5%。获得性因素中，电解质紊乱（低钾血症及低镁血症）居首位占 59.0%。25 例（48.1%）患者发作前曾使用可延长 QT 间期的药物，利尿剂占 36.5%，抗心律失常药占 28.8%（包括胺碘酮、美西律及依布利特）。其他影响 QT 间期的药物如卡马西平、大环内酯类抗生素莫西沙星、克林霉素、中药或减肥药等。感染、大量饮酒、厌食及节食等也属于常见获得性因素。合并 2 项获得性因素者占 28.8%，合并 3 项者占 23.5%，4 项及 4 项以上者占 5.8%。

【心电图特点】

（一）QT 间期延长

1. 基础心律多为缓慢性心律失常　例如窦性心动过缓、房室交接区心律、高度或完全性房室传导阻滞、期前收缩后代偿期。有时可为心房颤动或其他异位心律，也可为正常窦性心律。

2. 基础心律的 QT 或 QTc 间期显著延长　美国心脏协会/美国心脏病学学会，2010 年发表的院内获得性长 QT 综合征防治建议中，推荐 QTc 正常值男性为 410ms，女性为 480ms。无论女性或男性，QTc>500ms，都属于明显的异常。而传统的观点和现用标准 12 导联心电图分析程序却将 QTc>440ms 作为 QT 间期延长的界值。但实际上有 10%~20% 的正常人超出这个范围。我国尚无统一的标准，故我国（2012）指南推荐暂用美国制定的标准（图 9-0-28）。

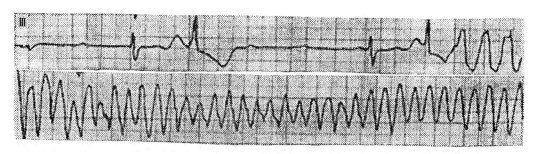

图 9-0-28　体表肢导联心电图显示继发于三度房室传导阻滞的尖端扭转性室性心动过速

3. QT/QTc 间期的监测方法

（1）QTc 的计算方法：通常用 Bazett's 公式（$QTc = QT\sqrt{RR}$）计算校正的 QT 间期（s）。当心率较快尤其是在 85 次/分以上时，上述方法会得出过长的 QTc 值，这在住院患者中很常见。现已有克服这种缺点的公式如 Fridericia 公式（将测得的 QT 间期除以 RR 长度的立方根）。

（2）如遇见束支传导阻滞时，可用减去阻滞前后的 QRS 宽度差的方法来测 QT 间期进行调整。还可以改为测量 JT 间期，即从 QRS 波的末端到 T 波的末端，从而去除了 QTS 变化的因素。但对同一例患者监测始终应使用相同的方法。

（3）通常 QRS 波的起始点很明显，但 T 波的末端却不容易辨认，尤其在 T 波的幅度较低，或存在药物诱导的 T-U 波变形等时，应选择在 12 导联图中选 T 波波幅至少 2mm，并且 T 波末端较清楚的导联。有时 T 波的末端较难辨认，例如双相 T 波或 T 波切迹、T-U 波融合等，可以 T 波下降支最陡峭处画一条切线，切线与基线的相交点可认为是 T 波末端。

对心房颤动患者是在不规则的心律中找出最短和最长的 RR₁ 间期，分别计算 QTc，再取两个值的平均值。此外，还可从 R 波到 T 波峰（或波谷）的平均间隔是否超过 RR 间期的 50%，它可估计测得的 QTc 是否超过 500ms 的上限值。

（二）Tdp 的心电图特点

1. QRS 波群　Tdp 的典型特征是呈一系列连续宽大畸形的 QRS 波群，其形态及极向，QRS 波顶峰或尖端围绕一假想基线或等电位线呈周期性变化，QRS 波的主波可以从正向波为主逐渐变为以负向波为主。在典型者，其振幅可类似正弦曲线上下扭转类似纺锤形。这种周期性变化常发生在 5~20 个心动周期中，故称尖端扭转性室性心动过速。这种特征性图形并不是在所有导联中均可见到（图 9-0-29）。

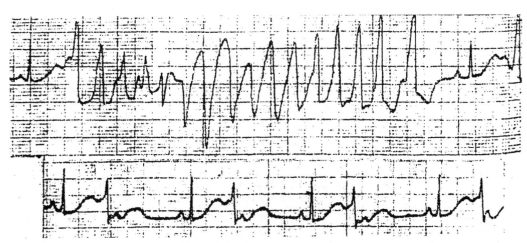

图 9-0-29　尖端扭转性室性心动过速、Q-T 间期延长、R on T 型室性期前收缩

图中上行为短阵非持续性尖端扭转型室性心动过速发作，由室性期前收缩发生于前 1 心搏之 U 波上而起始，
历时 5s；下行为在扭转型室性心动过速发作间歇的心电图，示频发室性期前收缩二联律（引自段宝祥，1980）。

Tdp 的心率一般为 160~240 次/分，平均 220 次/分，宋雷报道心率平均为 241.9±340 次/分。节律不规则。个别心率可达 310 次/分。Tdp 发作心室率的上限与心室扑动或心室颤动相重叠，下限与阵发性室性心动过速相重叠。QRS 波的快相与慢相可以分清，而心室颤动时则不能分清。绝大多数 Tdp 频率快、且有周期性发作倾向，一旦发作一阵，通常其后则会反复发作，并渐趋向持续性阵发性发作，甚至发展为心室颤动而致死。

Tdp 发作时 QRS 形态呈多形性，极少数也可转变为单形性室性心动过速，短阵发作，频率相对慢，形态单一，只有在多导联和长时记录时才能发现。宋雷报道的 52 例中有 3 例合并单形性室性心动过速（其中 2 例为单形性室性心动过速与扭转性室性心动过速并存。1 例为 Tdp 诱发单形性室性心动过速）。

Tdp 发作持续时间与间歇时间：发作持续时间较短，一般为数秒至数十秒。国内一组报告，持续时间为 1~120s，平均 9.21s。彭若宁等（1990）报道大多持续 3~5s，最长为 22s。发作间歇期时间不定，有长有短。短间歇期仅 1~2s。反复发作者间歇期持续时间通常短暂。

2. 短—长—短周期　药物诱发的 Tdp，通常先出现短—长—短 RR 间期变化，即在前述的间歇依赖现象的基础上，反复出现室性期前收缩和新的间歇，最终诱发 Tdp。造成间歇的室性期前收缩一般落在前一个窦性心搏的 T 波顶峰附近，其联律间期并不很短，但是由于存在基础 QT 间期显著延长，使得触发 Tdp 的室性期前收缩。事实上表现为 R on T。

知—长—短周期现象：是 1983 年 Kay 首先描述的获得性长 QT 综合征伴 Tdp 发作的特征性发生顺序。顺序的第一个心室搏动是一个室性期前收缩，其联律间期是短的，在其后是一段较长的代偿间歇（长周长）及一个室上性（窦性）搏动，然后又发生了一个室性期前收缩，联律间期较短（短周长）。它以短—长—短周期诱发了 Tdp。也有报道短—长—短间期是二度窦房阻滞所致。Kay 报告了 32 例患者 44 次 Tdp 发作中，41 次（93.2%）是由短—长—短特殊周长顺序开始的。但有一些报道认为这短—长—短周期顺序并非只见于 Tdp，有约 44% 的持续性单形性室速发生前即刻也呈现这种周期现象，并以短—长—短心室周期顺序作程序刺激，常能诱发出持续性单形性室性心动过速。但不同的是它们没有 QT 间期延长。没有 U 波存在，而先天性长 QT 综合征及 QT 间期正常的多形性室性心动过速是没有这种顺序。所以短—长—短周期及 QT 延长、U 波存在的组合是 Tdp 典型的发生方式（图 9-0-30）。

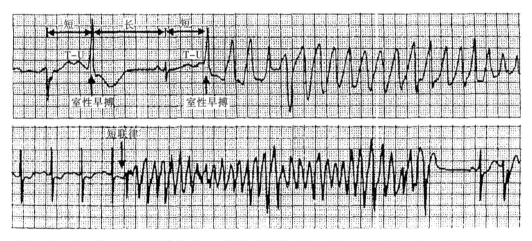

图 9-0-30　短—长—短周期顺序的 Tdp。下图为多形性室性心动过速无此顺序（引自郭继鸿，2011）

3. 室性期前收缩的联律间期　引发 Tdp 的室性期前收缩的联律间期多数>500ms（500~700ms，有时可达 800ms，但有时也可短些），可视为长联律间期的室性期前收缩。但因基础心电图已存在 QT 间期的明显延长，使引发 Tdp 的长联律间期室性期前收缩，仍属于 R on T 型室性期前收缩，而引发一般的多形性室性心动过速的室性期前收缩多数为短联律间期常在 220~280ms，一般不超过 300ms，也不伴 QT 间期延长。Coumel 等报告的 25 例中其联律间期为（245±28）ms。Tdp 的这种联律间期在同一患者常是固定不变的，但是，有时室性期前收缩是两种或多种形态时，联律间期是可以改变的。但是，患者常见先有数次室性期前收缩呈二联律（即 Dessertence 所谓的特殊二联律）然后才发作 Tdp。

引发 Tdp 室性期前收缩的代偿间期一般较长，其有多种心脏电生理不良作用，如下述：

（1）使延长的 QT 间期更为延长，因患者已有 QT 间期先天性或获得性延长和不应期存在一定程度的离散，而较长的前周期进一步增加 QT 间期及离散度，较长的前心动周期起到一个缓慢心律的作用。

（2）增加其后的早后极除极的幅度，使其更容易达到除极的阈值而引起激动，形成单个或成串室性期前收缩。

（3）增加复极离散度，使其后的 T-U 波变形，T_{p-e} 间期延长。

上述三重不良作用使长周期这一因素在引发 Tdp 的作用十分显要。除此，长周期后的室性期前收缩在室内扩布时，如果落入前次心肌除极后的复散区，则将发生折返。所以 Tdp 是一个慢频率依赖的典型的 0 相折返，这也是超速起搏或提高心率的异丙肾上腺素治疗有效的原因。而短联律间期的室性期前收缩诱发多形性室性心动过速时，室性期前收缩的前心动周期较短，提示发作与交感神经兴奋性增加相关。

4. 温醒现象　Tdp 发作时会表现出一种温醒现象即发作初始的几个心搏频率较其后的心搏稍慢。

5. 冷却现象　与心室颤动不同，Tdp 的发作，即使不进行除颤，通常也会自行终止，具有自限性。室性心动过速终止前的 2~3 个心动周期的室性心动过速，频率常有先减慢后终止的规律，呈现冷却现象。但有时 Tdp 也会进展为心室颤动，导致猝死，也有诱发持续性单形性室性心动过速的病例报道（图 9-0-31）。

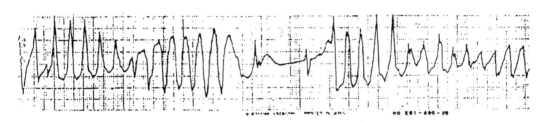

图 9-0-31　尖端扭转性室性心动过速、R on TU 型室性期前收缩，三度房室传导阻滞（引自孙秀斌等，1996）

（三）T-U 波畸形和间歇依赖现象及 T 波电交替

T-U 波形态异常，通常包括 T 波低平、双向、U 波加大并与 T 波融合，T 波降支逐渐下降并时限延长，使 T 波的末端难以辨认。T 波波峰至 T 波终末（T_p-T_e 时程代表整个心脏最早和最迟复极完毕的时间）间期。T_p-T_e 延长是心肌复极离散度增加的表现，容易发生尖端扭转性室性心动过速。

在 Tdp 中，T 波的形状和振幅的交替，和/或 T 波变形是常见的。常可见到不同于正常的 T 波和 U 波。测定 Q-T 间期时不应把 U 波包括在内，因可导致对 Q-T 间期和 Q-Tc 过长的评定。间歇引起的复极异常，表现巨大 U 波，间歇越长，U 波越明显。U 波形态振幅在间歇后可呈周期性波动，即从大到小，从小到大，间歇前心室率越快、间歇时间越长、U 波越明显，室性心动过速频率越快、持续时间越长、发作时间较长，形态可呈多形性。持续发作中 QRS 又可以从多形变为单形。室性心动过速与 U 波相关，典型者可见 U 波振幅逐搏增大，达某一高度（阈值）即触发 Tdp 发生，有人称此 U 波为慢波（slow ware）或舒张期波 Dows。有人称此为致心律失常 U 波，是 Tdp 发作的始动因素，它常在 U 波的顶峰或下降支处开始。U 波常在左侧胸前导联明显。国内一组报道 39 例本型室性心动过速，T 波：Ⅱ、V_5 导联直立、宽大或双峰 17 例（43.6%），T 波倒置 9 例（23.1%），低平 8 例（20.5%），双向 5 例（12.8%），U 波显著者 24 例（61.5%），其中 U>T 波 16 例，TU 融合 11 例（28.2%），4 例（10.3%）未发现 U 波（图 9-0-32）。

药物诱发的长 QT 综合征患者在正常窦性心律时可能没有不良效应。但在 Tdp 开始前可出现典型的短—长—短 RR 间期（间歇依赖现象）即长间歇后心搏的 QT 间期明显延长，T-U 波形也明显异常。电生理研究表明：间歇后心搏的异常、T-U 波的振幅与间歇的长度和间歇前的心率有关。出现

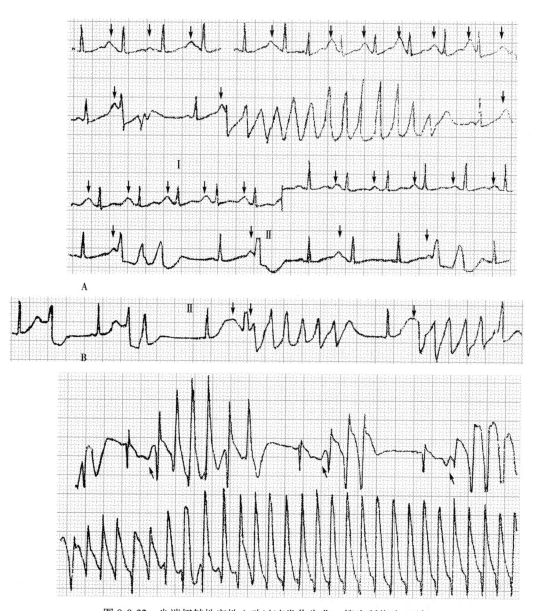

图 9-0-32 尖端扭转性室性心动过速发作先兆，箭头所指为 U 波

A 图示：各行依次为发作前，发作间歇及再次发作前；B 图示室性期前收缩前正常 QRS 波后无 U 波，室性
期前收缩长间期后正常的 QRS 波后出现 U 波（箭头所指），Tdp 始于 U 波降支（引自彭若宁等，1990）。

长间歇的原因最可能是期前收缩的代偿间歇、暂时性的窦性停搏或房室传导阻滞，但也可能是变化十分微小的窦性心律不齐。这种不同心搏之间的 QT 间期不稳定性与心律失常发生的机制有关。因此而产生的显著 QT 间期延长和 T-U 波形态异常可以触发室性期前收缩，从而再次产生长间歇，直至 Tdp 的发生。因此，心脏间歇后出现显著的 QT 间期延长和 T-U 波形异常，当认为是发生 Tdp 的强预警信号。这种间歇依赖现象虽可在 12 导联心电图记录到，但更常见于监测心电图。应注意在监测心电图中寻找这种现象，特别要注意寻找期前收缩前是否有异常的 T-U 波，往往很有帮助。

T 波电交替（毫伏级）：T 波电交替与 QT 间期延长、心肌细胞复极延迟有关，心肌细胞动作电位时程延迟，心肌细胞复极不一致的增加，以及由此引起的不应期的离散，导致单向阻滞和折返是产生 T 波电交替的电生理基础。钙离子水平的逆搏变化，调节着心脏的复极化电流产生 T 波电交替。缺血、低血钙、低血钾、低血镁等时可引起 T 波电交替。药物等引起的 QT 间期延长往往会出现 T 波电交替。它是预测心脏性猝死的重要指标之一（图 9-0-33）。

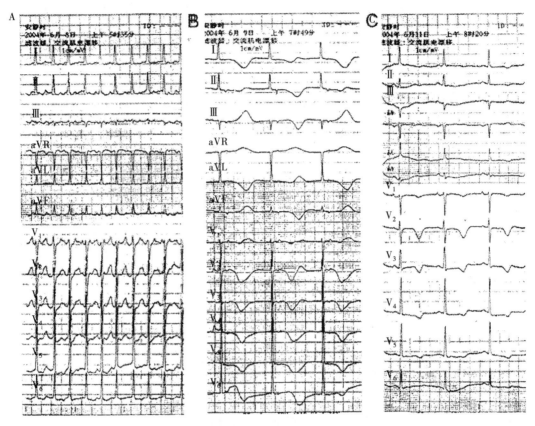

图 9-0-33　患者应用胺碘酮前后的心电图表现

A：突发昏迷时心电图为心房颤动快速心室率 180 次/分。

B：静脉注射胺碘酮 12 小时后 QT 间期延长伴 T 波电交替。

C：停用胺碘酮 48 小时后 QT 间期 560ms。

（四）Tdp 与多形性室性心动过速的鉴别

不伴有 QT 间期延长的多形性室性心动过速与 Tdp 的鉴别十分重要。二者的发生机制、临床表现和处理完全不同。如果误诊，患者无法得到正确的治疗，将造成严重的后果。二者的鉴别如下：

（1）从室性心动过速发作时的图形特点鉴别：通常多形性室性心动过速在心电图上表现为 QRS 波形态不断变化、节律不规则，频率在 100~250 次/分之间，在发作中也偶可出现类似"出现扭转型室性心动过速"图形，但很少出现典型 Tdp 的"纺锤形"图形，也很少反复出现，而尖端扭转型室性心动过速可反复出现尖端扭转的特点，持续时间也短。

（2）多形性室性心动过速在心电图中没有 QT 间期延长，发作一般不具备有短—长—短的间歇依赖现象。常常是一个期前收缩直接诱发室性心动过速（图 9-0-34）。

（3）多形性室性心动过速大多有疾病诱因，如急性心肌缺血、心力衰竭、缺氧等以及遗传性疾病等。

4. 多形性室性心动过速患者有交感神经兴奋的征象如窦性心动过速。在纠正病因并适当给予抗心律失常药物后，这种室性心动过速可以消失。

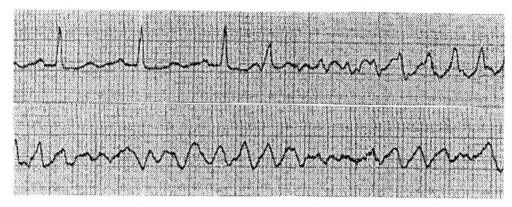

图 9-0-34　QT 间期正常型多形性室性心动过速

在室性心动过速发作中有一段类似 TdP。但其前后则不呈 TdP 图形。并持续存在一个室性期前收缩诱
发出室性心动过速［其联律间期较短（<300ms）］。也无短-长-短间歇依赖现象（上下二条为连续描记）

　　在二者的鉴别中要重视 QT 间期延长的特殊性，要重视间歇依赖现象的识别，要注意到 QT 间期
延长的相关因素。

　　沈雷等（2011）报道的 52 例获得性 QT 间期延长综合征型尖端扭转性室性心动过速的心电图特
点。（如表 9-0-5）

表 9-0-5　52 例患者的心电图表现

心电图表现	例数	百分数（%）	心电图表现	例数	百分数（%）
自限性	32	61.5	T 波		
温醒现象	36	69.5	增宽	52	100
蜕变为心室颤动	20	38.5	倒置	38	73.1
合并单形性室性心动过速	3	5.8	双峰或切迹	6	11.5
间歇依赖	38	73.1	低平	5	9.6
室性期前收缩代偿间歇	17	32.7	高尖	3	5.8
高度房室阻滞	9	17.3	尼亚加拉样 T 波	5	9.6
窦性心动过缓或窦性停搏	8	15.4	形态多变性	39	75.0
心房颤动长间歇	4	7.7	毫伏级 T 波电交替	14	26.9
R on T 或 R on U	38	73.1	U 波	36	69.2
短-长-短现象	38	73.1	QTc>500ms	40	76.9

（引自沈雷，等. 2011）

【心电图特殊类型】

（一）尖端扭转性室性心动过速引起电张力调整性 T 波

　　陈玉林、刘民杰、袁文照（1996）报道一例：女，50 岁。入院前 3 天因"感冒"出现食欲不
振。入院当天发生 4 次晕厥，伴抽搐，无尿便失禁，无胸痛及气短。门诊心电图（图 9-0-35）示 Q-T
间期延长（0.60s），T 波除 aVR 导联倒置外均直立（图 9-0-35A）。血钾 3.0mmol/L。无高血压病、

糖尿病等病史。家族成员中无耳聋或猝死者。体检血压 100/57mmHg。无发绀和水肿，肺部无啰音。心界不大，无心脏杂音。刚入院时患者就出现了晕厥，心电图示尖端扭转性室性心动过速（图 9-0-35B、C）。立即静脉推注 25% 硫酸镁，注入 5ml 时 TdP 停止恢复窦性心律。TdP 持续 19s。特殊的是本例 TdP 终止后出现了 T 波倒置，图 9-0-35D、E、F、G 和 H 分别是 TdP 发作后第 2、7、10、50、和 61 天的心电图，T 波呈由浅至深再到浅的演变过程，期间除补钾外未做其他治疗。经 X 线心脏片、超声心动图等检查心脏未见器质性病变。T 波正常后再做心电图运动试验呈阴性，反复查心肌酶均正常。仅用氯化钾治疗，随访 1 年多，患者无晕厥，T 波再未倒置。

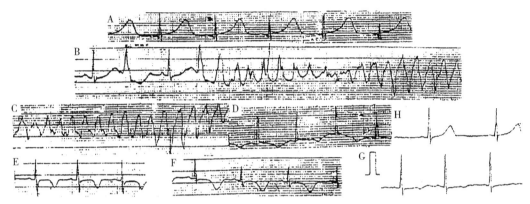

图 9-0-35　尖端扭转型室性心动过速引起电张力调整性 T 波改变（引自陈玉林，等. 1996）

　　TdP 终止后的 T 波改变非原发性或继发性的 T 波改变，亦非心肌缺血所致，考虑是电张力调整性 T 波改变。这种 T 波改变可持续数天数周，T 波的方向与室性心动过速时 QRS 主波的方向相同。本例是 TdP，其 QRS 主波方向上下扭转，但在 TdP 终止前 QRS 主波方向是向下的，虽然持续时间短，但因其频率快，可能造成一定的"积累"和"记忆"，决定了 T 波的方向。

（二）尖端扭转性室性心动过速复律后呈文氏型不完全性房内阻滞及激动异常

　　董炳强、周景芳、吴祥（1994）报道一例：患者女性，50 岁。因反复心悸、胸闷 10 余年发作昏厥 2 小时入院。体检：血压 130/70mmHg。神志清，心界向双侧扩大，心率 60 次/分，律不齐，心尖区可闻及 III/VI 级收缩期杂音和轻度舒张期杂音。血清电解质、血沉及心肌酶学正常。X 线胸片示左房左室增大、超声心动图呈现左房左室增大，二尖瓣明显增厚，活动障碍。临床诊断：风湿性心瓣膜病，二尖瓣狭窄伴关闭不全。入院后反复发作扭转性室性心动过速，给予异丙肾上腺素、硫酸镁治疗，先后共 14 次电击复律最后转复为固定窦性心律，住院 2 个月病情好转出院。患者发作间歇常规心电图（9-0-36A），示窦性心律，心率 57 次/分，$P_{II、III、aVF、V_5}$ 呈二尖瓣型，时限 0.14s，P_{V_1} 呈正负双向，$PTFV_1 < -0.06mm \cdot s$，V_1QRS 波呈 Qr 型，各导联 T 波明显增宽、圆钝，U 波明显，Q-Tu 间期明显延长（0.64s），$ST_{II、III、aVF、V_5}$ 水平压低 0.1~0.15mV。心电图诊断：窦性心动过缓，左房、右室肥厚，严重复极异常。有时心电图尚见频发室性期前收缩。第 13 次电击复律以 160J 电击时描记的 V_1 导联连续记录（图 9-0-36B）见电击后 2s 恢复为窦性心律，节律基本规则，但频率略渐增快。P 波形态变化很大，从深倒置逐渐变浅→负正双向→双峰→正负双向→倒置逐渐加深。然后周而复始。P 波时限及振幅亦呈规律变化。P 波改变同时伴有 P-R 间期的显著变化，P-R 间期为 0.12~0.15s。QRS 均呈 rS 型。

　　本例电击复律后瞬间 P 波形态发生如此明显变化，显然不能用风湿性心房肥大和/或负荷加重解释。首先需考虑游走节律或 2 个节律点之间的竞争造成的房性融合波，另外随 P 波形态改变的同时

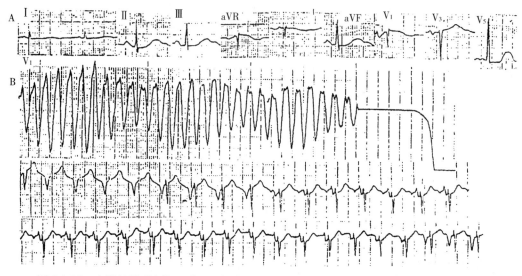

图 9-0-36　尖端扭转型室性心动过速复律后呈文氏型不全性房内阻滞及激动异常（引自董炳强，等. 1994）

伴有 P-R 间期的显著变化也支持节奏点的变化。

图 9-0-36B 前、后两部分的 P 波逐渐变化，可考虑为间歇性不全性房内阻滞。通常认为房间束（Bachmann 束）阻滞 P 波增宽切迹，酷似二尖瓣型 P 波，而结间束阻滞 P 波高尖，酷似肺性 P 波。本例 P 波振幅及时限均有明显变化，可能是结间束与房间束同时存在不同程序阻滞之故。本例 P 波除有规律的周期性变化外，P 波深倒置逐渐变浅，并过渡到 P 波直立逐渐变高，即由房间束逐渐变为结间束阻滞时，可能存在文氏传导之故；同理最后部分 P 波变化，即由结间束逐渐变为房间束阻滞时，也存在文氏传导之故，故提示房内传导束文氏型传导阻滞。

【电生理检查】

正常心肌细胞的动作电位复极时程和形态受外向电流和内向电流的影响。外向电流主要是缓慢整流性外向钾电流（I_{ks}），快速整流性外向钾电流（I_{kr}）；内向电流主要是延迟钠电流（I_{Na}），L 型钙通道电流（I_{Ca-L}）。若外来因素造成心肌细胞内外向电流失衡，外向钾电流减弱和/或内向钠电流及钙电流增强，导致净复极电流减弱。而心肌细胞动作电位时程延长，QT 间期延长，可伴有 T 波改变。

心内膜细胞、心外膜细胞和位于心外膜下深层的 M 细胞，这三者在电生理和药理学上有差别。M 细胞的 I_{kr}、I_{ks} 和钠钙交换电流的通道含量较多，I_{ks} 通道含量少，具有独特而显著的慢频率依赖性，并且瞬时外向钾电流（I_{to}）大于心内膜，类似心外膜动作电位 1 相具有特殊切迹，与心内膜相比，M 细胞复极时间最长。其异常延长可以促发早期后除极。相比而言，心外膜与心内膜细胞的 I_{ks} 通道含量较多，因此，可见心肌内本身存在不均一性。在外来因素引起 I_{kr} 和 I_{ks} 电流减弱或 I_{Ca-L} 和延迟 I_{Na} 电流增强时，不同层次的心肌细胞动作电位时程延长程度不一样，QT 延长时的同时心室复极的跨壁离散度（TDR）亦增加。心外膜 APD 和 T 波波峰（Tp）一致；M 细胞 APD 和 T 波终点（Te）相一致，TDR 可以用 T_{p-e}，即 T 波顶峰到 T 波终点的时程来评估，对于长 QT 综合征患者 T_{p-e} 能有效地预测 Tdp 的发生。

1996 Roden 等提出"心脏复极储备下降"可能是长 QT 综合征的机制之一。他认为在正常情况下，由于某些因素或先天性遗传缺陷引起 I_{ks} 功能异常导致的外向电流减弱可被其钾离子流（I_{kr}）所代偿，此时，复极缺陷不明显，若同时存在 I_{kr} 通道阻滞的因素如药物、双重作用使心肌复极时间明显延长，则有可能发生 Tdp。复极储备下降的原因，可能是 I_{ks} 功能减退（类似 KCNQ1 基因缺陷），I_{ks} 电流通道表达下调如心力衰竭。

长 QT 综合征致心律失常的本质被认为是 TDR 的增加，需要注意的并不是 QT 延长都会发生 Tdp。若心肌细胞 APD 均一性延长，心肌复极 TDR 不增加，一般不引起 Tdp。若 APD 不均一性延长时，心肌复极 TDR 增加，两处或多处心肌复极离散，冲动经复极时间不同的区域传导，从 APD 较短的一侧传向 APD 较长的一侧时，冲动受阻使传导缓慢，易形成折返。当 TDR 超过 90ms 时会诱发早期后除极。早期后除极为心肌 2 相和 3 相动作电位膜电压的除极振荡，易在浦肯野纤维和 M 细胞中发生，当其达到阈电位后，可产生触发活动，这可能和 L 型钙通道的再激活和/或钠钙交换增加有关。由早期后除极触发的期前收缩落在易损窗内就会引起 Tdp，折返为 Tdp 的维持提供基质，这一观点被大多数学者认可。另外，早期后除极为温度敏感性。当心肌局部温度下降时心室肌局部期前收缩会被抑制，Tdp 也随之消失。

【诊断】

1. 获得性长 QT 综合征型尖端扭转性室性心动过速的诊断条件如下：

（1）有明显导致 QT 间期延长的病因诱因（危险因素）如各种抗心律失常药物、非抗心律失常药物、电解质紊乱，缓慢性心律失常，以及某些疾病。病因多而杂，应仔细询问和检查。

（2）QTc>500ms，不论男女都属于明显的异常。T 波宽大、U 波明显，常有 TU 融合（TU 波畸形）。

（3）伴有尖端扭转性室性心动过速。Tdp 常发生在心电图长间歇后，呈长间歇依赖型，多为 R on T 室性期前收缩（其联律间期较长）所诱发（即短—长—短周长现象）。

（4）可出现晕厥、阿斯综合征、猝死。

2. Tdp 发作时的心电图预警"三 T"诊断　某些心电图改变可作为预警信号提示 Tdp 的发生。应注意这些心电图上的预警表现往往虽动态变化。同一患者不同时间的心电图变化不同，尤其是 TU 波的畸形，常随心动周期的变化而变化，需要动态监测才能发现。

（1）QTc 间期延长：药物诱发 QTc>500ms 时，Tdp 的发生危险也增加。但 QTc 间期值增长到多少就一定会引起 Tdp，目前尚无明确的阈值标准。此外，虽然发生晕厥和猝死的危险与 QT 间期长短有直接关系，但只靠监测 QTc 间期来预测 Tdp 是不够的，还应注意心电图的其他改变。

（2）T-U 波畸形和间歇依赖现象：TU 波畸形包括 T 波低平或双向、U 波增大、TU 融合等。T 波形态的改变和高大 U 波的出现是重要 Tdp 预警心电图表现。

此外，在 Tdp 开始前可出现典型的短—长—短 RR 间期（间歇依赖现象）即长间歇后心搏的 QT 间期明显延长，T-U 形态也明显异常。

（3）毫伏极 T 波电交替：是一个少见但不良的前兆心电图表现。

专家共识提出：当 QTc>500ms 或用药后 QTc 增加值>60ms，并有预警性心电图出现时，应考虑停用抗心律失常药物。

【鉴别诊断】

尖端扭转性室性心动过速需与其他多形性室性心动过速及心室颤动相鉴别：下列两点有助于鉴别诊断：①室性心动过速发作之前或刚终止之后的心电图中，如有 Q-T 间期延长和 U 波的存在，相对长的联律间期，或典型的诱发顺序（长-短周长）等，则支持 Tdp；②室性心动过速发生时的临床情况，对鉴别诊断有助。

心室颤动的鉴别：心室颤动在心电图上无法辨认 QRS 波与 ST-T；心室率大于 300 次/分，极不规则，一般不会自行终止，电击复律有效。而 Tdp 的 QRS 波与 ST-T 可辨认，心室率多在 200 次/分上下，发作持续时间短，会自行终止但可反复发作，电击复律效较差。

【治疗】

获得性长 QT 综合征导致 Tdp 可发生在医院的任何科室，也可发生在基层医疗单位。一旦出现，除正确识别并积极抢救治疗外，需要立即请心脏科医生会诊，并在保证安全的前提下将患者转送到具有加强监护条件下的病房。沈雷报道有 1/3 患者在首次发作时误诊，甚至造成误治。具体治疗措施如下：

1. 立即停药　药物引起 QT 间期延长和 Tdp 的患者，首要措施是立即停止明确或可能诱发 Tdp 类药物（Ⅰ类证据，级别 A 级），并进行连续的 QT 间期监测。要详细询问用药物使用史；审视目前医嘱中所有使用的药物；应根据药品说明书及文献资料判断可能造成 QT 延长的药物，立即停止使用导致 QT 间期延长的药物，选择替代药物治疗，在无法判断的情况下，尽量停用暂时并不十分必须的药物。

在使用某种导致 QT 间期延长的药物后出现预警性心电图时，除按前述的要求停药外，还应立即给予如下处理：评估是否存在促发 Tdp 的其他因素，包括药物相互作用、代谢异常、有无心动过缓或电解质异常；准备好除颤器；患者需在病房接受密切心电监护，不要因任何诊断检查和治疗而离开病房。

2. 电复律　患者的 Tdp 不能自行终止时或蜕化成为心室扑动、心室颤动时，应立即实施直流电复律。对于 Tdp 特别是频率较快、QRS 形态严重畸形者，同步电复律难以奏效。可采用心室颤动的电复律方法，使用非同步最大电量（单相波 360J，双相波 200J）复律。电复律对终止 Tdp 大多是有效的，至少可暂时终止 Tdp 发作。有些患者是继发于大剂量Ⅰa 类药物所致的 Tdp，可能由于除颤的阈值增高，需反复电转复才能恢复窦性心律。电转复的成功率在 65% 左右。有报道反复发作 15 次，均经电复律终止。也有报道 17 次电复律 8 次成功等。沈雷报道的 52 例患者中有 31 例（59.6%）需要行电复律，尤其是伴有血流动力学异常者更应积极应用电复律治疗。

3. 植入 ICD　对于不能明确 Tdp 的原因，而且日后有心脏猝死危险的患者，应考虑置入 ICD 预防心脏性猝死。

4. 补镁　对于药物引起的 QT 间期延长及 Tdp 发作的患者，应静脉注射硫酸镁（Ⅱa 类；证据级别 B 级）。无论患者血清镁水平如何，静脉注射硫酸镁均是终止 Tdp 的一线药物。硫酸镁剂 量 1~2g 加入 5% 葡萄糖液 10ml 中，以 5~20min 缓慢静脉注入。如果 Tdp 仍持续发作，必要时可再重复静脉注射硫酸镁 2g，方法同前，并采用硫酸镁持续静脉滴注（2g 硫酸镁加入 100~250ml 5% 葡萄糖液体中），直至 Tdp 消失。使用硫酸镁时一般不需监测血镁的水平。除有面色潮红外，无不良反应。但个别患者应注意血压变化以及呼吸是否受到抑制等变化。

Tzivoni 等报道硫酸镁对低血镁或血镁正常者，或对药物引起的 Tdp 均有效。报道 12 例中有 9 例经用冲击量注射 2g 硫酸镁后于 1~5min 内 Tdp 完全被消除，另外 3 例需 2 次冲击量后才消失，有 8 例用 2~10mg/min 静脉滴注。一组报道由药物（Ⅰa 类和胺碘酮单用或合用）引起 Tdp12 例，经静脉注射硫酸镁后能有效的控制 Tdp 的发作。也有应用硫酸镁治疗无效的报道。使用硫酸镁时应注意呼吸抑制。

硫酸镁治疗 Tdp 的机制：可能是硫酸镁能缩短心肌的相对不应期，延长绝对不应期，提高心室颤动阈值，并使复极均匀化，减少或消除折返激动。促使 K^+ 进入细胞内，稳定膜电位，矫正复极过程的离散，因而可预防和治疗 Tdp 的发作。Tziwoni 认为 Mg^{2+} 是 Ca^{2+} 的拮抗剂，具有调节 Ca^{2+} 的作用，所以治疗 Tdp 有效，可能与抑制导致早期后除极的震荡电流有关，Mg^{2+} 又是 ATP 酶的必需辅助因子，参与细胞膜离子转运，又可在 QT 间期不缩短的情况下，使心室除极同步化。Bailie 等

（1988）证实在离体浦肯野纤维，镁离子能抑制由铯引起的早期后除极。在单向动作电位（MAP）记录上，镁离子可使铯诱致的早期后除极的振幅明显降低。镁离子可使细胞膜稳定和/或有钙通道阻滞作用。在狗的实验上也证明硫酸镁能减少犬的 Tdp 和心室颤动的发生率。

静脉注射硫酸镁对于由早期和晚期后除极触发的心律失常很有效。镁与钙在细胞内外竞争结合部位，心肌细胞内钙离子浓度下降，可抑制早期后除极。另外膜电位负值增大，致心肌复极均匀化，消除折返激动。可用于获得性或先天性长 QT 综合征。但对于 QT 间期不延长的多形性室性心动过速效不佳。

沈雷等对 Tdp 急性发作者全部优先静脉用硫酸镁，总量文献报道不超过 6g，但有报道最大可用至 14.4g。沈雷组病例实际最大容量达 34g，未见严重不良反应，但应该注意低血压。52 例中 Tdp 发作时低镁血症发生率并不高（仅占 17.3%）。认为补镁的目的主要是稳定膜电位，使心室复极均匀一致。所以无需等待镁的化验结果以免贻误治疗时机。

5. 补钾 获得性长 QT 综合征致 Tdp 患者，往往合并低血钾。药物和低血钾协同可使 Tdp 的发生率增加。因此，积极补钾也是重要治疗措施之一。建议将血钾水平保持在 4.5～5.0mmol/L（Ⅱb 类，证据级别 C 级）。特别要重视血钾在正常范围内，但是患者已具备丢失钾的原因，如服利尿剂、呕吐、腹泻、用脱水剂等。虽然血清钾正常，但细胞缺钾。因为钾从细胞外进入细胞内需要镁离子。静脉补钾可逆转奎尼丁引起的 QT 间期延长。

外源性补钾治疗，可改善 I_{kr} 钾电流通道受损状态，使得外向钾电流增加、复极时间缩短、QT 间期缩短。对充血性心力衰竭患者适当补钾治疗有助于改善致心律失常性 QT 异常。

6. 起搏 对心动过缓和明显长间歇依赖者，可考虑经心房或心室临时起搏。起搏频率维持在 80 次/分左右（应>70 次/分），某些患者可能需要更快的频率。若有指征，应进行永久起搏。若为完全或高度房室传导阻滞、明显窦性心动过缓，在等待临时起搏时，可以短时使用提高心率的药物，如阿托品、异丙肾上腺素等。

高频和心室起搏能缩短 QT 间期，并能减少心电图出现的长间歇，减少其对早除极、迟后除极振幅的不良作用减少 Tdp 发作。

段宝祥等（1980）报道 11 例安置人工心脏起搏器患者，10 例达到了预期目的。沈雷报道 52 例中有 40.4% 接受了不同种类的起搏治疗，13.5% 患者应用了临时起搏取得良好效果。

7. 药物治疗 指南（2010）指出抗心律失常药物在获得性长 QT 综合征和 Tdp 中的治疗价值有限。虽然有建议可以考虑使用利多卡因和美西律，但这不是治疗和预防的主要措施。在心动过缓但已接受起搏的患者，可以考虑使用 β-受体阻滞剂。

既往认为应用增快心率的药物，如阿托品或异丙肾上腺素。心率的提高能缩短 QTc 值，减少长间歇依赖的 Tdp 发作，但均具有不良作用，应慎用或不用。

（1）异丙肾上腺素：静脉滴注，从 1μg/min 开始，调节剂量，逐渐增加，使心率维持在 100～110 次/分（异丙肾上腺素剂量大约在 2～10μg/min）。也有主张>110 次/分。少数患者剂量需达 60μg/min，持续 10 余小时方能控制发作。异丙肾上腺素不仅因增快心率而缩短复极化，减轻心室复极的不均匀，能通过增加复极化钾离子电流而缩短动作电位，对复极化产生直接作用。但必须注意，只有在作出 Tdp 的诊断后才能使用。因为异丙肾上腺素对冠心病等所致不伴有 Q-T 间期延长的多形性室性心动过速是有害的、禁用的。

既往（如上述）继发于高度或三度房室传导阻滞的 LQTS，是继发性 LQTS 中的类型之一，应该选用异丙肾上腺素治疗。但是近年来的研究表明，不少 LQTS 综合征患者同时存在长间歇依赖性（继发性 LQTS）和肾上腺素能依赖性（先天性 LQTS）LQTS 特性的重叠交叉。所以对合并三度房室传导阻滞的继发性 LQTS 病例并具有情绪紧张等肾上腺素能依赖性晕厥发作病史的患者，应禁止使用异丙肾上腺素或阿托品等。下面介绍几个病例，以示警惕。

王树水等（2005）报道 2 例：

例 1：男性，1.5 岁，因发现心率慢半年、反复晕厥 1 个月入院。半年前曾查心电图为三度房室传导阻滞。入院前 1 个月内反复晕厥伴抽搐发作 3 次，其中两次为哭闹时发作，另一次为汽车喇叭鸣笛后受惊吓而诱发。患儿听力正常，其家族三代亲属中无晕厥或猝死病例。体检除心率慢外余正常。心电图（图 9-0-37）示三度房室传导阻滞，心室率 40 次/分，Q-T 间期 650ms，Q-Tc531ms。超声心动图双心室增大。疑其晕厥系心室率缓所致，继发性 LQTS。给予异丙肾上腺素 0.05μg/kg 静脉点滴，用后患儿心室率增快，并出现频发室性期前收缩，Q-T 间期缩短至 48ms。用药 3min 后即出现晕厥伴抽搐发作，半小时共发作 5 次。每次晕厥均为 Tdp（图 9-0-37B）引起。遂停用异丙肾上腺素，后未再出现晕厥发作。2 天后因患儿入睡后心室率仅 30 次/分，再次用异丙肾上腺素静脉维持，仅 10min 后又出现 Tdp 及晕厥发作，停用异丙肾上腺素，其后 2 天内未再有晕厥发作。给予置入 VVIR 起搏器并口服普萘洛尔 2mg/（kg·d）治疗，随访 4 年患儿无晕厥发作，多次心电图及 24 小时动态心电图示起搏心律下 Q-T 间期正常（图 9-0-37C）。

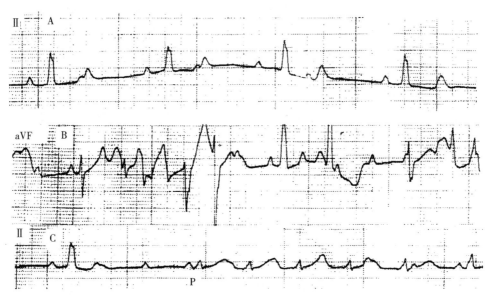

图 9-0-37　合并三度房室传导阻滞的肾上腺素能依赖性尖端扭转性室性心动过速
A 图：示三度房室传导阻滞，Q-T、Q-Tc 延长；B 图：示三度房室传导阻滞及短阵 Tdp 发作；C 图：示应用 β-受体阻滞剂及起搏治疗后 2 天后 Q-T 缩短。P 波之前为短暂关闭起搏器后记录的心电图，P 之后为重新开启起搏器后所录心电图。（引自王树水等，2005）

例 2：男性，3 岁，因发现心率慢、反复晕厥发作 1 年入院。晕厥 6 次，其中 3 次在发热、2 次在情绪激动、1 次在受惊吓时发作。入院时心率 48 次/分，心电图（图 9-0-38A）示三度房室传导阻滞，Q-T 间期 600ms，Q-Tc539ms。超声心动图双心室轻度增大。入院后静滴异丙肾上腺素 0.05μg/（kg·min）维持，室性逸搏心率加快，出现多源性室性早搏，半小时后出现晕厥伴 Tdp 发作。1 小时内晕厥发作 6 次，停用异丙肾上腺素后发作减少。考虑 Tdp 发作为肾上腺素能依赖性，给予小剂量普萘洛尔 0.75mg/（kg·d）口服，因经济困难未用起搏器。观察 1 周后心室率较服用普萘洛尔前无明显减慢，无 Tdp 发作出院。随诊两年，仍间断出现晕厥发作。

（2）阿托品：对异丙肾上腺素治疗无效或对异丙肾上腺素有禁忌的如左心室功能差或严重的冠状动脉病等，可考虑用阿托品代替，剂量为 1~2mg 每 15 分钟 1 次，静脉推注。使心率在 110 次/分

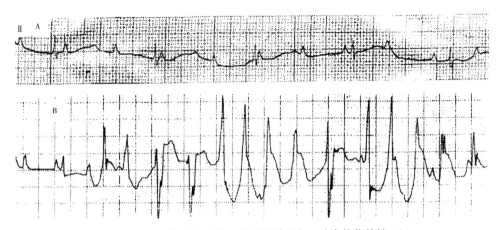

图 9-0-38　合并完全性房室传导阻滞的肾上腺素能依赖性 Tdp

A 图：示三度房室传导阻滞及 Q-T 延长；B 图示：应用异丙肾上腺素 10min 后患者出现晕厥发作，

心电图呈 Tdp。（引自王树水等，2005）

左右，但作用较差，以其来维持恒定的心率往往很难，且易发生阿托品不良反应。阿托品对房室传导阻滞有效，但对希氏-浦肯野纤维系统二度传导阻滞，不但无效，反而有害，因为此时阿托品增快心房率，但加重了传导阻滞，使心率变慢。此外，阿托品在冠心病、急性心肌梗死、高血压等病具有一定的危险性，应慎用，并应严密观察。如误用于其他室性心动过速患者，可加重甚至促发心室颤动。

沈雷报道的 52 例中应用异丙肾上腺素治 17 例（32.7%），其中 12 例有效（有效率 70.6%），无效的 5 例中有 2 例用药后 QTc 反而延长，推测可能存在潜在先天性 QT 间期延长因素。由于异丙肾上腺素在某些类型的先天性 QT 间期延长患者中诱发 Tdp，且有增加心脏耗氧、升高血压等不良作用，故其临床应用受限。对药物效果不佳的间歇依赖患者，应尽快应用临时起搏治疗。

（3）维拉帕米（异搏定）：Casio 等（1991）报道对房室传导阻滞时发生 Tdp 的患者，采用维拉帕米静脉注射，能有效地抑制 Tdp，而不影响 Q-T 间期。许克诚等（1986）报道自律性扭转型室性心动过速患者用利多卡因、异丙肾上腺素无效，而用维拉帕米静脉注射有显著疗效。

（4）卡维地洛：对因慢性充血性心力衰竭而出现 LQTS 的患者，长期应用卡维地洛治疗能够明显降低 Q-T 间期的离散度，用药 6 个月后 Q-T 间期明显缩短。

（5）血管紧张素转换酶抑制剂：慢性充血性心力衰竭的患者发生心脏性猝死，与 Q-T 间期离散度的增加有关。血管紧张素转换酶抑制剂能够减小心脏体积及降低死亡率。血管紧张素转换酶抑制剂治疗的初期就可以引起复极变化，并减少 Q-T 间期离散度。

（6）其他药物：若上述治疗无效也可考虑应用利多卡因、苯妥英钠等。

康连鸣等（2005）回顾了北京阜外医院 1996~2003 年收治的 13 例长间歇依赖型尖端扭转性室性心动过速（继发性 LQTS 型 Tdp）的治疗情况 13 例患者平时心电图 Q-T 间期延长，发作心动过速时对间歇有明显依赖性，同时发现血钾偏低（3.3±0.3mmol/L）。其中 7 例应用异丙肾上腺素的患者原来心率均偏慢，异丙肾上腺素可提高心室率，缩短延缓的心肌复极化而逐步缩短 Q-Tu 间期，使 U 波变小，在给予补钾、补镁等治疗的同时，6 例室性期前收缩、室性心动过速可以控制，1 例仍反复发作，考虑与异丙肾上腺素耐药有关和/或与 β-受体下调有关。7 例采用维拉帕米治疗，其有效的可能原因是室性心动为早期后除极，其后的室性心动过速是触发激动所致，第 2 相钙离子内流在长间歇时有利于蓄积，使长间歇后的 U 波变大，通过正反馈环在复极早期触发室性心动过速。因此，对

LQTS Tdp 的药物治疗首先要去除有可能导致心律失常的诱因，积极采取静脉补钾、镁的治疗，对心率慢的可试用异丙肾上腺素，对无效或心率不慢的患可试用维拉帕米治疗。

（7）左心交感神经切除术（LCSD）：对于 LQTS 患者，LCSD 可缩短 Q-T 间期并降低 Q-T 离散度，因而能有效地抑制室性心律失常的发生。现国内已开展了经胸镜进行高位 LCSD，这种微创方法比传统的外科手术更为简单，术中出血少，是一种完全有效的治疗方法。

【随访】

在出院时，应告知患者避免使用导致 QT 间期延长并诱发 Tdp 的药物，并告知其他相关的药物和潜在的药物相互作用的信息。应给患者提供可延长 QT 间期作用的药物列表（ww.qtdrugs.org 网站公布），并在病例中记录药物获得性 LQTS 的病史。对于发生药物获得性 LQTS 的患者，应仔细了解患者个人史和家族史，可能由此发现亚临床型先天性 LQTS[57]。如果患者病史或家族史中出现过不明原因的晕厥或过早猝死，建议对所有的一级亲属进行 12 导联心电图检查，并应考虑进行先天性 LQTS 的基因检测。必要时应置入埋藏式心脏自动复律除颤器预防心脏性猝死。

建议要点：

（1）获得性 LQTS 所致 Tdp 是一种较少见但具有潜在致命性的心律失常。院内患者由于基础疾病、诱发因素和用药等复杂情况，发生获得性 QT 间期延长伴 Tdp 并不十分少见，是院内心原性猝死的重要原因之一。

（2）获得性 LQTS 和 Tdp 是可以预防和治疗的恶性心律失常。如果正确识别和处理，患者可以避免发生严重心律失常并得到救治。鉴于其可以发生在任何医疗科室和单位，因此有必要加强教育，提高所有医务人员对此的认识，掌握必要的救治知识。同时要加强预防观念，及时识别高危患者和预警心电图，采取必要的措施，减少其发生率。

（3）获得性 LQTS 致 Tdp 的电生理机制主要是由于细胞膜上钾离子通道 I_{kr} 受到抑制，引发动作电位时程延长和 EAD 所致。药物等因素可选择性引起某层心肌动作电位时程延长，造成跨室壁复极离散度增加、QT-U 间期延长和形态异常，通过触发激动，进而诱发 Tdp 发作。

（4）引起 Tdp 的其他因素包括高龄、女性、心脏疾病、电解质紊乱（特别是低钾、低镁）、肝肾功能障碍、亚临床遗传性 LQTS、联合应用延长 QT 间期的药物等，这些因素增加了 Tdp 的易感性。

（5）要了解所应用药物对心脏的安全性。对接受有潜在危险药物治疗的患者，应进行风险-效益评估。某种药物有延长 QT 期间的作用并不意味着一定发生 Tdp，也不意味着临床禁用。如果患者可能从药物治疗中获益，仍可考虑应用。但对具有高危因素的患者应权衡利弊，若使用则需加强监测。

（6）对有潜在危险的患者应在用药前后监测 QT 间期。监测的方法有手工测量、电子分规和全自动 QT/QTc 监测。对同一患者应采用一致的监测方法，如使用同一台仪器、同一导联、相同的测量工具和方法、同样的心率校正公式。

（7）应用可能引起 Tdp 的药物后，要严格观察是否出现 Tdp 的预警心电图，包括：QTc 较基础延长 60ms 以上，QTc>500ms（胺碘酮引起者除外），长间歇后 T-U 波畸形，宏观可观的 T 波电交替，新出现的单个、成对、或连发的室性期前收缩，长间歇后出现非持续性多形性室性心动过速。

（8）发生 Tdp 时应停用可疑的药物，应用硫酸镁，积极补钾，使用临时起搏预防心动过缓和长间歇，将患者转送至院内监护设备完善的专科病房，并保证随时能进行电击复律。

（9）如已查明诱发 Tdp 的药物，要有记录，并告知患者，在今后使用同类药物时要加以防范。

参 考 文 献

1. Selzer A，Wray HW. Quinidine syncope：paroxysmal ventricular fibrillation occurring during treatment of chronic atrial ar-

rhythmias［J］. Circulation, 1964, 30：17

2. Dessertenne F. La tachycardie ventriculaire 6 deux foyers opposes variables. Arch Mal Coeur Vaiss. 1966, 59：263-272.

3. Kay GN, Plumb VJ, Arciniegas JG, et al. Torsade de pointes: the long-short initiating sequence and other clinical features: observations in 32 patients. J Am Coll Cardiol, 1983, 2：806-817.

4. Mason JW, Hondeghem LM, Katzung BG. Block of inactivated sodium channels and of depolarization-induced automaticity in guinea pig papillary muscle by amiodarone. Circ Res, 1984. 55：278-285.

5. Chow MJ, Piergies AA. Bowsher DJ, et al. Torsade de pointes induced by N-acetylprocainamide. J Am Coll Cardiol, 1984, 4：621-624.

6. Roden DM, Hoffman BF. Action potentiai prolongation and induction of abnormal automaticity by low quinidine concentrations in canine Purkinje fibers: relationship to potassium and cycle length. Circ Res, 1985, 56：857

7. Roden DM, Iansmith DH. Effects of low potassium or magnesiumconcentrations on isolated cardiac tissue. Am J Med, 1987, 82：18-23.

8. Akiyama T, Batchelder J, Worsman J, et al. Hypocalcemic torsades de pointes. J Electrocardiol, 1989, 22：89-92.

9. Lazzara R. Amiodarone and torsade de pointes. Ann Intem Med, 1989, 111：549-551.

10. Moss AJ. Schwartz PJ, Crampton RS. et al. The long QT syndrome: prospective longitudinal study of 328 families. Circulation, 1991, 84：1136-1144.

11. Keren A, Tzivoni D. Torsades de pointes: prevention and therapy. Cardiovasc Drugs Ther, 1991, 5：509-513.

12. Von Bahr C, Movin G, Nordin C, et al. Plasma levels of thioridazine and metabolites are influenced by the debrisoquin hydroxylation phenotype. Clin Pharmacol Ther, 1991, 49：234-240.

13. Singh BN. Safety profile of bepridil determined from clinical trials in chronic stable angina in the United States. Am J Cardiol, 1992, 69：68 D-74D.

14. Carlsson L, Abrahamsson C, Andersson B, et al. Proarrhythmic effects of the class Ⅲ agent almokalant: importance of infusion rate, QT dispersion, and early afterdepolarisations. Cardiovasc Res, 1993, 27：2186-2193.

15. Roden DM. Early after-depolarizations and torsade de pointes: implicationsfor the control of cardiac arrhythmias by prolonging repolarization. Eur Heart. J, 1993, 14：56-61.

16. Woosley RL, Chen Y, Freiman JP, et al. Mechanism of the cardiotoxicactions of terfenadine. JAMA, 1993, 269：1532-1536.

17. Banai S, Tzivoni D. Drug therapy for torsade de pointes. J Cardiovasc Electrophysiol, 1993, 4：206-210.

18. Wilt JL. Minnema AM, Johnson RF, et al Torsade de pointes associated with the use of intravenous haloperidol. Ann Intern Med. 1993, 119：391-394.

19. Makkar RR, Fromm BS, Steinman RT, et al. Female gender as a risk factor for torsades de pointes associated with cardiovascular drugs. JAMA, 1993, 270：2590-2597.

20. Zareba W, Moss AJ, le Cessie S, et al. T wave alternans in idiopathic long QT syndrome. J Am Coll Cardiol, 1994, 23：1541-1546.

21. Gitler B, Berger LS, Buffa SD. Torsades de pointes induced by erythromycin. Chest, 1994, 105：368-372.

22. Luderitz B, Manz M. The value of magnesium in intensive care medicine［in Cerman］. Z Kardiol, 1994, 83（Suppl 6）：121-126.

23. Kowey PR, Vanderlugt JT, Luderer JR. Safety and risk/benefit analysis of ibutilide for acute conversion of atrial fibrillation/flutter. Am J Cardiol, 1996, 78：46-52.

24. Yang T, Roden DM. Extracellular potassium modulation of drug block of IKr: implications for torsade de pointes and reverse usedependence. Circulation, 1996, 93：407-411.

25. El-Sherif N, Chinushi M, Caref EB, et al. Electrophysiological mechanism of the characteristic electrocardiographic morphology of torsade de pointes tachyarrhythmias in the long-QT syndrome: detailed analysis of ventricular tridimensional activation patterns. Circulation, 1997, 96：4392-4399.

26. Fiset C, Drolet B, Hamelin BA, et al, Block of IKs by the diuretic agent indapamide modulates cardiac electrophysiological effects of the class Ⅲ antiarrhythmic drug dl-sotalol. J Pharmacol Exp Ther, 1997, 283：148-156.

27. Choy AM, Lang CC, Chomsky DM, et al. Normalization of acquired QT prolongation in humans by intravenous potassium. Circulation, 1997, 96: 2149-2154.

28. Drici MD, Knollmann BC, Wang WX, et al. Cardiac actions of erythromycin: influence of female sex. JAMA, 1998, 280: 1774-1776.

29. Ebert SN, Liu XK, Woosley RL. Female gender as a risk factor for drug-induced cardiac arrhythmias: evaluation of clinical and experimental evidence. J Womens Health, 1998, 7: 547-557.

30. Zareba W, Moss AJ, Schwartz PJ, et al. Influence of genotype on the clinical course of the long-QT syndrome: International Long-QT Syndrome Registry Research Group. N Engl J Med, 1998, 339: 960-965.

31. Roden DM. Taking the idio out of idiosyncratic: predicting torsades de pointes. Pacing Clin Electrophysiol, 1998, 21: 1029-1034.

32. Houltz B, Darpo B, Edvardsson N, et al. Electrocardiographic and clinical predictors of torsades de pointes in almoka nt infusion in patients with chronic atrial fibrillation or flutter: a prospective study. Pacing Clin Electrophysiol, 1998, 21: 1044-1057.

33. Torp-Pedersen C, MΦller M, Bloch-Thomsen PF, et al. Investigations of Arrhythmia and Mortality on Dofetilide Study Group. Dofetilide in patients with congestive heart failure and left ventricular dysfunction. N Engl J Med, 1999, 341: 857 -865.

34. WhitP CM, Xie J, Chow MS, et al. Prophylactic magnesium to decrease the arrhythmogenic potential of class Ⅲ antiarrhythmic agents in a rabbit model. Pharmacotherapy, 1999, 19: 635-640.

35. Eriksson JW, Carlberg B, Hillorm V. Life-threatening ventricular tachycardia due to liquorice-induced hypokalaemia. J Intern Med, 1999, 245: 307-310.

36. Pinto YM, Van Gelder IC, Heeringa M, et al. QT lengthening and life-threatening arrhythmias associated with fexofenadine. Lancet, 1999, 353: 980.

37. Halkin A, Roth A, Lurie I, et al. Pause-dependent torsade de pointes following acute myocardial infarction: a variant of the acquired long QT syndrome [J]. J Am Coll Cardiol, 2001, 38: 1168

38. Nakasone H, Sugama R, Sakugawa H, et al. Alcoholic liver cirrhosis complicated with torsade de pointes during plasma exchange and hemodiafiltration. J Gastroenterol, 2001, 36: 564-568.

39. Drici MD, C16ment N. Is gender a risk factor for adverse drug reactions? The example of drug-induced long QT syndrome. Drug Saf, 2001, 24: 575-585.

40. Yang T, Snyders D, Roden DM. Drug block of I (kr): model systems and relevance to human arrhythmias. J Cardiovasc Pharmacol, 2001, 38: 737-744.

41. Yang P, Kanki H, Drolet B, et al. Allelic variants in long-QT disease genes in patients wiih drug-associated torsades de pointes. Circulation, 2002, 105: 1943-1948.

42. Krantz MJ, Lewkowiez L, Hays H, et al. Torsade de pointes associated with very-high-dose methadone. Ann Intern, Med, 2002, 137: 501-504.

43. Hennessy S, Bilker WB, Knauss JS, et al. Cardiac arrest and ventriculararrhythmia in patients taking antipsychotic drugs: cohort study using administrative data. BMJ, 2002, 325: 1070.

44. Pinski SL, Eguia LE, Trohman RG. What is the minimal pacing rate thatprevents torsades de pointes? Insights from patients with permanent pacemakers. Pacing Clin Electrophysiol. 2002, 25: 1612-1615.

45. Shaffer D, Singer S, Korvick J, et al. Concomitant risk factors in reports of torsades de pointes associated with macrolide use: review of the United States Food and Drug Administration Adverse Event Reporting System. Clin Infect Dis, 2002, 35: 197-200.

46. Antzelevitch C, Shimizu W. Cellular mechanisms underlying the long QT syndrome. Curr Opin Cardiol, 2002, 17: 43 -51.

47. Shimizu M, Ino H, Okeie K, et al, T-peak to T-end interval may be a better predictor of high-risk patients with hypertrophic cardiomyopathy associated with a cardiac troponin I mutation than QT dispersion [J]. Clin Cardiol, 2002, 25 : 335

48. Akar FC, Yan GX, Antzelevitch C, et al. Unique topographical distribution of M cells underlies reentrant mechanism of torsades de pointes in the long-QT syndrome. Circulation, 2002, 105：1247-1253.

49. Burashnikov A, Antzelevitch C. Prominent I_{Ks} in epicardium and endocardium contributes to development of transmural dispersion of repolarization but protects against development of early afterdepolarizations ［J］. J Cardiovasc Electrophysiol, 2002, 13：172

50. Viskin S. Post-tachycardia QT prolongation：Maladjustment of the QT interval to the normal heart rate ［J］. Pacing Clin Electrophysiol, 2003, 26：659

51. Banyasz T, Fulop L, Magyar J, et al. Endocardial versus epicardial differences in L-type calcium current in canine ventricular myocytes studied by action potential voltage clamp ［J］. Cardiovasc Res, 2003, 58：66

52. Al-Khatib SM, LaPointe NM, Kramer JM, et al. What clinicians should know about the QT interval. JAMA, 2003, 289：2120-2127.

53. Zeltser D, Justo D, Halkin A, et al. Torsade de pointes due to noncardiac drugs：most patients have easily identifiable risk factors. Medicine (Baltimore), 2003, 82：282-290.

54. Yamaguchi M, Shimizu M, Ino H, et al. T wave peak-to-end interval and QT dispersion in acquired long QT syndrome：a new index for arrhythmogenicity ［J］. Clin Sci, 2003, 105：671

55. Priori SG, Schwartz PJ, Napolitano C, et al. Risk stratification in the long-QT syndrome. N Engl J Med, 2003, 348：1866-1874.

56. Bradley DJ, Bradley EA, Baughman KL, et al. Cardiac resynchronization and death from progressive heart failure：a meta-analysis of randomized controlled trials ［J］. JAMA, 2003, 289：730

57. Ramakers C, Vos MA, Doevendans PA, et al. Coordinated downregulation of KCNQl and KCNEl expression contributes to reduction of I_{ks} in canine hypertrophied hearts ［J］. Cardiovasc Res, 2003, 57：486

58. Antzelevitch C, Belardinelli L, Zygmunt AC, et al. Electrophysiological effects of ranolazine, a novel antianginal agent with antiarrhythmic properties. Circulation, 2004, 110：904-910.

59. Wu I, Shryock JC, Song Y, et al. Antiarrhythmic effects of ranolazine in a guinea pig in vitro model of long-QT syndrome. J Pharmacol Exp Ther, 2004, 310：599-605.

60. Gowda RM, Khan LA, Wilbur SL, et al. Torsade de pointes：the clinical considerations. Int J Cardiol, 2004, 96：1-6.

61. Daya SK, Gowda RM, Khan IA. Ciprofloxacin-and hypocalcemiainduced torsade de pointes triggered by hemodialysis. Am J Ther, 2004, 11：77-79.

62. Bristow MR, Saxon LA, Boehmer J, et al. Cardiac-resynchronization therapy with or without an implantable defibrillator in advanced chronic heart failure ［J］. N Engl J Med, 2004, 350：2140

63. Antzelevitch C. Arrhythmogenic mechanisms of QT prolonging drugs：Is QT prolongation really the problem ［J］? J Electrocardiol, 2004, 37 (Suppl)：15

64. Noda T, Shimizu W, Satomi K, et al. Classification and mechanism of Torsade de Pointes initiation in patients with congenital long QT syndrome. Eur Heart J, 2004, 25：2149-2154.

65. Roden DM. Drug-induced prolongation of the QT interval. N Engl J Med, 2004, 350：1013-1022.

66. Paulussen AD, Gilissen RA, Armstrong M, et al. Genetic variations of KCNQ1, KCNH2, SCN5A, KCNE1, and KCNE2 in drug-induced long QT syndrome patients. J Mol Med, 2004, 82：182-188.

67. Thomsen MB, Verduyn SC, Stengl M, et al. Increased short-term variability of repolarization predicts d-sotalol-induced torsades de pointes in dogs. Circulation, 2004, 110：2453-2459.

68. Fish JM, DiDiego JM, Nesterenko VV, et al. Epicardial activation of left ventricular wall prolongs QT interval and transmural dispersion of repolarization：implications for biventricular pacing ［J］. Circulation, 2004, 109：2136

69. Trohman RG, Kim MH, Pinski SL. Cardiac pacing：the state of the art ［J］. Lancet, 2004, 364：1701

70. Hoshino K, Ogawa K, Hishitani T, et al. Optimal administration dosage of magnesium sulfate for torsades de pointes in children with long QT syndrome ［J］. J Am Coll Nutr, 2004, 23：497

71. Idriss SF, Wolf PD. Transmural action potential repolarization heterogeneity develops postnatally in the rabbit ［J］. J Car-

diovasc Electrophysiol, 2004, 15：795

72. Aiba T, Shimizu W, Inagaki M. Cellular and ionic mechanism for drug-induced long QT syndrome and effectiveness of verapamil［J］. J Am Coll Cardiol, 2005, 45：300

73. De Bruin ML, Pettersson M, Meyboom RH, et al. Anti-HERG activity and the risk of drug-induced arrhythmias and sudden death. Eur Heart J, 2005, 26：590-597.

74. Zipes DP, Camm AJ, Borggrefe M, et al. ACC/AHA/ESC 2006 Guidelines for Management of Patients With Ventricular Arrhythmias and the Prevention of Sudden Cardiac Death：a report of the American College of Cardiology/American Heart Association Task Force and the European Society of Cardiology Committee for Practice Guidelines. Circulation, 2006, 114：e385-e484.

75. Vyas H, Ackerman MJ. Epinephrine QT stress testing in congenital long QT syndrome［J］. J Electrocardiol, 2006, 39：107

76. Justo D, Zeltser D. Torsades de pointes induced by antibiotics. Eur J Intern Med, 2006, 17：254-259.

77. Yilmaz R, Demirbag R, Gur M. The association of QT dispersion and QT dispersion ratio with extent and severity of coronary artery disease［J］. Ann Noninvasive Electrocardiol, 2006, 11（1）：43

78. Yasuda M, Nakazato Y, Sasaki A, et al. Clinical evaluation of adverse effects during bepridil administration for atrial fibrillation and flutter. Circ J, 2006, 70：662-666.

79. Singh T, Reinier K, Socoteanu C. Acquired long QT syndrome is a common finding in sudden cardiac arrest：Relative contribution of intrinsic factors VS. QT prolonging drugs［J］. Heart Rhythm, 2006, 3（Suppl）：59

80. Bai R, Yang XY, Song Y, et al. Impact of left ventricular epicardial and biventricular pacing on ventricular repolarization in normalheart individuals and patients with congestive heart failure［J］. Europace, 2006, 8：1002

81. Ravina T, Ravina P, Gutierrez J. Acquired long QT syndrome：risperidone-facilitated triggered activity and Torsades de Pointes during complete AV block［J］. Int J Cardiol, 2007, 116：416

82. Nakamura K, Katayama Y, Kusano KF, Anti-KCNH2 antibody-induced long QT syndrome novel acquired form of long QT syndrome［J］. J Am Coll Cardiol, 2007, 50：18

83. Shan QJ, Chen ML, Xu DJ. Termination of polymorphic ventricular tachycardia storm by catheter ablation in a patient with cardiomyopathy induced. by incessant idiopathic left ventricular tachycardia［J］. J Cardiovasc Electrophysiol, 2007, 18：777

84. Justo D, Prokhorov V, Heller K, et al. Torsade de pointes induced by psychotropic drugs and the prevalence of its risk factors. Acta Psychiatr Scand, 2005, 111：171-176.

85. Viskin S, Rosovski U, Sands AJ, et al. Inaccurate electrocardiographic interpretation of long QT：the majority of physicians cannot recognize a long QT when they see orie. Heart Rhythm, 2005, 2：569-574.

86. Hondeghem LM. Thorough QT/QTc not so thorough：removes torsadogenic predictors from the T-wave, incriminates safe drugs, and misses profibrillatory drugs. J Cardiovasc Electrophysiol, 2006, 17：337-340.

87. Drew BJ, Funk M. Practice standards for ECG monitoring in hospital settings：executive summary and guide for implementation. Crit Care Nurs Clin North Am, 2006, 18：157-168.

88. Zipes DP, Camm AJ, Borggrefe M, et al. ACC/AHA/ESC 2006 guidelines for management of patients with ventricular arrhythmias and the prevention of sudden cardiac death：a report of the American College of Cardiology/American Heart Association Task Force and the European Society of Cardiology Committee for Practice Cuidelines（Writing Committee to Develop Guidelines for Management of Patients With Ventricular Arrhythmias and the Prevention of Sudden Cardiac Death）. J Am Coll Cardiol, 2006, 48：e247-e346.

89. Tester DJ, Will ML, Haglund CM, et al. Effect of clinical phenotype on yield of long QT syndrome genetic testing. J Am Coll Cardiol, 2006, 47：764-768.

90. Roden DM. Long QT syndrome：reduced repolarization reserve and the genetic link［J］. J Intern Med, 2006, 259：59

91. Helfenbein ED, Zhou SH, Lindauer JM, et al. An algorithm for continuous real-time QT interval monitoring. J Electrocardiol, 2006, 39（Suppl）：S123-S127.

92. Noble D, Noble PJ. Late sodium current in the patho-phsiology cardiovascular disease：consequence of sodium-calcium o-

verload. Heart, 2006, 92（Supple Ⅳ）：1-5.

93. Kang YJ. Cardiac hypertrophy：a risk factor for QT-prolongation and cardiac sudden death ［J］. Toxicol Pathol, 2006, 34：58

94. Scirica BM, Morrow DA, Hod H, et al. Effect of ranolazine, an antianginal agent with novel electrophysiological properties, on the incidence of arrhythmias. in patients with non-ST-segmentelevation acute coronary syndrome：results from the Metabolic Efficiency With Ranolazine for Less Ischemia in Non-ST-Elevation Acute Coronary Syndrome Thrombolysis in Myocardial Infarction 36（MERLIN-TIMI 36）randomized controlled trial. Circulation, 2007, 116：1647-1652.

95. Domenighetti AA, Boixel C, Cefai D, et al. Chronic angiotensin Ⅱ stimulation in the heart produces an acquired long QT syndrome associated with I_{K1} potassium current downregulation ［J］. J Mol Cell Cardiol, 2007, 42：63

96. De Bruin ML, Langendijk PN, Koopmans RP, et al. In-hospital cardiac arrest is associated with use of nonantiarrhythmic QTcprolonging drugs. Br J Clin Pharmacol, 2007, 63：216-223.

97. Gupta A, Lawrence AT, Krishnan K, et al. Current concepts in the mechanisms and management of drug-induced QT prolongation and torsade de pointes ［J］. Am Heart J, 2007, 153：89

98. Pedersen HS, Elming H, Seibaek M, et al. Risk factors and predictors of torsade de pointes ventricular tachycardia in patients with left ventricular systolic dysfunction receiving Dofetilide. Am J Cardiol, 2007, 100：876-880.

99. Kligfield P, Gettes LS, Bailey JJ, et al. Recommendations for the standardization and interpretation of the electrocardiogram：part I：the electrocardiogram and its technology：a scientific statement from the American Heart Association Electrocardiography and Arrhythmias Committee, Council on Clinical Cardiology；the American College of Cardiology；and the Heart Rhythm Society. Circulation, 2007, 115：1306-1324.

100. Kawabata M, Hirao K, Takeshi S, et al. Torsades de pointes related to transient marked QT prolongation following successful emergent percutaneous coronary intervention for acute coronary syndrome. J Electrocard ol, 2008, 41：117-122.

101. Darbar D, Kimbrough J, Jawaid A, et al. Persistent atrial fibrillation is associated with reduced risk of torsades de pointes in patients with drug-induced long QT syndrome. J Am Coll C. ardiol, 2008, 51：836-842.

102. Chevalier P, Bellocq C, Millat G. Torsades de pointes complicating atrioventricular block：evidence for a genetic predisposition ［J］. Heart Rhythm, 2007, 4：170

103. Hu D, Viskin S, Oliva A, et al. Novel mutation in the SCN5A gene associated with arrhythmic storm development during acute myocardial infarction ［J］. Heart Rhythm, 2007, 4：1072

104. Kannankeril PJ, Roden DM. Drug-induced long QT and torsade de pointes：recent advances. Curr Opin Cardiol, 2007, 22：39-43.

105. Topilski I, Rogowski O, Rosso R, et al. The morphology of the QT interval predicts torsade de pointes during acquired bradyarrhythmias J Am Coll Cardiol. 2007, 49：320-328.

106. Sommargren C, Drew BJ. Preventing torsades de pointes by careful cardiac monitoring in bospital settings. AACN Adv Crit Care, 2007, 18：285-293.

107. Lehtonen A, Fodstad H, Laitinen-Forsblom P, et al. Further evidence of inherited long QT syndrome gene mutations in antiarrhythmic drug-associated torsades de pointes. Heart Rhythm, 2007, 4：603-607.

108. Tercius AJ, Kluger J, Coleman CI, et al. Intravenous magnesium sulfate enhances the ability of intravenous ibutilide to successfully convert atrial fibrillation or flutter. Pacing Clin Electrophysiol, 2007, 30：1331-1335.

109. Watanabe E, Arakawa T, Uchiyama T, et al. Prognostic significance of circadian variability of RR and QT intervals and QT dynamicity in patients with chronic heart failure ［J］. Heart Rhythm, 2007, 4：999

110. Kenigsberg DN, Khanal S, Kowalski M. Prolongation of the QTc interval is seen uniformly during early transmural ischemia ［J］. J Am Coll Cardiol, 2007, 49：1299

111. Zareba W. Drug induced QT prolongation. Cardiol J, 2007, 14：523-533.

112. Lehtonen A, Fodstad H, Laitinen-Forsblom P, et al. Further evidence of inherited long QT syndrome gene mutations in antiarrhythmic drug-associated torsades de pointes ［J］. Heart Rhythm, 2007, 4：603

113. Postema PG, De Jong JS, Van der Bilt IA, et al. Accurate electrocardiographicassessment of the QT interval：teach the tangent. Heart Rhythm, 2008, 5：1015-1018.

114. Astrom-Lilja C, Odeberg JM, Ekman E, et al Drug-induced torsades de pointes: a review of the Swedish pharmacovigilance database. Pharmacoepidemiol Drug Saf, 2008, 17: 587-592.

115. Shiotani M, Harada T, Abe J. Aging-related changes of QT and RR intervals in conscious guinea pigs [J]. J Pharmacol Toxicol Methods, 2008, 57 (1): 23

116. Roden DM. Repolarization reserve: a moving target. Circulation, 2008, 118: 981-982.

117. Jonsson MK, Vos MA, Duker G, et al. Gender disparity in cardiac electrophysiology: implications for cardiac safety Pharmacology, Pharmacol Ther, 2010, 127: 9-18.

118. Letsas KP, Efremidis M, Kounas SP, et al. Clinical characteristics of patients with drug-induced QT interval prolongation and torsade de pointes: identification of risk factors. Clin Res Cardiol, 2009, 98: 208-212.

119. Michael G, Xiao L, Qi XY, et al. Remodelling of cardiac repolarization: how homeostatic responses can lead to arrhythmogenesis. Cardiovasc Res, 2009, 81: 491-499.

120. 单其俊, 沈建华. 获得性长 QT 综合征. 中国心脏起搏与心电生理杂志, 2008, 22: 103.

121. 中华医学会心血管病学分会心律失常学组中华心血管病杂志编辑委员会, 获得性长 QT 间期综合征的防治建议. 中华心血管病杂志, 2010, 38: 961.

122. 郭继鸿. 获得性长 QT 间期综合征的防治建议解读. 中华心血管病杂志, 2011, 39: 289.

123. 宋雷, 杨艳敏, 朱俊. 获得性 QT 间期延长伴尖端扭转型室性心动过速 52 例临床分析. 中华心血管病杂志, 2011, 39: 293.

124. 王涣超. 胺碘酮致获得性长 QT 及 T 波电交替 1 例. 临床心电学杂志, 2011, 20: 287.

125. 张孟浪. 严重甲状腺功能减退致长 QT 综合征一例. 中华心律失常杂志, 2005, 9: 56.

126. 胡燕, 田巨龙. QT 间期延长时起搏触发尖端扭转室性心动过速一例, 中国心脏起搏与心电生理杂志, 2012, 26: 560.

127. 宋有城, 朱俊, 欧阳非凡. 间歇依赖性长 QT 间期综合征伴扭转型室性心动过速的电生理探讨. 中国循环杂志, 1995, 10: 329-331.

128. 朱俏萍, 赖世忠, 刘伊丽, 等. 镁对缺血再灌注心脏触发性心律失常的抑制作用, 中华心血管病杂志, 1997, 25: 375-378.

129. 杨向军, 惠杰, 汪康平, 等, 长 QT 间期扭转型室性心动过速发病机制探讨. 中国循环杂志, 1993, 8: 412-414.

130. 张存泰, 李运田, 陆再英. 硫酸镁对家兔在体心脏跨室壁心肌复极不均一性的影响. 中华心血管病杂志, 2001, 29: 680-682.

131. 单其俊, 陈明龙, 杨兵, 等. 先天性 QT 延长综合征尖端扭转型室性心动过速的发作方式及其临床意义 [J]. 中华心血管病杂志, 2003, 11: 315

132. 阮燕菲, 刘念, 周强, 等. 尖端扭转型室性心动过速性别差异的机制研究. 中华心血管病杂志, 2003, 31: 502-504.

133. 中华医学会心血管病学分会心律失常学组, 中华心血管病杂志编辑委员会, 中国心脏起搏与心电生理杂志编辑委员会, 获得性长 QT 间期综合征的防治建议. 中华心血管病杂志, 2010, 38: 961-969.

134. 中国生物医学工程学会心律分会, 中国医药生物技术协会心电学技术分会, 中国医师协会心血管内科医师分会, 伊布利特临床应用中国专家共识 (2010). 临床心电学杂志, 2010, 19: 401-412.

135. 夏宏器, 邓开伯. 实用心律失常学. 第 2 版. 北京: 中国协和医科大学出版社, 2008, 809~836.

第十章　先天性长 QT 间期综合征型尖端扭转性室性心动过速

先天性长 QT 间期综合征型尖端扭转性室性心动过速（congenital long QT syndrome Tdp，CLQTS Tdp）简称先天性长 QT 综合征（congenital long QT syndrome，LQTS），亦称肾上腺素能依赖型尖端扭转性室性心动过速，或称儿茶酚胺依赖性扭转型室性心动过速或肾上腺素依赖性长 QT 间期综合征，遗传性长 QT 综合征。

先天性长 QT 综合征（LQTS）属遗传性心律失常中的原发性心电疾病。是因编码心肌离子通道蛋白的基因突变导致心肌细胞膜离子通道功能障碍而引起的一组临床综合征。是一种发生于青少年（包括婴儿、儿童）、心脏结构正常的遗传性心脏离子通道疾病。并容易被误诊和漏诊。Schwartz 等报道首发晕厥后 1 年内病死率高达 20%，10 年内病死率接近 50%。

1957 年 Jer vell 和 lange-Nielsen 博士首先报道了一个有六个孩子的挪威家系，该家系中有 4 个儿童患先天性感觉神经性听力丧失（耳聋），运动或情绪相关性晕厥，12 导联心电心电图示 QT 间期延长。4 个孩子中有 3 个分别在 4 岁、5 岁和 9 岁时突发死亡（猝死）。该家系呈常染色体隐性遗传，即父母双方必须都携带有异常基因突变才会使子女罹患。后被称为 JLNS 综合征，本型相对少见。其临床表现除与 RW 综合征患者有相同的症状外，还有神经性耳聋。JLNS 综合征患者 QT 间期延长比 RW 综合征更明显，发生晕厥和猝死等恶性事件的发生率更高、更严重。按其遗传基因目前已知可分为 3 型。

1963 年 Romano、1964 年 Ward 博士分别报道了在运动和情绪激动过程中发生猝死，具有家族倾向的心脏疾病，听力正常不伴有神经性耳聋，QT 间期延长，伴晕厥和猝死，后被称为 RW 综合征（RWS）。系常染色体显性遗传，即父母只要有一方携带异常基因，即可传给后代。后代患者的概率约为 50%。心电图表现有 QT 间期延长、ST-T 易变，伴有尖端扭转性室性心动过速（Tdp）发作和心脏性晕厥、猝死等高危性特征。本型最为常见，按其遗传基因目前已知可分为 13 个类型。

上述这两种类型直到 1985 年才正式统一命名为长 QT 综合征。

长 QT 综合征又分先天性长 QT 综合征及获得性长 QT 综合征。

近年来有报告偶发病例由新发生基因突变导致 QT 间期延长。即只有先证者携带突变基因，父母双方基因均正常。

LQTS 是第一个被发现的离子通道疾病。

【流行病学】

文献报道国外先天性 LQTS 罹患率为 1/2500。20% 的尸检阴性的不明原因死亡的年轻人和 10% 的婴儿猝死综合征（SIDS）可能为 LQTS。

先天性 LQTS 患者 90% 以上为常染色体遗传，5%~10% 的突变来自散发 LQTS。

男女性患者病率相似。患病父母的每个孩子有约 50% 的概率遗传到 LQTS 基因突变。JLNS 是极为罕见的常染色体隐性遗传性先天性 LQTS，发生率约为百万分之一。无性别差异。伴有先天性神经性耳聋，比 RWS 更为严重，JLNS 不像 RWS 是一个单一个突变即可致病，JLNS 是 I_{ks} 钾通道 α（Kv7.1）或 β（minK）亚单位杂合子或复合杂合突变所致。JLNSI 型（JLN1）是 KCNQ1 基因双突变所致，而 2 型（JLN2）涉及 KCNE1 双突变。而且心脏 JLNS 表型呈显性性状，JLNS 患儿的父母也是患病个体，为 LQTS 常染色体显性遗传，但是父母通常没有症状，也无明显的 QT 间期延长。而 JLNS 患者隐性遗传却表现为神经性耳聋，而父母无耳聋症状。耳聋是由于内耳淋巴液中无效的钾平衡。这由于去除了内耳中淋巴液的 Kv7.1 离子通道即可被证实。

1. 家系调查　Vincent 等（1999）报道美国人 LQTS 基因突变率约为 1/5000，全国约 5 万人，每年有 3000~4000 人因 LQTS 死亡。世界上约有超过 20 万人有 LQTS 基因缺陷，大约每 7000 人中就有 1 个。有人估计中国大约有 17 万人有 LQTS 基因缺陷。我国近年来也开展了少量的流行病学调查研究。

廉姜芳等（2003）在西安地区对 6 个先天性长 Q-T 综合征的家系进行了调查，结果：所有病例均无耳聋，体格检查未见异常。6 个家族 101 例家庭成员中有 27 例（27%）LQTS 患者，男 13 例，女 14 例，死亡 5 例（18.5%）其中 2 例于家系调查后死亡。其中有症状 LQTS 患者 15 例（55.5%），无症状 LQTS 患者 12 例（44.4%）；疑似患者 30 例；正常者 44 例。

有症状与无症状 LQTS 患者之间的 Q-Tc、Q-Td、TDRc 有显著性差异，而无症状 LQTS 患者与疑似者之间只有 TDRc 有差异。Q-Td = 最长的 Q-T 间期-最短的 Q-T 间期；TDR = Q-T 间期最长的导联 T 波顶点至 T 波终点的间距作为跨室壁离散度的指标。

在 6 个 LQTS 家系成员中，患者双亲之一为患者或双亲均有发病，男女均可发病（女性 14 人，男性 13 人），两者比值接近 1:1，具有连续传代的特点（图 10-0-1）。遗传特征表明，3 个家系符合常染色体显性遗传病的特点，均为 Romano-Ward 综合征。先证者以女性多见，Q-Tc 最长，发生心脏事件的频率最高，病情最严重。在同一表现即相同基因突变的单个家族中同时存在有症状者与无症状者（表 10-0-1）。

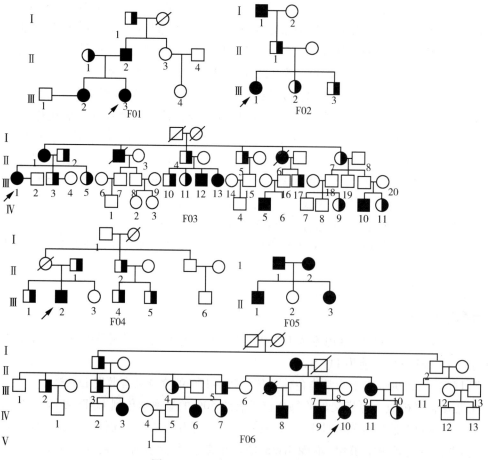

图 10-0-1　6 个 LQTS 家系的系谱图

6 个 LQTS 家系的系谱图　□：正常男性；○：正常女性；◧：男性可疑；◐：女性可疑；●：女性患者；■：男性患者；⬛：猝死男性 LQTS，⬤：猝死女性患者；⬚：死于其他疾病男性；⊘：死于其他疾病女性，↗●：女性先证者，↗■：男性先证者。编号者有心电图资料（引自廉姜芳等，2003）

表 10-0-1　有症状组、无症状组、疑似组和正常组的 Q-Tc、Q-Td、TDRc 之间的比较（x±s，ms）

分组	受检人数	男、女人数比	Q-Tc	Q-Td	TDRc
有症状组	15	5/10	552±44.3	106±68.5	158±21.9
无症状组	12	4/8	471±52.0*	49±22.2*	119±17.1*
疑似组	30	18/12	455±13.9	50±32.5	104±20.1△
正常组	44	27/17	442±15.7■	40±24.9	99±15.8

注：与有症状组比较，＊ $P<0.001$；与无症状组比较，△ $P<0.05$；与疑似组比较，■ $P<0.001$。（引自廉姜芳等，2003）

Moss（1995）、Zhang 等（2000）指出 LQTS 的心电图特征为：LQT_1 心电图 T 波形态正常宽大或形态正常，LQT_2 的 T 波低平、双峰或切迹；LQT_1 和 LQT_2 运动后 Q-Tc 明显延长，多在情绪激动和运动时发病；LQT_3 的 T 波尖锐、起始和终止分明或 T 波高尖、下降支陡立，呈非对称性，所以 LQT_3 的患者的 Q-Tc 都延长，运动后 Q-Tc 反而缩短，多在休息和睡眠时发病。本组 6 个家系中，F01 和 F03 家系具有 LQT_1 的心电图特点，F02、F04 和 F06 家系具有 LQT_2 的心电图特点，F05 家系具有 LQT_3 的心电图特点（图 10-0-2）。

Q-Tc 是临床诊断 LQTS 的一个敏感特异的指标。Yan 等（1998）、Antzelevitich 等（1999）的研究显示，T 波顶点（Tp）与心肌外膜复极终点一致，而 M 细胞动作电位终点标志 T 波终点（Te），因此 Tp-Te 间期反映了 TDR。并认为增大的 TDR 与 Tdp 的发生密切相关。但 TDR 能否作为诊断基因携带者的检测指标尚待进一步研究。

秦绪光等（2001）对先天性长 Q-T 综合征 20 个家系 187 例进行了调查（北京地区）。结果与廉姜芳等报道类同。在 187 个家庭成员中有 31 例（17%）为 LQTS 患者，男性 11 例，女性 20 例。年龄 12~54（平均 36）岁。心电图分型 LQT_1 18 例（58%），LQT_2 12 例（38.7%），LQT_3 1 例（3.2%）。Q-T 间期（0.57±0.08）s，Q-Tc（0.58±0.08）s，Q-Td（0.16±0.03）s。其中有 6 例猝死（图 10-0-3）。

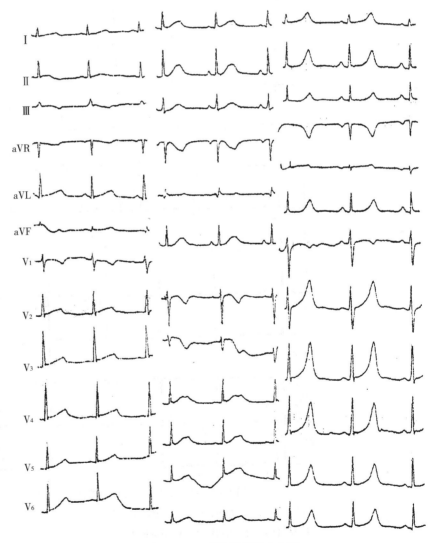

图 10-0-2　LQTS 家系的心电图
左、中、右心电图分别符合 LQT_1、LQT_2、LQT_3 的心电图特点。（引自廉姜芳等，2003）

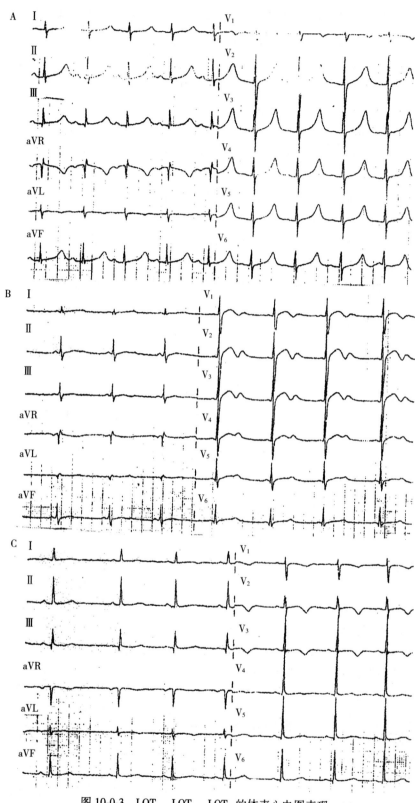

图 10-0-3　LQT₁、LQT₂、LQT₃ 的体表心电图表现

A 图：LQT₁ 的心电图，V₁~V₃ 导联的 T 波宽大；

B 图：LQT₂ 的心电图示 V₁~V₃ 导联的 T 波低平、双峰或 T 波有切迹；

C 图：LQT₃ 的心电图示 V₁~V₃ 导联的 T 波起始较晚，且 T 波的基底部较窄。（引自秦绪光，等. 2001）

187 例中无症状 Q-Tc 延长者 56 例，男性 23 例，女性 33 例。年龄 4~65 岁（平均 33 岁）；心电图分型 LQT_1 者 22 例，LQT_2 34 例。Q-T 间期（0.47±0.09）s，Q-Tc（0.52±0.07）s，Q-Td（0.08±0.03）s。

187 个家庭成员中 Q-Tc 延长者共有 87 例（47%），男性 33 例，女性 54 例。家系图谱分析符合常染色体显性遗传规律。

187 个家庭成员中的 31 例 LQTS 患者，给予普萘洛尔 2~3mg/kg 治疗，用药后随访 6~12 个月；有 LQT_2 的 6 例用普萘洛尔治疗无效，因 Tdp 发作而猝死；LQT_2 1 例用阿托品治疗有效外，其余 24 例（24/31，77.4%）用普萘洛尔治疗，晕厥次数由（15±6）次/年减少到（5±4）次/年（$P<0.001$）。本组结果发现 LQT_1 患者对 β-受体阻滞剂治疗反应良好，能减少患者晕厥的发作次数，并能预防猝死。12 例 LQT_2 患者中有 6 例发生猝死，说明单用 β-受体阻滞剂治疗效果不佳，LQT_2 患者尚应密切检测血浆中钾的水平，及时纠正低钾血症。LQT_3 患者心率变慢时危险性增加，这组患者给予 β-受体阻滞剂需特别谨慎。最好应用 β-受体阻滞剂加心脏起搏器治疗，才能减少和预防心脏性猝死的发生。

康彩练等（2001）对 20 个家系共调查 362 个家庭成员，其中 100 例患者，男性 44 例，女性 56 例（构成比 56.0%）。死亡 7 例，占 LQTS 的 7%。家系中患病最少的一个家系共 22 个成员，只有 2 例患病，占 9.1%。而患病最多的是另一个家系，共 28 个成员，有 18 例患病，占 64.3%。

张卫国和靳彦（2005）报道了遗传性 LQTS 伴低钾血症的一家系调查，结果该家系 25 例中有 3 例 LQTS，2 例可疑。3 例首次发病年龄不同，发病时临床症状不同，发病诱因和发病时间无一定规律，但都伴有血清钾的降低。2 例心电图出现明显 U 波，其发作症状时双下肢软瘫等周期性麻痹的症状。作者认为该病例不符合当时已发现的任何一类基因型，有可能为 LQTS 基因突变。后有人认为家系中患者酷似 LQT7 型。

胡耀辉等（2001）对一例遗传性 LQTS 患者发作 Tdp 的一家系调查，该家系 17 例中，均为女性发病。有一例先证者发病时为 51 岁，其母 68 岁发病并死亡于 LQTS 的发作。其余 QT 间期延长者较年轻，分别为 49、21、17、4、8 岁。但均无临床症状。

李菊香等（2002）对一起先天性 LQTS 的家系调查，幸存者 4 例均诊断 LQTS，家族中有 3 例猝死于家中，其余 2 例女性，1 例男性，均较年轻，年龄分别为 28、8、15 岁。

李玉萍等、刘金秋等提供的 5 个家系遗传图谱共调查 133 例成员，其中 LQTS 27 例，男性 7 例，女性 20 例，死亡 4 例。

侯翠红等（2011）报道北京阜外医院心律失常诊治中心于 2002 年 3 月至 2008 年 8 月的 6 年中收治先天性 LQTS 15 例（男性 2 例，女 13 例），年龄 29±14 岁。

2. 先证者临床特征　李翠兰等（2004）对 76 个家系，76 例先证者进行汇总表明：

（1）QTc 间期 560±90ms，男女比例 17∶59（22.4%~77.6%）。

（2）发病年龄：17.2±14.8（0.5~62）岁，在 20 岁之前发病者占 59.2%。

（3）发病时症状：晕厥（90.8%）、黑蒙（28.9%）、心悸（25.0%）、胸闷（34.2%）、其他（抽搐、胸背痛、头晕等 21.1%）。

（4）诱发因素：情绪紧张或激动（51.3%）、劳累、运动或体力劳动（51.3%），休息或睡眠（26.3%），突然惊吓（电话铃响）（19.7%），经期或产褥期（15.8%），其他如寒冷、或发热（15.8%）。

（5）伴随疾病：伴耳聋 1 例、预激综合征 1 例、心肌炎 1 例、束支传导阻滞 2 例，一过性房室传导阻滞 1 例，高血压 2 例。

（6）根据心电图分型标准进行的基因分析示 LQT1 5 例（31.2%）、LQT2 8 例（50.0%）、LQT3 2 例（12.5%），其余 1 例（6.3%）心电图特点不明显无法预测。

3. 合并其他心电疾病

（1）合并 Brugada 综合征：单其俊等（2003）报道一个 Brugada 综合征合并先天性 LQTS 的家系。共调查 12 例，其中 6 例发病，男 5 例、女 1 例。猝死 2 例，自杀 1 例。对家系中 3 例作了普罗帕酮诱发试验，2 例阳性；3 例作异丙肾上腺素诱发试验均为阳性（即 QTc 延长，T 波有切迹或双峰）。朱刚艳等（2006）报道一例 Brugada 综合征合并先天性 LQTS。患者家中 3 名成员中，先证者及父母作普罗帕酮激法试验，均为阳性。提示均为 Brugada 综合征。先证者发生晕厥时或后 QT 间期延长，其静息心电图 T 波双峰切迹、双向 T 波。父母 QT 间期静息时虽然正常，但 T 波增大，符合 LQT3 心电图改变。这 3 例可能均系 Brugada 综合征合并 LQTS。

（2）合并阵发性三度房室传导阻滞：刘金秋等（2005）报道一例，女性，46 岁。因阵发性胸闷、气短 1 年，症状加重伴晕厥 1 次，诊为心源性晕厥，阵发性三度房室传导阻滞，安置了起搏器（VVI 型）起搏频率 60 次/分，但仍有晕厥发生。动态心电图发现有 QT 间期延长并 Tdp 发作。Tdp 发作前有三度房室传导阻滞发生，遂询问家族史，知其父亲家系 40 人中有 8 例有心脏事件发生，7 例猝死。发病年龄都在成年之后，给患者调整低限起搏频率至 80 次/分，并给予 β-受体阻滞剂后未再发生晕厥。

（3）合并预激综合征：彭冬迪等（2004）报道一例，女性，26 岁，心电图示 A 型预激综合征、LQTS、Tdp。Tdp 发作前 20s，心率增快，T 与 P 波融合，QT 延长，TP 振幅交替，RonT 室性期前收缩诱发 Tdp。Tdp 终止后，见到短时预激波消失。服用普萘洛尔能有效控制 Tdp 发作。

（4）合并特发性左心室室性心动过速：单其俊等（2003）报道一例，女性，37 岁。每次发作时为心室颤动。经导管射频消融后并给予普萘洛尔后无晕厥发生。

4. 先天性 LQTS 发病率　尚无确切的发病率数据。SchwartZ 等（2009）提示先天性 LQTS 实际发病率应接近 1/2000。按照此比率计算，估计我国有 65 万左右的先天性 LQTS 患者。也有报道发生率为 1/7000。美国每年均 3000～4000 例心脏性猝死由先天性 LQTS 所致，尤其是儿童和青年人。

【病因及发生机制】

LQTS 的致病基因对患者要检测，对其家族也应作 LQTS 基因筛查以做好防治工作。

（一）与 Romano-Ward 综合征有关的致病基因

1991 年 Keating 等用基因组连锁分析法在一个大家族中发现了与 LQTS 相关的第一个基因，位于 11P15.5 的 Hravey-ras 位点，后陆续报告在先证者实有 65% 与 Hravey-ras 位点有关。说明遗传不均一性。到目为止，已发现 13 个 LQTS 致病基因上的 950 个突变位点（表 10-0-2）。这些基因分别是编码心脏通道 α 亚基的 KCNQ1（LQT1），编码钾电流的 KCNH2（LQT2），编码钠通道的 SCN5A（LQT3）基因，已证明 75% 具有 LQTS 显著症状的患者，是上述三个基因所致而其他 10 个基因甚为罕见，它们只占 5%，包括 Ankyrin-B（ANKB、LQT4）、KCNE1（LQT5）、KCNE2（LQT6）、KCNJ2（LQT7），CACNA1C（LQT8），CAV3（LQT9），SCN4B（LQT10），AKAP（LQT11），SNTA1（LQT12）和 KCNJ5（LQT13）。KCNQ1、KCNH2 和 SCN5A 约占临床诊断的 75%，如再加上 KCNQ1 和 KCNH2 拷贝数变异/基因重排检测手段后这个值已达 80%，即使检测所有已知 13 个基因，阴性率仍达 15%～20%。散发（或新发）突变的发生率小于 5%～10%。估计同时有耳聋表型的 JLNS，患病率约为百万分之一。所有一级亲属（父母、兄弟、姐妹、子女）应进行特定突变基因检测。如基因检测、病史及 12 导联心电图均为阴性，可以排除 LQTS。

表 10-0-2　LQTS 的 13 个亚型

LQTS 亚型	染色体	基因	蛋白	突变蛋白表型	家族发生率
LQTS1	11p15.5	KCNQ1	Kv7.1（I_{Ks} α 亚单位）	I_{Ks} 失能	30%～35%
LQTS2	7q35-36	KCNH2	Kv11.1（I_{Kr} α 亚单位）	I_{Kr} 失能	25%～30%
LQTS3	3p21	SCN5A	Nav1.5（I_{Na} α 亚单位）	I_{Na} 获能	5%～10%
LQTS4	4q25-27	ANK2	锚蛋白 B（连接整合膜蛋白）	NCX，Na/K ATPase，InsP3 失能，钙超载等	罕见
LQTS5	21q22	KCNE1	minK（I_{Ks} b 亚单位）	I_{Ks} 失能	罕见
LQTS6	21q22	KCNE2	MiRP1（I_{Kr} b 亚单位）	I_{Kr}/I_{Ks} 失能	罕见
LQTS7	17q23.1-24.2	KCNJ2	Kir2.1（I_{Kl} α 亚单位）	I_{Kl} 失能	罕见
LQTS8	12p13.3	CACNA1C	Cav1.2（I_{Ca-L} α 亚单位）	I_{Ca-L} 获能	罕见
LQTS9	3p25	CAV3	小窝蛋白-3（小窝的标记蛋白）	I_{Na} 获能	罕见
LQTS10	11q23	SCN4B	NavB4（I_{Na} b4 亚单位）	I_{Na} 获能	罕见
LQTS11	7q21-22	AKAP9	Yotiao（衔接分子）	I_{Ks} 失能，影响 Ryanodine 受体 2 和 I_{Ca-L}	罕见
LQTS12	20q11.2	SNTA1	al-互养蛋白（膜支架）	I_{Na} 获能	罕见
LQTS13	11q23.3-24.3	[1]KCNJ5	Kir3.4（IKAch 亚单位）	$I_{K,Ach}$ 失能	罕见

目前仍有几个常染色体显性遗传的 LQT3 家系与已知的基因都无关。提示仍有其他基因存在。基因突变的类型，包括错义突变、移码突变、无义突变、缺失/插入突变、剪接位点突变等。

1. LQT1——心肌钾通道基因（KCNQ1）　初始是在 RWS 家族发现导致 LQTS 的基因。1996 年 Wang 等利用染色体 DNA 克隆技术标记到 11 号染色体短臂（11p15.5）。发现该基因位点 5 年后才克隆和表达了这个基因，称 KCNQ1 基因（旧称 KVLQT1），它编码缓慢激活外向整流钾电流（I_{Ks}）通道。它由长达 $4×10^5$ 碱基对组成的 16 个外显子组成，其蛋白具有 676 个氨基酸含有 6 个跨膜肽链片段。它是 RWS 最常见的病因，也是 JLNS 的病因。同时可能还和 Beckwith-Wie-demann 综合征有关。LQT1 的家族发生率为 30%～35%。

Wang 等（1998）首先在 16 个 LQTS 家系中发现了 11 种不同的 KCNQ1 突变（1 个 3bp 对的缺失和 10 个错义突变）。在 KCNQ1 的 212 位置（现在是 341 位置）上，该位点被认为是突变的"热点"，丙氨酸常被缬氨酸或谷氨酸所替代。至今已在 100 多个家系中确定了 75 个 KCNQ1 突变，是 RWS 最常见的基因型占 LQTS 基因型 42%。突变的类型有错义突变、无义突变、缺失/插入突变、移码突变和剪接突变。这些突变引起氨基酸替换或蛋白质合成中某些氨基酸的终止。

LQT1 是由于位于第 11 对染色体 11p15.5 位点上的基因突变所致。基因 KCNQ1 编码电压门控钾通道 α 亚单位，KCNQ1 与 minK 共同调控着心室肌复极过程中起重要作用的延迟整流钾电流（I_K）的缓慢激活成分 I_{Ks}。I_{Ks} 与快速延迟整流性钾流（I_{Kr}）是心肌细胞复极的主要电流。当 KCNQ1 与 minK 共同表达、相互作用，发生基因突变使 I_{Ks} 通道功能受损，I_{Ks} 减小，或通过显性抑制作用，使心室复极时间延长，心室肌复极不一致，Q-T 间期延长，心律失常的危险性增加。LQT1 心电图多表现为 T 波宽大，症状多发生在运动或情绪激动时。

最近有文献报道少数 RWS 可呈常染色体隐性遗传，患者携带纯合的 KCNQ1 突变。像 JLNS 一样，其父母均有 KCNQ1 的杂合突变，听力正常。所以，并不是所有的 KCNQ1 突变都有明显的临床症状，或者说外显率是可以变化的。

Keating 等（1991）指出用 Northern blotting 和原位杂交方法，发现 KCNQ1 在心脏、胰脏、前列腺、肾脏、小肠、外周白细胞中高度表达；在胎盘、肺、脾、结肠、胸腺、睾丸、子宫中表达较少，但在骨骼肌、肝、脑中不表达。其中在心脏的表达水平最高。原位杂交结果表明，KCNQ1 在鼠内耳纹状血管中也有表达。这对理解 JLNS 的耳聋更明确。

自 2001 年康彩练等报道第一个国人 LQTS 在 KCNQ1 上的突变，至今我国学者已公开发表的中国 LQTS 患者特异基因突变点达到 47 个，包括 KCNQ1 上 17 个（表 10-0-3）、KCNH2 上 19 个（表 10-0-4）、SCN5A 上 4 个、KCNE1 上 1 个、KCNJ5 上 1 个（表 10-0-5）。涉及到的表型不仅有常见的 LQT1~3 型 RWS 综合征，也有伴耳聋的 JLNS，既有在别人已经发现的基因上发现了中国 LQTS 患者的特有突变，也有中国人首先发现的最新的亚型 LQT13。此外，Sun 等在一 LQTS 家系还报道了 LQT3 同时伴有其他更复杂表型进行性心脏传导阻滞。祁鸣等依托 LQTS 国际注册研究者组织还组建中包括中国数据在内的专门基因组数据库。

表 10-0-3　已发表国人 LQTS 致病基因 KCNQ1 突变位点总结

核苷酸改变	氨基酸改变 *	突变类型	所处区域	表型
T2C	—	移码/缺失	启动子区	JLNS
C227T	A761?	错义	N 末端	JLNS
C434T	S145L	错义	S1	RWS
C477+5G>A	M159sp	剪接	S2	RWS
T572C	L191P	错义	S2-S3	RWS
C682T	R228C	错义	S4	RWS
T824C	F275S	错义	S5	RWS
C830T	S277L	错义	S5	RWS
G917T	G306V	错义	孔区	JLNS
C934T	P312S	错义	孔区	RWS
G940A	C314S	错义	孔区	RWS
C965T	T322M	错义	孔区-S6	JLNS
G983A	R328C	错义	S6	RWS
1176-1181del CAGCAG	356-357ΔQQ	缺失	C-末端	RWS
1149insT	A384fs/79	移码/缺失	C-末端	JLNS
1986-2003 del18	626-631ΔGSGGPP	缺失	C-末端	RWS
G2037A?	G643S	错义	C-末端	JLNS

注：＊各突变的名称与所引用文献中保持一致，有疑问的标了"?"（引自康彩练等，2001）

表 10-0-4　已发表国人 LQTS 致病基因 KCNH2 突变位点总结

核苷酸改变	氨基酸改变*	突变类型	所处区域	表型
G1120T	V374F	错义	N 末端	RWS
T1421C	L413P	错义	S1	RWS
G1332T	E444D	错义	S1-S2	RWS
T1387C	F463L	错义	S2	RWS
A1424G	Y475C	错义	S2-S3	RWS
T1515G	E505D	错义	S3	RWS
C1600T	R534C	错义	S4	RWS
1619-1637 del19	L539fs/47	移码/缺失	S4	RWS
T1676A	L559H	错义	S5	RWS
C1682T	A561V	错义	S5	RWS
G1714A	G572S	错义	S5-孔区	RWS
G1810A	G604S	错义	S5-孔区	RWS
C1848A	Y616X	无义	孔区	RWS
?	Y652X	无义	S6	RWS
2399 del-2_-12**	L799sp**	剪接	C 末端	RWS
C2453T	S818L	错义	CNBD	RWS
C2453G	S818W	错义	CNBD	RWS
C2467T	R823W	错义	CNBD	RWS
C2587T	R863X	无义	C 末端	RWS

注：*各突变的名称与所引用文献中保持一致，有疑问或者无法得到数据的标 "?"；**本文作者根据核苷酸改变及数据库比对给出的名称（引自康彩练等，2001）

表 10-0-5　已发表国人 LQTS 致病基因 SCN5A、KCNE1、KCNJ5 突变位点总结

基因-核苷酸改变	氨基酸改变*	突变类型	所处区域	表型
SCN5A-G638T	G213V	错义突变	N 末端	LQT3
SCN5A-4519-4528del	1507-0509delQKP	缺义突变	DIII-DIV	LQT3
SCN5A-5368-5370GACdel	1790delD	缺义突变	C 末端	LQT3
SCN5A-	R1193Q	错义突变		PCCD+LQT3
KCNE1-G154A	G52R	错义突变	—	LQT5
KCNJ5-C1473G	G387R	错义突变	—	LQT13

注：各突变的名称与所引用文献中保持一致（引自康彩练等，2001）

纵观表 2、表 4 中这些中国人 LQTS 的基因突变，可以发现它们位于从 N 末端至各个跨膜区到 C 末端广泛的区域，涉及到的突变类型有错义突变、无义突变等，这些患者与国际 LQTS 数据库在其他种族的研究结果类似。

2. LQT2—心肌钾通道基因 HERG　1993 年发现了位于 7 号染色体编码人类 EAG 通道（E-ther-a-Go-Go）的基因 KCNH2/HERG。该基因有 55×103 个碱基对，由 1159 个氨基酸组成，形成快速激活的外向整流钾电流（I_{Kr}）通道。此通道由 4 个结构相同的 α 亚单位组成。至今已发现的 HERG 突变有 275 个，占已发现各型突变总数的 42%，是 LQTS 最常见的致病基因。LQTS2 家族发生率为 25%~30%。

HERG 基因突变涉及 HERG 通道的各个区域。突变位点与该突变导致通道功能异常的机制之间有一定的联系：

（1）N 末端突变——加快通道失活。

（2）S4 电压感受器突变——影响通道的电压依赖性。

（3）孔区突变——影响通道灭活或离子选择性。

（4）C 末端突变——尚不明确。目前将 HERG 基因突变导致 LQT2 的机制归纳为 4 类：①合成异常；②细胞内运输异常；③通道门控异常；④通道离子选择性异常。一种突变可以通过 4 种机制中的一种或数种发挥发用。其中，合成异常和细胞内运输异常是 HERG 基因错义突变导致 LQT2 最常见的致病机制。

从分子病理的角度认为，可由于通道蛋白的合成、组装、转运等任何环节的异常，而引起通道蛋白的异常。突变蛋白与野生型蛋白之间的关系，可以是两者能组装在一起，但转运出现障碍，此时可表现为负显性，还可以是突变蛋白的折叠错误被细胞控制系统识别过早降解，从而不能与野生型蛋白组装。

使 HERG 突变通道功能改变的原因很多，但以细胞内蛋白装运障碍导致通道蛋白不能到达膜表面的机制最受关注。Anderson 等（2006）通过对 34 个突变基因的系统研究也认为转运障碍是多数 LQT2 突变导致 HERG 电流降低的主要原因。Zhou 等也证实 Q725X 突变蛋白不能组装，所以无法在膜上表达，结果是完全无电流。此外，Q725X 不能和野生型进行组装，故对野生型不造成负显性影响，在转运蛋白障碍中起作用者有甘露糖修饰、多无普遍蛋白化作用、去扩基化作用。E-4031 可能通过恢复蛋白的正常折叠而增加其在膜上的表达而纠正通道电流的异常。有报道位于 HERG 通道 α 螺旋或者 β 折叠结构域的氨基酸替代与通道蛋白在细胞内的合成，修饰、成熟和运输异常有关。

Y475C 突变是我国刘杰等（2006）发现的一个 HERG 新突变，但其发病机制尚不清。王洪涛等（2007）采用分子克隆、异源表达系统、细胞电生理等方法，与野生型 HERG 对照对 Y475C 基因突变进行表达和功能的研究。证明 Y475C 可通过负显性抑制和门控特性改变机制导致 I_{Kr} 电流幅度减少，电流密度下降。因此，Y475C 突变是患者发生 LQTS 的原因。同时也证实 Y475C 基因突变单独转染时也存在 HERG 电流，但其幅度大约是野生型电流的 33% 左右，提示突变基因编码的蛋白可以到达细胞膜上，并形成 I_{Kr} 通道，只是通道突变的特性有改变。当 Y475C 和野生型等量共转染时，情况与 Y475C 单独转染相似，提示 Y475C 可以和野生型组装形成异源四聚体，但抑制了野生型的部分功能，即 Y475C 对野生型存在负显性效应。同时还证明 Y475C 突变后通道的激活动力学过程有显著改变，门控特性有变化，因此推测可能负显性抑制与门控特性的改变共同造成了携带 Y475C 杂合突变的患者心肌细胞膜上 I_{Kr} 通道电流的降低，从而引起 QT 间期延长及晕厥发作。

有关药物致获得性 QT 间期延长和 Tdp 发作的原因，现已证实均和 HERG 通道阻滞有关。所以 HERG 通道可作为：①新药开发筛选过程中的早期检查目标；②尽可能早的评估其致心律失常的危险；③具体评价的模型有计算机模型、离体模型、在体动物试验；④临床试验四个水平。

3. LQT$_3$——心肌钠通道基因的 SCN5A　位于 3p21-24 的心脏钠离子通道 SCN5A 基因突变导致的 LQT$_3$ 相对少见，约占 LQTS 的 10%，已发现至少 67 个 SCN5A 基因突变位点与 LQTS 有关。

Jiang 等（1994）、Wang 等（1995）报道用候选基因定位确定了 LQT$_3$ 的致病基因是 SCN5A，位于 3p21-24，是编码钠通道的一种基因。最先发现的突变是 9 个氨基酸的基因内缺失，位于在通道灭活时起主要作用的区域内。至今已发现该基因突变有 14 个，占 8%（14/177）。突变类型有错义突变和缺失突变。

SCN5A 基因调控着心室肌细胞膜的钠离子通道。在生理状态下，钠离子通道在除极化时快速开放，形成动作电位的上升支，随后快速失活。SCN5A 基因突变时，钠离子通道失活状态不稳定，导致钠离子通道在动作电位的复极化过程中反复开放，这个反复出现的内向电流使复极化过程延缓，打乱了平台期的内外离子流之间的平衡，并因此延长了动作电位时程，平台期延长。LQT$_3$ 心电图表现为 Q-T 间期延长，主要是 ST 段延长。症状多发生在睡眠中。

现已证实，在残基端 1623（R1623Q）位置上，单个氨基酸置换可以导致 LQT$_3$，而在 1620（M1620T）位置上同样的点突变则导致 Brugada 综合征，也即 SCN5A 基因突变使通道功能增强而产生 LQT$_3$；如基因突变使通道功能受损则产生 Brugada 综合征。因此，非常相似位置的突变可以导致临床上显然不同的两种疾病，提示氨基酸置换可能产生特异的临床表型中起到非常重要的作用。有人发现 LQT$_3$ 和 Brugada 综合征同存于一个家族的现象，故把 LQT$_3$ 和 Brugada 综合征统称为 SCN5A 疾病，但也认为 Brugada 综合征家系的基因定位于 3p22-25，并与 SCN5A 无关。SCN5A 在人心肌细胞中高度表达，在骨骼肌、肝脏和子宫中不表达，在脑中也表达。

钠通道阻断剂如利多卡因、美西律对治疗与持续内向 Na$^+$ 内流缺陷有关的患者均有效。实验证实低浓度的 I b 类抗心律失常药在对 Na$^+$ 峰值电流改变很小的情况下，即可优先阻断延迟开放的 ΔKPQ、R1644H、N1325S 突变通道。有可能对这些突变携带者的长 QT 间期进行药物纠正。这些药物能优先缩短 M 细胞的动作电位时限，抑制这些细胞早期后除极的发生。缩短延长的 QT 间期，降低复极的跨壁离散度，预防 Tdp 发作。

4. LQT4——非离子通道突变基因 ANK2　LQT4 的致病基因是位于 4q25~27 的锚蛋白基因（ANKB 也称 ANK2），是目前遗传性 LQTS 唯一的非离子通道突变基因。目前只发现 5 个基因突变位点。

Schott 等（1995）报道在法国发现的一个独特的 LQT4 大家系。对该家系 4 代 56 名成员和 21 名受累及者进行调查发现 QT 间期延长，并伴严重的窦性心动过缓和心房颤动是常见的临床表现，心电图 T 波之后有突出的 U 波，成为 SQT4 的心电图特征。认为钙离子/钙调节蛋白依赖的蛋白激酶 II（Ca^{2+}/CDPK II）可能是其候选基因，该酶可影响复极电流的激活，结果使净复极电流减少，导致心肌的复极离散度增大、QT 间期延长，家族中有心房颤动的高发生率，但较罕见。连锁分析表明，LQT4 的致病基因位于 4 号染色体的长臂（4q25-27）上，但 LQT4 的致病基因一直未被确定。因为 4q25-27 不存在编码离子通道蛋白质的基因。故认为 LQT4 系 LQTS 的一种罕见类型。

2003 年 Mohler 等报道对一家系中 8 个新出生的成员位于 4q252q27 的 ANK2 基因测序，发现 LQT4 患者第 36 外显子、第 4274 核酸发生 A→G 突变，导致第 1425 位氨基酸密码发生改变，即谷氨酸→甘氨酸（E1425G）。这是 LQTS 第一个非编码离子通道基因的突变。ANK2 是编码锚蛋白—B（Ankyrin—B）的基因。Ankyrin—B 的功能是在心肌细胞膜管和肌质网中将 Na-Ca 交换器、钠钾泵 ATP 酶和三磷酸肌醇受体有机地组合在一起维持心肌细胞正常的收缩功能和 Ca^{2+} 信号传导功能。2004 年 Mohler 等在多种心律失常患者中发现了 5 个 Ankyrin—2B 突变，4 个位于 AnkyrinB 的 C 末端的调节域，一个位 Ankyrin—B 膜收缩蛋白连接域，即 E1425G 杂合突变。所有突变均导致 Ankyrin—B 式能丧失，使 Ca^{2+} 重吸收动力学和位置发生异常改变，钠钙交换器、心肌细胞钠钾泵 ATP 酶系 IP3 表达异常。Ankyrin—B 在心脏多种细胞都有表达，如心房、心室和浦肯野纤维。因此，导致

Ankyrin—B 功能丧失的突变可能导致心脏传导、心房、心室、窦房结和房室结多种功能的异常。此外，它在多种器官的多种细胞均有表达，包括胰腺 β 细胞、神经系统、视网膜等。因此，人类 Ankyrin—B 突变可引起心律失常外，尚有其他组织器官功能异常的综合征。

5. LQT$_5$——心肌钾通道基因 KCNE1（minK） LQT$_5$ 的突变基因是 KCNE1（minK），位于 21 号染色体，KCNQ1 基因协同作用产生 I$_{Ks}$ 特性的辅助蛋白，已发现 40 个 KCNE1 突变。KCNE1 已证实与 JLNS（纯合子突变）和 RWS（杂合子突变）有关。

minK 基因是 1998 年 Takumi 等从鼠的肾脏 cDNA 库中克隆出来的。定位在第 21 对染色体 21q22.1~22.2。目前发现 5 个突变，全是错义突变，占 3%（5/177）。

基因 minK 系编码介导 I$_{Ks}$ 的电压门控钾通道的 β 亚单位。LQT$_5$minK 基因仅编码一段长 130 氨基酸的蛋白，仅有一段跨膜区，在心肌中不能单独形成有功能的离子通道。它与爪蟾卵细胞中的 KNQ1 组合可以引起缓慢激活电压依赖性的钾电流 I$_{Ks}$（即 minK 与 KCNQ1 共同构成 I$_{Ks}$）。minK 和 KNQ1 协同组成功能通道。minK 和 HERG 的复合体也能影响 I$_{Kr}$。minK 基因突变可减弱 I$_{Ks}$，降低复极电流，延长动作电位时程，从而增加了发生心律失常的危险性。单独的 minK 基因突变预期也能引起 LQTS。minK 除了与 KCNQ1 组合外，还与 HERG 组合，所以 minK 会产生 LQT$_1$ 和 LQT$_2$ 的表现型，因为 minK 突变与 I$_{Ks}$ 和 I$_{Kr}$ 通道均有关。

6. LQT$_6$——心肌钾通道基因 KCNE2（MiRPl） 最近几年已证实了 KCNE 家族存在的几个小基因编码的蛋白是 I$_{Kr}$ 和 I$_{Ks}$ 通道活性和药理反应的重要调节蛋白，导致 2 种 LQTS。KCNE2 是 KCNE 基因家族具有多功能作用的 1 个通道基因，即 minK（MiRPl）。KCNE2 结构与 KCNE1 相似，但与 HERG 有更特异的协同作用。也能与其他基因协同形成瞬间外向钾离子流（I$_{to}$）。KCNE2 基因突变与 RWS 的致病相关，形成了 LQT$_6$。KCNE2 突变所致的 LQT$_6$ 少见，至今只发现 12 个与 LQT 有关的突变。

基因 MiRPl 称 minK 基因相关肽或 KCNE2，是 1999 年 Abbott 等克隆和定位为新的钾通道基因。基因定位于第 21 对染色体 21q22.1 位点。并发现了 3 个突变，全部是错义突变，占 1.7%（3/177）。

编码 minK 基因相关肽是介导 I$_{Kr}$ 的电压门控钾通道的 β 亚单位。这个小小的膜整合亚单位如与 HERG 结合可协同组成功能通道，可改变 HERG 的功能，产生完整的 I$_{Kr}$。其功能是对钾离子调节。Ⅲ类抗心律失常药 E-4031 对其有明显的双向抑制作和。MiRPl 基因突变使通道开放缓慢，关闭迅速从而降低钾电流。MiRPl 突变可导致获得性尖端扭转性室性心动过速和心室颤动的发作。而这些突变在正常情况下，通常不会引起典型的 LQTS。MiRP1 突变在药物引起的 LQTS 中发现。MiRP1 和 HERG 的共同表达似乎还能调节 I$_{Kr}$ 的药物敏感性。

7. LQT7——心肌钾通道基因 KCNJ2（Kir2.1） 最近已确定 KCNJ2 基因与 LQT7 有关。人类 KCNJ2 基因于 1994 年克隆成功，该基因位于染色体 17q23，编码 Kir2.1 通道，即内向整流电流（I$_{K1}$）钾通道，目前已发现了 27 个突变位点。基因突变后钾通道功能受损或抑制。

LQT7 是近年发现的 1 个新 LQTS 亚型，是 Andersen 综合征的心律失常 Ⅱ 型。1971 年，LQT7 的临床表现首次被 Anderson 描述，1994 年 Tawil 将其命名为 Andersen 综合征，其临床特征包括周期性麻痹、Q-T 间期延长伴有室性心律失常、特征性躯体畸形（骨骼畸形），胸前导联有明显宽大的 U 波，它是 Anderson 综合征突出的心电图表现。

8. LQT8——L 型钙通道基因 CACNAlC（Cav1.2） L 型钙通道（亦称高阈值、高电压激活钙通道）基因 CACNAlC（或 Cav1.2）突变导致 Timothy 综合征（LQT8）。LQT8 的基因突变是患者自身产生的突变，父母基因型及表型正常。由于 Timothy 综合征患者不能存活到生育年龄，致使突变基因不能向下遗传，故凡先证者均为新突变，Timothy 综合征很少见。至今才发现 2 个基因突变分别是 G406R 和 G402S。为何来自不同的 Timothy 综合征的患者却由同一突变所致，尚不清楚。可能是 G406R 是导致 Timothy 综合征的主要基因突变。见第十三节。

9. LQT9——编码结构膜骨架蛋白基因 CAV3（Caveolin-3）　定位于 3p25，是由于基因突变使钠通道（I_{Na}）延迟失活。与 SQT3、SQT12 相似。本型很罕见。

10. LQT10——编码离子通道 β-4 亚基的 SCN4B（NAV1.5β4 亚单位）　定位于 11q23.3，本型罕见。

11. LQT11——编码 I_{Ks} 钾通道关键调节子 4KAP（Yotiao）　定位于 $7q^{21}-q^{22}$。本型罕见。

12. LQT12——编码结构膜骨架蛋白 SNTA1（syntrophin α1）　定位于 20q11.2. 本型很罕见。

13. LQT13——KCNJ5（Kir3.4）　定位于 11q23.3-24.3，很罕见。

（二）与 Jevell-Lange-Nielsen 综合征的相关基因

1. JLNS1　系 KCNQ1 的纯合子突变，导致缺乏有功能的 I_{Ks}，APD 延长。

Neyroud 等（1997）报道 4 个同血亲的家系，发现 JLNS 与 11p15.5 位点有关，并在 2 个家系 3 个患儿中发现了一个纯合插入缺失突变，位于 KCNQ1 的 C 末端。一个 7dp（CAGTACT）的缺失，和一个 8bp（CTTGAGAT）的插入引起 KCNQ1 蛋白 C 端的提前终止。这个患儿的 QT 间期延长，并有先天性耳聋，但其父母表型正常。严重的 QT 间期延长和耳聋，反映 I_{Ks} 通道电流明显减小。KCNQ1 在内耳的纹状血管表达进一步表明 KCNQ1 对维持正常听力有重要作用。可能是通过维持内淋巴稳态。此系 KCNQ1 的纯突变导致 JLNS1。耳聋的出现需要 2 个突变的等位基因。JLNS 患儿出现心律失常。一个等位基因的突变就能增加心律失常的危险。因此，JLNS1 导致的心律失常危险性可能有"基因剂量"依赖性。

2. JLNS2　系 minK 的纯合子突变。导致缺乏有功能的 I_{Ks}，APD 延长。

Schulze-Bahr 等（2003）对黎巴嫩一家系调查，发现 3 个儿童有 QT 间期延长、先天性耳聋或聋哑。其中 2 个儿童很早就出现反复的晕厥。父母和另外 3 个儿童听力正常，QT 间期正常。在发病儿童中发现了 minK 基因的突变，一个突变的等位基因来自父亲；另一个不同的突变等位基因来自母亲，这是复合的杂合子，未患病的个体只有一个突变的等位基因。突变 D76N 在爪蟾卵细胞中表达，表现为严重的 I_{Ks} 通道活性的减小。minK 基因也在内耳中表达。minK 基因被破坏的遗传修饰小鼠表现为运动异常发挥/wattzer 行为，这是典型的内耳缺陷表现。在基因敲除动物的内耳，毛细胞变性，纹状缘细胞和前庭细胞均不能产生等量的短回路电流，表明内耳分泌钾功能丧失。小鼠随心率的变化也有迟钝的 QT 调节，较易产生心律失常。这些说明 minK 是 JLNS 的致病基因。

JLNS 并没有完全遵循隐性遗传的规律，其基因杂合子者表现出常染色体显性遗传的特点，即 QT 间期轻、中度延长，并可发作晕厥，但不伴耳聋。因此，JLNS 是一种常染色体隐性（耳聋）和显性（LQTS）遗传相结合的遗传类型。

少数 RWS 也可能为隐性遗传形式，作为携带杂合突变的父母双方均无 QT 间期延长，而只有携带纯合突变的先证者表现为 QT 间期延长、晕厥，但不伴听力异常。

我国学者对 LQTS 分子致病机制的研究状况，李翠兰、刘文玲总结如下：

在对病人进行基因筛查研究的基础上，许多研究单位对这些国人 LQTS 致病突变位点的分子致病机制也进行了探讨。对于 KCNQ1 上的突变，目前得到研究的有 L191P、F275S 和 G314S。杨进刚等的研究证明 L191P 引起缓慢激活延迟整流钾电流（I_{Ks}）电流降低的机制可能是失活门控机制改变。Li 等发现 F275S 主要是突变后通道功能受损，而 G314S 表现为对野生型基因明显的负显性抑制机制。

对 KCNH2 上突变的致病机制研究较多，目前已有 L413P、F463L、Y475C、E505D、L539fs/47、P559H、A561V、G604S、V630A、N633S、R863X 等。李翠兰等对 L413P 和 L559H 的研究表明其引起 LQTS 的原因是突变可引起蛋白转运障碍，但基因表达和电生理学结果显示突变对野生型无负显性作用，突变的致病机制可能是单倍体不足。Yang 等的结果表明 F463L 引起 LQTS 的机制是蛋白转运障碍，而王洪涛等证明 Y475C 突变通过负显性抑制效应以及通道门控特性的改变导致快活激活延迟整流钾电流 I_{Kr}电流显著降低。桂乐等发现 E505D 突变对野生型没有负显性效应，只是 I_{Kr}电流降低；李宇等发现 L539fs/47 突变通过电压门控异常机制抑制 HERG 电流，而 A561V 突变通过蛋白滞留降解及膜通道功能异常机制抑制 HERG 电流。Huo 等发现 C604S 突变后其生物物理特性改变并对野生型有负显性作用。余海茹等的研究发现 V630A 和 N633S 通过失活特性的改变以及负显性机制引起 HERG 电流的降低。马丽娟等对 R863X 的研究表明，突变体 R863X 亚基自身不能装配成有功能的通道，但可和野生型 HERG 亚基形成有功能的 HERG 通道异源多聚体，然后改变通道的门控特性。

其他对 LQTS 致病突变功能方面的研究还有：腾思勇等发现突变体 G52R-KCNE1 可明显抑制野生型 KCNE1 通道的功能；Yang 等首次在一 LQTS 伴心房颤动家系发现了由 KCNJ5 基因编码的 I_{KAch}钾通道 Kir3.4 上的突变 Gly387Arg。随后的进一步研究证实该突变通过引起蛋白转运障碍对野生型通道产生负显性作用，从而引起乙酰胆碱敏感的外向钾离子电流的降低，最终引起动作电位时程和 QT 间期延长。

另外，Ma 等报道了在计算机模拟钠离子通道模型方面的工作，姚艳等还报道了用药物氨基糖苷类抗生素庆大霉素来成功拯救 HERG 通道上一个无义突变的研究结果。

【LQTS 的细胞电生理机制】

上述资料已说明运用分子克隆技术、基因连锁分析和候选基因方法已明确 LQTS 与 8 个蛋白基因突变有关。突变基因改变了原来离子通道蛋白的功能，使之功能增强或功能丧失，最终导致 Q-T 间期延长。

（一）I_{Ks}电流降低

KCNQ1 和 KCNE1 基因分别编码 I_{Ks}通道蛋白的 α 和 β 亚基，由 KCNQ1 突变所致的 LQT1 是最常见的 LQTS。其 I_{Ks}通过下述 5 种机制被减弱了电流。突变通道通过：①通道动力学改变；②单倍体缺陷；③突变通道蛋白转运缺陷，从而使有功能的通道数目减半，即突变通道蛋白对野生型通道蛋白有一种空间抑制作用，使具有功能的通道数不到 50%；④内含子突变所致剪接异常。减弱 I_{Ks}电流，使动作电位复极延迟，并使 Q-T 间期延长。

LQT1 可经 I_{Ks}阻滞剂（Chromano 1293B）与 β-肾上腺能受体激动剂（异丙肾上腺素）联合应用激发产生。单独使用 Chromanol 1293B 导致心室肌 3 种细胞（内膜细胞、外膜细胞和 M 细胞）动作电位过程（APD）均一延长并有轻微的 TDR 变化。尽管 Q-T 间期延长，Tdp 在这种情况下从未出现，也不能诱发。异丙肾上腺素导致外膜和内膜 APD 缩短而 M 细胞可以延长或不变。TDR 急剧增加，因而能自发和激发 Tdp 发生。这些结果强调了 LQTS 不仅仅是 Q-T 间期延长，而应该是 TDR 的增加伴随着 Q-T 间期延长。I_{Ks}阻滞和 β-肾上腺素能激动剂联合应用在灌注心室楔形模型形成了基底部增宽的 T 波，这个变化类似 LQT_1患者的改变。并与长 Q-T 综合征患者尤其是 LQT_1患者对交感神经刺激敏感性增高的观察结果是一致的。

（二）I_{Kr}电流降低

由 I_{Kr}异常引起，分别与 I_{Kr}通道蛋白的 α 亚单位基因 KCNH2（HERG）或 β 亚单位基因 KCNE2 突变有关的 LQT_2和 LQT_6亦通过与 LQT_1相同的 4 种机制使 I_{Kr}电流减弱，其中对"转换缺陷"机制研究较透，用抗心律失常药修复"转运缺陷"似乎有较好的治疗前景。

I_{Kr}电流降低导致多数获得性（继发性）LQTS。在狗的心室模型，可用 d-索他洛尔来制作该综合征模型。尽管在阻滞 I_{Kr}时，3 类细胞显示 APD 增加，M 细胞延长程度较大，导致 TDR 增加和自发刺激引发 Tdp。如果由于低钾阻滞 I_{Kr}，在心室的楔形模型，可出现深的切迹和双峰 T 波，与 LQT_2相仿。异丙肾上腺素进一步促进 TDR，增加 Tdp 的发生率。交感神经兴奋引发的心律失常，在 LQT_1和 LQT_2显示了不同的时间过程。对于 LQT_1，异丙肾上腺素使 TDR 增加，在前 2min 尤其明显。而在

LQT$_2$ 异丙肾上腺素仅产生暂时的 TDR 增加，持续不到 2min。这种差异可以解释自律活动的重要差异和其他基因特异性激动成分所致的不同 LQTS 基因型。

LQT$_1$、LQT$_2$、LQT$_3$ 的模型已在左心室动脉灌注楔形模型制成。这些模型显示这 3 型 LQTS 是因 M 细胞动作电位延长而导致 Q-T 间期延长及复极化跨膜离散度的增加，能自发和诱发出 Tdp。

（三）I$_{Na}$ 电流增加

突变体通道失活门受损，使内向晚钠电流（I$_{Na}$）增加，产生"功能增加"而导致 Q-T 间期延长。ATX-Ⅱ 阻滞晚钠电流，导致所有细胞的动作电位（APD）延长，从而引起 T 波出现迟缓。M 细胞有较高的 I$_{Na}$，其局部 APD 延长，特别是在低频率刺激时。M 细胞 APD 的过度延长，导致复极化跨膜离散度（TDR）增加而产生 Tdp。肾上腺素刺激缩短所有细胞的 APD，与其他 LQTS 模型不同，这是因为 M 细胞 APD 的缩短比外膜或内膜明显，TDR 降低。

（四）钠离子泵的细胞局部功能受损

LQT4 的非离子通道的 ANKB 基因突变，干扰了钠离子泵的细胞局部功能，使钠钾 ATP 酶、钠钙交换泵和 IP$_3$ 受体功能受损，降低了它们在心肌的表达，导致细胞内钙离子平衡失调，引发心律失常。

（五）I$_{K1}$ 离子流降低

I$_{K1}$ 是强的内向整流钾通道，维持着静息膜电位，作用于动作电位的复极末期。电生理研究显示 LQT7 的突变基因 KCNJ2 通道使 Kir2.1 通道的功能被抑制，导致 I$_{K1}$ 离子流降低。然而，突变对 I$_{K1}$ 电流的抑制程度与临床症状的轻重无明显关系。计算机模拟研究证实 I$_{K1}$ 电流的减小使动作电位终末期延长，在细胞外低钾时可触发钠/钙交换依赖性晚期后除极和自发性心律失常。

（六）L 型钙电流

L 型钙电流在动作电位的初期被激活，并延伸到整个平台期。体外表达 Cav1.2 基因 G406R 突变不仅改变了 L-型钙通道电压依赖性失活动力学，而且显著减缓通道时间依赖性失活。这些电生理异常导致 L-型钙通道功能增强，动作电位平台期内向电流增加并导致 Q-T 间期延长。该通道对钙通道阻滞剂特别敏感，目前临床常用的钙通道阻滞剂主要影响此通道来治疗 Timothy 综合征。由于 Cav1.2 广泛分布在心、脑、平滑肌、胃肠道、肺、眼、牙、免疫系统、睾丸等组织，这可能是 Timothy 综合征表现为多系统受累的原因所在，尽管其表现为多系统病变和发育障碍，但 Q-T 间期延长和心律失常是最严重的病症，因而推断钙通道基因突变严重影响着患者生命。

【临床表现】

LQTS 的典型临床症状是尖端扭转性室性心动过速恶化为心室颤动所引起的晕厥（可呈反复短暂性晕厥）和心脏性猝死。应该强调的常无前驱症状，LQTS 的 Tdp 或心室颤动可在心率无改变或无特定诸如"慢-快-慢"顺序的情况下触发。

晕厥事件是由 Tdp 恶化为心室颤动引起其发生与交感神经活动突然增加有关，如在情绪激动（例如恐惧、害怕、生气和惊吓等，特别是突然受惊吓或愤怒）或体力活动时（如剧烈运动跑步、游泳等）。对某些患者，突然惊醒（闹钟报警、电话铃响和雷声）是晕厥发作的触发点。但是在一些家族的心脏急性事件几乎仅发生在休息或更常见于睡眠时。康彩练等（2001）报道，20 个家系 71 例先天性长 Q-T 综合征患者中，有 11 例晕厥及室性心律失常发生在安静，休息或睡眠中，与儿茶酚胺无关，症状发作前常伴随基础窦性心率缓慢，心电图 R-R 间期延长，Q-Tc 及 TU 波振幅与其前的 R-R 间期成正比，Tdp 均发生在临界 R-R 间期后。20 个家系 71 例先天性 LQTS 患者中有 48 例发生过晕厥，对晕厥的诱因进行调查，其中精神紧张刺激 22 例，运动 11 例，产褥期 6 例，月经期 3 例，安静休息 4 例，睡眠中 2 例。在女性患者中，产褥期及月经也是晕厥发作的重要诱因。晕厥发作一般持续 1～2min。

在情绪激动、体力活动和休息时，威胁生命的心律失常事件的发作倾向，可能受特异的基因突变的影响，也即与 LQTS 的基因类型有关。Schwartz 等报道，62%LQT1 患者的心脏事件发生在运动时，和情绪激动时极少数（3%）在睡眠或休息时发病；39%的 LQT3 患者心脏事件发生在睡眠或休息时，只有 13%发生在运动时；而 LQT2 患者介于中间，13%的心脏事件发生在运动时，43%在情绪激动或听铃声时发作。Priori 等（2003）对 647 例 LQTS 患者的研究发现，40 岁以前首次发作心脏事件者，LQT1 为 30%，LQT2 为 46%，LQT3 为 42%。QTc 是 LQT1 和 LQT2 的独立危险因素，而性别（男性）是 LQT1 的独立危险因素。

LQTS 的症状多首发于青少年，平均年龄 8 岁，但也可早至刚出生的婴儿，晚至中年人才发病的。男性发病年龄较女性早，女性发病率高于男性。Moss 等（1991）调查了 328 个 LQTS 家族，发现先证者多为女性，发病年龄（21±15）岁，50% 先证者在 12 岁以前发病，52% 先证者的 QTc>0.50s，比其他有症状的患者更容易复发室性心动过速，病死率也高于其他患者，而且死亡多发生于在 50 岁之前。LQTS 在成人中以女性更常见，对此解释为：基因突变使女性更具症状或使男性更早死亡。LQTS 多见于女性，其遗传方式并不完全遵循孟德尔遗传法则。有关人类白细胞（HLA）单倍体基因分析结果表明 DR$_2$ 对患者（尤其男性）具有保护效应；而 DR$_7$ 则增加 LQT 发病危险性，因此 LQT 可能受 6 号和 11 号染色体上 HLA-DR 基因的影响而产生性别差异。

LQTS 患者的临床病程变化不一。患者可终生无症状，或在婴儿时期或在母体子宫内，或童年、成年时期遭遇猝死。约 50%LQTS 患者已知 LQTS 基因突变（遗传性 LQTS），但无临床症状。一些先天性 LQTS 患者无明显 QT 间期延长，称"隐匿性 LQTS"，事实上有 27%已被证实为遗传性 LQTS 的患者，静息时 QT 间期<440ms，而"隐匿性 LQTS"患者与 QT 间期>500ms 患者相比，存在较低心脏事件风险，但他仍然可能（虽然罕见）发生猝死起警示"低风险"的作用。约有 50%有症状的先证者在 12 岁前首次发生心脏事件，在 40 岁时可增加至 90%。

中国 LQTS 注册小组对我国 85 例 LQTS 先证者的临床表现总结如下：

（1）先证者平均发病年龄（17.3±14.2）岁，在 20 岁以前发病者占 60%，女性占 76%、男性占 24%，男：女＝1∶3.16。

（2）发病症状：有晕厥（91.8%）、黑蒙（28.9%）、心悸（25.0%）、胸闷（34.2%）及其他如抽搐、胸背痛、头晕（21.1%）等。

（3）诱发因素：情绪紧张或激动（51.3%），劳累、运动或体力劳动（51.3%）；休息或睡眠（26.3%），突然惊吓/电话铃响（19.7%），经期或产褥期（15.8%）。其他：如寒冷或发热（11.8%）。

（4）家族史：有猝死家族史的家系占 31.6%；有 LQTS 家族史者占 63%。

（5）伴随疾病：85 个 LQTS 先证者中，伴有聋哑 1 例，预激综合征（WPW）1 例，心肌炎 2 例，束支阻滞 2 例，一过性房室传导阻滞 1 例，高血压 2 例。

（6）根据心电图特点预测 LQTS 患者的基因型：LQT1 占 29.4%，LQT2 占 57.6%，LQT3 占 3.5%。其余 9.5%心电图特征不明显，无法预测。我国 LQTS 患者以 LQT2 型为主。

1~3 型 LQTS 各自的临床表现特点：

（1）LQT1 型：患者多由体力活动或情绪诱发，如跑步、游泳、愤怒、恐惧、惊吓。游泳是相对特异性 LQT1 心律失常的触发因素。有溺水个人史或家族史，而心电图上有 QT 间期延长应疑有 LQTS。如果患者静息 QTc 间期正常在激发和追踪"隐匿性"LQT1 之前，强烈提示为儿茶酚胺多形性室性心动过速，而不是其他离子通道疾病。LQT1 患者中 I$_{Ks}$钾通道突变为肾上腺素刺激激活，不是心率加快时 QT 间期相应缩短，而是运动中或早期恢复时心室肌细胞的动作电位矛盾性延长。LQT1 心电图表现 T 波延长或广泛 T 波倒置。

（2）LQT2 型：患者临床表现大多与听觉刺激有关，如电话铃声、闹钟铃声等。高达 15%的

LQT2 患者可能在休息或睡眠时发生，与 LQT3 有重叠表型。LQT2 患者心电图前壁导联和后壁导联具有特征性双向 T 波。KCNH2 纯合子突变患者表 2∶1 房室传导阻滞，呈现高风险表型。

（3）LQT3 型：与 LQT1、LQT2 患者相比，LQT3 型患者更多在休息或睡眠中发生，其发生率较低，然而具有致死性高。与纯合子 LQT2 相同，LQT3 患者可表现有 2∶1 房室传导阻滞。提示 LQT3 是一个高风险表型。心电图表 ST 段延长而 T 波正常。LQT1 与 LQT3 的治疗完全不同。

【心电图特点】

（一）QT 间期延长

根据 Schwartz 评分标准，诊断 LQTS 的标准为男性 QTc>0.45s，女性及儿童 QTc>0.46s，QTc>0.48s 者确立诊断 LQTS。

但是，LQTS 的 QT 间期受到一些因素的影响而有所差异，对此必须认真考虑鉴别。

（1）QT 间期为心肌细胞 1、2、3 位相复极的总时间。QT 间期采用 Bazett's 公式得出的 QT 计算值，即 QTc=QT/R-R，多采取 Ⅱ 导联测量。约 70% 患者 QT 间期或 QTc 明显延长，30% 左右为 QTc 临界值（0.45~0.46s），基因携带者中有 12% 的 QTc 正常（≤0.44s）。此外，应注意 QTc 间期存在重叠，部分正常人群的 QTc 可能延长到 0.44s，而部分 LQTS 患者的 QTc 间期可能在正常范围。因此，QTc 正常并不意味着不是 LQTS。约 40% 的患者不能单用 QTc 作诊断。

Vincent 等（2001）研究了 24 个 LQTS 家系中 374 个成员的 QTc 值。结果：LQT1 和 LQT2 患者的 QTc 范围为 0.41~0.62s，非基因携带者为 0.36~0.47s。当女性 QTc≥0.48s，男性 QTc≥0.47s 时可诊断为 LQTS。相反，当女性 QTc≤0.41s，男性≤0.40s 时可排除 LQTS。QTc 值在 0.42s~0.46s 之间者，需要进一步检查来确诊，所以认为 LQT1 和 LQ$_2$ 基因携带者 QTc 值范围较宽，使 QTc 值正常和临界的基因携带者在诊断上较为困难，对这类患者诊断时应特别注意。QTc 值在重叠区者可行运动试验，它可使绝大多数 LQT1 患者的 QTc 进一步延长和诱发 T 波异常，如一过性双峰 T 波；LQT2 患者常在运动前有多导联双峰 T 波，运动高峰时双峰 T 波消失，运动后复现等特点。

（2）家系研究表明 LQTS 有症状者 QT（或 QTc）间期明显延长于无症状者；而无症状者 QT 间期又长于正常者。秦绪光、廉姜芳等对两大家系的调查报告（表 10-0-6）（表 10-0-7）。

表 10-0-6　对 26 个家系调查的 LQTS 的发病情况

作者	家系	成员	患病	男/女	年龄（岁）	QTc（ms）	QTd（ms）	TDRc（ms）	死亡	QT（ms）
秦绪光	20	187	21	11/20	36（12~54）	580±80	160±30	–	6	570±80
廉姜芳	6	101	15	5/10	–	552±44.3	106±68.5	158±21.9	5	–

（引自秦绪光等，2001）

表 10-0-7　对 26 个家系调查的 QT 延长但无症状的发病情况

作者	家系	成员	患病	男/女	年龄（岁）	QT（ms）	QTc（ms）	QTd（ms）	TDRc（ms）
秦绪光	20	187	56	23/33	38（4~65）	470±90	520±70	80±30	–
廉姜芳	6	101	12	8/4	–	–	471±52.0	49.0±22.2	119±17.1

（引自秦绪光等，2001）

LQTS 患者的 QTc 间期不同的状态下，其值是变化的。康彩练等观察了 71 例 LQTS 患者，平时心电图 QTc 延长有 61 例，QTc 正常者 10 例。发病时 QTc 正常者仍有 4 例。李翠兰等（2004）对

LQTS 患者进行运动试验，发现运动中 QTc 有所缩短，但在恢复期显著延长。高东升等（2006）对儿童先天性 LQTS 进行运动试验发现恢复期与运动过程中相比，QTc 间期的变化明显滞后于心率的变化。

女性的 QTc 往往比男性长，LQT3 患者 QTc 相对 LQT1、LQT2 较长。

（3）在 LQTS 患者 Q-T 间期延长是长期存在的。但其程度经常变化，Q-T 间期在某个时期可不延长。随着年龄的增大 Q-T 间期渐有缩短。在 Tdp 发作前数秒至数分钟内，可见 Q-T 间期、Q-Tc 明显延长，可逐搏表现不同、逐日改变、甚至瞬息改变。

在 Tdp 发作间期内或 Q-T 间期正常时，用促使交感神经张力增加的方法，如运动试验、冷加压试验或白氏动作，或静滴异丙肾上腺素等增加心率的措施时，可使原有 Q-T 间期延长者更延长，Q-T 间期正常者发生延长，T 波增大、增宽、U 波增加，并可诱发 Tdp。

（4）准确测量 QT 间期的注意点。①机测优先：心电图机测得的 QT 间期能明显减少误差。因此，应用标准化的心电图机自动测量 QT 和 QTc 间期应成为主流方法。②慎重手测：手工测量 QT 间期时，应选择 II 导联或 V_5、V_6 导联。

（5）QT 间期频率适应性不良：QT 间期代表心室总不应期，而心室总不应期与前心动周的长短成正变关系，即心率加快，前 RR 间期缩短时，QT 间期也缩短，这种正变关系称为 QT 间期的频率适应性。缺乏这种 QT 间期变化规律的现象称为 QT 间期频率适应性不良。

心电图表现：①随着 RR 间期缩短，QT 间期反而延长；②随着 RR 间期缩短，QT 间期不变。

对 QT 间频率适应性不良的评价方法有：①运动试验：运动试验中测定不同心率时的 QTc 值。②动态心电图：在 24 小时连续心电图监测基础上，分别在不同心率的时间段测量 QTc 值。③药物激发试验：常运用去甲肾上腺素滴定法，即在连续逐渐递增去甲肾上腺素浓度的过程中检测 QTc 变化。一些静息状态下 QT 间期正常而又被高度疑为 LQTS 的"健康人"，通过运动试验或药物激发试验，以明确是否为 QT 间期频率适应性不良。

（二）ST-T 及 U 波的变化

康彩练等对 71 例先天性 LQTS 心电图分析：T 波在平时心电图上可表现为有切迹（占 40.9%）、TU 融合（占 18.1%）和 T 波电交替（占 1.4%）。而在症状发生时，T 波切迹占 58.3%、TU 融合占 39.6%，T 波电交替占 29.2%。

刘文玲等对 61 个先天性 LQTS 家系 322 例成员的心电图进行分析：发现 T 波形态变化较大。在同一类型间、同一家系中和同一患者的不同时间心心电图 ST-T 均可出现较大差异。对 78 例有症状者，根据 T 波形态将 LQTS 分为三类：类似 LQT1 型 32 例，类似 LQT2 型 41 例，类似 LQT3 型 2 例，不典型 3 例。

李翠兰观察了 10 例 LQTS 患者左心交感神经切除术前、后 T、U 波的变化。发现在术后 2 日内，多数患者 U 波重叠于 T 波上更明显，并形成 U-F 融合，随后融合程度逐渐减轻。术前只有 1 例 U 波为穹隆术，而术后随访 4~25 个月有 6 例 U 波由术前的拖尾形变成穹隆状，U 波比术前更易鉴别。李翠兰认为 U 波的变化可能是 QT 缩短所致。提示在 LQTS 患者中 U 波起源与 T 波不同，不是传统的认为 U 波是 T 波的第 2 成分。建议在诊断 LQTS，测量 QT 间期时，应去除 U 波。

T 波电交替：可呈波动性改变，且与患者的疾病发展程度、剧烈运动及情绪激动有密切关系。复杂的 TU 变化往往是严重心律失常出现的前兆，T 波电交替常被认为是猝死的先兆。

（三）跨室壁复极离散度增大（Tp-Te）

跨壁心电图 T 波形成与三层心肌细胞动作电位时程（APD）相关。当心外膜细胞与中层（M）细胞的动作电位出现电位差时，则为心电图 T 波开始，随着复极过程继续，二者的电位差逐步加大，形成了 T 波的上升支。当心外膜细胞复极完毕时，心外膜细胞与 M 细胞之间的电位差最大，达到 T

波的顶峰（Tp）。由于心内膜细胞和 M 细胞之间的电位差方向与 M 细胞和心外膜细的电位差相反。所以，心内膜细胞的复极限制了 T 波幅值增加的高度。心内膜细胞 APD 延长于心外膜细胞，其复极也参与了 T 波降支的初期。而 M 细胞复极完毕，T 波的下降支结束（Te）。因此，Tp-Te 的差值反映了心外膜细胞和 M 细胞 APD 的差异，并可作为反映 TDR 的心电图指征。

QT 离散度（QTd）增大：正常人 QTd 范围是 46 ± 18ms；而 LQTS 患者为 133 ± 21ms。

Tp-Te 间期增大：Tp-Te 间期是指心电图 T 波顶点到 T 波终末点之间间期。Tp-Te 代表心室相对不应期，也代表不同层面心肌细胞跨室壁复极的差异。运动负荷试验分析结果显示 LQT1 患者 Tp-Te 间期显著小于 LQT2 患者，而 Tp-Te 间期明显增大的 LQTS 患者更易发生 Tdp。

朱丹军等（2010）对 14 个家系 149 名成员进行观察，发现 LQTS 先证者发作散 QTc 间期、Tp-Te 间期及 Tp-Te/QT 的比值，大于无症状患者，及正常成员。无症状患者的 QTc 间期和 Tp-Te 间期与正常成员相比亦延长，Tp-Te/QT 增大。先证者在发作期和稳定期 QTc 间期均有延长，但发作期 Tp-Te 间期和 Tp-Te/QT 较稳定期延长和增大（表 10-0-8）。

表 10-0-8 各组 QTc 间期、Tp-Te 间期及 Tp-Te/QT 的比较

组别	n	QTc 间期（ms）	Tp-e 间期（ms）	Tp-e/QT
正常成员组	90	420 ± 20	80 ± 10	0.22 ± 0.03
无症状组	45	470 ± 30 *	100 ± 20 *	0.26 ± 0.03 *
先证组发作期	14	550 ± 70 *#	196 ± 70 *#▲	0.37 ± 0.08 *#▲
先证组稳定期	14	520 ± 40	163 ± 60	0.33 ± 0.08

注：与正常成员组比较，$*P\leqslant0.05$；与无症状组比较，$\#P\leqslant0.01$；与先证组稳定期比较，▲$P\leqslant0.05$（引自朱丹军，等. 2010）

（四）先天性 LQTS 的心电图类型

不同类型 LQTS 是由不同类型的控制心脏离子通道蛋白的基因突变所致。

1. LQT1

（1）病理生理特点：LQT1 是 KCNQ1 基因突变的后果。KCNQ1 的 α-亚单位与 KCNE1（minK）的 β 亚单位组合形成缓慢激活的延迟整流钾电流 I_{Ks}，I_{Ks} 外流减少，影响动作电位里程的 2 位相和 3 位相延长和变大。因此，在心电图上出现 QT 间期的同时，T 波高大而宽长，形成大胖 T 波。

（2）典型的 LQT_1 心电图图形

1）婴儿型 ST-T 波形：ST 段短促，与 T 波上升肢融合，后者呈直斜线状。双峰 T 波常见，在肢体和左胸前导联上，第 2 峰常构成 T 波的顶端。大体上，T 波基部较宽，顶部尖锐，T 波的下降肢陡立，呈非对称性。经 Bazett 公式校正后的 Q-T 间期可为临界值或明显延长〔Q-Tc（470 ± 20）ms〕。这种波形最常见于出生后 2 个月至 2 岁的婴儿患者，偶尔见于幼儿患者，所以常见有心率较快、右心室优势等婴幼儿心电图特征（图 10-0-4A）。

2）宽大 T 波（图 10-0-4 B）：T 波呈单峰状，基部宽大，上升及下降支光滑。Q-T 间期可正常或明显延长〔Q-Tc（490 ± 20）ms〕。

3）正常 T 波（图 10-0-4 C）：T 波形态表现正常，QT 间期可正常或明显延长〔Q-Tc（460 ± 20）ms〕。

4）晚发正常 T 波（图 10-0-4 D）：ST 段延长，T 波形态正常。QT 间期多为明显延长〔Q-Tc（490 ± 40）ms〕。

2. LQT2

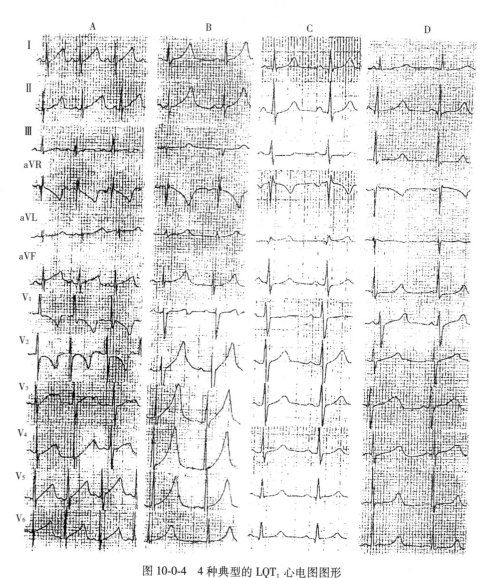

图 10-0-4　4 种典型的 LQT₁ 心电图图形

A：婴儿型 ST-T 波形；B：宽大 T 波；C：正常 T 波；D：晚发正常 T 波（引自张莉等，2001）。

（1）病理生理特点：LQT2 是 HERG 基因突变产生的。HERG 的四个 α-亚单位与 HERG 与 KCNE2（MiRP1）构成快速激活延迟整流钾电流（I_{Kr}）。KCNQ1 和 HERG 基因突变导致 I_{Kr}，I_{Kr} 离子通道功能减低，I_{Kr} 外流减少，影响动作电位的 2 位相和 3 位相早期。因此，在心电图上表现为 T 波上升支或下降支出现切迹，成为双向 T 波。QT 间期延长和相对应的 ST-T 改变。

（2）典型的 LQT2 心电图图形：多导联双峰 T 波是 LQT2 的主要心电图特征。T 波幅度常偏低。Q-T 间期可为正常或明显延长〔QTc（470±30）ms〕（图 10-0-5）。双峰 T 波可分为 4 种亚型：①明显型双峰 T 波（图 10-0-5A）：T 波两峰分明，第 2 峰常位于 T 波下降支的早期；②表浅型双峰 T 波：T 波双峰（或切迹）表浅，有 2 种形态，第 2 峰可位于 T 波顶部（图 10-0-5B）或 T 波的下降支上（图 10-0-5C）。由于双峰表浅，有时 T 波顶部可呈平台状。识别表浅型双峰 T 波，需要仔细观察，否则易被忽略；③低钾血症型双峰 T 波（图 10-0-5D）：T 波低矮，两峰间距离较大，第 2 峰常与 U 波融合，类似于低钾血症时的心电图改变。（图 10-0-6）

陈琪等（2011）报道一例，女性，18 岁，因 4 小时内突发晕厥 3 次。无器质性心脏病依据，心电图（图 10-0-7A）示：窦性心律，74 次/分 QT/QTc700/752ms，$V_1 \sim V_6$ 导联 T 波基底增宽，顶部变尖，似 LQT1 的 T 波改变。室性期前收缩，随后，因情绪激动，再发作 Tdp。终止后如 B 图示窦性心律，103 次/min，QT/QTc470/625ms。Ⅱ、aVF、$V_2 \sim V_4$ 导联，可见明显双峰 T 波（箭头所指），频发室性期前收缩。血清钾 2.74mmol/L。经反复硫酸镁静脉推注，均能终止 Tdp，并补钾，普萘洛尔 10mg，一日三次服，Tdp 未再发作，查血清钾正常，窦性心律，60 次/分。QT/QTc588/616ms，$V_4 \sim V_6$ 导联 T 波呈宽基底状、顶部变尖。Ⅱ、V_2、V_3 导联出现明显双峰 T 波，第 2 峰较小在 T 波降支。诊为 LQT2，后查为 HERG 基因突变引起 LQT2 型 LQTS，突变位点 T1655C，引起的蛋白改变为 L552S（图 10-0-8）。

3. LQT3

（1）病理生理特点：LQT3 是由 SCN5A 基因突变产生的。SCN5A 基因突变引起快钠电流 I_{Na} 失活延迟。在动作电位的平台期除了钙离子内流外，还有钠离子持续内流，造成了与外相电流的抗衡，I_{Na} 在 0 位相后进入恢复期后应该完全关闭。但是本基因突变后不能完全关闭，形成复极过程的钠内流增加，这样就形成了 ST 段水平延长的特有的 QT 形态。各型均可因 2 相折返机制以引起心室颤动。

（2）典型的 LQT3 心电图图形

1）晚发尖锐/双相 T 波：LQT3 心电图的主要特征表现为 ST 段平直或斜型延长，T 波尖锐，起始和终止分明，双相 T 波常见。QT 间期多为显著延长〔QTc（530±40）ms〕（图 10-0-9A）。

2）非对称高尖 T 波（图 10-0-9B）　T 波高尖，下降支陡立，呈非对称型。QT 间期正常或明显延长〔QTc（490±20）ms〕。

4. LQT4（Amkyrin-B 综合征）　LQT4 是唯一非离子通道突变引起的 LQTS，是编码细胞骨架锚蛋白-B（Amkyrin-B）的基因突变导致 LQT4。心电图表现 QT 间期延长成人 490±30s；儿童 465±38ms。T 波之后有突出的 U 波。T 波表多相，例如与 LQT2 类似的伴随长间歇的双向 T 波。可有严重的窦性心动过缓、病态窦房结综合征、心房颤动。

5. LQT5　基因 minK，编码介导 I_{Ks} 的电压门控制钾通道的 β 亚单位。它与 KCNQ1 共同构成 I_{Ks}。minK 基因突变可减弱 I_{Ks}，降低复极电流，延长动作电位时程。心电图与 LQTS1 型类似。

6. LQT6　LQT6 是心肌细胞钾通道基因 MiRP1（KCNE2）。MiRP1 在心肌表达的确切作用尚不清，MilRP1 与 HERG 协同组成功能通道。心电图表现尚不清。

7. LQT7（Anderson syndrome）　致病基因为 KCNJ2。心电图不是 QTc 而是 QUc 的延长。表现为 T 波下降支延长、T-U 融合、双相宽大的 U 波，非常明显。心电图还表现有频发室性期前收缩、非持续性多形性室性心动过速、双向性室性心动过速。

8. LQT8（Timothy syndrome）　LQT8 是由 CACNA1C 基因突变引起钙通道的电压依赖性失活，功能丧失，导致钙离子持续内流，引起 LQTS。恶性程度最高。心电图表现显著 QT 间期延长，2∶1 房室传导阻滞，明显的 T 波电交替，可出现室性心动过速、心室颤动。但是，即使同一个家族同样的基因突变，由于基因表型的差别等，心电图表现并不是完全相同。常伴有并指畸形等，50% 以上的患者死于 2.5 岁前。

9. LQT9　LQT9 是 CAV3 基因编码细胞膜上的陷窝蛋白，陷窝是钠通道的附着点，该基因突变引起 SCA5N 相关的钠通道持续开放，晚期钠电流增加，引起 LQTS。

10. LQT10　LQT10 是 SCN413 基因编码钠通道的 β4 亚基，β 亚基是钠通道的调节亚基。该基因突变引起晚期钠电流增加，而且与房室传导阻滞在关。

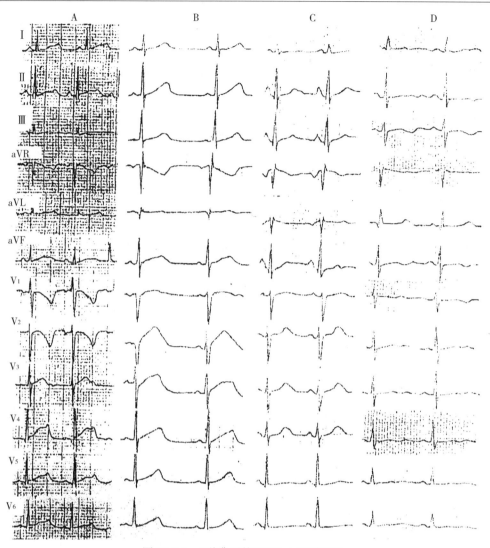

图 10-0-5　4 种典型的 LQT2 心电图图形

　　A：明显型双峰 T 波；B：表浅型双峰 T 波，第二峰构成 T 波顶部；C：表浅型双峰 T 波，第二峰位于 T 波的下降支上；D：低钾血症型双峰 T 波（引自张莉等，2001）。

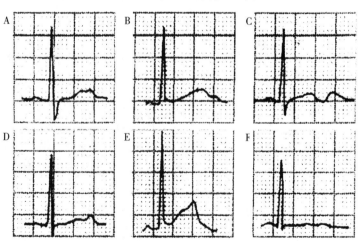

图 10-0-6　LQT2 的不同 ST-T 形态

　　A：T 波切迹；B：T 波第二峰，出现在降支；C：T 波双峰；D：T 波低平，第二峰高于第一峰；E：T 波第二峰出现于顶部；F：ST 段延长，T 波振幅低，双峰（引自张萍，2009）

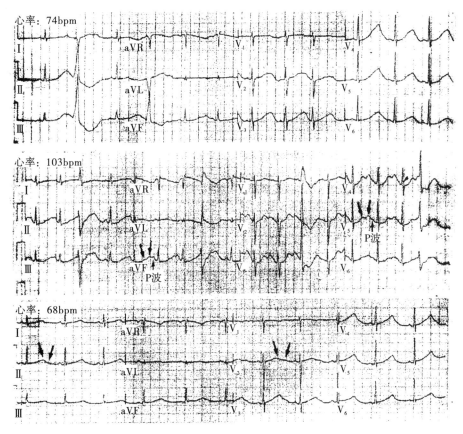

图 10-0-7 LQT2 型长 QT 综合征患者心电图

A. 入院时心电图；B. 情绪激动诱发尖端扭转型室速发作终止后心电图，可见明显双峰 T 波（箭头指示）；C. 血钾恢复正常时心电图，Ⅱ、V_2 导联可见微小双峰 T 波（箭头指示），第 2 峰在 T 波降支。（引自陈琪等，2011）。

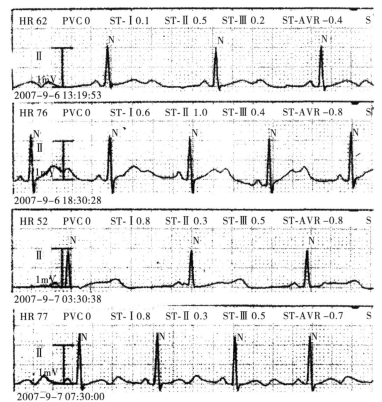

图 10-0-8 LQT2 型长 QT 综合征患者Ⅱ导联心电监护记录

入院第 4 天，患者病情稳定，随患者睡眠、体位、呼吸及自主神经张力变化等影响，双峰 T 波的振幅及形态发生改变（引自陈琪等，2011）。

A B

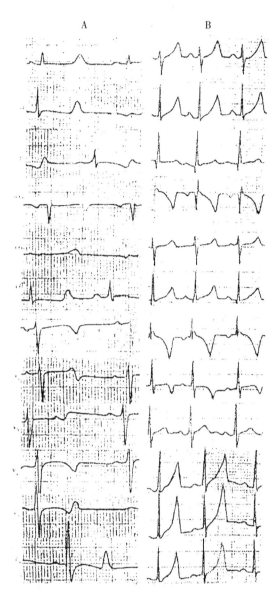

图 10-0-9　2 种典型的 LQT3 心电图图形

A：晚发尖锐/双相 T 波；B：非对称高尖 T 波

（引自张莉等，2001）

（五）LQTS 患者心电图分型的临床意义

1. 由于 LQTS 中的 LQT1、LQT2 具有典型心电图图形者占 88%。而 LQT3 典型心电图图形只 65% 的 LQT3 基因携带者中表现出来。心电图图形对鉴别 LQTS 型别是有一定的帮助。据多个国家报道，大多数 LQT1、LQT2 和 LQT3 基因携带者，具有典型心电图的图形，故可用来预测和帮助鉴别其基因类型（图 10-0-10）。

2. LQT1 的典型心电图图形可存在于同一家系中，不同家系的 LQT1 患者可具有相同的心电图表现。这也见于 LQT2 和 LQT3 家系。提示典型心电图特点有一定的特异性。

3. 典型心电图类型与性别无关。但 LQT1 的婴儿型 ST-T 波形与年龄有关。LQT3 的非对称性高尖 T 波也多见于年龄较轻的患者，LQT2 的心电图图形与年龄无关。

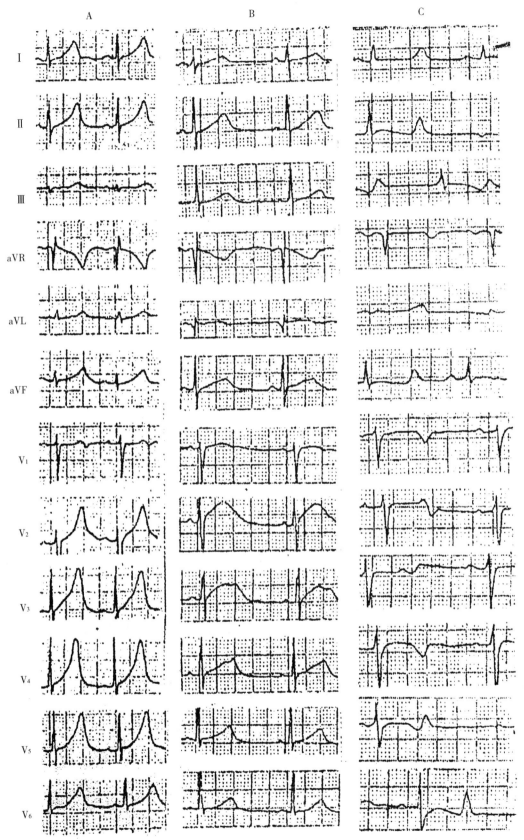

图 10-0-10　LQTS 各型心电图特征

A 图 LQT1 宽大 T 波；B 图 LQT2 双峰 T 波；C 图 LQT3 ST 段延长（引自马奕，2004）

4. 在分析 LQTS 患者心电图时，必须要从 12 导联全面分析，找出具有代表性的图形，以明确是否系典型图形。不可局限于个别导联。

5. LQTS 心电图表现与基因相关，QT 间期延长和 Tdp 是 LQTS 的共同心电图表现，不同的基因型的心电图表现主要体现在 T 波形态改变（图 10-0-11）（表 10-0-9）。

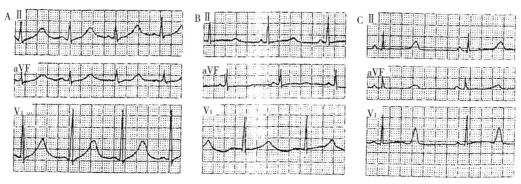

图 10-0-11　各类型 LQTS 的 T 波表现但常可互相重叠

A：LQT1 的体表心电图特点 Ⅱ 和 V₅ 导联 T 波宽大，T 波起始较早，Ⅱ 导 QTc = 573ms；B：LQT2 的体表心电图特点 Ⅱ 和 avF 导联 T 波低平，或有切迹，Ⅱ 导 QTc = 583ms；C：LQT3 的体表心电图特点 Ⅱ、V₅ 导联 T 波高尖，T 波起始较晚，Ⅱ 导 QTc = 675ms（引自吴杰，2004）。

表 10-0-9　长 QT 综合征常见的三种亚型遗传学及临床特征

分型	突变基因	离子通道	临床比率	基因比率	心电图特征
LQT1	KCNQ1	缓慢延迟整流钾电流（I_{Ks}）	55%	42%	T 波基底宽大
LQT2	HERG	快速延迟整流钾电流（I_{Kr}）	40%	45%	T 波低平或有切迹
LQT3	SCN5A	钠通道失活障碍（I_{Na}）	4%	8%	ST 段延长或 T 波高尖

（1）LQT1：T 波幅度较低、底部宽阔或 T 波终末部不对称、尖端样幼稚型 T 波。T 波也可能正常。

（2）LQT2：经常出现 T 波切迹，U 波明显。

（3）LQT3：ST 段平直，T 波相对狭窄，T 波不对称，心率快时更明显。

（4）儿童时期的心电图 T 波改变不如成年时期典型。

1）LQT1 的儿童：表现为 T 波起始到 T 波尖峰的时间延长；

2）LQT2 的儿童：表现为 T 波尖端到 T 波终末的延长；

3）LQT3 的儿童：表现为 T 波高尖且窄。

儿童时期 T 波的切迹是常见的心电图改变，对于区分 LQT2 和 LQT1、LQT3 没有帮助。

（六）尖端扭转性室性心动过速的心电图特点

1. 尖端扭转性室性心动过速（Tdp）的发生机制　LQTS 患者容易发生 Tdp，其发生机制：先天性或获得性 LQTS 患者早期后除极（早后除极）介导的触发活动可以启动特征性尖端扭转性室性心动过速。尽管这些患者室性心律失常的起源还不清楚。但是，明显的复极跨壁离散可产生容易发生折返的易损窗口。起源于此区域的早期后除极可能是产生期前收缩的基础，而期前收缩又可启动或触发心动过速。

LQTS 患者的动作电位时程延长，产生早期后除极及触发活动并诱发 Tdp，Tdp 的持续可能是反复的早期后除极及其触发活动和折返激动共同参与。Tdp 是 LQTS 患者的主要临床表现与致死的原因。但是 Tdp 不能被程控期前刺激所诱发和终止。这证明 Tdp 不是折返机制所致。

由于各层心肌细胞之间离子通道的表达不一致，各层心肌细胞的动作电位时程（APD）不一致，特别是 M 细胞由于表达了更多的 I_{Na}，而 I_{Ks} 的密度较小，其 APD 最长，从而产生了跨室壁复极离散度（TDR）。当某些表达离子通道发生突变时，这种效应会被放大，导致 TDR 增加，使各层的心肌的不应期离散度也增加，为折返的形成提供了条件。而 M 细胞的动作电位时程的过度增加，导致各种触发活动，特别是早期后除极，从而形成 R on T 型室性期前收缩而诱发 Tdp。除了跨室壁复极离散度的增加外，跨间隔离散度在 LQTS 患者的 Tdp 的触发和维持中同样起着一定的作用。此外，蠕动或漂移的螺旋波，也是 LQTS 发生 Tdp 的机制之一。室性心动过速的单螺旋波碎裂，形成多个螺旋波，不断消失和出现，可产生心室颤动、心房颤动。有认为 LQTS 促发心房颤动的机制也可能为心房动作电位的平台期很短，而 LQTS 患者的心房肌细胞，可通过早期后除极产生触发活动。已在 LQTS 的小鼠的心房中被证实。

尖端扭转性室性心动过速既往认为主要是由早期后除极（EAD）所触发，其主要发生在心室肌，但近年来的研究认为引发 LQTS 尖端扭转性室性心动过速的早期后除极主要来源于浦肯野纤维。动物试验发现在犬 LQT3 模型上灌流 AP-A 后出现自发性室性心动过速，它均起源于心内膜局灶活动所触发，经化学消融心内膜病灶处后，自发性室性心动过速则不再发作。然而，用 S_1S_2 期前刺激 Tdp 可被诱发。故认为心内膜浦肯野纤维系统所产生的局灶活动是 LQTS Tdp 的主要触发因素而已有的复极离散基质起维持作用。

Restivo 等（2004）也证明 LQTS 自发性室性心动过速发作时，消融心内膜后室性心动过速消失，但可为程序期前刺激能够诱发出尖端扭转性室性心动过速，从而也认为浦肯野纤维的局灶触发机制在 LQTS 的 Tdp 发生中起重要作用。

2. Tdp 发作方式分类　探讨 LQTS 患者 Tdp 发生的初始心脏节律特征对诊断及指导临床治疗有一定价值。心脏节律能反映心脏的工作状态，而心肌在一定时间内的工作状态，又会影响其后一段时间其对电的反应性。这即心肌细胞的"动态的不稳定性"，动态的不稳定性主要是离子通道蛋白功能改变，引起的离子流改变所导致，电生理指标是不应期的变化，心脏恢复性的变化。

目前尚无统一的分类方法，有以下四种：

（1）康彩练等（2001）对 20 个家系 71 例先天性 LQTS 患者心电图上 Tdp 的发作有两种类型：①长 QT 间期依赖型 Tdp 是典型的长 QT 间引起的 Tdp，它与临床上儿茶酚胺依赖型 Tdp 相对应；②长间歇依赖型 Tdp。（图 10-0-12）（图 10-0-13）在 71 例中有 11 例表现在窦性心率缓慢的基础上 RR 间期延长，QTc 及 TU 波振幅与其前的 RR 间期呈正比。Tdp 均发生在临界 RR 间期之后，T 波电交替主要发生在儿茶酚胺依赖型；而 R on U 主要发生在长间歇依赖型。

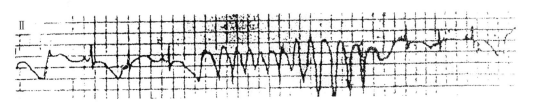

图 10-0-12　先天性 LQTS 家系 2 先证者（儿茶酚胺依赖型者）晕厥发作时心电图
尖端扭转性室性心动过速发作前 QT 延长，至少 580ms，T 波电交替（引自康彩练等，2001）

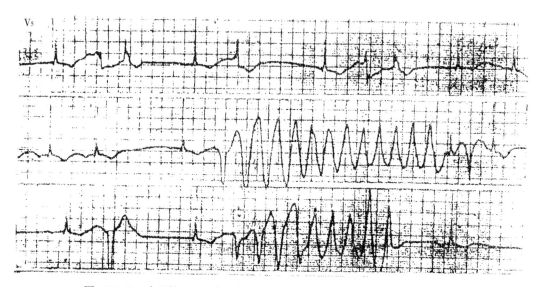

图 10-0-13　先天性 LQTS 先证者的长间歇依赖型尖端扭转性室性心动过速

上、中、下三条为连续记录期前收缩后出现长间歇，QT 延长至少 600ms，当间歇延长至 1.6s 时诱发尖端扭转性室性心动过速（引自康彩练等，2001）

（2）单其俊等（2003）对 16 例先天性 LQTS 患者 Tdp 的发作方式进行了分析。发现有 13 例为间歇依赖性，19 次为单个室性期前收缩触发 Tdp 等，于是提出了 Tdp 的发作方式有三种：

1）发生 Tdp 最初的基本节律是快速心脏节律：窦性心律逐渐加快在此基础上发生了一个室性期前收缩，形成了一个代偿间歇，其后出现一个窦性节律，此窦律后的室性期前收缩引起 Tdp。其特征为"快速节律+长间歇+窦律+室性期前收缩"。长间歇可以是室性期前收缩的代偿间期，亦可是窦性停搏的长间歇（图 10-0-14）（图 10-0-15）。

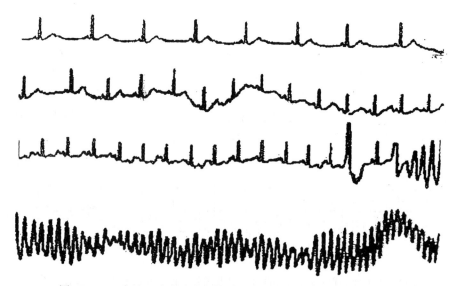

图 10-0-14　窦性心动过速的基础上引发的尖端扭转性室性心动过速

动态心电图记录，窦性心律逐渐加速，室性期前收缩诱发长间歇引起 Tdp。上下图为连续描记（引自单其俊等，2003）

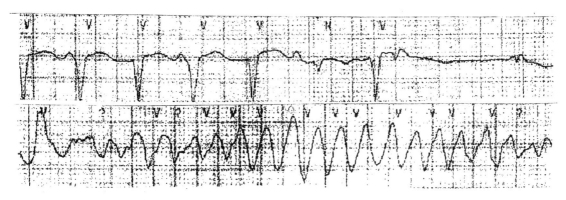

图 10-0-15　室性心动过速基础上引发的 Tdp

上下二图为连续描记监护心电图示室性心动过速终止后出现长间歇。室性期前收缩诱发 Tdp（引自单其俊等，2005）

2）发生 Tdp 最初的基本节律是缓慢心脏节律：如窦性心动过缓，较长的 RR 间期或房性期前收缩或室性期前收缩后，出现长间歇，再出现窦律或交界节律，接着的室性期前收缩引发 Tdp（图 10-0-16）。表现为缓慢节律+长间歇+窦律（或交界律）+室性期前收缩。

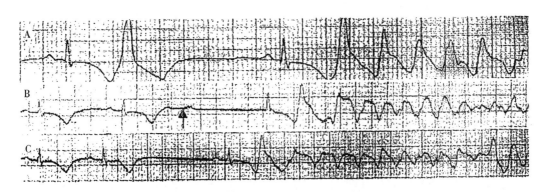

图 10-0-16　缓慢节律的基础上发生 Tdp（引自单其俊，2003）

A：室性期前收缩后一个代偿间歇后发作的 Tdp

B：房性期前收缩末下传（箭头所示）形成长间歇引起 Tdp

C：长 R-R 间期后发生 Tdp。

3）发生在成对、二联律室性期前收缩后（窦性或普通起搏后）引起的 Tdp。

（3）丁世芳、向晋涛（2010）总结国内外分类的优缺点，提出分成四类：

1）快速节律依赖性 Tdp（快频率依赖性）："快速节律+长间歇+窦性心律+室性期前收缩"。针对节律的治疗，主要是快速性心律失常，如窦性心动过速，可选用 β-受体阻滞剂、左交感神经切除术。如果室性心动过速可用射频消融术。

2）缓慢节律依赖性 Tdp（慢频率依赖性）："缓慢节律+长间歇+窦性心律或交界区心律+室性期前收缩"。缓慢节律可用起搏治疗。

3）T 波电交替依赖性 Tdp：T 波电交替与恶性心律失常发生密切相关。某些先天性或获得性 LQTS 患者发生的 Tdp 与 T 波电交替有关。康彩练、张孟浪、蒋勇等报道的心电图图例特点是 T 波倒置，振幅大小交替出现，室性期前收缩在振幅大的 T 波引发 Tdp，室性期前收缩与 Tdp 相融合在一起。其发生 Tdp 的初始节律规整（图 10-0-17）（图 10-0-18）。

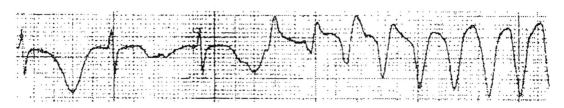

图 10-0-17　获得性 LQTS 在 T 波电交替基础上发生 Tdp[6]

患者女性，57 岁，诊断严重甲状腺功能减退致 LQTS，心电图为 V₃ 导联，QT（TU）间期 0.56s，在 T 波交替的基础上发生了 Tdp（引自丁世芳，等. 2010）

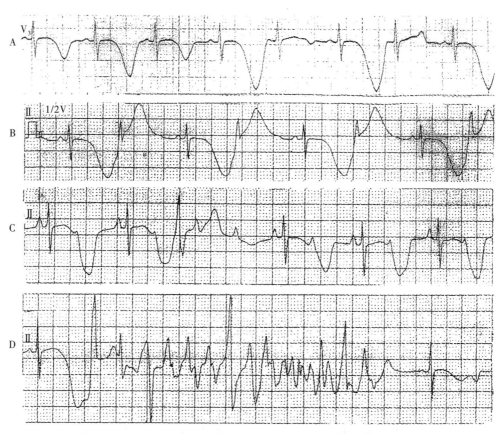

图 10-0-18　T 波电交替、阵发性 2：1 房室传导阻滞基础上发生 Tdp[7]

患儿 5 岁，A：心电图记录，窦律，QT 间期 0.50s 与 0.64s 交替，T 波交替；B~D 为 24 小时动态心电图记录；B：窦律，QT 间期 0.66s，室性期前收缩，T 波电交替；C：窦律，2：1 房室传导；D：室性期前收缩引发 Tdp（引自丁世芳，等. 2010）

4）室性期前收缩依赖性 Tdp：在成对、二联律或多形性室性期前收缩的基础上发生 Tdp。室性期前收缩节律既是原因、亦是诱因。针对节律的治疗，主要是室性期前收缩。可采用药物治疗。亦可采用射频消融治疗，如室性期前收缩不能消除，此类型可能需要安置 ICD 预防猝死。

（4） Noda 等（2004）根据 Tdp 发作前的三个 RR 间期的长短，将 Tdp 发作方式分为三种，如（图 10-0-19）所示。认为这三种发作方式的机制不同。

1）长—短—长顺列（LSL）：诱发 Tdp 的室性期前收缩为 2 相早期后除极。

2）增加的窦率（ISR）：诱发 Tdp 的室性期前收缩是 3 相早期除极。

上述两种的维持机制是折返，是由 M 细胞与内、外膜细胞跨壁离散度增大所致的功能性传导系统阻滞和慢传导引起。

3）除极（CD）改变引起的 Tdp：在 Tdp 发作之前（诱发 Tdp 的室性期前收缩之前）的一个搏动与其之前的节律不一致，会导致心肌除极改变，导致了复极离散，Tdp 由折返机制引起。

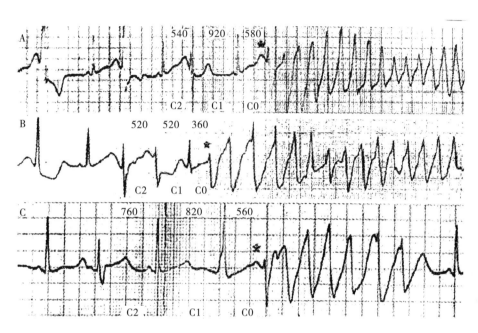

图 10-0-19　Node 等的 Tdp 的三种发作类型

A：长短长顺列（long-short-long sequence，LSL）引起的 Tdp（$C_1 > C_2$ 和 C_0）；B：增加的窦率（increased sinus rate，ISR）引起的 Tdp（$C_2 \geq C_1 \geq C_0$）；C：除极改变（changed depolarization，CD）引起的 Tdp（$C_1 \geq C_2 \geq C_0$）（引自 Noda，等. 2004）

丁世芬等认为上述几种分类的基础是对 Tdp 发作类型的归类和概括，是单纯的四类。在临床上同一患者、同一段时间内可有 2 种或 2 种以上的发作类型，这对治疗带来了困难。故尚须进一步探讨。

一些学者认为 Tdp 的诱发原因可能有 2 个，一是伴 QT 间期显著延长的心动过缓，二是窦性心动过速加上交感神经张力亢进，且后者常可自行终止。Tdp 转变成心室颤动是猝死的主要原因，但转变的机制仍不清。

此外，上述研究已表明，认为传统的根据 Tdp 发作之前有无间歇来进行区分先天性或获得性 LQTS 已不再适用。

（七）先天性长 QT 综合征常伴随的基础心律失常

1. 窦性心动过缓　继发性长 QT 综合征患者不论抗心律失常药物、电解质紊乱，还是缓慢心律等因素所致，几乎都同时存在心率缓慢。而先天性长 Q-T 综合征患者中也有部分患者呈心率缓慢，例如常在夜间发作、有明显慢频率依赖性（或长间歇性的）LQT_3 患者，因 β-受体治疗的 LQT_1 患者中，可能会引起一定程度的心动过缓，此外其 Tdp 发作时也会有慢心率依赖性或长短周期现象的诱发等，所以心动过缓也是先天性 LQTS 并发的心律失常之一。

（1）静息时窦性心动过缓的发生率高：绝大多数长 Q-T 综合患者的心率比正常对照人群低，尤其是儿童患者。20%~50%的 LQTS 的患者有窦房结功能不全。Kugler 等报道一组 14 岁低龄的 LQTS 患者中，有 13 例窦房结功能障碍的 1 个或 2 个以上的表现。产生窦性心动过缓的原因包括窦房结组织学的异常、窦房结起搏细胞离子流的动力异常，以及右侧交感神经活性低下等。

（2）运动后心率上升不足：长 QT 综合征患者窦房结功能不良的另一个表现为运动后最高心率较低，称为变时性不良。这种窦性变时性功能不良见于各年龄组及性别组。在运动试中 LQTS 患者约 50%的受试者运动达到的最高心率异常，而在动态心电图检测中约 30%的人最高心率异常。

（3）β-受体阻滞剂服用后心率降低：β-受体阻滞剂是 LQTS 治疗的最基本药物，服药后发生心率减慢或窦性心动过缓的情况多见。Zareba 报道一组 320 例 LQTS 患者 β-受体阻滞剂治疗后的心率，结果平均心率从 73 次/分降低到治疗后的 63 次/分，此外有 1/3 患者的心率降至 60 次/分以下。

（4）外科交感神经节切除手术给部分患者造成明显的心动过缓。

（5）LQTS 时 2∶1 房室阻滞：Garson 等（1993）报道一组 287 例 LQTS 的患者中，发生房室传导阻滞者达 5%；Trippel 等（1995）报道 LQTS 的婴儿伴有 2∶1 房室阻滞时，6 个月内的死亡率 50%，2 年内的死亡率达 67%。发生 2∶1 房室传导阻滞的机制是 QT 间期的过分延长，甚至能超过窦性周期的长度，使第 2 个窦性 P 波下传到心室时遇到心室不应期。这种患者随着心率增加，QT 间期可缩短，常又转变为 1∶1 房室下传。患者房室阻滞的部位是心室肌，其位于希浦系之后，因为随后的电生理检查这些人的 HV 间期正常。

总之，LQTS 患者心动过缓的发生率较高，这使"心动过缓依赖性"的早期后除极发生率增加，使猝死发生率增加。

2. 在 Tdp 发作间歇期可见室性期前收缩。

3. 某些基因型伴心房颤动。

【诊断】

基因诊断是最可靠的，但技术条件要求高，但检测费用太贵，只有少数医院能检测，故目前 LQTS 诊断标多采用 1995 年由 Schwartz 提出并修正的评分标准（表 10-0-10）。

表 10-0-10　LQTS 诊断标准 Schwartz 评分

表现	评分
病史	
晕厥史*	
无应激状态下	1
应激状态下	2
先天性耳聋	0.5
LQTS 家族史**	1
<30 岁的一级亲属有不明原因的猝死**	0.5
心电图	
QTc 间期（Bazett 公式）	
450ms（男性）	1

续　表

表现	评分
460 ~470ms	2
≥480ms	3
尖端扭转型室性心动过速*	2
T 波电交替	1
≥3 个导联的 T 波切迹	1
心动过缓（在年龄组心率下限的 2% 内）	0.5

Schwartz 评分：≤1：低概率；1<评分<4：中等概率；≥4：高概率

*晕厥与尖端扭转型室性心动过速相互排他

**同一家族成员满足两项标准时，不累积计数（引自 Schwartz，1995）

根据心电图、临床症状、家族史、QT 间期、T 波的形态、T 波电交替、晕厥、Tdp 等做出综合评分。评分范围在 0~9 分之间。根据临床经验，将得分情况分为三类

（1）<1 分者 LQTS 的可能小

（2）2~3 分者 LQTS 有可能

（3）>4 分者 LQTS 可能

因为在心率快时 QTc 相应延长。所以在涉及有快速性心律失常时，诊断要特别小心。注意 QTc 延长（>450ms）并不是诊断 LQTS 的绝对前提。此外，还应注意 Tdp 和紧张诱发的晕厥各自被分配为 2 分，但它们是相互排斥的，在 1 个患者基于 QT 间期测量其评分达到 2~3 分时，应该对其进行心电图记录，因为 LQTS 患者 QTc 间期可以随时变化。

此外，上述诊断评分标准可能无法诊断隐性基因携带者。

对于 QTc 正常或正常边缘的可疑病例，应采用 24 小时动态心电图检查。特别是期前收缩后的 QT 间期延长，对诊断有帮助。家族成员的心电图检查很有必要，有助于可疑病例的确诊。运动试验和肾上腺素负荷试验，也可帮助诊断和临床分型。例如 LQT1 的患者运动负荷试验和肾上腺素试验后 QT 延长更明显；LQT2 运动负荷试验后，T 波切迹明显而 QT 间期延长不明显；LQT3 运动负荷试验之后，QT 间期没有变化，甚至缩短。

其他少见类型 Amkyrin-B 综合征，除 QT 间期延长、晕厥和猝死之外，还伴有病态窦房结综合征、原发性心室颤动等。又如 LQT7 型 Anderson 综合征，表现 QT 间期延长外，还表现有低钾性周期性麻痹、双眼距离过远、短小体型、并指（趾）、指（趾）弯曲、腭裂、脊柱侧弯等畸形、双向性室性心动过速等。又如 LQTS 8 型 Timothy 综合征除 QT 延长外，还有并指（趾）、动脉导管未闭、卵圆孔未闭、室间隔缺损，法洛四联症等。

【危险分层】

（一）不同年龄段的致命性危险因素

国际 LQTS 注册中心于 2006~2008 年发表的各年龄段患者发病特点及相关危险因素的报道如下：

1. 1~12 岁儿童 LQTS 患者发生心脏骤停复苏（ACA）和猝死（SCD）的危险因素。

Goldenberg 等（2008）报道：入选儿童 3015 名，年龄 7.5±5.4 岁，一直跟踪到 12 岁。女孩占 63%，女孩的 QTc（493±49ms）明显长于男孩（489±48ms）。男孩发生 LQTS 相关心脏事件的比率明显高于女孩，药物或非药物治疗的比率也高于女孩。已知基因型个体与未知基因型个体相比，有以下几点不同：①先证者的比例低（31%vs45%），受累家族成员发生猝死的比例高（9%vs4%）；②随

访期间需要 β-受体阻滞剂治疗的患者多（22%vs10%）；③儿童期的 LQTS 患者发生致命性 LQTS 相关心脏事件的机率相对比较低（ACA1.2%，SCD0.5%）；④发生致命性心脏事件的危险因素包括男性，现年内有过晕厥、QTc>500ms；⑤在不考虑其他因素的情况下，先天性耳聋的患者发生致命性心脏事件的几率高 3 倍。

2. 10~20 岁 LQTS 患者发生 ACA 和 SCD 的危险因素。

Hobbs 等（2006）对 10~20 岁处于青春期的 LQTS 患者 2772 例从 10 岁随访到 20 岁。结果共有 81 人发生 ACA，45 人发生 SCD，81 个发生 ACA 的患者中，随后又有 9 人发生 SCD。青春期 LQTS 患者发生 ACA/SCD 风险的独立预测因素包括最近的晕厥病史、QTc 值、性别。与过去 10 年没有发生过晕厥的个体相比，只在过去 2~10 年发生过 1 或≥2 次晕厥的患者，再次发生致命性心脏事件的风险增加了 2.7~5.8 倍。过去 2 年内发生过一次或≥2 次晕厥的患者，发生致命性事件的风险比（HR）则分别增加到 11.7 和 18.1。QTc≥530ms，相对于 QTc<530ms 的个体，风险增加 1 倍多；男性比女性的风险要增加 3 倍。其他因素如先天性耳聋、有心脏事件的家族史、基因型、起搏器或 ICD 治疗均不是致命性事件危险的独立预测因素。

3. 18~40 岁成人 LQTS 患者 ACA/SCD 的危险因素。

Saner 等（2007）报道 812 个基因筛查阳性证实携带突变的个体（18~40 岁）。显示女性、QTc 值、LQT2 基因型和 18 岁之前晕厥发作频率与发生心脏事件的危险性增加有关。β-受体阻滞剂可在高危患者降低风险 60%。以晕厥/ACA/LQTS 相关猝死为联合终点的相互作用分析显示，β-受体阻滞剂的获益情况：①在 QTc>500ms 的个体（HR0.27）比 QTc<500ms 的个体（HR0.67）获 2 益更多；②在三个主要基因型中，LQT1（HR0.29）和 LQT2 个体（HR0.47）比 LQTS 3 个体（HR1.67）获益更多；③18 岁之前有心脏事件的个体（HR0.45）比没有心脏事件的个体（HR0.66）获益更多。评估 18 岁以前没有心脏事件的 570 例患者发生心脏事件的情况后发现，这个群体的危险因素与整个研究人群相似，而且临时的 β-受体阻滞剂治疗可使致命或几乎致命的心脏事件的危险有一个临界程度的降低（HR0.22）。

4. 40 岁以上 LQTS 患者 ACA/SCD 的危险因素。

Goldenberg 等（2008）评估了来自国际 LQTS 注册组的 2759 名 41~75 岁 LQTS 患者，分为心电图受累组（QTc≥470ms）、临界组（QTc440~460ms）和非受累组（QTc<440ms）。结果受累组较非受累组 ACA 或 SCD 的校正风险比在 41~60 岁和 61~75 岁亚组分别是 2.65 和 1.23。最近 2 年内发生过晕厥（HR9.92）和携带 LQTS 基因突变（HR4.76）是受累个最主要的危险因素。

从上述大规模临床循证医学研究发现 18~40 岁成年患者发生心脏骤停（ACA）后幸存的比例较其他年龄组偏低。40 岁以前各年龄心脏猝死（SCD）的发生率基本一致（2%~3%），40 岁以后 SCD 发生有所增加（9%）。但是，临床合并的其他心脏病较多，所以，也很难评价 SCD 增加是否一定与 LQTS 相关。LQTS 引起猝死的风险并没有随年龄的增长而减少，而是终身持续存在。

各年龄组发生 ACA 和 SCD 的独立预测指标，总体包括：QTc 的延长、性别和晕厥史。儿童患者中男孩比女孩患者更易出现 ACA 和 SCD。青少年患者 13~20 岁患者 ACA 和 SCD 的发生没有性别差异；10 年前晕厥与预后无关，近期晕厥发生严重心脏事件的风险增加；多变量分析结果显示：先天性耳聋、心脏事件的家族史 LQTS 的基因型、治疗（药物、手术和器械治疗）都不是预后独立预测指标。成年 LQTS 患者中，女性发生严重的心脏事件是男性的 2 倍。中老年患者，性别与预后无关。40~60 岁患者 10 年之内晕厥史有预测意义。61~75 岁患者只有 2 年内晕厥史有预测意义。

（二）LQTS 基因亚型与心脏事件发生的相关危险性

Prior 等（2003）对 647 例 LQTS 患者（LQT1 386 例、LQT2 206 例、LQT3 55 例）的心脏事件的发生情况进行研究，发现猝死发生率为 13%。LQT2 死亡率和心脏事件发生率最高，其次为 LQT3、LQT1。首发心脏事件的年龄，三组基因亚型没有差别。QT 间期正常，但基因型阳性占 LQT1 患者的

31%、LQT2 患者的 19%，LQT3 患者的 10%。LQT1 和 LQT2 发生心脏事件的风险与 QTc 的延长程度有关，LQT3 患者发生心脏事件与 QTc 无关，而与性别有关。男性患者容易发生心脏事件。LQT1 患者发生心脏事件的风险没有性别差异。LQT2 患者女性容易发生心脏事件。有报告年龄超过 40 岁的患者基因检测阳性组发生严重心脏性事件比基因检查阴性者高 4 倍，而基因型为 LQT3 比基因检查阴性的患者高 5 倍。LQT2 的患者风险轻度增加，LQT1 患者与基因型阴性患者风险相似。

（三）LQTS 患者的年龄与触发因素的相关危险性

2008 年日本 LQTS 注册患者中的青少年人组（<20 岁）患者，以运动、精神刺激和声音等肾上腺素能介导的触发因素为主。而静息、睡眠等迷走神经介导的触发因素占很少比例。其他药物、低钾和房室传导阻滞引起的继发性触发因素占比例为零。中青年人组（20~39 岁）上述三种触发因素兼而有之，迷走神经介导的触发因素略高；中老年人组（40 岁以上）心脏事件主要是由于继发性触发因素引起。低钾容易触发基因型为 LQT1 患者的心脏事件；药物容易触发 LQT2 患者的心脏事件，房室传导阻滞仅限于 LQT2 患者。

（四）QT 间期延长与心脏事件相关的危险性

QT 间期延长一直被认为是 LQTS 患者发生心脏事件（晕厥、猝死）最强的预测因子。若 QTc>500ms 则 40 岁之前发生心脏事件的风险增加。在对 647 例 LQT1、2、3 的基因突变携带者的调查中发现，当 QTc<446ms 的患者出现症状或猝死的比例<20%，而 QTc>498ms 的携带者出现症状和猝死的比例>70%。虽然 AHA/ACC/HRS 推荐男性 QTc>450ms，女性 QTc>460ms，作为诊断 QTc 延长的界限，但一些基因突变的患者 QTc 可以<460ms，故 QTc 不应作为诊断 LQTS 的唯一标准。有报告约 12% 基因异常的 QT 间期正常，30% 在临界，有 40% 的患者不能用 QTc 诊断。此外，女性的 QTc 延长青春期以后才变得明显，而此前并不显著，这是激素对 QT 有调节作用。

（五）性别、妊娠与心脏事件相关的危险性

性别对 LQTS 的影响，在不同的基因突变也常不一样。LQT1 患者性别无影响；LQT2 女性的危险性大于男性；而 LQT3 男性大于女性。怀孕在 LQT1 和 LQT2 型女性患者被认为是个保护因素，但产后 9 个月则危险性反而增加，特别是 LQT2 的患者。而怀孕可能 LQT3 患者的死亡率。在 LQT2 妇女中，更年期的发生可显著增加心脏事件的风险（主要表现为反复发作的晕厥，提示对这类患者定期随访和长期持续治疗的必要性。

（六）T 波电交替

LQTS 患者出现 T 波电交替时发生 Tdp 和猝死的危险性明显增高。

【治疗】

（一）药物治疗

交感神经活动性突然增加是大多数 LQTS 患者诱发致命性心律失常的触发因素。交感神经活动性突然增加多半是由左侧交感神经节介导。的确，抗肾上腺素能治疗对这些患者提供了最大的心脏保护。然而，也有一些患者的晕厥事件是发生在睡眠或休息时，而另一些患者的心律失常是长间歇依赖性。

1. β-受体阻滞剂　目前认为普萘洛尔能有效降低绝大多数 LQTS 患者的晕厥次数，缩短心脏复极的 Q-T 间期，是 LQTS 患者的首选疗法。但在 LQT3 无效。

一组报道 214 例 LQTS 患者用 β-受体阻滞剂治疗，其死亡率为 6%；而 157 例 LQTS 未接受治疗的患者，其死亡率为 71%。而采用非抗肾上腺素能治疗 LQTS 患者，死亡率为 40%。另一组 233 例 LQTS 有症状、并在晕厥首次发作后进行长期随访，接受抗肾上腺素治疗（β-受体阻滞剂、交感神经切除或两者都进行）的患者，首次晕厥发作后第 5 年的死亡率是 9%，而未接受治疗或接受非抗肾上腺素其他治疗的患者，其死亡率超过了 53%。接受 β-受体阻滞剂和左侧交感神经节切除术（LCSD）

治疗的患者，两组相比死亡率无明显差别。他们的结论证实了抗肾上腺素能药物或 LCSD 治疗，能明显地改变 LQTS 患者的长期预后。

李翠兰等（2003）对 21 例先天性长 QT 综合征患者，服用普萘洛尔 63±44mg/d，按体重计算为 1.3±0.7mg/kg，到达 2±4mg/kg。部分首次发病时间较早的高危患者，由于本身的基础心率较慢，普萘洛尔很难加到所需剂量，故服用普萘洛尔同时，有 8 例行左侧交感神经节切除术，1 例安装起搏器，1 例置入心脏复律除颤器（ICD），2 例服美西律。结果经 15.9±32.8 个月追踪。普萘洛尔使 Q-Tc 从用药前 570±70ms 降低到 500±60ms（$P<0.0001$）；同时心率并未降低（分别为 65±11 次/分和 65±10 次/分，$P=NS$）。用药前有晕厥发作的 19 例用药后发作次数显著减少，平均晕厥次数由 1.90±1.72 次/年，降至 0.17±0.40 次/年，$P=0.02$。单纯普萘洛尔与联合治疗亚组间无显著性差异，有报道虽然用全剂量的 β-受体阻滞剂治疗中，大约有 20% 的病例有晕厥发生，需要接受左侧交感神经节切除术。

β-受体阻滞剂可分为选择性与非选择性两类。治疗 LQTS 患者主张选用非选择性 β-受体阻滞剂普萘洛尔。也有人认为可选用选择性 β-受体阻滞剂如阿替洛尔、美托洛尔等。

β-受体阻滞剂除非有禁忌证可广泛应用。其剂量用法：普萘洛尔（心得安）2~4mg/kg·d。使用原则从小剂量开始如 10mg，每日三次口服（儿童可减量）起始，缓慢加量，如心率没有明显减慢、无房室传导阻滞而患者又可耐受时，应逐渐加大剂量，以完全控制症状为目标。故常用剂量为 30~60mg/d，最大剂量因人而异，波动在 70~200mg/d 之间。至最大耐受量（心率降为 55 次/分左右，血压可达 90/60mmHg，日常生活中无低血压状态），QTc 间期恢复正常，可作为有效指标。β-受体阻滞剂疗效 LQT1>LQT2>LQT3。如无不良反应，应终身服用。

Priori 等（2004）认为 β-受体阻滞剂对 QTc>500mg 患者及 7 岁前发病者效果不佳。Chatrath 等（2004）认为单独使用 β-受体阻滞剂治疗，效果仍不十分理想。有心脏骤停史的 LQTS 患者推荐 β-受体阻滞剂与 ICD 联合应用。QTc 间期正常的 LQTS，推荐服用 β-受体阻滞剂；如仍有室性心动过速和/或晕厥发作，则在 β-受体阻滞剂的基础上，置入 ICD。但推荐组别由 Ⅰ 类降至 Ⅱa 类。可行左侧心脏交感神经切除术。心脏骤停的高危 LQTS 亚型如 LQT2 和 LQT3 应用 β-受体阻滞剂同时入 ICD 治疗。这两项只作为 Ⅱb 类推荐。

普萘洛尔治疗 LQTS 的机制：①研究发现单独阻断 I_{Ks} 电流并不是以引起 Tdp，而同时给予异丙肾上腺素后可观察到跨壁复极离散度的增加，和 Tdp 的发作。治疗剂量的普萘洛尔可防止异丙肾上腺素的这种作用，可缩短心肌细胞的动作电位时程，拮抗异丙肾上腺素引起的跨壁复极离散度的增加和早期后除极化（EAD）；②β-受体阻滞剂对预防 LQT1 和 LQT_2 心脏事件减少死亡率有显著疗效，β-受体阻滞剂减少 KCNQ1/KCNE1，通道对肾上腺素受体兴奋的反应。正常情况下，交感神经刺激（SNS）后引起这些通道外向钾电流即复极电流增加，心室动作电位缩短（QT 间期）如果 SNS 受刺激后心率增加，无论是通道反应与交感神经系统不匹配或单纯通道突变导致交感神经兴奋时 Q-T 间期不能适当缩短，增加了电不平衡容易发生心律失常。β-受体阻滞剂能阻断交感神经活性的下游靶目标，有效预防 LQTS 心律失常。另一方面，β-受体阻滞剂用于治疗 LQT3 时，心动过缓将增加 LQT_3 发生严重心律失常的危险性，变成新的心律失常作用。

使用 β-受体阻滞剂的注意事项：

1) 必须确定先天性长 QT 综合征是否与交感神经失去平衡或交感神经刺激有关。

2) β-受体阻滞剂只适用于 LQT1 和 LQT2 型 LQTS 患者，而禁用于 LQT3 型患者

3) Moss 等（2002）的研究提示，在接受 β-受体阻滞剂治疗前就有过心脏骤停的患者，尽管接受 β-受体阻滞剂治疗，5 年的心脏骤停发生率仍高达 14%。所以，要提醒患者服药期间应尽量注意避免诱发因素，如体育竞技运动、剧烈的情绪波动、工作压力、劳累等。建议患者的家属学会急救措施，以备患者发病时采取及时的复苏。避免低血钾和避免服用延长 Q-T 间期和诱发 LQTS 的药物。

4）应用 β-受体阻滞剂的全过程必须严密监测心率变化、有无传导阻滞的出现等。如出现严重心动过缓或房室传导阻滞，则应减量或停药。

5）注意观察有无 β-受体阻滞剂导致的如低血压、血糖变化、过敏反应等不良作用。

6）应适期随访并记录治疗效果，及时调整剂量。

7）如用 β-受体阻滞剂后，患者仍有频繁的晕厥发生，则考虑行左侧心交感神经阻断术或置入 ICD。

8）β-受体阻滞剂对哮喘和糖尿病、房室传导阻滞、病态窦房结综合征患者禁用。

2. 补镁、补钾　镁是细胞内外钾离子转移的主要辅酶。补镁可增加钾离子转运，增加细胞内钾浓度，增加细胞膜和心电的稳定性，有利于治疗心室颤动。所以，LQTS 在 Tdp 发作和心室颤动时应常规急救应用。首次静脉推注 2~5g。

先天性长 QT 综合征患者，也常可出现一过性的血钾降低。例如月经期患者、常合并上呼吸道病毒感染（胃肠型）、肠胃炎、消化不良、伴高血压等患者。细胞低钾时 QTc 间期延长可触发 Tdp。在 LQT2 和 LQT7 型 LQTS 患者更明显。补钾可缓解 QTc 间期延长。所以目前主张先天性 LQTS 患者确诊后，即使没有低血钾依据时，也应补钾、补镁治疗。90%以上的 LQT1、LQT2 型患者补钾、补镁治疗有利于细胞膜离子运转，对缓解症状有效。当 LQTS 并室性心动过速、心室颤动患者有 1/3 患者有低血钾症或血钾正常低值，或有失钾的病史，因此，Tdp、心室颤动患者应立即静脉补钾、镁。

3. 其他药物　钠通道阻滞剂美西律、氟卡尼等使 QTc 间期缩短，在 LQT3 型较 LQT1 和 LQT2 型更明显，可作为 LQT3 型的主要治疗，对 LQT1 和 LQT2 型 LQTS 患者的补充治疗。钙拮抗剂不推荐使用。

（二）左侧交感神经节切除术（LCSD）

1. 手术适应证

（1）目前认为，对于无症状患者或仅有晕厥症状的患者，首选足量的 β-受体阻滞剂终身服用。如有禁忌或无法耐受或仍有晕厥发作者，则应行 LCSD 治疗。

（2）对有心脏骤停发作的 LQTS 患者，应首选 ICD 治疗，再考虑配合 β-受体阻滞剂或 LCSD 治疗。

2. 治疗机制　交感神经节又称椎旁神经节，T_1~T_5 神经节发出分支支配心脏。星状神经节由颈交感神经的颈下节与 T_1 合并而成，位于 C_6 椎体旁、横突之前，正对锁骨下动脉后方椎动脉起始处。星状神经节发出心下神经，加入心神经丛。

治疗机制：在动物和人体的实验中都发现，切除右侧星状神经节会大大降低心室颤动阈值而易引发心室颤动，而切除左侧星状神经节可明显提高心室颤动阈值，二者作用刚好相反。切除右侧星状神经节或刺激左侧星状神经节都可使 Q-T 间期延长。这说明左、右交感神经对心脏的支配不平衡，而以左侧为优势。Schwartz 等为，先天性长 Q-T 综合征患者左、右交感神经之间存在先天的不平衡，右侧的原发性活动常降低，从而导致左侧活动的相对过度，此时心肌细胞膜离子通道的变异降低了心电的稳定性，使心脏对交感神经释放冲动的敏感性增加，若遇交感神经活动突然增加，即可诱发严重心律失常 Tdp、心室颤动。

3. 手术方法　采用电视胸腔镜技术，在左腋下行小切口切除前 4~5 胸交感神经节（左侧），20min 左右即可完成手术，Horner 综合征的发生可降到最低（图 10-0-20）。

4. 疗效　李剑锋成功做了 4 例胸腔镜下 LCSD 手术，术前患者均有频繁发作的晕厥史，随访 28 个月，仅 1 例术后 3 个月发作晕厥两次外，余 3 例未再出现症状。Schwartz（2004）报道 147 例先天性 LQTS 手术结果，术前 99%的患者有症状，48%有心脏骤停，75%接受 β-受体阻滞剂后仍有症状。LQTS 手术后 46%的患者症状消失，心脏事件发生率降低 91%。术后 Q-Tc<500ms 者症状复发可能性

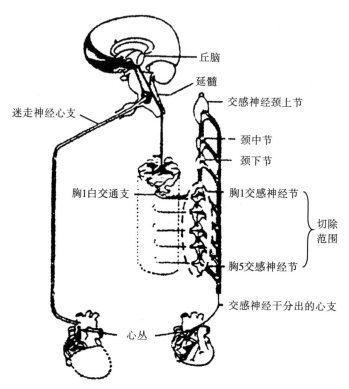

图 10-0-20　左交感神经链手术切除示意图

切除范围包括胸 1~胸 5 神经节及交感神经链（图中虚线范围）

（引自李剑锋，2004）

极小；在 51 例基因型已知的病例中，LQT_1 和 LQT_2 两型似乎效果更好。有人报道接受 LCSD 后 5 年的总猝死率是 8%，存活率是 94%。

李翠兰等（2006）报道 10 例 LQTS 患者行左心交感神经切除术前后 T 波、U 波的变化。发现术后 2 日内，多数患者 U 波重叠于 T 波上更明显，并形成 U-T 融合，随后融合程度逐渐减轻。术前只有 1 例 U 波为穹隆状，而术后（随访 14~25 个月）有 6 例 U 波由术前的拖尾形变成穹隆状，U 波比术前更易鉴别。作者认为 U 波的变化，可能是 QT 缩短之故。提示在 LQTS 患者中 U 波起源与 T 波不同，不是传统观点，认为 U 波是 T 波的第二成分。建议在诊断 LQTS 测量 QT 间期时应除去 U 波。

LCSD 只是阻断了交感兴奋传导的神经通路，并未解决心肌的胞膜离子通道异常这一病理改变，术后仍有少数患者有心律失常发作，因此术后多数患者仍需继续使用 β-受体阻滞剂。

（三）心脏起搏

LQTS 恶性心律失常发生的主要基质是心脏电功能的异常，包括心动过缓，Q-T 间期延长，心率的突然变化，早期后除极的发生，心室不应期的离散等。为了有效预防和治疗 LQTS 患者的心律失常，起搏治疗必须能够纠正这些心脏电功能的异常。起搏治疗主要采用超速抑制和心律的平滑功能。

1. 适应证

（1）先天性 LQTS 患者自身心率较慢，如合并心动过缓和停搏者。

（2）先天性 LQTS 患者因心动过缓不能耐受口服 β-受体阻滞剂治疗，需在起搏治疗保护下使用 β-受体阻滞剂。

（3）先天性 LQTS 患者心率慢时，QT 间期延长，容易发生 Tdp；心率快时，QT 间期正常，不发生 Tdp。这类患者用起搏器提高心率后可预防 Tdp 的发生。

（4）对于药物难治、反复发作心脏事件者、有猝死病史者。有 QT 间期延长伴二度、三度房室传导阻滞、病态窦房结综合征等。

2. 起搏方法

（1）临时和永久性起搏器：临时心脏起搏常用于新病例及不稳定病例。在患者 Tdp 反复发作，而药物治疗效果不佳时，临时起搏有明显的治疗作用。

（2）起搏的模式及起搏频率：尚无充分的资料说明那一种起搏模式长期治疗的效果更优。考虑到部分患者可能会有房室 2：1 阻滞时，还是应当首选 DDD 模式。多数学者认为起搏频率达 85 次/分能够引起 Q-T 间期明显的缩短，与 70 次/分的心率相比，Q-T 间期可从 534±51ms，降到 426±19ms。还有人提出，心动周期每缩短 100ms，心室的不应期约缩短 23ms。

3. 起搏疗效　永久性起搏器对 LQTS 的治疗效果明显，可靠。但起搏治疗不能完全预防 LQTS 患者的心脏事件的发生。Eldar 报道 21 例 LQTS 起搏治疗者其中 20 例治疗前有晕厥或心脏停搏的发作，植入起搏器后 55 个月的随访期中，仍有 5 例有心脏事件的发生。对于高危 LQTS 者强烈推荐联合治疗。

祁述善等（1997）对 10 例女性 LQTS 患者，年龄 31±5.7 岁，药物（普萘洛尔 8 例，2 例普萘洛尔+苯妥英钠）治疗不佳者（仍有晕厥发生）。观察了单纯药物、单纯起搏、起搏+药物三种治疗情况下，患者 QT（QTc）间期的变化与疗效的关系。首先停用 β 受体阻滞剂及苯妥英钠，7 天后在临时起搏保护下安置 VVI 起搏器，单纯起搏治疗 7 天，在动态心电图监测下，程控起搏频率，85±3.8 次/分，使 QT 间期明显缩短。起搏后第 8 天加 β-受体阻滞剂，联合治疗 7 天后，再程控起搏频率到生理频率（70±3 次/分）。结果表明：单纯药物治疗者心率较治疗前减慢，QTc 缩短，患者普遍出现窦性心动过缓，但 Tdp 仍有发生。单纯起搏者，起搏后 QT 及 QTc 间期较治疗前缩短，但患者均诉心悸，仍有 Tdp 发生。联合治疗后，QT 间期及 QTc 均较单纯药物治疗后缩短，随访 12~99 个月，均未再发 Tdp。已正常工作。

罗苑苑等（2011）报道 12 例先天性 LQTS 患者，均接受了 β-受体阻滞剂治疗，其中 5 例作左心交感神经切除术，由于疗效差，或不能耐受 β-受体阻滞剂治疗，而改用植入双腔起搏器。所有患者术后都以 80 次/分的频率起搏，并程控关闭滞后、睡眠、防止 PMT 和自动阈值夺获功能，开放室性期前收缩后反应、频率适应性和房室结优先功能。根据 P-R 间期和血压变化调整 β-受体阻滞剂用量。保证 P-R 间期<260ms，血压>85mmHg。结果：80 次/分起搏频率时 QT/QTc 间期可基本恢复正常。后心脏事件发生次数明显减少。说明双腔起搏联合 β-受体阻滞剂治疗 LQTS 通过优化程控可提高疗效。

4. 植入心脏复律除颤器（ICD）　长期使用 β-受体阻滞剂治疗、永久起搏器或左颈交感神经切除术后，仍有反复晕厥发生、持续性室性心律失常、或心脏性猝死的患者，建议植入 ICD。此外，也适合以心脏骤停为首发表现的 LQTS、有心脏性猝死的家族史、对药物治的依从性差或不能耐受药物治疗的患者。

据"高危 LQTS 患者植入心脏复律除颤器研究"组报道（它是目前最大规模的 LQTS 患者 ICD 研究），125 例高危 LQTS 患者（有明确的心脏骤停、频发晕厥史或有猝死家族史），接受足量 β-受体阻滞剂治疗的基础上，73 例患者植入了 ICD，研究分 ICD+β-受体阻滞剂治疗组和单纯 β-受体阻滞剂治疗组。随访的一级终点是总死亡率。随访 3~8 年后发现：ICD+β-受体阻滞剂治疗组的死亡率为 1.3%，而 β-受体阻滞剂组的死亡率高达 16%。证实 ICD 可以有效降低高危 LQTS 患者的死亡率。

ICD 不能纠正心律失常发生的潜在病因，亦不能预防心律失常的发生，所以植入 ICD 之后仍需坚持 β-受体阻滞剂治疗。

ICD 防治机制：通过起搏预防和治疗缓慢依赖性室性心动过速/心室颤动。当 Tdp 发作时，通过超速起搏终止 Tdp；当 Tdp 发作时通低能量和高能量的电复律或电除颤进行治疗。一组报告 177 例置入 ICD，存活率为 76%。ICD 放电率 68%，9 例病人死亡。2008 年孙奇等报道 8 例植入 ICD，随访 27.3±25.9 个月，3 例发生了心脏事件（101 次）。其中在出厂程控参数下记录 44 次，心室颤动事件，程控参数后记录 57 次 Tdp 发作事件 2 次心室颤动事件。大部事件能自行终止或经低能量转复。1 例术后姓电风暴，通过快速心室起搏终止了 Tdp。2 例发生误感知。经调整 ICD 参数可以提高疗效，减少误放电。

但是，ICD 还存在一些问题：如儿童 LQTS 患者置入 ICD 后，容易误放电，而且终身需要频繁更换电池，置入 ICD 治疗后还存在放电的剧痛、反复放电、电极相关的并发症和 ICD 本身相关的并发症、血管并发症以及患者精神心理压力等。此外，LQTS 患者本身发生猝死的比率就很小为 2%～3%，而先证者的年病死率为 0.9%。所以置入 ICD 应慎重选好适应证。

（四）LQTS 的不同基因类型的治疗特点

1. LQT1 型 LQTS 患者的治疗　因为 LQT1 型患者发作时主要和情绪、应激相关。其心脏事件的发生呈交感神经依赖性，β-受体阻滞剂被认为是 LQT1 患者的首选，其疗效优于 LQT2 和 LQT3 患者。β-受体阻滞剂剂量减少 KCNQ1、KCNE1 通道对肾上腺素受体兴奋的反应。

Conrath 等研究表明，β-受体阻滞剂对 LQTS 的影响存在性别差异：①成年男性在用 β-受体阻滞剂治疗时，其 Q-Tc 间期缩短的程度最显著。对于 LQT_1（KCNQ1 基因的突变，影响延迟整流缓慢钾电流 I_{Ks}）的男性患者，其 Q-T 间期比成年女性要短。但对于 LQT_2（HERG 基因突变，影响延迟整流快速钾电流 I_{Kr}）不存在性别差异；②在 β-受体阻滞剂治疗前或治疗中，LQT_2 女性患者的 Q-T 间期离散度比 LQT_1 男性患者要大 50%；③在对 β-受体阻滞剂的治疗反应方面，LQT_1 男性患者的有效率可达到 100%，并是唯一能够显著缩短 Q-Tc 和减小离散度的人群。

对不能耐受大剂量 β-受体阻滞剂的患者，可选用左侧心脏交感神经切除术（LCSD）。它对 LQT1 的疗效最好。

2. LQT2 型 LQTS 患者的治疗　虽然 β-受体阻滞剂在治疗 LQT2 型患者的疗效不如 LQT1，但仍是其治疗不可缺少的药物。

LQT_2 患者在紧张状况下更易发生晕厥，因为合并有儿茶酚胺的作用。LQT_2 患者的细胞外钾浓度升高能缩短 Q-T 间期，提示通过干预措施来增加血钾浓度能特异地治疗 LQT_2。已证实 LQT_2 患者 I_{Kr} 的功能异常，可通过给入外源性钾如氯化钾，连续应用 4 周，还应继续服用 β-受体阻滞剂。随着钾离子浓度增加 Q-T 间期逐渐缩短。能从 526±94ms 缩短至 423±36ms。长期口服补钾被证实可以很好地抑制 Tdp 的发生。

LQT2 是第一个被确认有转运障碍的先天性 LQTS。抗组胺药物可能挽救转运障碍。

3. LQT3 型 LQTS 患者的治疗　由于 LQT3 发作主要在休息时与心律缓慢有关。心动过缓将增加 LQT3 发生严重心律失常的危险性。β-受体阻滞剂变为致心律失常药物，所以不十分主张用 β-受体阻滞剂。Schwartz 认为在 LQT3 中，那些出生后第一年没有心脏事件的患者，使用 β-受体阻滞剂似乎是有效的，而所有那些 β-受体阻滞剂治疗失败者必须要安置 ICD。

LQT3 是 SCN5A 突变导致心室动作电位复极平台期 Na^+ 通道的活性增加。钠离子通道阻断剂氟卡胺、美心律，由于其独特的结构和钠通道重新开放的依赖性成为治疗 LQT3 的药物。

美西律是治疗 LQT3 比较有效的药物，但并不是所有 LQT3 患者都对美心律敏感。Yuan 等（2007）认为 SCN5A 基因不同位点的突变对美心律的敏感性各不一样，提示应针对不同突变基因的选择性治疗尤为重要。

由于 SCN5A 突变基因可导致 LQT3，但也可导致 Brugada 综合征的发生。对于那些同时合并 Brugada 综合征的患者。在使用氟卡尼治疗 LQT3 时药物可以使用依赖方式阻断钠通道，使其在缩短 QT 的同时，可以使隐匿 Brugada 综合征被显现，从而增加猝死的风险。雷诺嗪是一种抗心绞痛药物。

有人认为可相对地减少晚 I_{Na}，可治疗 LQT3，也适合 Brugada 综合征的治疗。

3. LQT_4 是编码锚蛋白-B 基因发生突变，是遗传性 LQTS 第 1 个非离子通道或通道亚单位蛋白。LQT_4 患者大多有心动过缓或结性逸搏心律，有些有阵发性心房颤动，适合于联合起搏治疗。

4. LQT_7 患者室性心律失常与其他类型的先天 LQTS 明显不同。室性期前收缩和多形性室性心动过速常发生，但是很少恶化成血流动力学改变的 Tdp 和心室颤动。未发现心脏性猝死病例，而且发生晕厥和心脏骤停的患者（19%）与 LQT_1（63%）和 LQT_2（46%）相比亦少见。因此，一般不主张植入 ICD。

（五）基因治疗

上述的这些治疗措施均属于对症治疗，不能改变患者的遗传状态，不能从根本上解决问题。因而人们将解决根本问题的希望寄托在基因治疗上，并可能从根本上改变心脏性猝死、室性心动过速、心室颤动的治疗。

基因治疗的主要方法有 5 种：①基因扩增治疗；②利用毒素或原药基因直接杀死致病细胞；③通过免疫细胞辅助杀死致病细胞；④基因表达的靶向抑制；⑤靶向基因突变的修正。

基因治疗的途径主要有两种：体内基因治疗和体外基因治疗。前者是在人体原位细胞内进行遗传性修正；后者是将细胞在植入人体之前先在体外经过修正，然后再输入体内，然而输回体内细胞常是异种同源细胞，这些细胞的 HLA 必须一致，以避免发生免疫排斥反应。近来虽然发现了许多基因治疗的新靶点，但将其应用于临床还有许多困难。处于基础研究阶段。

LQTS 基因型不同治疗方案也不同。

血管紧张素转换酶抑制剂治疗对 Q-T 间期离散度的影响，慢性充血性心力衰竭的患者发生心脏性猝死，与 Q-T 间期离散度的增加有关。血管紧张素转换酶抑制剂能够减小心脏体积及降低死亡率。血管紧张素转换酶抑制治疗的初期就可引起复极变化，并减少 Q-T 间期离散度。

（六）Tdp 发作时 LQTS 患者的心脏转复

Tdp 在多数情况下发作时间很短，可自行终止。但如果发作时间太长就会引起血流动力学改变，这时就需要立即转复。所用的方法如下：

1. 静脉注射硫酸镁　不论血清镁浓度高低，也不管是先天性还是继发性 LQTS，静脉推注硫酸镁都可作为 1 个候选方法。首次剂量 2g，在 2~3min 内注射完毕，随后以 2~4mg/min 速度静脉滴注持续给药；如果 Tdp 复发，可再进行 1 次 2g 静脉推注。此方法的唯一不良反应为面部潮红。注意血压监测。对于同时伴有低血钾的患者，应同时补钾，尤其是 LQT_2 亚型的患者，升高血清钾（4.5~5mmol/L）可能缩短 Q-Tc 间期和降低 Q-T 离散度。

2. 临时起搏　以 90~110 次/分的频率临时起搏心脏对于预防 Tdp 短阵复发是非常有用的。

3. 异丙肾上腺素不能用于先天性 LQTS 患者或伴有心肌缺血患者。另外，利多卡因、阿托品和苯妥英钠的疗效还不确切。

4. 如果 Tdp 发作已转成心室颤动，则电除颤是首选方法。

（七）无症状 LQTS 患者的治疗

由于无法预测哪些无症状患者将会发病，并且 30%~40% 的患者首发症状即是猝死，故建议对所有 40 岁以下确诊的无症状患者进行治疗。也有研究者建议只对高危情况下的无症状患者如存在先天性耳聋、Q-Tc 间期超过 600ms，记录到 T 波电交替、新生儿、婴幼儿以及已猝死孩子的同胞等进行治疗。治疗的方法是使用 β-受体阻滞剂，目标是将平板运动实验时的最大心率控制在 130 次/分以内。

【预后】

Hobbs 等（2006）对 2772 例青少年先天性长 QT 综合征进行了长期随访观察。结果发现 10~20

岁的患者首次致命性心脏急性事件的发生率为 5%，其中 3% 为心脏骤停、心脏性猝死为 2%；晕厥发生的事件和频率、QTc 延长的程度以及性别是青少年 LQTS 患者致命性心律失常事件的独立危险因素，而 β-受体阻滞剂的治疗可使高患患者的死亡率下降 64%。未经治疗的有症状的 LQTS 患者第一年死亡率为 20%，第 10 年死亡率为 50%。

参 考 文 献

1. 李萍，吴玉祥，沈茹茹，等. 家族性 Q-T 间期延长综合征大剂量 β-受体阻滞剂治疗报告 [J]. 起搏与心脏，1987，1（2）：104

2. 孙麦春，马思元. 特发性 QT 间期延长综合征安装 VVIR 心脏起搏器一例 [J]. 中国心脏起搏与心电生理杂志，1994，8（3）：130

3. 祁述善，沈向前，周胜华. 永久起搏及 β-受体阻滞剂治疗 QT 间期延长综合征的疗效（摘要）[J]. 中国心脏起搏与心电生理杂志，1997，11（3）：140

4. 李玉萍，石正道，杨均国. 先天性长 QT 综合征的临床特点 [J]. 中华心律失常学杂志，2001，5（1）：22

5. 康彩练，杨钧国，陈志坚，等. 先天性长 QT 综合征的临床分析及 KVLQT1 基因突变初步检测 [J]. 中华心律失常学杂志，2001，5（1）：11

6. Vincent GM，张莉，崔长琮. 先天性长 QT 综合征的 QT 间期不均一性：诊断上的意义 [J]. 中华心律失常学杂志，2001，5（1）：6

7. 胡耀辉，陈春安，康奕军，等. 遗传性 QT 间期综合征患者发作尖端扭转型室性心动过速一家系 [J]. 中华心血管病杂志，2001，29（3）：313

8. 秦绪光，胡大一，李翠兰，等. 先天性 QT 综合征 20 个家系 187 例的调查与研究 [J]. 中华心律失常学杂志，2001，5（1）：15

9. 刘金秋，王莹琦，夏云龙，等. 先天性长 QT 综合征七例的临床研究 [J]. 中华心律失常学杂志，2001，5（1）：18

10. 刘文玲，胡大一，李翠兰，等. 中国人遗传性长 QT 综合征 KCNQ1 和 KCNH2 基因新突变 [J]. 北京大学学报（医学版），2002，34（5）：564

11. 胡大一，李翠兰，王乐信，等. 经胸腔镜行左侧心交感神经切除术治疗长 QT 综合征 [J]. 中国心脏起搏与心电生理杂志，2002，16（3）：172

12. 董颖雪，杨延宗，林治湖，等. HERG 基因新突变与家族性 QT 延长综合征 [J]. 2002，30（4）：202

13. 李菊香，程晓曙，吴清华，等. 先天性长 QT 间期综合征一家系 [J]. 中国循环杂志，2002，17（2）：137

14. 单其俊，陈明龙，杨兵，等. 先天性 QT 延长综合征尖端扭转型室性心动过速的发作方式及其临床意义 [J]. 中华心血管病杂志，2003，31（12）：935

15. 梁璐，杜忠东，蔡玲玲，等. 遗传性长 QT 间期综合征 KCNQ1 基因的新突变 [J]. 中华儿科杂志，2003，41（10）：724

16. 单其俊，杨兵，陈明龙，等. 一个 Brugada 综合征合并先天性长 QT 综合征的家系及临床研究 [J]. 中华心律失常学杂志，2003，7（6）：332

17. 李翠兰，胡大一，刘文玲，等. 普萘洛尔对 21 例长 QT 综合征的临床疗效观察 [J]. 中国心脏起搏与心电生理杂志，2003，17（6）：412

18. 廉姜芳，崔长琮，薛小临. 6 个先天性长 QT 综合征的家系调查与分析 [J]. 中国心脏起搏与心电生理杂志，2003，17（6）：416

19. 马丽娟，滕思勇，董颖雪，等. 长 QT 综合征相关基因新突变 R863X-HERG 的功能研究 [J]. 中华心血管病杂志，2004，32（12）：1077

20. 杨进刚，胡大一，李翠兰，等. 长 QT 综合征的 KvLQT1 基因 L191P 突变的电生理特性研究 [J]. 中华心血管病杂志，2004，32（增刊 2）：221

21. 滕思勇，马丽娟，浦介麟，等. 长 QT 综合征相关基因新突变 G52R-KCNE1 的功能研究 [J]. 中华心血管病杂志，

2004, 32（12）：1072

22. 彭冬迪，龚银花，付健，等. 先天性 QT 延长综合征并预激综合征一例［J］. 中华心血管病杂志，2004，32（11）：1034

23. 桂乐，杨钧国，丁久平，等. QT 延长综合征 HERG 基因新突变位点 E505 功能检测［J］. 中华心血管病杂志，2004，32（?）：733

24. 李翠兰，胡大一，史旭波，等. 长 QT 综合征患者运动试验. 左心交感神经节除术的影响［J］. 中华心血管病杂志，2004，32（增刊 2）：82

25. 李翠兰，胡大一，李运田，等. 76 个长 QT 综合征先证者临床特征和治疗情况研究［J］. 中国心脏起搏与心电生理杂志，2004，18（6）：414

26. 杜戎，杨钧国，桂乐，等. 先天性 QT 延长综合征亚型 JLN 综合征的基因突变研究［J］. 中华心血管病杂志，2004，32（9）：808

27. 刘文玲，胡大一，李志明，等. 遗传性长 QT 间期综合征 61 个家系成员的心电图分析［J］. 中华内科杂志，2004，43（58）：352

28. 李翠兰，胡大一，李运田，等. 76 个长 QT 综合征先证者临床特征和治疗情况研究. 中国心脏起搏与心电生理杂志，2004，18：414-418

29. 郭成军，张英川，刘冰，等. 心室颤动初始节律的动态心电图观察［J］. 中华心血管病杂志，2004，32（8）：689

30. 李萍，李翠兰，胡大一，等. 长 QT 综合征 KCNQ1 基因突变筛查方法［J］. 中华医学遗传学，2004，21（3）：236

31. 单其俊，陈明龙，徐东杰，等. 导管消融终止无休止特发性左室室性心动过速伴先天性 QT 延长综合征心室颤动电风暴一例［J］. 中华心血管病杂志，2005，33（9）：855

32. Lange-Nielsen 综合征［J］. 中华心血管病杂志，2005，33（1）：41

33. 杜戎，杨钧国，李伟，等. 先天性长 QT 综合征一家系的突变分析［J］. 中华医学遗传学，2005，22（1）：68

34. 刘金秋，关增彬，高连君，等. 先天性 QT 延长综合征合并阵发性三度房室传导阻滞一例［J］. 中华心血管病杂志，2005，33（8）：768

35. 浦介麟，李宁. 关于《遗传性长 QT 综合征伴低钾血症的一家系调查》读后的一点观点［J］. 中国心脏起搏与心电生理杂志，2005，19（5）：424

36. 张孟浪. 严重甲状腺功能减退致长 QT 综合征一例［J］. 中华心律失常学杂志，2005，9（1）：96

37. 单其俊，陈明龙，徐东杰，等. 导管消融终止无休止特发性左室室性心动过速伴先天性 QT 延长综合征心室颤动电风暴一例［J］. 中华心血管病杂志，2005，33（9）：855

38. 佘海茹，滕思勇，浦介麟，等. HERG 错义突变 V630A 和 N633S 引起 QT 延长综合征的分子机制［J］. 中华心血管病杂志，2006，34（6）：523

39. 马克娟，浦介麟. 遗传性心律失常基因研究近况［J］. 中国心脏起搏与心电生理杂志，2006，20（1）：4

40. 刘杰，胡大一，李志明，等. 国人 II 型长 QT 综合征临床特点及 KCNH2 基因变异［J］. 科学技术与工程，2006，6（11）：1529

41. 梁鹏，胡大一，刘文玲，等. 遗传性长 QT 综合征 SCN5A 基因 delD1790 新突变［J］. 中国心脏起搏与心电生理杂志，2006，20（6）：487

42. 廉姜芳，黄辰，崔长琮，等. 6 个长 QT 综合征家系的分子遗传学检测［J］. 中国心脏起搏与心电生理杂志，2006，20（1）：18

43. 朱刚艳，曲哲，黄从新，等. Brugada 综合征合并先天性长 QT 综合征一例［J］. 中华心律失常学杂志，2006，10（4）：254

44. 高东升，Hamilton R，Chiu-man C. 儿童先天性长 QT 综合征患者的 QT 滞后现象［J］. 中国心脏起搏与心电生理杂志，2006，20（1）：28

45. 朱刚艳，曲哲，黄从新，等. 原发性心电疾病患者的低血钾与室性心律失常［J］. 中国心脏起搏与心电生理杂志，2006，20（1）：25

46. 李敬田，王乐信，李军，等. 先天性 QT 综合征患者 β 受体阻滞剂治疗效果的预测因子［J］. 临床心血管病杂志，2006，22（3）：137

47. 李翠兰，胡大一，王吉去，等. 左心交感神经切除术治疗长 QT 综合征 11 例随 [J]. 中国心脏起搏与心电生理杂志，2006，20 (1)：21

48. 刘文玲，胡大一，李萍，等. 长 QT 综合征家系 KCNQ1 S145L 和 KCNH2 Y474C 基因新突变 [J] 中华内科杂志，2006，45 (6)：463

49. 王洪涛，李翠兰，胡大一，等. HERG 基因 Y475C 突变致 2 型长 QT 综合征的机制探讨 [J]. 中国心脏起搏与心电生理杂志，2007，21 (4)：300

50. 李宇，廉姜芳，崔长琮，等. 先天性长 QT 综合征 HERG 基因 L539fs/47 及 A561 突变的功能研究 [J]. 中华心律失常学杂志，2007，11 (5)：383

51. 李翠兰，胡大一，刘文玲，等. 单倍体不足为国人长 QT 综合征 KCNH2 基因突变 L413P 和 L559H 的致病机制 [J]. 中华内科杂志，2007，46 (10)：838

52. 浦介麟，王洪涛，刘同库，等. 31 例致心律失常性右室心肌病的临床研究 [J]. 中华心血管病杂志，2007，35 (1)：24

53. 孙奇，陈柯萍，华伟，等. 长 QT 综合征患者置入心脏转复除颤器后电风暴一例 [J]. 中国心脏起搏与心电生理杂志，2008，22 (2)：187

54. 陈小贞，杨琳. 跨壁复极离散在多形性折返性室性心动过速发生中的作用 [J]. 中国心脏起搏与心电生理杂志，2008，22 (1)：20

55. 杨海涛，孙超峰，薛小临，等. 先天性 QT 延长综合征家系一新的错义突变 [J]. 中华心血管病杂志，2008，36 (6)：561

56. 孙奇，陈柯萍，陈若菌，等. 植入型心律转复除颤器在长 QT 综合征患者中的应用 [J]. 中华心律失常学杂志，2008，12 (5)：342

57. 薛小临，杨海涛，孙超峰，等. 16 个先天性长 QT 综合征先证者临床分析 [J]. 中华心律失常学杂志，2008，12 (5)：345

58. 蒋勇，王福军，向芝青，等. 长 QT 综合征伴多种心电现象一例 [J]. 中国心脏起搏与心电生理杂志，2008，23 (1)：93

59. 崔长琮，李翠兰，陈新. 长 QT 综合征和短 QT 综合征/陈新. 临床心律失常学. 2 版. 北京：人民卫生出版社，2009：552-556

60. 姚艳，滕思勇，李宁，等. 致 LQT2 的无义突变的 HERG 通道的表达和药物拯救研究 [J]. 中国心脏起搏与心电生理杂志，2009，23 (2)：144

61. 艾旭光，李凌. 遗传性长 QT 综合征 HERG 基因及 SCN5A 基因新突变 [J]. 中国临床解剖学杂志，2009，27 (5)：619

62. 史瑞明，马爱群，张艳敏，等. 先天性 Q-T 间期延长综合征 3 型一家系基因突变分析 [J]. 中华儿科杂志，2009，47 (12)：926

63. 丁世芳，向晋涛，等. 长 QT 综合征尖端扭转型室性心动过速发作的初始节律特征及临床意义 [J]. 中国心脏起搏与心电生理杂志，2010，24 (2)：99

64. 朱丹，杨琳，薛小临，等. 长 QT 综合征患者心电图 T 波峰-末间期及其与 QT 比值的特征 [J]. 中国心脏起搏与心电生理杂志，2010，24 (5)：411

65. 陈明，谢双伦，王景峰译. 折返性室性快速心律失常. 见：WagnerGS 主编. 谢双伦，王景峰主译. Marriott 实用心电图学 [M]. 北京：科学出版社，2010. 271

66. 廉姜芳，周建庆，黄晓燕，等. 长 QT 综合征 KCNH2 基因 S4 区新移码突变 L539fs/47 的研究 [J]. 中华医学遗传学杂志，2010，27 (1)：77

67. 罗苑苑，孙少喜，李薇，等. 双腔起搏器优化程控对长 QT 综合征的疗效影响 [J]. 中华心律失常学杂志，2011，15 (1)：31

68. 康连鸣，宋有诚，李力，等. 长间歇依赖型尖端扭转型室性心动过速的临床回顾性分析. 中国心脏起搏与心电生理杂志，2005，10：266

69. 洪葵. 遗传性室性心律失常. 临床心电学杂志，2008，15：243

70. 马丽，杨琳，金印彬，等. 低钾对长 QT 综合征心室肌组织易损窗的影响——计算机仿真研究. 中国心脏起搏与

心电生理杂志，2007，21：297

71. 李为东，陈柯萍，华伟，等. 24 例长 QT 综合征的诊疗经验. 中国心脏起搏与心电生理杂志，2007，21：311

72. 姚艳，浦介麟. 遗传性室性心律失常的药物防治. 中国心脏起搏与心电生理杂志，2007，21：285

73. 曹克将. 遗传性心律失常的流行病学与猝死. 临床心电学杂志，2007，16：373

74. 王洪涛，李翠兰，胡大一，等. HERG 基因 Y475C 突变致 2 型长 QT 综合征的机制探讨. 中国心脏起搏与心电生理杂志，2007，21：300

75. 陈琪，孙雅逊. 先天性长 QT 综合征心电图分析 1 例. 临床心电学杂志，2008，17：307

76. 孙奇，陈树萍，华伟，等. 长 QT 综合征患者置入心脏转复除颤器后发生电风暴一例. 中国心脏起搏与心电生理杂志，2008，22：187

77. 冯莉，浦介麟. 常规心电图对遗传性心律失常的诊断价值. 中国心脏起搏与心电生理杂志，2008，22：15

78. 刘金秋，高连君，杨延宗. 遗传性 QT 延长综合征研究新进展. 中华心血管病杂志，2008，36：954

79. 周金台. 长 QT 综合征精要. 临床心电学杂志，2008，17：254

80. 陈小贞，杨琳. 跨壁复极离散在多形性折返性室性心动过速发生中的作用. 中国心脏起搏与心电生理杂志，2008，22：20

81. 杨海涛，孙超峰，薛小临，等. 先天性 QT 延长综合征家系一新的错义突变. 中华心血管病杂志，2008，36：561

82. 张萍. 遗传性心律失常心电图精要. 临床心电学杂志，2009，18：321

83. 朱丹军，杨琳，薛小临，等. 长 QT 综合征患者心电图 T 波峰—末间期及其与 QT 比值的特征. 中国心脏起搏与心电生理杂志，2010，24：411

84. 李翠兰，胡大一. 长 QT 综合征发病率及不同年龄段的致命性危险因素. 中国心脏起搏与心电生理杂志，2010，24：97

85. 丁世芳，向晋涛. 长 QT 综合征尖端扭转型室性心动过速发作的初始节律特征及其临床意义. 中国心脏起搏与心电生理杂志，2010，24：99

86. 李翠兰，刘文玲. 国人长 QT 综合征基因筛查及分子致病机制研究状况. 中国心脏起搏与心电生理杂志，2011，25：387

87. 侯翠兰，张竞涛，张晓星，等. QT 间期延长伴尖端扭转型室性心动过速 32 例的治疗及随访. 中华心血管病杂志，2011，39：297

88. 李鼎. QTU 间期的测量及其临床意义. 临床心电学杂志，2006，15：367

89. 丁世芳，向晋涛. 国内先天性长 QT 综合征的临床研究状况. 中国心脏起搏与心电生理杂志，2011，25：382

90. 李翠兰，胡大一. 《心脏离子通道病与心肌病基因检测专家共识》中的长 QT 综合征基因检测. 中国心脏起搏与心电生理杂志，2011，25：390

91. 胡丹，阮磊，张存泰，等. 先天性长 QT 综合征的新进展. 中国心脏起搏与心电生理杂志，2011，25：377

92. Jervell A，Lange-Nielsen F. Congenital deaf-mutism，functional heart disease with prolongation of the QT interval and sudden death［J］. Am Heart J，1957，54：59

93. Merri M，Benhorin J，Alberti M，et al. Electrocardiographic quantitation of ventricular repolarization［J］. Circulation，1989，80（5）：1301

94. Schwartz PJ，Locati EH，Moss AJ，et al. Left cardiac sympathetic denervation in the therapy of congenital long QT syndrome. A worldwide report［J］. Circulation，1991，84：503

95. Brugada P，Brugada J. Riaht bundle bundle branch block，persistent ST segment elevation and sudden cardiac death：a distinct clinical and electrocardiographic syndrome：a multicenter report. J Am Coll Cardiol. 1992；20：1391-1396.

96. Brugada P，Brugada J. Right bundle branch block，persistent T segment elevation and sudden cardiac death：a distinct clinical and electrocardiographic syndrome：a multicenter report［J］. J. Am Coll Cardiol，1992，20：1391

97. Vincent GM，Timothy KW，Leppert M，et al. The spectrum of symptoms and QT intervals in carriers of the gene for the long-QT syndrome［J］. N Engl J Med，1992，327（12）：846

98. Schwartz PJ，Moss AJ，Vincent GM，et al. Diagnostic criteria for long QT syndrome，An Update［J］. Circulation，1993，88：782

99. Algra A，Tijssen JGP，Roelandt JRTC，et al. QT interval variables from 24-hour electrocardiography and the 2-year risk

of sudden death [J]. Br Heart J, 1993, 70 : 43

100. McKenna WJ, Thiene G, Nava A, et al. Diagnosis of arrhythmogenic right ventricular dysplasia/cardiomyopathy. Task Force of the Working Group on Myocardial and Pericardial Disease of the European Society of Cardiology and of the Scientific Council on Cardiomyopathies of the International Society and Federation of Cardiology [J]. Br Heart J, 1994, 71 (3) : 215

101. Lehmann MH, Suzuki F, Fromm BS. et al. T wave "humps" as a poten- tial electrocardiographic marker of the long QT syndrome. J Am Coll Cardiol. 1994; 24 (3) : 746-54.

102. Tawil R, Ptacek LJ, Pavlakis SG, et al. Andersen's syndrome: potassium-sensitive periodic paralysis, ventricular ectopy, and dys- morphic features. Am Neurol. 1994 Aug; 36 (2) : 252-253.

103. Wang O, Shen J. Splawski I, et al. SCN5A mutations associated with an inherited cardiac arrhythmia, long QT syndrome Cell. 1995; 80 : 805-811.

104. Moss AJ, Zareba W, Benhorin J. et al. ECG T-wave patterns in geneti- cally distinct forms of the hereditary long QT, synctrome. Circulation. 19 95; 9 2 : 2929-2934.

105. Liu DW, Antzelevitch C. Characteristics of the delayed rectifier current (I_{Kr} and I_{Ks}) in canine ventricular epicardial, midmyocardial, and endocardial myocytes. A weaker I_{Ks} contributes to the longer action potential of the M ceII [J]. Circ Res, 1995, 76 : 351

106. Wang Q, Shen J, Li Z, et al. Cardiac sodium channel mutations in patients with long QT syndrome, an inherited cardiac arrhythmia. Hum Mol Genet, 1995, 4 : 1603-1607.

107. Yan GX, Antzelevitch C. Cellular basis for the electrocardiographic J wave. Circulation. 1996; 93 : 372-379.

108. Miyazaki T, Mitamura H, Miyoshi S, et al. Autonomic and antiarthythmic modulation of ST segment elevation in patients with Brugada syndrome [J]. J Am Coll Cardiol, 1996, 27 (5) : 1 061

109. Splawski I, Tristani-Firouzi M, Lehmann MH, ct al. Mutations in the hmin K gene cause long QT, syndrome and suppress IKs function. Nat Genet. 1997, 17 : 338-340.

110. Wang Q, Curran ME, Splawski I, et al. Positional cloning of a novel potassium channel gene: KVLQTI mutations cause cardiac arrhythmias. Nat Cenet, 1996, 12 : 17-23.

111. Zareba W, Moss AJ, Schwartz PJ, et al. Influence of genotype on the clinical course of the long QT syndrome. N Engl J Med, 1998, 339 : 960-965.

112. Shimizu W, Antzelevitch C. Cellular basis for the ECG features of the LQT1 form of the long-QT syndrome: effects of beta-adrenergic agonists and antagonists and sodium channel blockers on transmural dispersion of repolarization and torsade de pointes [J]. Circulation, 1998, 98 (21) : 2314

113. Zou A, Xu QP, Sanguinetti MC. A muntation in the pore region of HERG K$^+$ channels expressed in Xenopus oocytes reduces rectification by shifting the voltage dependence of inactivation [J]. J Physiol, 1998, 509 : 129

114. Yan GX, Shimizu W, Antzelevitch C. Characteristics and distribution of M cells in arterially perfused canine left ventricular wedge preparations [J]. Circulation, 1998, 98 (18) : 1921

115. Yan GX, Antzelevitch C. Cellular basis for the normal T wave and the electrocardiographic manifestations of the long QT syndrome [J]. Circulation, 1998, 98 : 1928

116. Fontaine G, Fontaliran F, Hébert JL, et al. Arrhythmogenic right ventricular dysplasia [J]. Annu Rev Med, 1999, 50 : 17 Abbott GW, Sesti F, Splawski I, et al. MIRPl forms Ik, potassium channels with HERG and is associated with cardiac arrhythmia [J]. Cell, 1999, 97 : 175

117. Yan GX, Antzelevitch C. Cellular basis for the Brugada Syndrome and other mechanisms of arrhythmogenesis associated with ST segment elevation. Circulation. 1999; 100 : 1660-1666.

118. Bezzina C, Veldkamp MW, van Den Berg MP, et al. A single Na$^+$ channel mutation causing both long-QT and Brugada syndromes [J]. Circ Res, 1999, 85 : 1206

119. Fan JS, Jiang M, Dun W, et al. Effects of outer mouth mutations on hERG channel function: a comparison with similar mutations in Shaker [J]. Biophys J, 1999, 76 : 3128

120. Roden DM, Spooner PM. Inherited long QT syndromes: a paradigm for understanding arrhythmogensis. J Cardiovasc

Electrophysiol, 1999, 10：1664-1683.

121. Tomaselli GF, Marban E. Electrophysiological remodeling in hypertrophy and heart failure. Cardiovasc Res, 1999, 42：270-283.

122. Zhang L, Timothy KW, Vincent FM, et al. Spectrum of ST- T- wave patterns and repolarization parameters in congenital long QT syndrome. ECG findings identify genotypes. Circulation. 2000; 102：2849-2855.

123. Splawski I, Shen J, Timothy KW, et al. Spectrum of mutations in long-QT syndrome genes：KVLQT1, HERG, SCN5A, KCNE1, and KCNE2 [J]. Circulation, 2000, 102：1178

124. Priori SG, Napolitano C, Gasparini M, et al. Clinical and genetic heterogeneity of right bundle branch block and ST-segment elevation, syndrome：A prospective evaluation of 52 families. Circulation. 2000; 102：2509-2515.

125. Gussak I, Brugada P, Brugada J, et al. Idiopathic short QT interval：a new clinical syndrome [J]? Cardiology, 2000, 94：99

126. Moss AJ, Zareba W, Hall WJ, et al. Effectiveness and limitations of beta-blocker therapy in congenital long-QT syndrome. Circulation, 2000, 101：616-623.

127. Chiany CE, Roden DM. The long QT syndromes：genetic basis and clinical implications [J]. J Am Coll Cardiol, 2000, 36：1

128. Brugada R, Brugada J, Antzelevitch C, et al. Sodium channel blockers identify risk for sudden death in patients with ST-segment elevation and right bundle branch block but structurally normal hearts. Circulation. 2000; 101：510-515.

129. Shimizu W, Antzelevitch C, Suyama K et al. Effect of sodium channel blockers on ST segment, QRS duration, and corrected QT interval in patients with Brugada syndrome. J Cardiovasc Electrophysiol. 2000; 11：1320-1329.

130. Zhang L, Timothy KW, Vincent GM, et al. Spectrum of ST-Twave patterns and repolarization parameters in congenital long-QT syndrome：ECG findings identify genotypes. Circulation, 2000, 102：2849-2853.

131. Silverman WR, Tang CY, Mock AF, et al. Mg^{2+} modulates voltagedependent activation in ether-a-go-go potassium channels by binding between transmembrane segments S2 and S3 [J] J Gen Physiol, 2000, 116：663

132. Windle JR, Geletka RC, Moss AJ, et al. Normalization of ventricular repolarization with flecainide in long QT syndrome patients with SCN5A：DeltaKPQ mutation [J]. Ann Noninvasive Electrocardiol, 2001, 6 (2)：153

133. Alings M, Dekker L, Sadee A, et al. Quinidine induced electrocardiographic normalization in two patients with Brugada syndrome [J]. PACE, 2001, 24 (9 Pt1)：1420

134. Schwartz PJ, Priori SG, Spazzolini C, et al. Genotype-phenotype correlation in the long-QT syndrome：gene-specific triggers for lifethreatening arrhythmias [J]. Circulation, 2001, 103：89

135. Furushima H, Chinushi, M, Washizuka T, et al. Role of alphalblockade in congenital long QT syndrome：investigation by exercise stress test [J]. Jpn Circ J, 2001, 65 (7)：654

136. Viswanathan PC, Bezzina CR, George AL, et al. Gating-dependent mechanisms for flecainide action in SCN5A-Iinked arrhythmia syndromes [J]. Circulation, 2001, 104：1200

137. Laitinen PJ, Brown KM, Pippo K, et al. Mutations of the cardiac ryanodine receptor (RYR2) gene in familial polymorphic ventricular tachycardia [J]. Circulation, 2001, 103：485

138. Priori SG, Bloise R, Crotti L. The long QT syndrome [J]. Europace, 2001, 3 (1)：16

139. Keating MT, Sanguinetti MC. Molecular and cellular mechanisms of cardiac arrhythmias. Cell. 2001; 104 (4)：569-580.

140. Marks AR. Clinical implications of cardiac ryanodine receptor/calcium release channel mutation linked to sudden cardiac death [J]. Circulation, 2002, 106 (1)：8

141. Akar FG, Yan GX, Antzelevitch C, et al. Unique topographical distribution of M cells underlies reentrant mechanism of torsade de pointes in the long-QT syndrome [J]. Circulation, 2002, 105：1247

142. Belhassen B, Viskin S, Antzelevitch C. The Brugada syndrome：is an implantable cardioverter defibrillator the only therapeutic option [J], PACE, 2002, 25 (11)：1634

143. Wehrens XH, Lehnart SE, Huang F, et al. FKBP12. 6 deficiency and defective calcium release channel (ryanodine receptor) function linked to exercise-induced sudden cardiac death [J]. Cell, 2003, 113 (7)：829

144. Yamaguchi M, Shimizu M, Ino H, et al. T wave peak-to-end interval and QT dispersion in acquired long QT syndrome: a new index for arrhythmogenicity [J]. Clin Sci (Lond), 2003, 105: 671

145. Etheridge SP, Compton SJ, Tristani-Firouzi M, et al. A new oral therapy for long QT. syndrome: long-term oral potassium improves repolarization in patients with HERG mutations [J]. J Am Coll Cardiol, 2003, 42: 1777

146. Mohler PJ, Schott JJ, Gramolini AO, et al. Ankyrin - B mutation causes type 4 long- QT cardiac arrhythmia and sudden cardiac death. Nature. 2003; 421: 634-639.

147. Sumitomo N, Harada K, Nagashima M, et al. Catecholaminergic polymorphic ventricular tachycardia: electrocardiographic characmristics and optimal therapeutic strategies to prevent sudden death [J]. Heart, 2003, 89 (1): 66

148. Zareba W, Moss AJ, Locati EH, et al. Modulating effects of age and gender on the clinical course of long QT syndrome by genotype. J Am Coll Cardiol, 2003, 42: 103-109.

149. Ma L, Lin C, Teng S, et al. Characterization of a novel Long QT syndrome mutation G52R-KCNEl in a Chinese family [J]. Cardiovasc Res, 2003, 59 (3): 612

150. Takenaka K, Ai T, Shimizu W, et al. Exercise, stress test amplifies genotype-phenotype correlation in the LQT1 and LQT2 forms of the long-QT syndrome. Circulation. 2003; 107: 838-844.

151. Yan GX, Martin J. Electrocardiographic T wave: a symbol of transmural dispersion of repolarization in the ventricles [J]. J Cardiovasc Electrophysiol, 2003, 14 (6): 639

152. Priori SG, Schwartz PJ, Napolitano C, et al. Risk stratiFication in the long-QT syndrome. N Engl J Med, 2003, 348: 1866-1874.

153. Vatta M, Dumaine R, Varghese G, et al. Genetic and biophysical basis of sudden unexplained nocturnal death syndrome (SUNDS), a disease allelic to Brugada syndrome. Hum Mol Genet, 2002; 11: 337-345.

154. Smits JP, Eckardt L, Probst V, et al. Genotype- phenotype relationship in Brugada syndrome: electrocardiographic features differentiate SCN5A- related patients from non - SCN5A- related patients. J Am Coll Cardiol. 2002; 40: 350-356.

155. Splawski I, Timothy KW, Tateyama M, et al. Variant of SCN5A sodium channel implicated in risk of cardiac arrhythmia. Science. 2002; 297: 1333-1336.

156. Tsuchiya T, Ashikaga K, Honda T, et al. Prevention of ventricular fibrillation by cilostazol, an oral phosphodiesterase inhibitor, in a patient with Brugada syndrome [J]. J Cardiovasc Electrophysiol, 2002, 13 (7): 698

157. Hoshino K, Ogawa K, Hishitani T, et al. Studies of magnesium in congenital long QT syndrome [J]. Pediatric Cardiology, 2002, 23

158. Wilde AA, Antzelevitch C, Borggrefe M, et al. Proposed diagnostic criteria for the Brugada syndrome [J]. Eur Heart J, 2002, 23 (21): 1648

159. Liu WL, Yang JG, Hu DY, et al. KCNQ1 and KCNH2 Mutations in Chinese Patients with Long QT Syndrome [J]. Human Mutation, 2002, 20 (6) 475

160. Sze E, Moss AJ, Goldenberg I, et al. Long QT syndrome in patients lated gene rescue without block [J]. Circulation, 2002, 105: 2830

161. Krahn AD, Yee R, Chauhan V, et al. Beta blockers normalize QT hysteresis in long QT syndrome. Am Heart J, 2002, 143: 528-534.

162. Peters S, Trümmel M. Diagnosis of arrhythmogenic right ventricular dysplasia-cardiomyopathy: value of standard ECG revisited [J]. Ann Noninvasive Electrocardiol, 2003, 8: 238

163. Priori SG, Schwartz PJ, Napolitano C, et al. Risk stratification in the long-QT syndrome [J]. N Engl J Med, 2003, 348: 1866

164. Bellocq C, Vail Ginneken AC, Bezzina CR, et al. Mutation in the KCNQ1 gene leading to the short QT-interval syndrome [J]. Circulation, 2004, 109 (20): 2394

165. Nasir K, Bomma C, Tandri H, et al. Electrocardiographic features of arrhythmogenic right ventricular dysplasia/cardiomyopathy according to disease severity: a need to broaden diagnostic criteria [J]. Circulation, 2004, 10 (12): 1527

166. Priori SG, Napolitano C, Schwartz PJ, et al. Association of iong QT syndrome loci and cardiac events among patients treated with betablockers [J]. JAMA, 2004, 292 (11): 1341

167. Brugada R, Hong K, Dumaine R, et al. Sudden death associated with short-QT syndrome linked to mutations in HERG [J]. Circulation, 2004, 109 (1)：151

168. Lehnart SE, Wehrens XH, Laitinen PJ, et al. Sudden death in familial polymorphic ventricular tachycardia associated with calcium release channel (ryanodine receptor) leak [J]. Circulation, 2004, 109 (25)：3208

169. Schwartz PJ, Priori SG, Cerrone G, et al. Left cardiac sympathetic denervation in the management of high-risk patienLs affected by the long-QT syndrome. Circulation, 2004, 109：1826-1833.

170. Chatrath R, Bell CM, Ackerman MJ. Beta-blocker therapy failures in symptomatic probands with genotyped long-QT syndrome [J]. Pediatr Cardiol, 2004, 25 (5)：459

171. Wehrens XH, Lehnart SE, Reiken SR, et al. Protection from cardiac arrhythmia through ryanodine receptor - stabilizing protein calstabin2 [J]. Science, 2004, 304 (5668)：292

172. Gaita F, Giustetto C, Bianchi F, et al. Short QT syndrome：pharmacological treatment [J]. J Am Coll Cardiol, 2004, 43 (8)：1494

173. defibrillator appropriately used in the long QT syndrome? Date frome the European Registry. Heart Rhythm, 2004, 1 (Suppl)：82.

174. Hermida JS, Denjoy I, Clerc J, et al. Hydroquinidine therapy in Brugada syndrome [J]. J Am Coll Cardiol, 2004, 43 (10)：1853

175. Node T, Shimizu W, Satomi K, et al. Classification and mechanism of Torsade de Pointes initiation in the patients with congenital long QT syndrome [J]. Euro Heart J, 2004, 25：2149

176. Splawski I, Timothy KW, Sharpe LM, et al. Ca (V) 1. 2 calcium channel dysfunction causes a multisystem disorder including arrhythmia and autism Cell, 2004, 119：19-31.

177. Gong Q, Keeney DR, Molinari M, et al. Degradation of traffickingdefective long QT syndrome type II mutant channels by the ubiquitinproteasome pathway [J]. J Biol Chem, 2005, 280：19419

178. Monnig C, Kobe J, Loher A, et al. Implantable cardioverter-defibrillator therapy in patients with congenital long-QT syndrome：a longterm follow-up [J]. Heart Rhythm, 2005, 2：497

179. Priori SG, Pandit SV, Rivolta I, et al. A novel form of short QT syndrome (SQT3) is caused by a mutation in the KCNJ2 gene [J]. Circ Ras, 2005, 96 (7)：800

180. Antzelevitch C, Brugada P, Borggrefe M, et al. Brugada syndrome：report of the second consensus conference. Heart Rhythm. 2005 Apr; 2 (4)：429-440.

181. Fernandez D, Ghanta A, Kinard KI, et al. Molecular mapping of a site for Cd^{2+}-induced modification of human ether- a-go-go-related gene (hERG) channel activation [J]. J Physiol, 2005, 567. 3：737

182. Zhang L, Benson DW, Tristani-Firouzi M, et al. Electrocardiographic features in Andersen-Tawil syndrome patients with KCNJ2 mutations：characteristic T-U-wave pattems predict the KCNJ2 genotype [J]. Circulation, 2005, 111 (21)：2720.

183. Ackerman MJ. Genotype-phenotype relationships in congenital long QT syndrome. J Electrocardiol, 2005, 38：64-68

184. Piper DR, HinzWA, Tallurri CK, et al. Regional specificity. of human ether- a-go-go-related gene channel activation and inactivation gating [J]. J Biol Chem, 2005, 280：7206

185. Shang YP, Xie XD, Wang XX, et al. A novel splice mutation of HERG in a Chinese family with long QT syndrome [J]. J Zhejiang Univ SCI, 2005, 6B (7)：626

186. Antzelevitch C. The Brugada syndrome：ionic basis and arrhythmia mechanisms [J]. J Cardiovasc Electrophysiol, 2001, 12 (2)：268

187. Antzelevitch C, Brugada P, Borggrefe M, et al. Brugada syndrome：report of the Second Consensus Conference [J]. Circulation, 2005, 111 (5)：659

188. Kuryshev YA, Ficker E, Wang L, et al. Pentamidine-induced long QT syndrome and block of hERG trafficking [J]. J Pharmacol Exp Ther, 2005, 312：316

189. Hobbs JB, Peterson DR, Moss, AJ, et al. Risk aborted cardiac arrest or sudden cardiac death during adolescence in the long-QT syndrome. JAMA, 2006, 296：1249-1254.

190. Lu LX, Zhou W, Zhang X, et al. Short QT syndrome: a case report and review of literature [J]. Resuscitation, 2006, 71 (1): 115

191. Kanters JK, Graff C, Andersen MP, et al. Long QT syndrome genotyping by electrocardiography: fact, fiction, or something in between [J]? J Electrocardiol, 2006, 39 (4 Suppl): S119

192. Imboden M, Swan H, Denjoy I, et al. Female predominance and transmission distortion in the long-QT syndrome. N Engl J Med, 2006, 355: 2744-2751.

193. Napolitano C, Bloise R, Priori SG. Gene-specific therapy for inherited arrhythmogenic diseases. Pharmacol Ther, 2006, 110: 1-13.

194. ACC/AHA/ESC 2006 Guidelines for Management of patients with ventricular arrhythmias and the prevention of sudden cardiac death [J]. Circulation, 2006, 114 (10): 385

195. Robert R. Genomics and cardiac arrhythmias. J Am Coll. Cardiol, 2006, 47: 9-21.

196. Vatta M, Ackerman MJ, Ye B, et al. Mutant caveolin-3 induces persistent late sodium current and is associated with long-QT syndrome [J]. Circulation, 2006, 114 (20): 2104

197. Anderson CL, Delisle BP, Anson BD, et al. Most LQT2 mutations reduce Kv11. 1 (hERG) current by a class 2 (trafficking-deficient) mechanism [J]. Circulation, 2006, 113: 365

198. Vyas H, Ackerman MJ. Epinephrine QT stress testing in congenital long QT syndrome. J Electrocadiol, 2006, 39: S107 -S113.

199. Castro Hevia J, Antzelevitch C, Tornés Bárzaga F, et al. TpeakTend and Tpeak-Tend dispersion as risk factors for ventricular tachycardia/ventricular fibrillation in patients with the Brugada syndrome [J]. J Am Coll Cardiol, 2006, 47 (9): 1828

200. Zhang Y, Zhou N, Jiang W, et al. A missense mutation (G604S) in the S5/pore region of HERG causes long QT syndrome in a Chinese family with a high incidence of sudden unexpected death [J]. Eur J Pediatr, 2007, 166 (9): 927

201. Hu D, Viskin S, Oliva A, et al. Novel mutation in the SCN5 A gene associated with arrhythmic storm development during acute myocardial infarction [J]. Heart Rhythm, 2007, 4: 1072

202. Hu D, Viskin S, Oliva A, et al. Genetic predisposition and cellular basis for ischemia-induced ST-segment changes and arrhythmias [J]. J Electrocardiol, 2007, 40: S26

203. Sauer AJ, Moss AJ, McNitt S, et al. Long QT syndrome in adults [J]. J Am Coll Cardiol, 2007, 49: 329

204. Gupta A, Lawrence AT, Krishnan K, et al. Current concepts in the mechanisms and management of drug-induced QT prolongation and torsade de pointes. Am Heart J, 2007, 153: 89.

205. Ruan Y, Liu N, Bloise R, et al. Gating properties of SCN5A mutations and the response to mexiletine in long-QT syndrome type 3 patients [J]. Circulation, 2007, 116: 1137

206. Vohra J. The Long QT Syndrome. Heart Lung Circ, 2007, 16: S5-S12.

207. Seth R, Moss AJ, McNitt S, et al. Long QT syndrome and pregnancy [J]. J Am Coll Cardiol, 2007, 49: 1092

208. Daubert JP, Zareba W, Rosero SZ, et al Role of implantable cardiovert defibrillator therapy in patients with long QT syndrome. Am Heart J, 2007, 153: S53-S58.

209. Medeiros-Domingo A, Kaku T, Tester DJ, et al. Encoded sodium channel β4 subunit in congenital long-QT syndrome. Circulation, 2007, 116: 134-142.

210. Etheridge SP, Sanatani S, Cohen MI, et al. Long QT syndrome in children in the era of implantable defibrillators [J]. J Am Coll Cardiol, 2007, 50: 1335

211. Dennis A, Wang L, Wan X, et al. hERG channel trafficking: novel targets in drug-induced long QT syndrome [J]. Biochem Soc Trans, 2007, 35: 1060

212. Antzelevitch C. Heterogeneity and cardiac arrhythmias: an overview [J]. Heart Rhythm, 2007, 4: 964

213. Patel C, Antzelevitch C. Pharmacological approach to the treatment of long and short QT syndrome. Pharmacology & Therapeutics, 2008, 118: 138-151.

214. Crotti L, Celano G, Dagradi F, et al. Congenital long QT syndrome [J]. Orphanet J Rare Dis, 2008, 3: 18

215. Gong Q, Zhang L, Moss AJ, et al. A splice site mutation in hERG leads to cryptic splicing in human long QT syndrome

［J］. J Mol Cell Cardiol, 2008, 44：502

216. Sun A, Xu L, Wang S, et al. SCN5A R1193Q polymorphism associated defects with progressive cardiac conduction and long QT syndrome in a Chinese family［J］. J Med Genet, 2008, 127

217. Goldenberg I, Moss AJ, Peterson DR, et al. Risk factors for aborted cardiac arrest and sudden cardiac death in children with congenital long-QT syndrome. Circulation, 2008, 117：2184-2191.

218. Godenberg l, Moss AJ, Bradley J, et al. Long-QT syndrome after 40. Circulation, 2008, 117：2192-2201.

219. Zhang S, Yin K, Ren X, et al. Identification of a novel KCNQ1 mutation associated with both Jervell and Lange-Nielsen and Romano-Ward forms of long QT syndrome in a Chinese family［J］. BMC Med Genet, 2008, 9：24

220. Gupta P, Patel C, Patel H, et al. T（p-e）/QT ratio as an index of arrhythmogenesis［J］. J Electrocardiol, 2008, 41（6）：567

221. Saenen JB, Virnts CJ. Molecular aspects of the congenital an acquired long QT syndrome：clinical implications. J Mol Cell Cardiol, 2008, 10：1016-1030.

222. Huo J, Zhang Y, Huang N, et al. The G604S-hERG mutation alters the biophysical properties and exerts a dominant-negative effect on expression of hERG channels in HEK293 cells［J］. Pflugers Arch, 2008. 456（5）：917

223. Sun Y, Zhang P, Li X, et al. A novel nonsense mutation Y652X in the S6/pore region of human ether-go-go gene found in a long QT syndrome family［J］. Scand Cardiovasc J, 2009, 43（3）：181

224. Yang HT, Sun CF, Cui CC, et al. HERG-F463L potassium channels linked to long QT syndrome reduce I（Kr）current by a trafficking-deficient mechanism［J］. Clin Exp Pharmacol Physiol, 2009, 36（8）：822

225. Quan F, Peng G, Kangan C, et al. Dobutamine infusion for unmasking long QT syndrome and torsades de pointes［J］. Clin Cardiol, 2009, 32（6）：E79

226. Yao Y, Teng S, Li N, et al. Aminoglycoside antibiotics restore functional expression of truncated HERG channels produced by nonsense mutations［J］. Heart Rhythm, 2009, 6（4）：553

227. Li W, Du R, Wang QF, et al. The G314S KCNQ1 mutation exerts a dominant-negative effect on expression of KCNQ1 channels in oocytes［J］. Biochem Biophys Res Commun, 2009, 383（2）：206

228. Ma L, Yang L, Jin Y, et al. The effects of hypokalemia on the Na$^+$ channel in cardiac tissue-a computer simulation study［J］：Sheng Wu Yi Xue Gong Cheng Xue Za Zhi, 2009, 26（1）：1

229. Goldenberg I, Moss AJ, Peterson DR, et al. Risk factors for aborted cardiac arrest and sudden cardiac death in children with the congen- ital long-QT syndrome［J］. Circulation, 2008, 117：2184

230. Skaguchi T, Shimizu W, Itoh H, et al. Age and genotype-specific triggers for life-thretening arrhythmia in the genotyped long-QT syndrome. J Cardiovas Electrophsiol, 2008, 19：794-799.

231. Goldenberg I, Moss AJ, Bradley J, et al. Long-QT syndrome dfter age 40［J］. Circulation, 2008, 117（17）：2192

232. Quan XQ, Bai R, Lu JG, et al. Pharmacological enhancement of cardiac gap junction coupling prevents arrhythmias in canine LQT2 model［J］. Cell Commun Adhes, 2009, 1

233. Li W, Wang QF, Du R, et al. Congenital long QT syndrome caused by the F275S KCNQ1 mutation：mechanism of impaired channel function［J］. Biochem Biophys Res Commun, 2009, 380（1）：127

234. Johnson JN, Ackerman MJ. QTc：How long is too long［J］? Br J Sports Med, 2009, 43：657

235. Hedley PL, Jorgensen P, Schlamowitz S, et al. The genetic basis of long QT and short QT syndromes：a mutation update［J］. Hum Mutat, 2009, 30：1486

236. Schwartz PJ, Stramba-Badiale M, Crotti L, et al Prevalence of the congenital Long-QT syndrome［J］. Circulation, 2009, 120（18）：1761

237. Sicouri S, Glass A, Ferreiro M, et al. Transseptal dispersion of repolarization and its role in the development of torsade de pointes arrhythmias［J］. J Cardiovasc Electrophysiol, 2010, 21：441

238. Zhang T, Moss A, Cong P, et al. Long QT International Registry Investigators；HVP-China Investigators, Qi M. LQTS gene LOVD database［J］. Hum Mutat, 2010, 31（11）：E1 801

239. Schwartz PJ. Cascades or waterfalls, the cataracts of genetic screening are being opened on clinical cardiology［J］. J Am Coll Cardiol, 2010, 55：2577

240. Hofman N, Tan HL, Alders M, et al. Active cascade screening in primary inherited arrhythmia syndromes does it lead to prophylactic treatment［J］? J Am Coll Cardiol, 2010, 55：2570

241. Yang Y, Yang Y, Liang B, et al. Identification of a Kir3. 4 mutation in congenital long QT syndrome［J］. Am J Hum Genet, 2010, 86：872

242. Buber J, Mathew J, Moss AJ, et al. Risk of Recurrent Cardiac Events After Onset of Menopause in Women With Congenital Long-QT Syndrome Types 1 and 2［J］. Circulation, 2011, 123（24）：2784

243. Barajas-Martinez H, Hu D, Ontiveros G, et al. Biophysical and molecular characterization of a novel de novo KCNJ2 mutation associated with Andersen-Tawil syndrome and catecholaminergic polymorphic ventricular tachycardia mimicry［J］. Circ Cardiovasc Genet, 2011, 4：51

244. Ackerman MJ, Priori SG, Willems S, Berul C, Brugada R, Calkins H, Camm AJ, Ellinor PT, Gollob M, Hamilton R, Hershberger RE, Judge DP, Le Marec H, McKenna WJ, Schulze-Bahr E, Semsarian C, Towbin JA, Watkins H, Wilde A, Wolpert C, Zipes DP. HRS/EHRA Expert Consensus Statement on the State of Genetic Testing for the Channelopathies and Cardiomyopathies：This document was developed as a partnership between the Heart Rhythm Society （HRS）and the European Heart Rhythm Association（EHRA）［J］. Europace, 2011, 13（8）：1077

245. 夏宏器, 邓开伯. 实用心律失常学. 第 2 版. 北京：中国协和医科大学出版社. 2008, 837~865.

第十一章　Timothy 综合征

Timothy 综合征亦称先天性第 8 型长（LQT8），或心手综合征等。1989 年美国 Timothy 教授首先报道了一例患儿心电图有 QT 延长，伴心律失常，并有并指（趾）等先天性遗传异常，后来归属先天性长 QT 综合征 8 型。

Timothy 综合征是一种罕见的多器官障碍的遗传性疾病，主要表现为 LQT 综合征伴各种心律失常，可伴先天性心脏病，并指/趾等先天性畸形，常有全身免疫功能低下，孤独症等。实际上是一种心脏、外周与中枢神经系统、肝脾、结缔组织、骨髓等全身多种组织都有编码为 CaV1.2 的 L 型钾离子通道异常。该基因 CACNA1C 的突变使多脏器功能发生异常。

【流行病学调查】

1992 年德国 Reichenbach 等报道 1 例变异型心手综合征病例，系一个孕期 36 周的男婴先证者因宫内心动过缓而剖宫产时发现有二度房室传导阻滞，5 天后心率转为正常。患婴 QT 间期延长同时有并指（趾）病，5 个月后猝死。家系调查，其父心电图 QT 间期延长，并有腕骨联结。该病例显性遗传。

1995 年 Marks 等报道了美国盐湖城地区的 3 例与上述病例相似，伴有动脉导管未闭、房室传导阻滞、QTc 延长，3 例分别为 633、628、680ms，应用了永久性起搏器及 β-受体阻滞剂治疗，有 2 例仍发生猝死。

2004 年 Splawski 等报道了 17 例（男 9、女 8 例）长 QT 间期—并指（趾）患者，发现该病特征是多系统功能障碍和发音缺陷，证实了该病是因 L-型钙通道选择性拼接变异基因中的 1 个拼接变异 Cav1.2 上 Gl216A 错义突变引起，该拼接变异包含外显子 8A，也是 Gl216A 错义突变所在，结果使 406 位甘氨酸残基被精氨酸取代（G406R）。他们首次命名为"Timothy 综合征"。由于它系 LQT8 为第 8 型长 Q-T 综合征。为了与第 12 节先天性长 Q-T 综合征型尖端扭转性室性心动过速相区别故命名为"先天性第 8 型长 Q-T 综合征（Timothy 综合征）"。也可认为其系长 Q-T 综合征中的一种类型，这样先天性 LQTS 可有四种类型：① Jervell-Lange-Nilsen 综合征；②Roman-Ward 综合征；③低钾型遗传性 LQTS；④Timothy 综合征。

Timothy 综合征的遗传特性为散发性新的突变，双亲基因型及表型正常。

Splawski 等（2004）报道确诊的 13 例拥有相同突变的先证者中只有 2 例来自同一家庭，经 DNA 检查发现这 2 例先证者的母亲为体细胞的镶嵌个体（即同一个体存在 2 种或 2 种以上基因不同的细胞），其口腔黏膜细胞 DNA 与 G406R 突变体阳性而血液白细胞 DNA 并无此突变存在，镶嵌体母亲临床表型正常。这种镶嵌体的形成是由于该个体在发育过程中的某个阶段发生了仅某一支细胞系的基因突变，使该个体成为正常基因和突变基因共存的镶嵌体。在所有受检的 Timothy 综合征先证者中不存在其他已知的引起长 QT 综合征基因突变。证实 L 型钙通道 Cav1.2 基因 G406R 突变极有可能为 Timothy 综合征的唯一致病基因。由于 Timothy 综合征患者不能存活到生育年龄，致使突变基因不能下传，凡先证者均为新的突变，因而该病甚为罕见。为何散在的 Timothy 综合征患者却由同一突变所致还不清楚，可能与 G406R 突变的部位重要和能产生"功能增强"的效果有关。

Splawsk 等还发现 G406R 突变所在的含 8A 外显子的拼接变异 Cav1.2 组织分布很广，包括心、脑、平滑肌、胃肠系统、肺、免疫系统、睾丸、眼睛、牙齿等。这可能是 Timothy 综合征表现为多系统疾病的原因所在。

【病因】

CACNA1 基因（CaV1.2 cDNA）目前被认为是 LQT8 的相关基因，位于 19 号染色体 p13.1，编码 L-型钙通道（CaV1.2）的亚单位，它的功能状态受电压和钙离子内流的调控。CaV1:2 是心脏电压依赖的 L 型钙通道的孔样蛋白，可产生电压依赖的内向 Ca^{2+} 流（I_{ca}），在 0 相除极时激活，是维持 2 相平台期的主要离子流。而 CACNA1 基因是致病基因，其功能异常时可极大影响动作电位的时程，并在兴奋收缩偶联中起重要作用，进而影响触发肌质网 Ca^{2+} 的释放，使心肌细胞内 Ca^{2+} 浓度增加，引起 T 波电交替，引起恶性心律失常等。

CACNA1 基因突变可使钙离子通道几乎完全丧失电压依赖性的失活特性，产生持续的除极钙通道电流，导致复极延长，动作电位延长和迟发后除极，增加了发生心律失常的危险。具有该基因突变的患者往往同时伴有多器官异常包括中枢神经系统、肺部异常，甲状腺功能降低、脸部、表皮、牙齿、鼻眼及指、趾异常等。

【临床表现】

1. 心脏异常　常合并先天性心脏病，如动脉导管未闭（59%）、卵圆孔未闭（29%）、室间隔缺损（18%）、法洛四联症（6%）、心脏肥大（35%）。

2. 伴心律失常　QT 间期延长（100%）、室性心动过速（Tdp）（71%），窦性心动过缓、房室传导阻滞（94%）。

3. 合并指（趾）畸形。

4. 中枢神经系统异常　孤独症（60%）、孤独样症（80%）、智力滞后（25%）、癫痫（21%）。

5. 脸部异常（53%）　包括圆面、低鼻背、上额退缩、上唇薄。

6. 表皮异常　并指（趾）（100%）、无毛（100%）（图 11-0-1）。

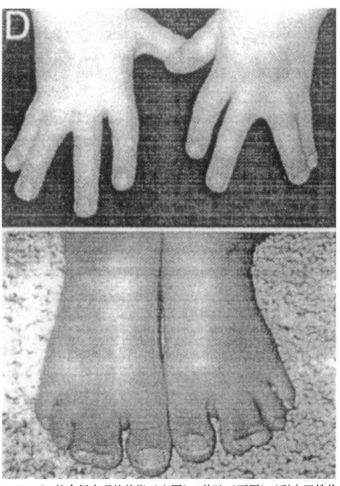

图 11-0-1　Timothy 综合征表现的并指（上图）、并趾（下图）（引自田轶伦，2013）

7. 牙齿异常 小齿（100%）、空腔（50%）。

8. 肺部异常 肺炎/支气管炎（47%）、肺动脉高压（21%）。

9. 其他 近视眼（25%）、鼻窦炎（29%）、甲状腺功能降低（8%）、双脐带血管（13%）、胃肠反流（31%）、低血钙（33%）、低血糖（36%）、低体温（33%）、肌无力（40%）、免疫功能低下/反复感染（43%）。

在上述异常临床表现中，Q-T 延长和并指趾是 Timothy 综合征必有的体征。室性心动过速、窦性心动过缓、房室传导阻滞、动脉导管未闭、孤独症、脸部异常是十分常见的体征。Q-T 延长和心律失常是最严重的病症。70%（12/17）的患者曾有危及生命的心律失常发作。触发因素包括感染和低血钾。对有并指（趾）征的婴儿必须进行心电图检查。

59%（10/17）的患者在平均年龄 2.5 岁时死亡。可见钙通道基因异常对人体的严重影响。

【心电图特点】

1. QT 间期显著延长（100%）480~700ms，平均 600ms。

2. 可伴 2：1 房室传导阻滞（94%），功能性房室 2：1 传导阻滞是 QT 间期极度延长，房室不应期极度延长的结果，不是房室结病变引起。

3. T 波形态异常 ST 段低平、T 波倒置、T 波电交替。

4. 恶性室性心律失常 室性心动过速（Tdp）约占 71%、心室颤动，有报道二者发生率可高达 80%，是严重而致死的心律失常，也是最常见的致死原因。一组 17 例患儿的随访中，12 例有这种心律失常发生，平均寿命 2.5 岁（图 11-0-2）。

5. 基础心律多为窦性心动过缓。

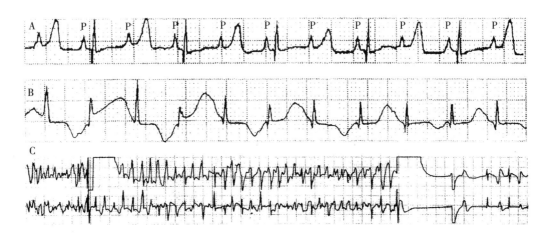

图 11-0-2 Timothy 综合征的心电图特点

图示：A 图示功能性 2：1 房室传导阻滞，B 示：长 QT、T 波电交替，C：Tdp、心室颤动

（引自田轶伦，2013）

【治疗】

主要用 β-受体阻滞剂治疗、剂量、方法同 LQTS。其他药物如美西律（Ca^{2+} 通道阻滞剂）也被推荐使用。它可缩短心室复极，恢复 1：1 房室传导，降低恶性心律失常发生的风险。置入 ICD 是患者防治心脏性猝死的重要措施。

参 考 文 献

1. 李宁，浦介麟. 钙离子通道基因异常与室性心律失常. 中国心脏起搏与心电生理杂志，2006，20(1)：10.

2. Splawski I, Timothy KW, Sharpe LM, et al. Ca (V) 1. 2 calcium channel dyslunction causes a multisystem disorder lncluding arrhythmia and autism. Cell, 2004, 119：19.

3. Marks ML, Trippel DL, Keating MT. Long Q-T syndrome associated with syndactyly identified in females. Am J Cardio, 1995, 76：744.

4. Reichenbach H, Meister EM, Theile H. The heart-hand syndrome. A new variant of disorders of heart conduction and syndactylia including osseous vhanges in hands and feet. Kinderarztl Prax, 1992, 60：54.

5. Priori SC, Napolitano C. Genetics of cardiac arrhythmia and suddencardiac death. Am N Y Acad Sci, 2004, 101：96.

6. Marks ML, Whisler SL, Clericuzio C, et al. New form of long Q-T syndrome associated with syndrome syndactyly. J Am Coll Cardiol, 1995, 25：59.

第十二章　Andersen 综合征

Plaster 等首先报道 Andersen 综合征是因编码钾离子通道的基因突变而产生钾离子通道疾病。以周期性瘫痪、心律失常和骨骼结构发育不良为主要特征。

Andersen 综合征又称 Andersen Tawil 综合征；第 7 型先天性长 QT 综合征（LQT7 型）。其发生特点，可以是常染色体显性遗传，也可以是个别散发。在 Andersen 综合征的家系中，其典型的三个临床特征的表现具有高度变异性。一些个体可表现出所有症状，而其他个体仅出现一种或 2 种主要症状。等位基因的异常表达，遗传背景或环境因素的不同可以说明这种基因多态性现象。Andersen 综合征的表型上的变异使一些患者被误诊为长 QT 间期综合征或周期性麻痹、先天性心脏疾病等。故有些学者认为 Andersen 综合征不能称为 LQT7 型 LQTS。

【病因】

Andersen 综合征是因第 17 对染色体（17q23.1~24.2）上的 KCNJ2（Kir2.1）基因突变导致内向整流钾电流减弱所致。现已发现 KCNJ2（Kir2.1）上的 27 个突变与 Andersen 综合征有关。KCNJ2 Kir2.1 基因家族的变异发生在高度保守的氨基酸残基上，基因突变的形式有缺失、错义和新生突变，遍布整个通道蛋白。D71V 刚好位于 A 螺旋末端假定的远离 N 端作用结构域的区域。Δ95~98 缺失，包括位于 M_1 区段上 4 个片段，它可能完全抑制了 M_1 区段，使之亦不能插入膜内。S136F 和 G144S 均为环内突变，G144S 位于 K^+ 通道高度保守的序列 G-Y-G 的起始端。其他几种变异则位于 C 端，R218W 和 R218Q 位于 C 端的内部作用区域。而 G300V、E303K 及 Δ314-15 位于的区域的功能，至今尚未明确。

【生机机制】

Kir2.1 引起 Andersen 综合征的 QT 间期延长、骨骼肌麻痹和骨结构发育不育的发生机制是 Kir2.1 内向整流钾离子通道发生变异，静息膜电位就会变得不稳定。这是 Kir2.1 引起 Andersen 综合征的主要临床表现的原因。Kir2.1 在心肌内向整流钾电流（I_{K1}）的产生中起重要作用，而 I_{K1} 是心肌动作电位复极末期复极化电流的重要组成部分，它作为主要的电导控制心室肌和心房肌细胞舒张期的静息膜电位。Kir2.1 功能的降低，被认为在患者身上通过复极化末期复极化电流强度的减小，而延长了心肌细胞动作电位时限。Kir2.1 变异，导致 Andersen 综合征患者都出现 QT 间期延长良性窦性心律不齐。其临床表现可从无症状的 QT 间期延长到心功能不良。

当骨骼肌细胞膜上由 Kir2.1 组成的内向整流钾离子通道产生低而稳的静息膜电位，使足够量的钠离子通道在骨骼肌的收缩中被适当地激活。Kir2.1 的突变可减少静息状态时钾离子外流，使得相对内向电流增加，膜更容易发生除极化，而膜的除极化可失活钠离子通道，阻碍了失活钠离子通道的恢复，从而导致钠离子通道的完全失活而产生骨骼肌麻痹。这是 Andersen 综合征患者产生周期性瘫痪的病理生理特点。

此外，研究发现内向整流 Kir2.1 通道出现在破骨细胞中，它使钾离子进入细胞内，并与在细胞内的氢离子交换，使膜电位稳定及保持破骨细胞的功能。Kir2.1 突变使内向整流强度减少，阻碍了破骨细胞发挥其功能。成骨与溶骨的失衡可能引起 Andersen 综合征患者的轻度畸形，和鼠类的严重变形。这种畸形变化可导致动物于出生前后的死亡。

【临床表现】

许多患者同时有面部畸形，骨发育不良如矮小身材、脊柱侧突、指（趾）弯曲、眼距过宽、小或大耳伴有耳位低下，或倾斜、小颌和宽额、唇裂，部分患者心肌结构不正常，如二叶式主动脉瓣，伴或不伴主动脉缩窄，或肺动脉瓣狭窄、心律失常、周期性瘫痪（图 12-0-1）。

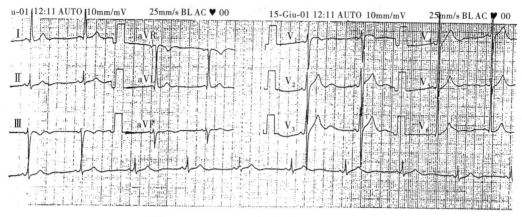

图 12-0-1   Andersen 综合征典型心电图特征

患者男性，50 岁，QTc440ms，QUc660ms；T 波降支延长，肢体导联 U 波双向，胸导联 U 波巨大。突变基因 KCNJ2（引自 Tawil，等，1994）

【心电图特点】

Andersen 综合征具有特异的心电图改变。T 波下降支延长、TpUp 间隔增宽，从而导致 T 波和 U 波的明显分离、双向和前期额度的均增大的 U 波，QTc 延长不明显 QTc 大多在正常范围。

既往报道的这类患者 QT 的间期延长，为 QT 测量过程中包括了 U 波。此外，还常伴有无症状的频发室性期前收缩、室性期前二联律。非持续性多形或双向性室性心动过速。心脏传导异常不太常见，约有 23%；Tdp、心脏骤停和心脏性猝死不常见。

上述这些特点与 LQTS 有明显区别，不宜称作 LQT7（图 12-0-2）。

与 T 波明显分离的 U 波、频发的室性期前收缩，常视为 Andersen 综合征的特点。

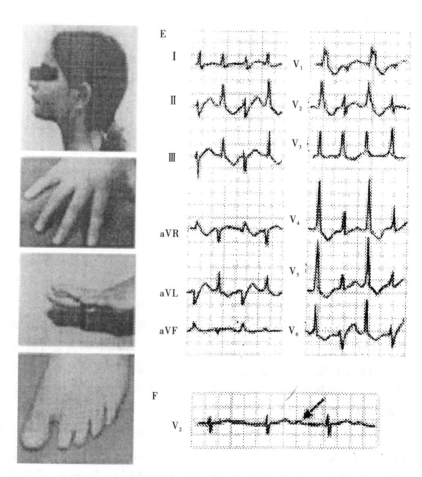

图 12-0-2   Andersen 综合征一例

患儿 10 岁，女性。手、足畸形。心电图（F）示与 T 波明显分离的 U 波。频发室性期前收缩。（KCNJ2 基因突变）。QTc460ms，QUc620ms。（图 F）（引自 Martinez 等，2011）

参 考 文 献

1. Martinez HB et al. Biophysical and molecular characterization of a novel de novo KCNJ2 mutation Associated with Andersen-Tawil syndrome and catecholaminergic polymorphic ventricular tachycardia mimicry. Circulation. 2011；4：51-57

2. Andersen ED，Krasilnikoff PA，Overvad H Intermittent muscular weakness extrasystoles and multiple developmental anomalies：a new syndrome. Acta Paediater Scand. 1971；60：559-564

3. Tawil R，Pavlakis SG，Devivo DC，et al. Anderse n syndrome：Ptassium-sensitive periodic paralysis ventricular ectopy and dysmorphic features. Amm Neurol. 1994；35：326-330

4. Tristani-Firrouzi M Jensez JC，Donaldson MR，et al. functional and clinical character rization of KCNJ2 mutations associated with LQT7（Andersed syndrome），J Clin Invest，2002；110：381-388

5. Erdogan O，Aksoy A，Turguy N et al. Oral verapamil offectivery suppressed complex ventricular arrhythmiasked U w aves in a patient with Andersed-Tawall syndrome>J Eleetrocardiol. 2008；41：325-328

6. Chan HF，Chan ML，Su JJ，et al. Anovel neuuropsyhiatric phenotype of KCNJ2 mutation in one Taiwanes family with Andersed-Ta wil syndrome，J Hum Genet，2010；55：186-188

7. Sansone V，et al. Andersens syndrome；a distinct periodic paralysis，ann Neurol，1997；42：305

8. Plaster NM，et al. Mutations in Kir2.1 cause the development and episodic electrical phenotypes Of Andersen syndrome. Cell. 2001；105；111

9. Tester DJ，Kopplin LI，Will ml，et al. Spectrum and prevalence of cardiac ryanodine receptor（RyR2）mutations in a cohort of unrelated patients referred explicitly for long QT syndrome genetic testing，Heart Rhythm 2005；1099-1103

第十三章　Brugada 综合征与室性心动过速

第一节　Brugada 综合征

Brugada 综合征是一种遗传性心脏离子通道疾病，符合常染色体显性（不完全外显）遗传。其临床特点是：①多发生于男性青年，常有晕厥或猝死家族史；②心脏结构正常，无器质性心脏病证据；③心电图有特征性改变：右胸导联（$V_1 \sim V_3$）ST 段呈下斜型或马鞍型抬高，可呈类似右束支传导阻滞图形；④伴有致命性室性快速性心律失常，如多形性室性心动过速或心室颤动发作引起反复晕厥和猝死；⑤目前唯一被证明有效预防 Brugada 综合征发生猝死的措施是埋藏式心脏转复除颤器（ICD）。早在 1917 年菲律宾国已有类似本病报道称之为"睡眠时猝死尖叫"，在泰国称之为睡眠之死，在日本称之为"夜间意外猝死"（Pokkun），东南亚地区发病率高，当时称之为"难以解释的猝死综合征"。1986 年 Brugada 观察到 1 例与上述描述特点的病例；以后 Brugada 又总结了 8 例的临床特征，以后报道的病例迅速增多，1996 年被命名为 Brugada 综合征。2001 年 Hurst 将 Brugada 描述的 $V_1 \sim V_3$ 导联特征性心电图改变称为"Brugada 波"。对具有 Brugada 波心电图改变者并有室性心动过速或心室颤动发作引起晕厥和猝死的临床表现者称为"Brugada 综合征"；若只有心电图特异改变而无上述临床特征者称为"Brugada 样心电图改变"。2005 年欧洲心脏学会（ECS）已正式将其列入诊断标准。既往许多学者将 Brugada 综合征归入"特发性心室颤动"的一个特殊类型。现认为它是一种独立疾病。

由于发生心室颤动前，大多数病例（70%以上）可捕捉到多形性室性心动过速，其 QTc 测定大多数是在正常范围内。故我们将其归入 QT 间期正常型多形性室性心动过速中，以利诊断和鉴别诊断。

1998 年 Chen 等首次证实了编码钠离子通道 α 亚单位的 SCN5A 基因缺陷与 Brugada 综合征的关系。随后，大量的 SCN5A 的突变基因被发现，至今发现至少有 119 个 SCN5A 突变基因与 Brugada 综合征相关，其中大多数为缺失突变。

【流行病学调查】

流行病学调查初步认为正常人群中 Brugada 心电图发生率为 6‰，大多呈隐匿性。文献报道在无心脏病的猝死患者中，每年有 50%是由 Brugada 综合征所引起。近年来 Brugada 综合征已经从一种少见病发展成为一些国家年轻人仅次于车祸的第二大死亡杀手。猝死年龄 41±15 岁。在我国近年来报道的已明显增多，已引起全世界的广泛重视。

【流行病学调查】

家族普查对诊断 Brugada 综合征有重要意义，常可早期诊断，积极预防。但是至今相关报道较少。此外，由于无统一的诊断标准，各地研究者在认识上也存在较大差异，故对 Brugada 综合征的确切流行病学情况尚不完全清楚，亦存在很大争议。Touhyon 等（1995）对 22027 名日本人调查中，发现右胸导联 ST 段呈典型的"穹隆样"抬高者占 0.05%。在东南亚国家报道的特发性心室颤动的病例中，与 Brugada 综合征特征相联系的心室颤动高达 20%~60%。在泰国东北部，Brugada 综合征的发病率高达 40/10 万，是中青年男性中仅次于交通事故的第 2 位死亡原因。

2000 年 Hermida 等报道了在欧洲的一个 Brugada 综合征家系的流行病学调查结果：右胸导联 ST 段呈典型的"穹隆型"抬高者占 0.1%，如果不考虑 J 波或 ST 段抬高的幅度与右胸的"马鞍型"抬高并不矛盾者，则高达 6%。

李世军等（2003）报道包括先证者在内的一个家系共 5 例患者的临床及心电图检查，并进行随诊观察。先证者所在家系患病共 3 代 5 人，男性 4 人，女性 1 人（图 13-1-1）。先证者 II_6 男性 48 岁，身体平素健康，突发晕厥伴抽搐发作史 4 次，均在白天伴尿便失禁，发作无明显诱因。第 1 次发作于 8 个月前，持续约 3 分钟，自行缓解，第 2 次发作于 5 个月前持续约 2 分钟，自行缓解。3 天后第 3 次发作。当时在外院急诊，于数分钟后又再次发作，心电图记录到频发室性期前收缩、心室扑动、心室颤动及自行转复为窦性心律。经全面检查身体正常。平时心电图（图 13-1-2A）示窦性心律，一度房室传导阻滞 V_1、V_2 导联 ST 段抬高，动态心电图示 V_1、V_2 段抬高。门诊晕厥发作时记录到频发室性期前收缩及心室颤动（图 13-1-2B）。住院及出院后服胺碘酮。I_1（92 岁时自然死亡）有多次

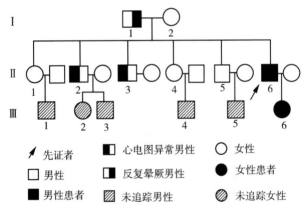

图 13-1-1　Brugada 综合征一家系图（引自李世军等，2003）。

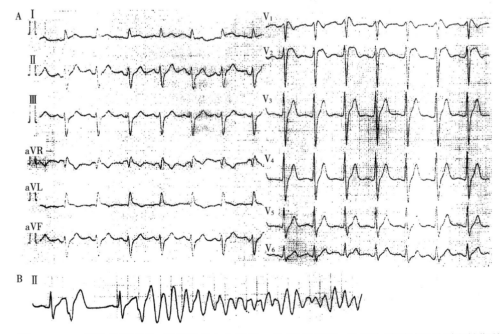

图 13-1-2　A 图为先证者 II_6 患者平时心电图 V_1、V_2ST 段抬高，B 图为晕厥时记录到室性期前收缩、多形性室性心动过速、心室颤动后自行恢复窦性心律（引自李世军等，2003）

晕厥史，心电图表现不详。II₂（54 岁）、II₃（52 岁）均无晕厥史，III₆（17 岁）有晕厥史 2 次。后 3 例心电图均为一度房室传导阻滞和右束支传导阻滞。随访 18 个月，先证者及其家系成员无晕厥发生。因经济条件未植入 ICD，只对家属进行了心肺复苏的培训。Aliugs 等（1999）对心电图表现为 V₁～V₃ST 段明显抬高、Q-T 间期正常、右束支传导阻滞的 21 例患者测量 H-V 间期，其中 20 例延长，认为希浦纤维传导功能有缺陷。Domenico 等报道一家系 16 人，其中 1 例尸检认为有器质性心脏病，这些异常情况尚不能定论。

孟素荣等（2003）对 15 个家系成员进行调查，均无器质性心脏病依据，先证者有晕厥病史，并记录到频发极短联律间期的室性期前收缩，多形性室性心动过速及心室颤动，而其他家族成员均无晕厥或猝死病史。先证者的 1 个儿子及侄儿与其静息心电图表现相似，但均与典型 Brugada 综合征三大心电图特点不完全符合。其 V₁～V₃ 导联 ST 段呈上斜形抬高，凸面向上，无显著的 T 波，T 波直立，ST-T 趋于融合（图 13-1-3）。基因突变检测未能在患者的 SCN5A 基因中发现遗传缺陷，提示存在遗传不均一性，SCN5A 可能不是唯一的致病基因。

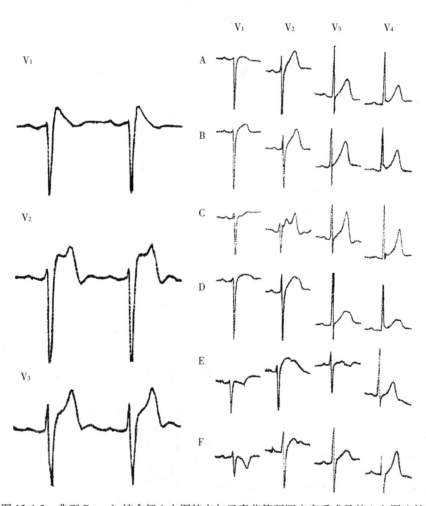

图 13-1-3　典型 Brugada 综合征心电图特点与孟素荣等所调查家系成员的心电图比较

左侧心电图为 Brugada 综合征典型右侧胸前导联的表现。右侧 A、B、C、D 为先证者住院后静息窦性心律心电图的动态改变；E、F 分别为其儿子及侄子的心电图改变（引自孟素荣等，2003）

单其俊等（2003）报道一个 Brugada 综合征合并先天性长 Q-T 综合征的家系特点。家系图谱如（图 13-1-4）。其父母为表兄妹（I₁、I₂）结婚。家族中两例猝死。I₁（55 岁），午睡时猝死；II₁

（33 岁）在凌晨 2 时睡眠中猝死，四肢抽搐、双眼上翻、尿便失禁。先证者（Ⅱ$_5$）及所有家族成员经体检等均正常。Ⅱ$_5$ 三次晕厥均于凌晨 1：30、3：00 和6：00睡眠时。入院后多次心电图示 V$_1$～V$_3$ 导联呈右束支传导阻滞图形伴 ST 段抬高，下壁导联亦有 ST 段抬高、右束支传导阻滞图形和 ST 段抬高呈动态变化（图 13-1-5A），4 日后于晨 5：30 睡眠中再次发生晕厥，心电图为多形性室性心动过速、心室颤动（图 13-1-5B）。动态心电图发现在右侧胸前导联和下壁导联 ST 段抬高呈心率依赖性即夜间睡眠时心率减慢 ST 段抬高，室性期前收缩与多形性室性心动过速也发生于 ST 段抬高时。5 次动态心电图的结果相似。冠状动脉造影正常。电生理检查 A-H、H-V 间期分别为 110ms 和 43ms。行右心室心底部和流入道程序刺激未能诱发室性心律失常。静滴异丙肾上腺素心率增至 120 次/分，时右侧胸前和下壁导联抬高的 ST 段明显下移，右束支传导阻滞消失，Q-Tc 间期 0.45s，T 波呈切迹或双峰，S$_1$S$_2$S$_3$S$_4$（400/220/220/230ms）诱发出多形性室性心动过速、心室颤动（图 13-1-6），300J 电复律成功。普罗帕酮试验阳性（图 13-1-7）。

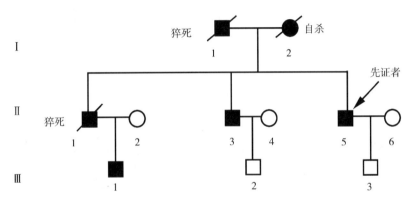

图 13-1-4　Brugada 综合征合并先天性长 Q-T 综合征家系图谱

（引自单其俊等，2003）

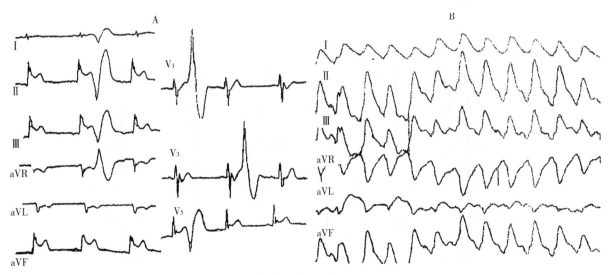

图 13-1-5　先证者心电图表现

A 图示窦性心律 V$_1$、V$_3$ 导联呈右束支传导阻滞图形伴 Ⅱ、Ⅲ、aVF 导联 ST 段抬高，联律间期极短的间位性室性期前收缩。

B 图为自然发作晕厥时心电图呈多形性室性心动过速、心室颤动（引自单其俊等，2003）

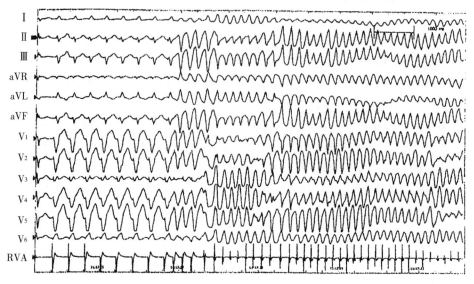

图 13-1-6 先证者电生理诱发的多形性室性心动过速、心室颤动（引自单其俊等，2003）

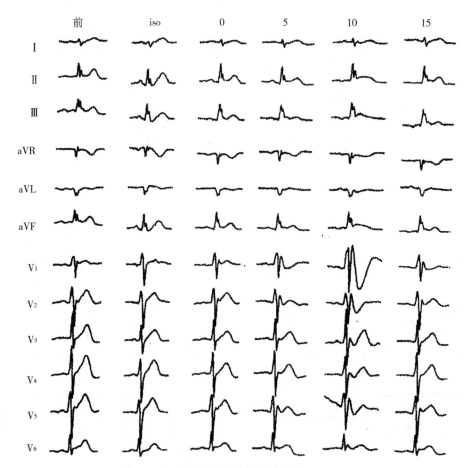

图 13-1-7 先证者普罗帕酮药物试验时心电图

由左向右分别为用药前、异丙肾上腺素后（iso）、用普罗帕酮后即刻（0）、5、10、15min 后 12 导联心电图改变，异丙肾上腺素前无右束支传导阻滞，Ⅱ、Ⅲ、aVF 导联和右侧胸前导联 ST 段下移；相反普罗帕酮后右束支传导阻滞逐渐明显，相应的 ST 段抬高（引自单其俊，2003）

Ⅱ₂：无症状，心电图（静息）V₁～V₃ 导联正常，但在上一和上二肋间（仿右胸导联）亦呈 Brugada 综合征心电图改变。动态心电图平均心率 55 次/分，无 ST-T 改变，未见室性心律失常。异丙肾上腺素试验 Q-Tc 最长达 0.54s，且 T 波有切迹呈双峰样改变，普罗帕酮试验阴性。

Ⅲ₁：16 岁（Ⅱ₁ 猝死之子），平时有心悸。窦性心律时上一和上二肋间 V₁ 导联呈 Brugada 综合征改变。动态心电图平均心率 80 次/分，ST 段无明显改变，有舒张晚期室性期前收缩、短阵室性心动过速。用异丙肾上腺素时 Q-Tc 间期最长达 0.59s，V₂ 导联 T 波可见有切迹并有动态变化。正常位置右侧胸前导联心电图正常，抬高 1 个肋间右胸导联即呈 Brugada 综合征改变（图 13-1-8）。Ⅱ₃、Ⅱ₆ 正常，Ⅱ₄ 未作调查；Ⅲ₂ 和 Ⅲ₃ 因年龄小未作药物试验。上述结果表明可能是由于一种新的钠通道基因（SCN5A）突变类型同时引起 Brugada 综合征和先天性长 Q-T 综合征。

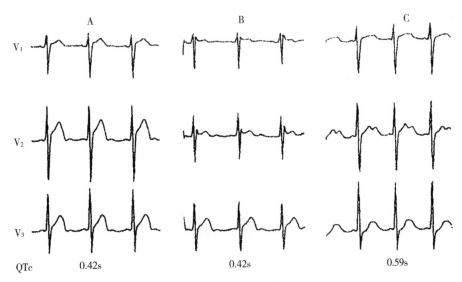

图 13-1-8　Ⅲ₁ 患者心电图改变

A 图为窦性心律正常位置右侧胸前导联心电图；B 图为上 1 肋间右侧胸前导联，呈 Brugada 综合征改变；C 图为静脉用异丙肾上腺素时正常位置右侧胸前导联心电图，Q-Tc 间期明显延长达 0.59s，V₂ 导联 T 波呈双峰波

（引自单其俊等，2003）

郭继鸿等报道北京大学人民医院发现的第 3 个 Brugada 综合征家族性发病中的一个家系图，该家族连续三代有成员猝死，尤其第二代的兄弟 6 人中，先后 4 人发生夜间猝死。在家系心电图普查时发现，有 3 位家族存在典型的 Ⅰ 型 Brugada 综合征心电图改变（图 13-1-9）。

田莉等（2007）报道湖南一家系 Brugada 综合征流行病学调查特点患者：先证者来自中国湖南，男，30 岁。因反复心悸伴头晕、乏力和黑蒙就诊，X 线胸片、心脏超声描记术、血清电解质及多次心肌酶检查均正常，活动平板运动试验阴性。静息心电图如（图 13-1-10）。所示，后又进行动态心电图监测（图 13-1-11），出现室性期前收缩二联律，宽大畸形的 QRS 波紧随 T 波终末部，后又发生短阵多形性室性心动过速（室速）。这些结合临床表现，诊断为 Brugada 综合征。随即对此家系的所有成员（先证者兄弟 4 人及其母）进行临床调查，包括是否出现晕厥及首次症状出现的时间、心电图特征、是否发生心室颤动（室颤）、家族史等，并作 12 导联同步心电图。先证者之父 56 岁时猝死，推测为 Brugada 综合征（图 13-1-12）。家系中阳性患者符合以下诊断标准：无其他引起心电图异常的情况，基础情况下大于 1 个右胸导联（V₁～V₃）ST 段下斜形抬高 2mm 以上，T 波负向，伴或不伴 RBBB；临床表现为晕厥、记录到心室颤动或多形性室速或有家族成员 <45 岁发生猝死的家族史，

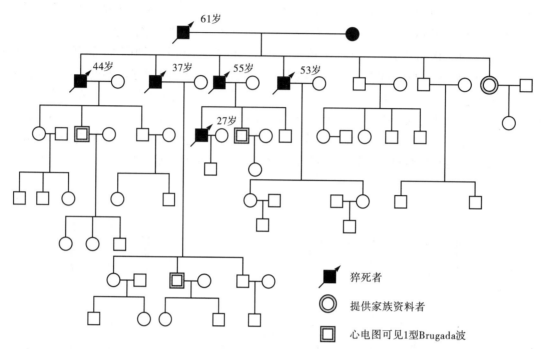

图 13-1-9　Brugada 综合征家族性发病（No. 3）的家系图（图中年龄为猝死年龄）（引自郭继鸿，2013）

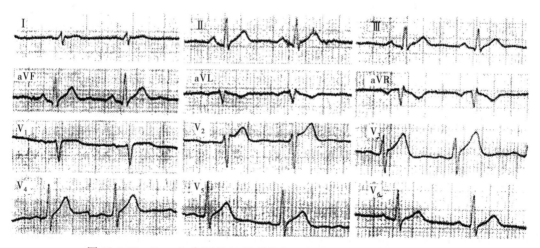

图 13-1-10　Brugada 先证者 12 导联体表心电图（引自田莉，等. 2007）

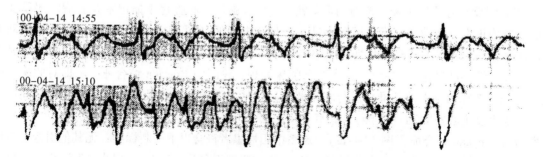

图 13-1-11　Brugada 先证者不同时间的模拟 Ⅱ 导联动态心电图（引自田莉等，2007）

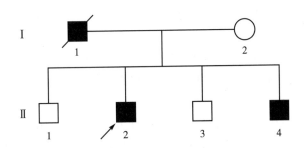

□○健康男女　■男性患者　/已故者　↗先证者

图 13-1-12Brugada 家系图（引自田莉等，2007）

超声心动图提示心脏结构正常。家系成员获知情同意后，抽取外周静脉血 5ml，置于含有 ACD 抗凝管中备用。

　　DNA 直接测序结果：对先证者进行 Brugada 所有外显子的测序。测序结果用 Chromas 软件进行 BLAST 分析，再将测序峰与 http：//www. ncbi. nlm. nih. gov/网上检索结果重新比对。图 13-1-13 可见，先证者在 Brugada 基因第 2 外显子出现了一个同义杂合变异（A129G），在第 26 外显子出现了一个错义杂合变异（T4492A）。

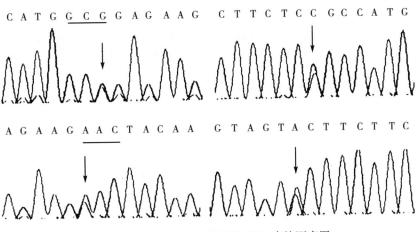

图 13-1-13　Brugada 先证者的 DNA 直接测序图

上帧示 SCN5A 基因第 129 位发生 A-G 的杂合突变（蓝色箭头），在网上序列比对后得出此为同义变异，其所代表的丙氨酸没有发生改变（CCA-GCG）；红色箭头为此杂合突变的反向测序位置。下帧示 SCN5A 基因第 4512 位发生 T-A 的杂合突变（蓝色箭头），在网上序列比对后得出此突变导致第 1494 位的酪氨酸突变为天门冬酰胺（TAC-AAC）；红色箭头为此杂合突变的反向测序位置（引自田莉等，2007）

　　PCR-SSCP 电泳结果：与家系中非患者比较，2 例 Brugada 患者在第 2 外显子及第 26 外显子的电泳条带均出现了明显的异常，进一步确证了此家系患者在第 2 及 26 位外显子上有碱基的变异。由于第 2 外显子上的突变（A29A）为已经报道的多态位点，我们在 SCN5A 第 26 外显子上继续做了 136 个正常对照的 SSCP，没有发现与患者类似的条带，初步排除了此位点的碱基变异为多态的可能。

田莉等在上述的研究中发现了 2 个杂合的碱基变异。一个位于第 2 外显子（A129G），其所代表的丙氨酸没有发生变化（A29A），且为已经报道的多位点，在中国汉族人种中报道其等位基因多态频率为 27.5%，国外尚无此多态位点的频率报告；另一个碱基变异位于第 26 位外显子（T4492A），导致代表酪氨酸的 1494 位密码子突变为天门冬酰胺（Y1494N），是一个新的变异点，推测此为一碱基突变。由于此突变在一个家系中 2 例确诊患者上出现，说明此位点的碱基突变。

Brugada 综合征的发病率在欧洲人群为 5/万；白种人和日本人的患病率为 5‰~14‰；东南亚国家发病率高达 1%。在泰国和老挝的某些地区，每年因 Brugada 综合征致死亡的自然人群中比例高达 4~10/万，是年龄小于 50 岁、无心脏病史人群中最常见的猝死原因。

杨兵等（2005）对 1065 例健康汉族人筛查有 8 位男性的心电图符合诊断标准，占总例的 7.5‰。张凤祥等（2010）报道从 1998~2008 年中国大陆实际报告符合诊断标准的 Brugada 综合征病例只有 376 例。报道较少的原因可能与人种、医生认识水平等有关。此外，地理位置发病率也不同，我国主要分布于东南沿海地区我国患者中男性 360 例（占 95.7%），女性 20 例。男女发病比例为 22.5：1，显著高于文献报道的 8~10：1。男性多发可能与雄性激素水平升高有关。因为雄性激素可以促进 Kv4.3 表达，增强心外膜短暂外向钾电流。年龄 43.0±14.5 岁。

室性心动过速、心室颤动是 Brugada 综合征患者致死的最主要原因之一。文献报告其发生率为 17%~42%，我国为 58.78%。可能与动作电位 1 期阳离子内、流失衡有关。室上性心动过速也是常见合并的心律失常，文献报道发病率是 10%~20%，合并心房颤动占 3.46%。Brugada 综合征患者电生理检查过程中，室上性心动过速的诱发率为 30%（表 13-1-1）。

表 13-1-1 近 10 年中国大陆报道 Brugada 综合征患者的地区分布，（引自张凤祥等，2010）

区域	例数	区域	例数
浙江	91	河北	3
广西	46	湖南	3
广东	39	新疆	3
江苏	36	重庆	2
北京	30	甘肃	2
贵州	28	陕西	2
山东	19	天津	2
福建	15	黑龙江	2
河南	12	海南	1
湖北	9	内蒙古	1
上海	9	安徽	0
江西	5	宁夏	0
吉林	4	青海	0
辽宁	4	四川	0
山西	4	西藏	0
云南	4		

【病因】

1. SCN5A　Brugada 综合征的致病基因至今只发现 6 个。其中最先发现的是 SCN5A。但是，只能在约 20% 的 Brugada 综合征中筛选出。其他 5 型的致病基因检出率很低。

Brugada 综合征是一种编码离子通道的基因缺陷并具有发生多形性室性心动过速、心室颤动倾向的原发性心电紊乱性疾病。现已证实编码心脏钠通道基因（SCN5A）的 α 亚单位的突变是 Brugada 综合征的遗传学基础之一。

1998 年 Chen 等从 Brugada 综合征患者的第 3 号染色体上克隆出了第 1 个致病基因——SCN5A 基因，从而证实了 Brugada 综合征是一独立的具有显著遗传性的临床疾病。至今已发现与 Brugada 综合征相关的主要基因突变是编码钠离子通道的 SCN5A 上的 9 个突变位点（图 13-1-14）。随后国外相继报道 100 个 SCN5A 基因突变位点，国内也发现了新的突变位点，至少包括 3 种类型，即拼接-供体突变（spice-donor）、框移突变（frame-shift）和错义突变（missense）。现已证实有 12%~25% 或 18%~30%Brugada 综合征患者携带 SCN5A 突变。Weiss 等（2002）通过对 Brugada 综合征家系的遗传连锁分析发现了一个新的染色体区域 3p22-25 与 Brugada 综合征相关，但致病基因及其功能还未最后阐明。

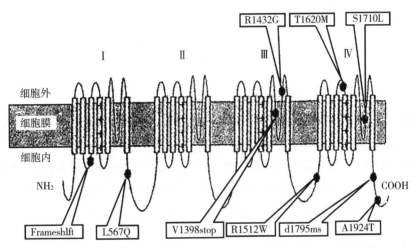

图 13-1-14　图示编码钠通道的 SCN5A 的 9 个突变位点（引自张莉，2003）

SCN5A 基因定位在 3P21，是编码心肌钠通道的 α 亚基，包括 8000 多个碱基，28 个外显子。心肌细胞钠通道是心肌细胞重要的离子通道，在心肌细胞动作电位和兴奋的传导方面起着非常重要的作用。钠通道是一个寡聚体，内组成孔道的亚基和辅助型的 $β_1$、$β_2$ 亚基构成。心肌细胞钠通道的 α 亚基称为 h_1，$β_1$ 亚基横跨细胞膜，与 α 亚基以二硫键相连，$β_2$ 亚基则暴露于外表面。钠通道的 α 亚基有 4 个由 300~400 个氨基酸组成的同源结构域（ I ~ IV），每个结构域内有 6 个跨膜区（S_1~S_6），6 个跨膜区均有足够的长度以形成跨膜的 α 螺旋。但目前能找到 SCN5A 基因改变的患者，只占所有 Brugada 综合征患者的 20% 左右，其余大部分患者还没有找到相应的遗传致病基础。

Brugada 综合征致病基因 SCN5A 编码钠通道 α 亚单位模式图（图 13-1-15）。4 个 P-loop 共同围成钠离子内流的"孔"，决定了钠通道的通透性和选择性。对其 20 个基因突变进行了细胞电生理研究，其功能缺失表现在如下几方面：①通道的表达或细胞内转运过程障碍，钠离子流减少；②压力和时间依赖的钠离子流激活、失活和再激活移位；③钠离子通道失活性中间状态恢复缓慢；④钠离子通道失活性加速。大多数 Brugada 综合征的钠通道功能缺陷表现为失活提前。此外，在高温下这种

SCN5A 基因突变所致的通道特性易激活，因而 Brugada 综合征在高温地带患病率高，Brugada 综合征患者在高热时易发生室性心动过速。有报道 Brugada 综合征合并进行性传导阻滞患者可能存在另一基因位点（3p22-25）的突变，该位点邻近 SCN5A（3p21），这类患者对普鲁卡因胺的敏感性较低，具有相对好的预后，但至今还未找到明确的致病基因。

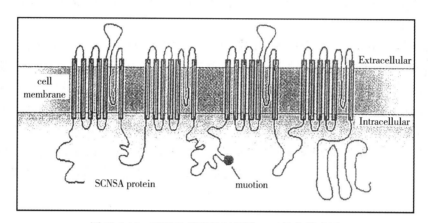

图 13-1-15　SCN5A 编码的钠通道 α 亚单位模式图

钠通道 α 亚单位由 4 个结构域组成（D_{I-IX}），每个结构域包括 6 个跨膜 α 螺旋
（S_{1-6}），各个结构域之间以及跨膜 α 螺旋之间有肽链相连。每个 S_{5-6} 之间细胞外肽链
较长且曲折迂回，称 P-loop（引自单其俊，2005）

至今已发现的 118 个 SCN5A 突变中，绝大多数发生在 SCN5A 的编码区。SCN5A 单核苷酸多态性，启动子区域和内含子的碱基改变与 Brugada 综合征关系密切。

（1）编码区的 SCN5A：单核苷酸多态性可影响 Brugada 综合征的临床表现：H588R 单核苷酸多态性可以恢复 R282H 突变导致的通道蛋白转运异常，这是 Brugada 综合征的不完全外显遗传的发生机制之一。Splawski 等（2002）发现 SCN5A 基因多态位点（Y1102）能增加非裔美国人发生心律失常的危险性。

（2）SCN5A 启动子区域的基因突变是 Brugada 综合征发生机制之一。在 SCN5A 启动子区域内存在一个包括 6 个单核苷酸多态性的单倍型块，其功能与钠电流表达减少有关，而且这种变异只发生在亚洲人群中（等位基因频率为 0.22）。这提示人类不同种族、不同个体心肌钠通道的转录水平，有较大差异，这可能与心肌不同传导速度和心律失常的易感性有关。

（3）内含子突变：可导致剪切方式的改变，导致 SCN5A 基因 IV 区 S_2-S_3 之间片段缺失，使钠通道丧失功能。2005 年 Rossenbacker 等在一个比利时 Brugada 综合征的家系中发现了一个 SCN5A 内含子突变。C. 4810±3-4810+6dupGGGT 研究发现正常的转录也可以来源于突变的等位基因。推测在这个家系中患者临床表现的差异可能取决于来源于突变的等位基因的正常和异常转录的比率，这部分可解释 Brugada 综合征不完全外显的原因。

（4）分子伴侣锚蛋白的作用：SCN5A 基因突变不是直接影响钠电流，而是引起 Nav1.5 与细胞内分子伴侣锚蛋白 ANKG 的结合减少或缺失。从而使突变的 Nav1.5 不能正确地表达在心肌闰盘水平。而一般情况下，钠电流的减少是通过钠通道蛋白表达减少、电压依赖性激活或失活曲线的改变、失活后恢复速减慢及通道开放后失活加速等几种方式改变通道的属性来实现。

（5）基因修饰在 Brugada 综合征的发病机制中的作用：2002 年 Brugada 等发现两个 Brugada 综合征的基因突变（R1232W 和 T1620M）单独表达都可导致钠通道功能和生物物理特性的改变，如果同时表达可以阻止通道蛋白转运。

此外，一些研究提示 SCN5A 基因 3′非编码区碱基改变可能在 Brugada 综合征基因调控方面发挥重要作用。

近年来我国的研究者共发现了 SCN5A 10 余个基因突变，对部分进行了功能表达，还发现了中国汉族人群特有的单核苷酸多态性。仇晓亮等（2009）代表中国离子通道组与国际协作研究小组对 5 例确诊和 12 例疑似 Brugada 综合征患者及部分家属进行临床分析，用直接测序法检测 SCN5A 基因多态/突变情况。结果在 1 例确诊患者中，发现 R1913C 错义突变；在 17 例患者中共发现 10 种单核苷酸多态性位点，分别为 G87A、703+130G>A、1141-3C>A、A1673G、G3578A、3840+73G>A、4245+81G>T、4245+82、A>G、4299+537>C、T5457C。其中在 1 例疑似者中发现的位点 4245+81G>T 为首次报道。作者首次在 Brugada 综合征中发现 R1913 突变；同时在一例疑似患者中发现了一种新单核苷酸多态性 4245+81G>T（表 13-1-2）（图 13-1-16）。

表 13-1-2 SCN5A 基因筛查发现的单核苷酸多态性位点和突变（引自仇晓亮等，2009）

核苷酸改变	氨基改变	变异类型	基因组部位	肽链部位	患者
G87A	A29A	SNP（rs6599230）	外显子 2	N-末端	B23，25，26，28，29，32，33，35，38-1
703+130G>A		SNP（rs41311071）	内含子 9		B23，B25，B26，B35
1141-3C>A		SNP（rsrs41312433）	内含子 9		B24，B26，B38-2
A1673G	H558R	SNP（rsrs41805124）	外显子 12	DI-DII	B24，B26
G3578A	R1193Q	SNP（rsrs41261344）	外显子 20	DII-DIII	B13，B32
3840+73G>A		SNP（rsrs41312399）	内含子 21		B22
4245+81G>T		新 SNP	内含子 23		B13
4245+82A>G		SNP（rs6799868）	内含子 23		B13，22，24，25，B31，B35
4299+537>C		SNP（rsrs41312393）	内含子 24		B13，B22，24，25，26，27，28，35
T5457C	D1819D	SNP（rs1805126）	外显子 28	C-末端	B22，23，24，25，26，27，28，29，31，33，34，35，37，38-2
C5737T	R1913C	突变	外显子 28	C-末端	B34

2. GPDIL 是第 2 个与 Brugada 综合征相关的致病基因，是编码甘油 3—磷酸脱氢酶 1 基因。也在 3 号染色体（3P22-25），靠近 SCN5A（3P21），曾报道与 Brugada 综合征合并进行性传导阻滞有关，对普鲁卡因胺的敏感性较低，具有相对良好的预后。提示 Brugada 综合征患者不同基因突变可能与预后有关。London 等（2006）利用基因克隆和 DNA 直接测序法，发现了在甘油-3-磷酸脱氢酶 1 基因（GPDIL）的第 6 外显子对 280 氨基酸位点由缬氨酸代替了丙氨酸，突变命名为 A280V。使用 HEK 细胞系，A280V 与野生型 SCN5A 基因共转染表达作细胞电生理发现突变 GPDIL 使钠离子流降低 61.4%，但钠通道电流激活特性和半激活电压没有明显差异。因此，推断 GPDIL 是一个新的心脏离子通道调节因子。GPDIL 突变引起 Brugada 综合征，主要是降低心脏钠通道内向离子流。

3. CACNA1C，d 亚基和 CACNB2b，β 亚基，这是第三个和第四个与 Brugada 综合征相关的基因。最近一项研究发现 L 型钙通道在 Brugada 综合征患者发病机制中起重要作用。编码 L 型钙通道的基因突变（CACNA1C，α 亚基；CACNB2b，β 亚基）所致的功能缺失与临床表现有关，包括 Brugada 综合征表现和 QT 间期缩短。

4. SCN1B 为第五个与 Brugada 综合征相关的基因系编码心肌钠通道 β₁ 亚基，Watanabe 等

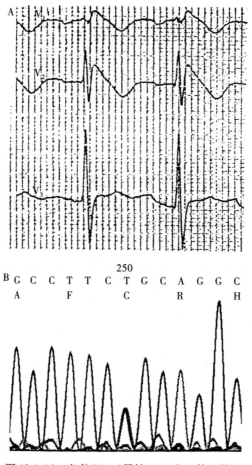

图 13-1-16　患者 B34（男性，52 岁）筛查情况

A：该患者 $V_1 \sim V_3$ 导联心电图，ST 段呈穹窿型抬高，T 波倒置；B：SCN5A 基因筛查测序图示 5737 位 C 到 T 的杂合改变，导致编码的氨基酸发生 R1913C 变化（引自仇晓亮，等. 2009）

　　（2008）在一个 Brugada 综合征合并传导阻滞的家系中发现 SCN1B 的突变可导致钠电流的减少。

　　5. KCNE3　为第六个与 Brugada 综合征相关的基因。为编码 MiRp2 蛋白。Delpon 等（2008）发现 KCNE3 基因突变可导致短暂外向钾电流（I_{to}）的增加，而 I_{to} 在 Brugada 综合征的病理生理机制中占有重要地位（表 13-1-3）。

表 13-1-3　至今（1998~2008）发现的与 Brugada 综合征相关的基因

研究者	时间	类型	位点	通道	基因	蛋白
Chen 等	1998	BrS1	3p21	钠电流	SCN5A	Nav1. 5
London 等	2007	BrS2	3p24	钠电流	GPD1L	-
Antzelevitch 等	2007	BrS3	12p13. 3	钙电流	CACNA1C	Cav1. 2
Antzelevitch 等	2007	BrS4	10p12. 33	钙电流	CACNB2b	Cavβ2b
Watanabe 等	2008	BrS5	19q13. 1	钠电流	SCN1B	Navβ1
Delpón 等	2008	BrS6	11q13-q14	短暂外向钾电流	KCNE3	MiRP2

　　（引自 Delpon 等，2008）

　　SCN5A 基因突变不只是引发 Brugada 综合征还与先天性长 QT 综合征的发生有关。研究发现，SCN5A 是 Brugada 综合征的病因也是先天长 QT 综合征和 Lenegre's 病的致病基因。

　　（1）Brugada 综合征与先天性长 Q-T 综合征的相关性：从临床表现来看它们是两种疾病，二者均有致死性心律失常的发生而心电图表现上没有多少共同点。但 Bezzina（1999）和单其俊（2003）均报道在同一家系中，具有 SCN5A 基因突变（1795InsD）的家族成员中一部分表现为 LQTS 而另一部分表现为 Brugada 综合征，二者临床表型存在重叠。后证实 SCN5A 既是 LQTS（LQT_3）的致病基因也是 Brugada 综合征的基因，有人认为二者的基因属于分离的等位基因。在 Brugada 综合征中 SCN5A 的突变使钠通道快速失活，而在 LQTS 中 SCN5A 的突变则是导致钠通道延迟失活。为何具有相同基因却产生不同的病理反应。可能是突变基因作用的生理基质不同。Brugada 综合征的 SCN5A 突变主要在心肌外层，使频率依赖性 I_{Na} 电流减少，在心肌外层细胞中，强大的复极电流（I_{to} 和 I_{Ks}）可使平台期复极提前，动作电位表现为平台期弓背圆形，产生心电图的 ST 段抬高和 T 波倒置。而 LQTS 中，SCN5A 基因突变主要在心肌中层，M 细胞中的 I_{to} 和 I_{Ks} 较小，不会发生提前复极，I_{Na} 的迟发作用可延长动作电位平台期，使心电图的 Q-T 间期延长（图 13-1-17）。

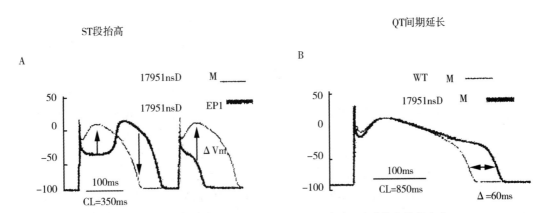

图 13-1-17　SCN5A 突变 1795InsD 作用在不同心肌时动作电位的变化

A 图：1795InsD 作用在外层心肌，平台期复极提前，呈弓背圆形，心电图表现为 ST 段升高；B 图：作用在中层 M 细胞 I_{Na} 的延迟作用延长动作电位平台期，心电图表现为 Q-T 间期延长（引自张萍，2003）

　　（2）Brugada 综合征与 Lenègre's 病：Lenègre's 病又称家族性进行性心脏传导系统疾病，是一种常见的以进行性心内传导损害为特征的心脏退行性变疾病，发展至三度房室传导阻滞可表现为晕厥、猝死。对两个此病的家系检查均存在 SCN5A 基因突变。Kyndt 等（2001）报道法国一个大的家系，13 例具有相同 SCN5A 突变的成员中，4 例表现为 Brugada 综合征，8 例表现为 Lenègre's 病，1 例心电图正常。证实两者均属等位基因疾病。Lenègre's 病的氟卡尼诱发实验呈阴性，无恶性室性心律失常事件发生，危险度相对较低。

　　（3）Brugada 综合征与致心律失常性右室心肌病：有人报道致心律失常性右室心肌病（ARVD）在使用 I c 类抗心律失常药或自主神经调节变化时，可出现 Brugada 综合征样心电图表现即 $V_1 \sim V_3$ 导联的 ST 段抬高和多形性室性心动过速（ARVD 多为单形性室性心动过速）。但现认为两者完全不同，而 ARVD 有明显的心脏结构改变，与 ARVD 相关的基因突变位点已有 6 个，分别被定位于第 1、3、10、11 和 14 号染色体上，二者的突变基因不同，是两种截然不同的疾病。

【发生机制】

（一）ST 段抬高和 J 点的发生机制

右心室流出道跨壁复极不均一性是 Brugada 综合征心电图 ST 段抬高的基础。两种形态的 ST 段抬高机制有所不同。正常条件下，心外膜上 I_{to} 介导的动作电位表现为"尖—圆顶"形态，心内膜细胞则缺乏 I_{to}。由于钠通道 α-亚基的编码基因 SCN5A 突变，引起钠通道电流的衰减，主要表现为心外膜动作电位出现切迹而引起 ST 段抬高，如果心外膜先于心肌 M 细胞和心内膜细胞复极，心电图则表现为 ST 段马鞍型抬高及 T 波直立。如果钠通道电流进一步衰减，则心外膜上动作电位的切迹更明显并出现外膜动作电位时程延长，导致心外膜复极迟于心内膜及 M 细胞，从而出现逆向跨膜电压下降，在心电图上表现为下斜性 ST 段抬高及 T 波倒置。这即典型的 Brugada 综合征的心电图表现，如更进一步的电流平衡失调引起心外膜上某些位点的动作电位平台消失，使心电图 ST 段抬高更明显，并出现明显的跨膜复极弥散，形成 2 相折返，并引起心肌易损期明显。

心室复极早期，由于 SCN5A 基因突变或错位导致内向钠电流（I_{Na}）减少和瞬时外向钾电流（I_{to}）明显增加，心室外膜与内膜之间 I_{to} 的电位差明显增大，产生 J 点的抬高和 ST 段的抬高。由于心室外、内膜 I_{to} 离子流电位差由大逐渐缩小，因此，J 点和 ST 段抬高也是由明显抬高逐渐下降，并延续至 T 波，与倒置的 T 波融合，形成特有的 Brugada 综合征的特征性心电图改变。

正常情况下，动作电位（AP）1 期末的瞬间外向电流（I_{to}）在心外膜形成 1 期末切迹和尖峰-穹隆形态（平台期），但在心内膜不产生这种变化。这样在心室壁形成了透壁电位差，在心电图反应为 J 波形成。心外膜动作电位 1 期末切迹正好与心电图的 J 波重叠。在正常情况下，J 波相当小，大部分是反映左室心外膜的动作电位上的切迹，而右心室壁薄，其心外膜动作电位切迹常埋入 QRS 波中，同时由于在动作电位平台期没有透壁电位差产生，ST 段在等电位线上（图 13-1-18A）。在某些情况下，右心室心外膜动作电位的切迹加重，心室透壁电位差形成，引起 J 波（J 波轻度抬高），同时 ST 段可以有轻度抬高（如早期复极综合征，图 13-1-18B）。因为心外膜动作电位缩短不十分明显，心外膜复极像正常一样，比 M 细胞和心内膜先复极，使 T 波仍然保持直立，造成 ST 段抬高形成似鞍型（图 13-1-19A），早期复极综合征属于该阶段。当电子流变化更明显，导致心外膜动作电位切迹更加深，可使心外膜动作电位延长，则心内膜先复极，使右心室壁复极方向相反，透壁的电位差方向也相反，导致 ST 段呈拱型抬高并伴 T 波倒置（图 13-1-19B），即典型的 Brugada 综合征。

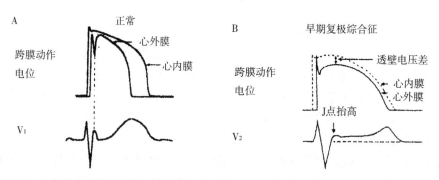

图 13-1-18　J 点形成机制（A 图）和早期复极综合征形成机制（B 图）（引自杨新春等，2003）

（二）右胸前导联定位的发生机制

因为 SCN5A 基因突变或错位而导致的内向钠电流（I_{Na}）及其外向钾电流（I_{to}）增加的具有明显的定位特征所致，而右心室基底部这种电位差最明显，显著的大于右心室心尖部和左心室。因此，其心电图表现也特征性的定位于右前胸导联 $V_1 \sim V_3$。

（三）恶性室性心律失常（多形性室性心动过速、心室颤动）、猝死的发生机制

当右心室心外膜动作电位 1 期电流活动平衡更加偏移，可导致心外膜动作电位穹隆在（心外膜）某些部位消失，而在（心外膜）另一部位存在（图 13-1-15A）。这种心外膜动作电位穹隆消失的不一致，形成心外膜复极离散和不应期离散，形成 ST 段的抬高和易损窗口以及心律失常的基质。

心外膜动作电位穹隆不均一的消失，使得动作电位穹隆从仍然存在的部位向已经消失的部位传播，通过 2 相折返机制，引起再兴奋，产生一个联律间期很短的室性期前收缩，由于透壁电位差和易损窗口的存在，可能诱发环形折返激动（图 13-1-15B）。因为 2 相折返性期前收缩从心外膜产生，向心内膜传播，期前收缩在心电图上形成 Q 波或 QS 型伴 T 波倒置，这与 Brugada 综合征患者室性心动过速、心室颤动发生前所观察到的情况相似。2 相折返激动可触发环形折返激动形成多形性室性心动过速、尖端扭转型室性心动过速及心室颤动的发生。心外膜复极离散和心室壁中透壁复极离散既能形成 2 相折返的期前收缩，又为环形折返激动提供了发生基质。所以 Brugada 综合征的多形性室性心动过速、心室颤动发生机制是 2 相折返机制。

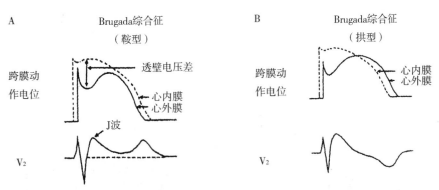

图 13-1-19　Brugada 综合征 ST 段抬高形成机制

A 图为鞍型抬高；B 为拱形抬高（引自杨新春等，2003）。

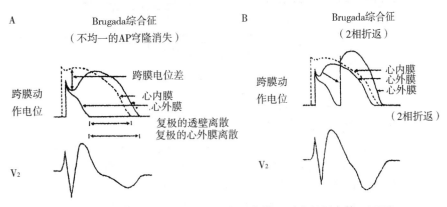

图 13-1-20　Brugada 综合征心室壁复极离散（引自杨新春等，2003）

Ⅰ类抗心律失常药物显示 Brugada 综合征心电图异常已有钠通道功能障碍，再用钠通道阻滞剂，容易引起心外膜动作电位穹隆丧失、缓慢传导、ST 段抬高、自发的室性期前收缩、室性心动过速、心室颤动。通过动作电位 I 相的末期由内向外的平衡电流移位，钠通道阻滞剂易引起右心室心外膜动作电位穹隆丧失，对于 Brugada 综合征突变钠电流已减少，则进一步减少，加速钠电流的失活。复极 1 期末内外向离子流平衡点偏移是药物诱发 Brugada 综合征的机制。影响迷走神经张力的药物、I_{K-ATP} 激动剂、低钾血症均能通过增加外向流子流产生上述作用，而钠离子通道滞剂、β-受体阻滞剂、可卡因、抗抑郁药和抗组胺药如特非那定，可通过减少内向离子流而实现上述作用。早期电流的提前失活，使右室心外膜 I_{to} 无对抗电流，与左心室心外膜相比，有较密的 I_{to}。这种较密的 I_{to} 将引起跨壁电压梯度，表现为右胸导联 ST 段抬高。因为 I_{to} 起关键作用，阻断 I_{to} 的药物，如奎尼丁已被在动物实验模型中证明能恢复动作电位穹隆和心电的同质性，因此可抑制所有的心律失常。强力钠通道阻滞剂如氟卡尼、阿义马林和普鲁卡因胺不但不能阻滞 I_{to}，反而加重或揭示 Brugada 综合征。而具有阻滞钠通道和 I_{to} 作用的药物如奎尼丁则可能产生治疗作用。奎尼丁的抗胆碱能作用也可能有治疗作用。

Kies 等（2004）发现 Brugada 综合征存在自主神经功能失调，主要表现在突触前重摄取去甲肾上腺素增多，突触间去甲肾上腺素浓度下降，而 β-受体密度不变，导致 cAMP 浓度下降，钙内流减少触发恶性心律失常，如图 13-1-21 所示可以解释用异丙肾上腺素后 Brugada 综合征患者 ST 段下降，并能预防心室颤动的发生，以及由于迷走神经张力增加，夜间晕厥发作和猝死的原因。

此外，当发热、静脉使用可卡因和心率较慢时（睡眠、室性期前收缩后代偿间歇的第一个窦性心律）也可以使 Brugada 综合征患者的 ST 段进一步抬高或揭示隐匿性 Brugada 综合征，产生机制尚不清。

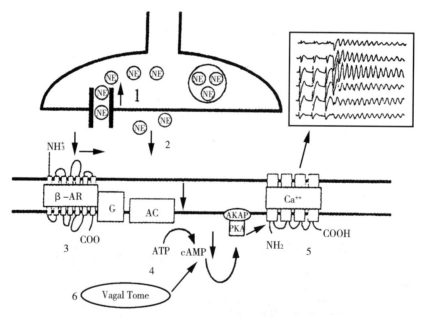

图 13-1-21　Brugada 综合征患者自主神经功能失调病理生理通路假说

1 示去甲肾上腺素（NE）释放减少和/或重摄取增多；2 示突触间的去甲肾上腺素浓度降低；3 示突触后 β 受体密度不变或增加；4 示 cAMP 浓度下降；5 示钙浓度下降致恶性心律失常；6 示迷走神经张力增加（休息、睡眠）；↑ 为增加，↓ 为减少，→: 不变。（引自 Kies 等，2004）

虽然基因遗传模式一样，但临床上男女发病比是 8~10：1。这种性别相关的差异是引起右室外膜动作电位切迹的瞬间外向离子流（I_{to}）男性比女性更明显。这种现象在动物试验中得到证实。因为雄性组织的动脉灌注楔形模型有更显著的 I_{to}。这个更优势的 I_{to} 使动作电位 1 期末复极化到负的电位，I_{to} 电流引起右室外膜动作电位 I 期末端复杂更负，更容易导致动作电位平台期消失（动作电位穹隆波压低）而形成 2 相折返，从而形成多形性室性心动过速。

现有的资料支持不同层细胞所致动作电位早期复极跨膜离散度增加是引起 Brugada 综合征的发病机制。离散度的增加继发于复极 I 期末期离子流再平衡，包括 $I_{Na}I_{Ca}$ 内流的减少或任何外向离子流的增加。ST 段抬高是动作电位切迹的增强结果，最终可导致 I_{to} 占优势的右室外膜动作电位平台期的丧失。动作电位平台期消失引起心外膜复极化离散。跨膜离散与 ST 段抬高和易损窗的形成相关，而心外膜离散产生 2 相折返，使得期前收缩落在易损期，从而引发室性心动过速、心室颤动形成。室性心动过速通常为多形性室性心动过速。（图 13-1-22）概括了 Brugada 综合征的细胞发病机制。

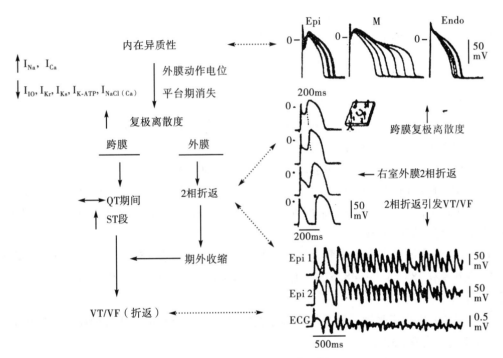

图 13-1-22　BS 细胞发病机制

电流平衡移位所致外膜而非内膜动作电位平台期消失，从而引起动作电位时程不一致。心外膜跨膜复极和不应期离散度增加产生易损窗。外膜离散度增加导致 2 相折返形成，期外收缩落在易损窗通过折返机制而促发 VT/VF

【临床表现】

Brugada 综合征的发生率为 0.1%~1.0%。在亚洲，特别是日本和东南亚地区发病率较高。好发年龄 2~70 岁，一般发病年龄为 30~40 岁，男性多于女性。可无症状，若出现症状主要归结于威胁生命的室性快速性心律失常如多形性室性心动过速或心室颤动发作所致，可表现为头晕、黑蒙、晕厥（可呈反复晕厥）、阿-斯综合征等。任法鑫等（2003）统计国内个案报道的共 26 例，其中反复晕厥者 19 例（占 73%）。但是有一些患者首发或唯一的症状即表现为猝死。有 10 例（38.46%）有猝死家族史，文献报道占 50%。另外，患者在猝死前约有 50% 出现心悸、胸闷等先兆症状。据统计，有家族史在晕厥和猝死发生前，出现心悸、胸闷等先兆的显著低于无家族史者，提示有家族史者病情比无家族史者凶险，理应引起重视。19 例反复晕厥者心电图记录到多形性室性心动过速和心室颤动两种者有 5 例（26%）；记录到单纯多形性室性心动过速者 7 例（36.8%）；记录到单纯心室颤动者 7 例（36.8%）（此数据只能参考因并非全是动态心电图全程记录）。心电图呈马鞍型和下斜型两种类型的 ST 段抬高在恶性心律失常的发生率上无明显差异。此与文献报道不同，可能国内病例数少有关，也可能是国人独有的特点。Marco 和 Hirotsugu 等认为下斜型更易发生心脏事件。Marco 等（1999）回顾分析 Brugada 综合征 163 例，其中 36 例（22%）有晕厥家族史；在 104 例（64%）有症状的患者中，28 例（27%）表现为晕厥，76 例（73%）发作临床心脏事件时记录到多形性室性心动过速或心室颤动，且上述症状多发生在夜间休息时。

晕厥、猝死患者据流行病学调查资料报道绝大多数发生在夜间睡眠中，有少数发生在午睡中。

Brugada 综合征经临床检查多无器质性心脏病。

2010 年张凤祥等总结分析了中国大陆自 1998 年 1 月～2008 年 12 月国内期刊报道的 376 例 Brugada 综合征患者的临床表现特点如下：

（1）年龄性别：376 例中男性 360 例（占 95.74%），男女发病比例为 22.5∶1。显著高于文献报道的 8～10∶1。年龄 43.0±14.5 岁。

（2）以心悸胸闷、头昏为首发症状的患者 113 例（占 30.05%）；以腹痛、腰痛为首发症状者 4 例（占 1.06%），无症状者 3 例（占 0.80%）。

（3）反复晕厥或猝死者 256 例（占 68.09%）。晕厥发生于深夜或凌晨的 97 例（占所有病例的 25.8%），白天发病的 36 例，占所有病例的 9.6%。尚未报道发病时间的患者有 243 例，占 43.63%。

（4）有明确猝死家族史的患者 75 例，占 19.95%

（5）Brugada 综合征以散发病例为主，共 301 例（占 80.05%）。

（6）症状发作时心电图记录到室性心动过速或心室颤动者 221 例（占 58.78%），其中尖端扭转型室性心动过速者 1 例，占 0.27%。室性期前收缩 3 例，占 0.80%（国外文献报告室性心动过速、心室颤动的发生率为 17%～42%）。

（7）Brugada 综合征患者发生晕厥，经心肺复苏成功的患者有 153 例，占 40.69%；院外发生晕厥自行恢复的患者有 183 例，占 48.67%；院外死亡或入院抢救失败的患者 40 例，占 10.64%；植入 ICD 47 台，占 12.5%；

（8）合并长 QT 或心房颤动，以及其他心律失常合并心房颤动的患者 13 例，占 3.46%；合并长 QT 综合征者 2 例，占 0.53%；

（9）QT 间期正常的患者 374 例，占 99.47%。

【心电图特点】

（一）Brugada 综合征的典型心电图特点

Brugada 综合征的心电图主要表现为右胸前导联复极异常（ST-T 改变）所组成的 Brugada 波。典型的 Brugada 波由三部分组成：①J 波；②ST 段下斜型抬高；③T 波倒置。此称为"Brugada 波三联征"或"右胸导联三联征"。Q-T 间期正常（图 13-1-23）。

ST 段抬高是 Brugada 波的主要组成部分。出现导联：主要表现在 V_1～V_3 导联（少数可波及 V_4 导联），如将 V_1～V_3 导联抬高一肋间测定，则可更加明显。抬高的形态：典型者呈下斜形，亦可呈马鞍型。

由于 Brugada 综合征的 Brugada 波可以呈动态变化，同一患者在不同时间（例如瞬间、数分、数时、数日即可改变）可以观察到不同的心电图图形，也可以呈一过性正常等。心电图的这种多变性有时使诊断变得很困难。另外不同形态的 ST 段抬高机制和诊断意义有所不同。为了更恰当地把握

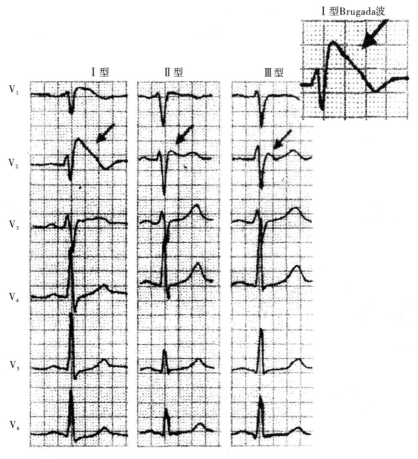

图 13-1-23　三型 Brugada 波心电图表现

本图分别为 Ⅰ、Ⅱ、Ⅲ 型 Brugada 波心电图，详述见表 4。图中右上角为典型 Ⅰ 型
Brugada 波。其由三部分组成：J 波，ST 段下斜型抬高及 T 波倒置（引自张萍，2009）

Brugada 综合征的诊断尺度 2002 年 8 月欧洲心脏病协会总结了 Brugada 综合征的心电图特征，并将复极异常图形分为三型。各型心电图 ST 段异常的定义及相应的心电图表现如表 13-1-4。

表 13-1-4　Brugada 综合征各型心电图异常的定义及相应的心电图表现（欧洲心脏病学会制定，2002）

	Ⅰ 型	Ⅱ 型	Ⅲ 型
J 波幅度	≥2mm	≥2mm	≥2mm
T 波	倒置	直立或双向	直立
ST-T 形状	穹隆型	高马鞍型	低马鞍型
ST 段（后半部分）	逐渐下降	抬高≥1mm	抬高<1mm

注：1mm＝0.1mV；穹隆型即下斜型，后半部分即终末部。

近年来认为 Brugada 综合征心电图有四种类型：

Ⅰ 型：以"穹隆型"ST 段抬高为显著特征穹隆型 ST 段抬高，由明显的 J 波及抬高的 ST 段组成。其中 J 波幅度≥2mm，ST 段的抬高幅度至少≥2mm，随后紧跟 T 波倒置。抬高的 ST 段与倒置 T 波之间常无等位线分离，使 ST 段与倒置 T 波的前支融在一起形成下斜形 ST 段抬高。

Ⅱ型：J 波幅度≥2mm，ST 段呈马鞍型抬高，抬高的 ST 段位于基线上方，抬高幅度≥1mm，其后为正向或正负双向的 T 波。结果 J 波形成第一成分，直立的 T 波形成第三成分，中间相对低的部分为抬高的 ST 段，共同组成前、后高、中间低的马鞍型，因Ⅱ型 Brugada 波的 ST 段抬高幅度相对称为高马鞍型。

Ⅲ型：Ⅲ型也称低马鞍型，其心电图改变与Ⅱ型类似，右胸前导联 J 波幅度≥2mm，但只是 ST 段终末部抬高幅度较低多数<1mm，其形态可以表现为"马鞍型"或"穿隆型"，也可混合出现（图 13-1-24）、（图 13-1-25）。

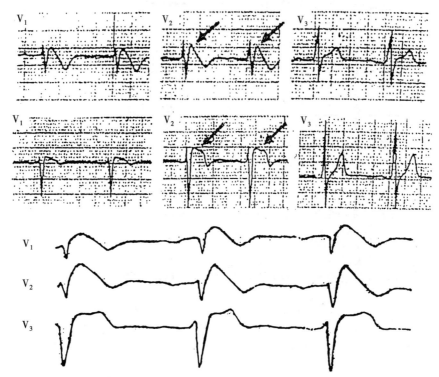

图 13-1-24　Brugada 综合征心电图 3 种类型特点

上条示：Ⅰ型 $ST_{V_{1～2}}$ 段下斜型抬高呈穿隆型；中条示：Ⅱ型 $ST_{V_{1～2}}$ 段下斜型抬高呈"马鞍型"；下条示：Ⅲ型右侧胸前导联 $V_1～V_3$ ST 段混合型抬高

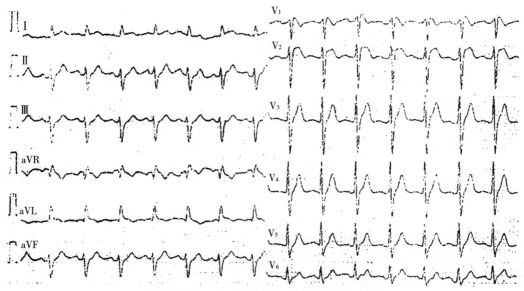

图 13-1-25　Brugada 综合征患者 12 导联心电图

0 型 Brugada 波：等在 Brugada 波原来三型的基础上，提出了一种新型 Brugada 波的心电图特点，称其为 0 型 Brugada 波。其心电图特征与 I 型 Brugada 波相似，也有 J 波与 ST 段下斜型抬高，而 J 波幅度≥2mm，ST 段抬高幅度≥2mm，只是紧随其后的 T 波无倒置或呈浅倒置（<1mm）。0 型 Brugada 波具有独立的发生机制与临床意义（图 13-1-26）。

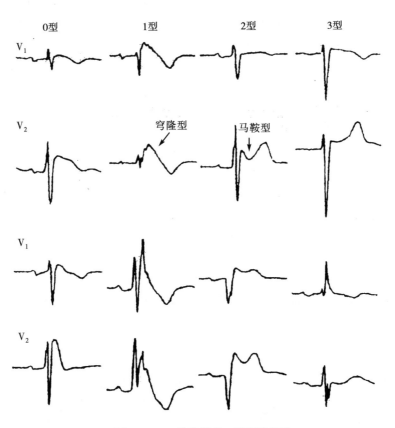

图 13-1-26　传统的 I～Ⅲ型及 0 型
Brugada 波（图示 0～Ⅲ型图解）（引自郭继鸿，2013）

（二） I 型与 0 型 Brugada 波的发生机制

1. I 型 Brugada 波的发生机制　I 型 Brugada 波的三大特征各自的离子机制。

（1）J 波：其本质是 1 相复极时外向电流的增强或内向电流减弱的结果，最终使心室复极电流在短时间内增强（外向电流静效应增强），形成动作电位 1 相的切迹增大。

正常时心外膜心肌细胞存在较强的 I_{to} 电流，即瞬时外向钾电流。此外，右心室心外膜心肌细胞比左心室心外膜心肌细胞存在更大的 I_{to} 电流，这使右心室心外膜心肌细胞动作电位的 1 相复极电流更强而形成更深的"切迹"（使复极加快），而心内膜心肌细胞 I_{to} 电流相对弱而无该切迹。结果 1 相时心内膜电位高，心外膜电位低，形成的跨室壁电位差从心内膜指向心外膜，而探查电极位于心外膜，这使该复极电流面向探查电极，记录的 J 波则为直立，这是生理性 J 波的形成机制。Brugada 综合征患者在该生理性差异的基础上，还伴有钠内流的减少，使心外膜心肌细胞 I_{to} 电流相对更强，动作电位的 1 相切迹更大，结果在体表心电图 V_1～V_3 导联形成幅度更高的病理性 J 波。

（2）ST 段抬高：体表心电图示 ST 段抬高的原因有心肌缺血与非缺血两种，虽然这两种 ST 段抬高的病因与离子机制不同，但最终引起的动作电位与体表心电图改变却一样。I 型 Brugada 波的 ST

段抬高是更强的 I 相复极电流持续时间较长而延伸到 2 相的结果，2 相复极电流的增强可使动作电位 2 相平台期缩短。有时 2 相平台期可略有隆起而形成圆顶形态。正常时 2 相跨心肌细胞膜的外向电流与内向电流处于平衡状态，使 2 相出现平台或轻微隆起的圆顶形，持续 100 ~ 200ms。该期任何外向电流的增加或内向电流的减少都能使 2 相的复极电流增大，使原来呈平台或圆顶形的 2 相明显缩短，平台期部分或完全消失，最终动作电位 2 相的变化对应性形成体表心电图的 ST 段抬高。Brugada 综合征患者，右心室心外膜心肌细胞外向 I_{to} 电流异常增大，能引起右胸 $V_1 ~ V_3$ 导联出现跨室壁的复极电位差增加及心电图 ST 段抬高（图 13-1-28）。2 相复极电流的增大，一方面使平台期缩短、消失及体表心电图 ST 段抬高，另一方面，还能使动作电位持续时间显著缩短 40% ~ 70%，形成 1 相后复极电位出现"全或无"现象。

（3）T 波倒置：T 波是心室的快速复极波，与动作电位 3 相对应。这说明心电图一旦出现 T 波倒置或其他改变时，则提示心肌细胞的复极异常已累及动作电位的 3 相。

当心外膜心肌细胞复极电流增强影响动作电位 1 相与 2 相时，分别能引起高振幅的 J 波和 ST 段抬高，而 ST 段抬高除了与 I_{to} 电流增强有关外，与该时 L 型钙内流能否被再激活也有关系。当 I_{to} 电流增强使复极加速过程中 L 型钙内流未被再激活时，复极电流的持续性增强仅表现为平台期的缩短或消失。

当增强的 2 相复极电流与电位降到一定程度时，同时使 L 型钙内流被延迟激活后，可使钙内流再次出现，此时的复极电流进一步减弱，最终使 2 相平台期或圆顶形图形推迟到 3 相出现，使心外膜心肌细胞动作电位的 3 相呈圆顶形，并高于心内膜心肌细胞对应的 3 相电位，结果 3 相复极电流将从较高的心外膜流向相对低的心内膜，其背离位于右胸前导联的探查电极而去形成 T 波倒置（图 13-1-27）（图 13-1-28）

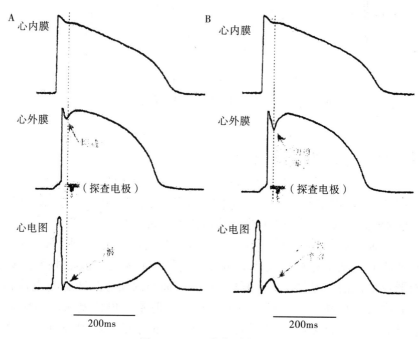

图 13-1-27　J 波的形成机制

A. 生理性 J 波的形成；B. 病理性 J 波的幅度更高（引自郭继鸿，2013）

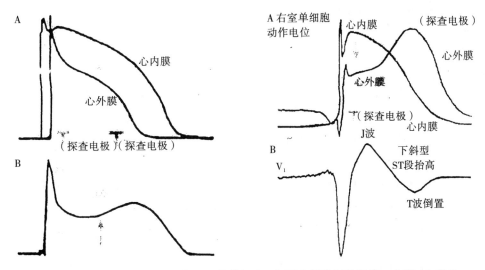

图 13-1-28　左图：ST 段抬高是心外膜细胞 2 相平台期缩短的结果；右图：1 型 Brugada 波 T 波倒置的形成机制（引自郭继鸿，2013）

2. 0 型 Brugada 波的发生机制　　Ⅰ型与 0 型 Brugada 波在心电图上的最大不同是Ⅰ型倒置的 T 波，在 0 型则是直立或浅倒置（<1mm）的 T 波。这提示两者在 3 相复极存在不同，也即 0 型 Brugada 波的 3 相复极电流未受到明显影响或仅有轻微影响。因为Ⅰ型 Brugada 波的 T 波明显倒置是 3 相复极电流背向心外膜探查电极而形成，而 0 型 Brugada 波的 3 相不存在延迟出现的圆顶形电位，这使 0 型 Brugada 波的 T 波呈直立或浅倒置。这是因为 L 型钙内流此时未被再激活，使心外膜心肌细胞 3 相复极电流持续下降并提前结束。比心内膜心肌细胞的 3 相电位相对要低些（图 13-1-29）由于 0 型 Brugada 波的心内膜心肌细胞复极电位在 1~3 相均高于心外膜，而使位于心外膜部位的探查电极记录的 J 波、ST 段及 T 波均直立。

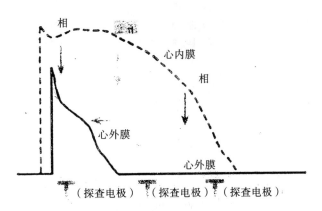

图 13-1-29　0 型 Brugada 波的发生机制（引自郭继鸿，2013）

（三）Brugada 波与 Brugada 综合征

2001 年 Hurst 将 Brugada 描述的 $V_1 \sim V_3$ 导联特征性心电图表现——抬高的 ST 段、J 波及倒置的 T 波（右胸导联三联征或 Brugada 波三联征）称为 Brugada 波。Brugada 综合征 = Brugada 波 + 具有致命性室性心律失常的临床表现。

Brugada 综合征发生致命性室性心律失常的发生机制：Brugada 波是由于面对探查电极的心外膜与心内膜之间存在的显著复极离散度而形成的。而 Brugada 综合征是患者编码钠通道的 SCN5A 基因突变使部分右心室心外膜细胞复极 1 相末 I_{Na} 减小，I_{to} 电流的相对增加，复极 2 相平台期全部或部分丢失，进而该部位心外膜和心内膜之间复极离散度增加，电位差异常增大，表面在心电图上，即异常 J 波和 ST 段抬高。心外膜丧失了平台期的部分与平台期正常部分之间也存在电位差。当上述心外膜表面不同部位之间或心内膜和心外膜之间电位差足够大时，即可形成新的动作电位，即发生 2 相折返，很容易触发室性心动过速（多为多形性室性心动过速）/心室颤动。

（四）Ⅰ型 Brugada 波心电图导联定位与心脏磁共振

多年来认为 Brugada 综合征是一心具有典型心电图特征而没有任何心脏结构性改变的遗传性疾病。Ronald 等（2004）、Oronzo 等（2009）通过心脏磁共振成像检测到 Brugada 综合征患者的右心室有轻微的结构性变化，认为是一种涉及心脏结构和功能异常的综合征。

Veltmann 等（2012）对Ⅰ型 Brugada 波患者心脏磁共振检测发现右心室流出道病变与心电图导联定位高度相关。对 20 例经阿义马林激发试验阳性和 10 例自发性Ⅰ型 Brugada 波的患者采用 12 导联右胸导联记录心电图（图 13-1-30），同时进行心脏磁共振测量右心室流出道的纵向、横向长度和最大区域（图 13-1-31）。结果：①Ⅰ型 Brugada 波心电图定位与右心室流出道的解剖位置高度相关；②心脏磁共振测出所有病人第 3 肋间隙横断面成像能显示出右室流出道最大截面积；③胸骨及左胸骨旁第 3、4 肋间心电图导联出现Ⅰ型 Brugada 波的概率最大。

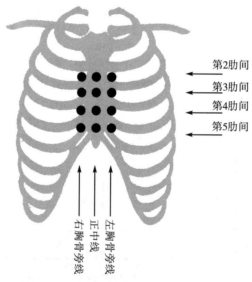

图 13-1-30　胸前导联示意图

12 个导联分布于两侧胸骨旁和胸骨中线的第 2、

3、4、5 肋间（引自陈清启等，2012）

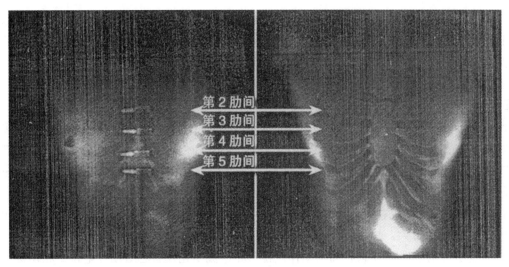

图 13-1-31　心脏磁共振显示胸导联位置（冠状面）

示：12 个导联分布于两侧胸骨旁线和胸骨中线的第 2、3、4、5 肋间（引自陈清启等，2012）

心脏磁共振检查对 I 型 Brugada 波的意义：

（1）高位肋间隙额外导联的应用增加 I 型 Brugada 波的检出 Sangwatanaroj 等在 Brugada 综合征患者使用第 2、3 肋间心电图导联和钠通道阻滞剂激发试验，与常规位置相比较敏感性增加了 31%，后续试验证实导联置于 2、3 肋间使诊断率上升到 45%。

（2）心脏磁共振从解剖学上定位右心室流出道，并可确定右心室流出道的范围。心脏磁共振是精细的心脏结构和区域形象化的金标准。通过应用体表 T_2 高密度标记，能够使心电图导联区域的位置形象化，以此推断心脏结构，特别是右心室流出道区域，所有患者的右心室流出道均通过胸骨及左侧胸骨旁位置的第 3、4 肋间展示出。通过应用心脏磁共振扫描进行右心室流出道成像定位，可以确定最大的右心室流出道范围。通过磁共振 Nagase 等的研究中 82% 患者的最大右心室流出道面积在第 3 肋间横断面成像而 Veltmann 研究中 73.3% 的患者最大右心室流出道在第 3 肋间横断面（图 13-1-32）。

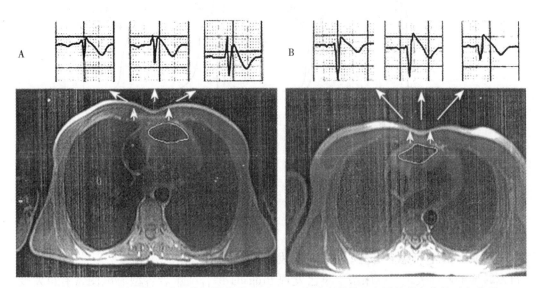

图 13-1-32　两例患者心脏磁共振影像和 I 型 Brugada 波患者的心电图导联定位的对应关系

白色箭头表示胸骨边缘 I 型 Brugada 波心电图表现仅见于磁共振确定的右心室流出道部位（引自陈清启等，2012）

（3）心脏磁共振能够定位右心室流出道在体表和胸部的骨性标志区域。因此，Brugada 综合征患者中，Ⅰ型 Brugada 波在右胸导联的记录位置相当重要。Veltmann 等的研究结果提供了根据解剖学的原理来改进右胸导联心电图位置，从而提高 Brugada 综合征诊断敏感性的方法。对于可疑的 Brugada 综合征患者，可应用上述改进的方法提高 Brugada 综合征的诊断阳性率。

（五）"右束支传导阻滞"是否存在

组成 Brugada 波的"右束支传导阻滞"实际上是指 $V_1 \sim V_3$ 导联 QRS 终末呈"尖锋状正向波"部分，早年认为该正向波是右束支传导阻滞的"r"波，部分病例 ST 段正常化后右束支传导阻滞仍然存在，且发现 H-V 间期延长，提示可能存在室内传导系统病变。但近年来发现相当多的 Brugada 综合征的患者，左胸前导联并不存在典型增宽的 S 波，ST 段正常化后"右束支传导阻滞"图形随之消失，提示这些患者并不存在右束支传导阻滞。认为该正向波可能是右室外膜面心肌早复极的表示，为 J 点上移，或称 J 波。

Brugada 综合征的 J 波及 ST 段抬高与动作电位 1 相电流变化及右心室动作电位 2 相切迹加深有关（图 13-1-33）。在较大的哺乳动物，心室外膜动作电位 0 相尖峰波和 2 相穹隆波或切迹，是外向离子流（I_{to}）的异常变化引发了跨壁电压梯度所致，并形成 J 波。正常 ST 段是等电位线，但病理状态下右室动作电位 2 相切迹的加深导致跨壁电压增大，从而导致 J 波或 J 点的抬高。如果外膜动作电位一直在内膜前复极化，则 T 波直立，形成 ST 段下斜型抬高。切迹进一步地加深使外膜复极迟于内膜，导致 T 波倒置。在动脉灌注的右心室楔形模型可见到 ST 段下斜型抬高或 J 波增大，常出现 R′波，从而提示 Brugada 综合征的类右束支传导阻滞图形的出现原因是右心室外膜的早期复极，而不是右束支传导阻滞。

近来有报道，Brugada 综合征患者心电图电轴左偏并不少见，提示存在左前分支传导阻滞。已观察到近 50% 的 Brugada 综合征病例 H-V 间期延长（≥55ms），体表心电图上 P-R 间期存在轻度延长（≥200ms）。

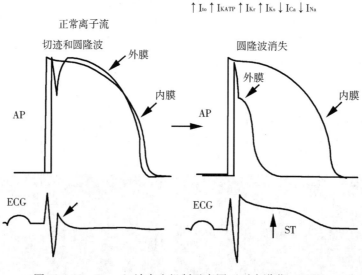

图 13-1-33　Brugada 波产生机制示意图（引自洪葵，2006）

（六）Brugada 综合征患者各型心电图的自发转换

1. 自发转换的不同表现　临床医生早已发现 Brugada 综合征患者各型心电图常有自发变换，既往称其为 Brugada 综合征的多变性，是指同一病例在不同时间其 ST 段抬高程度可发生改变。例如：患者心电图呈Ⅰ型特点，几天后分别出现Ⅱ型或Ⅲ型心电图改变（图 13-1-34）。江茜等（2008）报道用动态心电图 24 小时记录也可发现 Brugada 波各型之间相互转变（图 13-1-35）。在随访期间见心电图在不同检查时间，Brugada 波有不同程度的变化，各型之间相互转变，甚至变为基本正常。

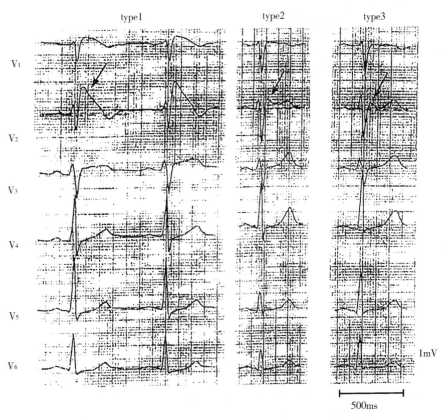

图 13-1-34　1 例 Brugada 综合征患者在几天内心电图 Brugada 波的改变

箭头示 J 波，左图显示为最清楚的 I 型心电图改变，几天后分别出现 II 型、III 型心电图改变。

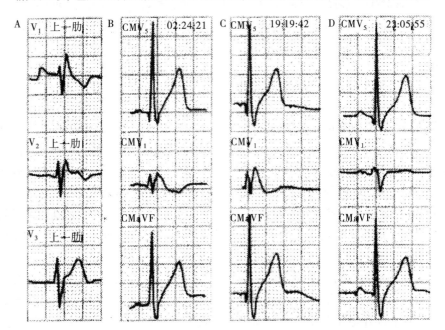

图 13-1-35　Brugada 综合征患者心电图及动态心电图

A. 常规 V₁~V₃ 导联上一肋记录心电图；B~D. 3 个不同时间段动态心电图记录（引自江茜等，2008）

据报告，仅 60%Brugada 综合征患者有典型的 Brugada 波，而 40% 的患者 Brugada 波不典型和隐匿。

Brugada 波的间歇性和隐匿性：间歇性是指有高达 40% 的病例其 Brugada 波的心电图表现可暂时正常化，ST 段呈间歇性抬高（图 13-1-36）。隐匿性是指在通常情况下不出现 Brugada 波，依靠心电图无法做出诊断，只在应用药物进行激发试验时才出现，如用缓脉灵等。患者常以多形性室性心动过速、心室颤动伴晕厥或猝死为首发症状。隐匿性与显性 Brugada 波具有相近的室性心律失常和猝死发生率，应重视。

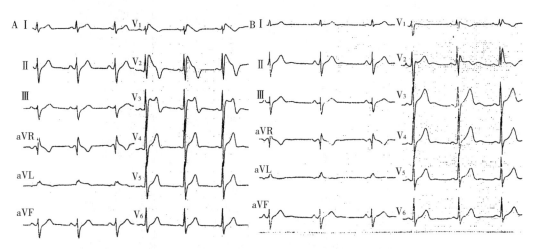

图 13-1-36　Brugada 波间歇性改变

患者男性，45 岁。因扁桃体炎入院，查体正常。入院当日下午觉胸闷、气短，心电图（A 图）示：窦性心律，心率 68 次/分，P-R 间期 0.15s，QRS 时间 0.10s，Q-T0.36s，QRS 波在 V_1、V_2 导联呈 "完全性右束支传导阻滞" 样表现，V_5、V_6S 波不粗钝。ST 段在 V_1、V_2 导联呈下斜型抬高，V_3 导联呈马鞍型抬高 0.1～0.5mV，$T_{V_{1,2}}$ 倒置，T_{V_5} 正负双相。间隔 24 小时后再次描记心电图（B 图）：窦律，心率 54 次/分，P-R 0.16s，QRS 时间 0.10s，Q-T 0.40s。QRS 波在 V_1、V_2 导联呈间歇性完全性右束支传导阻滞，ST 段变成轻度抬高，V_3 导联 QRS、ST 段均正常。心电图诊断：间歇性 Brugada 波图 A 示 ST 段 V_1～V_3 导联抬高与心率增快似有关（引自王秀芹，2003）

Take 等报道了 74 例 I 型 Brugada 波患者的心电图特征，发现患者心室颤动发生前后的 1 周时间内，在无药物干预的情况下，0 型与 I 型 Brugada 波的发生率分别为 18% 和 59%，两者的自发转换活跃，这提示患者该时段复极不稳定的情况严重存在（图 13-1-37、38）。I 型 Brugada 波不伴心室颤动发生的亚组中，各型 Brugada 波的自发转换及 ST 段抬高的变化转少或无。

不同类型的 Brugada 波（包括 0 型）能在较短时间内自发转换，但也能间隔较长时间才出现自发转换，以前者较多见。短时间内发生不同类型的心电图常难记录到，但动态心电图的敏感性可提高检出率。

在动物模型上能记录到不同类型的 Brugada 波与其相对应的心室肌细胞动作电位的特征上也明显不同。可看到 0 型 Brugada 波不存在心外膜心肌细胞 3 相推迟的圆顶形复极电位，其异常复极电流持续间比 I 型短、其伴有动作电位 2 相的部分或完全消失。而 I 型 Brugada 波存在动作电位平台期或圆顶形电位的推迟发生。

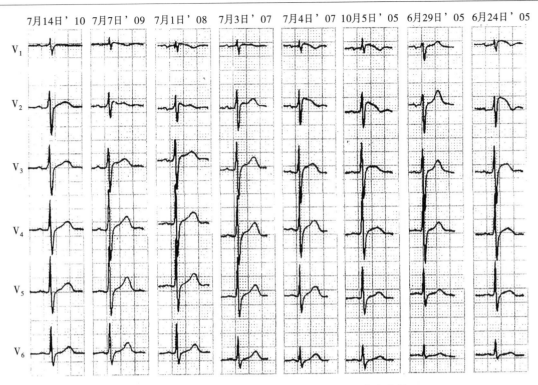

图 13-1-37　多次心电图记录到 Brugada 波的自发变换

患者男性，51 岁。1 型 Brugada 波伴心室颤动，多次心电图分析后发现，其心电图 Brugada 波可在 0~3 型之间反复转换，甚至变换为正常心电图（引自郭继鸿，2013）

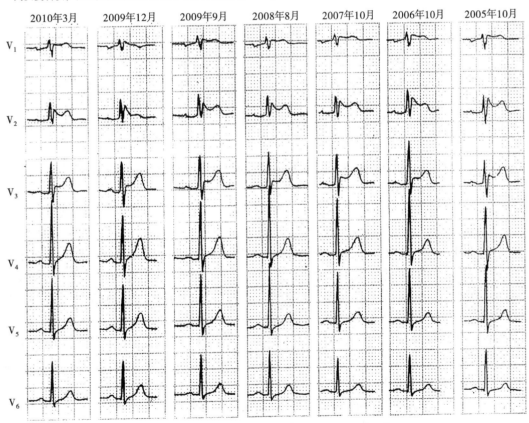

图 13-1-38　不伴心室颤动患者 Brugada 波的变化很小

患者男性，61 岁。平素无不适，无心室颤动动发作史。多年、多次心电图比较后看出，其心电图一直为 2 型 Brugada 波，心电图变化小（引自郭继鸿，2013）

2. 各型 Brugada 波自发转换的临床意义

（1）复极的多种离散与 2 相折返，Brugada 综合征的患者，特别是具有 I 型的患者，其复极改变有二种表现：①复极异常的持续时间长，1 相切迹的加深形成幅度较高的 J 波，2 相平台期部分或完全消失形成的 ST 段抬高，3 相圆顶形复极电位延迟出现而引起 T 波倒置。这三种改变累及了动作电位 1~3 相复极的全时程，使心电图心室复极的 J 波、ST 段、T 波均存在相应的改变；②复极过程中存在心室复极的多种离散，包括跨室壁的复极离散、心外膜与心内膜心肌细胞之间的复极电位差、以及空间复极的离散。表现为右心室心外膜不同位点的心肌细胞间存在较大的复极差别，即有些位点的心肌细胞 1 相后的复极呈完全丧失（平台期消失），而有些位点的右心室心外膜心肌细胞圆顶形复极电位仍然存在，只是出现时间推迟，这种心外膜不同位点的心肌细胞复极的差异称为复极的空间离散。多种形式的复极离散存在时，患者更易发生 2 相折返。因此，Brugada 综合征患者本身存在着多种明显的电不稳定性，进而能导致多形性室性心动过速与心室颤动的发生（图 13-1-39）

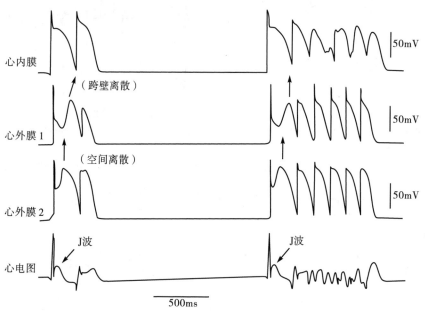

图 13-1-39　因存在多种形式的复极离散而导致 2 相折返性室速、心室颤动的发生（引自郭继鸿. 2013）

Brugada 综合征室性心动过速、心室颤动的发生，大多由室性期前收缩所诱发（触发性 R on T 室性期前收缩）。R on T 室性期前收缩的本质是发生了一次新的动作电位，新的除极活动常从动作电位时间较长的心内膜下和内膜层的心肌细胞传向动作电位时间较短的心外膜心肌细胞，或电激动从复极不稳定的部位（EAD 和圆顶形复极电位延迟出现的部位）传导到动作电位时间较短的部位。

Brugada 波可在多种因素的影响下，不断发生心电图图形与类型的变化，这些动态变化存在着 I_{to} 电流的依赖性，例如心率增快能使 I_{to} 电流减弱，使 J 波幅度变低甚至消失。此外，其他能影响 I_{to} 电流或心室激动的因素也能引起 Brugada 波的自发转换，包括各种抗心律失常药物，交感副交感神经活性的改变都能直接或间接影响 I_{to} 电流。

（2）0 型与 I 型 Brugada 波自发转换的临床意义：Take 提出的 0 型与 I 型 Brugada 波之间的转换是在去除各种常见影响因素的前提下发生的，使该心电图现象有重要而独立的临床意义。因为 I 型波的 T 波倒置是动作电位复极的进一步变化，即圆顶形电位延迟出现的结果。虽然此进右室心外膜不同部位的心肌细胞能混杂存在圆顶形复极电位的消失或部分消失，但总体是以延迟出现为主要改变。而 0 型的 T 波直立或浅倒置也提示右室心外膜心肌细胞的 2 相平台期消失或部分消失，使动作电位 1 相切迹后出现复极的"全或无"现象。这些提示，当心电图出现 0 型与 I 型 Brugada 波频繁转换时，提示患者心室复极的离散严重而不稳定，随时可能出现复极的严重紊乱，引发恶性室性心律失常。Take 的临床与动物实验均证实了这一结论，即心室颤动患者心室颤动发生的前、后 1 周内，这种自发转换十分活跃。

新近认为 0 型 Brugada 波的出现，以及与 I 型 Brugada 波之间的自发转换，提示患者存在严重的复极异常与不稳定，可视为 Brugada 综合征患者猝死预警的新指标。

（七）影响 Brugada 波的因素

（1）心率变化的影响：多数情况下，心率加快时 ST 段抬高的幅度降低，而心率减慢时 ST 段抬高的幅度增加，但也有相反的情况。

（2）运动的影响：运动可使心率加快及交感神经兴奋性增强而影响 ST 段，使其抬高幅度降低，但也有相反情况。

（3）自主神经影响：迷走神经兴奋时 Brugada 波更加明显，ST 段抬高幅度加大，并增加室性心动过速和心室颤动的自发和诱发。交感神经兴奋时：$V_1 \sim V_3$ 导联抬高的 ST 段可降低，甚至使 Brugada 波消失。

（4）药物：I a、I c 类及 III 类抗心律失常药物，α-受体激动剂（去甲肾上腺素）、M 受体激动剂（新斯的明、乙酰胆碱）和 β-受体阻滞剂均有助于 Brugada 波显现；而 β-受体激动剂（异丙肾上腺素），α-受体阻滞剂（酚妥拉明）等能够使异常的心电图改变恢复正常。还可见于一些影响心理精神的药物，如三环类抗抑郁药、四环类抗抑郁药、吩噻嗪类药物、遗传性 5 羟色胺再摄取抑制药，H_1-受体阻滞剂及可卡因中毒都可引起 Brugada 波样 ST 段抬高。此外，有报道维拉帕米和 β-受体阻滞剂因其对 L 型钙离子通道的阻断作用而有同样的 ST 段抬高的心电图表现。

（5）心动周期长短的影响：如在心房颤动长 R-R 间期时 ST 段抬高明显，心房颤动时心率越缓慢，ST 段抬高越显著。

从上述心率减慢、迷走神经兴奋增高、心动周期长 R-R 间期等时 ST 段抬高明显，这或许可解释患者晕厥与心室颤动发生的慢频率依赖性倾向，也可解释猝死多发生在夜间。

（6）体温：体温升高可使隐匿性 Brugada 综合征显露及激发室性心律失常。

（7）心肌缺血、代谢异常及电解质紊乱等，均可导致心电图异常的多变性、多态性。

（8）其他：如右心室流出道的传导延迟、缺血、纵隔肿瘤、感染性肿块、心包积液、体外电转复律后、高钙血症、高血胰岛素水平、急性冠脉综合征等均可引起 Brugada 波。

（八）I 型 Brugada 波的诱发

心电图上如能出现 I 型 Brugada 波对诊断有助。当临床及心电图可疑时，以及 Brugada 波不典型时，可通过以下方法诱发出 I 型 Brugada 波。

1. 将胸前 $V_1 \sim V_3$ 导联的电极向上移动 1~2 个肋间后再记录心电图（图 13-1-40）。

江茜等（2008）报道 8 例 Brugada 综合征患者的 Brugada 波特点：自发 I 型 Brugada 波 3 例，胸前导联记录电极抬高 1~2 个肋间描记心电图，出现 I 型 Brugada 波 4 例，II 型 Brugada 波 4 例；提高一个肋间描记心电图均转变为 I 型 Brugada 波、III 型 Brugada 波 1 例，提高一个肋间描记转变为 II 型 Brugada 波（图 13-1-41）。

2. 给予钠通道阻滞剂，常用阿义马林、氟卡胺、普罗帕酮和普鲁卡因胺等诱发（见下述）。

3. 其他情况也可诱发 I 型 Brugada 波，如电转复后、发热（包括热水浴后）、运动、葡萄糖胰岛素合剂，高钾或低钾血症、饮酒等。上述一些方法是不能在患者身上旅行的，而是患者如发生了上述一些情况后出现了对 Brugada 波的影响时，我们方可借鉴。

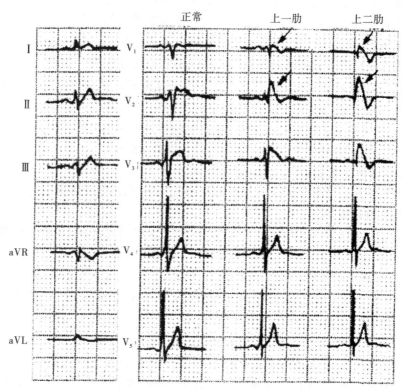

图 13-1-40　将胸前记录电极向上移 1~2 个肋间记录到 I 型 Brugada 波。(引自江茜, 等. 2008)

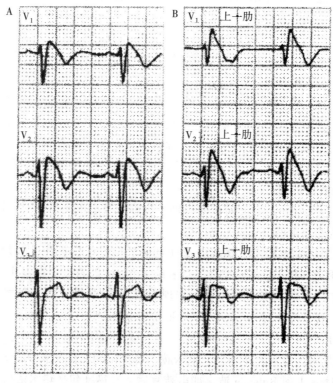

图 13-1-41　Brugada 综合征患者心电图

A: V_1~V_3 导联正常位置, B: V_1~V_3 导联正常高一肋间位置。(引自江茜, 等. 2008)

现已证实上述许多"诱发因素"（各种病因）所诱发出的 Brugada 波和临床表现，实际上是获得性 Brugada 综合征，它与上述原发性 Brugada 综合征相比，特点类似，但其累及患者的数量可能更多，引发猝死的情况可能更严重，需要临床医生高度关注与重视。详见第二节获得性 Brugada 综合征。

（九）Brugada 波与特发性 J 波

1. J 点和 J 波（Osborn 波）　J 点是指心电图 QRS 波与 ST 段的结合点或称交点，是心室除极时 QRS 波终末突然转化为 ST 段的转折点，标志着心室除极结束而复极开始。J 波是指当心电图 J 点离开基线而形成具有一定幅度、持续一定时间并呈圆顶状或驼峰状特殊形态时称为 J 波，但 J 波的振幅、持续时间无明确的标准（图 13-1-42）。

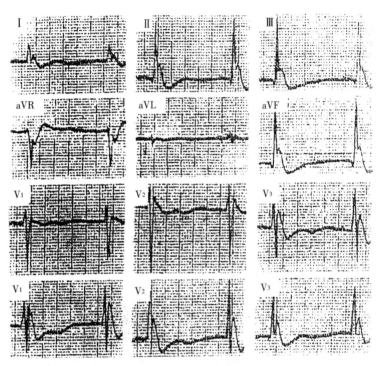

图 13-1-42　低温后（健康人）心电图示 J 波

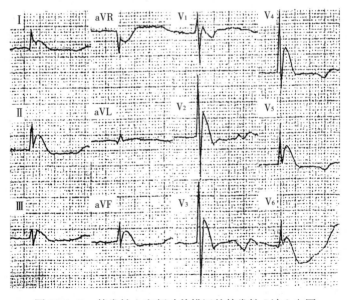

图 13-1-43　特发性心室颤动前描记的特发性 J 波心电图

2. 特发性 J 波　特发性心室颤动时心电图上出现明显的 J 波，因原因不明，称为特发性 J 波。特发性 J 波与一般 J 波形态、特性无差异，前者常有反复发作而原因不明的室性心动过速、心室颤动，甚至猝死（图 13-1-43）。心电图特点：①QRS 波有明显的 J 波，多数伴有 ST 段的缩短和抬高、Q-T 间期缩短及正常 T 波；②J 波以中胸导联 V_3、V_4 最为明显，可影响到 V_2、V_5 和 V_6 导联；③可出现右束支传导阻滞图形；④常有反复发作而原因不明的室性心动过速、心室颤动；⑤其他特点有：J 波也呈多样性，也受心率变化、运动试验、温度及自主神经的影响。

3. Brugada 波与特发性 J 波

（1）Brugada 波与特发性 J 波的相似点：①Brugada 波时 ST 段抬高的诊断标准是 $V_1 \sim V_3$ 导联上 J 点至少抬高 0.1mV；而特发性 J 波时其 J 点也呈一定幅度的抬高；②Brugada 波时有"右束支传导阻滞"改变；而特发性 J 波也可出现右束支传导阻滞；③Brugada 波与特发性 J 波均可有反复发作的室性心动过速、心室颤动。

（2）Brugada 波与特发性 J 波的鉴别点：Brugada 波时在 $V_1 \sim V_3$ 导联上 J 点抬高与 ST 段抬高形成穹隆型或马鞍型，或下斜型波形，并伴有 T 波倒置；而特发性 J 波是在 V_3、V_4 导联，甚至在 V_2、V_5 导联和 V_6 导联上 J 点抬高（J 波）常始于 R 波降支部分，与 R 波共同形成尖-圆顶状波形。

Brugada 综合征可合并一度房室传导阻滞及心房颤动。

4. Brugada 综合征与早期复极综合征　Antzelevitch 等、Yan 等认为，由于钠通道电流或钙通道电流的减弱，或瞬时外向钾电流（I_{to}），ATP 敏感的内向钾电流（$I_{K \cdot ATP}$）和 G 蛋白门控的内向钾电流（$I_{K \cdot ACh}$）或其他外向电流的增强，导致复极电流的外向变化，可导致 J 波综合征，包括 Brugada 综合征。但是尽管 J 波综合征与 Brugada 综合征有显著相似的细胞和离子机制，然而钠通道阻滞剂对早期复极综合征和 Brugada 综合征的不同作用，则证明了其基础的病理生理机制仍是不同的。因此，不能认为 Brugada 综合征是属于早期复极综合征。

（十）Brugada 综合征心电图的药物激发试验

鉴于 Brugada 综合征只有 60% 左右的病例呈现典型 Brugada 波，而 40% 的病例呈现隐匿性间歇，并且有多变性，对该病的诊断带来困难。近年来通过药物激发试验可使隐匿性变为显性，不典型者变为典型。但是它也会促发室性心律失常。

1. 药物激发试验的机制　Ⅰ类钠通道阻滞剂减少 I_{Na} 内流，使 I_{to} 电流相对更强，从而使右心室外膜心肌动作电位平台期缩短或消失，心内膜未受影，心内、外膜心肌复极电位差增大，产生特征性心电图改变，隐性 Brugada 综合征得以显露，或 ST 段抬高更为显著。Ⅰa 类抗心律失常药中阿义马林、普鲁卡因胺和双异丙吡胺阻滞 I_{Na} 内流，但不影响 I_{to}，可使隐性 Brugada 综合征显露及 ST 段抬高加剧；而奎尼丁具有同时阻滞 I_{Na} 和 I_{to} 的双重作用，对心电图异常可能有改善作用。Ⅰb 类抗心律失常药（美西律、利多卡因）对心电图无影响，Ⅰc 类强钠通道阻滞剂（氟卡胺、普罗帕酮）不仅显露心电图异常，还可能促发室性心律失常。

2. 适应证　①对高度怀疑是 Brugada 综合征，而心电图表现不明显者；②有猝死家族史者及年轻无器质性心脏病、反复晕厥猝死幸存而无 Brugada 波者；③欧洲心脏病协会心律失常组提出的Ⅱ型和Ⅲ型 Brugada 综合征。而Ⅰ型 Brugada 综合征心电图表现已很典型，药物激发试验无意义。

3. 药物激发试验所用的药物　2002 年欧洲心脏病协会心律失常组提出的 Brugada 诊断标准中推荐所用的药物为：①阿义吗啉，1mg/kg，按 10mg/min 速度注射。其试验敏感性、特异性最强；②氟卡胺，2mg/kg，最大剂量 10min 内注射 150mg；③普鲁卡因胺，10mg/kg，稀释后 100mg/min 静脉滴注，其试验敏感性、特异性略差（图 13-1-45）。

4. 药物激发试验的阳性标准　欧洲心脏病协会心律失常组提出的阳性标准：①$V_1 \sim V_3$ 导联 ST 段从基线抬高绝对值>2mm（不论是否合并右束支传导阻滞）；②Ⅱ型和Ⅲ型 Brugada 综合征经药物试验转为Ⅰ型者；③ST 段比试验前再增高 2mm，虽无Ⅰ型 Brugada 综合征的典型 ST-T 改变，也属试

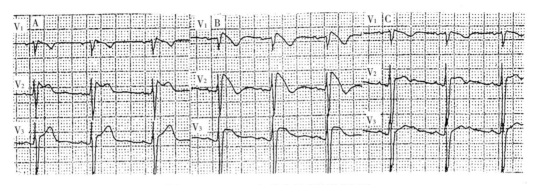

图 13-1-44　Brugada 综合征药物激发试验

A 图：试验前心电图为不典型 Brugada 波，仅 V_2 导联 ST 段抬高呈马鞍状；B 图：普鲁卡因静脉用药后，马鞍状变为下斜形（Ⅰ型）；C 图：口服奎尼丁后 V_1~V_3 导联 ST 段抬高明显改善

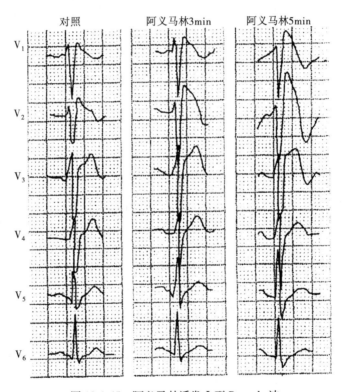

图 13-1-45　阿义马林诱发Ⅰ型 Brugada 波

患者男，35 岁，平素Ⅰ型 Brugada 波不典型，静推 50mg 阿义马林后记录 3min 和 5min 的心电图，与对照相比 3min、5min 后 V_1~V_2 导联出现典型的Ⅰ型 Brugada 波

验阳性；④药物试验后Ⅲ型 Brugada 综合征转为Ⅱ型者或 ST 段抬高<2mm 者暂不作定论，如药物试验后 ST-T 无改变者为试验阴性。Marco 等（1999）报道药物试验标准的符合率接近 90%。

5. 注意事项　由于药物试验不仅使 Brugada 综合征显露，还可促发室性心律失常，或增加恶性心律不稳定倾向，故应注意：①对药物激发试验应持谨慎态度，不能作为常规临床应用；②应在有心肺复苏设备的病房内进行，同时持续 12 导联心电图及血压监测；③预先建立静脉通路以便及时抢救；④若试验阳性、出现室性心律失常（包括室性期前收缩）或 QRS 波比原来增宽≥30%，应立即停药；⑤监测措施必须持续至心电图正常为止；⑥氟卡胺半衰期 20 小时；阿义马林半衰期为数分钟；普鲁卡因胺半衰期为3~4小时，在此期间仍需严密观察；⑦出现严重心律失常，应立即停药，并静脉滴注异丙肾上腺素，速度1~3μg/min；出现室速、室颤者应电击复律（图13-1-46）。

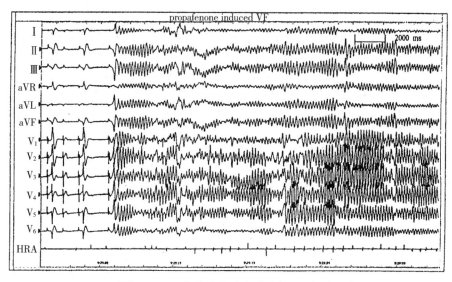

图13-1-46　药物激发试验时诱发心室颤动

患者男性，31岁，Brugada综合征患者，当静脉注射普罗帕酮105mg行激发试验时出现频发室性期前收缩及心室颤动（引自单其俊，2005）。

6. 药物激发试验结果评价　目前对于药物试验的敏感性（基因诊断作为金标准）、重复性和特异性尚存在争议。2004年Homg等报道对4个SCN5A基因突变家系共147例家族成员进行了阿义吗啉药物试验和基因评价：对可疑的104例Brugada综合征家系成员进行了心电图和遗传学评价，其中24例基础心电图阳性明确诊断，其余71例进行了阿义吗啉药物激发试验。其中35例基因携带者进行了药物试验，28例为阳性，7例为阴性。其敏感性、特异性、阳性和阴性预测值分别为80%（28/35）、94.4%（34/36）、93.3%（28/30）和82.9%（34/41）。药物试验使SCN5A基因突变Brugada综合征基因携带者的外显率由32.7%提高到78.6%。这一研究是以SCN5A基因突变携带者基因资料作为金标准进行的药物试验的评价。

上述药物已成为获得性Brugada综合征的病因。今后药物激发试验是否能继续应用，是应着重考虑的问题。因其风险太大。

（十一）Brugada综合征并发的心律失常

Brugada综合征心电图变化与心律失常发生的关系：典型的Brugada综合征心电图变化不是导致心律失常的必要条件，其心律失常发生的基质是：电流变化导致心外膜动作电位穹隆波的下降或消失。这个明显跨膜复极电位的变化形成了一个易损窗，室性期前收缩落在这个窗口容易导致折返性心律失常，即通过动作电位2相折返引起局部重新激动，特别是当联律间期非常短的室性期前收缩落在易损窗时，促使折返发生而导致室性心动过速或心室颤动。动脉灌注右心室楔形模型及Brugada综合征右心室流出道外膜表面单向动作电位的记录均支持此设想的机制。

Brugada综合征患者是原发性心电疾病，其基因突变造成的离子通道异常，不仅局限于心室肌，还可以累及心房肌、传导系统等其他部位而引发相应的各种心律失常。并且Brugada综合征还可以与其他SCN5A基因突变所致的原发性心电疾病共存而表现出各种不同的心律失常。

1. Brugada综合征伴发室性心动过速、心室颤动　Brugada波（主要是I型）+自发的室性心动过速/心室颤动才能诊断为 Brugada 综合征，其中伴有室性心动过速/心室颤动、晕厥病史者，或夜间猝死幸存者的诊断最为确定。室性心动过速大多表现为多形性室性心动过速。它很易蜕变为心室颤动。

Antzelevitch 等（2005）报道 Brugada 综合征患者的心室颤动常发生在夜间，其中 50% 的患者为无症状性心室颤动。心室颤动持续的时间可能极短、自然恢复，或经 ICD 放电治疗复律。而患者正处于在夜间睡眠中，未能觉察心室颤动的发生或 ICD 的电击，这会影响诊断。

Brugada 等（2004）报道 59 例随访过程中室性心动过速/心室颤动的发生率，在自发 Brugada 波患者中为 26%；诱发 Brugada 波患者中为 10%。在 HV 间期>55ms 患者中，室性心动过速/心室颤动的发生率为 66%，远高于 HV 间期正常者。

2. Brugada 综合征伴发房性心律失常

（1）Brugada 综合征伴发心房颤动

1）发生率：为 6%~53%。Sacher 等（2006）是最大的调查报告，发生率为 10%。HV>55ms 者比 HV 正常者更易发生房性心律失常，发生率分别是 66% 和 8.5%；Eckardt 等（2001）和 Itoh 等（2001）分别报道为 27.8%（5/18 例）和 30%（9/30 例）。Brugada 综合征患者伴发自发心室颤动的患者可出现阵发性心房颤动。

2）发生机制：以心内电生理检查证实 Brugada 综合征患者的 P 波持续的时间较正常人群明显延长。房室传导减慢。动态心电图显示患者房性心律失常由房性期前收缩所触发。期前收缩和 P-on-T 现象是肺静脉起源或是 2 相折返机制。患者发生心房颤动的心房易损性增高。其原因有认为与不应期或复极化离散度增加有关。也可能与早后除极引起的动作电位延长有关。

3）分子遗传和电生理机制：已证实 SCN5A、CACNA1C 及 CACNB26 基因突变，与 Brugada 综合征和心房颤动并存的致病关联性，在具有 SCN5A 基因突变的家族中，38% 有扩张型心肌病，43% 有心房颤动。研究已证明 I_{to} 通道在 Brugada 综合征的电生理致病机制中的作用，现发现心房 I_{to} 增加引起心房颤动的机制是由于心房配对间期缩短导致。

迷走神经活动异常，即可引起 ST 段抬高又可导致房室传导减慢，还可引发阵发性心房颤动。Brugada 综合征患者心房颤动多出现在夜间，推测夜间迷走张力高于白天所致。但发现夜间迷走神经张力增高只是在交感去除的情况下出现。交感神经调节主由负责 2 相折返的 L 型钙通道控制。Brugada 综合征的致心律失常机制与动作电位穹隆不均一消失和 2 相折返有关。夜间交感失活，能降低 L 型钙通道钙电流，从而导致动作电位的穹隆的消失。日间交感神经紧张有助于维持动作电位穹隆以预防心律失常，这或许能解释为什么 Brugada 综合征患者多发生在夜间猝死。

（2）Brugada 综合征伴发房性心动过速：Bordachar 等（2004）对 59 例 Brugada 综合征患者随访 34±13 个月发现自发房性心动过速的发生率为 20%，并认为 Brugada 综合征伴发房性心动过速时发生心室颤动的危险性更大。

3. Brugada 综合征伴发室上性心动过速　Eckardt 等（2001）报道 35 例 Brugada 综合征患者有 6 例（14%）发生了房室结折返性心动过速；35 例中有 2 例（6%）合并预激综合征伴房室折返性心动过速。Mok 等报道 1 例 Brugada 综合征患者在窦性心律时和房室结折返性心动过速发作时均伴有 I 型 Brugada 波，并在电生理检查中诱发出持续的心房扑动和心室颤动。

4. Brugada 综合征伴发病态窦房结综合征、窦性心动过缓、窦性停搏、窦房阻滞迷走神经张力增加时 Brugada 综合征患者心电图可以出现窦性心动过缓。J 波和 ST 段抬高更明显，心室颤动发作次数也相应增加。一例植入 ICD 患者在 4 周内心室颤动发作 5 次，发作前均伴显著窦性心动过缓，给予心室起搏（频率 90 次/分）有效防止心室颤动的发生。

Sumiyoshi 等（2005）报道 5 例中，有 3 例伴有窦性停搏（>3s）。王红宇（2010）报道一例合并窦性停搏。有作者报告一例尸检结果，发现窦房结细胞出现显著的脂肪沉积及纤维变性，窦房结细胞数量减少 50%。

5. Brugada 综合征伴发完全性右束支传导阻滞　Ⅰ型 Brugada 波（类似右束支传导阻滞）是反映心室的复极异常，而完全性右束支传导阻滞是属于心室除极异常。二者有本质的不同。但 Brugada 综合征可以同时合并右束支传导阻滞。完全性右束支传导阻滞能够掩盖右胸导联的 ST 段抬高，而典型的右胸导联 ST 段抬高是诊断 Ⅰ型 Brugada 波的重要标准。因此准确判断右束支传导阻滞时是否合并Brugada 综合征具有重要的临床意义。

（1）Ⅰ型 Brugada 波与完全性右束支传导阻滞合并存在时的鉴别：当二者同时存在时，随着阻滞程度加重，QRS 波群增宽，ST 段由轻微抬高转变为压低图形，即从部分掩盖 Brugada 波转变为完全掩盖 Brugada 波。QRS 波时限 120ms 时，V_2、V_3 导联 ST 段分别抬高 0.2ms、0.18ms（图 13-1-47A）；QRS 波时限 170ms 时，V_1、V_2 导联 ST 段压低（图 13-1-47B）。

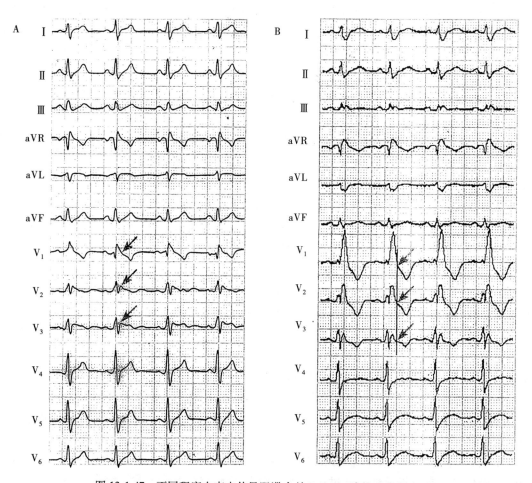

图 13-1-47　不同程度右束支传导阻滞合并 Brugada 波的心电图表现

A. QRS 波时限 120 毫秒时，V_2、V_3 导联 ST 段分别抬高 0.2 毫秒、0.18 毫秒；

B；QRS 波时限 170 毫秒时，V_1、V_2 导联 ST 段压低，箭头所示为 J 点（引自高英，2012）

完全性右束支传导阻滞时，QRS 波指向右前上方，在 V_1、V_3R、V_4R 导联产生顿挫而高大的 R′波，而在这些导联，ST-T 向量方向与 QRS 波群相反，因此在显著 R′波出现的导联产生 ST 段压低、T波倒置。这种完全性右束支传导阻滞继发的复极改变是能够完全或部分掩盖 Brugada 综合征 ST 段抬高。

如以短房室间期进行右心室心尖部起搏，与经希浦系统下传的激动形成室性融合波，使右心室激动延迟得到减轻，则 QRS 波时限缩短，从而显露出典型的穹隆型 ST 段抬高，在 V₁、V₂ 导联表现为 Brugada 综合征的特征性的复极图形（图 13-1-48）。对经右心室起搏后显露出穹隆型 Brugada 波的病例再进行阿义马林激发试验，给药前 V₁、V₂ 呈完全性右束支传导阻滞、ST 段压低、T 波倒置。给药达高峰时出现 ST 段显著抬高（图 13-1-49），证实经右心室起搏方法的准确性。因此，在完全性右束支传导阻滞时，即使右胸导联出现轻微 ST 段抬高，也应考虑是否存在 Brugada 综合征。右心室心尖起搏是很好的鉴别方法。

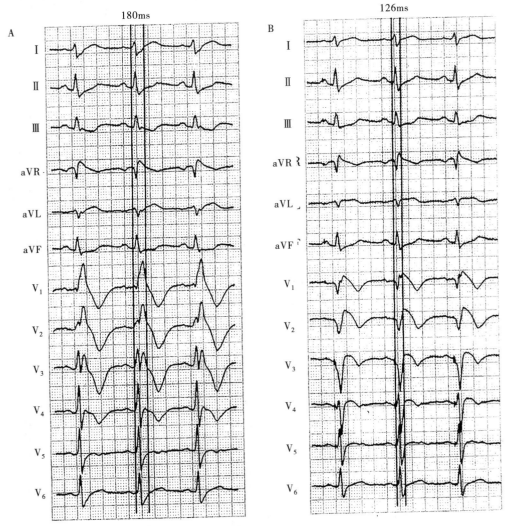

图 13-1-48　起搏前后心电图

A 图示：自身激动经房室结下传，右心室激动延迟，呈右束支传导阻滞图形，QRS 波时限 180ms；

B 图示：右心室心尖起搏形成室性融合波，减轻右心室激动延迟，QRS 波时限 126ms，显著穹隆型 ST 段抬高呈 Brugada 波，（引自高英，2012）

（2）Ⅱ、Ⅲ型 Brugada 波与不完全性右束支传导阻滞的鉴别：Ⅱ、Ⅲ型 Brugada 波的 ST 段抬高为≥0.1mV 和<0.1mV，T 波双向或倒置，需经药物试验等转变为Ⅰ型波才具有诊断价值。Stephane、Chavallier 等提出了鉴别Ⅱ、Ⅲ型 Brugada 波与不完全性右束支传导阻滞的心电图标准。如下述：

在出现不完全性右束支传导阻滞图形的 V₁ 和（或）V₂ 导联测量两个指标：α 和 β 角。α 角是垂线和 γ′波降支之间的夹角，β 角是 S 波升支和 γ′波降支之间的夹角（图 13-1-50）。α 角>50°或 β

角>58°可诊为 Brugada 波；α 角<50°或 β 角<58°可诊为不完全性右束支传导阻滞。

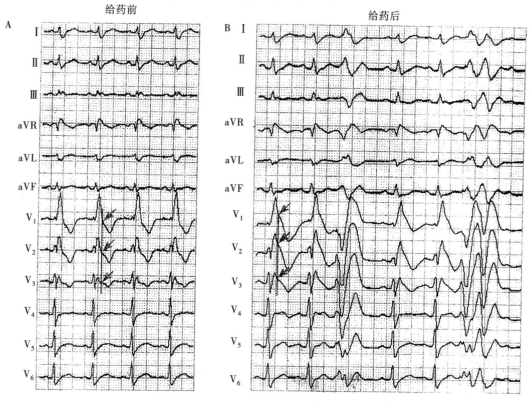

图 13-1-49　阿义马林给药前后心电图改变

A 图示：给药前 V₁、V₂ 导联 ST 段压低，T 波倒置，QRS 波时限 170ms。

B 图示：给药后，ST 段显著抬高，V₁ 导联抬高 0.3mV，V₂ 导联抬高 0.45mV。箭头所示为 J 点。（引自高英，等. 2012）

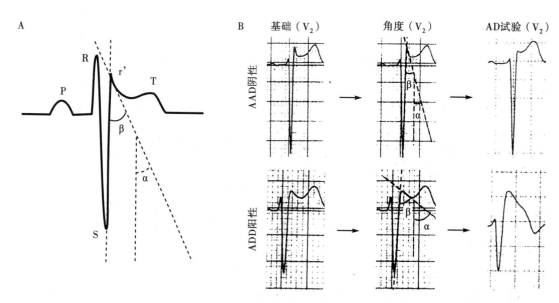

图 13-1-50　药物激发试验前后测量 α 角和 β 角

A. 在 V₂ 导联测量 α 角和 β 角；B. 上、下两组分别为药物激发试验阴性和阳性患者，第 1 列为试验前 V₂ 导联波形；第 2 列为测量的 α 角和 β 角，阴性组分别为 11°和 15°，阳性组为 59°和 66°；第 3 列为药物激发试验诱发的心电图（引自高英. 2012）

测量方法：描记 12 导联心电图，扫描并扩增 10 倍后，测量 α 角和 β 角。试验证实其重复性好。当 α 角和 β 角的临界值分别为 50°和 58°时，α 角的敏感性为 71%，特异性为 79%；β 角敏感性 79%，特异性 83%。提示它们能鉴别 Ⅱ、Ⅲ 型 Brugada 波与不完全性右束支传导阻滞。

6. Brugada 综合征与 SCN5A 基因突变相关的心律失常共存。

（1）Brugada 综合征与长 QT 间期综合征共存，其特点为：①在 SCN5A（1795insD）突变的一个大家系中出现 LQT3 和 Brugada 综合征共存，而且同一患者可以既表现有典型的 Brugada 波，又伴有 QT 间期延长；②突变基因的携带者夜间猝死率高；③其中部分患者电生理检查有心动过缓依赖性 QT 间期延长，窦房结功能障碍，心房肌、心室肌及心脏传导系统障碍。

（2）Brugada 综合征与心脏传导障碍：SCN5A 突变可以引起心脏传导障碍，也是一种原发性心电疾病。主要表现在房内、房室结、束支及室内传导延迟。病变呈进行性。如进展至三度房室传导阻滞时，可出现晕厥、猝死。心电图表现为 P 波及 P-R 间期时限延长，QRS 增宽等。

Rossenbacker 等（2004）报道 Brugada 综合征一家系中先证者心电图 Ⅱ 型 Brugada 波，心内电生理检查有广泛的心脏传导障碍。先证者之兄表现有阵发性心房扑动，P-R 间期延长、QRS 波时限延长。诊为 Brugada 综合征及心脏传导障碍，植入 ICD 放电终止心室颤动一次。Probst 等（2006）对 78 例确定为有 SCN5A 基因突变的 Brugada 综合征患者，其中 41 例有右束支传导阻滞，6 例有双侧束支传导阻滞，5 例完全性房室传导阻滞，植入了 ICD。SCN5A 突变者比非基因突变带者显著延长。并认为心脏传导障碍 Lenegre 病是 SCN5A 基因突变的 Brugada 综合征患者常见的表现之一。

7. Brugada 综合征与心房静止、遗传性窦房结功能障碍共存。

【诊断】

（一）ESC 建议标准

2002 年欧洲心脏病协会（ESC）心律失常组提出一个暂时的 Brugada 综合征建议诊断标准，指出在下列情况下，应强烈考虑 Brugada 综合征。

1. 无论是否应用钠通道阻滞剂的患者，若无其他引起心电图异常的情况时，右胸前导联（$V_{1~3}$）出现 1 个 Ⅰ 型 ST 段抬高（穹隆型），且伴以下情况之一：有记录的心室颤动、自动终止的多形性室性心动过速、心脏性猝死的家族史（<45 岁）、家系成员中"穹隆型"心电图改变，电生理检查中室性心动过速或心室颤动的可诱导性、晕厥或夜间猝死。

若仅有以上心电图特征，称为"特发性 Brugada 综合征样心电图改变"，而不能称 Brugada 综合征。

2. 基础情况下超过 1 个以上右侧胸前导联 Ⅱ 型 ST 段抬高（马鞍型），在应用钠通道阻滞剂，进行药物激发试验时转变为 Ⅰ 型 ST 段抬高，其意义等同于以上"情况之一"的 Ⅰ 型 ST 段抬高。在伴有 1 个或更多的临床表现（见"情况之一"）时，药物激发的 ST 段抬高值超过 2mm 应增加 Brugada 综合征的可能性。基于目前对 Brugada 综合征的有限认识，药物激发试验阴性者（即对钠通道阻滞剂的反应为 ST 段毫无改变）不太可能患有 Brugada 综合征；对药物激发的 ST 段抬高<2mm 者，尚不能作结论。

3. 基础情况下超过 1 个以上右侧胸前导联 Ⅲ 型 ST 段抬高（马鞍型），在应用钠通道阻滞剂进行药物激发试验时，转变为 Ⅰ 型 ST 段抬高，其意义等同于以上"情况之一"的 Ⅰ 型 ST 段抬高并应接受相应的疾病筛检。对药物激发的 Ⅲ 型 ST 段抬高转变为 Ⅱ 型 ST 段抬高，尚不能作结论。

对不完全符合以上建议标准（如 J 波抬高幅度仅 1mm 的 Ⅰ 型心电图表现）但又符合 1 个或多个以上提出的临床标准者，应慎重考虑。多数情况下，药物激发试验会揭示出 Brugada 综合征。此外，对这些和其他提到过的病例，电生理检查可能有帮助。

（二）ESC 报道标准

2005 年欧洲心脏学会（ESC）专家共识报道中指出，Brugada 综合征新的诊断要点是：

1. >1个右胸导联（$V_1 \sim V_3$）出现 I 型 Brugada（下斜型 ST 段抬高≥2mm，T 波负向）表现，排除其他引起 ECG 异常的情况，无论是否应用钠通道阻滞剂，且伴以下情况之一：记录到心室颤动、多形性室性心动过速、心脏性猝死的家族史（<45岁）、家系成员中有"下斜型"ECG 改变、电生理检查可诱发室性心动过速/或心室颤动、晕厥或夜间极度呼吸困难，可诊断为 Brugada 综合征。若仅有以上 ECG 特征，称为"特发性 Brugada 样 ECG 改变"。

2. 基础情况下>1个右胸导联（$V_1 \sim V_3$）出现 II 型（马鞍型 ST 段抬高，起始部分抬高≥2mm，下凹部分抬高<1mm）。Brugada ST 段抬高，应用钠通道阻滞剂后转变为 I 型，并存在一个或更多的上述临床表现时，也可诊断为 Brugada 综合征。

（三）与诊断有关的几个问题的专家共识

1. Brugada 综合征为隐匿性心电图　可首先应用钠通道阻滞剂揭示心电图改变，发热和迷走神经兴奋剂也可以使心电图表现出来（图13-1-51）。基线心电图已表现为 I 型改变的无症状患者一般不主张应用药物激发试验，因为进一步的诊断价值有限，预后价值不清楚，而且诱发心律失常的试验有一定的风险。揭示 Brugada 综合征药物的推荐剂量与前述相同。

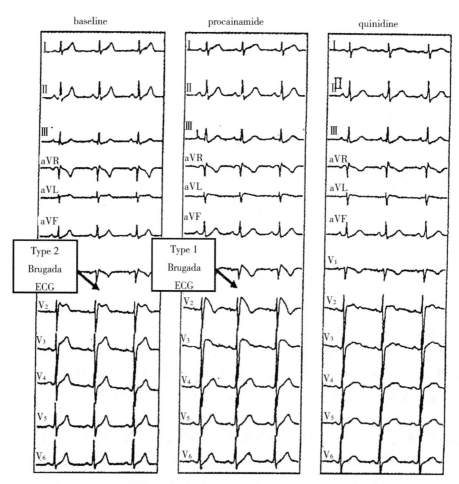

图13-1-51　无症状 Brugada 综合征的药物诱发试验

一例26岁无症状 Brugada 综合征12导联 ECG。左图：基础状态，II 型 ECG 改变表现为 V_2 导联 ST 段马鞍形抬高。中图：静脉应用普鲁卡因酰胺750mg，II 型 ECG 转为 I 型 ECG，表现为 ST 下斜形抬高。右图：几天后口服奎尼丁（1500mg/d，血清奎尼丁水平2.6mg/L），右胸导联 ST 段转变为非特异性改变。基础状态、静脉应用普鲁卡因酰胺时均可诱发 VF，而应用奎尼丁后不能诱发（引自刘文玲等，2005）

2. 可以引起心电图 Brugada 样改变的其他因素　应该除外其他引起晕厥的疾患（详见鉴别诊断）。Brugada 样心电图改变偶尔表现在直流电复律后的数小时，尚不清楚是否系 Brugada 综合征的基因携带者。

3. 个别患者心电图改变可表现在下壁导联或左胸导联 ST 段抬高，有些病例为 SCN5A 突变。有些病例将右胸导联置于较高位置（第二肋间）可以增加发现心电图改变的敏感性，无论是否应用激发药物（图 13-1-52）。尽管先前报道未发现对照组高位 $V_1 \sim V_3$ 导联显示 I 型 ST 段抬高，但需要更大规模前瞻性对照研究排除这种方法的假阳性。

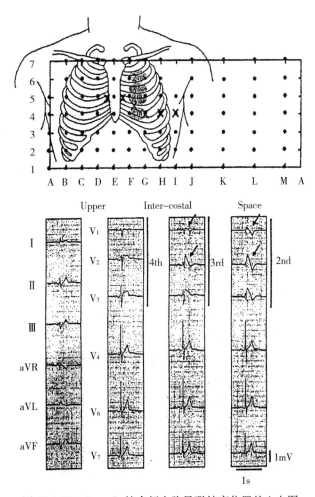

图 13-1-52　Brugada 综合征右胸导联较高位置的心电图

4. 有时 Brugada 综合征 Q-T 间期略延长　右胸导联 Q-T 间期延长较左胸导联明显，可能由于右室心外膜动作电位时程延长更明显。除极延长包括 P 波时程、P-R 间期和 QRS 的时程延长，特别是 SCN5A 突变的患者。P-R 间期延长可能反映 H-V 传导延迟。近来有报道个别 Brugada 综合征患者的 Q-T 间期可明显缩短为"短 Q-T"。

5. ST 段抬高也见于许多良性或恶性病理生理状态，与 Brugada 综合征 ST 段抬高的鉴别诊断有时非常困难，特别是当 ST 段略抬高而氟卡尼、阿义吗啉、普鲁卡因胺、双异丙吡胺、普罗帕酮和吡西卡尼这些钠通道阻滞剂缺乏特异性情况下。

6. 当患者以房性或室上性心动过速为首发症状就诊时，通常不容易想到 Brugada 综合征的诊断。

但当其发生房性心律失常如心房扑动、心房颤动、房性心动过速无法解释的晕厥时，应想到 Brugada 综合征的可能，并积极寻找诊断依据。

7. 2005 年 Brugada 综合征临床诊断专家共识意见如表 13-1-5。

表 13-1-5　Brugada 综合征专家共识意见的诊断标准

必备条件	其他条件
自发或诱发的 I 型 Brugada 波	①本人有心室颤动或多形性室性心动过速
	②本人有晕厥或夜间濒死样呼吸
	③本人电生理检查诱发室性心动过速
	④有 45 岁以下猝死的家族史
	⑤家族成员出现穹隆型上抬型心电图改变（I 型 Brugada 波）

注：必备条件+任何一条其他条件，Brugada 综合征诊断成立

从表 5 中的意见是：必备条件+任何一项其他条件即可诊断为 Brugada 综合征。

8. Brugada 综合征患者除发生室性心动过速、心室颤动等恶性室性心律失常外，还可伴发其他快速性或缓慢性心律失常，也可与 SCN5A 突变有关的一些原发性心电异常疾病共存而表出多种心律失常，加深对他们的认识，对于 Brugada 综合征的明确诊断、预后估计及治疗方案的选择有重要价值。

【鉴别诊断】

（一）与其他原因导致右胸导联 ST 段抬高的鉴别

在考虑作出 Brugada 综合征临床诊断时，应除外以下可导致右胸导联 ST 段抬高的其他原因：①急性前间壁心肌缺血或梗死；②右束支或左束支传导阻滞；③左心室肥厚；④左心室室壁瘤；⑤右心室梗死；⑥急性心肌炎；⑦主动脉夹层动脉瘤；⑧急性肺栓塞；⑨各种中枢和自主神经系统异常；⑩杂环类抗抑郁药过量；⑪杜兴肌营养不良；⑫遗传性运动失调；⑬维生素 B_1 缺乏；⑭高钾血症；⑮高钙血症；⑯纵隔转移瘤压迫右心室流出道；⑰可卡因中毒；⑱3 型长 Q-T 综合征；⑲致心律失常性右心室心肌病；⑳运动负荷试验所诱发等。

（二）与致心律失常性右心室心肌病鉴别

致心律失常性右心室心肌病（ARVC）常有右心室心脏结构异常的证据，心电图上出现 ARVC 特征性的 Epsilon 波。而 Brugada 综合征无此特征鉴别并不困难。但是当 ARVC 的心脏结构异常呈隐匿性，而心电图与 Brugada 波相似时，二者的鉴别有困难。此时药物激发试验可能有助于鉴别。二者的鉴别诊断如（表 13-1-6）。

表 13-1-6　致心律失常性右室心肌病（ARVC）与 Brugada 综合征的鉴别诊断

临床特点	ARVC	Brugada 综合征
好发年龄（岁）	25~35	35~40
性别（男：女）	3：1	8：1
分布地区	世界范围	世界范围
遗传	常染色体显性（隐性）	常染色体显性（不完全外显）

临床特点	ARVC	Brugada 综合征
染色体	1，2，3，10，14（17）	3
基因	hRYR2	SCN5A
症状	心悸、晕厥、猝死	晕厥、猝死
伴随因素	运动	睡眠、静息
影像	右心室形态和功能异常，也可侵犯左心室	正常
病理	纤维脂肪变性	正常
复极（ECG）	胸前导联 T 波倒置	$V_{1\sim3}$ 导联 ST 段抬高和/或 T 波倒置
除极（ECG）	ε 波	右束支传导阻滞/电轴左偏
房室传导	正常	50%P-R/H-V 间期延长
房性心律失常	后发生的（继发性）	早期发生的（原发性 10%~25%）
心电图改变	固定不变（绝大多数）	动态变化
室性心律失常	单形性室性心动过速/心室颤动	多形性室性心动过速/心室颤动
心律失常机制	瘢痕依赖性	2 相折返
Ⅰ类抗心律失常药物	↓	↑
Ⅱ类抗心律失常药物	↓	↑
Ⅲ类抗心律失常药物	↓	-/↑
Ⅳ类抗心律失常药物	-/↓	-
β-受体激动剂	↑	↓
预后	猝死，心力衰竭	猝死

注：箭头表示 ST 段抬高的变化；↑：增加；↓下降；-/：如果变化也很小；ARVC：致心律失常右室心肌病。

（三）与男性在正常范围内的右侧胸前导联 ST 段抬高鉴别

其 ST 段的抬高与Ⅱ型或Ⅲ型 Brugada 波相似。药物激发试验可助鉴别。

【危险分层】

Brugada 综合征的临床危险分层对诊断、治疗、预后等都非常重要。但分层方法也不完全一致。有以下一些分层方法。

1. Priori（2002）基于心脏骤停的危险提出了将 Brugada 综合征患者分为 3 组的危险分层：

A 组（高危组）

基础状态下 ST 段抬高并有晕厥发作史。在 Priori 等报道的 200 例 Brugada 综合征患者中有 10% 属于本组。其中有 44% 的患者有心脏骤停发作。治疗首选 ICD。

B 组（中危组）

基础状态下 ST 段抬高≥2mm，但无晕厥史。在 Priori 等报道的 200 例 Brugada 综合征中有 41% 属于本组，其中 14% 的患者有心脏骤停发作。Priori 对本组的治疗尚未确定。

C 组（低危组）

遗传学检测阳性，但临床表现为阴性（静息基因携带者）或经药物激发试验才出现阳性心电图表现。在 Priori 等报道的 200 例 Brugada 综合征患者中有 49% 属于本组。在 40 年的长期随访中，仅

5%的患者有心脏骤停发作。本组患者如一旦出现晕厥、心悸等症状，就应立即对其重新评估。本组患者应避免使用强钠通道阻滞剂和三环类抗抑郁药。

2. 最近一项 574 例 Brugada 综合征报道，对其进行了危险分层：①Brugada 综合征患者发生心律失常性猝死危险性很高，包括未发生过心脏骤停的患者。随访 24~33 个月有 8.2%的患者至少发生过一次心室颤动。自发性Ⅰ型心电图异常的患者比钠通道阻滞剂诱发者一生中发生心律失常的危险高 7.7 倍；②男性是猝死的另一个危险因素。男性患者发生猝死的危险性比女性高 5.5 倍；③程序刺激诱发出持续性室性心律失常是一个重要的危险因素，比未诱发者猝死危险高 8 倍。程序刺激部位为右心室心尖部，刺激周长≥200ms，可增加到 3 个额外刺激。如未能诱发，可刺激右心室流出道。EPS 的预测价值是基于刺激右心室心尖部的资料获得的。

3. 张萍（2009）认为 Brugada 综合征的猝死生还者是危险分层最高的人群。因为半年内晕厥再发率为 19%，猝死再发率为 8%。此外，下述因素也是 Brugada 综合征危险分层的重要指标：

（1）自发Ⅰ型 Brugada 波，这类患者发生致命性室性心律失常的概率较无自发性Ⅰ型 Brugada 法患者高 7.7 倍。自发性Ⅰ型 Brugada 波患者较药物诱发的Ⅰ型 Brugada 波患者，更易发生心室颤动或猝死。

（2）男性 Brugada 综合征患者发生心脏性猝死的风险比女性高 5.5 倍。

（3）程序刺激诱发出持续性恶性室性心律失常也是猝死的高危因素，该类患者发生心脏性猝死的风险是未诱发出者的 8 倍。但有争议进行 Brugada 综合征猝死风险评价时，需综合分析上述因素，以便对 Brugada 综合征患者进行较全面的危险评估（图 13-1-53）

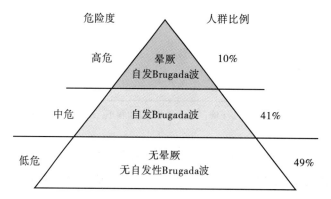

图 13-1-53　Brugada 综合征患者危险分层的金字塔（引自张萍，2009）

4. 较全面的危险评估　近年来由于诊断水平的提高，发现的病例明显增多。而 Brugada 综合征患者的临床症状从全无到猝死的变动范围很大，死亡率高。所以确切可行的危险分层方法对于患者危险性的判断十分重要。上述方法不能满足需要，故应进行较全面的危险评估。已有一些报告如下述：

（1）基因和家族史：尚不能作为有效分层的指标。因为：①由 SCN5A 基因突变导致的 Brugada 综合征只占全部患者的 18%~30%，而基因突变并不增加发生室性心动过速/心室颤动猝死的风险；②家族性 Brugada 综合征并不比散发性患者的猝死率高；③有阳性家族史者并不能提示预后不良。对于亲属中出现有因 Brugada 综合征猝死的患者，其死亡风险并不高于对照组，故猝死的家族史尚不能作为有效的分层指标。

（2）性别：为猝死的一个独立危险因子。许多报告证实，男性发病率高达女性的 8 倍（或以上），发生猝死的危险性比女性高 5.5 倍，其原因是男女间的性激素水平差异和心脏离子通道亚单位表达差异。故男性成为危险因子。

（3）病史：可成为预测的危险因子。Probst 等（2010）报道的八组人数最多的 FINGER 研究，患者经平均随访 31.9 个月，发现有晕厥、猝死及室性心动过速、心室颤动病史的患者，心血管事件的发生率明显增加，其中有心源性猝死病史的患者为 5%~11.5%；有晕厥病史患者为 0.5%~5.4%；而无症状的患者每年心血管事件的发生率为 0.5%。

（4）心电图

1）自发性 I 型 Brugada 波是预测的危险因子。因为它比无自发性 I 型 Brugada 波高 8 倍。比药物激发的 I 型 Brugada 波患者高 7.7 倍。对于偶尔出现 I 型 Brugada 波者，只要无症状，心脏事件的发生率很低。对无症状的 I 型 Brugada 波者和药物激发出现 I 型者的预后无明显差异。此外，心电图示 I 型和非 I 型之间发生自发性转换以及 I 型波出现时间较长者均显示易于发生心室颤动。

2）0 型 Brugada 波的发现与提出，以及与 I 型 Brugada 波之间的自发转换，也提示这些患者存在着严重复极异常与不稳定，也是 Brugada 综合征患者猝死预警的新指标。

3）T 波：T 波电交替是独立的、高度的危险因子。Morita 等（2003）的研究发现，药物激发试验不仅使 Brugada 综合征心电图显现，而且 T 波电交替也被显现。Tada 等（2008）也指出有症状的患者中出现 T 波电交替的比例明显高于无症状患者。T 波电交替的出现导致室性心动过速/心室颤动、猝死的发生率极高。

4）Tp-Te 值延长 ≥120ms 可作为危险分层指标。王劲风等（2007）报道在有心脏事件的 16 例 Brugada 综合征患者中有 11 例（68.8%）Tp-Te 值 ≥120ms。在记录临床心室颤动发作患者的 8 例中 100% 有 Tp-Te 值均 ≥120ms。在电生理检查诱发心室颤动的 7 例患者中有 7 例（71.4%）Tp-Te 值 ≥120ms。而无心脏事件的 Brugada 综合征患者及阵发性室上性心动过速患者中 Tp-Te 值 ≥120ms 患者的比例分别为 1/7（14.3%）和 2/20（10.0%）。Castro 等（2006）对 29 例 Brugada 心电图样改变的患者，发现所有 Tp-Te≥120ms 的 Brugada 患者在随访 60 个月中均有心脏事件发作，而 Tp-Te<100ms 的 Brugada 综合征患者，在相同随访时间中仅 30% 患者发生心脏事件。一些研究报告指出 Tp-Te 值增加与 Tdp（尖端扭转型室性心动过速）或长 QT 综合征患者心源性猝死的危险性增大相关。

Brugada 综合征患者由于 SCN5A 基因突变导致了钠通道电流密度下降，破坏了 I_{to}—I_{Na}—I_{Ca} 的 2 相平台期电流平衡。此时，心外膜动作电位 2 相期 I_{to} 外向电流占优势，引起了心外膜动作电位平台期的消失，动作电位时程缩短 40%~70%，但心肌其他部位动作电位平台仍存在，导致明显的 TDR（跨室壁复极离散度）增加，反映在体表心电图上则为 Tp-Te 值延长。动作电位从仍然持续存在平台的部位（心内膜）向平台消失的部位（心外膜）传播（即 2 相折返机制），可引起折返性心动过速或心室颤动。Xia 等（2005）认为 Tp-Te 值可能才是真实反映心室跨壁复极离散度的指标。

Tp-Te 测量：采用分规法，分别在胸前导联（V_1~V_6）测量每个窦性心搏 T 波最高点（或倒置最深）到 T 波终点的时限（图 13-1-54），选择最长时限作为 Tp-Te 测量值。T 波振幅<1.5mm 则不予测量。T 波终点确定：①如果 T 波与等电位线交点清楚则以该点为准；②如果交点不清，则以 T 波远侧支（直立 T 波的下降支）的切线与等电位线的交点为准；③若有 U 波，则取 T 波与 U 波交界的最低点作为 T 波终点。

5）ST 段抬高是预测的危险因子。Miyamoto 等（2011）认为 I 型患者 ST 段抬高并>2mm 时多见于曾出现过心室颤动患者。也有报告认为仅有 V_2 导联 ST 段抬高才是独立危险因子。Richter 等（2010）通过对 186 例患者的研究，认为 V_1~V_2 导联 ST 段抬高可作为危险因子，而 V_3 导联 ST 段抬高在危险分层中意义不大。有报告在运动试验恢复时出现 ST 段抬高也是危险因子。

6）最近发现 Brugada 综合征患者中如在下壁和侧壁同时存在 J 波，联合 J 波后水平型 ST 段形态是 Brugada 综合征的危险因子。杨新春（2013）推测，水平型 ST 段可能代表着在复极早期，存在流向 J 波所代表区域的恒定的低电压梯度，可能易化致心律失常基质的产生（图 13-1-55）。

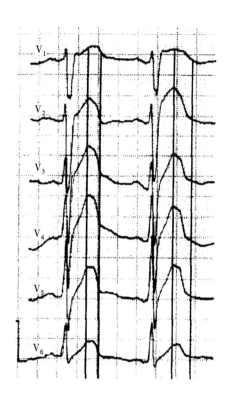

图 13-1-54 Tp-e 测量示意图

该患者男性，40 岁，既往有晕厥史，无家族性猝死史，临床记录心室颤动发作，体表心电图正常，新胸导联心电图和二甲吗啉药物激发实验阳性，体表心电图 Tp-e ≈ 160ms（引自王劲风等，2007）

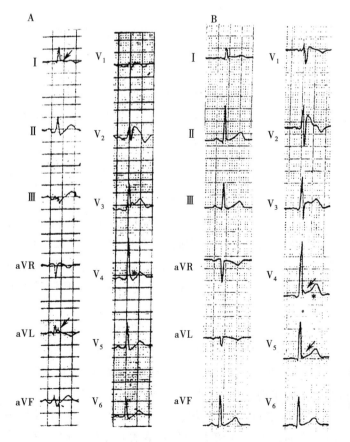

图 13-1-55 Brugada 综合征心电图下侧壁导联上的 J 波及 ST 段

A. 水平型 ST 段伴切迹型 J 波（箭头指示），＊号指示所示为过渡型 J 波；B. 快速上斜型 ST 段（＊号指示）伴切迹型 J 波（箭头指示）（引自杨新春，2013）

注：水平型：J 点后 100ms 之内 ST 段抬高 ≤ 0.1mV 继之水平的 ST 段至 T 波起始。

7）QRS 波：当出现下列情况时，其危险因子的特异性虽不高，但应高度警惕，全面综合评价。

①V₁ 导联的 S 波明显延长

②Ⅱ 导联和 V₂ 导联 QRS 波明显延长。

③aVR 导联 R 波振幅明显增加。

④V₁ 导联 PQ 间期≥170ms。

⑤下壁（Ⅱ、Ⅲ、aVF）或侧壁（Ⅰ、aVL）出现至少>1mm 的 J 波抬高。

⑥动态心电图 24 小时中自发出现 Ⅰ 型 Brugada 波的持续时间明显延长时。

（5）心室晚电位与碎裂 QRS 波在 Brugada 综合征预测危险因子的评估。

Brugada 综合征患者发生心室颤动的机制之一是：SCN5A 基因编码的钠通道异常，也会造成心肌除极不同步，使心室肌内传导异常。心室晚电位是心室肌内传导异常的标志之一，其出现在 QRS 波终末部 ST 段内，以高频、低振幅为特征，有一定方向性的碎裂电活动。用晚电位仪可测得结果，晚电位阳性对预后的预测尚存在争议。

碎裂 QRS 波与晚电位不同，表现为 QRS 波内的多重棘波，代表心室肌内传导异常（图 13-1-56）。心肌梗死患者存在一定范围的损伤、缺血、坏死或瘢痕，导致局部传导延迟，而产生碎裂 QRS 波。Brugada 综合征患者心电图常可检出碎裂 QRS 波，是自发性心室颤动的重要标志，可作为猝死危险因子。

Morita 等将碎裂 QRS 波定义在心电图右胸 V₁~V₃ 导联新出现或已存在的多相棘波，并具备在其中 1 个导联≥4 个棘波，或 V₁~V₃ 导联中棘波之和≥8 个（图 13-1-57）。在 115 例 Brugada 综合征患者中有 43%记录到碎裂 QRS 波，其中发生过心室颤动组检出率较高占 85%（11/13 例），晕厥组 50%（14/28 例），无症状组 34%（25/74）。检出有 SCN5A 突变者在有碎裂 QRS 波者占 33%，而无碎裂波者为 5%。曾有晕厥、心室颤动病史者，只有 6%的无碎裂波患者随访（43±25 个月）中出现心室颤动，而有碎裂 QRS 波者，在随访中有 58%出现心室颤动所致反复晕厥。因此碎裂 QRS 波是 Brugada 综合征心肌传导障碍的标志，是猝死高危患者的危险因子。

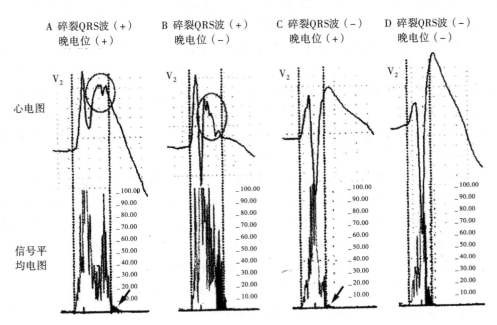

图 13-1-56　碎裂 QRS 波和心室晚电位

4 例 Brugada 综合征患者心电图及信号平均电图，分别显示碎裂 QRS 波和心室晚电位。A. 碎裂 QRS 波和晚电位均阳性；B. 碎裂 QRS 波阳性，晚电位阴性；C. 碎裂 QRS 波阴性，晚电位阳性；D. 碎裂 QRS 波和晚电位均阴性，箭头指示为晚电位阳性（引自刘刚，2008）

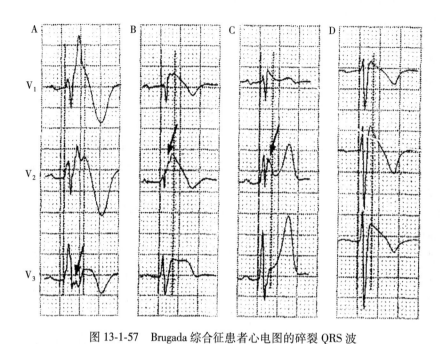

图 13-1-57　Brugada 综合征患者心电图的碎裂 QRS 波

A. 多个棘波出现在 V$_2$ 和 V$_3$ 导联 R 波和 QRS 终末之间；B. 多个棘波出现在 V$_1$ 和 V$_2$ 导联 S 波升支；C. 多个棘波存在于 V$_1$ 和 V$_2$ 导联 r′波末段；D. 没有多发棘波，QRS 波呈 rSr′形。虚线显示 QRS 波的起始和结束，箭头指示为碎裂 QRS 波，表现为小棘波（引自刘刚，2008）

（6）电生理检查：电生理检查在 Brugada 综合征危险分层中的作用备受争议。Brugada 等（2003）报道 Brugada 综合征患者，有症状比无症状者更易诱发室性心动过速/心室颤动，程序刺激也易诱发出室性心动过速/心室颤动，程序刺激也易诱发出室性心动过速/心室颤动。程序刺激诱发出的持续性室性心动过速/心室颤动患者猝死危险性比未能诱发出者高 8 倍。随后支持上述的研究报告较少，而大多数研究者如 Priori 等（2002）、Eckardt 等（2005）、Gehi 等（2006）、Paul 等（2007）、Probst 等（2010）、Doi 等（2010）的研究都倾向于电生理检查程序刺激结果不能作为危险分层的依据。认为心血管事件发生率在非症状性 Brugada 综合征患者中很低。电生理检查诱导出的心律失常不是心脏事件的预测因子。

2006 年 Gehi 等对 1545 例 Brugada 综合征患者危险分层的荟萃研究分析结果发现既往有晕厥或心源性猝死存活史、男性、自发性心电图 I 型改变为 Brugada 综合征患者高危因素。而家族性猝死、电生理检查诱发持续性室性心律失常、SCN5A 基因突变等，则非 Brugada 综合征高危因素。认为电生理检查作为 Brugada 综合征危险分层指标存在争议的主要原因是入选病例标准、电生理检查刺激方案及电生理检查结果标准不统一。由于电生理检查诱发持续性室性心律失常作为 Brugada 综合征危险分层指标争议很大。这对临床上无临床症状、但心电图表现为 Brugada 波样改变的患者是否需要行电生理检查及选择 ICD 置入面临很大难度，即使电生理检查阳性，对这类患者也很难判断是否为 ICD 置入的绝对指征。

（7）药物激发试验：2005 年的专家共识，肯定钠离子通道阻滞剂激发试验对 Brugada 综合征的诊断有高度价值，但对危险分层的预测尚不能确定。

Brugada 发现，以猝死为首发症状的患者在（54±45）个月内再次发生猝死的概率为 69%。而心电图表现为Ⅰ型且伴晕厥者在（26±36）个月内的再发率为 19%。而无症状者心血管事件发生率为 8%。在无症状者中典型 Brugada 心电图表现者风险最高；而使用钠通道阻滞剂后才出现则风险很小。

【治疗】

（一）药物治疗

1. 室性心律失常发作急性期　室性心动过速或心室颤动电复律后，可用静脉滴注异丙肾上腺素预防心室颤动电风暴。

异丙肾上腺素通过激动 β 受体，增加钠内流，减轻复极期的内、外向离子流的失衡，可使抬高的 ST 段恢复正常，并防止室性心律失常发作。

2. 预防室性心律失常发作　既往报道的药物治疗和预防室性心律失常的疗效差，3 年的随访中有约 30% 的复发率。Ⅰ类抗心律失常药的钠通道阻断剂均无效，而Ⅰc 类药物能明显增加 ST 段抬高，并有诱发心室颤动的危险性。β-受体阻断剂和胺碘酮对猝死也无预防效果。近年来发现下列两药有一定疗效：

（1）奎尼丁：为Ⅰa 类抗心律失常药物，同时具有阻滞钠电流和 Ito 的作用。Mok 等（2004）报道一例本症患者置入 ICD 治疗发生心室颤动"风暴"给予奎尼丁治疗后 ST 段恢复正常，随访 18 个月无心室颤动发作；在用药前电生理检查很容易诱发心室颤动，用药后不能诱发。Belhassen 等（1999）报道 4 例 Brugada 综合征患者用奎尼丁治疗预防心室颤动，平均随访 80.5 个月无猝死。Hermida 等（2004）报道 31 例电生理可诱发室性心动过速和心室颤动的无症状性 Brugada 综合征患者用缓释二氢奎尼丁（hydroqinidine 300mg，每日 2~3 次）治疗 2 周，可减少 76% 的室性心动过速和心室颤动的诱发率；同时显著减少用药后电生理仍可诱发心室颤动的 Brugada 综合征患者 ICD 治疗次数。

（2）西洛他唑：2002 年 Tsuchiya 等报道 1 例 Brugada 综合征患者植入 ICD 后频繁发作心室颤动，口服 Cilostazol 200mg/d，可预防心室颤动发生，后减至 100mg/d，又再次发作，再次用 200mg/d 随访 13 个月无心室颤动发作。

上述药物尚未被大样本所证实。

Brugada 综合征不能使用普罗帕酮。

（二）非药物治疗

1. 植入 ICD　Priori 等的危险分层中已指出 ICD 的适应证。Littmann 等（2003）提出的植入 ICD 适应证为：

（1）由于经历心脏性猝死复苏者对已确诊为 Brugada 综合征患者在其复苏成功后，仍可有高度危险，仍可出现再次猝死。这类患者应植入 ICD。对有心电图 Brugada 波者的家庭成员应强烈推荐行心脏电生理检查。

（2）对有典型心电图 Brugada 波、有不可解释的晕厥发作和/或家族中有与心肌梗死无关的猝死患者植入 ICD 也是必要的。

（3）无症状和有心电图 Brugada 波的患者，并不增加死亡的危险性，对这类患者应进行临床观察，要注意除外严重高血钾、药物中毒或右心室心肌病变所致的心电图异常。

（4）对仍有疑虑的患者可作电生理检查，进行心室刺激，观察钠离子通道阻断剂对心电图的影响，进行基因测试及调查家族史。虽然这些诊断方法对猝死的预测作用尚不清楚，但联合应用可提高阳性预测值。对以上两项阳性者，可考虑植入 ICD。

ICD 是目前唯一被证实为肯定的有效地预防 Brugada 综合征引起的猝死。Kaskishita 等报道 19 例 Brugada 综合征患者置入 ICD 治疗随访 34.7±19.4 个月，7 例（37%）共发生 46 次心室颤动均被 ICD

除颤成功（图 13-1-58）。单其俊等（2005）报道 1 例置入 ICD 随访 7 年患者反复发作 83 次心室颤动均被纠正。发作还有日夜节律的不同（图 13-1-59）。

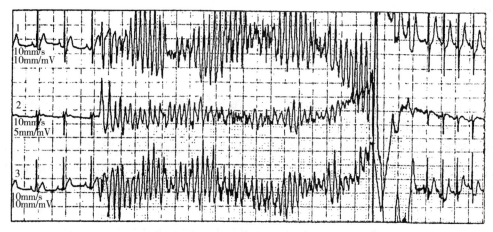

图 13-1-58　ICD 诊断和治疗 Brugada 综合征的心室颤动

患者男性，33 岁，Brugada 综合征，置入 ICD 后，经 24 小时动态心电图记录到一次心室颤动的发作及经 ICD 除颤后恢复窦性心律（引自单其俊，2005）

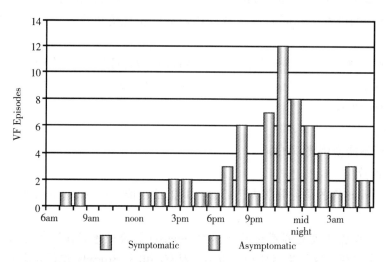

图 13-1-59　Brugada 综合征心室颤动发作的日夜节律

ICD 治疗的 19 例猝死患者心室颤动发作的 24 小时周期分布。所有心室颤动发作均被 ICD 转复。许多夜间 10 点至凌晨睡眠中发作心室颤动没有症状，也未感觉到 ICD 放电。

2. **射频导管消融**　最近的研究通过标测发现 Brugada 综合征患者的右心室流出道前壁心外膜有除极异常，并记录到延迟除极的异常电位。并在该部位的单极电图记录到 Brugada 综合征心电图右胸导联相似的"穹隆"样表现。在该部位针对异常电位进行消融，可使心电图 Brugada 波正常化和预防室性心动过速/心室颤动复发。证实 Brugada 综合征患者具有致心律失常基质。认为右心室流出道的传导延长或传导阻滞是导致 Brugada 综合征出现局部 ST 段抬高的电生理机制。

标测发现异常电位的特征是：①异常低电压、碎裂的心室电位（<1mV）；②仅成族分布于右心室流出道的前壁心外膜。在右心室流出道的前壁心内膜区域，以及心室的其他部位没有发现该异常电位。

1）适应证：①具有特征性 I 型 Brugada 波心电图表现（可以是自发或阿义马林诱发）；②有院外猝死生还经历者；③已置入 ICD，ICD 记录到对胺碘酮不敏感的室性心律失常，或曾经历过多次 ICD 放电治疗。

2）禁忌证：①室性心动过速/心室颤动发作有明确诱因（如心肌缺血、发热、低血钾等）；②存在器质性心脏病；③室性心动过速/心室颤动导致心脏性猝死而出现缺氧性脑病者。

3）消融：①在窦性心律下进行右室心内膜、心外膜电解剖标测和左室心外膜标测（图 13-1-60）。术前 24 小时内接受心脏增强 CT 检查并应用于电解剖标测中进行影像学融合。②异常电位标准：低电压（≤1mV）；碎裂或多波折电位（至少有 2 个组成部分），尖峰与独立电位组成部分之间的等电位段≥20ms；宽时限（>80ms）或晚电位，特殊独立电位在 QRS 波终末之外，通过测量终末与独立电位之间的间期来判断晚电位的大小（图 13-1-61）（图 13-1-62）

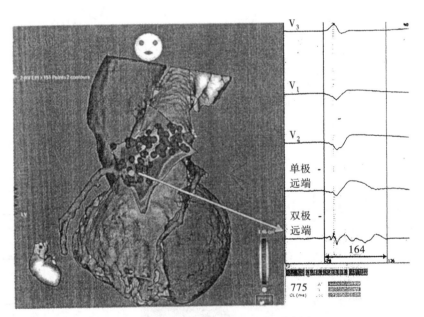

图 13-1-60　心脏 CT 和 CARTO 融合图

紫色区域低电压（0.43mV）、电位碎裂、时程延长（164 毫秒）（引自丁燕生等，2012）

4）疗效：Nademanee 等（2011）报道 9 例 Brugada 综合征，经上述标测及消融术后有 8 例（89%）体表心电图的 Brugada 波消失，其中 5 例在消融中即消失恢复正常，其他 3 例在术后 3 个月逐渐消失（图 13-1-63）。7 例（78%）在术后不再被诱发出室性心动过速。经随访（20±6 个月）无一例复发。除 1 例继服胺碘酮外，其余未用任何抗心律失常药。

2003 年 Haissaguerre 等报道 3 例 Brugada 综合征患者，针对诱发心室颤动及室性期前收缩进行射频消融术，其中 2 例室性期前收缩位于右心室流出道、1 例位于右心室前壁浦肯野纤维网，随访（7±6）个月，无晕厥、心室颤动、猝死发作。

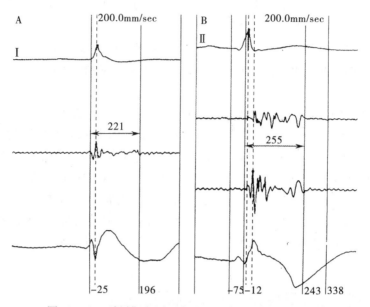

图 13-1-61   消融靶点图：碎裂晚电位区域为消融靶点

A. 碎裂、低电压（0.33mV）、长时程（221 毫秒）电位、单极电位图 J 点特征性抬高与体表心电图一致；B. 在右心室流出道前壁心外膜用大头消融导管的远端和近端记录到的多波折碎裂晚电位（引自丁燕生等，2012）

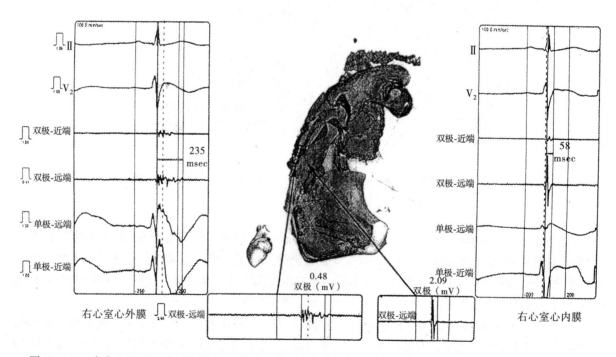

图 13-1-62   在右心室流出道左侧壁同一部位的心内膜和心外膜记录到的不同心室电位（引自丁燕生等，2012）

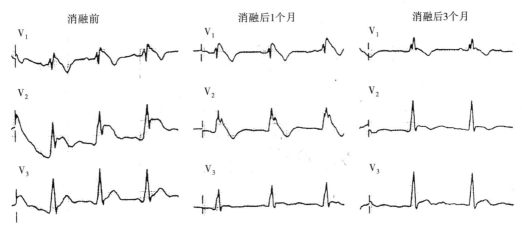

图 13-1-63　Brugada 综合征患者消融前后体表心电图的变化（引自丁燕生等，2012）

郭成军等（2006）报道一组 38 例 Brugada 综合征的电生理检查和消融治疗。男性 31 例、女性 7 例，年龄（38.27±13.91）岁。17 例有晕厥或黑蒙，3 例经历心肺复苏存活者。Brugada 综合征心电图分型 I 型 23 例、II 型 10 例、5 例为 I、II、III 型交替。均合并有不同类型的心脏传导异常。单形性室性心动过速 2 例、多形性室性心动过速 8 例。1 例为心室颤动电风暴，5 例为室性和房性心律失常并存。5 例为单纯性室上性心动过速（其中 4 例为显性预激综合征），3 例为室上性心动过速和心房扑动，14 例为房性期前收缩、房性心动过速和心房颤动。射频消融即刻成功 32 例（成功率为 84%），失败 6 例。未发生并发症。消融成功者心律失常消失（即刻）而 ST、T 抬高未见改变。而室性期前收缩、房性期前收缩伴差传、His 束传导阻滞、间隙预激旁道均消失。心室起搏与静脉滴注异丙肾上腺素可使 ST-T 抬高幅度改变或逆转。随访 5.72±2.03 年，1 例失访，5 例心律失常复发，1 例猝死，3 例安置永久性心脏起搏器，1 例安置 ICD。研究提示：Brugada 综合征常见心脏传导异常、ST-T 抬高继发于心脏传导系统疾病与除极顺序改变，而非原发心内、外膜复极离散与 2 相折返。射频消融可有效防治 Brugada 综合征的多种快速心律失常。

第二节　获得性 Brugada 综合征

获得性 Brugada 综合征（acquired Brugada syndrome）是指在一定的条件或因素的作用下，平时无 Brugada 综合征临床表现和心电图特征者，出现了典型的心电图特征和临床症状而被识别、被诊断，并随之还可能发生致命性心律失常，引发心室颤动与心源性猝死。

患者典型的心电图表现和临床症状，可在诱发因素反复出现时重复发生，使心电图特征从无到有；而诱因消失时，心电图特征及临床表现也能消失。恶性心律失常也能伴心电图 Brugada 波的出现而出现，随其消失而消失。显然，患者在无心电图监护时，一时显露的 Brugada 波很难被捕捉到，这使随后发生的心室颤动或猝死常被归为原因不明的心室颤动及猝死。

据文献报道，与原发性 Brugada 综合征相比，获得性 Brugada 综合征累及患者的数量可能会更多，引发猝死的情况可能更严重。

【病因】

引发获得性 Brugada 综合征的病因很多，并在不断地增多，牵涉的种类很广，突然发生使人们防不胜防。故应高度警惕。

常见的病因有药物（发生率很高）主要是抗心律失常药、抗精神药物等；心肌缺血、急性心肌梗死、体温过高或过低、饮酒后猝死与获得性 Brugada 综合征高度相关。其他因素如电解质紊乱高血钾症、高血钙症等，急性心包炎、急性肺栓塞、胰岛素水平升高等均可引发获得性 Brugada 综合征。

【心电图特征】

获得性 Brugada 综合征的心电图特点与原发性 Brugada 综合征完全相同，即 I 型 Brugada 波与恶性心律失常（室性心动过速/心室颤动或猝死），才能诊为获得性 Brugada 综合征，其属于从无到有的获得性 I 型 Brugada 波。

各种原因引发的获得性 Brugada 的心电图改变有两种类型：①在心电图正常的基础上新出现典型的 I 型 Brugada 波；②在原有的2型或 3 型 Brugada 波的基础上，转变为典型的 I 型 Brugada 波。

因此，获得性 Brugada 综合征的特征性心电图表现包括一定的条件下诱发 I 型 Brugada 波，以及伴发的恶性室性心律失常、心室颤动等。

【发生机制】

获得性 I 型 Brugada 波的发生机制：任何能破坏右心室流出道心肌细胞复极早期（ I 相或 2 相初）内向与外向离子流的因素都能引起获得性 Brugada 波，只是引发的因素与条件不同，引起不同离子流改变的程度不同。

当心肌细胞复极早期离子流发生异常改变时，可使原来的跨膜电位的相对平衡遭到破坏，例如跨膜的外向离子流相对增强时，一定会使复极加速，表现为整体动作电位时限缩短。有多种离子流异常能引起复极时间的缩短，包括钠内流（I_{Na}）或钙内流（I_{Ca}）减弱，钾离子流增强（I_{to} 电流增强）等，这三种情况都可引起跨心肌细胞膜的外向离子流相对增强。

引发 J 波形成的离子流为钠离子内流（I_{Na}）的减弱，原发性 Brugada 综合征患者的跨心肌细胞膜的钠内流减弱，这是因患者多数存在遗传性编码离子通道钠通道 SCN5A 基因突变引起。而获得性 Brugada 波，是因心肌缺血或各种药等因素抑制了跨心肌细胞膜的钠内流。而钠通道的抑制导致钠通道表达功能丧失、钠通道激活与失活的电压值或时间改变、钠通道失活加快或失活时间延长、钠通道容易失活而不容易再激活、蛋白合成与运输过程存在缺陷。此外，I_{to}（瞬间外向钾内流）在心室外膜层与内膜层的分布存在生理性差异，在右心室流出道的心外膜更占优势。而 $I_{K·ATP}$、I_{Kr}、I_{Ks} 等外向钾电流的增加对 J 波的形成与钠内流的减弱有着相同的意义。

生理状态下右心室流出道心肌细胞的单向动作电位在 1 相存在心外膜与心内膜的复极电位差，这使一定比例的正常人心电图存在 J 波，这种生理性 J 波的振幅低、持续时间短，并固定不变。当该复极电位差发生病理性增强时，J 波的幅度将增高且持续时间延长。复极电位差持续存在并延伸到 2 相初期或更晚时，将在 J 波后出现 Brugada 波特征性 ST 段抬高。J 波的幅度异常增高或变化不定时，其本质则是患者不同层心室肌存在复极离散度的增大，当该电位的差值达到一定程度时，将发生电流从电位高的部位流向电位低的部位，进而形成 2 相折返，心电图可表现为恶性心律失常即发生了 2 相折返性室性心动过速或心室颤动（图 13-2-1）。

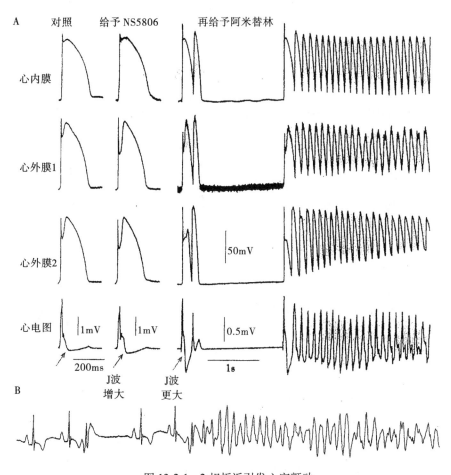

图 13-2-1　2 相折返引发心室颤动

A. 试验性 2 相折返；B. 临床患者发生 2 相折返性心室颤动（引自郭继鸿，2013）

【各种获得性 Brugada 综合征特点】

1. 药物获得性 Brugada 综合征　在获得性综合征的各种类型中药物引发者最多见。并且总发生率也高，但各类药物引发率差异也较大。有报告 1000 例正常人服用钠通道阻滞剂，获得性 Brugada 综合征的发生率为 0.5%。95 例服三环类抗抑郁药物者，有 10.5% 的患者出现 I 型 Brugada 波，其中 1 例反复发作心室颤动而死亡。

（1）I 类抗心律失常药物：是引发获得性 Brugada 综合征的多种药物中最多见的，其中最经典的药物为 Ic 及 Ia 类抗心律失常药物。既往 I 类抗心律失常药物曾是不典型 Brugada 波（2 或 3 型）的激发试验用药，因为只有 I 型 Brugada 波才是诊断的可靠指标。现已把这一类药物激发试验结果呈阳性者全归为获得性 Brugada 综合征。除 I 类抗心律失常药物外，有些 β-受体阻滞剂、钾通道阻滞剂、钙通道阻滞如维拉帕米等因其对 L 型钙离子通道的阻断作用而有同样的 ST 段抬高的心电图表现。

药物引发 I 型 Brugada 波的发生机制：I 类钠通道阻滞剂减少 I_{Na} 内流，使 I_{to} 电流相对更强，从而使右心室心外膜心肌动作电位平台期缩短或消失。心内膜未受影响，心内、心外膜心肌复极电位差增大，产生特征性心电图改变。隐性 Brugada 综合征才得以显现，或 ST 段抬高更显著。I a 类抗心律失常药物中阿义马林、普鲁卡因胺和双异丙吡胺阻滞 I_{Na} 内流，但不影响 I_{to}，可使 Brugada 综合征显露及 ST 段抬高加剧；而奎尼丁具有同时阻滞 I_{Na} 和 I_{to} 的双重作用，对心电图异常可能有改善作用。I b 类药物（慢心律、利多卡因）对心电图无影响，I 类强钠通道阻滞剂（氟卡胺、普罗帕酮）

不仅显露心电图异常，还可能促发室性心律失常。（图 13-2-2）（图 13-2-3）（图 13-2-4）（图 13-2-5）

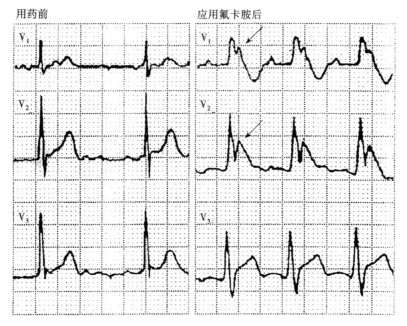

图 13-2-2　氟卡胺引起 1 型 Brugada 波

患者在应用 I c 类抗心律失常药氟卡胺后心电图 V$_1$～V$_3$ 导联出现典型的 I 型
Brugada 波。其属于从无到有的获得性 I 型 Brugada 波。（引自郭继鸿，2013）

（2）三环类抗抑郁药：许多三环类抗抑郁药可引发获得性 Brugada 综合征。报告较多的有阿米替林及锂剂（氯化锂）等，停药后心电图可恢复正常。还有四环类抗抑郁药、吩噻嗪类药物、遗传性 5 羟色胺再摄取抑制药、H$_1$-受体阻滞剂（表 13-2-1）。

表 13-2-1　引起 Brugada 样 ECG 改变的药物

I　抗心律失常药	III　精神药物
①钠通道阻滞剂	①三环类抗抑郁剂
Ic 类（氟卡尼、吡西卡尼、普罗帕酮）	阿米替林、去甲替林、地昔帕明、氯丙咪嗪
Ia 类（阿义马林、普鲁卡因胺、双异丙吡胺、	②四环类抗抑郁剂
西苯唑林）	马普替林
②钙离子通道阻滞剂	③酚噻嗪
维拉帕米	奋乃静、氰美马嗪
③β-受体阻滞剂	④选择性 5 羟色胺再吸收抑制剂
普萘洛尔等	氟西汀
II　抗心绞痛药	IV　其他药物
①钙离子通道阻滞剂	①茶苯海明
硝苯地平、硫氮草酮	②可卡因中毒
②硝酸盐	③酒精中毒
硝酸异山梨酯、硝酸甘油	
③钾离子通道开放剂	
尼可地尔	

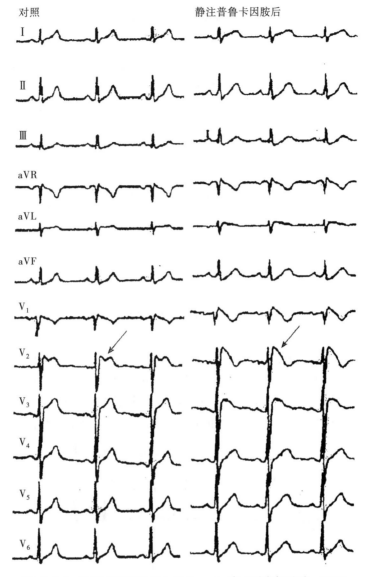

图 13-2-3　普鲁卡因胺引发 1 型 Brugada 波（引自郭继鸿，2013）

　　患者心电图原有 2 型 Brugada 波，当注射普鲁卡因后，引发了心电图的 I 型 Brugada 波，这种情况属于从 2 型或 3 型 Brugada 波转为 I 型 Brugada 波。

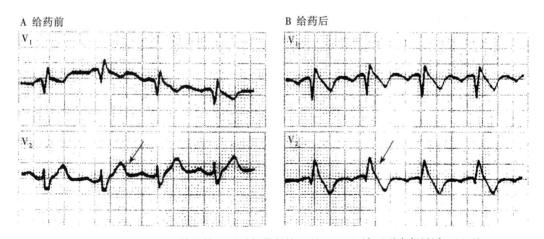

图 13-2-4　静注 105mg 普罗帕酮后引起获得性 1 型 Brugada 波（引自郭继鸿，2013）

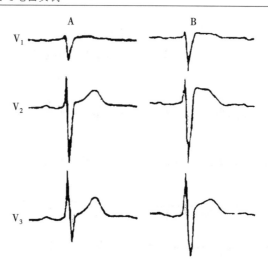

图 13-2-5　静注维拉帕米 10mg 后引起获得性 I 型 Brugada 波

A. 给药前，B. 给药后

（3）可卡因中毒：服用过量时可诱发 Brugada 波及猝死。服用可卡因后发生的猝死及恶性心律失常，可能与潜在的钠通道阻滞作用相关。

（4）抗组胺类药物：如苯海拉明服用后可引发 Brugada 波，直立性低血压和晕厥。

（5）麻醉药：异丙酚对颅脑损伤患者大剂量静脉应用数天后可发生猝死的报道已有数起。一组 67 例长期应用异丙酚的患者，7 例发生猝死，6 例出现心电图 Brugada 波改变，并发生电风暴和死亡。一组 26 例患者中 11 例发生与异丙酚相关的猝死，被人称为异丙酚综合征（图 13-2-6）。

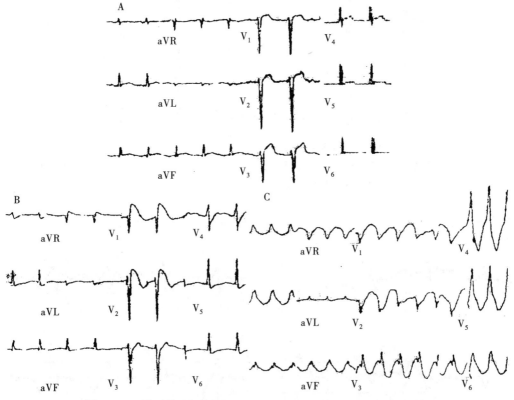

图 13-2-6　异丙酚引起获得性 Brugada 综合征与多形性室性心动过速

A 图：对照心电图（10 时 20 分）；B 图示静注异丙酚（22 时 39 分）；C 图引发多形性室性心动过速（00 时 42 分）。(引自郭继鸿，2013)

当药物具有不同程度的钠通道阻滞作用时，都可能引发获得性 Brugada 综合征。有些患者还存在易感性，甚至属于隐匿性隐匿性 SCN5A 基因突变，服用的药物增加了相关离子通道功能的异常。此外，自主神经的影响也很大，肾上腺素受体激动剂能使 ST 段抬高，而肾上腺素受体阻滞剂可降低 ST 段的抬高程度。

药物获得性 Brugada 综合征的发生可视为这些药物的致心律失常作用的一种表现，多数患者在停用后心电图可恢复正常。

2. 缺血获得性 Brugada 综合征　急性心肌梗死与心肌缺血，尤其是累及右心室流出道时常能引发获得性 Brugada 综合征，因右心室心肌缺血可激活 ATP 敏感性钾通道电流（$I_{K \cdot ATP}$），使钾外流增加，减少或抑制了钙内流，同时使原来就强的 I_{to} 电流变得更强。因此，如为右心室流出道供血的冠状动脉（右冠状动脉的圆锥支）发生了痉挛或闭塞时，常能引发获得性 Brugada 波和心室颤动（图 13-2-7）（图 13-2-8）。

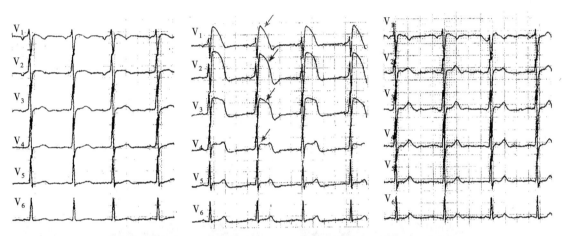

图 13-2-7　PCI 术中致圆锥支痉挛引发缺血性获得性 I 型 Brugada 波

图示术前、术中、术后心电图变化。

3. 发热获得性 Brugada 综合征　Qzeke 等（2005）、Keller 等（2006）报道证明了钠通道 T1620M 错义突变，随着温度的升高，钠离子流显著减少。这揭示了发热引发 Brugada 综合征和（或）加剧 ST 段的抬高以及恶性心律失常的发生。这也解释了为何 Brugada 综合征在亚热带国家如泰国的死亡率高。胡金柱等（2009）报道对 5 例发热引发 Brugada 波患者基因筛查，未发现基因突变。又回顾性调查既往的 127 例住院发热患者的心电图，仅 1 例有 Brugada 波，发生率为 0.8%。5 例患者中除 1 例因合并症死亡外，余 4 例随体温恢复，Brugada 波也消失。对 127 例发热患者经 0.5~3 年的随访，无一例发生心源性猝死。认为发热致 Brugada 波个体与钠通道基因突变无关联。发热引发 Brugada 波的健康个体心血管事件发生率低（图 13-2-9）。

郭继鸿（2013）报道一例为体温正常时，V_1~V_3 导联心电图正常。当患者高热到 39℃ 时，心电图出现了典型的 I 型 Brugada 波，随后患者又被引发出心室颤动。属于一例发热引起的获得性 Brugada 综合征（图 13-2-10）

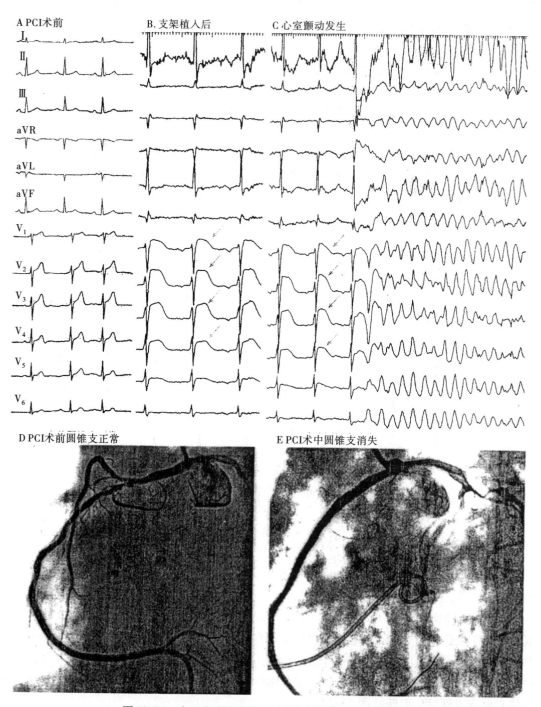

图 13-2-8　右心室流出道缺血引发获得性 Brugada 综合征

　　患者反复发作心绞痛。冠脉造影右冠状动脉严重狭窄，左侧图示圆锥支正常（箭头所指）。当在右冠状动脉近端植入支架后，心电图 $V_1 \sim V_4$ 导联出现 I 型 Brugada 波，而右冠状动脉再次造影见圆锥支血流消失（箭头所指），证实冠脉发生痉挛并引起急性闭塞和心肌缺血，心室颤动随即发生，经 5 次高能量除颤才转为窦性心律，转危为安。（引自郭继鸿，2013）

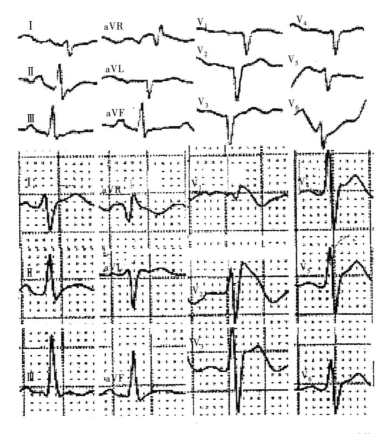

图 13-2-9 病例 6 的 ECG。上条 12 导联为发热前；下条：为发热 39℃时的 ECG。

（引自王红宇等，2010）

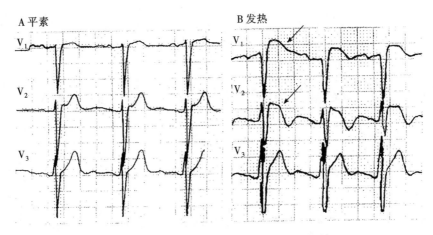

图 13-2-10 发热引起获得性 I 型 Brugada 波

（引自郭继鸿，2013）

已证实突变的钠通道具有温度依赖性的门控特性。Dllmaine 等（1999）的动物实验证实，在较高的温度下钠通道的失活和恢复更加缓慢，在超过正常生理范围的温度下 Brugada 波心电图表现异常的可能性增加。胡文瑛等（2006）报道一例，患者男性，50 岁，因患急性阑尾炎，查心电图（图 13-2-11A）为一度房室传导阻滞、$V_1 \sim V_3$ ST 段抬高呈弓背样上移，J 点抬高，疑为急性前间壁心肌梗死，当时体温 38.2℃，急性冠状动脉造影为心肌桥、右冠脉远端 50% 狭窄。体温又达 41.2℃，抗感染等治疗，体温逐渐下降至正常。这期间每日查心电图观察其变化，随体温下降，Brugada 波逐渐变化消失出院（图 13-2-11B）诊为发热引起 Brugada 波。

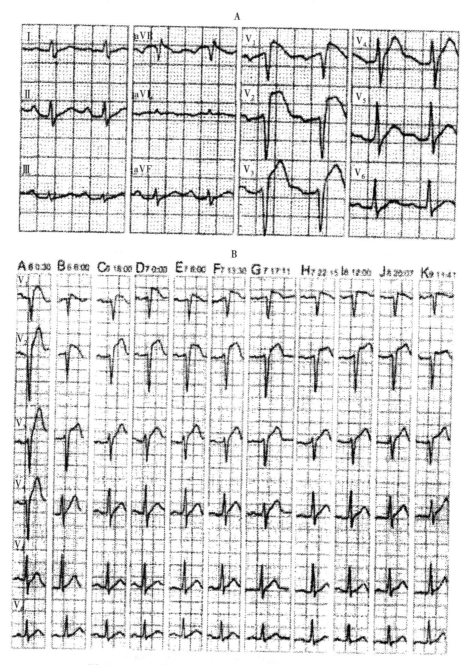

图 13-2-11　发热引起 Brugada 波（引自胡文瑛等，2006）

4. 低血钾获得性 Brugada 综合征　Araki 等（2003）报道一例低血钾症诱发 Brugada 综合征患者发生室性心动过速、心室颤动。机制尚不清。

神安煌（2011）报道一例：男性 76 岁，因反复晕厥 2 天入院，心电图 $V_1 \sim V_2$ 导联 J 点抬高，伴 ST 段抬高、T 波倒置，$V_3 \sim V_4$ 导联 ST 段水平抬高伴 T 波直立（图 13-2-12A）。入院后仍反复出现晕厥，心电图为心室颤动反复发作（图 13-2-12C），经多次电复律后恢复窦性心律，查血钾 2.3mmol/L 补钾至 4.1mmol/L。心电图 $V_1 \sim V_2$ 导联 ST 段尖峰状抬高的 ST 段回落，T 波直立，$V_3 \sim V_4$ST 段水平也回落（图 13-2-12B）诊断为获得性 Brugada 综合征。继续观察 5 天正常出院。

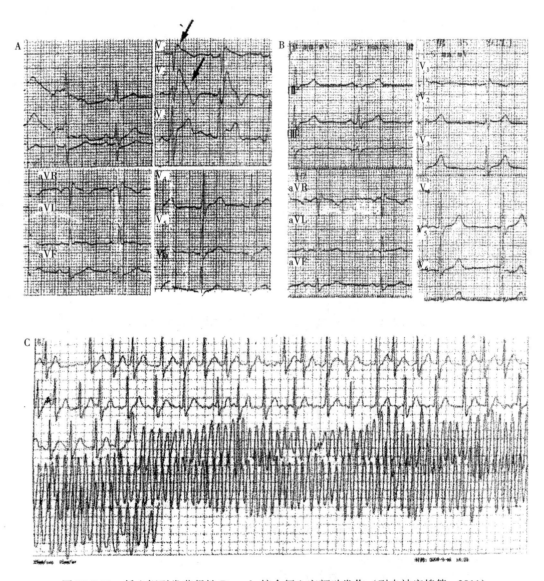

图 13-2-12 低血钾引发获得性 Brugada 综合征心室颤动发作（引自神安煌等，2011）

5. 酒精获得性 Brugada 综合征 饮酒能引起酒精获得性 Brugada 波，而且饮酒引起获得性 Brugada 综合征临床并非少见。

郭继鸿等（2009）报道一例，男性 51 岁，曾饮酒后发生过 3 次晕厥。本次住院后进行了饮酒诱发试验，饮酒 50 分钟时出现了典型的 Ⅰ 型 Brugada 波，结合饮酒后发生的 3 次晕厥，可诊断为酒精获得性 Brugada 综合征（图 13-2-13）。

王红宇等（2010）报道一例：男性，35 岁。因饮酒后晕厥一次入院。心电图 V_2 导联 QRS 波群呈 rSr′型，ST 段抬高 0.15 ~ 2.0mV，呈马鞍型，为 2 型 Brugada 波，并间断出现 1 型 Brugada 波。动态心电图可见窦性停搏，最长 R-R 间期 2.30s（图 13-2-14）。超声心动图为房间隔膨出瘤。直立倾斜

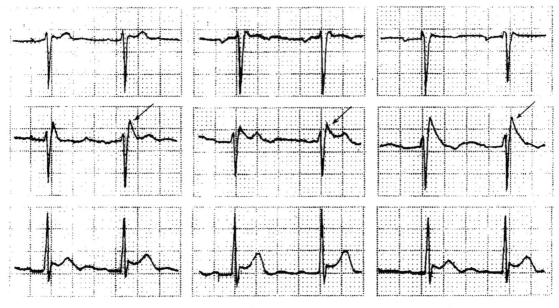

图 13-2-13　饮酒引发 1 型 Brugada 波（引自郭继鸿，2013）

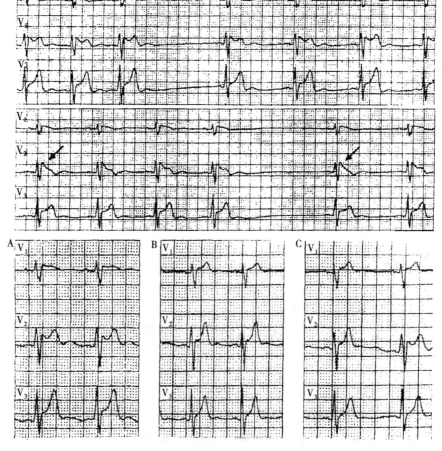

图 13-2-14　饮酒引发 1、2 型 Brugada 波（引自王红宇等，2010）

试验阴性。第 3 日心电图 V₂ 导联仍可见 2 型 Brugada 波。6 天后心电图示 Brugada 波消失，V₁~V₃ 导联 QRS 波呈 rS 或 RS 型，伴 J 点抬高为早复极。两周后复查动态心电图，仍可见窦性停搏，RR 间期大于 2.0 秒的有 3 次。最长 2.32s。期间嘱患者饮白酒 50ml，可见间歇出现 2 型 Brugada 波（图 13-2-14C）。心电图诊断：1 型、2 型 Brugada 波，窦性停搏。

6. 其他原因　其他能引起获得性 Brugada 综合征的原因有很多，可能还有许多目前尚未认识到的原因。心包积液、纵隔肿瘤、体外电复律后、低温、高胰岛素水平，GIK 液、急性冠脉综合征、高钙血症、右心室流出道的传导延迟、右心室流出道机械性压力升高、肺栓塞等引起的获得性 Brugada 波及 Brugada 综合征都有临床报道。

现在已知不仅是抗心律失常药物，很多非抗心律失常药物、非心血管病治疗的药物与其他因素，只要能引起心肌细胞离子通道不同程度的功能改变，进而影响心肌细胞的除极与复极，引发心电图的相关改变，进而引发心律失常、甚至心脏性猝死。

CAST 试验指出 Ic 类抗心律失常药物（如氟卡胺、英卡胺、普罗帕酮）在治疗急性心肌梗死患者伴发的室性期前收缩、室性心动过速有效，与对照组相比，用上述药物治疗组明显增加了患者的死亡率，但未说明理由。郭继鸿指出现在看来可能与 Ic 类药物引起获得性 Brugada 综合征有关。此外，对大剂量药物顿服，或者多种抗心律失常药合用、或多种心血管活性药物合用或同时伴有器质性心脏病、电解质紊乱等情况下应高度警惕发生获得性 Brugada 综合征而导致心源性猝死，现已发现获得性 Brugada 综合征患者发生猝死，已是猝死中发生率高的一种重要类型。及时监测心电图有无 Brugada 波是预防的重要措施之一。

【治疗】

去除诱因、紧急停用引发的药物、缓解心肌缺血、停止饮酒、纠正电解质紊乱等是获得性 Brugada 综合征的重要而紧急的治疗原则。

发生心室颤动时应及时行电除颤。当诱因不明或已明确但不易去除，又伴心室颤动反复发生者可服奎尼丁或植入 ICD 等。

【预后】

绝大多数获得性 Brugada 综合征患者的临床过程属良性。当去除诱因后 I 型 Brugada 波可消失或逆转为 2、3 型波。预后通常是良好的。如出现获得性 I 型 Brugada 波并引发室性心动过速、心室颤动及猝死者仅为少数。但发生时多呈急性病程、发作突然、预后则险恶。

应当指出，当患者出现 I 型 Brugada 波，同时又具有其他猝死高危因素越多，发生猝死的概率也越高。

参 考 文 献

1. Miller SA, Dykes DD, Polesky HF. A simple salting out procedure for extracting DNA from human nucleated cells [J]. Nucleic Acids Res, 1988, 16（3）：1215.

2. Reid DS, Tynan M, Braidwood L, et al. Bidirectional tachycardia in a child. A study using His bundle electrograph. Br Heart J. 1975；37（3）：339-344.

3. Sicouri S, Antzelevitch C. A subpopulation of cells with unique electrophsiology properties in the deep subepicardium of the canine ventricle; the M cell. Circ Res, 1991, 68（6）：1729-1741.

4. Merri M, Benhorin J, Alberti M, et al. Electrocardiographic quantitation of ventricular repolarization [J]. Circulation, 1989, 80（5）：1301.

5. Brugada P, Brugada J. Right bundle branch block, persistent ST segment elevation and sudden cardiac death: a distinct clinical and electrocardiographic syndrome. A multicenter report [J]. J Am Coll Cardiol, 1992, 20：1391.

6. Rautaharju PM, ZHou SH, Wong S, et al. Sex differences in the evolution of the electrocardiographic QT interval witb age. Can J Cardiol, 1992, 8：690.

7. McPherson PS, Campbell KP. Characterizantion of the major brain form of the rvanodine receptor/Ca2+ release channel. J Biol Chem. 1993；268：19785-19790.

8. McKenna WJ, Thiene G, Nava A, et al. Diagnosis of arrhythmogenic right ventricular dysplasia/cardiomyopathy. Task Force of the Working Group on Myocardial and Pericardial Disease of the European Society of Cardiology and of the Scientific Council on Cardiomyopathies of the International Society and Federation of Cardiology ［J］. Br Heart J, 1994, 71（3）：215.

9. Yan GX, Antzelevitch C. Cellular basis for the electrocardiographic J wave. Circulation. 1996；93：372-379.

10. Wang Q, Li Z, Shen J, et al. Genomic organization of the human SCN5A gene encoding the cardiac sodium channel ［J］. Genomics, 1996, 34（1）：9.

11. Miyazaki T, Mitamura H, Miyoshi S, et al. Autonomic and antiarthythmic modulation of ST segment elevation in patients with Brugada syndrome ［J］. J Am Coll Cardiol, 1996, 27（5）：1061.

12. Yan GX, Antzelevitch C. Cellular basis for the electrocardiographic J wave ［J］, Circulation, 1996, 93：372.

13. Nademanee K. Sudden unexplained death syndrome in Southeast Asia. Am J Cardiol, 1997, 79（1）：10-11.

14. Kasanuke H, Ohnishi S, Ohtuka M, et al：Idiopathic ventricular fibrillation induced with vagal activity in patients without obvious heart disease. Circulation 1997；95：2277-2285.

15. Chen Q, Kirsch GE, Zhang D, et al. Genetic basis and molecular mechanisms for idiopathic ventricular fibrillation. Nature. 1998；392：293-296.

16. Satoh T, Zipes DP. Cesium-induced atrial tachycardia degenerating into atrial fibrillation in dogs：atrial torsades de pointes? J Ccardiovasc Electrophysiol, 1998, 9：970-975.

17. Gussak I, Antzelevitch C, Bjerregaard P, et al. The Brugada syndrome：clinical, electrophysiological and genetic aspects ［J］. J Am Coll Cardiol, 1999, 33：5.

18. Tarin N, Farre J, Rubio JM, et al. Brugada-like electrocardiographic pattern in a patient with a mediastinal tumor ［J］. PACE, 1999, 22（8）：1264.

19. Rook MB, Bezzina Alshinawi C, Groenewegen WA, et al. Human SCN5A gene mutations alter cardiac sodium channel kinetics and are associated with the Brugada Syndrome ［J］. Cardiovasc Res, 1999, 44（3）：507.

20. Wilde A, Duren D. Sudden cardiac death, RBBB, and right precordial ST-segment elevation ［J］. Circulation, 1999, 99（5）：722.

21. Fontaine G, Fontaliran F, Hebert JL, et al. Arrhythmogenic right ventricular dysplasia ［J］. Annu Rev Med, 1999, 50：17.

22. Dumaine R, Towbin JA, Brugada P, et al. Ionic mechanisms responsible for the electrocardiographic phenotype of the Brugada syndrome are temperature dependent ［J］. Circ Res, 1999, 85：803.

23. Yan GX, Antzelevitch C. Cellular basis for the Brugada Syndrome and other mechanisms of arrhythmogenesis associated with ST segment elevation. Circulation. 1999；100：1660-1666.

24. Kirchoff P, Eckardt L, Monnig G, et al. A patient with "atria torsades de pointes." J Cardiovasc Electropysiol, 2000, 11：806-811.

25. Priori SG, Napolitano C, Gasparini M, et al. Clinical and genetic heterogeneity of right bundle branch block and ST-segment elevation syndrome：A prospective evaluation of 52 families. Circulation. 2000；102：2509-2515.

26. Littmann L, Monroe MH, Svenson RH. Brugada-type electrocardiographic pattern induced by cocain ［J］. Mayo Clin Proc, 2000, 75（8）；845.

27. Zhang L, Timothy KW, Vincent GM, et al. Spectrum of ST-T-wave patterns and repolarization parameters in congenital long-QT syndrome：ECG findings identify genotypes ［J］. Circulation, 2000, 102（23）：2849.

28. Kataoka H. Electrocardiographic patterns of the Brugada syndrome in right ventricular infarction/ischemia ［J］. Am J Cardiol, 2000, 86（9）：1056.

29. Hoppe UC, Marban E, Johns DC. Molecular dissection of cardiac repolarization by in vivo Kv4. 3 gene transfer ［J］. J

Clin Invest, 2000, 105：1077.

30. Brugada R, Brugada J, Antzelevitch C, et al, Sodium channel blockers identify risk for sudden death in patients with ST-segrnent elevation and right bundle branch block but structurally normal hearts. Circulation. 2000；101：510-515.

31. Lee KL, Lau CP, Tse HF, et al. Prevention of ventricular fibrillation by pacing in a man with Brugada syndrome. J Cardiovasc Electrophysiol. 2000；11（8）：935-7.

32. Gussak I, Brugada P, Brugada J, et al. Idiopathic short QT interval：a new clinical syndrome［J］？ Cardiology, 2000, 94：99.

33. Shimizu W, Antzelevitch C, Suyama K, et al. Effect of sodium channel blockers on ST segment, QRS duration, and corrected QT interval in patients with Brugada syndrome. J Cardiovasc Electrophysiol, 2000；11：1320-1329.

34. Brugada R, Brugada J, Antzelevitch C, et al. Sodium channel blockers identify risk for sudden death in patients with ST-segment elevation and right bundle branch block but structurally normal hearts［J］. Circulation, 2000, 101（5）：510.

35. Marx SO, Reilen S, Hisamatsu Y, et al. PKA phosphorylation dissociates FKBP 12. 6 from the calcium release channel（ryanodine receptor）：Defective regulation in failing heart. Cell. 2000；101：365-376.

36. Antzelevitch C. The Brugada syndrome：ionic basis and arrhythmia mechanisms［J］. J Cardiovasc Electrophysiol, 2001, 12：268.

37. Baroudi G, Pouliot V, Denjoy I, et al. Novel mechanism for Brugada syndrome：defective surface localization of an SCN5A mutant（R1432G）. Circ Res, 2001, 88（12）；78-83,.

38. Marx SO, Reilen S, Hisamatsu Y, et al. Phosphorylation-dependent regulation of ryanodine receptor, A novel role for-leucine/iosleucine zippers. J Cell Biol, 2001；135：699-708.

39. Lahat H, Eldar M, Levy-Nissenbaum E, et al. Autosomal'recessive catecholamine-or exercise-induced polymorphic ventricular tachycardia：clinical features and assignment of the disease gene to chromosome 1p13-21. Circulation. 2001；103：2822-2827.

40. Eckardt L, Kirchhof P, Loh P, et al. Brugada syndrome and supraventricular tachyarrhythmias：a novel association？ J Cardiovasc Electrophysiol, 2001, 12：680-685.

41. Itoh H, Shimizu M, Ino H, et. al. Arrhythmias in patients with Brugada-type electrocardio-graphic findings. Jpn Circ J. 2001；65（6）：483-6.

42. Pastor A, Nunez A, Cantale C, et al. Asymptomatic Brugada syndrome case unmasked during dimenhydrinate infusion［J］. J Cardiovasc Electrophysiol, 2001, 12（10）：1192.

43. Go AS, Hylek EM, Phillips KA, et al. Prevalence of diagnosed atrial fibrillation in adults：national implications for rhythm management and stroke prevention：the AnTicoagulation and Risk Sactors in Atrial Fibrillation（ATRIA）Study. JAMA, 2001, 285：2375.

44. Keating MT, Sanguinetti MC. Molecular and cellular mechanisms of cardiac arrhythmias. Cell. 2001；104（4）：569-580.

45. Furuhashi M, Uno K, Tsuchihashi K, et al. Prevalence of asymptomatic ST segment elevation in right precordial leads with right bundle branch block（Brugada-type ST shift）among the general Japanese population［J］. Heart, 2001, 86（2）：161.

46. Chugh SS, Blackshear JL, Shen WK, et al. Epidemiology and natural history of atrial fibrillation：clinical implications. J Am Coll Cardiol, 2001, 37：371-378.

47. Van den Berg MP, Wilde AA, Viersma TJW, et al. Possible bradycardic mode of death and successful pacemaker treatment in a large family with features of long QT syndrome type 3 and Brugada syndrome. J Cardiovasc Electrophysiol. 2001；12（6）：630-6.

48. Antzelevitch C. The Brugada syndrome：ionic basic and arrhythmia mechanism J Cardiovasc Electrophysiol, 2001, 12（2）：268-272.

49. Balser JR The cardiac sodium channel：gating function and molecular pharmacology. J Mol Cell Cardiol, 2001, 33（4）：599-613.

50. Rouleau F, Asfar P, Boulet S, et al. Transient ST segment elevation in right precordial leads induced by psychotropic

drugs: relationship to the Brugada syndrome [J]. J Cardiovasc Electrophysiol, 2001, 12.

51. Rautaharju PM, Zhang ZM. Linearly scaled, rate invariant normal limits for QT interval: eight decades of incorrect application of power functions [J]. J Cardiovasc Electrophysiol, 2002, 13 (12): 1211.

52. Wilde AAM, Antzelevitch C, Borggrefe M, et al. Proposed diagnostic criteria for the Brugada syndrome: a consensus report [J]. Circulation, 2002, 106 (19): 2514.

53. Splawski I, Timothy KW, Tateyama M, et al. Variant of SCN5A sodium channel implicated in risk of cardiac arrhythmia. Science, 2002, 297: 1333-1336.

54. Tsuchiya T, Ashikaga K, Honda T, et al. Prevention of ventricular fibrillation by cilostazol, an oral phosphodiesterase inhibitor, in a patient with Brugada syndrome [J]. J Cardiovasc Electrophysiol, 2002, 13 (7): 698.

55. Wilde AA, Antzelevitch C, Borggrefe M, et al. Proposed diagnostic criteria for the Brugada syndrome [J]. Eur Heart J, 2002, 23 (21): 1 648.

56. Di Diego JM, Cordeiro JM, Goodrow RJ, et al. Ionic and cellular basis for the predominance of the Brugada syndrome phenotype in males [J]. Circulation, 2002, 106: 2004.

57. Osaka T, Yokoyama E, Yamazaki M, et al Intra atrial conduction abnormalities in patients with Brugada-type ECG estimated by P wave triggered signal-averaged ECG. J Am Coll Cardiol, 2002, 39 (Suppl 1): 110.

58. Tomcsanyi J, Simor T, Papp L. Haemopericardium and Brugadalike ECG pattern in rheumatoid arthritis [J]. Heart, 2002, 87 (3): 234.

59. Priori SG, Napolitano C, Gasparini M, et al. Natural history of Brugada syndrome: insights for risk stratification and management [J]. Circulation, 2002, 105 (11): 1342.

60. Baroudi G, Acharfi S, Larouche C, et al. Expression and intracellular localization of an SCN5A double mutant R1232W/T1620M implicated in Brugada syndrome. Circ Res, 2002, 90: E11-E16.

61. Tan HL, Kupershmidt S, Zhang R, et al. A calcium sensor in the sodium channel modulates cardiac excitability [J]. Nature, 2002, 415 (6870): 442.

62. Saura D, Garcia-Alberota A, Carrillo P, et al. Brugada-like electrocardiographic pattern induced by fever PACE 2002; 25: 856-859.

63. Wilde AA, Antzelevitch C, Borggrefe M, et al. Proposed diagnostic criteria for the Brugada syndrome [J]. Eur Heart J, 2002, 23 (21): 1648.

64. Smits JP, Eckardt L, Probst V, et al. Genotype-phenotype relationship in Brugada syndrome: electrocardiographic features differentiate SCN5A-related patients from non-SCN5A-related patients [J]. J Am Coll Cardiol, 2002, 40: 350.

65. Brugada J, Brugada R, Antzelevitch C, et al. Long-term follow-up of individuals with the electrocardiographic pattern of right bundlebranch block and ST-segment elevation in precordial leads V1 to V3 [J]. Circulation, 2002, 105 (1): 73.

66. Morita H, Kusano-Fukushima K, Nagase S, et al. Atrial fibrillation and atrial vulnerability in patients with Brugada syndrome. J Am Coll Cardiol, 2002, 40: 1437-1444.

67. Weiss R, Barmada MM, Nguyen T, et al. Clinical and molecular heterogeneity in the Brugada syndrome. A novel gene locus on chromosom [J]. Circulation, 2002, 105: 707.

68. Vatta M Dumaine R, Varghese G. et al. Genetic and biophysical basis of sudden unexplained nocturnal death syndrome (SUNDS), a disease allelic to Brugada syndrome Hum Mol Genet. 2002; 11: 337-345.

69. Wilde AA, Antzelebitch C, Borggrefe M, et al. Proposed diagnostic criteria for the Brugada syndrome. Eur Heart J. 2002; 23: 1648.

70. Goldgran-Toledano D, Sideris G, Kevorkian JP, et al. Over dose of cyclic antidepressants and the Brugada syndrome [J]. N Engl J Med, 2002, 346 (20): 1591.

71. Splawski I, Timothy KW, Tateyama M et al. Variant of SCN5A sodium channel implicated in risk of cardiac arrhythmia Science. 2002; 297: 1333-1336.

72. Brugada J, Brugada R, Brugada P. Determinants of sudden cardiac death in individuals with the electrocardiographic pattern of Brugada syndrome and no previous cardiac arrest [J]. Circulation, 2003, 108 (25): 3092.

73. Viskin S. Inducible ventricular fibrillation in the Brugada syndrome: diagnostic and prognostic implications [J]. J Cardio-

vasc Electrophysiol, 2003, 14（5）：458.

74. Brugada P, Brugada R, Mont L, et al. Natural history of Brugada syndrome: the prognostic value of programmed electrical stimulation of the heart [J]. J Cardiovasc Electrophysiol, 2003 14（5）：455.

75. Atarashi H, Ogawa S. New ECG criteria for high-risk Brugada syndrome [J]. Circ J, 2003, 67（1）：8.

76. Medina-Ravell VA, Lankipalli RS, Yan GX, et al. Effect of epicardial or biventricular pacing to prolong QT interval and increase transmural dispersion of repolarization: does resynchronization therapy pose a risk for patients predisposed to long QT or torsade de pointes? Circulation, 2003, 107（5）：740-746.

77. Araki T. Konno 'T, Itoh H, et al. Brugada Synidrome With Ventricular Tachycardia and Fibrtllation Related to Hypokalemia Circ J. 2003; 67：93-95.

78. Ye B, Valdivia CR, Ackerman MJ, et al. A common human SCN5A polymorphism modifies expression of an arrhythmia causing mutation [J]. Physiol Genomics, 2003, 12（3）：187.

79. Haissagurre M, Extramiania F, Hocini M, et al. Mapping and ablation of ventricular fibrillation associaced with long-QT and. Brugada syndromes [J]. Circulation, 2003, 108：925.

80. Viswanathan PC, Benson DW, Balser JR. A common SCN5A polymorphism modulates the biophysical. effects of an SCN5A mutation [J] J Clin Invest, 2003, 111（3）：341.

81. Morita H, Takenaka-Morita S, Fukushima-Kusano K, et al. Risk stratification for asymptomatic patients with Brugada syndrome [J]. Circ J, 2003, 67（4）：312.

82. Morita H, Morita ST, Nagase S, et al. Ventricular arrhythmia induced by sodium channel blocker in patients with Brugada syndrome [J]. J Am Coll Cardiol, 2003, 42（9）：1 624.

83. Haissagurre M, Extramiania F, Hocini M, et al. Mapping and ablation of ventricular fibrillation associated with long-QT and Brugada Syndromes [J]. Circulation, 2003, 108：925.

84. Peters S, Trümmel M. Diagnosis of arrhythmogenic right ventricular. dysplasia-cardiomyopathy: value of standard ECG revisited [J]. Ann Noninvasive Electrocardiol, 2003, 8：238.

85. Schulze-Bahr E, Eckardt L, Breithardt G, et al. Sodium channel gene（SCN5A）mutations in 44 index patients with Brugada syndrome: different incidences in familial and sporadic disease [J]. Hum Mutat, 2003, 21（6）：651.

86. Mohler PJ, Schott JJ, Gramolini AO, et al. Ankyrin-B mutation causes type 4 long-QT cardiac arrhythmia and sudden cardiac death. Nature. 2003; 421：634-639.

87. Chen YH, Xu SJ, Bendahhou S, et al. KCNQ1 gain-of-function mutation in familial atrial fibrillation. Science, 2003, 299：251-254.

88. Dinckal MH, Davutoglu V, Akdemir I, et al. Proposed diagnostic eriteria for the Brugada syndrome [J]. Europace. 2003, 5（3）：257.

89. Chen JZ, Xie XD, Wang XX, et al. Single nucleotide polymorphisms in the SCN5A gene in Chinese Han population and their relation with Brugada syndrome. Chin Med J, 2004, 117：652-656.

90. Ackerman MJ, Splawski I, Makielski JC, et al. Spectrum and prevalence of cardiac sodium channel variants among black, white, asian, and Hispanic individuals: implications for arrhythmogenic susceptibility and Brugada/long QT syndrome genetic testing [J]. Heart Rhythm, 2004, 1（5）：600.

91. Bellocq C, Vail Ginneken AC, Bezzina CR, et al. Mutation in the KCNQ1 gene leading to the short QT-interval syndrome [J]. Circulation, 2004, 109（20）：2394.

92. Takehara N, Makita N, Kawabe J, et al. A cardiac sodium channel mutation identified in Brugada syndrome associated with atrial standstill. J Intern Med. 2004; 255（1）：137-42.

93. Fish JM, Di Diego JM, Nesterenko V, et al. Epicardial activation of left ventricular wall prolongs QT interval and transmural dispersion of polarization: implications for biventricular pacing. Criculation, 2004, 109（17）：2136-2142.

94. Brugada R, Hong K, Dumaine R, et al. Sudden death associated with short-QT syndrome linked to mutations in HERG. Circulation, 2004, 109：30-35.

95. Darmon JP, Bettouche S, Deswardt P, et al. Radiofrequency ablation of ventricular fibrillation and multiple right and left

atrial tachycardia in a patient with Brugada syndrome [J]. J Interven Cardiac Electrophysiol, 2004, 11：205.

96. Bordachar P, Reuter S, Garrigue S, et al. Incidence, clinical implications and prognosis of atrial arrhythmias in Brugada syndrome [J]. Eur Heart J, 2004, 25：879.

97. Marchlinski FE, Zado E, Dixit S, et al. Electroanatomic substrate and outcome of catheter ablative therapy for ventricular tachycardia in setting of right ventricular cardiomyopathy [J]. Circulation, 2004, 110：2293.

98. Rossenbacker T, Carroll SJ, Liu H, et al. Novel pore mutation in SCN5A manifests as a spectrum of phenotypes ranging from atrial flutter, conduction disease, and Brugada syndrome to sudden cardiac death. Heart Rhythm. 2004; 1 (5)：610-5.

99. Nasir K, Bomma C, Tandri H, et al. Electrocardiographic features of arrhythmogenic right ventricular dysplasia/cardiomyopathy according to disease severity: a need to broaden diagnostic criteria [J]. Circulation, 2004, 10 (12)：1527.

100. Schwartz PJ, Priori SG, Cerrone M, et al. Left cardiac sympathetic denervation in the management of high-risk patients affected by the long-QT syndrome [J]. Circulation, 2004, 109：1826.

101. Darmon JP, Bettouche S, Deswardt P, et al. Radiofrequency ablation of ventricular fibrillation and multiple right and left atrial tachycardia in a patient with Brugada syndrome [J]. J Interven Cardiac Electrophysiol, 2004, 11：205.

102. Hong K, Antzelevitch C, Brugada P, et al. Brugada R. Brugada syndrome: 12 years of progression [J]. Acta Medica Okayama, 2004, 58 (6)：255.

103. Splawski I, Timothy KW, Sharpe LM, et al. Ca (V) 1. 2 calcium channel dysfunction canses a multisystem disorder including arrhythmia and autism. Cell. 2004, 119 (1)：19-31.

104. Ohkubo K, Watanabe I, Okumura Y, Wolff-Parkinson-White syndrome concomitant with asymptomatic Brugada syndrome. Pacing Clin Electrophysiol. 2004; 27 (1)：109-11.

105. Junttila MJ, Raatikainen MJ, Karjalainen J, et al. Prevalence and prognosis of subjects with Brugada-type ECG pattern in a young and middle-aged Finnish population [J], Eur Heart J, 2004, 25：874.

106. Napolitano C, Priori SG, Schwartz PJ, et al. Genetic testing in the long QT syndrome: development and validation of an efficient approach to genotyping in clinical practice [J]. JAMA, 2005, 294 (23)：2975.

107. Corrado D, Basso C, Leoni L, et al. Three-dimensional electroanatomic voltage mapping increases accuracy of diagnosing arrhythmogenic right ventricular cardiomyopathy/dysplasia [J], Circulation, 2005, 111：3042.

108. Ozeke O, Aras D, Gevik E, et al. Brugada-type electrocardiographic pattern induced by fever [J]. Indian pacing electrophysiol J, 2005, 5 (2)：146.

109. Antzelevitch C, Brugada P, Borggrefe M, et al. Brugada syndrome: report of the second consensus conference: endorsed by the Heart Rhythm Society and the European Heart Rhythm Association [J]. Circulation, 2005, 111 (5)：659.

110. Hwang HW, Chen JJ, Lin YJ, et al. R1193Q of SCN5A, a Brugada and long QT mutation, is a common polymorphism in Han Chinese [J]. J Med Genet, 2005, 42 (2)：e7.

111. Hong K, Bjieergaard P, Gussak I, et al. Short QT syndrome and atrial fibrillation caused by mutation in KCNH2. J Cardiovasc Electrophysiol, 2005, 16：394-396.

112. Antzelevitch C, Brugada P, Borggrefe M, et al. Brugada syndrome: Report of the second consensus conference [J]. Heart Rhythm, 2005, 2 (4)：429.

113. Xia Y, Liang Y, Kongstad O, et al. Tpeak-Tend interval as an index of global dispersion of ventricular repolarization: evaluations using monophasic action potential mapping of the epi-and endocardium in swine. J Interv Card Electrophysiol, 2005, 14 (2)：79-87.

114. Xia M, Jin Q, Bendahhou S, et al. A kir2. 1 gain-of-function mutation underlies familial atrial fibrillation Biochem Biophys Res Commun, 2005, 332：1012-1019.

115. Hong K, Piper DR, Diza-Valdecantos A, et al. De novo KCNQ1 mutation resoponsible for atrial fibrillation and short QT syndrome in utero. Cardiovasc Res, 2005, 168：433-440.

116. Rossenbacker T, Schollen E, Kuiperi C, et al. Unconventional intronic splice site mutation in SCN5A associates with cardiac sodium channelopathy. J Med Genet, 2005, 42：29.

117. Mohler PJ, Rivolta I, Napolitano C, et al. Nav l. 5 E1053K mutation causing Brugada syndrome blocks binding to ankyrin-G and expression of Nav l. 5 on the surface of cardiomyocytes. Proc Natl Acad Sci USA, 2004, 101：17533 -17538.

118. Chen J, Xie X, Zhu J, et al. Single nucleotide polymorphisms in SCN5A gene in Chinese Han population and their correlation with cardiac arrhythmias. Genetics in Medicine, 2004, 6：159.

119. Sumiyoshi M, Nakazato Y, Tokano T, et al. Sinus node dysfunction concomitant with Brugada syndrome. Circ J. 2005; 69（8）：946-50.

120. Maekawa K, Saito Y, Ozawa S, et al. Genetic polymorphisms and haplotypes of the human cardiac sodium channel alpha subunit gene（SCN5A）in Japanese and their association with arrhythmia［J］. Ann Hum Genet, 2005, 69（Pt 4）：413.

121. Nishizaki M, Fujii H, Sakurada H, et al. Spontaneous T wave alternans in a patient with Brugada syndrome-responses to intravenous administration of class I antiarrhythmic drug, glucose tolerance test, and atrial pacing［J］. J Cardiovasc Electrophysiol, 2005, 16（2）：217.

122. Meregalli PG, Wilde AA, Tan HL. Pathophysiological mechanisms of Brugada syndrome：depolarization disorder, repolarization disorder, or more? Cardiovasc Res. 2005; 67（3）：367-78.

123. Morimoto S, Uemura A, Hishida H. An autopsy case of Brugada syndrome with significant lesions in the sinus node. J Cardiovasc Electrophysiol. 2005; 16（3）：345-7.

124. Mok NS, Chan NY：Supraventricular tachycardia with a baseline. ECG pattern of Brugada syndrome. Pacing Clin Electrophysiol. 2005; 28（6）：602-3.

125. Verma A, Kilicaslan F, Ozduran V, et al. Short-and long-term success of substrate-based mapping and ablation of ventricular tachycardia in arrhythmogenic right ventricular dysplasia［J］. Circulation, 2005, 111：3209.

126. Wolpert C, Schimpf R, Giustetto C, et al. Further insights into the effect of quinidine in short QT, syndrome caused by a mutation in HERG. J Cardiovasc Electrophysiol, 2005, 16（1）：54-58.

127. Keller DI, Rougier JS, Kucera JP, et al. Brugada syndrome and fever：genetic and molecular characterization of patients carrying SCN5A mutations［J］. Cardiovasc Res, 2005, 67（3）：510.

128. Eckardt L, Probst V, Smits JPP, et al. Long-term prognosis of individuals with right precordial ST segment-elevation Brugada syndrome［J］. Circulation, 2005, 111：257.

129. Hong K, Guerchicoff A, Pollevick G, et al. Cryptic 5' splice-site activation in SCN5A associated with Brugada syndrome ［J］, Journal of Molecular and Cellular Cardiology, 2005, 38（4）：555.

130. Ajiro Y, Hagiwara N, Kasanuki H. Assessment of markers for identifying patients at risk for life-threatening arrhythmic events in Brugada syndrome［J］. J Cardiovasc Electrophysiol, 2005, 16（1）：45.

131. Roden DM, Yang T, Protecting the heart against arrhythmias：potassium current physiology and repolarization resever ［J］. Circulation, 2005, 112（10）：1 376.

132. Shimizu W. Acquired forms of the Brugada syndrome［J］. J Electrocardiol, 2005, 38（4 Suppl）：22.

133. Zhang L, Benson DW, Tristani-Firouzi M, et al. Electrocardiographic features in Andersen-Tawil syndrome patients with KCNJ2 mutations：characteristic T-U-wave patterns predict the KCNJ2 genotype［J］. Circulation, 2005, 111（21）：2720.

134. True right bundle branch block masking the typical ECG in Brugada syndrome. Pacing Clin Electrophysiol. 2005; 28（3）：258-9.

135. International HapMap Consortium. A haplotype map of the human genome［J］. Nature, 2005, 437（7063）：1299.

136. Castro Hevia J, Antzelevitch C, Tornes Barzaga F, et al. TpeakTend and Tpeak-Tend dispersion as risk factors for ventricular tachycardia/ventricular fibrillation in patients with the Brugada syndrome［J］. J Am Coll Cardiol, 2006, 47（9）：1828.

137. Vatta M, Ackerman MJ, Ye B, et al. Mutant caveolin-3 induces persistent late sodium current and is associated with long-QT syndrome.［J］. Circulation, 2006, 114（20）：2104.

138. Niu DM, Hwang B, Hwang HW, et al. A common SCN5A polymorphism attenuates a severe cardiac phenotype caused

by a nonsense SCN5A mutation in a Chinese family with an inherited cardiac conduction defect ［J］. J Med Genet, 2006, 43 (10)：817.

139. Probst V, Allouis M Sacher F, et al. Progressive cardiac conduction defect is the prevailing phenotype in carriers of a Brugada syndrome SCN5A mutation. J Cardiovasc Electrophysiol. 2006 Mar; 17 (3)：270-5.

140. Keller DI, Huang H, Zhao J, et al. A novel SCN5A mutation, F1344S, identified in a patient with Brugada syndrome and fever-induced ventricular fibrillation ［J］. Cardiovasc Res, 2006, 70 (3)：521.

141. Shah VN, Wingo TL, Weiss KL, et al. Calcium-dependent regulation of the voltage-gated sodium channel hH1: intrinsic and extrinsic sensors use a common molecular switch ［J］. Proc Natl Acad Sci U S A, 2006, 103 (10)：3592.

142. Kanters JK, Graff C, Andersen MP, et al. Long QT syndrome genotyping by electrocardiography: fact, fiction, or something in between ［J］? J Electrocardiol, 2006, 39 (4 Suppl)：S119.

143. Gehi AK, Duong TD, Metz LD, et al. Risk stratification of individuals with the the Brugada electrocardiogram: a meta-analysis ［J］. J Cardiovasc Electrophysiol, 2006, 17 (6)：577.

144. Oson TM, Alekseev AE, Liu XK, et al. Kvl. 5 channelopathy due to KCNA5 loss-of-funtion mutation caused human atrial fibrillation Hum Mol Geent, 2006, 15：2185-2191.

145. Bezzina CR, Shimizu W, Yang P, et al. Common sodium channel promoter haplotype in Asian subjects underlies variability in cardiac conduction. Circulation, 2006, 113：338-344.

146. Miyasaka Y, Barnes ME, Gersh BJ, et al. Secular trends in incidence os atrial fibrillation in Olmsted County, Minnesota 1980 to 2000, and implications on the projiections for future prevalence. Circulation, 2006, 114：119-125.

145. Poelzing S, Forleo C, Samodell M, et al. SCN5A polymorphism restores trafficking of a Brugada syndrome mutation on a separate gene. Circulation, 2006, 114：368-376.

148. Yamada T, Watanabe I, Okumura Y, et al. Atrial electrophysiological abnormality in patients with Brugada syndrome assessed by P-wave signal-averaged ECG and programmed atrial stimulation Circ J, 2006, 70：1574-1579.

149. Gollob MH, Jones DL, Krahn AD, et al. Somatic mutations in the connexin 40 gene (GJA5) inatrial fibrillation N J Eng J Med, 2006, 354：2677-2688.

150. Sacher F, Probst V, Iesaka Y, et al. Outcome after implantation of a cardioverter-defibrillator in patients with Brugada syndrome: a multicenter study. Circulation, 2006, 114：2317-2324.

151. Lu LX, Zhou W, Zhang X, et al. Short QT syndrome: a case report and review of literature ［J］. Resuscitation, 2006, 71 (1)：115.

152. Antzelevitch C, Pollevick GD, Cordeiro JM, et al. Loss-offunction mutations in the cardiac calcium channel underlie a new clinical entity characterized by ST-segment elevation, Short QT intervals, and sudden cardiac death Circulation, 2007, 115：442-449.

153. Takagi M, Yokoyama Y, Aonuma K, et al. Clinical characteristics and risk stratification in symptomatic and asymptomatic patients with Brugada syndrome: multicenter study in Japan ［J］. J Cardiovasc Electrophysiol, 2007, 18 (12)：1244.

154. Ogawa M, Zhou S, Tan AY, et al. Left stellate ganglion and vagal nerve activity and cardiac arrhythmias in ambulatory dogs witb pacing-induced congestive heart failure. J Am Coll Cardiol, 2007, 50：335-343.

155. Boussy T, Sarkozy A, Chierchia GB, et al. The Brugada syndrome: facts and controversies ［J］. Herz, 2007, 32：192.

156. Paul M, Gerss J, Schulze-Bahr E, et al. Role of programmed ventricular stimulation in patients with Brugada syndrome: a meta-analysis of worldwide published data ［J］. Eur Heart J, 2007 28 (17)：2126.

157. Aryana A, d'Avila A, Heist EK, et al. Remote magnetic navigation to guide endocardial and epicardial catheter mapping of scar-related ventricular tachycardia ［J］. Circulation, 2007, 115：1191.

158. Szumowski L, Walczak F, Przybylski A, et al, Ablation of a catecholaminergic polymorphic VT and VF originating from Purkinje fibers-a case report ［J］. Kardio Pol, 2007, 65：319.

159. Chinushi M, Komura S, Izumi D, et al. Incidence and initial characteristics of pilsicainide-induced ventricular arrhythmias in patients with Brugada syndrome ［J］. Pacing Clin Electrophysiol, 2007, 30 (5)：662.

160. Eckardt L. Gender differences in Brugada syndrome [J]. J Cardiovasc Electrophysiol, 2007, 18：422.

161. Unlu M, Benqi F, Amasyali B, et al. Brugada-like electrocardiographic changes induced by fever [J]. Emerg Med J, 2007, 24（1）：e4.

162. Longdon B, Michalec M, Mehdi H, et al. Mutation in glycerol-3-phosphate dehydrogenase I like gene（GPDIL）decreases cardiac Na<+> current and caused inherited arrhythmias. Circulation, 2007, 116：2260-2268.

163. Stephenson EA, Berul CI. Electrophysiological interventions for inherited arrhythmia syndromes [J]. Circulation, 2007, 116：1062.

164. Chen LY, Ballew JD, Herron KJ, et al. A common polymorphism in SCN5A is associated with lone atrial fibrillation. Clin Pharmacol Ther, 2007, 81：35-41.

165. Rossenbacker T, Priori SG. The Brugada Syndrome [J]. Curr Opin Cardiol, 2007, 22（3）：163.

166. Bigi MA, Aslani A, Shahrzad S. Clinical predictors of atrial fibrillation in Brugada syndrome. Europace, 2007, 9：947 -950.

167. Eckardt L. Gender differences in Brugada syndrome [J]. J Cardiovasc Electrophysiol, 2007, 18：422.

168. Shimizu W, Matsuo K, Kokubo Y, et al. Sex hormone and gender difference：role of testosterone on male predominance in Brugada syndrome [J]. J Cardiovasc Electrophysiol, 2007, 18：415.

169. Reddy VY, Reynolds MR, Neuzil P, et al. Prophylactic catheter ablation for the prevention of defibrillator therapy [J]. The New England Journal of Medicine, 2007, 357：2657.

170. Yokokawa M, Noda T, Okamura H, et al. Comparison of long-term follow-up of electrocardiographic features in Brugada syndrome between the SCN5A-positive probands and the SCN5A-negative probands [J]. Am J Cardiology, 2007, 100 （4）：649.

171. Benito B, Sarkozy A, Mont L, et al. Gender differences in clinical. manifestations of Brugada syndrome [J]. J Am Coll Cardiol, 2008, 52（19）：1567.

172. Van Norstrand DW, Valdivia CR, Tester DJ, et al. Molecular and functional characterization of novel glycerol-3-phosphate dehydrogenase 1 like gene（GPD1-L）mutations in sudden infant death syndrome. Circulation, 2007, 116：2253-2258.

173. Junttila MJ, Brugada P, Hong K, et al. Differences in 12-leadelectrocardiogram between symptomatic and asymptomatic Brugada syndrome patients [J]. J Cardiovasc Electrophysiol, 2008, 19（4）：380.

174. Yang P, Koopmann TT, Pfeufer A, et al. Polymorphisms in the cardiac sodium channel promoter displaying variant in vitro expression activity. Eur J Hum Genet, 2008, 16：350-357.

175. Benito B, Sarkozy A, Mont L, et al. Gender differences in clinical manifestations of Brugada syndrome [J] . J Am Coll Cardiol, 2008, 52（19）：1567.

176. Nagase S, Kusano KF, Morita H, et al. Longer repolarization in the epicardium at the right ventricular outflow tract causes type 1 electrocardiogram in patients with brugada syndrome [J] . J Am Coll Cardiol, 2008, 51（12）：1154.

177. Shinohara T, Takahashi N, Saikawa, T et al. Brugada syndrome with complete right bundle branch block disclosed by a febrile illness. Intern Med. 2008；47（9）：843-6.

178. Ortega-Carnicer J, Benezet J, Calderon-Jimenez P, et al. Hypothermia-induced Brugada-like electrocardiogram pattern [J]. J Electrocardiol, 2008, 41（6）：690.

179. Benito B, Brugada R, Brugada J, et al. Brugada syndrome [J]. Prog Cardiovasc Dis, 2008, 51（1）：1.

180. Tada T, Kusano KF, Nagase S, et al. Clinical significance of macroscopic T-wave alternans after sodium channel blocker administration in patients with Brugada syndrome [J]. J Cardiovasc Electrophysiol, 2008, 19（1）：56.

181. Kusano KF, Taniyama M, Nakamura K, et al, Atrial fibrillation in patients with Brugada syndrome：relationships of gene mutation, electrophysiology, and clinical backgrounds. J Am Coll Cardiol, 2008, 51：1169-1175.

182. Ueda K, Valdivia C, Medeiros-Domingo A, et al. Syntrophin mutation associated with long QT syndrome through activation of the nNOS-ScN5A macromolecular complex. Proc Natl Acad Sci USA, 2008, 105：9355-9360.

183. Watanabe H, Koopmann TT, Le Scouarnec S, et al. Sodium channel betal subunit mutations associated with Brugada syndrome and cardiac conduction disease in Humans [J]. J Clin Invest, 2008, 118（6）：2260.

184. Morita H, Kusano KF, Miura D, et al. Fragmented QRS as a marker of conduction abnormality and a predictor of prognosis of Brugada syndrome [J]. Circulation, 2008, 118 (17): 1697.

185. Delpon E, Cordeiro JM, Nunez L, et al. Functional effects of KCNE3 mutation and its role in the development of Brugada syndrome [J]. Circ Arrhythm Electrophysiol, 2008, 1 (3): 209.

186. Amin AS, Meregalli PG, Bardai A, et al, Fever increase the risk for cardiac arrest in the Brugada syndrome [J]. Ann Intern Med, 2008, 149 (3): 216.

187. Zimmer T, Surber R. SCN5A channelopathies-An update on mutations and mechanisms [J]. Prog Biophys Mol Biol, 2008, 98 (2-3): 120.

188. Fang DH, Wu LQ, Lu L, et al. Association of human SCN5A polymorphisms with idiopathic ventricular arrhythmia in a chinese han cohort [J]. Circ J, 2008, 72 (4): 592.

189. Tsuji H, Sato T, Morisaki K, et al. Prognosis of subjects with Brugada-type electrocardiogram in a population of middle-aged Japanese diagnosed during a health examination [J]. Am J Cardiol, 2008, 102 (5): 584.

190. Ambardekar AV, Lewkowiez L, Krantz MJ. Mastitis unmasks Brugada syndrome [J]. Int J Cardiol, 2009, 132 (3): e94.

191. Qiu X, Liu W, Hu D, et al. Patient with obstructive sleep apneahypopnea syndrome and SCN5A mutation (R1193Q polymorphism) associated with Brugada type 2 electrocardiographic pattern [J]. J Electrocardiol, 2009, 42 (3): 250.

192. Kamakura S, Ohe T, Nakazawa K, et al. Brugada Syndrome Investigators in Japan. Long-term prognosis of probands with Brugadapattern ST-elevation in leads V<<1>>-V<<3>> [J]. Circ Arrhythm Electrophysiol, 2009, 2 (5): 495.

193. Collura AC, Johnson JN, Moir C, et al. Left cardiac sympathetic denervation for the treatment of long QT syndrome and catecholaminergic polymorphic ventricular tachycardia using video-assisted thoracic surgery [J]. Heart Rhythm, 2009, 6: 752.

194. Morita H, Zipes DP, Wu J. Brugada syndrome: insights of ST elevation, arrhythmogenicity, and risk stratification from experimental observations [J]. Heart Rhythm, 2009, 6 (11 Suppl): S34.

195. Sacher F, Wright M, et al. Long-term follow-up of idiopathic ventricular fibrillation ablation: a multicenter study [J]. J Am Coll Cardiol, 2009, 54: 522.

196. Huang Z, Patel C, Li W, et al. Role of signal-averaged electrocardiograms in arrhythmic risk stratification of patients with Brugada syndrome: a prospective study [J]. Heart Rhythm, 2009, 6 (8): 1 156.

197. Shimizu A. Is this a philosophic issue? Do patients with drug-induced Brugada type ECG have poor prognosis [J]? Circ J, 2010, 74 (11): 2 455.

198. Das MK, El Masry H. Fragmented QRS and other depolarization abnormalities as a predictor of mortality and sudden cardiac death [J]. Curr Opin Cardiol, 2010, 25 (1): 59.

199. Extramiana F, Maison-Blanche P, Badilini F, et al. Type 1 electrocardiographic burden is increased in symptomatic patients with Brugada syndrome [J]. J Electrocardiol, 2010, 43 (5): 408.

200. Ezaki K, Nakagawa M, Taniguchi Y, et al. Gender differences in the ST segment: effect of androgen-deprivation therapy and possible role of testosterone [J]. Circ J, 2010, 74 (11): 2448.

201. Doi A, Takagi M, Maeda K, et al. Conduction delay in right ventricle as a marker for identifying high-risk patients with Brugada syndrome [J]. J Cardiovasc Electrophysiol, 2010, 21 (6): 688.

202. Probst V, Veltmann C, Eckardt L, et al. Long-term prognosis of patients diagnosed with Brugada syndrome: Results from the FINGER Brugada Syndrome Registry [J]. Circulation, 2010, 121 (5): 635.

203. Richter S, Sarkozy A, Paparella G, et al. Number of electrocardiogram leads displaying the diagnostic coved-type pattern in Brugada syndrome: a diagnostic consensus criterion to be revised [J]. Eur Heart J, 2010, 31 (11): 1357.

204. Nishizaki M, Sakurada H, Yamawake N, et al. Low risk for arrhythmic events in asymptomatic patients with drug-induced type 1 ECG. Do patients with drug-induced Brugada type ECG have poor prognosis [J]? Circ J, 2010, 74 (11): 2464.

205. Makimoto H, Nakagawa E, Takaki H, et al. Augmented ST-segment elevation during recovery from exercise predicts cardiac events in patients with Brugada syndrome [J]. J Am Coll Cardiol, 2010, 56 (19): 1576.

206. Nunn L, Bhar-Amato J, Lambiase P. Brugada syndrome: controversies in risk stratification and management [J]. Indian Pacing Electrophysiol J, 2010, 10 (9): 400.

207. Nakano Y, Shimizu W, Ogi H, et al. A spontaneous Type 1 electrocardiogram pattern in lead V<<2>> is an independent predictor of ventricular fibrillation in Brugada syndrome [J]. Europace, 2010, 12 (3): 410.

208. Gaborit N, Varro A, Le Bouter S, et al. Gender-related differences in ion-channel and transporter subunit expression in non-diseased human hearts [J]. J Mol Cell Cardiol, 2010, 49 (4): 639.

209. Arnalsteen-Dassonvalle E, Hermida JS, Kubala M, et al. Ajmaline challenge for the diagnosis of Brugada syndrome: Which protocol. [J]? Arch Cardiovasc Dis, 2010, 103 (11-12): 570.

210. Miyamoto A, Hayashi H, Makiyama T, et al. Risk determinants in individuals with a spontaneous type 1 Brugada ECG [J]. Circ J, 2011, 75 (4): 844.

211. Take Y, Morita H, Wu J, et al. Spontaneous ECG alterations predict ventricular fibrillation in Brugada syndrom e [J]. Heart Rhythm, 2011, 8 (7): 1014.

212. Longdon B, Michalec M, Mehdi H, et al. Mutation in glycerol-3-phosphate dehydrogenase 1 like gene (GPD-1L) decreases cardiac Na<+> current and causes inherited arrhythmias [J]. Circulation, 2007, 116 (20): 2260.

213. Brugada P, Brugada J. Right bundle branch block, persistent. ST segment elevation and sudden cardiac death: a distinct clinical and etectrocardiographic syndrome: a multicenter report. J Am Coll Cardiol, 1992, 20: 1391-1396.

214. Gussak I. Antzelevitch C, Bjerregaard P, et al. The Brugada syndrome: clinical, electrophysiologic and genetic aspercls. J Am Coll Cardiol, 1999, 13: 5-15.

215. Pilz B . Luft FC. Acquired Brugada syndrome. Am J Cardiol, 2003, 92 (6): 771.

216. Brugada J, Brugada R, Brugada P. Pharmacological and device approach to therapy of inherited cardiac diseases associated with cardiac arrhythmias and sudde death . J Electrocardiol, 2000, 33 (Suppl): 41-47.

217. Antzelevitch C, Brugada P, Borggrefe M, et al. Brugada syndrome: report of the second consensus conference: endorsed by the Heart Rhythm Society and the European Heart Rhythm Association. Circulation, 2005, 11: 659-670.

218. Yan GX, Rials SJ, Wu Y, et al. Ventricular hypertrophy amplifies transmural repolarization dispersio and induces early afterdepolarization. Am J Physiol, 2001, 281: H1968-H1975.

219. Brugada J, Brugada R, Brugada P. Determinants of sudden cardiac death in individuals with the electrocardiographic pattern of Brugada syndrome and no previous cardiac arrest Circulation, 2003, 108: 3092-3096.

220. Nagase S, Kusano KF, Morita H, et al. Epicardial electrogram of the right ventricular outflow tracl in patients with the Brugada syndrome: using the epicardial lead. J Am Coll Cardiol, 2002, 39: 1992-1995.

221. Haissaguerre M, Extramiana F, Hocini M, et al. Mapping and ablation of ventricular fibrillation associaled with long-QT and Brugada syndromes. Circulation, 2003, 108: 925-928.

222. Tukkie R, Sogaard P, Vleugels J, et al. Delay in right ventricular activation contributes to Brugada syndrome. Circulation, 2004, 109: 1272-1277 .

223. Antzelevitch C, Brugada P, Borggrefe M, et al. Brugada syndrome: report of the second consensus conference. Hearl Rhythrn 2005, 2: 429-440.

224. Shimizu W. Genetics of congenital long QT syndrome and Brugada syndrome. Future Cardiol, 2008, 4 (4): 379-389.

225. Shimizu W. Acquired forms of the Brugada syndrome. J Electrocardiol, 2005, 38 (4 Suppl): 22-25 .

226. Shimizu W, Aiba T, Kamakura S, Mechanisms of disease: current understanding and future challenges in Brugada syndrome. Nal Clin Pracl Cardiovasc Med, 2005, 2 (8): 408-414.

227. Perez Riera AR, Antzelevitch C, Schapacknik E, et al. Is there an overlap between Brugada syndrome and arrhythmogenic right ventricular cardiomyopathy/dysplasia? J Electrocardiol, 2005, 38 (3): 260-263.

228. Antzelevitch C, Brugada P, Borggrefe M, et al, Brugada syndrome: report of the second consensus conference: endorsed by the Heart Rhythm Society and the European Heart Rhythm Association. Circulation, 2005, 111: 659-670.

229. Antzelevitch C. Brugada syndrome. Pacing Clin Electrophysiol, 2006, 29: 1130-1159.

230. Postema PG, van Dessel PF, de Bakker JM, et al. Slow and discontinuous conduction conspire in Brugada syndrome: a right ventricular mapping and stimulation study. Circ Arrhythmia Electrophysiol, 2008, 1: 379-386.

231. Garcia F，Bazan V，Zado E，et al. Epicardial substrate and outcome with epicardial ablation of ventricular tachycardia in arrhythmogenic right ventricular cardiomyopathy/dysplasia. Circulation，2009，120：366-375.

232. Viskin S，Rosso R，Marquez MF，et al，The acquired Brugada syndrome and the paradox of choice. Heart Rhythm，2009，6：1342-1344.

233. Brugada P，Benito B，Brugada R，et al. Brugada syndrome：update 2009. Hellenic J Cardiol，2009，50：352-372.

234. Riezzo l，Centini F，Neri M，et al. Brugada-like EKG pattern and myocardial effects in a chronic propofol abuser. Clin Toxicol（Phila）. 2009，47（4）：358-363.

235. Yap YG. Behr ER，Camm AJ. Drug-induced Brugada syndrome. Europace，2009，11（8）：989-994.

236. Letsas KP，Sacher F，Probst v，et al Prevalence of early-repolarization pattern in inferolateral leads in patients with Brugada syndrome. Heart Rhythm，2008，5：1685-1689.

237. Sarkozy A，Chierchia GB，Paparella G，et al. Inferior and lateral electrocardio-graphic repolarization abnormalities in Brugada syndrome. Cire Arrhythmia Electrophysiol，2009，2：154-161.

238. Kamakura S，Ohe T，Nakazawa K，et al. Long-term prognosis of probands with Brugada-pattern ST-elevation in leads V1-V3. Circ Arrhythmia Electrophysiol，2009，2：495-503.

239. Morita H，Zipes DP，Wu J. Brugada syndrome：insights of ST elevation. Arrhythmogenicity，and risk stratification from experimental observations. Heart Rhythm，2009，6：S34-43.

240. Veltmann C，Wolpert C，et al. Response to intravenous ajmaline：a retrospective analysis of 677 ajinaline challenges. Europace，2009，11：1345-1352.

241. Wilde AA，Postema PG，Di Diego JM，et al. The pathophysiological mechanism underlying Brugada syndrome：depolarization versus repolarization. J Mol Cell Cardiol，2010，49：543-553.

242. Nademanee K，Veerakul G，Chandanamattha P，et al. Prevention of ventricular fibrillalion episodes in Brugada sydrome by catheter ablation over the anterior right ventricular outflow tract epicardium. Circulation，2011，123：1270-1279.

243. Bollin A. Maury P，Guilbeau-Frugier C，et al. Transient ST elevation after ketamine intoxication：a new cause of acquired br ECG pallem. J Cardiovasc Electrophysiol，2011，22（1）：91-94.

244. Aizawa Y，Matsuhashi T，Sato T，et al. A danger of induction of Brugada syndrome during pill-in-the-pocket therapy for parox atrial fibrillation，Drug Healthc Patient Saf，2010，2：139-140.

245. Probst. V，Veltmann C，Eckardt，L，et al. Long-term prognosis of patients diagnosed with Brugada syndrome：results from the FINGER Brugada Syndrome Registry. Circulation，2010，121：635-643.

246. Haruta D，Matsuo K，Tsuneto A，et al. Incidence and prognostic value of early repolazation pattern in the 12-lead electrocardiogram. Circulation，2011，123：2931-2937.

247. Antzelevitch C，Yan GX. J wave syndromes. Heart Rhythm，2010，7：549-558.

248. Kawata H，Noda T，Yamada Y，et al. Effect of sodium-channel blockade on early repolarization in inferior/lateral leads in pa tients with idiopathic ventricular fibrillation and Brugada syndrome. Heart Rhythm，2012，9：77-83.

249. Tikkanen JT. Junttilia J，Anttonen O，et al. Early repolarization：electrocardio-graphic phenotypes associated with favorable long term outcome Circulation，2011，123：2666-2673.

250. Rosso R，Glikson E，Belhassen B，et al. Distinguishing "benign" from "malignant early repolarization"：the value of the ST-seg. ment morphology. Heart Rhythm，2012，9：225-229.

251. Masahiko T，Kazutaka A，Yukio S，et al. The prognostic value of early repolarization（J wave）and ST-segment morphology after wave in Brugada syndrome：Multicenter study in Japan. Heart Rhythm，2013，10：533-539.

252. Liu R，Chang Q. Hyperkalemia-induced brugada pattern with electrical alternans. Ann Noninvasive Electrocardiol，2013，18：95-98.

253. 任凤学，刘肆仁，郭继红，等. Brugada 综合征一例 [J]. 临床心电学杂志，2000，9（4）：228.

254. 罗素群. Brugada 综合征 1 例 [J]. 临床心血管病杂志，2001，17（6）：283.

255. 华淑芳，田路，洪晔，Brugada 综合征 1 例 [J]. 浙江预防医学，2001，13（10）：59.

256. 王永光，李星群. Brugada 综合征 1 例 [J]. 心电学杂志，2001，20（2）：103.

257. 林加锋，张建华，陈晓曙. Brugada 综合征二例 [J]. 中华心律失常学杂志，2001，5（5）：308.

258. 姚亮. Brugada 综合征 1 例报告 [J]. 临床心血管病杂志, 2001, 20 (1)：40.

259. 陈君柱, 郑良荣, 李京湘, 等. SCN5A 基因移码突变导致 Brugada 综合征. 中华心血管病杂志, 2002, 30：538 -541.

260. 陈哲明, 孟素荣, 彭健, 等. 中国人 Brugada 综合征分子遗传学研究发现一个新的 SCN5A 基因突变. 中华心血管病杂志. 2002, 30：455-459.

261. 宋志芳, 郑泽琪, 吴友平, 等. Brugada 综合征一例 [J]. 中华心律失常学杂志, 2002, 6 (3)：139.

262. 蒋逸枫, 赵峰, 陆传新, 等. Brugada 综合征 2 例报告 [J]. 解放军医学杂志, 2002, 27 (10)：939.

263. 王若燕, 林文辉. Brugada 综合征 3 例 [J]. 心电学杂志, 2002, 21 (3)：153.

264. 程冠昌, 万琪琳, 洪岩, 等. Brugada 综合征一例 [J]. 中华心律失常杂志, 2002, 6 (4)：239.

265. 张萍. Brugada 综合征的遗传学研究进展, 临床心电学杂志. 2003, 12：135.

266. 吴祥. Brugada 综合征心电图的药物激发试验. 临床心电学杂志. 2003；12：140.

267. 盛晓东, 范韬, 金骁琦, 等. Brugada 综合征 1 例 [J]. 临床荟萃, 2003, 18 (7)：402.

268. 郭成军, 张英川, 方冬平, 等. 经导管消融触发心室颤动的室性早搏治疗心室颤动 [J]. 中华心律失常学杂志, 2003, 7：80.

269. 郭成军, 张英川, 方冬平, 等. 经导管消融触发心室颤动的室性早搏治疗心室颤动 [J]. 中华心律失常学杂志. 2003, 7：80.

270. 侯存月, 姚伟. Brugada 综合征 1 例报告 [J]. 实用心电学杂志, 2003, 12 (4)：300.

271. 任法鑫, 杨钧国, 李伟, 等. Brugada 综合征相关基因 SCN5A 新突变位点的检测. 中华心律失常学杂志, 2003, 7：336-339.

272. 李世军, 闫海宏, 夏云龙, 等. Brugada 综合征一家系报道 [J]. 心电学杂志, 2003, 22 (22)：81.

273. 欧阳相, 谭湘明, 曾晓春. Brugada 综合征 1 例报告 [J]. 湘南医学院学报：自然科学版, 2004, 6 (2)：38.

274. 郭成军, 吕树铮, 张英川, 等. 右室流出道心律失常的发作方式与单导管消融治疗 [J]. 中国心脏起搏与心电生理杂志, 2004, 18：419.

275. 杨玉莲, 房均平, 李德才, 等. Brugada 综合征 [J]. 川北医学院学报, 2004, 19 (3)：54.

276. 李库林, 杨兵, 单其俊, 等. 应用普罗帕酮激发试验对 Brugada 综合征 7 例患者的诊断价值. 中华心律失常学杂志, 2004, 8 (6)：335-339.

277. 陆洁, 肖红兵, 关平, 等. Brugada 综合征一例 [J]. 上海医学, 2004, 27 (12)：916.

278. 单其俊, 杨兵, 曹克将, 等. 新胸导联在诊断 Brugada 综合征中的应用. 中华心血管病杂志, 2004, 32 (7)：578-583.

279. 谢旭东, 王兴祥, 陈君柱, 等, 心脏钠离子通道 a 亚单位基因单核苷酸多态性及其在汉族人群中的分布, 生理学报, 2004, 56：36-40.

280. 陈哲明, 孟素荣, 彭健等. 非心脏病住院患者 Brugada 心电图征发生率的初步调查. 中华心血管病杂志, 2004；32：20-22.

281. 江茜, 林晓芳, 郑茂清. 常规心电图检查发现的 Brugada 波发生率与临床、岭南心血管病杂志. 2004；10：206.

282. 李库林, 杨兵, 单其俊, 等. 应用普罗帕酮激发试验对 Brugada 综合征七例患者的诊断价值 [J]. 中华心律失常学杂志, 2004, 8 (6)：335.

283. 李翠兰, 胡大一, 王吉云, 等. 左心交感神经切除术治疗长 QT 综合征 11 例随访 [J]. 中国心脏起搏与心电生理杂志, 2006, 20：21.

284. 邹建刚, 曹克将, 杨兵, 等. 动态基质标测在致心律失常右室心肌病患者室性心动过速射频消融中的应用 [J]. 中华心血管病杂志, 2005, 33：143.

285. 郭继鸿, Brugada 综合征的诊断与治疗. 临床心电学杂志, 2005；14：219.

286. 郭成军, 张英川, 方冬平, 等. 导管消融治疗短 QT 综合征多频率室性心动过速和心室颤动一例 [J]. 中华心血管病杂志, 2005, 33：90.

287. 李翠兰, 胡大一, 王吉云, 等. 左心交感神经切除术治疗长 QT 综合征 11 例随访 [J]. 中国心脏起搏与心电生理杂志, 2006, 20 (1)：21.

288. 方丹红, 吴立群, 陆林, 等. 中国汉族人群心脏钠离子通道基因 SCN5A 多态性与特发性室性心律失常关系的研究，内科理论与实践，2006，1：99-103.

289. 郭成军，李国庆，张英川，等. Brugada 综合征快速心律失常的发病机理与射频消融治疗［J］. 中国心脏起搏与心电生理杂志，2006，20：48-1.

290. 朱刚艳，江洪，黄从新，等. 高位右侧胸前导联心电图在普罗帕酮激发试验中的价值［J］. 中华心律失常学杂志，2006，10（6）：428.

291. 谭琛，浦介麟，曾治宇，等. 中国汉族人群 SCN5A 基因 H558R、P1090L、4299+53T>C 及 D1819D 的多态性研究. 解放军医学杂志，2006，31：762 763.

292. 梁鹏，刘文玲，胡大一，等. Brugada 综合征 SCN5A 基因的三个新突变，中华心血管病杂志，2006，34：616-619.

293. 陈琪. 王士雯. Brugada 综合征办法的心律失常研究近况. 临床心电学杂志. 2007；43-45.

294. 方丹红，吴立群，陆林，等，心脏钠离子通道 α 亚单位 SCN5A 基因多态性与特发性室性心律失常. 诊断学理论与实践，2007，6：353-357.

295. 浦介麟，王洪涛，刘同库，等. 31 例致心律失常性右室心肌病的临床研究［J］. 中华心血管病杂志，2007，35（1）：24.

296. 胡金柱，洪葵，俞建华，等. 发热诱发 Brugada 波的遗传学及心电参数危险因素分析［J］. 中国心脏起搏与心电生理杂志，2009，23（3）：209.

297. 郭成军，吕树铮，陈韵岱，等. 应用磁导航技术遥控标测和消融治疗快速性心律失常［J］. 中国心脏起搏与心电生理杂志，2007，21：319.

298. 田莉，祝建芳，杨钧国，等，中国一家系 Brugada 综合征相关基因 SCN5A 突变位点的检测. 中华心血管病杂志，2007，35：1122-1125.

299. 郭成军，刘兴鹏，方冬平. 室性早搏与心室颤动的导管消融治疗的病例选择［J］. 心血管病学进展，2007，28：329.

300. 张忠栋，王振家，罗瑛等. 新疆维吾尔族 Brugada 波发生率的初步调查. 临床心电学杂志. 2008；17：35-36.

301. 阮发晖，孟素荣，陈哲明，等. Brugada 综合征患者 SCN5A 基因突变检测. 心脏杂志，2007，19：218-221.

302. 张海澄. 2008 年 ACC/AHA/HRS 植入器械治疗心脏节律异常指南解读（二）［J］. 中国心脏起搏与心电生理杂志，2008，22（4）：364.

303. 杨波，胡大一，张建军，等. Brugada 综合征一例［J］. 中国心脏起搏与心电生理杂志，1998，12（4）：227.

304. 林文辉，梁杭文，张济富. Brugada 综合征 1 例［J］. 临床心血管病杂志，2000，16（7）：326.

305. 闫文德，周俊高，冯广智. Brugada 综合征一例［J］. 中华心律失常学杂志，2000，4（3）216.

306. 章华萍，郭继红. Brugada 综合征二例［J］. 中华心律失常学杂.

307. 李迪俊，邱余虹. Brugada 综合征一例［J］. 岭南心血管病杂志，2001，7（4）：292.

308. 谢平伯. Brugada 综合征 1 例. 中国煤炭工业医学杂志，2001，4（10）：771.

309. 李迪俊，邱汉婴. Brugada 综合征一例［J］. 中华心律失常学杂志，2001，5（3）：163.

310. 方中良. Brugada 综合征合并阵发性房颤一例［J］. 临床心电学杂志，2002，11（1）：63.

311. 郝蓬，张英川，刘冰，等. 窦缓致获得性 LQTS 相关的尖端扭转型室速的起搏治疗［J］. 心肺血管病杂志，2003，22：151.

312. 杨兵，曹克将，单其俊，等. 1065 例健康汉族人 Brugada 心电图征发生率的初步调查［J］. 中华心律失常学杂志，2005，9（3）：214.

313. 杜戎，任法鑫，杨钧国，等，先天性长 QT 综合征和 Brugada 综合征基因突变. 中国医学科学院学报，2005，27：289-294.

314. 郭成军，张英川，方冬平，等. 短 QT 综合征多频率室性心动过速和心室颤动的机理与消融治疗［J］. 中国心脏起搏与心电生理杂志，2005，19：23.

315. 单其俊. Brugada 综合征，中国心脏起搏与心电生理杂志，2005，19（4）：246-253.

316. 刘文玲，胡大一. Brugada 综合征诊断与治疗第二次专家共识报告概要［J］. 中国心脏起搏与心电生理杂志，2005，19：254.

317. 殷跃辉，刘增长，余强，等. 致心律失常右室发育不良心肌病的电生理基质和导管消融治疗［J］. 中国心脏起搏与心电生理杂志，2006，20：31.

318. 林加锋，林文辉，胡晓晟，等. 异常 J 波、Brugada 综合征与特发性 Brugada 心电图征的临床与心电图特征. 中国心脏起搏与心电生理杂志，2004，18：261.

319. 洪葵. 遗传性室性心律失常. 临床心电学杂志，2006，15：24.

320. 何秉贤，楚新梅，王恩厚. Brugada 综合征的心电图不是右束支传导阻滞而是右心室有原发性 ST 异常. 临床心电学杂志，2006，15：202.

321. 洪葵，李翠兰，胡金柱. Brugada 综合征的分子遗传和细胞致病机制. 中国心脏起搏与心电生理杂志，2007，21：482.

322. 田莉，祝建芬，杨钧国，等. 中国一家系 Brugada 综合征相关基因 SCN5A 突变位点的检测. 中华心血管病杂志，2007，35：1122.

323. 曹克将. 遗传性心律失常的流行病学与猝死. 临床心电图杂志，2007，16：373.

324. 王劲风，单其俊，杨兵，等. T 波峰-末间期与 Brugada 综合征危险争层的相关性研究. 中华心血管杂志，2007，35：629.

325. 陈琪，王士雯. Brugada 综合征伴发的心律失常研究近况. 临床心电学杂志，2007，16：43.

326. 刘刚. Brugada 综合征猝死预警新指标：碎裂 QRS 波. 临床心电学杂志，2008，17：400.

327. 冯莉，浦介麟. 常规心电图对遗传性心律失常的诊断价值. 中国心脏起搏与心电生理杂志，2008，22：15.

328. 江茜，周勇，柯琰. Brugada 综合征患者的心电图及临床特点分析. 临床心电学杂志，2008，17：432.

329. 郭成军，卢春山. 遗传性心律失常的一些特征及射频消融治疗. 中国心脏起搏与心电生理杂志，2008，22：111.

330. 张萍. 遗传性心律失常心电图精要. 临床心电学杂志，2009，18：321.

331. 胡金柱，洪葵，俞建华，等. 发热诱发 Brugada 波的遗传学及心电参数危险因素分析. 中国心脏起搏与心电生理杂志，2009，23：209.

332. 黄峥嵘，李卫华，谢强. Brugada 综合征的分子生物学研究进展. 中华心血管病杂志，2009，37：1150.

333. 仇晓亮，刘文玲，胡大一，等. 国人确诊及疑似 Brugada 综合征患者 SCN5A 基因突变筛查. 中国心脏起搏与心电生理杂志，2009，23：204.

334. 洪葵，胡金柱. 遗传性室性心律失常与心房颤动并存的临床，遗传和电生理特征. 中华心血管病杂志，2009，37：181.

335. 卢振华，丁家望，杨俊，等. Brugada 综合征伴完全性右束支传导阻滞 1 例. 临床心电学杂志，2009，24：105.

336. 郭莱，徐亚伟. Brugada 综合征的研究现况. 中国心脏起搏与心电生理杂志，2010，24：105.

337. 郭成军. 遗传性心律失常的非药物治疗. 中国心脏起搏与心电生理杂志，2010，24：114.

338. 张风祥，陈明龙，杨兵，等. Brugada 综合征在中国大陆发病与临床特征的文献统计分析. 中国心脏起搏与心电生理杂志，2010，24：122.

339. 刘明，贺永明，杨向军. Brugada 下壁导联心电图异常改变：Brugada 综合征患者预后不良的信号. 中国心脏起搏与心电生理杂志，2009，24：509.

340. 王红宇，常舒红，王建理，等. 饮酒诱发 Brugada 波 1 例. 临床心电学杂志，2010，19：217.

341. 神安煌. 低血钾诱发 Brugada 综合征室颤发作 1 例. 临床心电学杂志，2011，20：214.

342. 郑杰，刘晓宇，王如兴. Brugada 综合征危险分层. 中国心脏起搏与心电生理杂志，2012，26：77

343. 丁燕生，李康. Brugada 综合征的消融治疗. 中国心电学第 1 版. 北京：人民卫生出版社，2012，498.

344. 高英. Brugada 波鉴别新方法. 中国心律学第 1 版. 北京：人民卫生出版社，2012，493.

345. 杨新春. Brugada 综合征 ST 段形态与预后. 中国心律学，第 1 版. 北京：人民卫生出版社，2013，547.

346. 郭继鸿. 0 型 Brugada 波. 中国心律学. 第 1 版，北京：人民卫生出版社，2013，550.

347. 郭继鸿，获得性 Brugada 综合征 2013，中国心律学，第 1 版，北京：人民卫生出版社，2013，181.

348. 夏宏器，邓开伯. 实用心律失常学. 第 2 版，北京：中国协和医科大学出版社，2008，888~913.

第十四章　儿茶酚胺敏感性多形性室性心动过速

儿茶酚胺敏感性多形性室性心动过速（catecholaminergic polymorphic ventricular tachycardia, CPVT）亦称家族性多形性室性心动过速或儿茶酚胺依赖性多形性室性心动过速。CPVT 是 1978 年 Coumel 首先描述的。是一种原发性心脏电紊乱疾病，CPVT 多发生于心脏结构正常的无器质性心脏病、QT 间期正常的儿童和年轻人，以运动或情绪激动时出现多形性或双向性室性心动过速，导致晕厥和猝死为特征。30 岁以下的死亡率高达 30%~50%。肌质网异常释放 Ca^{2+}，使细胞内 Ca^{2+} 超载引起的延迟后除极，可能是 CPVT 的发生机制。CPVT 有明显的家族聚集性是一种遗传性疾病，分别与 RyR2、CASQ2 的突变有关。这种室性心动过速很易蜕变为心室颤动，属 QT 间期正常性多形性室性心动过速。CPVT 是非器质性心脏病患者发生猝死的重要原因。

【流行病学调查】

1999 年 Swan 等对 2 个患有 CPVT 的芬兰家系进行基因连锁分析，阐明了 CPVT 的常染色体显性遗传模式，并将 CPVT 的致病基因定位在第 1 号染色体 q42-q43。Laitinen 等（2001）及 Priori 等（2001）两组分别报道在不同家系的 CPVT 患者中，发现了 RyR2 基因的点突变（P2328S、Q4201R、V46531 及 S2246L、R2474S、N4104K、R4497C），从而将家族性的 CPVT 与肌质网钙离子通道的功能异常联系了起来。Priori 等（2002）对 30 例 CPVT 先证者和其 118 名家庭成员进行了临床和基因研究，发现患者的首发症状不限于青少年，也可发生在成年。RyR2 突变携带者首发症状的年龄比没有 RyR2 突变者早，并且 5 发生心脏事件的危险性更高。RyR2 突变患者发生猝死的平均年龄多小于 30 岁，如果未能及时做出诊断和治疗，多在青壮年猝死。

2001 年 Lahat 等首先报道在以色列北部贝都因部族的 7 个家族中发现常染色体隐性遗传的 CPVT。他们的发病年龄更小，外显率高，临床表现严重，不伴有 ARVD 的病理与临床特征。不经治疗者的死亡率更高。他们都是纯合子基因型，致病基因定位于第 1 号染色体 p13-p21，包含了编码 CASQ2 蛋白基因所在位点。这些患者都在 CASQ2 高度保守区，第 9 外显子的 1038 位核苷酸发生 G→C 的错义突变，使所编码蛋白的第 307 位氨基酸由带阳性电荷的组氨酸（His）代替了带阴性电荷的天门冬氨酸（Asp），这一改变降低了 CASQ2 结合 Ca^{2+} 的能力。从而明确了 CASQ2 基因突变是引起常染色体隐性遗传型的 CPVT 的原因。

2002 年 Postma 等对 3 个 CPVT 家系进行调查时，首先发现 CASQ2 基因的无义突变。3 种突变（一个无义突变 R33X，一处剪接 532±1G>A，一个碱基的缺失 62DelA）使提前产生终止密码。其中 2 个纯合子突变基因携带者完全缺失 CASQ2 蛋白，在 7 岁时就发生晕厥；另一例是杂合子突变基因携带者，在 11 岁时开始出现晕厥，除了突变位点的不同，这些患者 CPVT 表型几乎相同。在 16 位其他杂合子突变基因携带者中，14 人没有任何临床症状或心电图异常，2 人在进行运动负荷时出现室性心律失常。这提示 CASQ2 突变基因携带者并不罕见，在一定条件下可导致严重临床表现的 CPVT 发生。多见于儿童（8±4）岁婴儿。

Krahn 等（2005）报道了 18 例不明原因心脏骤停的幸存者，其中 10 例被诊断为 CPVT。Tan 等（2005）对 43 个有青少年不明原因猝死的家族进行了临床评估和基因筛查。发现在 12 个存在原发性电紊乱的家族中有 5 个为 CPVT。这提示可能是无器质性心脏病患者发生心脏性猝死的常见病因。据文献报告 CPVT 患者多为白种人，黄种人相对少见。

【病因及发生机制】

1999～2001 年期间通过连锁分析和候选基因筛选，CPVT 基因基质的两个主要类型得到确认：①Priori 发现 CPVT 常染色体显性表型是由编码心脏 Ryanodine 受体（RyR2）的基因突变引起。RyR2 是调节心脏钙稳态的蛋白之一。它调控动作电位平台期钙离子从肌质网到胞液的释放。临床诊断的 CPVT 患者 55%～60% 可以由 RyR2 突变引起。②2001 年 Lahat 在一个大家系中发现 CPVT 常染色体隐性表型是由编码隐钙素 CASQ2 基因突变引起。降钙素是一种缓冲钙蛋白，位于肌质网终池，它与 Triadin 和连接素一起参与调解 RyR2 对细胞内 Ca^{2+} 的反应性，并控制肌质网中游离的钙浓度。Triadin 是一种肌质网 Ca^{2+} 偶联蛋白，其将 RyR2 锚定于 CASQ2，形成了肌质网四聚体复合物，Triadin 也可直接调节 RyR2 通道活性。临床诊断的 CPVT 患者中约 3%～5% 是由 CASQ2 突变引起。目前认为 CASQ2 突变除了导致 CPVT 外，可能也与 CPVT 的常染色体显性表型或非血缘性家族双杂合表型病例的发生有关。

CPVT 的致病基因有 RyR2 和 CASQ2，按发现的先后次序分别命名为 CPVT1 和 CPVT2。

1. 儿茶酚胺敏感性多形性室性心动过速呈常染色体显性遗传（CPVT1）　RyR2 是 Ryanodine 受体的钙释放通道与植物中性生物碱 Ryanodine 特异性结合而得名。编码 RyR2 基因位于染色体 q^{42}-q^{43}，包括 105 个外显子、14901 个核苷酸编码含 4967 个氨基酸残基的蛋白 RyR2。RyR2 在心肌细胞含量丰富，属于电压门控钙通道。RyR2 基因表达的 RyR2 通道分布于心肌细胞的肌质网上，对质浆游离钙浓度的平衡调节发挥重要作用。CASQ2 与 RyR2 形成的复合物是肌质网释放 Ca^{2+} 所必须的。RyR2 是参与心肌细胞肌质网（SR）Ca^{2+} 的释放主要调节细胞内 Ca^{2+} 离子流和兴奋收缩偶联。收缩期时收缩兴奋触发钙释放机制，RyR2 通道开放释放大量 Ca^{2+} 离子；舒张期时，RyR2 通道关闭，Ca^{2+} 经钙泵回到心肌细胞肌质网，为下一个周期心肌细胞肌质网 Ca^{2+} 释放做准备。心肌细胞收缩主要由心肌细胞内 Ca^{2+} 的浓度控制而 RyR2 功能正常才能维持细胞内钙稳态。

RyR2 通道功能受特异性蛋白调节。调节 RyR2 通道功能的关键确是蛋白激酶 A（protein kinase A，PKA）。当交感神经兴奋导致血循环儿茶酚胺浓度升高，与 β-肾上腺素能受体结合后激活乙酰环化酶，使 cAMP 增加，继而激活蛋白激酶 A（PKA）。RyR2 与 FKBP12.6 结合发挥调节 Ca^{2+} 通道作用。蛋白激酶 A 和磷酸酯酶分别催化 RyR2 磷酸化和去磷酸化，RyR2 磷酸化后与 FKBP12.6 分离开放，去磷酸化后与 KFBP12.6 结合而关闭。

在转基因细胞中发现交感神经兴奋可以使突变的 RyR2 通道开放异常增加，导致舒张期 Ca^{2+} 外漏，细胞内 Ca^{2+} 超载，诱发延迟后除极。经计算机仿真模型的研究也证实 RyR2 通道的功能异常可以影响心肌细胞内的钙稳态，进而引起细胞的延迟后除极。Nam 等（2005）发现异丙肾上腺素诱发的延迟后除极多起源于心外膜进而引起复极跨壁离散度的增加，并最终导致 CPVT 样的室性心动过速或心室颤动。有报告用单向动作电位标测导管对伴有 RyR2 基因突变的 CPVT 患者标测，在静脉滴注肾上腺素时，15 例中有 4 例出现了延迟后除极，并出现室性期前收缩。有人将突变的 RyR2 基因转入小鼠的心脏中，在肾上腺素刺激下，可记录到具有 CPVT 特征性的双向性室性心动过速及多形性室性心动过速。在无 CASQ2 蛋白的表达的小鼠中，静脉滴注异丙肾上腺素或运动试验均可诱发出 CPVT 特征的双向性室性心动过速和多形性室性心动过速。

编码 RyR2 基因突变导致编码功能异常 RyR2 蛋白，影响其对钙通道调节导致 CPVT1 发生。RyR2 基因突变所致氨基酸改变发现逐渐在增多如表 14-0-1。

一些研究发现 RyR2 基因突变与 CAPT1 患者猝死相关。这些基因突变所致的编码氨基酸改变（表 14-0-2）。

表 14-0-1　RyR2 基因突变所致氨基酸改变

年份	作者	氨基酸改变
2001	Priori 等	S2246L、R2474S、N4104K、R4497C
2001	Laitinen 等	P2328S、Q4201R、V4653F
2002	Priori 等	E2311D、L3778F、G3946S、V4771I、A4860G、I4867M、N4895D、E4950K
2003	Laitinen 等	V2306I、P4902L、R4959Q
2004	Bagattin 等	A2387P、M4504I、A4607P、V4880A
2004	Hasdemir 等	L2534V
2005	Tester 等	V2475F
2005	Aizawa 等	R2401H
2005	Postma 等	E1724K、A2254V、A2394G、F4020L、E4076K、N4104I、H4108N、H4108Q、G4662S、 H4762P、P4902S
2006	Hsueh 等	R169Q
2006	Tester 等	P164S、V186M、S3938R、T4196A
2007	Aizawa 等	R2359Q、F4851C
2008	Hasdemir 等	L4150F
2009	Marjamaa 等	R1051P、S616L

（引自程中伟等，2010）

表 14-0-2　与猝死相关的 RyR2 基因突变所致氨基酸改变

年份	作者	氨基酸改变
2004	Testeri 等	R420W、N4097S、E4146K、T4158P
2004	Choi 等	R414L、I419F、A2403T、F4499C、A4510T、G4671R、I4848V
2005	Tester 等	P466A、A2387T、C3800F、S4124T、A4556T、4657-4658E ins EY（核苷酸 Dup13967-13972）
2005	D'Amati 等	A77V
2006	Creighton 等	R414C、F2331S、R2401L
2008	Nishio 等	V2321M

（引自程中伟，等. 2010）

2. 儿茶酚胺敏感性多形性室性心动过速呈常染色体隐性遗传（CPVT2）　CPVT2 系编码肌集钙蛋白 2（CASQ2）基因突变所致。编码 CASQ2 基因位于人 1 号染色体 $p^{13.3}$-p^{11}，全长 2528 个核苷酸，共 11 个外显子，编码含有 399 个氨基酸的钙离子结合蛋白 CASQ2。CASQ2 位于心肌细胞肌质网终末池内，能够结合 Ca^{2+}，感知心肌细胞肌质网内 Ca^{2+} 浓度，在维持心肌细胞肌质网 Ca^{2+} 浓度稳定中发挥作用。参与肌质网中 Ca^{2+} 的缓冲和储存。CASQ2 通过三合蛋白（triadin）和接头蛋白（junctin）与 RyR2 合成复合物，是肌质网释放 Ca^{2+} 所必须的。当肌质网内 Ca^{2+} 浓度下降时，CASQ2 抑制 RyR2 活性；当 Ca^{2+} 浓度增加时，抑制能力逐渐减弱，RyR2 通道开放，Ca^{2+} 释放。突变的 CASQ2 蛋白可以使心肌细胞肌质内储存和释放 Ca^{2+} 的能力降低，对其进行起搏电刺激或暴露于去甲肾上腺素溶液时，出现了膜电位的剧烈振荡并伴有延迟后除极。Knollman 等（2005）在无 CASQ2 蛋白表达的小鼠中发现，异丙肾上腺素和运动试验都可以诱发 CPVT 样的双向性室性心动过速和多形性室性心动过速。Labat 等（2001）报道的常染色体隐性遗传的 CPVT 均为纯合子基因型，患者发病年龄小，外显率高，临床表现重，未经治疗者病死率高。

Vintchenko 等（2004）的实验证实使用转基因鼠进行试验，发现转基因鼠心肌细胞 CASQ2 蛋白水平升高 4 倍，转基因鼠心肌细胞肌质网储备 Ca^{2+} 能力降低，心肌细胞钙离子电流和自发钙火花的幅度、持续的时间和上升时间均明显降低。心肌细胞内向钙离子电流和膜电位呈剧烈节律性震颤，特别是异丙肾上腺素刺激时表现为延迟后除极，从而证实了 CASQ2 突变的致心律失常的机制。

目前虽然证实异常的 RyR2 通道和 CASQ2 蛋白在交感神经兴奋的条件下诱发出延迟后除极所致触发活动，可能是 CPVT 发生的机制。但是 CPVT 患者存在多个突变位点，是否都表现出相同的机制，尚须进一步证明。

Leenlhard 等对患者平均随访 7 年未发现患者心脏结构异常。尸检也证实 CPVT 患者无器质性心脏病依据。

通常认为，舒张期 Ca^{2+} 释放增加可引起延迟后除极的诱发的触发活动是两类表型 CPVT 心律失常的基础，由于突变特异性的存在，不同的突变产生不同的效应，导致最终产生的心律失常表型不同。研究发现双向性室性心动过速可发生于 CPVT，也可发生于洋地黄中毒，由于洋地黄中毒发生的心律失常系由细胞内钙超载基础上产生的延迟后除极所致。这提示 CPVT 可能与触发活动有关。

实验研究将基因敲入 CPVT 小鼠模型，插入与重症 CPVT 患者相关 R4496C 错义突变，经肾上腺素作用，小鼠模型发生形态上与人类 CPVT 的双向和多形性室性心动过速。

近年来发现 KCNJ2 和锚蛋白 B 基因突变可产生与 CPVT 一致的临床表现。如实验显示 KCNJ2 基因突变发生心律失常的细胞学机制与 RyR2 和 CASQ2 突变相似，例如 Andersen syntrom 患者中，QT 间期正常、合并运动诱发的双向性或多形性室性心动过速者存在 KCNJ2 基因突变。此外，在少数 SPVT 患者中发现锚蛋白 B 突变。

体内儿茶酚胺的过度增高，不仅导致心肌形态和收缩功能的改变，也可导致心肌电活动的明显异常。异常升高的儿茶酚胺使心肌细胞膜表面大量蛋白质结构发生功能改变，如离子通道过度开放，离子交换泵功能增强，产生极度大量的钠、钾、钙离子跨膜流动导致心肌细胞的自律性、传导性和触发性机制。极度增强以及延迟后除极。可发生各种快速性心律失常，如房性心动过速、心房扑动、心房颤动、室性心动过速、心室颤动以及交感风暴等。

3. 儿茶酚胺敏感性室性心动过速的室性心动过速的发生机制　儿茶酚胺敏感性多形性室性心动过速是由 RyR2 受体通道或集钙蛋白基因突变导致的自发性钙释放和触发活动所引起。其室性心律失常起源于浦肯野纤维，是因浦肯野纤维细胞舒张期自发性钙释放的幅度和频率明显大于心室肌细胞，当伴随 RyR2 突变或在交感神经的作用下，则纤维细胞的调控作用异常将更明显也更容易发生触发性室性心律失常。心内膜标测也证实室性心律失常的局灶起源于浦肯野纤维单形性室性心动过速起源于一个局灶；多形性则起源于多个局灶；双向性室性心动过速起源于左心室和右心室浦肯野纤维局灶交替，当消融右心室心内膜浦肯野纤维能使双向性室性心动过速转成右束支传导阻滞型单形性室性心动过速。电生理试验也证实用钙超载或肾上腺素诱发出了单形性、双向性和多形性室性心动过速。也证实浦肯野纤维细胞更容易发生延迟后除极介导的触发活动。

【临床表现】

1. 通常的临床表现

（1）发病年龄轻，多见于儿童、青少年。多数患者在 10~20 岁出现症状，3 岁以前发病的患者非常罕见。

（2）由交感神经系统兴奋激活诱发，当情绪激动（包括平板运动试验）、运动或给予外源性儿茶酚胺后可发生晕厥、猝死。面色苍白、头晕、全身无力、心悸、严重时可出现血流动力学障碍，出现意识丧失，抽搐等数十秒、数分钟后患者可自行恢复意识。猝死也可能是一些患者的首发症状。

（3）14%~35%的患者有晕厥或猝死的家族史。

（4）心率快，心动过速可反复发作。

（5）心脏结构和心功能正常。

2. CPVT患者运动或应激诱发晕厥与猝死的特点 CPVT患者出现的晕厥或猝死，大多系运动和情绪激动所诱发，大多出现在儿童早期。CPVT患者首次出现晕厥的平均年龄大多在12岁左右、如不行治疗，约30%患者在10岁前就有第一次晕厥或猝死发生。到20岁左右时可达20%。80%患者在10岁前发生过室性心律失常等心脏事件，其中约有30%患者发生猝死。一组报道。67%的CPVT患者的晕厥发生与运动和情绪激动有关。有33%CPVT有青少年时期发生猝死的家族史。可见CPVT是遗传性致心律失常病中最重的一型。家族史对诊断及危险分层很重要。

CPVT患者不发作时心电图大多正常，少数可有窦性心动过缓，但无特异性，常被误诊为血管迷走性晕厥。

3. CPVT患者发生晕厥、猝死的原因系与运动或情绪激动而诱发出的室性心律失常，室性心动过速、心室颤动所引发的。对患者行心电运动试验可帮助诱发出上述室性心律失常而明确诊断。故对原因不明的晕厥患者，特别是存在明显的肾上腺素促发因素时，可以考虑行运动负荷试验。但在进行中会出现急性心脏事件，一定要选好适应证，另外要做好一切的抢救准备。

此外，有报告认为对部分CPVT患者情感刺激是比肾上腺素更为强烈的触发因素。单由情感刺激或合并运动诱发晕厥的患者，其发生心律失常的可能性高于单纯为运动诱发的患者。24小时动态心电图可能会记录此经过。但也应做好抢救准备。

【心电图特点】

1. 患者静息心电图（包括QT间期）正常。普遍存在窦性心动过缓。

2. 在运动或应激时，可诱发窦性心动过速，少部分可出现房性心律失常（如房性心动过速、心房扑动、心房颤动）、交界性心动过速、室性期前收缩等。主要发生多形性室性心动过速，部分患者出现双向性室性心动过速，可蜕化为心室颤动而致猝死（图14-0-1）（图14-0-2）（图14-0-3）（图14-0-4）。

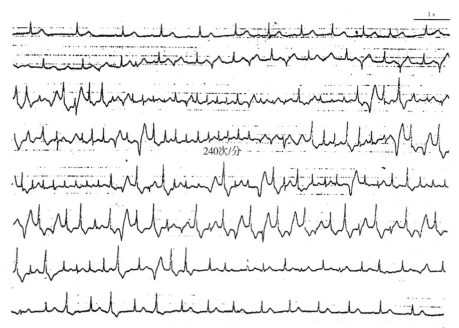

图14-0-1 儿茶酚胺依赖型多形性室性心动过速患者心电图表现

患儿男性，4岁。心电图连续描记示窦性心律，单行性室性期前收缩（成对出现），心房颤动，交接区心动过速后出现多形性室性期前收缩和双向性室性心动过速（引自Leenhardt等，1995）

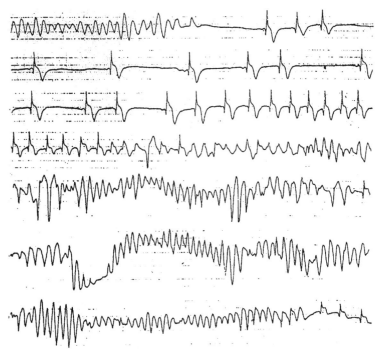

图 14-0-2　儿茶酚胺依赖型多形性室性心动过速患者动态心电图表现

　　患儿男性，4 岁。是图 14-0-1 患儿的动态心电图连续记录示：开始为多形性室性心动过速、心室颤动，后来又出现窦房阻滞、窦性心动过速、多源性室性期前收缩，后再为多形性室性心动过速，发作持续 30s。（引自 Leenhardt 等，1995）

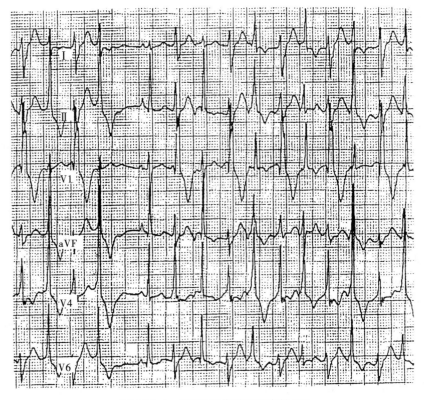

图 14-0-3　CPVT 发作时的双向性 VT

　　呈右束支样，电轴左偏与电轴右偏逐跳交替。应当注意仅在 I、II、V_6 导联可见 VT 呈双向性，其他导联均表现为多形性 VT（引自 Francis J，et al. Heart Rhythm，2005，2：550）

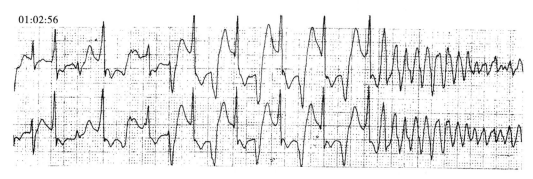

01:02:56

图 14-0-4 CPVT 双向性室性心动过速蜕变为心室颤动

若 CPVT 患者心电图上捕捉到特征性的双向性室性心动过速，对确诊是很重要的。因为除了洋地黄中毒，一般情况下这种波形极为罕见。此时患者通常是无症状的，尤其是对儿童来说如果诱发因素不停止，双向性室性心动过速就会转变为多形性室性心动过速，心率可越来越快，最终导致心室颤动。但是，此时的心室颤动远非真正的颤动过程，因为一旦失去知觉，触发因素被中断，心室颤动就会自动终止。然后，所有的心律失常按照它们出现的相反顺序依次消失，恢复窦性心律。

3. 运动负荷试验 此可诱发 CPVT，故除特殊情况下通常不作此试验，更不能列为常规检查，若要做此试验，必须准备完整的抢救准备。

有报告 CPVT 心律失常的典型表现是随运动负荷增加而变恶化。当达到临界心率 90~110 次/分（也有报告在 120~130 次/分）时，开始出现室性期前收缩，随后室性期前收缩的次数逐渐增多，可呈二联律或三联律，当心率进一步增加时出现短阵非持续性或持续性双向性或多形性室性心动过速。它可蜕变为心室颤动。室上性心动过速也是 CPVT 的常见表现，这种快速性室上性心动过速可作为触发心室延迟后除极和触发激动的诱因。如果停止运动，室性心动过速即可转为室性期前收缩，并逐渐恢复为窦性心律。

CPVT 发作时的室性心动过速起源位点经常来源于右心室流出道，但紧随的激动更倾向于起源位点在左心室。

李翠兰等（2005）报道一例：女性，40 岁，自 7 岁起开始有晕厥发作，多由运动、劳累或紧张引起。体格检查正常。超声心动图、电解质等均正常。心电图在静息卧位、立位时 T 波、Q-Tc 正常也无心律失常。动态心电图示：活动后频发室性期前收缩、短阵室性心动过速，无 Q-Tc 明显延长（患者姐也有类似症状）。曾在外院诊为"心脏性晕厥、多形性室性期前收缩、阵发性室性心动过速"只有使用美托洛尔后效尚可，服 25mg，2 次/日，维持至今，未再出现晕厥。但活动及劳累后心悸、晕厥前兆仍存在，且近 2 年出现上肢肢端冰冷现象。短阵室性心动过速发作时多呈多形形态，偶有双向性室性心动过速图形。诊断：表现为双向室性心动过速的儿茶酚胺敏感性多形室性心动过速、轻微雷诺现象（美托洛尔所致）（图 14-0-5）（图 14-0-6）。

张慰伦等（2009）报道一例：女性，51 岁，因间歇性晕厥发作 8 年。间断胸骨后不适 5 天行平板运动试验中再发生晕厥于 2008 年 2 月 22 日入院，有高血压史 10 年、高脂血症 5 年。患者 8 年中发作晕厥 2 次均与运动和情绪激动有关。运动前心电图正常。当运动到 2min43s 时，突然自觉严重乏力伴呼吸困难，无胸痛，心电图示宽大畸形 QRS 波，时限>0.16s，心率 250 次/分，其后意识丧失，全身抽搐、大汗、小便失禁。心电图为多形性室性心动过速、心室颤动。经抢救持续 2min，恢复窦

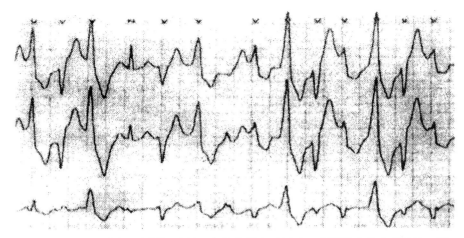

图 14-0-5　动态心电图记录的双向性室性心动过速、多形性室性心动过速。第
1、2 条可见双向性室性心动过速，第 3 条为多形性室性心动过速（引自李翠兰等，
2005）

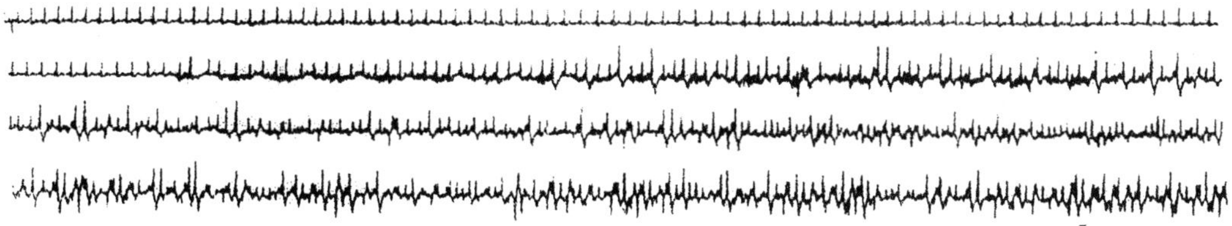

图 14-0-6　患者体力活动后动态心电图变化

1 行代表 1min，1~4 行的心率分别为 84、99、142、185 次/分。体力活动或情绪波动引起心率增加，首先
出现期前收缩，进而二联律、短阵室性心动过速，到第 4 分钟有双向和/或多形室性心动过速出现。此时患者无
晕厥症状，但感觉心悸，休息后缓解，心电图也恢复正常（图未显示）（引自李翠兰等，2005）

性心律。查心电图、动态心电图、超声心动图等正常，QT 正常，心率 74 次/分、血压 115/60mmHg，
血生化检查等均正常。冠状动脉造影 LAD 狭窄 25%、DI 近端狭窄 70%、LCX 狭窄 50%。此次发作与
冠心病无明显关系。患者女性 50 岁处于更年期情绪一直紧张焦虑。运动前因紧张面色潮红，双手心
出汗。再加上平板运动诱发了此次 CPVT 发作（图 14-0-7）。

　　CPVT 患者发作间歇期（静息期）心电图是正常的，无 QT 间期延长，QRS 波时限正常，电轴正
常或轻度左偏。儿童患者大多系窦性心动过缓，平均心率在 60 次/分，而正常儿童安静状态下的心
率为 95~105 次/分。Sumitomo 等报道：①在 CPVT 发作前儿童患者的心率可逐渐加快，平均心率可
达 160 次/分左右；②室性心动过速大多先起源于右心室（流出道），之后起源于左心室；③室性心
动过速有 62% 的患者表现为多形性室性心动过速；21% 的患者表现为多形性室性心动过速合并双向
性室性心动过速；而有 10% 的患者仅表现为双向性室性心动过速。还有 7% 的患者表现为心室颤动
（系儿茶酚胺敏感的特发性心室颤动）。④有 69% 的 CPVT 患者表现为非持续性室性心动过速
（NSVT），21% 的患者为持续性室性心动过速（SVT），有 3% 的患者为持续性室性心动过速蜕变为心
室颤动。⑤运动试验使 80%~100% 的患者诱发出室性心动过速；静脉滴注儿茶酚胺可使 75% 的患者
诱发出室性心动过速，25%~69% 的患者在 Holter 中发现与运动相关的持续性室性心动过速（SVT）。

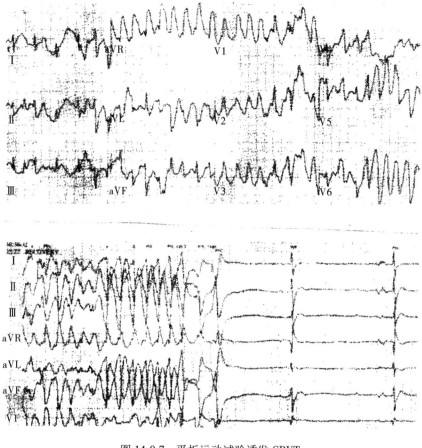

图 14-0-7　平板运动试验诱发 CPVT

上图示：多形性室性心动过速（12 导联）

下图示：多形性室性心动过速停止发作后为窦性心动过缓（引自张尉伦等，2009）

【电生理检查】

Leenhardt 等（1995）、Priori 等（2002）Sumitomo 等（2003）均指出心内电生理检查对儿茶酚胺敏感性多形性室性心动过速的诊断价值有限。程序刺激很少能从 CPVT 患者中诱发出室性心律失常（包括多形性室性心动过速或双向性室性心动过速、心室颤动）。因此，不能用于对 CPVT 患者的临床评估。也未发现有特殊的电生理现象。相反，肾上腺素滴注经常可以诱发特征的室性心动过速，但它的诊断敏感性不如运动负荷试验。

赵志宏等（2007）报道 2 例

例 1：女性，11 岁，以反复晕厥发作 4 年入院。均与运动或情绪激动所致，无抽搐。数分钟后自行恢复。无家族性猝死史。外院多家均诊为癫痫。静息心电图、超声心动图检查正常。Holter 为窦性心动过缓、心率平均 46 次/分。QT 间期正常。有窦性停搏，R-R 最长 3s。诊为病态窦房结综合征。置入 AAI 起搏器。出院 10 天又发作晕厥入院。电生理检查：窦性心律 70 次/分。AH 间期 87ms，HV 间期 46ms；心房 S_1S_1、S_1S_2、$S_1S_2S_3$、$S_1S_2S_3S_4$ 程序刺激均未诱发出室性心律失常。心室有效不应期为 500/230ms。静脉点滴异丙肾上腺素窦性心率由 68 次/分升至 102 次/分停用。心率回落至 86 次/分时出现室性期前收缩、二联律，并诱发出双向性室性心动过速、多形性室性心动过速、心室颤动，出现阿-斯综合征发作，约 20s 自行转为窦性心律。2min 后再次出现多形性室性心动过速、心室颤动，以 300 丁能量电击除颤成功，转为多形性室性心动过速再恢复至窦性心律。AAI 模式起搏，起搏点起搏，感知功能正常（图 14-0-8）。直立倾斜试验（静脉滴注硝酸甘油）阴性。随后

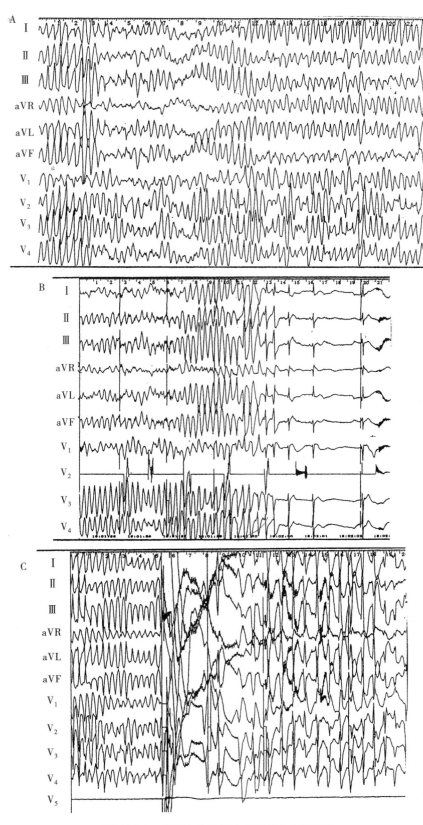

图 14-0-8　病例 1 电生理检查时的心电图表现

静脉滴注异丙肾上腺素时出现多形性室性心动过速、心室颤动，约 20s 后恢复窦律（A，B），患者出现阿-斯现象；2min 后再次出现心室颤动，200J 电复律后短暂多形性室性心动过速后恢复窦律（C）（引自赵志宏，等. 2007）

调节 AAI 基础起搏频率 60 次/分，口服美拉洛尔 37.5mg，每日 2 次。随访一年无晕厥发作。日常活动、学习均正常。静息心电图正常。期间曾行平板运动试验未诱发出心律失常。

例 2：男性，14 岁，因在运动和紧张反复晕厥史 5 年入院。每年晕厥发作 3~4 次。无心脏猝死家族史。静息心电图正常 QT 间期正常，超声心动图正常。在准备开始运动试验时，因紧张突然晕厥发作，心电图示室性心动过速、心室颤动。20s 内自行恢复正常。Holter 示窦性心律、窦性心动过缓、房性心动过速、心房扑动、心房颤动等房性心律失常。并在活动或看电视心率较快情况下有单形性室性期前收缩、双向性或多形性室性心动过速（图 14-0-9A）电生理检查包括静脉滴注异丙肾上腺素未诱发出室性心动过速、心室颤动。但记录到来自左后间隔的持续性室性心动过速，并可被静脉注射的普罗帕酮终止。患者口服美托洛尔 25mg，每日 2 次后，Holter 示显著窦性心动过缓和窦性停搏，最长 R-R 间期为 5×6s。（图 14-0-9B）置入 VVI 起搏器，基础起搏频率为 60 次/分。增加美托洛尔剂量 100mg/d，10 天后 Holter 示紧张状态下，仍有非持续性多形性室性心动过速（图 14-0-9C）。继续增加美托洛尔剂量 200mg/d。数次 Holter 和运动试验均正常，住院 50 天出院。随访 8 个月，患儿再无晕厥发作（图 14-0-10）。

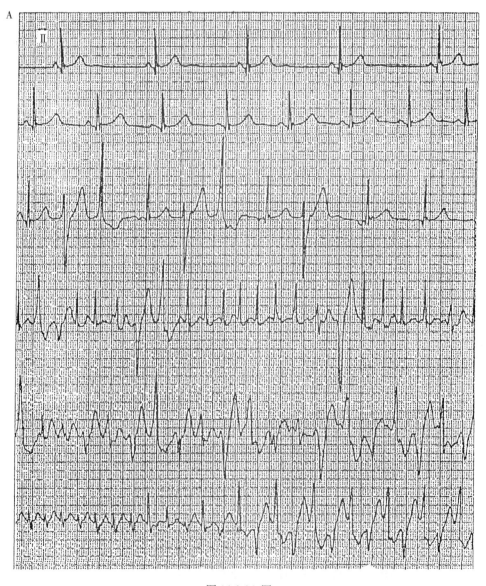

图 14-0-9A 图

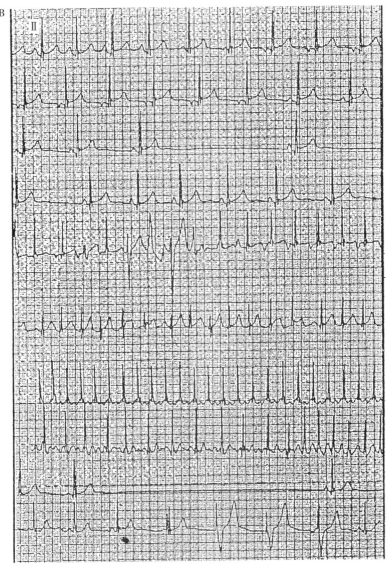

图 14-0-9B 图

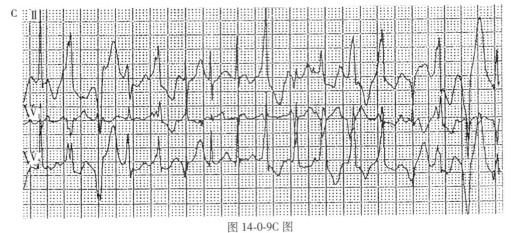

图 14-0-9C 图

图 14-0-9　病例 2 在不同活动状态下的动态心电图表现

A：复杂的室性心律失常：窦律频率加快后，出现室性期前收缩二联律，多形室性心动过速，双向性室性心动过速。B：复杂的房性心律失常，包括交界性心动过速，窦性停搏，交界性逸搏心律，等率房室分离，非阵发性交界性心动过速，房性心动过速，心房扑动，心房颤动；最后二行分别为用酒石酸美托洛尔 25mg 一日二次后出现长窦性停搏间期和 VVI 起搏器置入后的心电图。C：琥珀酸美托洛尔 100mg，每日一次，动态心电图检测仍有室性心动过速（引自赵志宏等，2007）

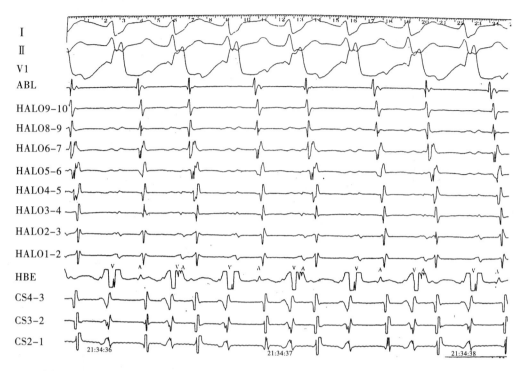

图 14-0-10　病例 2　电生理检查诱发持续性左心室室性心动过速伴室房文氏逆传，起源于
左心室后间隔（引自赵志宏等，2007）

Sumitomo 等（2007）报道经电生理检查发现 CPVT 患者窦房结恢复时间延长，容易诱发心房颤动和心房扑动。因此，认为 CPVT 患者的病变并不局限于心室，也影响到窦房结和心房肌的功能。

【诊断】

儿茶酚胺敏感性多形性室性心动过速是一种致命性的遗传性室性心律失常。RyR2 基因突变引起 CPVT 的显性遗传，CASQ2 基因突变引起 CPVT 的隐性遗传。但由于带有相同突变的患者数量较少，故评价基因型和临床表型的联系很困难，是无法从基因型预见表型。

有下列特点者应考虑 CPVT。

（1）发病年龄轻，多见于儿童、青少年，年龄在 10~20 岁之间多见，3 岁前发病者罕见。但任何年龄均可发病。

（2）有反复发作室性心动过速/或心室颤动和晕厥，甚至猝死史。

（3）由交感神经系统兴奋激活和诱发（包括情绪紧张、激动、运动或给予外源性儿茶酚胺等）室性心动过速、心室颤动者。

（4）发作时的心电图（动态心电图等）大多有多形性室性心动过速呈非持续性或持续性，部分患者可出现较特异性的双向性室性心动过速。并可出现各种房性心律失常、室性期前收缩等多种心律失常，QTc 间期正常。

（5）心脏结构和功能正常。

（6）约 33% 的患者有反复晕厥、猝死家族史。

（7）在运动负荷试验或异丙肾上腺素试验，心率达 90~110 次/分时，出现频发室性期前收缩、多形性室性心动过速向性室性心动过速。

（8）基因检查有 RyR2、CASQ2。

（9）β-受体阻滞剂有一定的疗效。

（10）同时除外冠心病、心肌病等其他疾病。

强调对 CPVT 要早诊断、早治疗的重要意义。目前状况是 CPVT 极易被误诊、漏诊。患者平均在首次症状发作后 2 年才被诊断，很多均被误诊为血管迷走性晕厥或神经系统疾患如癫痫等。

CPVT 基因检测可用于症状发生前的早期诊断和确定隐性携带者。早期基因评估对 CPVT 先证者的家族成员非常重要。CPVT 基因检测性率较高，约 70% 具有临床表现的患者携带突变的 RyR2 或 CASQ2 基因。

CPVT 另一少见的突变基因 KCNJ2 基因，仅见于一小部分 CPVT 患者携带，这部分患者疾病进展相对良性，猝死发生率较低。当检测 CPVT 患者未发现有 RyR2 和 CASQ2 两种主要基因突变时，有必要行 KCNJ2 基因检测。

RyR2 是人类基因组中最大的基因之一，有 105 个外显子，与其他遗传性心律失常疾病相比，CPVT 涉及高度的基因异质性。

【鉴别诊断】

1. 应与导致多形性室性心动过速的疾病相鉴别　CPVT 系 QT 间期正常型的多形性室性心动过速，应与其他三种 QT 间期正常型的多形性室性心动过速相鉴别。

（1）Brugada 综合征：特点是 I 型 Brugada 波+多型性室性心动过速、心室颤动。

（2）极短联律间期型多形性室性心动过速：特点是极短联律间期（<300ms）的室性期前收缩（呈 RonT）+多形性室性心动过速、心室颤动。

（3）缺血性心脏病型多形性室性心动过速：特点是心肌缺血如变异型心绞痛、冠状动脉痉挛、急性冠脉综合征等+多形性室性心动过速。

2. 部分 CPVT 患者出现特异性双向性室性心动过速　双向性室性心动过速相对少见，可见于洋地黄等中毒时、致心律失常性右心室心肌病、急性心肌梗死、心肌病等。大多有较明确的原发疾病因素，以资鉴别。

3. 基因检测可提供具有鉴别诊断价值的依据，但仍应与临床相结合地去诊断。CPVT 的 RyR2、KCNJ2 基因突变也与某些疾病有关。RyR2 突变也与不典型致心律失常性右室心肌病相关联，其心律失常表型比心肌结构改变更明显。特异的 RyR2 可能不仅扰乱钙稳态，增加律失常发生，也可能影响心肌的完整性。KCNJ2 基因与 LQT7 相关。

4. CPVT 的特点是运动、紧张和情绪激动可诱发多形性室性心动过速。但并非是 CPVT 的特异性标志。因为上述情况也可见于与 KCNQ1 基因有关的 LQT1、KCNJ2 基因有关的 LQT7、RyR2 有关的 ARVC、心力衰竭、缺血性心脏病。

【危险分层】

目前尚无评估 CPVT 危险分层的方案。基因筛查、电生理检查对于确诊 CPVT 患者的危险分层无评估价值。幼年被诊断为 CPVT 是随后心脏事件的预测因素；正在使用 β-受体阻滞剂的 CPVT 患者如果仍有心室颤动的发作或血流动力学不稳定的持续性室性心动过速发作等应属于高危患者。

【治疗】

1. 去除病因　由于已经很明确地认为运动、紧张和情绪激动等交感神经兴奋活性增高是诱发 CPVT 的主要原因，应明确告知患者及其家属和周围接近的人，应尽量避免上述因素的发生。禁止明显的、剧烈的体力运动和体育活动、禁止给予外源性儿茶酚胺的药物或食物等。

2. 药物治疗

（1）β-受体阻滞剂：交感神经兴奋是 CPVT 患者发生室性心动过速的基本条件。因此，β-受体阻滞剂为有效治疗 CPVT 的药物。

1）疗效：一组回顾性分析结果，显示服用 β-受体阻滞剂患者发生心脏性猝死为 10.5%；未用者为 48%。发生心脏猝死的患者大多为 10 多岁、平素健康的少年。Sumitomo 等（2003）治疗 28 例 CPVT，可使 41% 患者症状得到完全控制。目前大多数的报道认为 β-受体阻滞剂可以控制大部分患者的心动过速。2006 年 ACC/AHA/ESC 提出的室性心律失常和心脏性猝死防治指南将 β-受体阻滞剂列为治疗 CPVT 的 I 类适应证。

β-受体阻滞剂可作为长期治疗也可用于持续性室性心动过速的急性期治疗。一旦诊断 CPVT 就应立即使用 β-受体阻滞剂。触发激动由延迟后除极诱发，快心率可促进延迟后除极诱发的心律失常，β-受体阻滞能减慢心率又同时可抑制交感活性。Leenhardt（1995）、Postma（2005）报道认为除了依从性差的患者，几乎可以完全预防心脏事件的复发。但也有报告在应用 β-受体阻滞时，仍有 10% 的患者发生心脏急性事件。Prion 等（2001）、Pirori（2001）等指出，虽然给所有 RyR2 突变的男性儿童预防应用 β-受体阻滞仍有约 30% 的 CPVT 仍有再发心脏事件或运动诱发的心律失常，需要安置 ICD。此外，对 β-受体阻滞剂的长期作用仍有争议。

2）制剂：普萘洛尔、阿替洛尔、比索洛尔等。应选用半衰期长的 β-受体阻滞剂。关于 β-受体阻滞剂的靶剂量目前尚无定论。具体用量以患者能耐受的剂量（逐渐增加剂量）为准。Holter 反复监测及运动试验均不能再诱发多形性室性心动过速。

3）治疗目标：需终身服药，不能中断，不然可能会由于漏服药物而发生猝死。有人提出将运动负荷试验中最快心率下降 30 次/分或小于 110 次/分，作为治疗目标。虽然患者心率大多偏慢，但大多数患者能耐受 β-受体阻滞剂的治疗。

（2）其他药物：例如 Rosso 评估联用 β-受体阻滞剂和维拉帕米的有效性，发现此联合治疗降低并抑制了运动诱发心律失常的复发或 ICD 电击。还有实验报告钠通道阻滞剂氟卡尼能阻断 RyR2，而在 CASQ2 小鼠模型中无抗心律失常的作用。Watanabe 等（2009）报道口服氟卡尼治疗 2 例 CPVT 抑制了心律失常的发生。上述还很不成熟，需要更多的证据。

有报道胺碘酮和钠通道阻滞剂单独应用或和 β-受体阻滞剂合用，都可能增加猝死的发生率。

2. 植入 ICD　一些报告指出，例如意大利 CPVT 注册中 CPVT 经 β-受体阻滞剂药物治疗后，心律失常的再发率高达 30%。

由于 CPVT 的猝死率高，而 β-受体阻滞剂又不能完全抑制室性心动过速、心室颤动的发作。ACC/AHA/ESC 公布的室性心律失常者和心脏性猝死防治指南将会发生心脏骤停的 CPVT 患者列为 ICD 治疗的 I 类适应证。在服用 β-受体阻滞剂中出现晕厥的 CPVT 患者置入 ICD 列为 IIa 类适应证。

如果药物治疗失败，植入 ICD 可以明显降低死亡率。有报道对不能耐受药物治疗的患者中，有 50% 以上的患者记录到在有晕厥发生时 ICD 恰当放电。

对低龄患儿植入 ICD 应看到相关潜在的并发症，以及 ICD 发出的电击会引发肾上腺素活性增强，可能会触发心律失常的电风暴、导致反复放电。应该非常认真的管理好 ICD。

3. 射频导管消融术　Sumitpono 等（2003）发现 CPVT 的室性心动过速大多起源于右心室或左心室流出道。并对行局灶性消融，但均在随访期间死亡。从仅有的几例报告中治疗效果不明显。

4. Marx 等利用带有 LIZ 序列的特异性 RyR2 肽来竞争性抑制 PKA 对 RyR2 通道的过度磷酸化作用，降低肌质网舒张期 Ca^{2+} 释放，减少后除极的发生。试验发现 1,4-benzothiazepine 的衍生物 JTV519 能提高 FKBP12.6 与 RyR2 的亲和力，稳定 RyR2 的关闭状态，阻止 Ca^{2+} 漏出，这可能是治疗 CPVT 的又一策略。

【预后】

CPVT 如经及时治疗，30 岁以下的死亡率可高达 30%～50%。

RyR2 突变基因携带的男性患者发生晕厥的风险更高（相对风险为 4.2），随年龄的增加而增加，Sumitomo 等（2003）发现随年龄的增加，发生心脏性猝死的可能性会明显减少。故指南中指出对于致病基因的携带者，尤其是儿童均应服用 β-受体阻滞剂进行一级预防。

<h1 style="text-align:center">参 考 文 献</h1>

1. Wennevold A, Melchior JC, Sandoe E. Adams-Stokes. syndrome in children without organic heart disease: electrocardiogram after exercise as a diagnostic tool. Acta Medica Scandinavica, 1965, 177: 557-563.

2. Reid DS, Tynan M, Braidwood L, et al. Fitzgerald, Bidirectional tachycardia in child study using his bundle electrography [J]. Br Heart J, 1975, 37: 339 Coumel P, Fidelle J, Lucet V. Catecholaminergic-induced severe ventricular arrhythmias with Adams-Strokes syndrome in children: report of four cases. Br heart J, 1978, 40 (Suppl): 28-37.

4. Leenhardt A, Lucet V, Denjoy I, et al. Gatecholaminergic polymorphic ventricular tachycardia in children: a 7-year follow-up of 21 patients [J]. Circulation, 1995, 91: 1512

5. Nakajima T, Kaneko Y, Taniguchi Y, et al. The mechanism of catecholaminergic polymorphic ventricular tachycardia may be triggered activity due to delayed afterdepolarization. Eur Heart J, 1997, 18: 530-531.

6. Swan H, Piippo K, Viitasalo M, et al. Arrhythmic disorder mapped to chromosome 1q42-q43 causes malignant polymorphic ventricular tachycardia in structurally normal hearts [J]. Am Coll Cardiol, 1999, 34 (7): 2035

7. Marx SO, Reiken S, Hisamatsu Y, et al. PKA phosphorylation dissociates FKBP12. 6 from the calcium release channel (ryanodine receptor): defective regulation in failing hearts. Cell, 2000, 101: 365-376.

8. Priori SG, Napolitano C, Tiso N, et al, Mutations in the cardiac ryanodine receptor gene (hRyR2) underlie catecholaminergic polymorphic vrentricular tachycardia. Circulation, 2001, 103: 196-200.

9. Laitinen PJ, Brown KM, Piippo K, et al. Mutations of the cardiac ryanodine receptor (RyR2) gene in familial polymorphic ventricular tachycardia. Circulation, 2001, 103: 485-490.

10. Lahat H, Eldar M, Levy-Nissenbaum E, et al. Autosomal recessive catecholamine-or exercise-induced polymorphic ventricular tachycardia: clinical features and assignment of the disease gene to chromosome 1p13-21 [J]. Circulation, 2001, 103 (23): 2822

11. Lahat H, Eldar M, Levy-Nissenbaum E, et al. Autosomal recessive catecholamine-or exercise-induced polymorphic ventricular tachycardia: clinical features and assignment of the disease gene to chromosome 1p13-21. Circulation, 2001, 103: 2822-2827.

12. Lahat H, Pras E, Olender T, et al. A missense mutation in a highly conserved region of CASQ2 is associated with autosomal recessive catecholamine-induced polymorphic ventricular tachycardia in Bedouin families from Israel. Am J Hum Genet, 2001, 69: 1378-1384.

13. Postma AV, Denjoy I, Hoorntje TM, et al. Absence of calsequestrin 2 causes severe forms of catecholaminergic polymorphic ventricular tachycardia. Circ Res, 2002, 91: e21-e26.

14. Bauce B, Rampazzo A, Basso C, et al. Screening for ryanodine receptor type 2 mutations in families with effort-induced polymorphic ventricular arrhythmias and sudden death: early diagnosis of asymptomatic carriers [J]. J Am Coll Cardiol, 2002, 40: 341

15. Marks AR, Priori S, Memmi M, et al. Involvement of the cardiac ryanodine receptor/calcium release channel in catecholaminergic polymorphic ventricular tachycardia. J Cell Physiol, 2002, 190: 1-6.

16. Priori SG, Napolitano C, Natascia Tiso N. Mutations in the Cardiac Ryanodine Receptor Gene (hRyR2) Underlie Catecholaminergic Polymorphic Ventricular Tachycardia [J]. Curculation, 2001, 102: r49

17. Priori SG, Napolitano C, Memmi M, et al. Clinical and molecular characterization of patients with catecholaminergic polymorphic ventricular tachycardia [J]. Circulation, 2002, 106 (1): 69

18. Sumitomo N, Harada K, Nagashima M, et al. Catecholaminergic polymorphic ventricular tachycardia: electrocardiographic characteristics and optimal therapeutic strategies to prevent sudden death [J]. Heart (British Cardiac

Society), 2003, 89 (1): 66

19. Gyorke I, Hester N, Jones LR, et al. The role of calsequestrin, triadin, and junctin in conferring cardiac ryanodine receptor responsiveness to luminal calcium. Biophys J, 2004, 86: 2121-2128.

20. Marks AR, Marx SO, Reiken S. Regulation of ryanodine receptors via macromolecular complexes: a novel role for leucine/isoleucine zippers [J]. Trends Cardiovasc Med, 2002, 12: 166

21. Wehrens XH, Lehnart SE, Reiken SR, et al. Protection from cardiac arrhythmia through ryanodine receptor-stabilizing protein calstabin2 [J]. Science, 2004, 304: 292

22. Viatchenko-Karpinski S, Terentyev D, Györke I, et al. Abnormal calcium signaling and sudden cardiac death associated with mutation of calsequestrin. Circ Res, 2004, 94: 471-477.

23. Lehnart SE, Wehrens XHT, Laitinen PJ, et al. Sudden death in familial polymorphic ventricular tachycardia associated with calcium release channel (ryanodine receptor) leak [J]. Circulation, 2004, 109: 3208

24. Jiang D, Xiao B, Yang D, et al. RyR2 mutations linked to ventricular tachycardia and sudden death reduce the threshold for store-overload-induced Ca^{2+} release (SOICR) [J]. Proc Natl Acad Sci USA, 2004, 101: 13062

25. Zipes DP, Ackerman MJ, Estes NA, et al. Task force 7 arrhythmias [J]. J Am Coll Cardiol, 2005, 45: 1354

26. Mohler PJ, Splawski I, Napolitano G, et al. A cardiac arrhythmia syndrome caused by loss of ankyrin-B function [J], Proc Natl Acad Sci USA, 2004, 101: 9137

27. Tan HL, Hofman N, van Langen IM, et al. Sudden unexplained death: heritability and diagnostic yield of cardiological and genetic examination in surviving relatives [J]. Circulation, 2005, 112: 207

28. Lin YH, Lai LP, Lin TK, et al. Exercise-provoked bidirectional ventricular tachycardia in a young woman [J]. J Formos Med Assoc, 2004, 103: 780

29. Tester DJ, Spoon DB, Valdivia HH, et al. Targeted mutational analysis of the RyR2-encoded cardiac ryanodine receptor in sudden unexplained death: a molecular autopsy of 49 medical examiner/ coroner's cases. Mayo Clin Proc, 2004, 79: 1380-1384.

30. Choi G, Kopplin LJ, Tester DJ, et al. Spectrum and frequency of cardiac channel defects in swimming-triggered arrhythmia syndromes. Circulation, 2004, 110: 2119-2124.

31. Tester DJ, Kopplin LJ, Will ML, et al. Spectrum and prevalence of cardiac ryanodine receptor (RyR2) mutations in a cohort of unrelated patients referred explicitly for long QT syndrome genetic testing. Heart Rhythm, 2005, 2: 1099-1105.

32. D'Amati G, Bagattin A, Bauce B, et al. Juvenile sudden death in a family with polymorphic ventricular arrhythmias caused by a novel RyR2 gene mutation: evidence of specific morphological substrates. Hum Pathol, 2005, 36: 761-767.

33. Creighton W, Virmani R, Kutys R, et al. Identification of novel missense mutations of cardiac ryanodine receptor gene in exerciseinduced sudden death at autopsy. J Mol Diagn, 2006, 8: 62-67.

34. Postma AV, Denjoy I, Kamblock J, et al. Catecholaminergic polymorphic ventricular tachycardia: RYR2 mutations, bradycardia, and follow up of the patients [J]. J Med Genet, 2005, 42: 863

35. Tester DJ, Arya P, Will M, et al. Genotypic heterogeneity and phenotypic mimicry among unrelated patients referred for catecholaminergic polymorphic ventricular tachycardia genetic testing [J]. Heart Rhythm, 2006, 3: 800

36. Krahn AD, Gollob M, Yee R, et al. Diagnosis of unexplained cardiac arrest [J]. Circulation, 2005, 112: 2228

37. Tan HL, Hofman N, van Langen IM, et al. Sudden unexplained death: heritability and diagnostic yield of cardiological and genetic examination in surviving relatives. Circulation, 2005, 112: 207-213.

38. Mok NS, Lam CW, Fong NC, et al. Cardiac ryanodine receptor gene (hRyR2) mutation underlying catecholaminergic polymorphic ventricular tachycardia in a Chinese adolescent presenting with sudden cardiac arrest and cardiac syncope [J]. Chin Med J (Engl), 2006, 119: 2129

39. Francis J, Sankar V, Nair VK, et al. Catecholaminergic Polymorphic ventricular tachycardia. Heart Rhythm, 2005, 2: 550-554.

40. Hasdemir C, Priori SG, Overholt E, et al. Catecholaminergic polymorphic ventricular tachycardia, recurrent syncope, and implantable loop recorder. J Cardiovasc Electrophysiol, 2004, 15: 729.

41. Tester DJ, Kopplin LJ, Creighton W, et al. Pathogenesis of unexplained drowning: new insights from a molecular

autopsy. Mayo Clin Proc, 2005, 80：596-600.

42. Aizawa Y, Ueda K, Komura S, et al. A novel mutation in FKBP12. 6 binding region of the human cardiac ryanodine receptor gene (R2401H) in a Japanese patient with catecholaminergic polymorphic ventricular tachycardia. Int J Cardiol, 2005, 99：343-345.

43. Postma AV, Denjoy I, Kamblock J, et al. Catecholaminergic polymorphic ventricular tachycardia：RYR2 mutations, bradycardia, and follow up of the patients. J Med Genet, 2005, 42：863-870.

44. Tester DJ, Kopplin LJ, Will ML, et al. Spectrum and prevalence of cardiac ryanodine receptor (RyR2) mutations in a cohort of unrelated patients referred explicitly for long QT syndrome genetic testing [J]. Heart Rhythm, 2005, 2：1099

45. Swan H, Laitinen P, Kontula K, et al. Calcium channel antagonism reduces exercise-induced ventricular arrhythmias in catecholaminergic polymorphic ventricular tachycardia patients with RyR2 mutations [J]. J Cardiovasc Electrophysiol, 2005, 16：162

46. Liu N, Colombi B, Memmi M, et al. Arrhythmogenesis in catecholaminergic polymorphic ventricular tachycardia：insights from a RyR2 R4496C knock-in mouse model [J]. Circulation research, 2006, 99 (3)：292

47. Postma AV, Denjoy I, Kamblock J, et al. Catecholaminergic polymorphic ventricular tachycardia：RYR2 mutations, bradycardia, and follow up of the patients [J]. Journal of medical genetics, 2005, 42 (11)：863

48. Hsueh CH, Weng YC, Chen CY, et al. A novel mutation (Arg169Gln) of the cardiac ryanodine receptor gene causing exercise-induced bidirectional ventricular tachycardia. Int J Cardiol, 2006, 108：276-278.

49. Tester DJ, Arya P, Will M, et al. Genotypic heterogeneity and phenotypic mimicry among unrelated patients referred for catecholaminergic polymorphic ventricular tachycardia genetic testing. Heart Rhythm, 2006, 3：800-805.

50. Zipes DP, Camm AJ, Borggrefe M, et al. ACC/AHA/ESC 2006 Guidelines for Management of Patients With Ventricular Arrhythmias and the Prevention of Sudden Cardiac Death：a report of the American College of Cardiology/American Heart Association Task Force and the European Society of Cardiology Committee for Practice Cuidelines (writing committee to develop Guidelines for Management of Patients With Ventricular Arrhythmias and the Prevention of Sudden Cardiac Death)：developed in collaboration with the European Heart Rhythm Association and the Heart Rhythm Society. Circulation, 2006, 114：e385-e484.

51. Gussak I. Molecular pathogenesis of catecholaminergic polymorphic ventricular tachycardia：sex matters [J] ! Heart Rhythm, 2006, 3：806

52. Liu N, Colombi B, Memmi M, et al. Arrhythmogenesis in catecholaminergic polymorphic ventricular tachycardia：insights from a RyR2 R4496C knock-in mouse model, Circ Res, 2006, 99：292-298.

53. Song L, Alcalai R, Arad M, et al. Calsequestrin 2 (CASQ2) mutations increase expression of calreticulin and ryanodine receptors, causing catecholaminergic polymorphic ventricular tachycardia. J Clin Invest, 2007, 117：1814-1823.

54. Kannankeril PJ, Mitchell BM, Goonasekera SA, et al. Mice with the R176Q cardiac ryanodine receptor mutation exhibit catecholamine-induced ventricular tachycardia and cardiomyopathy. Proc Natl Acad Sci USA, 2006, 103：12179-12184.

55. Terentyev D, Nori A, Santoro M, et al. Abnormal interactions of calsequestrin with the ryanodine receptor calcium release channel complex. linked to exercise-induced sudden cardiac death. Circ Res, 2006；98：1151-1158.

56. Nam GB, Burashnikov A, Antzelevitch C. Cellular mechanisms underlying the development of catecholaminergic ventricular tachycardia [J]. Circulation, 2005, 111：2727

57. Cerrone M, Colombi B, Santoro M, et al. Bidirectional ventricular tachycardia and fibrillation elicited in a knock-in mouse model carrier of a mutation in the cardiac ryanodine receptor [J]. Circ Res, 2005, 96：e77

58. Knollmann BC, Chopra N, Hlaing T, et al. Casq2 deletion causes sarcoplasmic reticulum volume increase, premature Ca^{2+} release, and catecholaminergic polymorphic ventricular tachycardia [J]. J Clin Invest, 2006, 116：2510

59. Paavola J, Viitasalo M, Laitinen-Forsblom PJ, et al. Mutant ryanodine receptors in catecholaminergic polymorphic ventricular tachy-cardia generate delayed afterdepolarizations due to increased propensity to Ca^{2+} waves [J]. Eur Heart J, 2007, 28：1135

60. Tester DJ, Ackerman MJ. Postmortem long QT syndrome genetic testing for sudden unexplained death in the young. J Am Coll Cardiol, 2007, 49：240-246.

61. Sumitomo N, Sakurada H, Taniguchi K, et al. Association of atrial arrhythmia and sinus node dysfunction in patients with catecholaminergic polymorphic ventricular tachycardia. Circ J, 2007, 71：1606-1609.

62. di Barletta MR, Viatchenko-Karpinski S, Nori A, et al. Clinical phenotype and functional characterization of CASQ2 mutations associated with catecholaminergic polymorphic ventricular tachycardia [J]. Circulation, 2006, 114：1012

63. Iyer V, Hajjar RJ, Armoundas AA. Mechanisms of abnormal calcium homeostasis in mutations responsible for catecholaminergic polymorphic ventricular tachycardia [J]. Circ Res, 2007, 100：e22

64. Cerrone M, Noujaim SF, Tolkacheva EG, et al. Arrhythmogenic mechanisms in a mouse model of catecholaminergic polymorphic ventricular tachycardia [J]. Circ Res, 2007; 101：1039-1048.

65. Viitasalo M, Oikarinen L, Vnäänäen H, et al. U-waves and Twave peak to T-wave end intervals in patients with catecholaminergic polymorphic ventricular tachycardia, effects of beta-blockers. Heart Rhythm, 2008, 5：1382-1388.

66. Nishio H, Iwata M, Tamura A, et al. Identification of a novel mutation V2321M of the cardiac ryanodine receptor gene of sudden unexplained death and a phenotypic study of the gene mutations. Leg Med (Tokyo), 2008, 10：196-200.

67. Aizawa Y, Mitsuma W, Ikrar T, et al. Human cardiac ryanodine receptor mutations in ion channel disorders in Japan. Int J Cardiol, 2007, 116：263-265.

68. Hasdemir C, Aydin HH, Sahin S, et al. Catecholaminergic polymorphic ventricular tachycardia caused by a novel mutation in the cardiac ryanodine receptor. Anadolu Kardiyol Derg, 2008, 8：e35-e36.

69. Marjamaa A, Laitinen-Forsblom P, Lahtinen AM, et al. Search for cardiac calcium cycling gene mutations in familial ventricular arrhythmias resembling catecholaminergic polymorphic ventricular tachycardia. BMC Med Genet, 2009, 10：12.

70. Sugiyasu A, Oginosawa Y, Nogami A, et al. A case with catecholaminergic polymorphic ventricular tachycardia unmasked after successful ablation of atrial tachycardias from pulmonary veins. Pacing Clin Electrophysiol, 2009, 32：e21-e24.

71. Hayashi M, Denjoy I, Extramiana F, et al. Incidence and risk factors of arrhythmic events in catecholaminergic polymorphic ventricular tachycardia. Circulation, 2009, 119：2426-2434.

72. Herron TJ, Milstein ML, Anumonwo J, et al. Purkinje cell calcium dysregulation is the cellular mechanism that underlies catecholaminergic polymorphic ventricular tachycardia [J]. Heart Rhythm, 2010; 7：1122-1128.

73. Haissaguerre M, Shah DC, Jais P, et al. Role of Purkinje conducting system in triggering of idiopathic ventricular fibrillation [J]. Lancet, 2002; 359：677-678.

74. Li YG, Gronefeld G, Israel C, et al. Catheter ablation of frequently recurring ventricular fibrillation in a patient after aortic valve repair [J]. J Cardiovasc Electrophysiol, 2004; 15：90-93.

75. Nogami A, Sugiyasu A, Kubota S, et al. Mapping and ablation of idiopathic ventricular fibrillation from the Purkinje system [J]. Heart Rhythm, 2005; 2：646-649.

76. Bogun F, Good E, Reich S, et al. Role of Purkinje fibers in post-infarction ventricular tachycardia [J]. J Am Coll Cardiol, 2006; 48：2500-2507.

77. Cerrone M, Noujaim SF, Tolkacheva EG, et al. Arrhythmogenic mechanisms in a mouse model of catecholaminergic polymorphic ventricular tachycardia [J]. Circ Res, 2007; 101：1039-1048.

78. Sinha AM, Schmidt M, Marschang H, et al. Role of left ventricular scar and Purkinje-like potentials during mapping and ablation of ventricular fibrillation in dilated cardiomyopathy [J]. Pacing Clin Electrophysiol, 2009; 32：286-290.

79. Herron TJ, Milstein MI, Anumonwo J, et al. Purkinje cell calcium dysregulation is the cellular mechanism that underlies catecholaminergic polymorphic ventricular tachycardia [J]. Heart Rhythm, 2010; 7：1122-1128.

80. 叶新和，骆宾铨，胡大一. 几种特殊类型的多形性室性心动过速分类，诊断及治疗对策. 中国心脏起搏与心电生理杂志, 2004, 18：329

81. 中国心脏起搏与心电生理杂志编辑部, 中国生物医学工程学会心脏起搏与电生理学会, 心脏猝死的防治建议（指南）. 中国心脏起搏与心电生理杂志, 2003, 17：1

82. 翁庆忠，凌云，姜健. 儿茶酚胺敏感性室性心动过速 2 例报道. 临床会荟萃. 1994, 9：833

83. 洪葵. 遗传性室性心律失常. 临床心电学杂志, 2006, 15：243

84. 王彬尧，陈润芬，黄定九，等. 儿茶酚胺敏感性室性心动过速（附二例 报告）[J]. 起搏与心脏（现刊名为中国心脏起搏与心电生理杂志），1991, 5（1）：24

85. 李翠兰，边红，胡大一，等. 表现为双向室性心动过速的儿茶酚胺敏感性多形室性心动过速一例［J］. 中华心律失常学杂志，2005，9：356

86. 李宁，浦介麟. 钙离子通道基因异常与室性心律失常［J］. 中国心脏起搏与心电生理杂志，2006，20（1）：8

87. 刘茜蒨，Oberti C，张贤钦，等. 儿茶酚胺介导的多形性室速患者家系 CASQ2 基因 F189L 突变的基因分析. 中华医学遗传学杂志，2008，25：334-337

88. 赵志宏，李学斌，许原，等. 儿茶酚胺敏感性室性心动过速二例. 中国心脏起搏与心电生理杂志，2007，21：13

89. 孙奇，张澍. 儿茶酚胺敏感性室性心动过速的研究进展. 中国心脏起搏搏与心电生理杂志，200，21：393

90. 张尉伦，闫香菊，葛堪艺，等. 儿茶酚胺敏感性室性心动过速 1 例. 临床心电学杂志，2009，18：49

91. 张萍. 儿茶酚胺性心肌和心电损伤. 临床心电学杂志，2010，19：2

92. 程中伟，朱光博，方全. 儿茶酚胺敏感性室性心动过速的临床与基因学研究进展. 中华心血管病杂志，2010，38：664

第十五章　极短联律间期型多形性室性心动过速

极短联律间期型多形性室性心动过速（short coupling interval polymorphous VT，SCIPVT），其特点是：①正常 QT 间期；②极短联律间期（280~320ms）的室性期前收缩诱发；③多形性室性心动过速（在发作中有部分表现类似尖端扭转型室性心动过速形态）；④无器质性心脏病；⑤有特异性较强的药物（维拉帕米）治疗有效。

1966 年法国 Dessertenne 报告首例 80 岁，女性患者，有间歇性完全性房室传导阻滞伴反复晕厥，经临床、心电图证实晕厥非完全性房室传导阻滞所致，而是伴发的尖端扭转性室性心动过速所引发。并命名为"短联律间期尖端扭转性室性心动过速"。1986 年 Coumel 将其也命为"伴极短联律间期的扭转型室性心动过速"，2005 年郭继鸿也认为应命名为"短联律间期尖端扭转性室性心动过速综合征"，是一个独立的疾病。

1994 年戚文航，龚兰生等首先报道并命名为"伴极短联律间期的扭转型室性心动过速"认为其特殊的"正常 QT 间期、极短联律间期及 R on T 现象、多形性室性心动过速"为其主要心电图特征。与长 QT 综合征中"长 QT 间期、长—短顺序、RonT 及其诱发的尖端扭转性室性心动过速"迥然有异。临床表现为心悸、晕厥、阿—斯综合征，反复发作可致死亡，猝死率高，更重要的是无器质性心脏病依据。

在后续的国内、外报道中如何命名 Tdp、多形性室性心动过速仍有分歧。既往国内外学者共识，认为 Tdp 是多形性室性心动过速中的一个特殊类型。当具有典型 Tdp（QRS 振幅可类似正弦曲线上下扭转类似纺锤形，这种周期性变化常发生在 5~20 个心动周期中，故称尖端扭转性室性心动过速，大多为非持续性室性心动过速）又具备 QT 间期延长者，便不能称其为多形性室性心动过速，只能称为 Tdp。但是在多形性室性心动过速中也有类似尖端扭转特点表现者，由于其 QT 间期是正常的，也只能称其为多形性室性心动过速，以示区别。

极短联律间期型多形性室性心动过速最初报告患者大多为无器质性心脏病等病因的，现陆续有报道如变异型心绞痛、冠心病、低血钾、心肌病、Brugada 综合征等也可引发本型室性心动过速，这是否可认为无器质性心脏病等病因的患者系原发性极短联律间期型多形性室性心动过速，而有病因等器质性心脏病引发的称为获得性极短联律间期型多形性室性心动过速。尚须深入探讨。

【病因】

本型室性心动过速病因不明，也缺乏病理资料。但所报道的病例均未查见有器质性心脏病的依据。戚文航等报道的 7 例中有 1 例做心肌活检，病理显示有心肌细胞肿胀、变性、淋巴细胞及单核细胞浸润，为非特异性心肌炎性病变。由于病例太少，其性质待更多的观察证实。卢黎明（1995）报道 1 例，女性，38 岁，无心脏病史，月经前伴发本型室性心动过速已 4 年。在月经前 7~8 天口服维拉帕米，月经来潮后停服，随访 8 个月无类似发作。

有认为本型室性心动过速与长 Q-T 综合征一样有家族基因缺陷倾向，与长 Q-T 综合征有一些重叠，有的因基因缺陷而影响了 Q-T 间期，有的则未影响 Q-T 间期。文献已有本综合征在同一家族中多位成员受累的报道，但尚无遗传学证据。

傅健等（2002）、叶新和等（2000）各报道 1 例因变异型心绞痛心肌缺血再灌注诱发联律间距极短的多形性室性心动过速。从患者动态心电图记录了 1 例由变异型心绞痛发作到缺血再灌注诱发联律间期极短的多形性室性心动过速、心室颤动死亡的全过程，提示心肌缺血再灌注损伤是该患者致命性心律失常的直接诱因。

傅健等（2002）报道一例：女性，54岁。近10天来反复心前区压榨样疼痛，每次持续10~15min，每日发作3~4次，疼痛与活动、情绪激动无关。查体无异常，在院外多次心电图检查正常，收住院治疗被患者拒绝，行动态心电图检查，患者于次日清晨5时半左右排便时突然心前区剧痛，大汗淋漓，继而意识丧失，倒于厕所，送当地医院抢救时已死亡。回放动态心电图示，从第1个电信号至死亡，共记录到约1 168min的心电信息。5：31前为正常窦性心律，从5：31~5：42，第1通道（相当于V_5导联）ST段逐渐上斜型抬高，最高为0.5mV，T波高尖；第3通道（相当于aVF导联）ST段压低0.3mV，T波倒置，QRS振幅增大，Q-T间期380ms，于ST段抬高的初期出现一过性的联律间距为500ms的频发室性期前收缩，偶见连发的多形性室性期前收缩。5：42~5：44，此时第1通道ST段回复至等电位线，但T波仍对称性高耸，第3通道ST段仍压低，T波倒置，QRS振幅降低，Q-T间期400ms。5：44：25突然出现联律间期为200ms的R on T室性期前收缩起动的多形性室性心动过速，频率约300次/分，R-R略不均齐，呈扭转型室性心动过速，两次发作间期为短暂心室颤动，反复发作转为持续性心室颤动，直至6：04心电图为一直线患者死亡。图15-0-1中A-H显示了ST段抬高-ST段恢复正常-致命性心律失常即缺血-再灌注-再灌注心律失常3个时期动态心电图的演

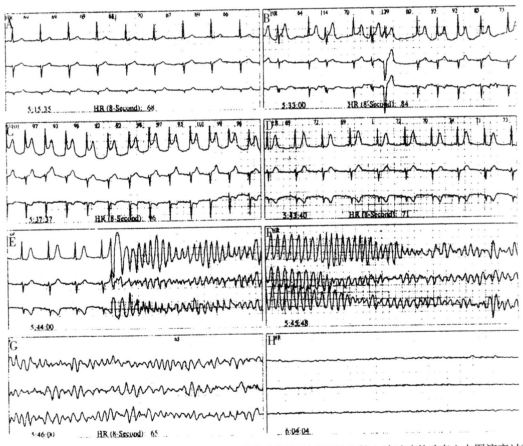

图15-0-1　变异型心绞痛心肌缺血再灌注诱发联律间期极短的多形性室性心动过速的动态心电图演变过程

A：正常窦性心律，ST段无偏移。B：变异型心绞痛发作初期发生的闭塞期心律失常——频发室性期前收缩；C：变异型心绞痛发作极期，ST段上斜型抬高，最大抬高0.5mV；D：再灌注期——ST段回复至基线；E：再灌注心律失常——联律间期极短的多形性室性心动过速；F：室性心动过速与心室颤动交替出现；G：持续性心室颤动；H：动态心电图呈一直线，患者死亡。

（引自傅健，等. 2002）

变过程。

极短联律间期型多形性室性心动过速的病因已有报道可发生在冠心病、变异性心绞痛、冠状动脉痉挛、低钾患者、Brugada 综合征、致心律失常右心室心肌病、扩张型心肌病等患者。（图 15-0-1）

梁锦军等（2008）报道一例：患者女性，53 岁，因"腹泻、呕吐 5 天，反复心慌、晕厥 3 天入院"。既往反复发作黑蒙、晕厥史 10 余年，能自行恢复，一直未予特殊治疗。其母亦有晕厥史，及猝死去世。体检正常。入院后反复发作尖端扭转性室性心动过速。由联律间期极短的室性期前收缩所诱发（280ms），有 R on T 现象。有时能自行转为窦性心律。血清钾 2.56mmol/L，磷 0.72，钠、氯、钙、镁正常、肝肾功能正常。给予补钾并用胺碘酮静脉维持（0.5mg/min）。共电击 4 次。静息时心电图为窦性心律伴不完全性右束支传导阻滞。当血清钾恢复正常水平后，症状消失。心电图窦性心律。随访 1 年患者仍有心慌、胸闷发作持续约 1 分钟后可自行缓解（图 15-0-2）。

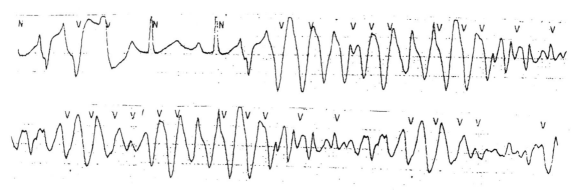

15-0-2　室性期前收缩诱发多形性室性心动过速，诱发室性心动过速的室性期前收缩联律间期极短（280ms），窦性心律的 T 波、U 波形态及 QT 间期正常（0.40s）。

（上下二条为连续描记）（引自梁锦军等，2008）

【发生机制】

至今发生机制不清，可能与下列因素有关：

1. 触发活动　患者的交感神经兴奋性的增高，对维拉帕米治疗十分敏感等特征都提示室性心动过速的发生可能与触发机制相关。此外，可能与触发活动中的早期后除极引起的膜电位有关。理由是室性期前收缩联律间期极短，常发生在前一心搏 ST 段终末或 T 波的起始部，即大致相当于心肌细胞动作电位的 2 相平台期与 3 相早期之间。此时，钠通道尚处于失活状态，其除极最可能由内向钙离子流或钾离子外流引起，与早期后除极一致。这也说明对患者用 I 类抗心律失常药如利多卡因治疗常无效甚至有害。而用钙拮抗剂（维拉帕米）有效（极敏感），以及奎尼丁治疗有效的机制是可减少 I_{to} 电流。近年来 Bonatti 等（1983）、Cranefield 等（1988）、El-Sherif 等（1989）一些作者，对本型室性心动过速患者经心内膜单向动作电位记录，直接观察到早期后除极波形，证实了本型室性心动过速与早期后除极有关（图 15-0-3）。

Soffer 等（1982）、Belhassen 等（1984）认为本型室性心动过速维拉帕米治疗十分有效，似支持其可能与触发活动或钙离子流折返活动有关。有人报道 4 例患者，经心室电刺激未能诱发室性心动过速发作，心室晚电位检查阴性，似不支持折返活动机制。

2. 交感神经的兴奋性增高　交感神经兴奋性的增高可表现在心率的增加，也可表现在室性期前收缩联律间期的缩短，QT 间期的频率依赖性改变等。极短联律间期性室性心动过速患者，常有上述表现，提示存在交感神经兴奋性增高，同时自主神经的调节功能受损。

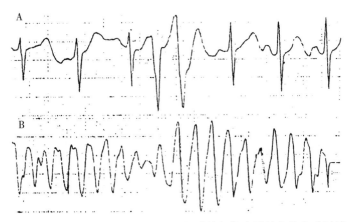

图 15-0-3　维拉帕米治疗有效的极短联律间期多形性室性心动过速

　　患者女性，48 岁。因一日内发作晕厥 5 次入院，心电图示基础心律为窦性心律，Q-T 间期 0.37s，频发室性期前收缩其联律间期极短为 280ms（A 图），B 图为晕厥发作时多形性室性心动过速，其联律间期与室性期前收缩相同。先后用过利多卡因、普罗帕酮、氯化钾等均无效，改用维拉帕米 5mg 静脉推注后室性心动过速及室性期前收缩很快消失，门诊续服维拉帕米，随访 4 年半无复发（引自陈宋明，1998）。

　　Dubner 等（1983）、Belhassen 等（1987）指出，促使这类心律失常发生的诱因中，交感神经功能不平衡具有重要作用。施广飞等（1993）报道的病例，发病前有劳累或紧张史，右心室快速起搏时出现 T 波电交替，提示交感神经张力突然增加，在发病中起着重要作用。卢黎明报道的因周期性

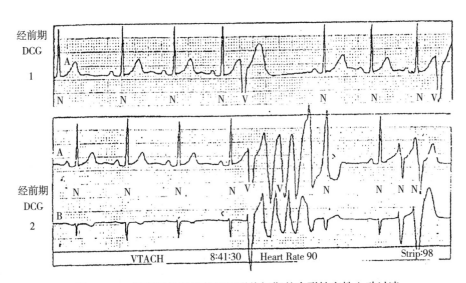

图 15-0-4　周期性月经前伴极短联律间期的多形性室性心动过速

　　女性，38 岁。平素健康，近 4 年来每于月经前 7 天开始出现乏力、胸闷、心悸伴有阵发性黑蒙或短暂晕厥。月经来潮后症状逐渐消失。1993 年 3 月 12 日又因月经前胸闷、心悸而住院。体检：T36.8℃，P82 次/分，BP14.9/8.5kPa。心律齐，心率 82 次/分，间有期前收缩 1~3 次/分，无病理性心杂音；肺（-）。实验室检查：血、尿、便常规正常；SGOT、LDH、CPK、ASO 均在正常范围内，ESR43mm/h。心脏 X 线片、心脏超声正常。次日查动态心电图示频发性单一或成对室性期前收缩，呈 R on T 现象，间有短阵性多形性室速，其联律间期仅 260~280ms。给维拉帕米 80mg 每天 3 次口服，期前收缩及多形性室性心动过速迅速消失。出院后嘱每于月经来潮前 7~8 天开始服用维拉帕米 80 mg，每天 3 次，至月经来潮后停服。经随访 8 个月已无类似发作（引自卢黎明，1995）

月经前伴发本型室性心动过速（图15-0-4）；Coumel（1980）报道本型室性心动过速患者仅对维拉帕米有效，其他抗心律失常药无效，认为并不是系慢通道导致有效，由于阿托品可抵消其疗效，故可能是维拉帕米对抗迷走神经兴奋的作用所致。认为发病机制中，自主神经的不平衡，迷走神经张力降低可能为其主要原因。

Leenhardt等在无缺血性或结构性心脏病的患者中，发现了一种与短联律间期（245±28）ms室性期前收缩和关的多形性室性心动过速综合征，它不能被异丙肾上腺素诱发而维拉帕米能使室性期前收缩的联律间期延长，对部分患者的心律失常有效。Haissaguerre等认为这类室性期前收缩大多起源于左或右侧浦肯野纤维。标测到浦肯野纤维电位领先室性期前收缩QRS波10～50ms。消融该电位可消除室性期前收缩/室性心动过速/心室颤动。认为其是触发性室性期前收缩，其机制可能是：①浦肯野纤维和邻近心肌组织的自发性钙波导致的延迟后除极和触发活动。②浦肯野纤维与心室肌交界处发生的2相折返性室性期前收缩。

有报告认为自发性钙波导致的延迟后除极和触发活动，触发性室性期前收缩诱发了折返性室性心律失常。

【临床表现】

1. 患者年龄在20～67岁，男女均可发病。平均年龄为39±14岁。

2. 室性心动过速发作时，有心悸、胸闷，心率极快，频率可达204～334次/分，年龄偏低，常在250次/分左右如持续一定时间则有晕厥发生或伴抽搐，反复发作可致死亡。患者均以心悸、期前收缩发生数时或数天，然后突然晕厥或伴抽搐并反复发作而入院。

3. 发病前常有劳累或精神紧张。

4. 经各种无创性检查，如心脏X线、超声心动图、心功能检查等，均无器质性心脏病依据。也无电解质紊乱及服其他药物史。

5. 病程不等，有报道长达14年仅发作2次，照常工作。

6. 自主神经系统功能的异常，表现为心率变异性减小、交感神经/副交感神经比值增高。

7. 30%的患者有猝死的家族史。

8. Ⅰ、Ⅱ、Ⅲ类抗心律失常药物通常无效。

【心电图特点】

1. 反复发作多形性室性心动过速，心室率200～330次/分（或280～320次/分），平均最低心室率为（228±21）次/分，平均最高心室率（301±17）次/分。常在250次/分左右。多为非持续性室性心动过速（图15-0-5、6）。

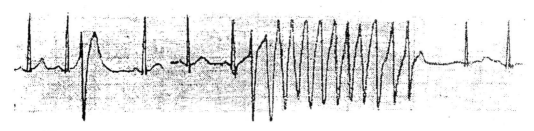

图15-0-5　极短联律间期型多形性室性心动过速，极短联律间期室性期前收缩（引自戚文航，1988）

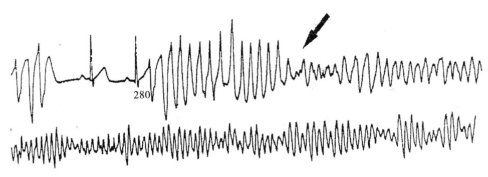

图 15-0-6　短联律间期尖端扭转性室速（多形性室性心动过速）发展为心室颤动

2. 室性心动过速发作时的 QRS 波振幅及方向均不一致，有的形态与尖端扭转型室性心动过速类似（图 15-0-7）。

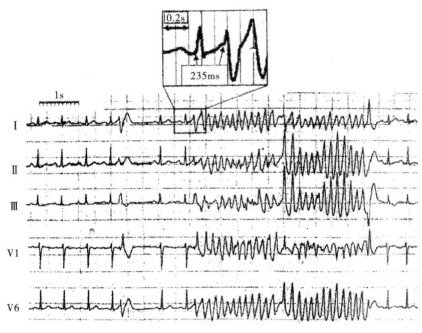

图 15-0-7　短联律间期尖端扭转性室性心动过速发作

图中孤立的室性期前收缩和诱发室性心动过速的室性期前收缩形态相同，联律间期都极短（235ms），尖端扭转性室性心动过速短阵持续后自行终止

3. 引发室性心动过速的室性期前收缩的联律间期都显著的缩短。通常在 280ms 左右。最短可为 240ms，最长也仅 300ms。国内报道平均为 270±30ms。由于其联律间期极短，大多数室性期前收缩发生在前一心动的 T 波上升支、顶峰或下行支。部分患者可发生在 ST 段终末部或 T 波的起始部，即可发生在 ST 段与 T 波连接处。

4. 在室性心动过速发作间歇期，可见频发室性期前收缩，其联律间期也极短，为 R on T 型室性期前收缩（图 15-0-8）。

5. 基本心律 QT 间期正常、QTc 间期也在正常范围内。T 波、U 波形态正常。发作间歇期无缓慢型心律失常也无长短周长特点。

本型室性心动过速最主要的心电图特点是："正常 QT、极短联律间期、R on T 现象"。

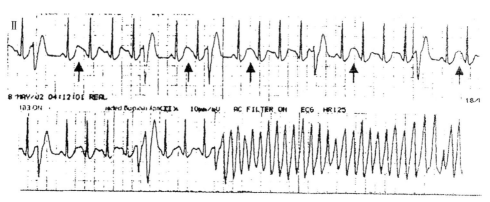

图 15-0-8　单发、成对的室性期前收缩配对间期极短，R on T 致多形性室性心动过速

箭头表示室性期前收缩后窦性心律的 T 波与其后的窦性 T 波形态不同，提示复极不均匀，联律间期均为 240ms。R 落在 T 波顶点导致多形性室性心动过速（引自王福兴等，2004）

6. 多形性室性心动过速包括类似尖端扭转性室性心动过速均由室性期前收缩所诱发。

7. 极短联律间期型多形性室性心动过速或极短联律间期性室性期前收缩后窦性心搏的 T 波与其后的窦性 T 波形态不同，提示复极不均匀（图 15-0-9）。

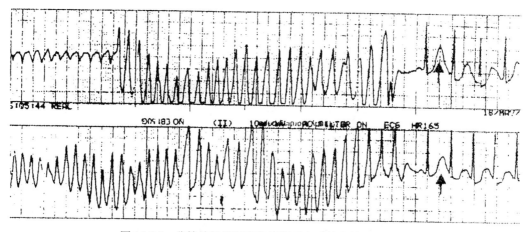

图 15-0-9　非持续性极短联律间期型多形性室性心动过速

箭头表示极短联律间期型多形性室性心动过速发作完后的第 1 个窦性心搏的 T 波与其后的窦性 T 波形态不同，提示复极不均匀（引自王福兴等，2004）

8. 极短联律间期型多形性室性心动过速如反复发作可恶化为心室颤动（图 15-0-10）。

9. 极短联律间期型室性期前收缩的形态特点　患者室性期前收缩的形态常恒定一致或仅有轻度的变化。室性期前收缩的形态绝大多数呈左束支传导阻滞伴电轴左偏，提示其起源部位靠近右心室心尖部（图 15-0-11）。但也能表现为右束支传导阻滞伴电轴右偏。

10. 心率变异　患者的心率与对照组相比有些不同，表现在白天的心率明显比对照组低

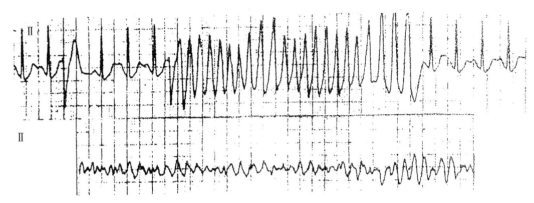

图 15-0-10　极短联律间期型多形性室性心动过速反复发作恶化为心室颤动（引自王福兴等，2004）

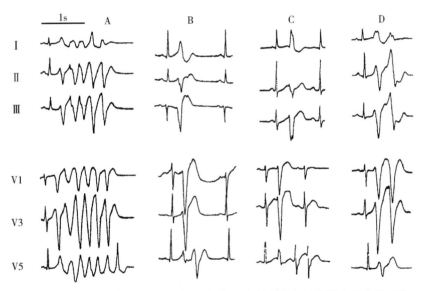

图 15-0-11　4 例患者的极短联律间期型室性期前收缩均呈左束支传导阻
滞伴电轴左偏，提示室性期前收缩起源于右心室心尖部（引自郭继鸿，
2005）

（$P<0.01$），白天与夜间的心率比值降低（1.20 ± 0.2 vs 1.34 ± 0.1，$P<0.01$），但夜间或 24 小时期间的心率与对照组无统计学差异。心率变异性指标可有明显改变，尤其时域指标，SDNN 均有下降，PNN50 和 rMSSD 值夜间均降低。这些改变说明极短联律间期型多形性室性心动过速患者的自主神经活性受到抑制，而且迷走神经比交感神经表现更为明显。

11. 自主神经对 QT 间期调整的反应　QT 间期频率适应性指标，即 QT 间期与 RR 间期比值（QT/RR）是心室复极的一项重要的新指标。与 QTc 值相比，虽然两者都经心率（RR）做校正或其他处理，但意义迥然不同。QTc 值表示患者的某 Q-T 间期值经过当时心率校正后的 QTc 值，QTc 值是去除了心率影响后的 QT 间期值。而 QT/RR 的比值表示患者的 Q-T 间期值随心率（RR）间期的变化，QT 间期值发生变化的幅度大，正常人的 QT 间期值不论白天，还是夜间均随心率变化（RR）而变化，表现为心率越慢，QT 间期值越大，而 QT 间期改变幅度用 QT/RR 值表示，正常人白天为

0.196，夜间为 0.133，两者相比有统计学意义。极短联律间期型多形性室性心动过速的患者，其心室复极（QT 间期）对自主神经调节作用发生的动态变化下降，调整敏感性下降。表现在：①QT/RR 值白天与夜间的差别下降，两者相比，0.232 与 0.210，无统计学差异；②虽然其 QT 间期值随 RR 间期值变化时，变化的幅度都超过正常对照值，但白天两组值的差异相对小（$P<0.01$），夜间值的差异相对更大（$P<0.01$）。这一特征与先天性或后天性心脏病，特别是长 QT 间期综合征患者中猝死高危患者的特点相同，提示患者的自主神经的调节作用受损。相同心率比时，QT 间期延长的程度比正常人明显。

【电生理检查特点】

患者心脏电生理检查多数正常，对右心室心尖部及右心室流出道进行程序刺激，S_1S_1 递增及 S_2S_2、$S_1S_2S_3$ 及短阵猝死性刺激大多未能诱发出多形或单形性室性心动过速，仅少数病例经程序刺激能反复诱发多形性室性心动过速。电生理标测可证实患者室性心动过速起源于右心室。有人在右心室记录的室性期前收缩心内电图的前面可见等电位线的缓慢抬高，似乎表示该区域发生了顺序性除极过程，符合局灶起源的机制。A-H、H-V 测值及心室内传导均正常。心室晚电位检查阴性。

极短联律间期性多形性室性心动过速能否被药物所激活，药物能否增加诱发率。对此，有人用静脉滴注异丙肾上腺素结果无效。其可能的机制是药物可使主导心率提高，并抑制了期前收缩。阿托品受试组的 9 例中有 2 例给药后室性期前收缩增多，并使原来不能诱发室性心动过速者，变为能反复被诱发，而且刺激迷走神经无效。钙剂常能促进患者多形性室性心动过速的诱发或使诱发加重，或者自发的现象得到纠正（图 15-0-12）

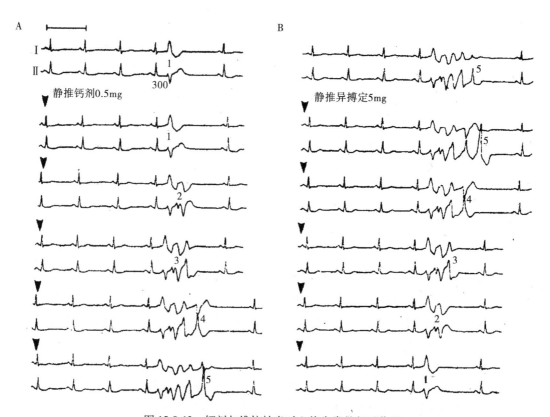

图 15-0-12　钙剂与维拉帕米对心律失常的相反作用

A 图：滴注钙剂几分钟后，孤立的室性期前收缩发展为或串的室性期前收缩和短阵室性心动过速

B 图：上述现象经静脉注射维拉帕米后逆转（引自郭继鸿，2005）

【诊断】

1. 反复发作性多形性室性心动过速，但并无器质性心脏病依据。

2. 不论单一或诱发室性心动过速的室性期前收缩，均显示有极短的联律间期，通常在 280～320ms 之间。

3. 基本心律中 T 及/或 U 波形态及 Q-T 间期均正常。

4. 交感神经兴奋药物无效且可能加重发作。

5. Ⅰ、Ⅱ、Ⅲ类抗心律失常药通常无效。

6. 静注或口服维拉帕米对中止及预防发作十分有效。

7. 临床可表现为心悸、眩晕、晕厥、反复发作可致死亡。

8. 病因学的排他诊断　目前证实尚有几种临床病征无 Q-T 间期延长，但可能发生短联律间期型多形性室性心动过速，如 Brugada 综合征、儿茶酚胺依赖型多形性室性心动过速、致心律失常性右心室心肌病、低钾血症等。因此，做好本综合征诊断时需排除这几种情况。也就是说，本综合征可视为原发的或原因不明的"短联律间期型多形性室性心动过速"。患者应当无特异性病因，常频繁发作。

【治疗】

（一）药物治疗

1. 治疗无效的药物　有报道认为对本型室性心动过速采用利多卡因静脉推注、普罗帕酮静注、补充氯化钾、硫酸镁、异丙肾上腺素、胺碘酮、溴苄铵等均无效。认为Ⅰ、Ⅱ、Ⅲ类抗心律失常药通常是无效的。

有认为在胺碘酮应用后可提高维拉帕米的疗效。交感神经药治疗无效，并且可能会加重发作，应禁用。

2. 有效的药物　维拉帕米是唯一治疗持续有效的药物，其可延长室性期前收缩的联律间期，并能减少或消除多形性室性心动过速的发作。急性期治疗时，应注意使用较大剂量的维拉帕米（800mg/d），由于该剂量常会出现不良的反应，使需要长期永久性治疗者，很难维持。而使患者发生致命性心律失常又无先兆，不能预测。有时患者可能因种种原因中断或减量服用维拉帕米，常可造成猝死，所以告诉患者坚持服药至关重要。

虽然绝大多数Ⅰ类抗心律失常药物的治疗无益，甚至有害，但奎尼丁例外，其也可治疗短联律间期多形性室性心动过速。

维拉帕米为首选药物，剂量为6～10mg 静脉推注。患者在静注过程中室性心动过速常可终止，随后可用静脉滴注或口服维持，必须长期服用。戚文航等报道 7 例，1 例未用维拉帕米而按扭转型室性心动过速常规处理，结果 3 小时后死亡。6 例用维拉帕米静脉推注后室性心动过速终止。对 5 例进行了随访，结果有 2 例出院后一直服维拉帕米，无室性心动过速发作，但在出院后分别为 9 个月、4 个月时自行中断服药，又再次引起多次晕厥发作，经检查仍为本型室性心动过速，后恢复维拉帕米口服 240mg/d，动态心电图仅偶见室性期前收缩，随访 11.5 年，仍健在。另 2 例持续服维拉帕米分别为 1 年半与 2 年，室性心动过速未发作，后自行中断服药，结果均在院外猝死。1 例口服维拉帕米半年余无发作后因出现房室传导阻滞，改用胺碘酮治疗，于治疗过程中发生猝死。认为维拉帕米对终止和预防本型室性心动过速发作十分有效。但 Wellens（1992）报道 1 例本型室性心动过速，用维拉帕米当时有效地控制了，但 4 个月后发生猝死（仍一直在服用维拉帕米中）（图 15-0-13）。

1994 年 Leenhardt 等报道一组 14 例患者，尽管维拉帕米治疗有效，但 5 年内仍有 50%（7/14）再发极短联律间期多形性室性心动过速；27%（3/11）服用维拉帕米仍发生猝死。

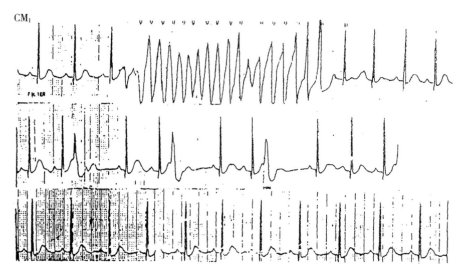

图 15-0-13　极短联律间期型多形性室性心动过速经维拉帕米 5mg 静脉推注后室性心动过速终止

患者女性，45 岁，反复晕厥及抽搐 20 余次入院。心电图：上行示极短联律间期型多形性室性心动过速，联律间期 280ms，T/U 正常，Q-T 间期 0.38s。给予利多卡因、胺碘酮、硫酸镁无效，改用维拉帕米 5mg 静脉推注，室性心动过速终止（图下行），改口服 80mg q8h 维持。随访 1 年正常。中行示极短联律间期室性期前收缩呈三联律（引自斯一夫等，1995）

有报道用维拉帕米加美托洛尔联合治疗，但例数太少。施广飞等报道一例静脉使用利多卡因有良好效果（图 15-0-14）。中国医学科学院阜外心血管病医院观察 6 例，其中 4 例蜕变为自发性心室颤动。3 例静注维拉帕米有效，1 例注射硫酸镁有效，1 例对普罗帕酮有效，1 例安置起搏器控制发作。

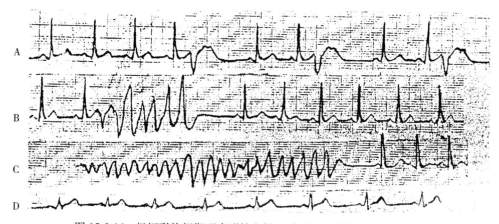

图 15-0-14　极短联律间期型多形性室性心动过速经利多卡因治疗纠正

患者女性，39 岁。因频繁昏厥发作入院。入院后心电监护图 A 示频发室性期前收缩多数呈三联律，室性期前收缩位于 T 波的起始部呈 R on T 现象，室性期前收缩联律间期极短，仅 0.3s，窦性心动时 Q-T 间期 0.36s，T 波正常。室性心动过速发作时（图 B、C）频率为 250 次/分以上，QRS 波振幅高低不等且方向围绕等电位线发生扭转，患者随之意识不清、两眼上翻。立即给予利多卡因 50mg 静脉推注后室性心动过速消失，患者症状缓解，继用利多卡因 1~2mg/min 静滴 24h 后改用美西律口服，室性期前收缩及室性心动过速未再出现，心电图恢复正常（图 D）。入院时实验室检查：血钾 4.3mmol/L，余无特殊。（引自施广飞等，1993）

邵明等报道一例用维拉帕米无效后用双异丙吡胺、普罗帕酮、硫酸镁静脉注、利多卡因、莫雷西嗪、胺碘酮等分别联用也无效，后再用维拉帕米 80mg，1 次/6 时，美托洛尔 75mg，2 次/天，睡前加服美托洛尔 50mg。室性心动过速纠正，出院后继服两药，随访半年未再发作（图 15-0-15）。

I_A 类药物、β-受体阻滞剂治疗无效，建议即使服用维拉帕米有效，仍需安置 ICD。

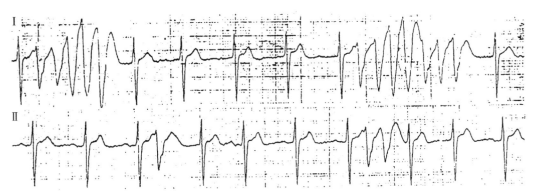

图 15-0-15　维拉帕米与美托洛尔联合用药纠正极短联律间期多形性室性心动过速（引自邵明等，1997）

（二）ICD 治疗

当患者发生极短联律间期型多形性室性心动过速，包括单次极短联律间期（<300ms）的室性期前收缩，又有相应症状时，猝死对其是一个永久性危险。因此，有人主张，若患者药物治疗无效，都适合植入 ICD，并可在 ICD 的保护下进行药物的干预治疗。有人主张即使植入了 ICD，仍应继续口服维拉帕米。

参 考 文 献

1. 卢黎明. 周期性月经前伴极短联律间距的多形性室性心动过速. 临床心电学杂志, 1995, 4(1): 43.

2. 戚文航, 石镭, 龚兰生. 伴极短联律间期的多形性室性心动过速. 心电学杂志, 1988, 7: 87.

3. 夏兆明, 樊怡. 极短联律间距尖端扭转型室性心动过速 1 例. 心电学杂志, 1989, 8(2): 110.

4. 施广飞, 金妙珍. 有关"极短联律间距的扭转型室速"机理和临床的探讨. 心电学杂志, 1993, 12(1): 59.

5. 斯一夫, 阎胜利. 维拉帕米治疗极短联律间期扭转型室速 1 例. 心电学杂志, 1995, 14(3): 175.

6. 陈宋明. 极短联律间期多形性室速 2 例. 临床心血管病杂志, 1998, 14(2): 118.

7. 王福兴, 陆俊杰, 汪康平. 极短配对间期的室性期前收缩与多形性室性心动过速一例. 中华心律失常学杂志, 2004, 8(2): 98.

8. 吴立群, 戚文航. 多形性室性心动过速研究进展. 心电学杂志, 2002, 21(2): 81.

9. 邵明. 维拉帕米合用倍他乐克控制极短偶联间期多形性室性心动过速 1 例. 心电学杂志, 1997, 16(3): 172.

10. Leenhardt A, Glaser E, Burguera M, et al. Short-coupled variant of torsade de pointes. Circulation, 1993, 88: 227.

11. Belhassen B, Pelleg A, Miller HI, et al. Serial electrophysiological studies in a young patient with recurrent ventricular fibrillation. PACE, 1981, 4: 92.

12. Coumel P, Leclerdq JF, Dessertenne F. Torsade de pointes. In: Josephon M, wellens HJJ eds. Tachycardia. Philadephia: Lea and Febiger, 1984, 325.

13. Vincent GM, Timothy KW, Leppert M, et al. The spectrum of symptoms and Q-T intervals in carriers of the gene for the long Q-T syndrom. N Engl J Med, 1992, 327: 846.

14. Viskin S, Alla S, Barron H, et al. Mode of onset of torsade de pointes in congenital long Q-T syndrom. J Am Coll Cardi-

ol，1996，28：262.

15. 郭继鸿. 短联律间期尖端扭转性室速综合征. 临床心电学杂志，2005，14（4）：289.

16. 傅健，吴伟松，彭冬迪，等. 变异型心绞痛心肌缺血再灌注诱发联律间期极短的多形性室性心动过速院外心脏猝死一例. 中华心血管病杂志，2002，30（5）：315.

17. 叶新和，骆秉铨，韩冰，等. 变异型心绞痛伴极短配对间期多形性室性心动过速一例. 中华心律失常学杂志，2000，4（2）：147.

18. 祈哲，王芮，刘丽，等. 变异性心绞痛心律失常特点的临床分析. 中华心律失常杂志，2001，5：205.

19. 于全俊，陈在嘉，徐义枢，等. 变异型心绞痛患者的心律失常特点. 中国循环杂志，1994，9：721.

20. 朱俏萍，赖世忠，刘伊丽，等. 镁对缺血再灌注心脏触发性心律失常的抑制作用. 中华心血管病杂志，1997，25：375.

21. 郭继鸿. 短联律间期尖端扭转性室速综合征. 临床心电学杂志，2005，14（4）：289.

22. 夏宏器. 邓开伯. 实用心律失常学，第 2 版. 北京：中国协和医科大学出版社. 2008，872~880.

第十六章　缺血性心脏病型多形性室性心动过速

缺血性心脏病型多形性室性心动过速（ischemic heart disease polymorphic VT，IHD Pm VT）是 Horowitz 等于 1981 年首先报道的 QT 间期正常型的多形性室性心动过速。QT 间期正常型多形性室性心动过速尚有其他三种类型，如 Brugada 综合征型多形性室性心动过速、极短联律间期型多形性室性心动过速、儿茶酚胺敏感型多形性室性心动过速，他们之间的鉴别并不困难，主要鉴别点是病因的不同。

本型室性心动过速大多因心肌缺血如急性冠脉综合征变异性心绞痛、冠状动脉痉挛等有关，是少见的一种室性心动过速。室性心动过速发作不稳定常可迅速进展为心室颤动，猝死发生率高，少数患者亦可转变为持续性单形性室性心动过速。

对本型知之甚少，能否成为一独立类型，尚须进一步探讨。但 Ziad 等（2009）认为此型存在。

【病因及发生机制】

本型室性心动过速大多见于冠心病。少数可为其他病因所致，如心肌病、心室肥厚、二尖瓣脱垂，甚至脑出血、垂体瘤手术而心脏正常的患者。由于其病情多变，发作短暂且猝死率高，因此，有关这类室性心动过速的深入研究甚少，其真实发生率也不清楚。但估计在猝死患者或具有晕厥或晕厥先兆病史的患者中，这类室性心动过速并不少见。

急性冠状动脉综合征发生的室性心动过速通常大多为单形性室性心动过速，也可发生多形性室性心动过速，其表现可以是 QT 间期正常型的多形性室性心动过速（如本型）；也可呈 QT 间期延长型多形性室性心动过速范畴的尖端扭转性室性心动过速，即获得性长 QT 综合征。

急性冠脉综合征引起的 QT 间期正常型多形性室性心动过速的发生率低。Wolfe 等（1991）报道其发生率约为 2%。他们对 11 例急性心肌梗死后 1~13 天伴发多形性室性心动过速患者长达 2.9 年的观察发现，所有患者 QT 和 QTc 间期正常或轻度延长。发作前均无窦性心动过缓，多数患者有心肌缺血反复发作的症状和心电图表现，Ⅰ 类抗心律失常药物治疗较差，静脉应用胺碘酮和硝酸盐类可能有效。急性冠状动脉成形术的效果较好。

QT 间期正常形多形性室性心动过速亦可发生于冠状动脉痉挛所致的急性心肌缺血和变异型心绞痛患者。1992 年 Myerburg 等对 5 例猝死存活者的研究发现，患者的冠状动脉无明显异常，自发和/或诱发冠状动脉痉挛所致的无痛性心肌缺血与严重快速室性心律失常的发生有明显的相关性。缺血和再灌注时发生的心律失常多为多形性室性心动过速，有时可蜕变成心室颤动或心室扑动。经导管证实，钙离子通道阻滞剂能成功的防止冠状动脉痉挛和室性心律失常的发生。Nishizaki 等（1996）对 14 例血管痉挛性心绞痛的患者进行程控电刺激发现，6 例诱发出多形性室性心动过速，另 1 例诱发出心室颤动。使用硝酸盐类药物治疗后多形性室性心动过速不再被诱发，而心室颤动仍可被诱发，认为血管痉挛性心绞痛可能与电不稳定性增高有关，而这种结果常表现为多形性室性心动过速。齐向前等（1994）报道 2 例变异型心绞痛合并多形性室性心动过速，均出现在心绞痛发作后 1 分钟左右，系急性缺血所致。心肌缺血造成折返环境形成或心肌电的不稳定性。有人认为，变异型心绞痛 ST 段抬高≥4mm 易合并心律失常；而≤3mm 时则少见。此类室性心动过速亦可在疼痛缓解、ST 段降低至正常时发生，可能与缺血心肌再灌注有关。

在较多的报道中变异型心绞痛似与本型室性心动过速更密切相关（图 16-0-1）。

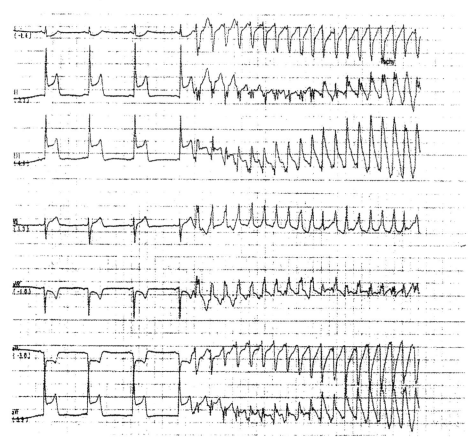

图 16-0-1 变异型心绞痛诱发的 QT 间期正常型多形性室性心动过速

患者常于清晨发作胸痛，有时晕厥。胸痛发作时出现 ST 段抬高并诱发 QT 间期正常型多形性室性心动过速（引自曾学寨等，2013）

冠状动脉可以通过不同的机制收缩和舒张调节冠状动脉的血流。但在某些情况下，当冠状动脉发生过强收缩，可导致冠状动脉痉挛使其完全或亚完全闭塞，产生透壁性或非透壁性急性心肌缺血产生变异型心绞痛。冠状动脉痉挛主要发生在心外膜冠状动脉，也可以发生在微小动脉。变异型心绞痛患者中有 10%~15% 患者冠状动脉正常。右冠状动脉痉挛更常见。大多数变异型心绞痛患者伴有不同程度的动脉硬化，呈高度狭窄的占 70%~80%，呈临界狭窄的占 10%~15%。如血管痉挛发生在有动脉硬化的血管上，则局限于狭窄的部位。在不同的疾病状态和不同的患者，冠脉痉挛的程度有显著差别，有些患者冠状动脉痉挛非常轻微，在静息状态下不会发生心绞痛。有的冠状动脉痉挛很严重，即使在冠状动脉无明显狭窄下，也能诱发静息心绞痛。冠状动脉的痉挛发生原因是多因素相互作用的结果。自主神经张力的异常改变和局部冠状动脉内皮细胞功能失调也是发生冠状动脉痉挛的重要原因。

冠状动脉痉挛（包括心脏微小动脉发生痉挛）导致内皮功能受损、心肌缺血、缺氧、发生心绞痛或室性心律失常。

晨起轻微运动易于诱发冠状动脉痉挛，持续的精神压力下易于诱发休息状态下的冠状动脉痉挛、寒冷、过度通气、吸烟、饮酒等许多原因均可诱发冠状动脉痉挛。

QT 间期正常型多形性室性心动过速和 QT 间期延长型多形性室性心动过速的发生机制不同。QT 间期正常型多形性室性心动过速的心内记录显示，混乱无序的电活动后通常跟随在一段快速室性心动过速之后，电活动可从一个区域向整个心脏传播，也有可能出现在心脏的几个部位。而且相似的多形性室性心动过速可能与不同步的孤立电图有关。这些现象提示，无论心律失常的原属机制如何，心脏内必须同时存在多个波前，才有可能在体表心电图上看到多形态 QRS 波。因此，仅凭心电图特征是不能确定心律失常的特征机制。应该认识到 QT 间期正常的多形性室性心动过速和心室颤动、先天性长 QT 综合征和获得性长 QT 综合征是不同的疾病，虽然最终心电图都表现为多形性室性心动过速，但各有自己特定的机制。

心肌缺血及心肌梗死引起的多形性室性心动过速的发生机制与缺血或瘢痕引起局部复极及不应期的改变，使电活动异质性增加而引起折返性室性心动过速。一些作者认为与局部传导延缓及多个折返途径有关，使激动沿不同径路传导，形成本型室性心动过速。

下面介绍刘霞等（2000）报道的 2 例急性心肌缺血与 Q-T 间期正常的多形性室性心动过速。

例 1：患者男性，49 岁。发作性胸痛 2 月余，多在晨间发作，持续 10~15min，并伴有心悸。体检和常规心电图正常。运动试验至 2 档开始后约 40s，突然出现多形性室性心动过速，立即终止运动，随后出现 ST 段上移和下移等改变。运动至 2 档开始时在 II、III 和 aVF 导联似有上斜型 ST 段下移（图 16-0-2A）：在此后约 40min，突然出现一阵约 10s 的多形性室性心动过速（图 16-0-2B）立即终止运动，后再发一阵多形性室性心动过速（图 16-0-2C），终止后 1 小时零 1 秒时（图 16-0-2D）示 I、aVL、V_2~V_6 导联中见 ST 段上移，与 QRS 波融合，而 III、aVF 导联中 ST 段上斜型下移。E 图分别为 II、V_5 导联同步连续记录，V_5 导联 ST 段上移恢复的同时，II 导联出现 ST 段下移。终止后 6 小时零 1 秒时（图 16-0-2F 下），II、III、aVF、V_5、V_6 导联中 ST 段下斜型下移，余导联未见 ST 段上移，终止后 12min 心电图恢复正常。所有心电图中 Q-T 间期均正常。心电图诊断：发作性 ST 段移位，多形性室性心动过速。

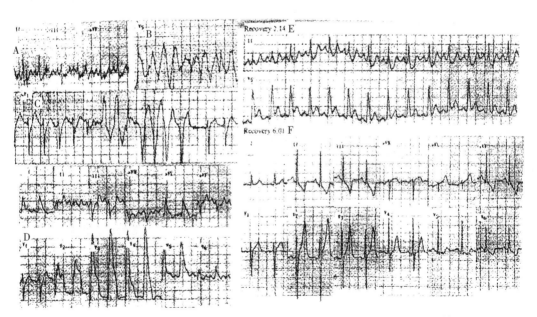

图 16-0-2　发作性 ST 段移位，Q-T 间期正常型多形性室性心动过速（引自刘霞等，2000）

例 2：男性，68 岁。发作性胸闷 1 月，胸闷持续约数分，服硝酸甘油可缓解。另有 2 次突然意识丧失 1~2min。体检及头颅 CT 正常。心电图左心室高电压。为此接受动态心电图检查。检查当日，患者有多次胸闷，心电图上均见发作性 ST 段下移。在二次 ST 段下移达最大值时，见 10 阵多形性室性心动过速，24 小时中未见单次室性期前收缩。在住院中发作一次意识丧失，心电监护为多形性室性心动过速。冠状动脉造影见三支病变。诊为冠心病、室性心律失常。心电图（图 16-0-3）导联为 CC$_5$ 拟 V$_1$ 和 II 导联。CC$_5$ 导联 ST 段下移达 0.5mV，拟 II 导联 ST 段上移 0.1mV，连续发生 7 阵多形性室性心动过速。另 3 阵在多形性室性心动过速发生与图 16-0-3B 图类同。二次连续发生室性心动过速前 Q-T 间期均正常。心电图诊断：发作性 ST 段移位，多形性室性心动过速。

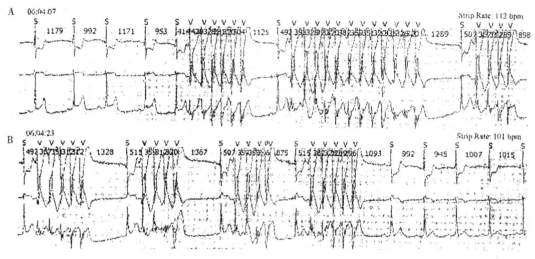

图 16-0-3　Q-T 间期正常型多形性室性心动过速，发作性 ST 段移位（引自刘霞，等. 2000）

上述 2 例患者的共同点是 Q-T 间期正常型多形性室性心动过速，均发生在急性心肌缺血中，发生多形性室性心动过速前未见室性期前收缩，二者的不同点是前者的室性心动过速发生在前，而明确的 ST 段移位发生在后；后者的室性心动过速发生在 ST 段下移达最大值时。由于发生多形性室性心动过速突然，无其他类型的室性心律失常，故常规心电图无法检出这类严重的心律失常，需要经动态心电图连续观察记录才能发现，不然易漏诊误诊。

【临床表现】

室性心动过速发作时，可有心悸、胸闷、胸痛、头晕、甚至晕厥、阿-斯综合征、猝死，常突然发生。此外，尚有原疾病症状如急性冠状动脉综合征、急性心肌梗死或变异性心绞痛者，可伴有剧烈胸痛或胸闷等状。

【心电图特点】

1. 室性心动过速呈多形性（也可表现为尖端扭转型特点），QRS 增宽畸形，时限>0.12s 大多由室性期前收缩诱发（图 16-0-4、5）。

2. 心室率 150~300 次/分，节律不齐。

3. 可呈反复发作，每次发作持续时间不定，短者数十秒或 1~2min 后可恢复窦性心律，常规心电图常不能及时记录到，应该用动态心电图记录。

Tye 等推测 R-on-P 诱发室性心动过速的机制是心房收缩对心室形成牵拉，使受损区心肌与正常心肌之间边缘区域的病理生理状态发生了改变，导致局部激动折返而形成。

4. 发作间歇期，基础心律时（多为窦性心律）Q-T 间期、T 波及 U 波正常，无长联律室性期前收缩诱发现象，无缓慢性心律表现（图 16-0-2）。但也可出现室性期前收缩（图 16-0-4、5）。

5. 应用起搏方法对发作的预防和治疗无效。

6. 交感神经刺激及异丙肾上腺素可使病情恶化。

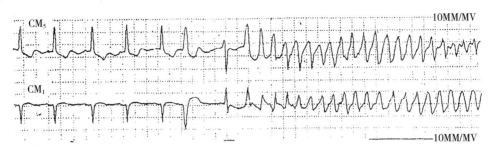

图 16-0-4　Q-T 间期正常型多形性室性心动过速

临床诊断：风湿性心脏病，主动脉瓣狭窄伴关闭不全，感染性心内膜炎。在作动态心电图期间突然猝死。心电图示尖端扭转型室性心动过速、心室颤动，基本心律为窦性心律，无 Q-T 间期延长（引自俎德玲等，1995）

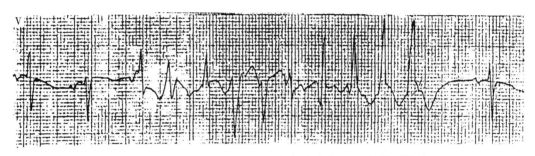

图 16-0-5　R on P 引发多形性室性心动过速、Q-T 间期正常型

患者女性，68 岁。因突发剧烈头痛、呕吐伴昏迷 8 小时入院。诊断：脑出血、继发性蛛网膜下腔出血。血压 130/90mmHg，心界不大，心率 100 次/分，节律不齐。血清 K^+ 4.2mmol/L，Na^+、Ca^{2+}、Mg^{2+} 离子均在正常范围。心电图示窦性心律，频率 90 次/分，Q-T 间期 0.40s，频发舒张晚期单个或成对室性期前收缩。V_1 导联第 3 个 QRS 波为落在 P 波上的室性期前收缩，其后伴多形性室性心动过速（尖端扭转性特点）。首个及最后 1 个 QRS 波呈 rS 型为窦性搏动。第 2 个 QRS 波呈 qrS 型是落在 P-R 间期中的室性期前收缩与窦性激动形成的室性融合波。患者 2 天后发生心室颤动而死亡（引自伍小莉等，2002）

7. 心电图可表现基础心脏病的特点，如缺血性心脏病的 ST 段下移或上移或有心肌梗死图形等。

林宪如等（2012）报道一例：

患者男性，62 岁，因"发作性胸背部剧痛伴胸闷、出汗 1 周"入院。体格检查：BP：160/80mmHg，双肺（-）；心界不大，心率 82 次/分，律齐，无杂音。双下肢无水肿。心电图大致正常，冠状动脉（简称冠脉）造影未发现明显异常。患者佩戴 Holter 期间再次发作胸痛，症状持续 2min，动态心电图 6 时 53 分 34 秒示窦性心律、二度 Ⅱ 型房室传导阻滞（AVB），$V_2 \sim V_4$ 导联 ST 段呈下斜型抬高、T 波轻度倒置（图 16-0-6）；6 时 54 分 24 秒时除仍有上述改变外尚出现阵发性多形性室性心动过速，至 6 时 55 分 17 秒完全恢复正常。诊断为变异型心绞痛，给予拜新同 30mg，每日 1 次，长效异乐定 50mg，每晚睡前 1 次等药物治疗，随访 1 年，无心绞痛发作。

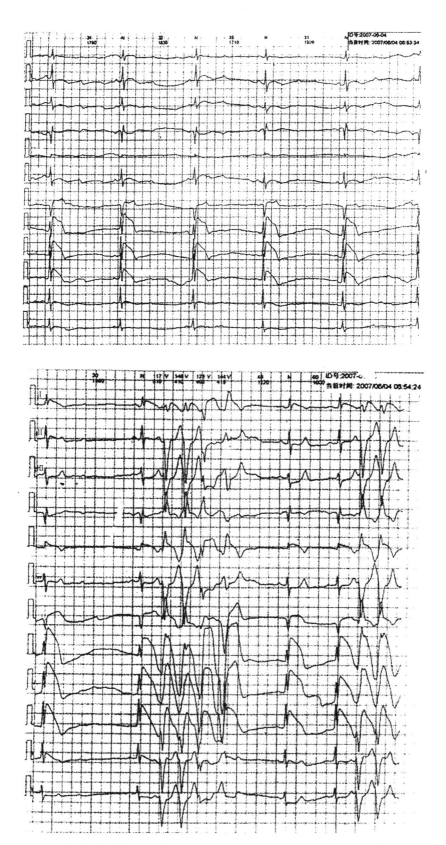

图 16-0-6   变异型心绞痛伴 QT 间期正常型多形性室性心动过速、二度 II 型房室传导阻滞。

（引自林宪如等，2012）

变异型心绞痛多发生于有冠脉病变者，部分患者冠脉造影可正常。患者发生心绞痛时可并发快速性或缓慢性心律失常，前者多发生于前壁导联 ST 段抬高者，与前降支冠脉痉挛导致透壁性心肌缺血、心电紊乱有关；后者则常见于下壁导联出现 ST 段抬高者，多系右冠脉痉挛引起窦房结或房室结一过性缺血所致。本例两种心律失常同时出现则实属罕见。该患者的心电图改变符合前降支冠脉痉挛合并发生快速室性心律失常，但其 AVB 的出现却颇令人迷惑。文献报道，变异型心绞痛多发生于清晨，与迷走神经兴奋性增高有关，对于本例患者来说，可能系迷走神经张力增高引起变异型心绞痛的同时又导致一过性 AVB，后者非变异型心绞痛本身所致。然而，本例患者仅出现二度 AVB 而无窦性心率减慢，似乎也不完全符合迷走神经兴奋对心脏的影响规律。另一种解释可能系前降支痉挛引起心肌缺血、从而导致局部腺苷等代谢产物增多，而后者又可作用于房室结、导致一过性 AVB，但真正发生机制如何，尚需进一步研究。

【电生理检查】

对于冠心病伴随 QT 间期正常型多形性室性心动过速和（或）心室颤动的患者，应用标准方案进行心室程序刺激时，75%~85% 可以诱发出相似的室性心动过速。多形性室性心动过速和心室颤动可以是强刺激下的一种非特异性反应，28% 的心脏结构和 QT 间期正常的患者，接受三个心室期外刺激的程序刺激时，可以发生这种情况。多数非特异性反应与极短的心室期外收缩刺激配对间期（<180ms）有关。无论起搏部位和周长如何改变，具有相同 QRS 变化模式的多形性室性心动过速可以反复被诱发，提示这种可诱发的心律失常存在结构基础（功能性或解剖性）。少数情况下，正常窦性心律时单个或两个心室期外刺激能诱发多形性室性心动过速和（或）心室颤动。这在临床上无晕厥或心脏骤停的患者中很少见。室性心动过速和心室颤动的诱发有部位依赖性。室性心动过速可自动蜕变为心室颤动，或在受刺激时发生心室颤动。有冠心病、既往有心肌梗死、左室功能不全和非持续性室性心动过速的患者，在程序心室刺激时，如能诱发多形性室性心动过速和心室颤动，随后发生临床快速室性心律失常的概率与诱发出单形性室性心动过速的患者相似。

Ⅰa 类抗心律失常药物可使许多多形性室性心动过速（极少数心室颤动）转为典型的持续性单形性室性心动过速。后者具有与折返性持续性单形性室性心动过速相同的特点。这些通常见于有晕厥或心脏骤停，后接受抗心律失常药物治疗的患者（对这些药物的反应不同于药物诱导的长 QT 综合征，因为长 QT 综合征的多形性心动过速是由药物诱导的），这样的药物反应主要见于有器质性心脏病和有心律失常病史的患者，特别是有冠状动脉疾病和既往有心肌梗死病史的患者。对于 QT 间期正常的患者，快速起搏和异丙肾上腺素不能促进多形性室性心动过速的诱发。

缺血性心脏病时，无论初次心肌梗死后多长时间，触发的室性期前收缩来源于心肌梗死边缘区域的远端浦肯野网状结构。

【治疗】

由于本型室性心动过速具有潜在的致命危险，必须及时地给予积极的治疗。

（一）药物治疗

1. 针对多形性室性心动过速的药物治疗　因病例少，尚未形成常规治疗方案，治疗意见并未统一。既往曾用普罗帕酮静脉注射，现认为有器质性心脏病患者禁用普罗帕酮，首选胺碘酮静脉推注，剂量为 150mg，10min 静脉缓慢推注，1mg/min 静脉滴注 6 小时，随后 0.5mg/min，持续 18 小时或数天。可同时口服胺碘酮。如胺碘酮无效，可静脉应用利多卡因治疗。还应用硫酸镁治疗。

2. 针对基础心脏病，如系心肌缺血所致，应静脉滴注硝酸盐类制剂等。可行 PTCA 等治疗。

（二）ICD 植入

对多形性室性心动过速所致心脏骤停而存活者，应考虑植入 ICD；对无器质性心脏病、血管痉挛性心绞痛或其他病因的多形性室性心动过速或心室颤动所致的猝死存活者，ICD 可能是主要的治疗措施。

（三）不宜做心内标测指导下的外科手术治疗

起搏治疗预防发作无效；异丙肾上腺素等可使病情恶化，应禁用。如是明显的心动过缓可考虑在严密监测下用异丙肾上腺素使心室率提高至 100~110 次/分。5% 葡萄糖液 500ml 中加异丙肾上腺素 1mg，缓慢静脉滴注。

苏苹、崔广根、陈万春（1985）报道 1 例，患者，女性，60 岁，因头痛两年左眼失明 18 个月，经蝶鞍摄片和放射性核素[113]In 脑扫描，提示蝶鞍内占位性病变，于 1984 年 4 月 17 日收入神经外科。患者及家族中均无耳聋、晕厥史，从未服用过抗心律失常和安定、镇静药。入院查体：心界不大，心率 80 次/分，规则，无病理杂音。心电图示窦性心律，Q-T 间期正常。于 5 月 4 日进行手术，见鞍内有 3cm×2cm 实质性肿瘤，切除大部分肿块尚残留鞍底小部分瘤组织。术后 3~4 小时患者感胸闷，随即出现心律不齐，并反复发作短阵意识丧失及抽搐。心电图 16-0-7 示：阵发性扭转型室性心动过速和短阵心室扑动，Q-T 间期由 0.35s 延长至 0.40s。当时血钾为 4.2 mmol/L，即给予异丙基肾上腺素 1mg 置于 500ml 糖盐水液内静滴，阿-斯综合征发作反趋频繁，以致呼吸停止，经人工呼吸心脏按压等抢救，再于 300ml 补液内增加异丙基肾上腺素至 2mg，并加快补液速度，当心率提高至 100~110 次/分时，室性心动过速及阿-斯综合征发作方被控制，并出现自主呼吸。此后病情稳定，于 5 月 19 日出院。

张立森等（2002）报告一例冠心病缺血性 J 波明显抬高诱发多形性室性心动过速，后蜕变为 VF 猝死（图 16-0-8）。

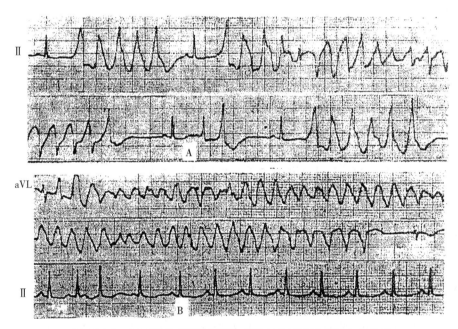

图 16-0-7　Q-T 间期正常型多形性室性心动过速及短阵心室扑动

A 示术后 4 小时 Ⅱ 导联连续描记结果；B 示上、中行为阿-斯综合征发作时记录的长 aVL 导联，下行为静滴异丙肾上腺素后的 Ⅱ 导联描记结果。（引自苏萍等，1985）

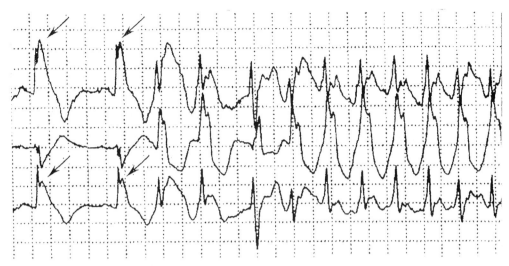

图 16-0-8　动态心电图示缺血性 J 波明显抬高诱发多形性室性心动过速（引自张立森等，2002）

参 考 文 献

1. 苏萍，崔广根，陈万春. 垂体手术后发生快速室性心律失常. 心电学杂志，1985，4（2）：97.

2. 李郁，吴中玉. 变异型心绞痛诱发尖端扭转型室性心动过速. 心电学杂志，1993，12（1）：47.

3. 刘霞，陈菊芳，杨丽英. 急性心肌缺血与 Q-T 间期正常的多形性室性心动过速. 临床心电学杂志，2000，9（4）：211.

4. 吴立群，戚文航. 多形性室性心动过速研究进展. 心电学杂志，2002，21（2）：81.

5. 伍小莉，熊琼玛. R 在 P 上引发尖端扭转型室性心动过速 1 例. 心电学杂志，2002，21（1）：37.

6. Wolfe CL, Nibley C, Bhandan A, et al. Polymorphous ventricular tachycardia associated with acute myocardial infarction. Circulation, 1991, 84：1543.

7. Myerburg RJ, Kessler KM, Mallon SM, et al. Life-threatening ventricular arrhythmias in patients with silent myocardia ischemia due to coronary artery spasm. N Engl J Med, 1992, 326：1451.

8. Nishizali M. Arita M, Sakurada H, et al. Induction of polynorphic ventricular tachycardia by programmed ventricular stimulation in vasospastic angina pectoris. Am J Cardiol, 1996, 77：355.

9. 林宪如，戴红艳，阎娜. 变异型心绞痛伴阵发性多形性室性心动过速、二度房室传导阻滞. 中国心脏起搏与心电生理杂志，2012，26：374.

10. 夏宏器，邓开伯. 实用心律失常学. 第 2 版. 北京：中国协和医科大学出版社，2008，868-871.

第十七章　短 QT 综合征与室性心动过速

短 QT 综合征（Short QT interval syndrome，SQTS）1994 年傅勇等报道了我国首例 SQTS 女性 24 岁，在劳累或情绪激动时发作晕厥、抽搐、呼吸停止 3~5min 后自行缓解，无器质性心脏病依据，心电图 QTc＝270~300ms，晕厥时为多形性室性心动过速和心室颤动。推测短 QT 及其恶性心律失常与动作电位 2 相异常有关。1999 年 Brugada 发现一例，QT 间期＜266ms，不久后突然死亡。2001 年 Gussak 等正式提出短 QT 综合征（SQTS）的诊断名称。SQTS 是一种编码心肌离子通道基因发生突变导致其功能异常，从而出现恶性心律失常的遗传性疾病。其致病基因已发现有 6 个：KCNH2、KCNQ1、KCNJ2、CACNA1C、CACNB2、CACNA2D1。按照基因发现的先后顺序，分别将 SQTS 命名为 SQT1、SQT2、SQT3、SQT4、SQT5、SQT6。SQTS 以 QT 间期和心室或心房有效不应期持续性缩短、胸前导联 T 波对称性高尖，心脏结构正常，无器质性心脏病依据。可发生阵发性心房颤动、室性心动过速或心室颤动。好发于年轻人。临床表现为眩晕、心悸及晕厥的反复发作和/或心脏性猝死。

【流行病学调查】

2000 年 Gussak 等报道一家系 3 名成员心电图短 QT 现象，先证者为 17 岁的女儿，以阵发性心房颤动就诊，心率 69 次/分，QT 间期 280ms，其兄 21 岁，心率 58 次/分时 QT 间期为 271ms。其母亲 51 岁，心率 74 次/分时 QT 间期为 260ms。他们结合一例 37 岁女性反复晕厥而猝死者的短 QT 间期为 262ms，提出短 QT 综合的名称。

2002 年 Gussak 等区分了非心率依赖型短 QT 综合征和减速依赖型短 QT 综合征。心率依赖型 SQTS QT 间期固定缩短，不随心率变化而改变；减速频率型 SQTS 的 QT 间期缩短与 R-R 间呈反比关系，即心率越慢，QT 间期越短。

2003 年 Gaita 等报道 QT 间期缩短（≤300ms）的 2 个家系，证实了 SQTS 的家族聚集性。家系中成员症状轻重程度不等。重者有室性心律失常、晕厥或猝死，轻者可无症状或仅有心悸、胸闷、头昏及房性心律失常。对 4 例有晕厥、阵发心房颤动的患者行电生理检查，结果 4 例心房、心室的不应期均极短（≤150ms），2 例诱发出心室颤动和心房颤动，1 例诱发出单形性室性心动过速。这 4 例均有家族史，均于以置入 ICD。家系图见（图 17-0-1），家系中患者的 12 导联心电图（图 17-0-2）

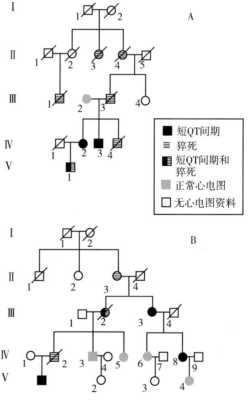

图 17-0-1　2 个受累家系的家系图

A 家系 1 的家系图；B 家系 2 的家系图，圆圈代表女性，方块代表男性；斜杠代表该成员已去世，黑色填充符号代表 SQ-TS，横条填充符号代表猝死；空心符号表示无该个体的 ECG 记录，灰色填充符号代表 ECG 正常；箭头所指个体均经临床和仪器评估（引自李翠兰等，2004）。

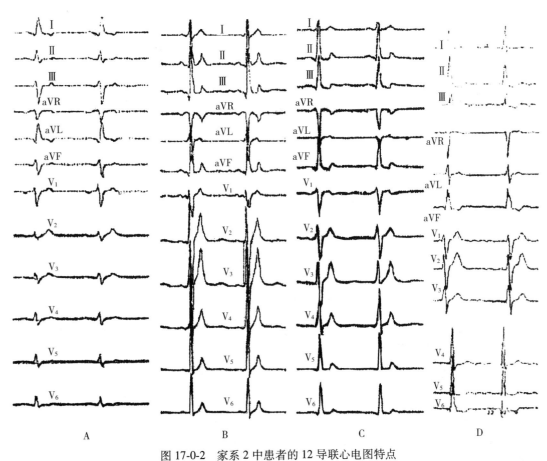

图 17-0-2　家系 2 中患者的 12 导联心电图特点

A：病例 4（Ⅲ，3）：示窦性心律，心率 = 72 次/分，Q-T 间期 = 270ms；B：病例 5（Ⅴ，1）：窦性心律，心率 80 次/分，Q-T 间期 = 260ms；C 图：病例（Ⅳ，8）：窦性心律，心率 = 75 次/分，Q-T 间期 = 240ms；D 病例（Ⅲ），2 个体的心电图（猝死）：心房颤动，心率 85 次/分，Q-T 间期 = 210ms（引自李翠兰等，2004）

2004 年 Brugada 对 2 个家系进行了基因筛查。发现有两种不同的错位突变，但均导致编码快速延迟整流性钾通道的基因 HERG（KCNH2）通道蛋白的同一氨基酸被取代。KCNH2 通道蛋白上 588 处氨基酸的异常，导致电压平台期正常整流功能的丧失，动作电位平台期正常整流功能的丧失，动作电位平台期 I_{Kr} 电流明显增加，动作电位时程显著缩短，表现为短 QT 和短不应期。在第 3 个家系的基因编码区，外显子和内含子各处均未发现 KCNH2 基因突变，表明 SQTS 为多基因异常疾病。

1994 年傅勇等报道一例、1995 年吕裴报道一例，1997 年张绍良等报道一例 SQTS 伴有多形性室性心动过速的家系，3 代 41 人男女均有患病，11 人符合 SQTS，9 人猝死，猝死前均有室性心动过速病史。猝死年龄在 17~22 岁之间，均为青壮年。

2011 年 Adeniran 等在以人类心室细胞为基础的模型上首次证实了 SQT1 相关基因 KCNH2 的突变增加了心室动作电位的产生及折返维持的风险性。

刘刚等（2009）对 SQTS 一家系进行流行病学调查。调查的 4 例家系成员中 4 例为可疑 SQTS 者，均为早年心脏性猝死。有 4 例确诊为 SQTS，包括先证者及他的 2 女 1 男阳性患者的体表 12 导联心电图表现为窦性心律下持续性 QT 间期缩短，QTc ≤ 320ms，QT/QTp<80%，T 波高尖对称，伴 ST 段缩短（图 17-0-3）（图 17-0-4）（图 17-0-5）（表 17-0-1）。

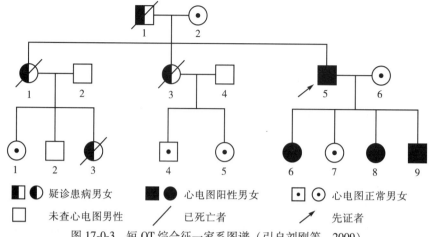

图 17-0-3 短 QT 综合征一家系图谱（引自刘刚等，2009）

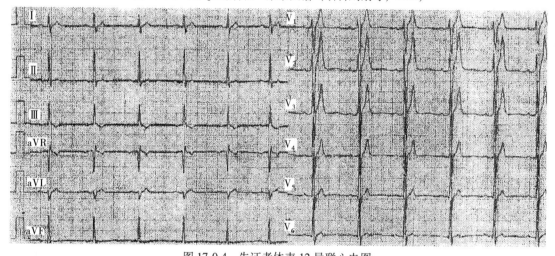

图 17-0-4 先证者体表 12 导联心电图

心率 70 次/分，QT 间期 295ms，QTc318ms（纸速 25mm/s，增益 1mV/10mm）。（引自刘刚等，2009）

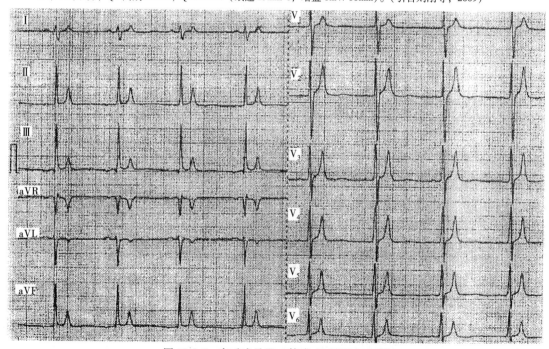

图 17-0-5 家系成员Ⅲ-6 体表 12 导联心电图

心率 68 次/分，QT 间期 309ms，QTc314ms。（引自刘刚等，2009）

表 17-0-1　家系成员资料

家系成员	性别	年龄（岁）	临床症状	心率（次/min）	QT（ms）	QTc（ms）	QT/QTp（%）
I-1	男	–	30 岁时晨起猝死	–	–	–	–
I-2	女	69	无	66	368	387	0.93
II-1	女	–	有胸痛史，48 岁时夜间猝死	–	–	–	–
II-3	女	–	40 岁时夜间猝死	–	–	–	–
II-5	男	45	发作性胸闷	70	295	318	0.76
II-6	女	43	无	68	409	421	1.05
III-1	女	26	无	70	372	401	0.96
III-3	女	–	17 岁时夜间猝死	–	–	–	–
III-4	男	26	发作性胸痛	66	382	403	0.97
III-5	女	24	发作性晕厥	79	382	438	1.04
III-6	女	25	无	68	309	314	0.97
III-7	女	23	发作性胸闷	91	343	422	1.00
III-8	女	23	发作性黑蒙	64	308	319	0.77
III-9	男	22	发作性黑蒙	57	308	301	0.74

（引自刘刚等，2009）

对心脏性猝死高危的先证者心内电生理检查。术中分别经右心室心尖部、右心室流出道进行 S_1S_1（160～240）、S_1S_2（500、400ms，400、350ms）、$S_1S_2S_3$（500、250、250ms，400、250、250ms）刺激扫描，结果心尖部 S_1S_2 刺激心室不应期为 140ms，右心室流出道 S_1S_2 刺激心室不应期为 150ms，右心室心尖部可诱发 1~3 次室内折返。右心室流出道 $S_1S_1S_3$（400、250、140ms）刺激后诱发多形性室性心动过速、心室颤动，患者发生晕厥，以 300J 直流电除颤一次转复成窦性心律（图 17-0-6、7、8）后置入 ICD，随访 6 个月无明显异常。

根据目前已报道的几个家系的流行病学调查初步结果和文献报道的病例特点，提示短 Q-T 综合征有下列几个特点。

1. 所有受累及短 Q-T 综合征家系成员均无器质性心脏疾病证据。

2. 所有患者的 Q-Tc 间期均≤300ms。在不同的时间点和年龄记录的心电图上所显示的 Q-Tc 间期均≤300ms，没有随心率变化或劳累时的动态改变。Q-Tc 持续≤300ms 被认为是短 Q-T 综合征的主要特点。

3. 有创电生理检查，这些患者心室和心房的有效不应期明显低于正常值的低限，均<170ms。大部分患者的心脏易颤性明显增高，因为无论在心房还是在心室水平，普遍认为心肌的有效不应期时程是心脏颤动易损性的重要参数。

4. 短 Q-T 综合征是长久性 Q-T 缩短及伴有心律失常　心律失常主要为阵发性心房颤动、室性心动过速及心室颤动、室性期前收缩。少数可伴有一过性心动过缓等。

5. 家系中各成员间的临床表现各不相同，从轻微症状如心悸、头昏到晕厥和猝死。

6. 可呈现家族聚集性，也可见于散发病例。

7. 从婴幼儿、青少年到中老年者均可发病，部分患者猝死发生在 1 岁以内，提示短 Q-T 综合征与婴儿猝死综合征可能有密切关系。

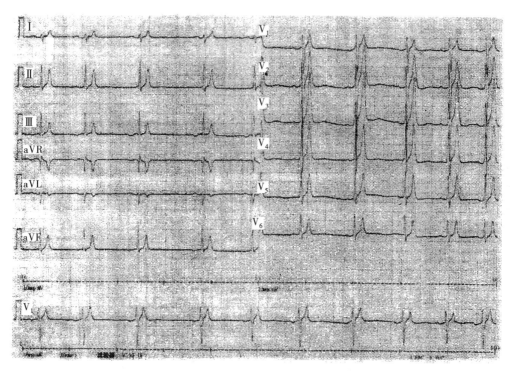

图 17-0-6　家系成员Ⅲ-9 的体表 12 导联心电图，心率 57 次/分，QT 间期 308ms，QTc301ms

（引自刘刚等，2009）

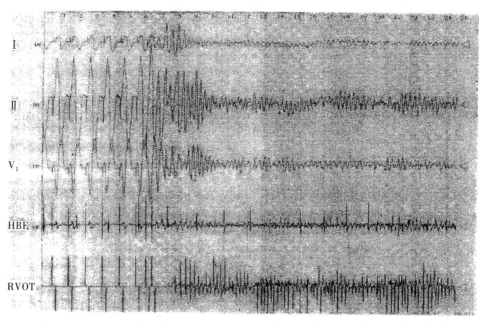

图 17-0-7　对先证者右心室流出道 S1S2S3（400、250、140ms）刺激后诱发持续性室性心动过速、心室颤动Ⅰ、Ⅱ、V₁为体表心电图导联，HBE 为希氏束，RVOT 为右心室流出道（纸速 25mm/s）（引自刘刚，2009）

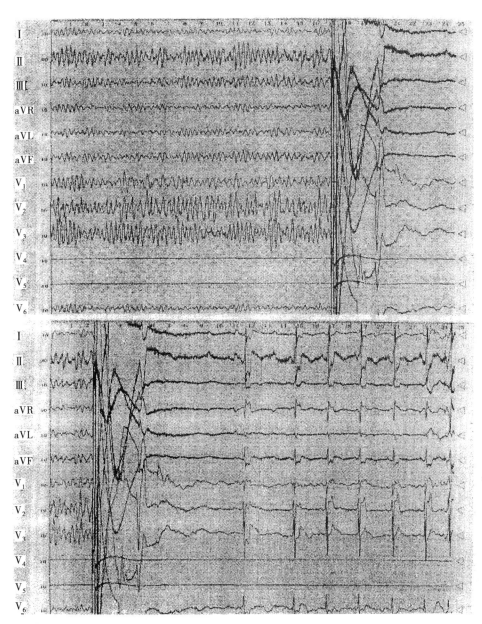

图 17-0-8 先证者体表心电图，显示以 300J 直流电除颤 1 次转复窦性心律（引自刘刚等，2009）

8. 短 Q-T 综合征的猝死可发生在各代，男女均有，这提示短 Q-T 综合征是以常染色体显性遗传方式传递。

9. 患者可有心悸、室性期前收缩，部分患者有心脏猝死的家族史。电生理检查也易诱发出室性心动过速/或心室颤动。

1999 年 Davies 分析了婴儿猝死综合征的各种原因，提出短 QTc 间期和不良精神刺激与婴儿猝死综合征密切相关。

【病因及发生机制】

（一）致病基因

SQTS 按其发病原因可分为遗传性（由基因突变引起）和获得性（由继发因素引起）。

SQTS 是一种涉及多个基因的遗传性疾病，而其中某些基因对其他离子通道病也有致病作用。至今已发现 6 个致病基因的突变与 SQTS 的发病有关。分别是 KCNH2、KCNQ1、KCNJ2、CACNA1C、CACNB2、CACNA2D1。根据突变基因将 SQTS 分为不同的 6 型。编码钾通道的 KCNH2、KCNQ1、KCNJ2 基因突变，使钾离子通道在复极时外向钾电流增大，加速复极过程，QT 间期缩短。编码 L 型 Ca^{2+} 通道的 CACNA1C、CACNB2、CACNA2D1 基因突变，使 Ca^{2+} 通道功能下调，平台期 Ca^{2+} 内流减弱、复极加速，QT 间期缩短。在这些突变基因中 KCNQ1、KCNH2、KCNJ12 与长 QT 综合征及短 QT 综合征的发病有关；CACNB2 与 SQTS 及 Brugada 综合征的发病有关；而 CACNA1C 与 LQTS、SQTS 及 Brugada 综合征的发病均有关。这提示离子通道病在许多方面的共同点，也即离子通道病有共同的发病机制。应进一步地研究。

按照基因发现的先后顺序，分别将 SQTS 命名为 SQT1、SQT2、SQT3、SQT4、SQT5、SQT6。

1. SQT1（KCNH2）　　1994 年 Warmke 等从人类海马 cDNA 文库检测出 KCNH2 基因，其大小约 33kb，位于染色体 7q35-36 上，含 16 个外显子，编码 1159 个氨基酸残基。KCNH2 突变使 I_{Kr} 通道整流功能增强，是 SQT1 发病的主要原因。

2003 年 Brugada 等在 3 个无相关的 SQTS 家系中的 2 个家系患者中确定了 SQTS 的第一个致病基因 KCNH2（HERG）。确定了 KCNH2 在同一位点两种不同的错义突变可导致 SQT1 的发生。这两种错义突变发生在 KCNH2 基因核苷酸序列的 1764 处，从而出现两种碱基改变：C 突变为 A 和 C 突变为 G（C1764A，C1764G）。这两种突变均导致 I_{Kr} 通道蛋白 588 处密码子编码的氨基酸出现相同的改变，即天门冬酰胺被赖氨酸置换（N588K），从而导致电压平台期整流功能增强，动作电位平台期 I_{Kr} 外向电流明显增大，动作电位复极第 2 和第 3 期缩短，导致心室不应期以及动作电位总时程明显缩短，心电图表现为短 QT 间期。Brugada 等同时还发现 SQTS 患者 KCNH2 基因突变后不但引起 I_{Kr} 通道的功能增强，而且导致通道蛋白的结构改变。

2006 年洪葵等在一个合并心房颤动的 SQTS 患者家族中，发现了 KCNH2 同一个突变基因 N588K，因此推测位于 S5-P 的 N588K 基因突变是 SQTS 患者 KCNH2 突变的高发突变位点，并可能与 SQT1 患者伴心房颤动和心脏性猝死的高风险性有关。

KCNH2（HERG）基因突变可导致快速延迟整流钾离子流（I_{Kr}）通道功能激活。使动作电位平台期 I_{Kr} 明显增加，从而使动作电位在早期阶段提前激活，动作电位时程显著缩短，表现为短 QT 间期和短不应期。

新的 KCNH2 位点突变已有数起报道不断的在增加。如：Itoh 等（2009）在一日本散发 SQTS 患者发现了新的 KCNH2 基因核苷酸序列 3404 处新的突变（A3404G）导致第 1135 个密码子所编码的氨基酸由精氨酸替换为组氨酸（R1135H）。功能分析表明突变通道功能增强。Sun 等发现 KCNH2 基因核苷酸 1835 处发生错义突变（C1835T）可导致 SQTS 发生。该突变使 I_{Kr} 通道蛋白 618 处密码子所编码的氨基酸发生改变，从而导致 I_{Kr} 通道导演激活，通道电流在平台期增强，使跨室壁复极离散度减小，复极时限明显缩短，QT 间期缩短。

KCNH2 的其他部位突变可使 I_{Kr} 通道整流功能丧失而导致 2 型长 QT 综合征。该基因突变还与婴儿猝死综合征有关。

通常认为不同的基因突变导致不同的临床表现，但洪葵等在 3 个独立的 SQTS 家族的研究表明，即使同一基因突变的患者也会具有不同的临床表现。

2. SQT2（KCNQ1）　　KCNQ1 基因大小约 400kb，位于染色体 11p15.5，包含 17 个外显子，400×10^3 个碱基对形成，KCNQ1 基因编码 I_{Kr} 通道的 α 亚基，由 4 个 α 亚基相互作用形成四聚体，其蛋白具有 676 个氨基酸。KCNQ1 在心脏中大量表达，在内耳也有。结构特点与 HERG 离子通道相似。

KCNQ1 基因编码一种电压依赖性钾通道。KCNQ1 编码的钾通道能产生缓慢激活延迟调整电流（I_{Kr}），该电流帮助终结心室肌细胞中的动作电位，在心室复极中起重要作用。如 KCNQ1 基因突变会引起 I_{Ks} 减弱，复极加速，QT 间期缩短引发 SQT2。

KCNQ1 基因突变致 SQT2 导致 SQTS。此外，KCNQ1 基因突变可引发 LQTS，其中 I 型 LQTS 约 50%以上是由 KCNQ1 基因突变所引发。此外，还与家族性心房颤动、婴儿猝死综合征有关。

KCNQ1 基因突变引发 SQT2 至今已发现有两个突变位点：

（1）V307L：2004 年 Brugada 等在对一位 QT 间期缩短的患者，在 KCNQ1 基因的一处错义突变（G919C）导致 I_{Kr} 通道蛋白上第 307 个密码子由缬氨酸替换亮氨酸（V307L）。V307L 突变通道主要导致缓慢延迟整流钾电流（I_{Ks}）功能增加。V307L 也位于 S_2-P 位置（图 17-0-9）。

（2）V141M：洪葵报道了另一个新的 KCNQ1 基因突变 V141M，并证实 I_{Ks} 功能增强，可以同时缩短心房肌和心室肌的动作电位。Hon 是在研究一心律失常患者经剖宫产的女婴时发现另一新的错义突变（G421A），该突变导致 I_{Ks} 通道蛋白的第 141 个密码子缬氨酸被甲硫氨酸代替（V141M）。

两个位点的突变均导致 I_{Ks} 增强，从而使心室肌复极过程加快，动作电位总时限缩短，心电图上显示出 QT 间期缩短。

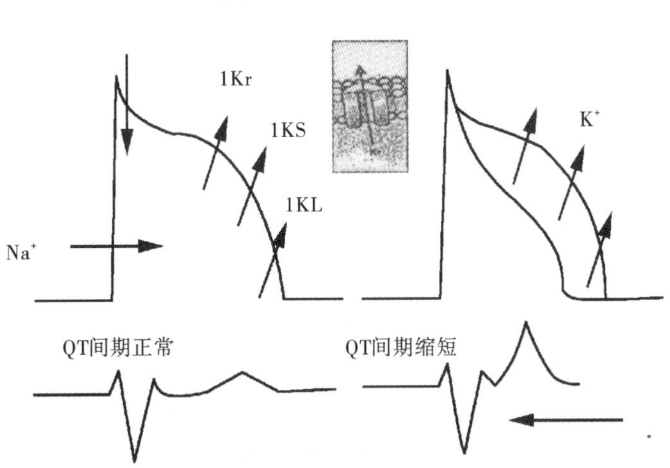

图 17-0-9　短 QT 综合征发生机制示意图（钾离子通道功能增强）

（引自洪葵，2006）

3. SQT3（KCNJ2）　2001 年 Derst 等首先发现了 KCNJ2 基因，其大小约 10kb，位于染色体 $17p^{23.1}$-$17p^{24.2}$，包含 2 个外显子，主要在心脏、脑、骨骼肌等部位表达。KCNJ2 基因编码内向整流钾通道（Kir2.1 通道），人类 Kir 2.1 离子通道由两个跨膜蛋白分子节段组成。Kir 2.1 通道能够产生内向调整钾电流 I_{K1}，又称背景钾电流，主要参与维持细胞的静息电位、心脏动作电位静息期（4 期）和复极化过程，直接影响动作电位的时限和形态，KCNJ2 编码 I_{K1} 钾通道的 α 亚基 Kir 2.1（或 I_{K1}）钾通道有 390~500 个氨基酸残基，包括 4 个相同的 α 亚基。

当 KCNJ2 基因突变导致内向整流钾通道功能缺失，使外向电流增加，心肌细胞复极末期加速，动作电位时程缩短，QT 间期缩短，心电图 T 波降支陡峭。

2005 年 Priori 等在无症状的 5 岁 SQTS 儿童（QT＝315ms）发现 KCNJ2 基因突变，并将其归类为 SQT3。儿童的父亲有反复发作的心悸、胸闷及心电图 QT 间期缩短。他们的 KCNJ2 基因发生了错义突变（G514A），导致 I_{K1} 通道蛋白密码子 172 处的天门冬氨酸被天门冬酰胺替代（D172N）。该突变可以使 I_{K1} 通道的功能增强，I_{K1} 显著增强表现为心室肌动作电位 3 期末和 4 期复极化选择性加速，在心电图上表现为 QT 间期缩短，并伴非对称性高尖 T 波。

2012 年 Hattori 等从一例 8 岁女性、阵发性心房颤动的患儿，发现了 KCNJ2 基因的另一杂合突变（T902A），其导致 I_{K1} 通道蛋白密码子 301 处的甲硫氨酸被赖氨酸替代（M301K），突变使 I_{K1} 通道的功能增强，I_{K1} 显著增强，出现 QT 间期显著缩短、T 波改变。

SQTS 患者中 KCNJ2 突变对心室肌复极的影响比 KCNQ1 和 KCNH2 突变所带来的影响要明显地大。此外 KCNJ2 基因的突变也与 7 型 LQTS、家族性心房颤动等疾病的发生相关。

上述介绍的 KCNH2（SQT1）、KCNQ1（SQT2）、KCNJ2（SQT3）基因，均系钾通道相关基因。近年来发现心室肌动作电位过程中还有一类重要的离子通道-L 型钙通道相关基因突变也会使 L 型钙通道功能改变引发 SQTS。L-型钙通道在神经细胞和骨骼肌细胞都有分布。相关的基因分别为 CACNA1C、CACNB2 及 CACNA2D1，分别与 SQT4、SQT5 及 SQT6 这三种亚型相对应。

L 型钙通道是 Ca^{2+} 内流（$I_{Ca.L}$）进入心肌细胞的主要调节因素，在调节兴奋收缩偶联、神经递质释放和基因表达上起到非常重要的作用。在心肌细胞中 L 型钙通道传导 $I_{Ca.L}$ 孔道区是由 α_1 亚基、β_2 亚基和 $\alpha_2\delta_1$ 亚基组成的复合体。

4. SQT4（CACNA1C）　CACNA1C 基因突变为 SQT4。CACNA1C 基因大小约 640kb，包含 50 个外显子，位于染色体 12p13.33 上。其编码的 α 亚基构成了 L 型钙通道孔道区最重要的部分。α_1 亚基含有 2138 个氨基酸残基，由 4 个同源重复结构域构成，发挥了离子选择和电压感受的作用。2007 年 Antzelevitch 等通过基因测序发现 CACNA1C 基因有两个位点的突变，一个是位于核苷酸序列 1468 处的 G 突变为 A（G1468A），从而导致 L 型钙通道蛋白密码子 490 处的甘氨酸被精氨酸替换（G490R）；另一个是位于核苷酸序列 116 处的 C 突变为 T（C116T），从而导致 L 型钙通道蛋白密码子 39 处的丙氨酸被缬氨酸替代（A39V）。

CACNA1C 基因突变导致 L 型钙通道功能丧失，$I_{Ca.L}$ 内向 Ca^{2+} 电流减弱明显，动作电位时程缩短，复极离散，导致 QT 间期缩短。

5. SQT5（CACNB2）　CACNB2 基因突变为 SQT5。CACNB2 基因大小约 421kb，包含 20 个外显子，位于染色体 10p12 上，编码 L 型钙通道的 β_2 亚基，β_2 亚基包含 660 个氨基酸残基，是 α_1 亚基的一种伴侣蛋白，保证 α_1 亚基能够定位于细胞膜上。Antzelevitch（2007）发现 CACNB2 基因有一个位点突变，位于核苷酸序列 1442 处的 C 突变为 T（C1442T），导致 L 型钙通道功能丧失，$I_{Ca.L}$、内向 Ca^{2+} 电流减弱明显，动作电位时程缩短，复极离散，导致 QT 间期缩短。

CACNA1C 和 CACNB2 基因突变使 L 型钙通道功能丧失，也可导致 3 型和 4 型 Brugada 综合征，CACNA1C 与 LQTS、Brugada 综合征、SQTS 三种离子通道的发病均有密切关系。CACNB2 与 LQTS 和 SQTS 的发病有关。

SQT4 和 SQT5 两型患者的临床特点与 SQT1、SQT2、SQT3 患者相比有一些差别，心电图出现前壁导联 ST 段抬高，类似 Brugada 综合征的心电图表现。QTc 与正常相比较短，但与 SQT1、SQT2、SQT3 患者相比要长（>330ms）。

6. SQT6（CACNA2D1）　在一名 17 岁女性患者中发现了新的基因突变。该患者 QTc 为 329ms。心内电生理检查发现可以诱发多形性室性心动过速和心室颤动，但使用氟卡尼后并没有出现明显的 Brugada 样心电图改变。基因检测发现编码 L 型 Ca^{2+} 通道 α_2 亚基的 CANA2D1 基因变异，被定义为 SQT6。

CACNA2D1 基因大小约 493kb，包含 39 个外显子，位于染色体 $7p^{21}-q^{22}$ 上。其编码的 L 型钙通道 $\alpha_2\delta_1$ 亚基在被转录后又裂解成为两个亚基 α_2 和 δ_1，这两个亚基通过二硫键连接在一起。$\alpha_2\delta_1$ 亚基可提高 L 型钙通道的表达功能，增加本体结合位点，改变钙离子流的电压赖性和动力学活性。

CACNA2D1 基因核苷酸序列 2264 处的 G 突变为 C（G2264C），导致通道蛋白密码子 755 处的丝氨酸被酪氨酸替代（S755T），从而使离子通道的功能丧失，$I_{Ca.L}$ 明显减弱，QT 间期缩短。

（二）短 QT 间期的发生机制

QT 间期是代表心室除极和复极的总时间，是心室电兴奋过程的表现。当心室电兴奋过程的加速，缩短心室除极时间和复极时间的生和病理因素均可导致 QT 间期缩短。影响 QT 间期的主要因素为兴奋在心肌间的传导速度和距离，决定 QT 间期的主要因素为动作电位的持续时间。动作电位的持续时间取决于细胞膜内向钠电流、钙电流和外向钾电流、氯电流的流量、特性及其相互之间的平衡。

QT 间期反映了心肌细胞膜离子净电流的改变和失衡，导致心肌动作电位和不应期缩短。动作电位 2 相和 3 相外向钾电流的活动增加导致动作电位平台期缩短，使动作电位时程和不应期缩短，而引起 QT 间期的缩短。

此外，心外因素如自主神经功能异常也可改变心肌细胞膜离子流，引发一过性短 QT 间期和心律失常。

（三）心律失常发生机制

SQTS 是由离子通道基因病变导致的心脏电紊乱疾病。SQT1、SQT2、SQT3 三个 SQTS 的突变基因进行的体外试验均显示相关的离子通道功能加强，表现为离子流异常增加，而增加的电流恢复缓慢，甚至不能恢复进而明显影响动作电位的复极时间。异常电流动作电位复极时间的不同阶段激活，影响 QT 间期的长短及 T 波形态改变。

SQTS 的心律失常发生的确切机制尚未完全清楚。2004 年 Brugada 等认为 QT 间期缩短，使心房和心室肌复极的离散度增加，形成的折返机制是心律失常发生的重要原因。Gan-Xin 等、Schwartz 等指出动作电位时限（APD）、有效不应期（ERP）和 QT 间期缩短，只是 SQTS 患者易于发生室性心动过速、心室颤动和心房颤动的发生还需要期前收缩触发及折返机制来维持。SQTS 因不均一缩短有效不应期，而使复极跨壁离散度增加，导致心室肌和心房肌的易损性增加为短联律间期的期前收缩触发快速型折返性心律失常提供基础。

1. 动作电位时限与有效不应期的缩短

（1）N588K 变异使 I_{Kr} 功能增益。在动作电位平台期 I_{Kr} 电流显著增加，动作电位各时相均表现为强大的外向电流，其在平台期的正常整流功能丧失，导致动作电位时限和有效不应期的缩短。

（2）V141M 变异使 I_{Kr} 功能增强。V141M 变异使 KCNQ1/KCNE1 通道正常的电压依赖的门控作用丧失，其编码的离子通道呈持续性开放，产生一瞬间非电压依赖的选择性 K^+ 电流缩短心室肌细胞的动作电位时限和有效不应期。

（3）V307L 变异也使 I_{Ks} 功能增强，V307L 变异通道产生的电流强度与正常通道相似，但由于动作电位中期的显著转变，使变异的通道不仅在较正常通道更负的电位时就被激活，而且显示了一加速的活化动力学过程，导致缩短而作电位时限和有效不应期。

（4）D172N 变异使 I_{K1} 功能增强。变异的 Kir 2.1 通道使细胞复极终末期 I_{K1} 电流的外向部分明显增加，加速结束细胞复极终末相，使动作电位时限和有效不应期缩短。

2. 早期后除极（EAD）　在模拟 HERG 通道的实验室中发现膜电位在 $I_{Ca.L}$ 通道激活范围内的迅速恢复使 M 细胞的 $I_{Ca.L}$ 通道复活，产生一内向的 $I_{Ca.L}$ 电流，导致继发性膜除极，产生早期后除极发生期前收缩。

3. TDR　能较好的代表复极空间离散度的大小，常用胸前导联直立 T 波的顶端至终点间的时限。Tpeak-Tend 间期的大小来表示。Extramiana 等发现 SQTS 患者 TDR>50ms，则易诱发室性心动过速、心室颤动。而LQTS患者TDR>90ms时才易诱发室性心动过速、心室颤动。这与动作电位时限和有效不应期的缩短，减少了折返环的波长。从而减少了维持折返的路径。

4. QT间期缩短引起心律失常的机制　通常认为是由于心脏各个部分的复极不均匀，导致复极离散度增加，易于发生折返，从而导致心房颤动、室性心动过速、心室颤动等心律失常的发生。

（1）基因变异使不同心室肌细胞的动作电位时限和有效不应期不均一缩短（如SQT1、SQT2、SQT3 I_{Kr}功能增强和不同强度的短暂内向电流 I_{to}共同作用，使M细胞的动作电位时限缩短最大，而心外膜细胞的动作电位时限缩短最少；以及SQT4、SQT5、SQT6因基因突变导致L型钙通道功能丧失，$I_{Ca \cdot L}$内向 Ca^{2+}电流减弱明显，使动作电位时程缩短，复极离散增大TDR。由于早期后除极所产生的期前收缩触发折返性室性心动过速、心室颤动的发生。

（2）Cordeiro等（2005）指出 I_{Kr}功能增强能不均一缩短不同心室肌细胞的动作电位时限和有效不应期，但对浦肯野纤维作用甚微。这种选择性缩短心肌细胞的动作电位时限和有效不应期，使心室肌和浦肯野纤维间的复极离散度（DR）增加，这也极有可能是产生折返性心律失常的基础。

（3）Extramiana等（2004）用吡那地尔（pinacidil）ATP依赖的 K^+通道开放剂，在犬左室模型中诱发出了SQT1及多形性室性心动过速，并延长Tp-Te间期。是因优先缩短心内膜下深部M细胞的动作电位时限（$I_{K \cdot ATP}$在M细胞中分布较多），增大TDR。此外，单独用异丙肾上腺素 I_{Ks}激活剂，也显著缩短心内膜细胞和心外膜细胞的动作电位时限（因 I_{Ks}在这两种细胞中分布较多）增大TDR。Antzelevitch等认为心内膜或心外膜动作电位时程（APD）非均匀性缩短，导致心室壁的跨壁复极离散度增加，也可能是SQTS出现致命性心律失常的电生理基础。

（4）Tp-Te/QT比值，代表心电图复极离散指数，在大多数SQTS患者中显著增大，提示细胞水平复极离散度增加。有人发现有症状的患者这一比值更大。SQTS患者，复极离散度增加能诱发2期折返，折返可致短联律间期配对室性期前收缩，进一步引起多形性室性心动过速/或心室颤动。（图17-0-10）

（5）SQTS患者复极化缩短，但心肌机械收缩并没有缩短，而导致电机械分离。这提示一个室性期前收缩不会引起不完全的强直收缩。

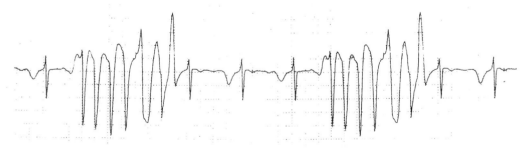

图17-0-10　SQTS患者心电监测到非持续性多形性室性心动过速，室性心动过速均为短联律间期室性期前收缩所诱发。

（6）慢频率依赖性SQTS产生室性心律失常的发生机制：由于心脏迷走神经张力异常增高，使$I_{K \cdot Ach}$电流激活，导致慢频率依赖性QT间期矛盾性缩短。在乙酰胆碱的心脏剂量依赖性作用的实验中，心率显著减慢时，QT间期反而缩短。高浓度的乙酰胆碱可以抑制 ICa^{2+}电流和激活 $I_{K \cdot Ach}$电流，导致心室复极时间缩短。

5. 房性心律失常发生的可能机制　有关SQTS发生房性心律失常的资料很少，其机制也可能与不均一缩短心房动作电位时限，增加心房TDR，缩短有效不应期等有关。

近年来有一些研究发现，SQTS 的 QT 缩短的程度在不同的心肌层是不同的，从而造成心肌复极离散度增加，形成了心肌折返基质。如在心房肌中形成折返基质，就容易发生心房颤动，并可作为首发症状；而在心室内形成折返基质则易形成室性心动过速和心室颤动。

Cordeiro 等（2005）的研究显示在 SQTS 时浦肯野纤维的 QT 间期并不缩短，这种心肌细胞与浦肯野纤维间动作电位以及不应期不一致性势必造成二者间产生折返基质，导致室性心律失常的发生。浦肯野纤维可以与心肌组合成多样性的折返环路，产生多形性室性心动过速和心室颤动，特别是在 SQTS 时，由于心肌复极离散度的增加以及动作电位的缩短，这种多样性的折返环路可能会得到进一步的强化。因此，在 SQTS 患者可能更容易发生过早的室性期前收缩，即 RonT 现象，以及多形成多样的室性心律失常，如既有室性心动过速又有心室颤动，还可见多形性室性心动过速。射频消融没有改变基因变异，但消除了室性心律失常的折返基质，从而达到治疗室性心律失常的目的。浦肯野纤维可能是 SQTS 左心室室性心律失常的必要成分。

【临床表现】

依据目前不多的临床报道，SQTS 患者的临床表现各种各样，从心电图异常的无症状者到猝死者之间。SQTS 代表了一个较宽的临床病例，涵盖了症状轻微的眩晕者、心悸反复发作者、阵发性心房颤动者、晕厥反复发作者和猝死生还者。提示与 LQTS 和 Brugada 综合征一样，SQTS 也具有明显的遗传及表现型不均一性。

1. 男、女性均有发病。据文献报道综合 6 个家系 22 例 SQTS 患者，男性 11 例、女性 11 例。年龄从 3 个月到 84 岁。有报告在新生儿出生 1 个月的婴儿发生猝死。

2. 约 38% 患者无症状，约 62% 患者有症状。约 31% 患者有心悸、24% 有晕厥。心源性猝死发生率高达 34%，其中约 28% 的患者为首发症状。有 2 例发生在出生的第 1 个月。因此，SQTS 也是临床上新生儿猝死综合征的一个病因，意大利研究者报告，心源性猝死的促发因素中 44% 与运动有关，56% 在静息状态下发生。由心室颤动导致猝死的报道较多，心室颤动或多形性室性心动过速与室性期前收缩伴有短 QT 间期有关。心源性猝死前常常没有晕厥和心律失常发生史（表 17-0-2）。

表 17-0-2　30 例 SQTS 的临床特征

患者		性别	观察年龄（岁）	症状					家族史或猝死	心率（次/分）	QT（ms）	QTc（ms）
				晕厥	心脏骤停	出现症状的年龄	出现症状时的情况	评估				
家族 A	I	女	31	有	–	30 岁	休息	血管痉挛	有	86	250	299
	II	男	35	有	–	18 岁	用力	跑步	–	66	270	283
	III	男	6	–	有	8 个月	大声讲话	心肺复苏	–	76	260	293
家族 B	I	女	62	–	有	62 岁	未知	猝死	有	85	210	250
	II	女	67	–	–	–	–	–	–	72	270	296
	III	女	40	–	–	–	–	–	–	75	240	268
	IV	男	15	有	有△	8 个月	睡眠	–	–	80	260	300
家族 C	I	男	49	–	–	–	–	–	有	73	275	303
	II	男	39	有	–	29 岁	睡眠	–	–	69	290	311
	III	男	50	有	–	50 岁	日常活动	–	–	75	280	313
	IV	男	21	–	–	–	–	–	–	64	300	310

续　表

患者		性别	观察年龄（岁）	症状					家族史或猝死	心率（次/分）	QT（ms）	QTc（ms）
				晕厥	心脏骤停	出现症状的年龄	出现症状时的情况	评估				
家族 D	I	男	80	-	-	-	-	-	无	70	280	302
	II	男	53						-	66	300	315
	III	男	18	-	有	18 岁	休息	心肺复苏	-	78	270	308
家族 E	I	女	35	-	-	-	-	-	有	59	320	317
	II	男	14	有	-	14 岁	用力	紧张训练后	-	83	240	282
	III	女	16						-	74	300	333
家族 F	I	男	42	-	-	-	-	-	无	82	290	338
	II	男	17	-	有	17 岁	未知	心肺复苏	-	115	210	291
家族 G	I	男	16	-	有	16 岁	休息	心肺复苏	无	77	280	317
	II	男	19	-	-	-	-	-	-	73	294	324
	III	男	21	-	-	-	-	-	-	65	320	333
家族 H	I	女	52	-	-	-	-	-	有	67	310	327
	II	男	30	-	有	30 岁	睡眠	猝死	-	55	315	302
	III	男	25	-	-	-	-	-	-	63	315	323
散发病例	I	男	21	-	有	19 岁	用力	心肺复苏	有	67	300	317
	II	女	4	-	有	4 个月	睡醒	心肺复苏	有	128	210	307
	III	男	69	有	-	62 岁	未知	-	有	90	240	294
	IV	男	28	-	-	28 岁	未知	-	未知	65	300	312
	V	女	30	有	有	30 岁	激动	心肺复苏	有	70	270	292

注：△：17 岁时出现心脏骤停（随访过程中）被 ICD 除颤而复律

（引自郭勇娟等，2007）

心房颤动（包括阵发性或持续性心房颤动）的发生率约为 24%，可见于不同年龄阶段。年龄从 17～84 岁不等。以第 1 症状出现者占 17%，对特别是年轻的、孤立性心房颤动患者应高度警惕，心房颤动在新生儿极为罕见，可有偶发或频发的房性期前收缩。

临床表现主要取决于所并发心律失常的类型与伴发的其他系统的异常。文献报道的心律失常从缓慢心律到快速心律均有发生。这提示其病变可能广泛，缓慢性心律失常可见到窦性心动过缓、窦性停搏、窦房阻滞、房室传导阻滞、交界性逸搏心律等。快速性心律失常已如上述。患者可以某种心律失常为主，但常为多种心律失常并存。

SQTS 患者临床表现的多变性提示 SQTS 可能还具有不完全外显的突变基因，引起临床表现型的不均一性。而且每一个基因型的症状变化多样，心脏性猝死的风险也有很大差异。Gaita 等认为 KCNQ1 基因突变的患者更容易发生心律失常事件，需接受更加积极的治疗和预防措施。而 KCNJ1 基因突变的患者恶性事件发生的风险相对较小，可能并不需要 ICD 治疗。所以揭示 SQTS 基因型和表现型的关系是非常重要的。

2002 年起在欧洲 7 个中心的 SQTS 注册研究入选 29 个先证者家系的 53 名患者，62.3% 的患者有症状，7.5% 的患者发生猝死，24.5% 的女性患者出现流产。女性患者和心房颤动患者的比例较高。

回顾 61 名患者的临床资料为：SQTS 患者以男性为主（75.4%）、57.4% 的患者有症状，8.2% 的患者猝死，24.6% 的患者表现为心搏骤停，14.8% 的患者表现为无诱因的晕厥，18% 的患者伴有心房颤动。出现症状的患者之间无性别差异。Giustetto 等对 53 名患者随访（64±27）个月发现 SQTS 能够在各年龄段引发心脏性猝死。

3. 无器质性心脏病依据。尸检也未发现心脏有明显的异常。

4. 多有家族史，偶见散发病例。同一家系中男女均可患病，提示为常染色体显性遗传。

【心电图特点】

（一）典型心电图特点

1. QT 间期≤300ms　SQTS 的 QT 间期诊断标准目前尚未统一，不同学者根据各自的病例特点采用不同的测量方法。如 Bazett 心率校正的 QT 间期 QTc（$QTc = QT\sqrt{RR 间期}$），QTc≤300ms，诊为短 QT。为比较不同心率下的 QT 间期，Rautaharju 等（2002）通过 14379 例健康人 QT 间期的测量，提出了一个计算 QT 间期预测值的经验公式 QTp〔$QTp = 656/（1+心率/100）$〕，在 14379 例样本中实测 QT 间期短于心率预计值 QTp 的 88% 为 360 例占 2.5%，即普通人群中 97.5% 以上人的 QT 间期在预测值的 88% 以上。他们将 QT 间期正常值的下限定为 88%×QTp。所以 Gussak 等（2002）认为该预测值的 88% 作为 QT 间期的下限值是合理的它采用此标准，其所报道的 SQTS 患者 QT 间均≤300ms。并以此计算心率为 60 次/分时，短 QT 的标准为 QT 间期≤361ms；心率为 100 次/分时，短 QT 标准为 QT 间期≤289ms；心率为 150 次/分，短 QT 标准为 QT 间期≤231ms。郭成军在实践中发现 QTc 和 QTp 为标准在同一患者的不同心电图，可能会产生完全相反的结论。认为以实测 QT 间期≤300ms 为短 QT 间期的标准：

也有报告认为短 QT 标准：男性的正常下限为 350ms，女性为 360ms。

SQTS 患者的 QT 间期一般比较稳定而且是持续存在的，而继发性（获得性）短 QT 间期者，其 QT 间期常是一瞬间、暂时的存在。

2. T 波、ST 段改变　约 50%~61% 的患者有 T 波异常。通常表现是胸前导联 T 波高尖、直立、对称，尤其在 V_2~V_4 导联最为突出。也可出现两支不对称或 T 波降支变缓，T 波末—P 波间期明显延长，Tp-Te 间期相对延长，提示跨室壁复极离散度增大。ST 段缺如或明显缩短。T 波起始于 S 波的终末，与 S 波直接相连。

3. SQTS 心电图分型

（1）根据突变基因将 SQTS 分为 SQT1、SQT2、SQT3、SQT4 四个临床类型每个亚型均有特征性心电图表现（图 17-0-11）

1）SQT1 型：ST 段和 T 波时限均缩短，T 波高尖对称。

2）SQT2 型：ST 段明显缩短，甚至没有 ST 段，T 波基本正常。

3）SQT3 型：ST 改变不明显，T 波窄而高且不对称，T 波下降支明显陡直。

4）SQT4 型：V_1~V_3 导联的 ST 段抬高，出现 I 型 Brugada 波。

（2）郭成军等提出的 SQTS 心电图分为三型如下述。

1）A 型 SQTS　ST 段与 T 波均缩短，同时有 T 波高尖，易发房性和室性心律失常（图 17-0-12、17-0-13）。

2）B 型 SQTS　以 T 波高尖和缩短为主，ST 段改变不明显，以伴房性心律失常为主（图 17-0-14、17-0-15）。

3）C 型 SQTS　以 ST 段缩短为主，T 波缩短不明显，以室性心律失常为主要表现（图 17-0-16）

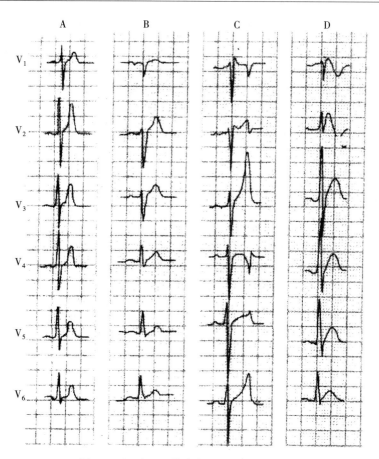

图 17-0-11　短 QT 综合征四个亚型的心电图

A. SQT1：ST 段和 T 波均缩短，T 波高尖，对称；B. SQT2：ST 段明显缩短，T 波基本正常；C. SQT3：ST 段无改变，T 波窄高，不对称，降支陡直；D. SQT4：ST 段明显缩短，$V_1 \sim V_3$ 可见 Brugada 波。（引自张萍，2009）

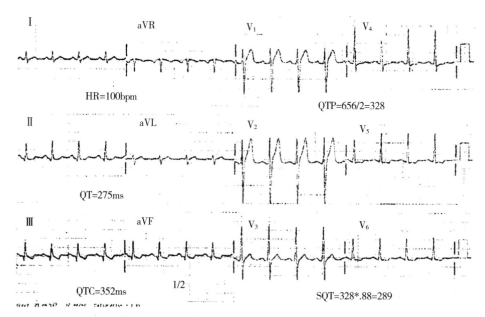

图 17-0-12　A 型短 QT 综合征，ST 段与 T 波均缩短

不同标准用于同一患者的不同心率，可得出相反的结论。HR 为心率，QT 为 QT 间期测量值，QTc 为 QT 间期心率校正值，QTP 为 QT 间期心率预计值，SQT 为短 QT 心率标准化值。（引自郭成军等，2005）

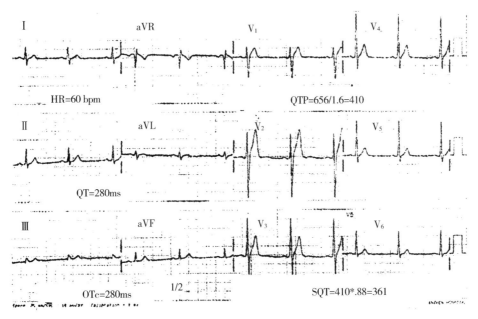

图 17-0-13　A 型 SQTS，ST 段、T 波均缩短（引自郭成军，等. 2005）

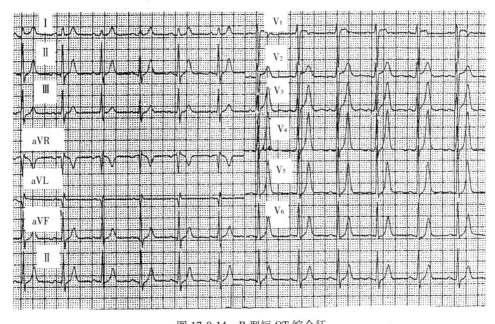

图 17-0-14　B 型短 QT 综合征

图示：T 波高尖和缩短为主，ST 段改变不明显（引自郭成军，2005）

（3）SQTS 患者 QT 间期的缩短有三种临床类型

1）非频率依赖的持续性 QT 间期缩短的 SQTS。Gussak 等（2000）首次报道了几个原因不明（特发性）与严重的心律失常相关的 SQTS 的病例。其中一个家系的 3 名成员有共同的心电现象：所有病例的 QT 间期均低于预测值（QTp）的 80%，先证者女性 17 岁，QT 间期 280ms，为 QTp 的71%，其 QT 间期与心动周长无关。其兄 QT 间期 272ms，为 QTp 的 66%，其母的 QT 间期 260ms，为QTp 的 69%。其他作者如 Gaita 等（2003）报道 2 个不同家系的所有 6 例患者以及 Schimpf 等

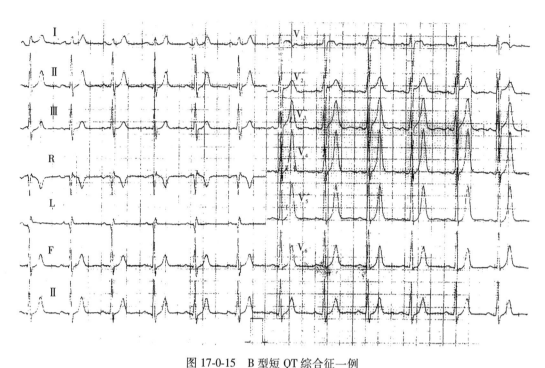

图 17-0-15　B 型短 QT 综合征一例

图示：T 波缩短为主，ST 段缩短不明显，应与高血钾症 T 波改变鉴别。（引自郭成军等，2005）

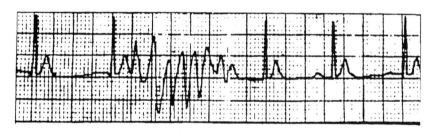

图 17-0-16　C 型短 QT 综合征，ST 缩短为主，T 波缩短不明显

（引自傅勇，等，中国医科大学学报，1994，23：452）

（2003）报道的 2 个家系有 5 名患者均为持续性短 QT 间期与心率无关，QT 间期均≤300ms。

2）慢频率依赖性 QT 间期矛盾性缩短。Gussak 等报道一例 4 岁女孩为早产儿，出现严重的心脏骤停事件。动态心电图监测发现有一过性心动过缓，并见 QT 间期矛盾性（慢频率依赖性）逐渐缩短到 216ms，并伴有一过性 T 波改变（图 17-0-17）。

3）快频率依赖性 QT 间期矛盾性延长。郭成军等（2005）报道一例男性，22 岁，阵发性心悸、胸闷 14 年。4 年前因持续心悸、头晕、黑蒙心电图示频率与形态多变的左心室特发性室性心动过速，急诊行射频消融治疗。术后一月再发心悸，曾服维拉帕米、普罗帕酮、胺碘酮治疗无明显疗效。入院 3 个月内多次心悸发作。每次发作均需平卧和 120 急救治疗。年幼时其父猝死，基础心电图 QT 间期缩短（≤280ms），有以右束支传导阻滞形态为主的多频率、多形态的室性心律失常。并有 R on T 室性期前收缩。电生理检查中有联律间期多变的室性期前收缩、快速性室性心动过速和心室颤动。所不同者，该病例 QT 间期随心率增快无线性缩短，QTc 间期反而矛盾性延长，最长可达 128ms。患者并有自发性快速室性心动过速和心室颤动。而 Gaita 等报道的病例 QTc

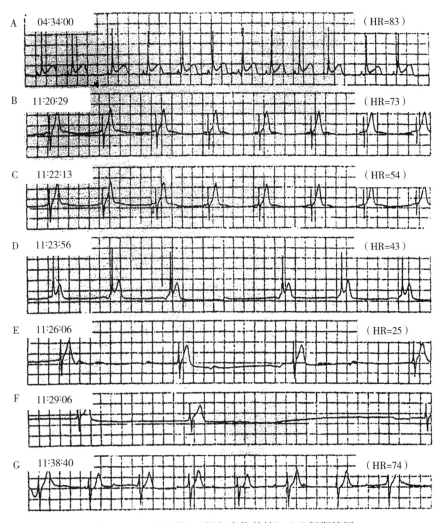

图 17-0-17　矛盾性（慢频率依赖性）Q-T 间期缩短

　　A（04：34：00）窦性心律不齐，Q-T 间期正常；B（11：20：29）交界区逸搏心律，Q-T 间期逐渐缩短，T 波高大；C（11：22：13）心房游走性心律，Q-T 间期 220ms，心率 54 次/分；D（11：23：56）室上性逸搏心律，伴二度 II 型房室阻滞；E（11：26：06）三度房室阻滞，Q-T 间期最短 216ms（第 3 个 QRS 波）；F（11：29：06）心房停搏，R-R 间期长达 4600ms；G（11：38：40）完全性房室传导阻滞，伴加速性室性心律，心率 76 次/分，Q-T 间期恢复正常（引自洪江等，2004）。

间期随心率增加仍保持线性缩短的生理关系，只有诱发而无自发快速室性心动过速和心室颤动。可能系另一特殊类型。（图 17-0-18）

　　（4）QT 间期频率适应性不良：有两种表现。

　　1）随着心率增快 QT 间期缩短的线性相关性斜率小。

　　2）心率减慢时，QT 间期并不随之延长。

　　3）QT 间期的适应性不良也可作为 SQTS 的另一诊断指标。

　　4. SQTS 合并其他心律失常　SQTS 合并心房颤动的发生率较高（7/22），大多呈阵发性心房颤动。可出现少量或频发室性期前收缩，可呈多源性室性期前收缩，可出现室性心动过速，大多为单形性室性心动过速，少数为多形性室性心动过速（持续时间短可很快蜕变为心室颤动），多为阵发性（非持续性）可反复发作。心室颤动发生率高（图 17-0-19、20、21、22、23、24、25）。

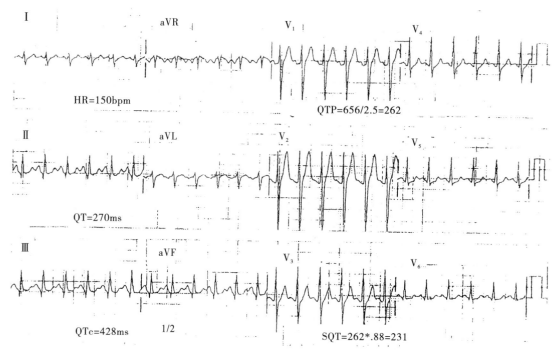

图 17-0-18　快频率依赖性 Q-T 间期矛盾性延长的短 Q-T 综合征与室性期前收缩的 12 导联心电图

HR 为心率；＊号为联律间期极短的室性期前收缩；SQ-T 为短 Q-T 心率标化值（引自郭成军等，2005）。

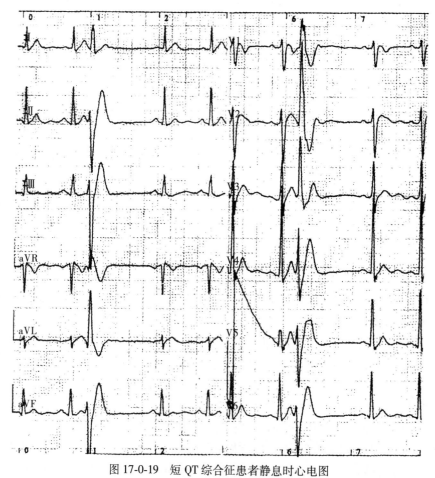

图 17-0-19　短 QT 综合征患者静息时心电图

心率 88 次/分，QT 间期 0.28s，QTc0.33s，QT 间期为 QTP 的 79%；可见室性期前收缩（引自陈静等，2008）

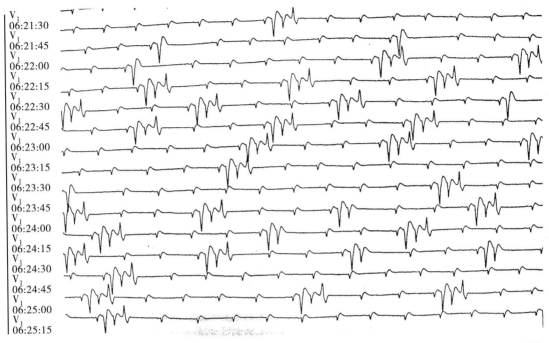

图 17-0-20 SQTS 频发多源性室性期前收缩、短阵室性心动过速，R on T 室性期前收缩。QT 间期 280ms。（为单导联连续记录）（引自唐兵等，2009）

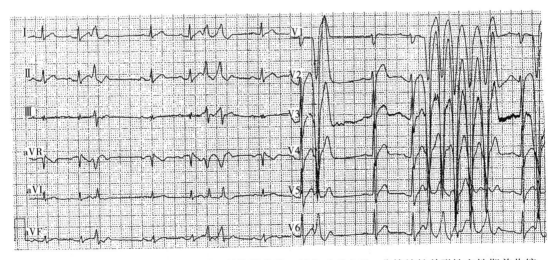

图 17-0-21 SQTS 患者频发单源性室性期前收缩，部分成对出现，非持续性单形性室性期前收缩。窦性心律频率 88 次/分，QT 间期 300ms，QTc0.36s，QT 间期为 QTp 的 86%。（引自陈静等，2008）

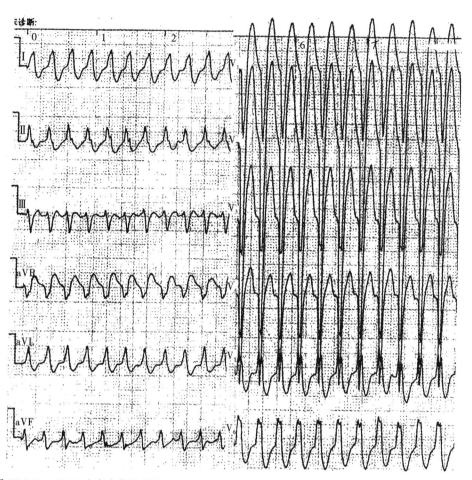

图 17-0-22　SQTS 患者发作性持续性单形性室性心动过速频率 214 次/分。（引自陈静等，2008）

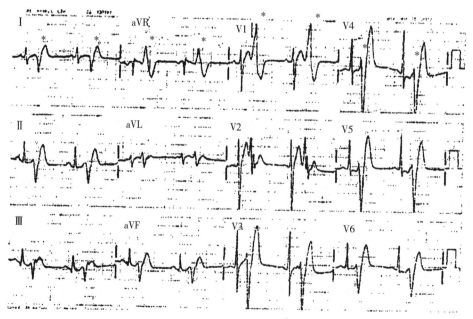

图 17-0-23　SQTS 伴频发室性期前收缩的 12 导联心电图，＊为联律间期极短的室性
心动过速（引自郭成军等，2005）

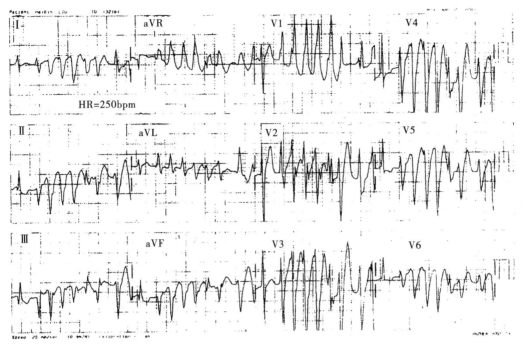

图 17-0-24　SQTS 伴发的非持续性多形性室性心动过速（引自郭成军等，2005）

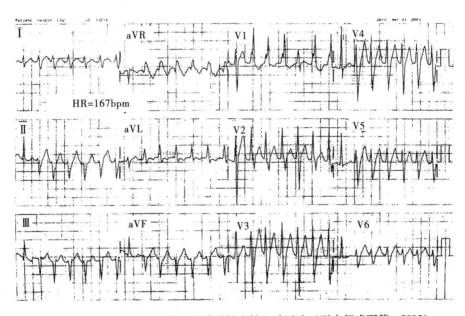

图 17-0-25　SQTS 伴发非持续性单形性室性心动过速（引自郭成军等，2005）

（二）SQTS 与 Brugada 综合征等相关

近年来一些报道显示短 Q-T 综合征与恶性心律失常有关。例如，Fei 等（1995）报道 1 例特发性室性心动过速患者室性心动过速发作前有 Q-T 间期缩短的表现；Leenhardt 等（1995）报道一例 7 岁患儿茶酚胺敏感性室性心动过速患者，于室性心动过速发作前 QT 间期明显缩短；另有一例反复发作晕厥患者在心室颤动自动终止后的心电图上显示明显缩短的 QT 间期。

1. Brugada 综合征合并短 QT 间期

苏海等（2005）报道一例患者在室性心动过速发作前，心电图同时存在 Brugada 综合征型的 ST 段抬高和 QT 间期缩短的表现：

患者男性，40 岁，因反复晕厥 2 个月，4 小时前突感心悸、持续 1~2min 的晕厥，心电图为室性心动过速入院，有高血压史 2 年，超声心动图除室间隔（13mm）和左心室后壁（13mm）轻度增厚，血压 142/96mmHg。血生化检查正常。心电图显示多变特点。

2003 年 9 月 15 日门诊心电图（图 17-0-26）示提前的室性期前收缩（联律间期 280ms）。V_1、V_2 导联 ST 段呈穹隆型抬高，提示为 Brugada 综合征。5 个心动周期的 QTc 均值为 320ms（Bazett 公式），实际 QT 间期仅为预期 QT 间期（QTp）的 79%〔QTp=656/（1+心率/100）〕。2003 年 9 月 16 日晕厥发作时的急诊心电图（17-0-27）为室性心动过速。患者入院后曾用利多卡因和维拉帕米治疗室性心动过速仍多次发作。9 月 19 日行 ICD 安置术。术中诱发出 3 种不同形态的室性心动过速，术后予

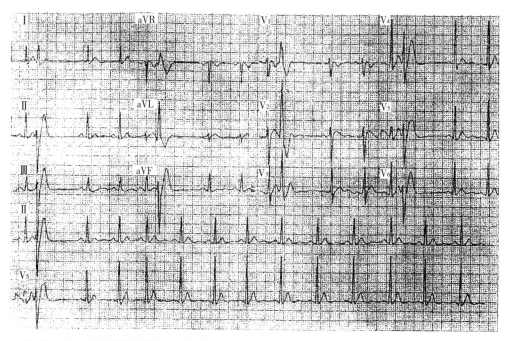

图 17-0-26 室性期前收缩伴 QT 间期略短，V_1~V_3 导联呈穹隆型抬高（引自苏海等，2005）

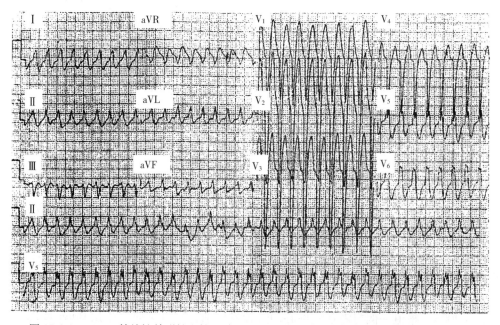

图 17-0-27 SQTS 持续性单形性室性心动过速（LBBB 型）伴晕厥（引自苏海等，2005）

以胺碘酮 0.2g，每日 1 次口服，次日多次发作室性心动过速，监测的 MV$_1$ 导联显示典型的 Brugada 综合征的穹形 ST 段抬高（图 17-0-28）。

　　本例患者 QTc 虽未达到≤300ms 的标准，但对照既往的 Q-Tc，可以确定 Q-T 间期有明显的缩短。亦有学者认为 QTc≤330ms 可以判为异常缩短。此外本例 Brugada 综合征和短 QT 间期同时合并出现，提示两者之间可能存在某种内在联系，因为两者都可能由离子通道的遗传性异常所致。

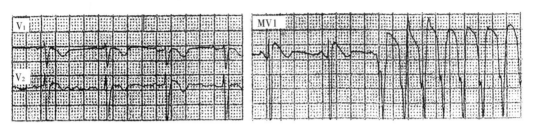

图 17-0-28　典型的 I 型 Brugada 波伴非持续性单形性室性心动过速，伴短 QT 间期（QT = 320ms）（引自苏海等，2005）

　　2. 2004 年 Filipecki 报道一例系 SQT4 和 SQT5 患者具有 SQTS 的基本心电图特点外，还并有胸前 V$_1$、V$_2$ 导联呈 Brugada 心电图波形。

　　李海宴等（2008）报道 4 例短 QT 综合征病例。

　　病例 1：患者男性，26 岁，因阵发性心悸、晕厥数月，家族猝死史不详，心电图示窦性心动过缓，诊断为病态窦房结综合征入院，动态心电图示 QT=320ms，有心房颤动和室性心动过速（图 17-0-29），入院后第 5 天猝死。窦性心动过缓的发生机制尚不清，在 SQTS 患者曾发现心率缓时 QT 间期缩短更明显。

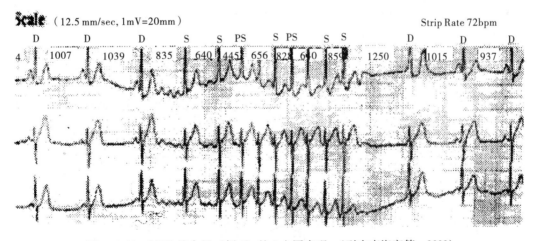

图 17-0-29　SQTS 综合征（例 1）的心电图表现。（引自李海宴等，2008）

　　病例 2：患者男性，22 岁，阵发性心悸、黑蒙 14 年，年幼时其父猝死。心电图示 QTc280ms（图 17-0-30），并有阵发性室性心动过速和心室颤动发作。诊断：SQTS。成功地行室性心动过速消融治疗。在窦性心律时，室性期前收缩出现较早的心内膜标测可在心室波前、后记录到多个浦肯野电位，表现为细小的碎裂电位，室性心动过速时浦肯野电位总是在心室波前（17-0-31）。术后随访 3 年余，未用抗心律失常药物，患者无症状。术后 3、6 个月及间隔 1 年随访，动态心电图示偶发房性期前收缩，无室性心律失常发生。

病例3：患者男性，19 岁，因阵发性心慌 2 年，无家族猝死史，心电图为阵发性心房颤动，QT280ms，QTc238ms（17-0-32）。患者拒绝电生理检查和射频消融治疗。随访中间断服用奎尼丁治疗，时有心悸，无晕厥。

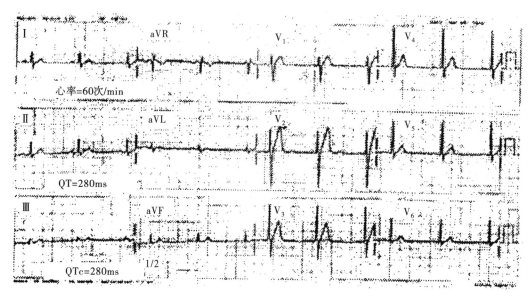

图 17-0-30 病例 2 12 导联心电图表现（SQTS）QTc＝280ms（引自李海宴等，2008）

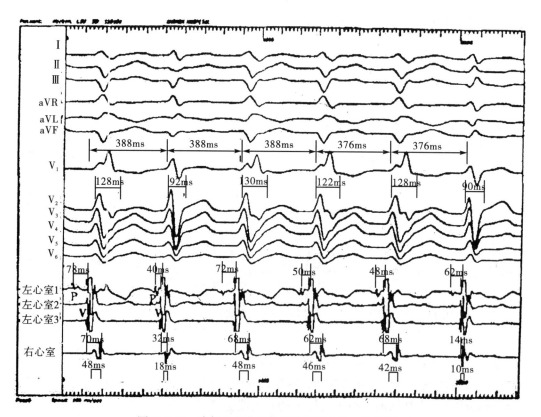

图 17-0-31 病例 2 患者记录的浦肯野电位，（SQTS）

P＝浦肯野电位，V＝心室肌电位，P 与 V 间的数值为浦肯野电位与心室肌电位的时间间隔。（引自李海宴等，2008）

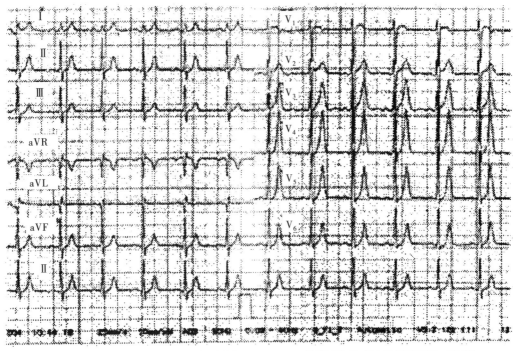

图 17-0-32　病例 3 患者 12 导联心电图 QT＝280ms，诊断 SQTS（引自李海晏等，2008）

病例 4：患者女性，44 岁，因阵发心悸、头晕及晕厥 2 年，无家族猝死史。心电图示频发室性期前收缩且有 R on T 现象。QT260ms，QTc280ms。诊断：SQTS 入院。动态心电图示阵发性非持续性多形性室性心动过速（图 17-0-33）患者左、右心室均有期前收缩，可记录到左心室浦肯野电位，对

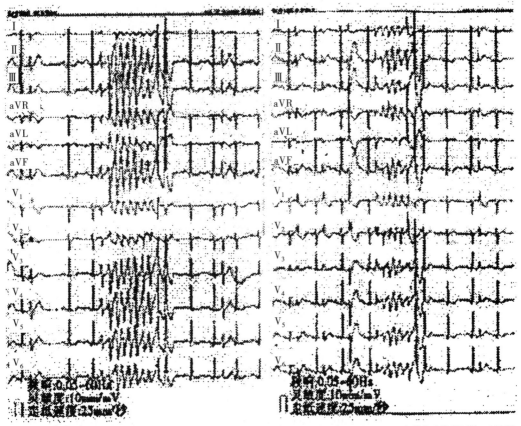

图 17-0-33　病例 4 体表心电图示非持续性多形性室性心动过速，QT＝290ms。（引自李海晏等，2008）

其行射频消融，在右心室流出道室间隔部位标测到提前激动的室性期前收缩，以此为靶点消融成功。术后随 3 个月无复发。

SQTS 常见的心律失常有：心脏停搏（发生率约 34%）、心房颤动（约 24%），家族有心脏性猝死史（约 30%），后者为多形性室性心动过速和心室颤动所致，且在运动（44%）和休息（56%）时都可发生。

【电生理检查】

1. SQTS 患者不论是何种基因类型，电生理检查其特有的显示出极短的心房和心室有效不应期（ERP）：右室心尖部测量，起搏周长 500~600ms，心室有效不应期在 140~180ms 之间；起搏周长 400~430ms，心室有效不应期是 130ms 和 180ms；高右房测量，周长为 600ms，心房 ERP 在 120~180ms。

2. 程序电生理刺激　2~3 个期前收缩的程序电生理刺激直到大多数患者中可诱发出心房颤动和心室颤动的不应期。SQTS 患者中电生理检查大约 60% 可诱发出心室颤动。但是，Giustetto 等（2006）系列报道显示，只有 3/6 SQTS 患者临床记录到心室颤动，表明电生理检查诱发心室颤动敏感性可能高于 50%。

Gaita 等（2003）报道 6 例中有 4 例行电生理检查，在 2 个心室部位（右心室心尖部和流出道）用 3 个不同的起搏周长、发放 1~3 个期前刺激至不应期进行心室程序刺激。然后静脉注射氟卡尼（2mg/kg，10min），重复程序刺激。这 4 例患者在电生理检查时，心房和心室不应期均较短，其中 3 例容易诱发单形性室性心动过速或心室颤动（图 17-0-34）。在心房程序刺激时，有自发的房性心律失常病史者可诱发出心房颤动。其中 1 例在静脉注射氟卡尼后心室有效不应期延长到 190ms 时仍能诱发出心室颤动。

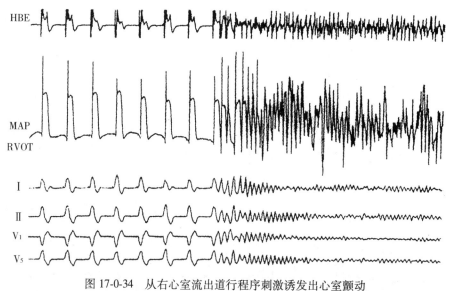

图 17-0-34　从右心室流出道行程序刺激诱发出心室颤动

起搏周长 550ms，S_1S_2 170ms，S_2S_3 150ms，纸速 25mm/s。HBE：希氏束部位记录；MAP

RVOT：右心室流出道记录的单相动作电位（引自洪江等，2004）。

郭成军等（2005）报道一例短 Q-T 综合征患者电生理检查 A-H 间期 120ms，H-V 间期 50ms，右心室心尖部不应期≤180ms。检查中患者反复自发联律间期多变的室性期前收缩，频率依次为 90、115、167、250、375 次/分的多频率室性心动过速（图 17-0-35）和心室颤动（图 17-0-36），随心率增快 QRS 波形态多变，但 V₁ 导联 QRS 波均呈右束支传导阻滞型。右心室心尖部 S_1S_1/S_2 500/300~

240ms 反复诱发持续性室性心动过速，QRS 波形态与自发室性心动过速一致，均为右束支传导阻滞型。S_1S_1 刺激可反复终止室性心动过速。

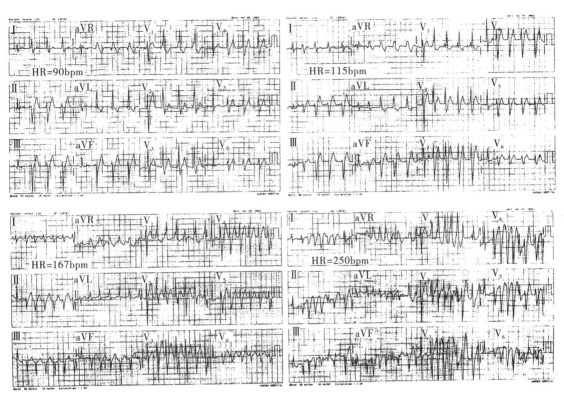

图 17-0-35　SQTS 患者自发多频率室性心动过速（单形性）12 导联心电图（引自郭成军等，2005）

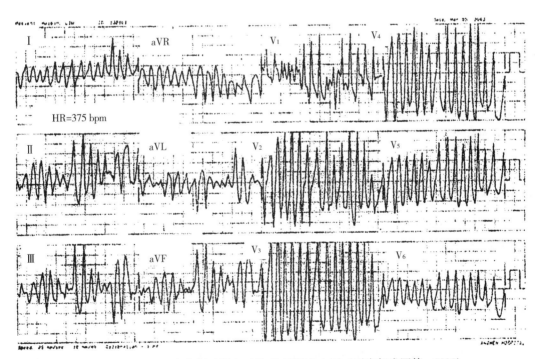

图 17-0-36　SQTS 心室颤动发生时的 12 导联心电图（引自郭成军等，2005）

【诊断】

SQTS 的诊断主要依据心电图与临床表现。在临床表现中，若有患者有晕厥、心悸、心脏骤停等病史，家族中有心骤停或猝死者，心电图 QT 间期缩短、右胸导联高尖对称 T 波，伴有心房颤动或室性心动过速。应高度怀疑 SQTS。

Gussak 等（2000）指出：如存在下列表现时应考虑 SQTS 的诊断（表 17-0-3）：

（1）短 QT 间期，尤其是 ST 段缺如。

（2）右侧胸前导联出现高尖的对称的 T 波。但这种 T 波仅在 50% 的患者出现。

（3）阵发性心房颤动或室性心动过速。

（4）临床电生理检查显示心室和/或心房有效不应期缩短。

（5）常伴有晕厥、心源性猝死史。

Gussak 等建议 QT≤320ms，即小于平均预测值（QTp）80% 作为 QTc 间期异常缩短的标准。同时还需要结合快速心律失常（心房颤动、室性心动过速、心室颤动）这一指标。

2010 年 Gollob 等提出 SQTS 评分系统：包含 4 个组成部分，即心电图表现、病史、家族史、基因型。具体积分如表 3，最终积分≥4 分为高度可能，≤2 分为低度可能，3 分为中度可能。评分时需注意以下几点：

表 17-0-3　短 QT 综合征（SQTS）诊断标准

	积分
QTc：（ms）	
<370	1
<350	2
<330	3
J 点-T 波高峰间期<120ms	1
临床病史	
心脏停搏	2
临床记录的室性心动过速或心室颤动	2
原因不明的晕厥	1
心房颤动	1
家族史	
短 QT 综合征高度可疑患者的一级或二级亲属	2
心脏性猝死且尸检阴性患者的一级或二级亲属	1
婴幼儿期的猝死	1
基因型	
已知的基因型检测阳性	2
未知的显著相关基因突变	1

高度疑似短 QT 综合征：≥4 分；疑似短 QT 综合征：3 分；低度疑似短 QT 综合征：≤2 分

心电图：记录时必须排除引起 QT 间期缩短的其他因素。J 点-T 波高峰间期需在 T 波明显的胸前导联上测量。临床病史：临床事件的发生必须排除其他病因，包括：结构性心脏病、心脏停搏、临床记录的室性心动过速或心室颤动、原因不明的晕厥不能重复计分。家族史：此部分只能记一次分（摘自 Gollob, MH, et al. JACC, 2010, 09, 048）

（1）心电图至少得 1 分后，才能继续评分。并且需要排除导致 QT 间期缩短的其他情况。

（2）测量 Jp-Tp 间期（J 点-T 波顶点）时需在 T 波振幅最高的胸导联测量。

（3）病史存在心脏事件时，需排除其他可能病因，包括器质性心脏病。

（4）心脏骤停、室性心动过速或心室颤动、不明原因晕厥三项中只能计 1 次分。

（5）家族史三项内容中只能计 1 次分。

需要指出，该评分系统有一定的局限性。在该系统中，只是建立了"可能"的诊断，而确切的诊断没有建立。其次该系统只是依据 61 例患者的资料进行分析总结，样本量较小，因此临床应用时需谨慎。

在诊断短 Q-T 综合征时，必须排除一些继发性短 Q-T 间期现象。正常人 Q-T 间期受心率影响较大，心率快时 Q-T 间期缩短，心率慢时 Q-T 间期长，如心率在 60~100 次/分时，Q-T 间期的正常范围为 0.44~0.32s。影响心室电兴奋过程的各种生理和病理因素均可引起 Q-T 间期缩短。尚有明确的原因如发热、低氧血症、酸中毒、低血钾、高钙血症、高钾血症、交感神经兴奋、某些中毒等，使用地高辛、乙酰胆碱、某些激素（如丙基睾丸素）等，还可见于一些运动员、早期复极综合征患者及迷走神经失调等，所导致的 Q-T 间期比正常缩短，称继发性短 Q-T 间期，并具备 Q-T 间期缩短呈一过性、可逆性等特点。而无原因可寻、并永久性短于正常范围、并伴有快速心律失常的短 Q-T 称为短 Q-T 综合征。是否可考虑分为原发性和获得性（继发性）SQTS 两种类型。

【治疗】

（一）药物治疗

石亮等（2006）通过动物实验建立了短 Q-T 综合征模型，认为复极离散度（TDR）增大导致跨壁复极不均一性的增加而易于折返的形成与维持，是短 Q-T 综合征易于发生致命性心律失常的基础。奎尼丁能通过减小室壁心肌细胞的不均一性而对短 Q-T 综合征起到治疗作用。

奎尼丁可产生显著延长 Q-T 间期作用，并使其达到正常范围，预防室性心动过速、心室颤动的发生。而且奎尼丁本身治疗会产生 ST-T 改变，表现为明显的 ST 段和宽 T 波。奎尼丁通过抑制快频率动作电位的快速除极、缓慢非激活的河豚毒素敏感的钠电流和内向慢钙电流而发挥作用依赖性对内向快钠电流的阻滞。奎尼丁也阻断 I_{Kr}、I_{K1}、延迟整流钾电流的缓慢成分（I_{Ks}）、ATP 敏感性钾通道（I_{KATP}）和 I_{to}。其对钾电流的阻断解释了动作电位的延长。奎尼丁对开放状态的 I_{Kr}通道更高的亲和力也使此药比目前的其他阻滞剂，如索他洛尔对 I_{Kr}的阻断更有效。奎尼丁通过作用于各种钾电流，尤其是阻断 I_{Ks}，使它能够对短 Q-T 间期患者产生恢复离子电流再平衡的作用。最终作用是减少显著放大的复极电流，并延长心室有效不应期和 Q-T 间期。这些均提示奎尼丁可能成为治疗短 Q-T 综合征患者的有效方法。尤其对那些出生后即存在猝死危险性而又不能安装 ICD 的儿童是很重要的。可适用于那些拒绝 ICD 治疗或频繁受 ICD 电击的患者应用。

奎尼丁是多子通道阻断剂，可以阻断 I_{to}、I_{K1}、I_{Kr}、I_{Ks} 等通道电流。Giustetto 的研究发现 22 例 SQTS 患者使用奎尼丁后，6 例依从较差放弃治疗，2 例无效，2 例有明显胃肠道不良反应。12 人平均服用 76 个月，平均剂量 870mg（600~1000mg），心室有效不应期显著延长，7 人用药前可诱发心室颤动，用药后心室颤动不能诱发。HERG 基因突变者奎尼丁反应较好。2 例患者使用胺碘酮，其中 1 例女性患者为 HERG 基因突变，QT 间期双胺碘酮无反应。

在明确 I_{Kr}的功能增益是短 Q-T 综合征患者的离子基础后，应该使用 I_{Kr}的经典抑制剂索他洛尔（sotalol）。但是索他洛尔并不能增加短 Q-T 间期综合征患者的有效不应期和 Q-T 间期。因为短 Q-T 综合征患者的 HERG 基因错义突变后，不但引起 I_{Kr}的功能增益，而且因为通道蛋白的结构改变后，明显降低了通道对索他洛尔的亲和力，故索他洛尔无明显效果。

有报道部分患者在程序电刺激时易于诱发室性心动过速、心室颤动，在应用治疗浓度范围内的氟卡尼后，其Q-T间期和有效不应期明显延长，室性心动过速、心室颤动不再被诱发。可能系强钠通道阻滞的氟卡尼（Ic类）通过抑制内向的延迟钠电流，而在一定程度上对抗了短Q-T综合征患者过度活跃的外向I_{Kr}，延长了有效不应期和Q-T间期，因而在一定程度上恢复了复极过程中的离子流平衡，减少了不应期离散，部分地恢复了跨壁的电均衡性。减低心动过速依赖形式的传导速度，会产生抗纤颤作用。但氟卡尼使动作电位时限延长的作用明显小于Ia类抗心律失常作用。此外患者其猝死多发生在从睡眠中醒来时，提示有交感神经或儿茶酚胺水平增高有关。因此，提示Ia、Ic类抗药物及β-受体阻滞剂能治疗。傅勇等（1994）报道的病例是静脉滴注和口服维拉帕米可成功防治室性心律失常和猝死，体会静脉滴注利多卡因反而使患者发生频繁晕厥。张绍良等（1997）报道使用维拉帕米无效，而大剂量利多卡因和普罗帕酮可终止室性心动过速发作。口服美西律可预防发作。

也有报道Ⅰ类抗心律失常药丙吡胺和Ⅲ类药物尼非卡兰可能对SQTS有效，Ⅲ类药物可能对SQT2和SQT3患者有效，这些均为个案报道有一定局限性。

（二）植入型心脏复律除颤器（ICD）

目前认为ICD是短Q-T综合征患者唯一有效的治疗措施。Gaita等（2004）最初对短Q-T综合征的室性心动过速和心室颤动采用ICD治疗，但后来发现在窦性心律下ICD有较多的不恰当放电。现有资料表明，不同型号及功能的ICD的临床效果有所差异。

目前ICD被强烈推荐为SQTS患者作为二级预防，除非患者拒绝或有禁忌证。

选择ICD应更多考虑临床情况，而不是基因检测或电生理诱发的结果。ICD置入后的主要问题是对T波的过感知。SQTS患者T波高尖，因为QT间期较短，T波与QRS波相距较近，容易被感知为室性心动过速。一组报告，24例SQTS接受ICD治疗者中有14例发生ICD的相关并发症，其中8人有不恰当放电，主要原因是T波过感知，容易把T波误认为QRS波，导致误放电给患者带来不适，也很可能危及患者的生命。

（三）射频导管消融术

郭成军等（2005）报道一例。在窦性心律时于左心室后乳头肌与室间隔的相交处标测到心室波前、后的多个Purkinje高频电位；室性心动过速时以心室波前Purkinje电位为靶点，30W、60℃温控消融，多个电位逐一传出阻滞，室性心动过速频率逐渐减慢后终止。消融70s直至多电位消失，不再诱发室性心动过速和心室颤动。随访23个月无症状发生。作者提出以Purkinje网络共用多分支折返模型可解释该病例的发病机制。但尚须积累更多病例方能定论。

李海宴等（2010）报告2例行射频消融，均成功随访未复发室性心动过速。

参 考 文 献

1. 洪江. 短Q-T综合征的心电图表现. 临床心电学杂志, 2003, 12(4)：277.

2. 方炳森, 龚仁泰. Q-T间期缩短的危重症5例报道. 心电学杂志, 2003, 22(2)：89.

3. 李翠兰, 胡大一. 家族性猝死的新病因：短Q-T综合征. 中国心脏起搏与心电生理杂志, 2004, 18(1)：71.

4. 杨新春, 陈新. 短Q-T综合征——一种新的心脏性猝死综合征（述评）. 中华心律失常学杂志, 2004, 8(3)：135.

5. 洪江, 郭继鸿. 短Q-T综合征. 中华心律失常学杂志, 2004, 8(3)：185.

6. 郭成军, 张英川, 方冬平, 等. 短Q-T综合征多频率室性心动过速和心室颤动的机理与消融治疗. 中国心脏起搏与心电生理杂志, 2005, 19(1)：23.

7. 郭成军. 短Q-T与短Q-T综合征. 中国心脏起搏与心电生理杂志. 2005, 19(3)：163.

8. 傅勇, 贾志梅, 彭永文, 等. Q-T间期极短型尖端扭转室速的发病机制探讨——附1例报道. 中国医科大学学报, 1994；23：451.

9. 张绍良，沙正蓉，秦永文，等. 短 Q-T 间期多形性室速一家系. 中华医学遗传学杂志，1997，14：192.

10. 石亮，杨新春，刘秀兰，等. 短 Q-T 间期发生室性心律失常的电生理机制探讨. 中国心脏起搏与心电生理杂志，2006，20（2）：117.

11. 洪葵. 我是如何发现短 Q-T 综合征第一个致病基因的. 临床心电学杂志，2006，15（4）：242.

12. 洪葵. 遗传性室性心律失常. 临床心电学杂志，2006，15（4）：243.

13. 孙峻峰，富路. 短 QT 综合征的研究近况. 心血管病学进展，2005；26：317.

14. 苏海，陈静，洪葵，等. Brugada 综合征并短 QT 间期. 临床心电学杂志，2005；14：227.

15. 洪葵，苏海，程晓曙. 短 QT 综合征进展. 中华心血管病杂志，2006；34：858.

16. 洪葵. 我是如何发现短 QT 综合征第一个致病基因的. 临床心电学杂志，2006，15：242.

17. 郭勇娟，项美香，鱼运寿. 短 QT 综合征的研究进展. 中国心脏起搏与心电生理杂志，2007；21：452.

18. 陈静，洪葵，苏海，等. 与 QT 间期缩短有关的阵发性室性心动过速发作二例. 中国心脏起搏与心电生理杂志，2008；22：372.

19. 刘刚，郭继鸿，张萍，等. 短 QT 综合征一家系的临床研究. 中华心血管病杂志，2009；37：248.

20. 唐兵，李德，杨永健等. 短 QT 间期伴晕厥一例. 中国心脏起搏与心电生理杂志，2009；23：468.

21. 洪葵，胡金柱. 短 QT 综合征的中年研究概况. 中国心脏起搏与心电生理杂志，2010；24：102.

22. 赵东晖，张英川，郭成军. 短 QT 间期的心电图诊断标准探讨. 心肺血管病杂志，2006；25：80.

23. 徐亚伟，刘宝鑫. 短 QT 综合征，致病基因进展. 中国心律学，第 1 版. 北京：人民卫生出版社，2013；536.

24. 洪江，刘强. 短 QT 综合征 2012. 第 1 版，北京：人民卫生出版社，201；490.

25. 傅勇，彭永法. QT 间期极短型尖端扭转型室速的发病机制探讨一例报告. 中国医科大学学报，1994；23：451.

26. 李海晏，郭成军，任学军，等. 短 QT 综合征的诊断和治疗. 中华心律失常学杂志，2008；12（5）：335.

27. 郭成军，吕树铮，王大松. 希氏—浦肯野系统电冲动与实验性心律失常的关系. 中国心脏起搏与心电生理杂志，2004；18：369.

28. Rautaharju PM, Zhou SH, Wong S, et al. Sex differences in the evolution of the electrocardiographic QT interval with age. Can J Cardiol, 1992, 8：690-695.

29. Lubinski A, Lewicka-Nowak E, Kempa M, et al. New insight into repolarization abnormalities in patients with congenital long QT syndrome：the increased Transmural dispersion of repolarization ［J］. PACE, 1998, 21：172

30. Gussak I, Liebl N, Nouri S, et al. Deceleration-dependent shortening of the QT interval：a new electrocardiographic phenomenon? Clin Cardiol, 1999, 22：124-126.

31. Algra A, Tijssen JG, Roelandt JR, et al. QT interval variables from 24 hour electrocardiography and the two year risk of sudden death. Br Heart J, 1993, 70：43-48.

32. Schwartz PJ, Priori SG, Napolitano C. The long QT syndrome. In Zipes DP, Jalife J eds. Cardiac Electrophysioloy：from cell to bedside ［M］. Philadelphia：W. B, Saunders, 2000. 585

33. Zhang L, Timothy KW, Vincent GM, et al. Spectrum of ST-T-wave patterns and repolarization parameters in congenital long-QT syndrome ECG findings identify genotypes. Circulation, 2000, 102：2849-2855.

34. Gussak I, Brugada P, Brugada J, et al. Idiopathic short QT interval：a new clinical syndrome? Cardiology, 2000, 94：99-102.

35. Antzelevitch C, Yan GX, Shimizu C, et al. Electrical heterogeneity, the ECG and cardic arrhythmias. In Zipes DP, Jalife J eds. Cardiac Electrophysioloy：from cell to bedside ［M］. Philadelphia：W. B. Saunders, 2000. 222

36. Gussak I, Brugada P, Brugada J, et al, Idiopathic short QT interval：a new clinical syndrome? Cardiology, 2000, 94：99-102.

37. Schimpf P, Wolpert C, Bianchi F, et al. Congential short QT syndrome and ICD treatment：inherent risk for inappropriate shock delivery ［J］. Cardiovasc Electrophysiol, 2003, 14：1273

38. Gaita F, Giustetto C, Bianchi F, et al. Short QT syndrome. A familial cause of sudden death ［J］. Circulation, 2003, 108：965

39. Hoh H, Sakaguchi T, Ashihara T, et al. A novel KCNH2 mutation as a modifier for short QT interval. Int J Cardiol, 2009, 137：83-85.

40. Gussak I, Brugada P, Brugada J, et al. Idiopathic short QT interval: a new clinical syndrome. Cardiology, 2000, 94: 99-102.

41. Gaita F, Giustetto C, Bianchi F, et al. Short QT syndrome: a familial cause of sudden death. Circulation, 2003, 108: 965-970.

42. Schimpf R, Wolpert C, Bianchi F, et al. Congenital short QT syndrome and implantable cardioverter defibrillator treatment: inherent risk for inappropriate shock delivery. J Cardiovas electrophysiol, 2003, 14: 1273-1277.

43. Gan-Xin Y, Ramarao s, Jmes F, et al. Ventricular repolarization components on the electrocardiogram: cellular basis and clinical significance [J]. J Am Coll Cardiol, 2003, 42: 401

44. Gaita F, Giustetto C, Biandhi F, et al. Short QT syndrome: a familial cause of sudden death [J]. Circulation, 2003, 108: 965

45. Gaita F, Giustetto C, Bianchi F, et al. Short QT syndrome: pharmacological treatment [J]: Am Coll Cardiol, 2004, 43: 1494

46. Bellocq C, van Ginneken AC, Bezzina CR, et al. Mutation in the KCNQ1 gene leading to the short QT-interval syndrome. Circulation, 2004, 109: 2394-2397,

47. Liu XK, Katchman A, Whitfield BH, et al. In vivo androgen treatment shortens the QT interval and increases the densities of inward and delayed rectifier potassium currents in orchiectomized male rabbits. Cardiovasc Res, 2003, 57: 28-36.

48. Brugada R, Hong K, Dumaine R, et al. Sudden death associated with short-QT syndrome linked to mutations in HERG. Circulation, 2004, 109: 30.

49. Cheng TO. Digitalis administration: an underappreciated but common cause of short QT interval. Circulation, 2004, 109: e152.

50. Extramiana F, Antzelevitch C. Amplified transmural dispersion of repolarization as the basis for arrhythmogenesis in a canine ventricular-wedge model of short-QT syndrome. Circulation, 2004, 110: 3661-3666.

51. Bjerregaard P, Gussak I. Atrial fibrillation in the setting of familial short QT syndrome. Heart Rhythm, 2004, 1: 522.

52. Viskin S, Zeltser D, Ish-Shalom M, et al. Is idiopathic ventricular fibrillation a short QT syndrome? Comparison of QT intervals of patients with idiopathic ventricular fibrillation and healthy controls [J]. Heart Rhythm, 2004, 1: 587

53. Hong K, Piper DR, diaz-valdecantos A, et al. De novo KCNQ1 mutation responsible for atraial fibrillation and short QT syndrome in utero [J]. Cardiovasc Res, 2005, 68: 433

54. Cordeiro JM, Brugada. R, Wu YS, et al. Modulation of I_{kr} in activation N588K in KCNH2: a link to arrhythmogenes in short QT syndrome [J]. Cardiovasc Res, 2005, 67 (3): 498

55. Extramiana F, Antzelevitch C. Amplified transmural dispersion of repolarization as the basis for arrhythmogenesis in a canine ventricular-wedge model of short-QT syndrome. Circulation, 2004, 110: 3661-3666,

56. Wolpert C, Schimpf R, Veltmann C, et al. Clinical characteristics and treatment of short QT syndrome [J]. Expert Rev Cardiovadc Ther, 2005, 3: 611

57. Filipecki A, Trusz M, Lubinski A, et al. Prevalence of very short QT intervals in patients with idiopathic ventricular fibrillation and implanted ICD [J]. Circulation, 2004, 110: III-501

58. Schimpf R, Bauersfeld U, Gaita F, et al. Short QT syndrome: successful prevention of sudden cardio death in an adolescent by implantable cardioverter defibrillator treatment for primary prophylaxis [J]. Heart Rhythm, 2005, 2: 416

59. Schimpf R, Bauersfeld U, Gaita F, et al. Short QT syndrome: successful prevention of sudden cardiac death in an adolescent by implantable cardioverter-defibrillator treatment for primary prophylaxis [J]. Heart Rhythm, 2005, 2: 416

60. Borggrefe M, Wolpert C, Antzelevitch C, et al. Short QT syndrome Genotype-phenotype correlations. Journal of Electrocardiology, 2005, 38: 75-80.

61. Wolpert C, Schimpf R, Giustetto C, et al. Further insights into the effect of quinidine in short QT syndrome caused by a mutation in HERG. J Cardiovasc Electrophysiol, 2005, 16: 54-58.

62. Hong K, Piper DR, Diaz-Valdecantos A, et al. De novo KCNQ1 mutation responsible for atrial frbrillation and short QT syndrome in utero [J]. Cardiovasc Res, 2005, 68 (3): 433

63. Bjerregaard P, Gussak I. Short QT syndrome. ANE, 2005, 10：436- 440.

64. Bjerregaard P, Gussak I. Short QT Syndrome［J］. ANE, 2005, 10 (4)：436

65. Gussak I. Short QT syndrome-5 years of progress. Journal of Electrocardiology, 2005, 38：375-377.

66. Maury P, Hollington L, Duparc A, et al. Short QT syndrome. Should we push the frontier forward［J］? Heart Rhythm, 2005, 2：1135

67. Cordeiro JM, Brugada R, Wu YS, et al. Modulation of I (Kr) insctivation by mutation N588K in KCNH2：a link to arrhythmogenesis in short QT syndrome. Cardiovascul Res, 2005, 67：498-509.

68. Cerrone M, Noujaim S, Jalife J. The short QT syndrome as a paradigm to understand the role of potassium channels in ventricular fibrillation J Inter Med, 2006, 259：24-38.

69. priori SG, Pandit SV, Rivolta I, et al. A novel form of short QT syndrome (SQT3) is caused by a mutation in the KCNJ2 gene. Circ Res, 2005, 96：800-807.

70. Hong K, Bjerregaard P, Gussak I, et al, Short QT syndrome and atrial fibrillation caused by mutation in KCNH2. J Cardiovasc Electrophysiol, 2005, 16：394-396.

71. Hong K, Piper DR, Diaz-Valdecantos A, et al. De novo KCNQ1 mutation responsible for atrial fibrillation and short QT syndrome in utero. Cardiovasc Res, 2005, 16, 394-396.

72. Giustetto C, Wolpert C, Borggrefe M, et al. Short QT syndrome：clinical findings and diagnostic therapeutic implications ［J］. Eur Heart J, 2006, 27：2440

73. McPate MJ, Duncan RS, Witchel HJ, et al. Disopyramide is an effective inhibitor of mutant HERG K$^+$ channel involved in variant 1 short QT syndrome ［J］. J Mol Cell Cardiol, 2006, 41：563

74. Giustetto C, Di Monte F, Wolpert C, et al. Short QT syndrome：clinical finding and diagnostic-therapeatic implications ［J］. Eur Heart J, 2006, 27 (20). ：2382

75. Gallagher MM, Magliano G, Yap YG, et al. Distribution and prognostic significance of QT intervals in the lowest half centile in 12012 apparently healthy persons ［J］. Am J Cardiol, 2006, 98：933

76. Itoh H, Hirie M, Ito M, et al. Arrhythmogenesis in the short QT syndrome associated with combined HERG channel Gating Defects-A simulation study ［J］. Cir J, 2006, 70 (4)：502

77. Lu LX, Zhou W, Zhang X, et al. Short QT syndrome：a case report and review of literature ［J］, Resuscitation, 2006, 71 (1)：115

78. Mcpate MJ, Duncan RS, Witchel HJ, et al. Disopyramide is an effective inhibitor of mutant HERG K$^+$ channels involved in variant 1 short QT syndrome ［J］. Mol cell cardiol, 2006, 41 (3)：563

79. Antzelevitch C, Pollevick GD, Cordeiro JM, et al. Loss-of-function mutations in the cardiac calcium channel underlie a new clinical entity characterized by ST-segment elevation, short QT intervals, and sudden cardiac death ［J］. Circlutation, 2007, 115：442

80. Bilge AK, Ozben B, Demircan S, et al. Depression and anxiety status of patients with omplantable cardiverter defibrillator and precipitating factors. PACE, 2006, 29：619-626.

81. Schimpf R, Borffrefe M. Fatal inappropriate ICD shock. J Cardiovasc Electrophysiol 2007, 18：326-328.

82. Bai Y, Wang J, Lu Y, et al. Phospholipid lysophosphatidylcholine as a metabolic trigger and HERG as an ionic pathway for extracellular K accumulation and "short QT syndrome" in acute myocardial ischemia ［J］. Cell Physiol Biochem, 2007, 20：417

83. Anttoneon O, Junttila MJ, Rissanen H, et al. Prevalerrce and prognostic significance of short QT interval in a middle-aged Finnish population ［J］. Circulation, 2007, 116：714

84. Anttonen O, Junttila J, Väänänen H, et al. Electrocardiographic transmural dispersion of repolarization in patients with inherited short QT syndrome ［J］. International Journal of Cardiology, 2007, 119 (supl)：s22

85. Mizobuchi M, Enjoji Y, Yamamoto R, et al. Nifekalant and disopyramide in a patient with short QT syndrome：evaluation of pharmacological effects and electrophysiological properties. PACE, 2008, 31：1229

86. Monteforte N, Memmi M, Bloise R, et al. Short QT syndrome ［J］. Circulation, 2008, 118：S774

87. Funada A, Hayashi K, Ino H, et al. Assessment of QT intervals and prevalence of short QT syndrome in Japan ［J］. Clin

Cardiol, 2008, 31：270

88. Hassel D, Scholz EP, Trano N, et al. Deficient zebrafish Ether-aGo-Go-related gene channel gating causes short-QT syndrome in Zebrafish Reggae mutants [J], Circulation, 2008, 117：866

89. Anttonen O, Vaananen H, Junttila J, et al. Short QT syndrome [J]. Ann Noninvasive Electrocardiol, 2008, 13：295

90. Itoh H, Sakaguchi T, Ashihara T, et al. A novel KCNH2 mutaiton as a modifier for short QT interval [J]. Int J Cardiol, 2008

91. Bigi MAB, Aslani A, Aslani A. short QT interval：A novel predictor of androgen abuse in strength trained athletes [J]. Ann Noninvasive Electrocardiol, 2009, 14（1）：35

92. Milberg P, Tegelkamp R, Osada N, et al. Reduction of dispersioo of repolarization and prolongation of postrepolarization refractoriness explsin the antiarrhythmic effects of quinidine in a model of short QT syndrome. J Cardiovas Electrophysiol, 2007, 18：658- 664.

93. Kontny F, Dale J. Self-terminating idiopathic ventricular fibrillation presenting as syncope：A 40-year follow-up report [J]. J Int Med, 1990; 227：211-213.

94. Algra A, Tijssen JGP, Roelandt JRTC, et al. QT interval variables from 24-hour electrocardiography and the 2-year risk of sudden death [J]. Br Heart J, 1993; 70：43-48.

95. Warmke JW, Ganetzky B. A family of potassium channel genes related to sag in drosophila and mammals. Proc Nail Acad Sci USA, 1994, 91：3438-3442.

96. Leenhardt A, Glaser E, Burguera M, et al. Short-coupled variant of torsade de pointes：a new electrocardiographic entity in the spectrum of idiopathic ventricular tachyarrhythmias [J]. Circulation, 1994; 89：206-215.

97. Lu F, Camm AJ. Shortening of the QT interval immediately preceding the onset of idiopathic spontaneous ventricular tachycardia [J]. Am Heart J, 1995; 130：915-917.

98. WangQ, CurranME, Splawskil, et al. Positional cloning of a novel potassium channel gene：KVLQT1 mutations cause cardiac arthythmia. Nat Genet, 1996, 12：17-23.

99. Davies DP. Short QTc interval as an important factor in sudden infant death syndrome [J]. Arch Dis Child, 1999; 80：105-107.

100. Gussak I, Brugada P, Brugada J, et al. Idiopathic short QT interval：A new clinical syndrome [J]？ Cardiology, 2000; 94：99-102.

101. Rautaharju PM, Zhang ZM Linearly scaled, rate-invariant normal limits for QT interval：eight decades of incorrect aipplication of power functions [J]. J Cardiovasc Electrophysiol, 2002; 13：1211-1218.

102. Brugada, Hong K, Dumaine R, et al. Sudden death associated with shor QT syndrome linked to mutations in HERG. Circulation, 2004, 109：30-35.

103. Gaita F, Giustetto C, Bianchi F, et al. Short QT syndrome：Pharmacological treatment [J]. J Am Coll Cardiol, 2004; 43：1494-1499.

104. Gussak I, Brugada P, Brugada J, et al. ECG phenomenon of idiopathic and paradoxical short QT intervals [J]. Cardiac Electrophysiology Review, 2002, 6：49-53.

105. Gaita F, Giustetto C, Bianchi F, et al. Short QT syndrome：a familial cause of sudden death [J]. Circulation, 2003, 108：965-970.

106. Schimpf R, Wolpert C, Bianchi F, et al. Congenital short QT syndrome and implantable cardioverter defibrillator ireatment：Inherent risk for inappropriate shock delivery [J]. J Cardiovas Electrophysiol, 2003; 14：1273-1277.

107. Brugada R, Hong K, Dunaine R, et al. Sudden death associated with short-QT syndrome linked to mutations in HERG [J]. Circulation, 2004, 109：30-35.

108. Bellocq C, van Ginneken ACC, Bezzina CR, et al. Mutation in th e KCNQ1 gene leading to the short QT-interval syndrome [J]. Circulation, 2004, 109：2394-2397.

109. Bellocq C, Van Ginneken AC, Bezzina, CR, et al. Mutation in the KCNQ1 gene leading to the short QT-interva] syndrome. Cireulation, 2004, 109：2394-2397.

110. Hong K. Piper DR, Dias-valdecantos A, et al. De novo KCNQ1 mutation responsible for atrial fibrillation and short QT

syndrome in uter. Cardiavasc Res, 2005, 68：433-440.

111. Priori SG, Pandit SV, RⅣolta I, et al. A novel form of short QT syndrome（SQT3）is caused by a mutation in the KC-NJ2 gene［J］. Circ Res, 2005; doi：10：1161/01. res. 0000162101, 76263. 8c.

112. Wolpert C, Schimpf R, Giustetto C, et al, Further insights into the effect of Quinidine in short QT syndrome caused by a mutation in HERG［J］. J Cardiovasc Electrophysiol, 2005; 16：54-58.

113. Hong K, Bjerregaard P, Gussak I, et. al. Short QT syndrome and atrial fibrillation caused by mutation in KCNH2［J］, J Cardiovasc Electrophysiol, 2005; 16：394-396.

114. Giustetto C, Di Monte F, Wolpert C, et al. Short QT syndrome：clinical findings and diagnostic-therapeutic implications ［J］. Eur Heart J, 2006; 27（20）：2440-2447.

115. Antzelevitch C, Pollevick GD, Cordeiro JM, et al, Loss-of-function mutations in the cardiac calcium channel underlie a new clinical entity characterized by ST-segment elevation, short QT intervals, and sudden cardiac death［J］. Circulation, 2007; 115（4）：442-449.

116. Gussak I, Brugada P, Brugada J, et al. Idiopathic short QT interval：a new clinical syndrome? Cardiology, 2000, 94：99-102.

117. Maury P, ExtrarAE, Sbragia P, et al. Short QT syndrome. Update on a recent entity. Arch Cardiovasc Dis, 2008, 101：779- 786.

118. Miyamoto A, Hayashi H, Yoshino T, et al. Clinical and electrocardiographic characteristics of patients with short QT interval in a large hospital-based population. Heart Rhythm, 2012, 9：66-74.

119. Patel C, Yan GX, Antzelevitch C. Short QT syndrome：from bench to bedside. Circ Arrhythm Electrophysiol, 2010, 3：401-408.

120. Bjerregaard P, Nallapaneni H, Gussak I. Short QT interval in clinical practice. J Electrocardiol, 2010, 43：390-395.

121. Schimpf R, Wolpert C, Gaita F, et al. Short QT syndrome. Cardiovasc Res, 2005, 67：357-366.

122. Gupta P, Patel C, Patel H, et al. T（p-e）/QT ratio as an index of arrhythmogenesis. J Electrocardiol, 2008, 41：567-574.

123. Watanabe H, Makiyama T, Koyama T, et al. High prevalence of early repolarization in short QT syndrome. Heart Rhythm, 2010, 7：647-652.

124. Hodley PL, Jqbrgensen P, ScMamowitz S, et al. The genetic basis of long QT and short QT syndromes：a mutation update. Hum Mutat, 2009, 30：1486-1511.

125. Couderc J, Lopes C. Short and Long QT Syndromes：does QT length really matter? J Electrocardial, 2010, 43：396-399.

126. Sun Y, Qua x, Fromme S, et al. A novel mutation in the KCNH2 gene associated with short QT syndrome. J Mol Cell Cardiol, 2011, 50：433-441.

127. Adeniran I, McPate MJ, Witchel HJ, et al. Increased vulnerability of human ventricle to re-entrant excitation in hERG-linked variant 1 short QT syndrome［J］. PLoS Comput Biol, 2011; 7（12）：e1002313.

128. Templin C, Ghadri JR, Rougier JS, et al. Identification of a novel loss-of-function calcium channel gene mutation in short QT syndrome（SQTS6）［J］. Eur Heart J, 2011; 32（9）：1077-1088.

129. Giustetto C, Schimpf R, Mazzanti A, et al. Long-term follow-up of patients with short QT syndrome［J］. J Am Coll Cardiol, 2011; 58（6）：587-595.

130. Gollob MH, Redpath CJ, Roberts JD. The short QT syndrome：proposed diagnostic criteria［J］. J Am Coll Cardiol, 2011; 57（7）：802-812.

131. Bun SS, Maury P, Giustetto C, et al. Electrical storm in short-QT syndrome successfully treated with Isoproterenol［J］. J Cardiovasc Electrophysiol, 2012; 23（9）：1028-1030.

132. Adeniran I, Harchi AE, Hancox JC, et. al. Proarrhythmia in KCNJ2-linked short QT syndrome：insights from modeling ［J］. Cardiovasc Res, 2012; 94（1）：66-76.

133. 夏宏器, 邓开伯. 实用心律失常学. 第2版. 北京：中国协和医科大学出版社, 2008, 872~880.

第十八章　特发性心室颤动

特发性心室颤动（idiopathic ventricular fibrillation，IVF）是由 1929 年 Dock 等首先报道。

1987 年 Belhassen 等报道特发性心室颤动患者表现为心脏骤停，猝死率极高，与其他多形性室性心动过速相比，无情绪紧张或运动等诱发因素。几乎 1/3 患者因室性心动过速、心室颤动自发终止而存活的患者。既往均有晕厥病史，且大部分是由于院内急诊发生心室颤动，经及时抢救而复生。并强调程序心室刺激在评估中的重要价值及奎尼丁在防治中的作用。

特发性心室颤动被定义为"它是一种原因不明、少见的恶性室性心律失常，又属于一种非器质性心脏病及非遗传性离子通道病，伴发多形性室性心动过速、心室颤动，能引起患者反复发生晕厥、心脏骤停及猝死。虽然本病的诊断常需要排他法，但其客观存在鲜明的临床特点、特征性的心电图与心电生理表现。"在既往诊断特发性心室颤动中，由于对其的认识困难，故在报告的病例中混入了不少当时还未认识到的几种遗传性心律失常病例，例如，1957 年报道的 LQTS、1991 年报道的 Brugada 综合征、1997 年报道的儿茶酚胺敏感性多形性室性心动过速、1997 年报道的夜间猝死综合征、2002 年报告的短 QT 综合征等。经过漫长的认识过程才被逐渐认清。故诊断时排他法是十分重要的，可减少误诊。但是其与非器质性心脏病的室性心动过速、心室颤动和短联律间期室性期前收缩诱发的尖端扭转型室性心动过速等部分病例仍有所重叠混淆在相关心律失常中，带来诊断的困难。

【流行病学特点】

特发性心室颤动，猝死是多数患者的首发症状和致死表现，多数患者无任何诱发因素或前驱症状，也无生前心脏疾病的临床或实验室记录。此外，猝死发生时多数无心电图记录，不能确定致死的原因为心室颤动，或死亡后未能尸检。这些给确定诊断和流行病学的研究带来困难。

一个猝死患者大样本的尸检研究报道，猝死患者中 90% 以上系冠心病或心肌病患者，其病因诊断部分在生前做出，部分在尸检中得到证实。而有 5% 的猝死者的尸检未见到器质性心脏病依据。

特发性心室颤动多发生在青中年，70% 发生在小于 40 岁的十分健康的男性患者。在日本、菲律宾、泰国、新加坡等东南亚国家发病率在逐年增加，泰国男性患特发性心室颤动者的年死亡率达 2.5~4 万人。1992 年欧洲心脏病协会开展了正常人心脏猝死的回顾性登记工作，现已有 160 份注册登记资料。1994 年美国也成立了美国特发性心室颤动登记处（IVF-US），在美国每年有超过 30 万人由于心室颤动而突然死亡，其中有 5%~12% 的病例没有明确的心脏和非心脏因素。据美国统计，院外特发性心室颤动患者只有 3% 获救，幸存者在随访的 3 年中，复发率高达 25%~30%，复发心室颤动、晕厥及猝死。

张丹梅等（2003）与美国、德国、西班牙、意大利和比利时等国的医生们合作对伴有特发性心室颤动的 6 个小家系进行流行病学调查研究：在 K005 家系，有一个双胞胎兄弟 23 岁死于特发性心室颤动（IVF）。家系 K007，三兄弟在 43、46 和 35 岁分别死于 IVF，其父在 20 和 34 岁有两次晕厥，一年后有致死性晕厥。在 K2823 家系中受累的患者曾有 4 次晕厥发生，被诊断为 IVF。他的父亲 48 岁因心脏骤停而猝死，表兄 28 岁死于心脏病。他的 IVF 可以通过电生理检查诱发出现，并需要电击来转复，平时心电图正常。对一些由于 IVF 而突然发生死亡的患者的心电图描记其明显的心电图特征是常伴有右束支传导阻滞，比利时、西班牙报道 40%~60% 的 IVF 患者有这种改变（编者注：文中未提及是否已除外 Brugada 综合征）。

在院外，无心脏结构病变的特发性心室颤动心脏病事件的幸存者中占 5%～10%，在许多特发性心室颤动病例中是由起源于希浦系统的室性期前收缩所诱发，在少数患者是由心肌起源的室性期前收缩所触发的。

【病因及发生机制】

病因不清，但无器质性心脏病依据。基因检查报道极少。张丹梅等想通过研究心脏钠离子通道基因 SCN5A 的突变来了解是否离子通道的失常能够引起 IVF，以帮助 IVF 的基因诊断。对前述 6 个小家系和两个散发的患者行基因检查。他们已经在 3 个 IVF 家族中从 SCN5A 密码范围内识别了 1 个错义突变和 1 个读码突变。电生理检查显示含有错义突变的钠离子通道比正常通道从静止中恢复得更快，而读码突变使钠离子通道失去功能，认为心脏钠通道基因 SCN5A 与 IVF 的发生密切相关。

特发性心室颤动的发生机制目前尚不清楚。1994 年 Bierregarrd 和日本 Aizawa 分别报道了特发性心室颤动患者的体表心电图部分可有 J 波，与心室颤动的发生有关，称其为特发性 J 波。特发性 J 波没有明确的病因，也无其他临床表现。明显的 J 波提示复极存在异常，而异常的复极与恶性室性心律失常的关系十分密切。

J 波的形成与心肌细胞膜对离子的选择性通透性的改变相关。心肌细胞受到刺激时，膜对离子的通透性发生改变，形成了除极和复极电位，复极包括 4 个时相，其中 2 相为缓慢复极期，持续时间约 100ms，是 Ca^{2+} 缓慢内流、少量 Na^+ 和 K^+ 外流形成，这些带正荷的离子反方向的跨膜流动相互抵消，使跨膜动作电位保持在 0 电位水平并行成了 ST 段。因此，2 相的离子转运主要是 Ca^{2+} 的内流，有人称 2 相是 Ca^{2+} 内流的复极相。当某种原因使细胞内 Ca^{2+} 增多时，细胞膜内电位升高，可使平坦的 ST 段形成一个向上的 J 波，因此 J 波可以看成是细胞内 Ca^{2+} 在 2 相积累过多产生。

特发性心室颤动患者常伴有室性期前收缩，从分子水平考虑，患者的室性期前收缩、心室颤动均为 2 相折返的结果。2 相折返的传统观点认为传导和传导的折返都是 0 相传导和 0 相折返引起，即心肌或心腔内不同位点，激动的传导是因激动点（具有 0 相电位）与附近尚无除极和激动的位点之间出现 0 相的电位差，有电位差的两点之间的电子流动则形成电的一次在环路上传导及传导的折返。因此，折返传统的发生机制称为 0 相折返。近来 Antzelevitch 的实验证实，不同部位，不同位点的心外膜层及内层的心肌细胞的 2 相复极不均衡，有"早复极"的心肌细胞部位 2 相消失或抑制，动作电位时程因此而缩短 40%～70%，表现 2 相"无"。而正常心肌细胞无此现象，仍然有 2 相存在，仍有 2 相复极电位存在，结果，在"有"与"无"的不同位点不同区域之间则形成了 2 相的电位差，进而形成 2 相时的电的流动，一次流动形成一成有效的除极时，则表现为一次室性期前收缩，称为 2 相室性期前收缩，如果激动形成环形运动，形成折返时，则可形成 2 相折返，并易形成 2 相性室性心动过速或心室颤动。特发性心室颤动的发生是 2 相折返发生的结果，是以钙流异常为基础的心电现象。相反，0 相折返是以钠流异常为基础的心电现象。所以，2 相折返的发生应主张用钙离子通道阻滞剂治疗，而 0 相折返应主张用钠拮抗剂控制。因此，心电图有 J 波的患者是通过 2 相折返诱发特发性心室颤动的发生。室颤复苏成功患者组早期复极的发生率较高为 31%，对照组为 5%。

特发性心室颤动的维持机制是折返激动，但其起始机制尚知之甚少。特发性心室颤动患者在发作前可有室性期前收缩（联律间期短），其常落在前一心动周期的 T 波顶端或降支上（R on T 型室性期前收缩），它是触发心室颤动的起始机制。Friedman 等（1973）在离体和在体动物心脏证实浦肯野纤维的自发电冲动参与缺血性室性心律失常，尤其是心室颤动的触发和维持，后将浦肯野纤维的电冲动命名为浦肯野电位。Kim 等（1999）的实验研究提示乳头肌周围的浦肯野纤维网可能是产生和维持心室颤动的关键部位。Haissaguerre 等（2002）报道对 27 例特发性心室颤动存活患者行标测消融，结果标测到与心室颤动发作的第 1 个心室波（QRS 波）形态一样或相似的室性期前收缩。消融靶点是触发这个期前收缩的远端浦肯野电活动（电位），也即心室颤动的主要触发因子。随访 24±28

个月，27 例中 24 例（89%）在不应用抗心律失常药物的情况下，没有心室颤动复发。这 27 例中有 23 例在消融以前已经植入了 ICD。这对消融术的安全性和随访结果的准确性大有益处。郭成军等 （2003）对 4 例（其中 1 例有先天性室间隔缺损修补术史，余 3 例可诊断为特发性心室颤动），用程序刺激激动诱发出心室颤动、室性期前收缩，随即消融，靶点是期前程度最大的室性期前收缩前的浦肯野电位。术后随访 11 个月至 3 年（其中 3 例停服抗心力失常药）无心室颤动或晕厥发生。

研究证实，浦肯野系统在心室颤动发生中起重要作用。浦肯野系统是特殊分化的心肌纤维，体外实验表明，在电解质紊乱、交感激活、某些药物作用及心肌缺血等多种状态下，浦肯野系统可通过自律性增高、触发活动、浦肯野纤维与心室肌之间折返等机制产生并维持心律失常。离体和在体动物实验证实浦肯野纤维的自电冲动参与缺血性室性心律失常，尤其是心室颤动的触发和维持。已有多篇报道证实起源于浦肯野纤维的室性期前收缩，通过对这一触发而进行射频导管消融后可使特发性心室颤动得到根治。除心脏结构正常的特发性心室颤动外，有研究也证实有器质性心脏病基础的心室颤动患者，心室颤动也多来源于浦肯野纤维的室性期前收缩所触发，通过对室性期前收缩行射频消融后同样使心室颤动不能再发。

一组报告 206 例特发性心室颤动复苏成功者，其中有 8 例进行了室性期前收缩起源的标测，结果在标测中诱发心室颤动的室性期前收缩起源灶与异常复极的部位一致。共标测到 26 个不同室性期前收缩的起源灶，这些部位主要分布于心室肌和浦肯野纤维组织。通过导管消融在 8 例患者中有 5 例患者的室性期前收缩被成功消除。

【临床表现】

临床特点有：特发性心室颤动大多发生在中年、男性。心室颤动、晕厥、猝死可反复发作。发作前多无明显先兆症状，没有引发心室颤动的心脏或其他系统的相关病因证据，心电图证实有心室颤动。具有下列特点：

1. 中年发病　特发性心室颤动在成年初期即可发病。首次发生晕厥或心脏骤停，但在青少年时期的该病发作的概率低。大多数患者首次发作的平均年龄为 35~45 岁（年龄范围 20~65 岁），这特点容易与发病年龄较轻的儿茶酚胺敏感性室性心动过速、长 QT 综合征等鉴别。

2. 男性患者多见　特发性心室颤动约 2/3 的患者为男性。

3. 特发性心室颤动时的室性心动过速、心室颤动的发作均能自行终止，每次发作的形式、心室率及心室波的形态变化均有相似之处，似乎是相同情况下的重复发作。而且每次发作之初常为多形性室性心动过速。如果患者有或能记录到单形性室性心动过速心电图时，则可立即否定特发性心室颤动的诊断。此外，相当比例的多形性室性心动过速能自行终止，这使患者病史中常有相当比例的黑蒙及先兆晕厥（图 18-0-1）

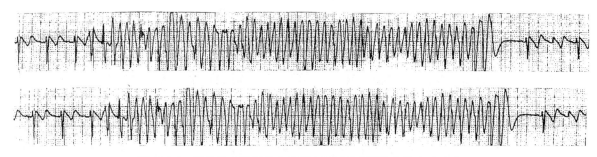

图 18-0-1　特发性心室颤动患者 ICD 记录的多形性室性心动过速

上下两条为连续描记示：多形性室性心动过速发作 9 秒后突然自行终止。发作的形式、心室率及心室波的形态变化均有相似之处，似乎是相同情况下的重复发作，振幅相对较高。（引自郭继鸿，2013）

4. 晕厥、猝死的发生率 与长 QT 综合征和儿茶酚胺敏感性多形性室性心动过速等遗传性离子通道疾病相比较，特发性心室颤动患者发生晕厥及心脏骤停等更为多见，而复发率也能高出好几成，而且自发性室性心动过速、心室颤动持续者相对多见。使患者猝死与晕厥发生次数高于先兆晕厥。前者的发作通常需经治疗才能控制。

5. 特发性心室颤动通常在白天容易发作，很少在睡眠时发生。特发性心室颤动发作前，似乎存在交感神经的兴奋与激活。例如，发作前先有窦性心率增快，但发作时患者交感神经的兴奋性增高不像儿茶酚胺敏感性多形性室性心动过速患者那么高，因而不是显著的交感神经兴奋促使其发生，并与精神情绪的激动与劳累无明显关系。

6. 电风暴常见 当 24 小时内多形性室性心动过速、心室颤动反复（≥3 次）发作时，则构成电风暴诊断。电风暴的发生率为 25%。

7. 家族史常为阴性 特发性心室颤动不属于遗传性离子通道疾病。临床中仅少数患者有猝死家族史。

牟华明等（2006）报道一例：女性，35 岁，2 个月内反复发作晕厥 2 次，体表心电图记录频发室性期前收缩。第 1 次动态心电图记录频发单源性室性期前收缩（1 455 次/24 小时），成对出现室性期前收缩（48 次/24 小时），短阵室性心动过速（12 次/24 小时）及心室颤动。第 2 次动态心电图记录单源性室性期前收缩（131 次/24 小时），成对出现（5 次/24 小时），短阵室性心动过速（5 次/24 小时）及心室颤动（图 18-0-2）。于左心室不同部位采用激动与起搏标测法来确定起源点。大头导管在左室后壁起搏，产生了与 12 导联心电图记录室性期前收缩相同的 QRS 波（图 18-0-3），窦性心律及室性期前收缩时均标测到 P 电位（图 18-0-4）。温控（50W，60℃）消融 240s，室性期前收缩消失。异丙肾上腺素静脉滴注下重复消融前程序刺激，未再诱发室性期前收缩、室性心动过速及心室颤动。观察 30min 结束手术。在术后 2 个月的随访，2 次 Holter 和 4 次 12 导联心电图均未记录到室性心律失常，患者示无晕厥发生。

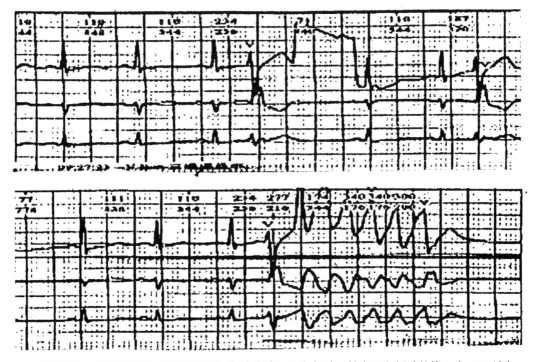

图 18-0-2 动态心电图显示频发室性期前收缩、心室颤动、触发心室颤动的第 1 个 QRS 波与室性期前收缩形态相同（引自牟华明等，2006）

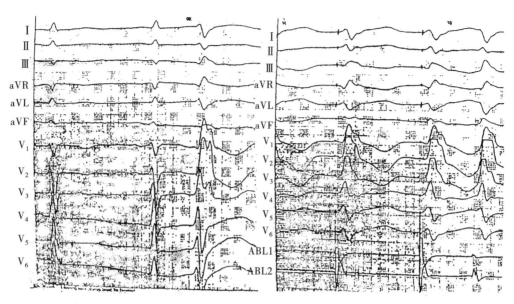

图 18-0-3　左心室后壁起搏 12 导联体表心电图 QRS 波与室性期前收缩相同（引自牟华明等，2006）

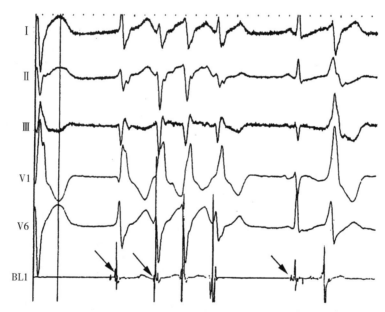

图 18-0-4　消融导管于左室后壁处记录到窦性心律及室性期前收
缩 QRS 波前 P 电位（滤波 50~300Hz）（引自牟华明等，2006）

【心电图特点】

（一）窦性心律时心电图

窦性心律心电图时正常。常规 12 导联心电图 QT 间期正常，无延长。无 Epsilon 波等异常改变，T 波正常。

（二）特发性 J 波与心室颤动

J 点是指心电图 QRS 波与 ST 段的交点或称结合点，是除极的 QRS 波的终末突然转化为 ST 段的转折点。其标志着心室除极的结束，复极开始。有时除极与复极有重叠区，多数约 10ms，J 点是否明显决定于重叠区的宽窄。心电图 J 点从基线明显偏移后，形成一定的振幅，持续一定的时间，并形成圆顶状等特殊形态时，称为 J 波。J 波以中胸导联 V₃、V₄ 最明显，可波及 V₂、V₅、V₆ 导联。在下壁、侧壁导联可见明显的 J 点。J 波的幅度变化较大，同一患者不同导联 J 波的幅度也不同，同一导联不同次记录中也有明显的变化。J 波与前面的 R 波形成尖峰-圆顶状特征性的心电图表现，J 波起始于前面 QRS 波的 R 波降支，R 波形成尖峰，J 波呈圆顶状，二者组合为尖峰-圆顶状表现。J 波呈频率依赖性，心率慢时 J 波明显，心率增快时可消失。

引发 J 波的原因有下列两大类：

1. 引发 J 波原因已明确而常见的病征

（1）高血钙症性 J 波：动物实验和临床高钙血症患者在心电图上可出现明显的 J 波。

（2）低温性 J 波：低温下可引起 J 波，但并非所有低温患者均能记录到，也并非温度越低 J 波越明显。

（3）神经源性 J 波：系中枢和周围神经障碍导致自主神经兴奋性不均衡、交感神经系统功能障碍有关。刺激交感神经后 J 波可消失。

2. 引发 J 波原因不明的病症

（1）早期复极综合征：其特点是多见于青年男性健康人，常伴有心悸、胸痛等症状，可能与患者的自主神经功能紊乱、迷走神经张力增高有关。心电图特点为中胸导联（V_3、V_4）的 J 点后 ST 段抬高。此类患者易误诊为心绞痛、心肌梗死等。预后良好，无须特殊治疗，症状心电图特点可自然缓解。

（2）特发性 J 波：1994 年 Bierregarrd 和日本的 Aizawa 等，分别报道了特发性心室颤动的患者体表心电图可有 J 波，并认为这种 J 波与患者反复发生的室性心动过速、心室颤动及猝死有密切关系。因此命名为特发性 J 波以示区别。但是至今对早期复极综合征与特发性 J 波产生的原因都不清楚，都无明显的器质性心脏病依据（图 18-0-5）。

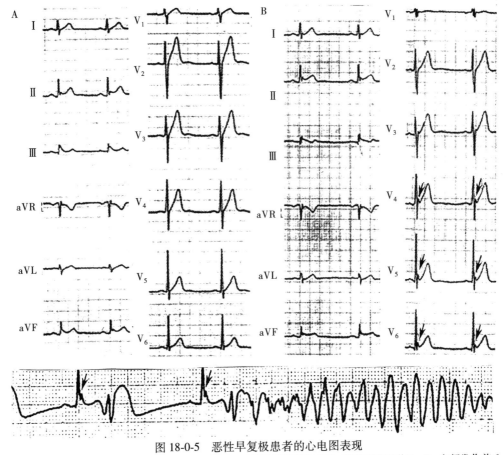

图 18-0-5　恶性早复极患者的心电图表现

A. 患者男，34 岁，室颤发作前 5 天心电图，可见下壁导联型 ERS，胸前导联不明显；B. 室颤发作前 6 小时心电图，胸前及侧壁导联出现伴有切迹的 J 波，但是下壁导联变化不明显；C. 凌晨 4 点钟，在监护导联记录到连续出现的室性期前收缩二联律，伴有 J 波显著抬高，继而发生室颤（引自 Bierregarrd 等，1994）

3. 特发性心室颤动常伴早复极心电图改变

（1）发生率高：在几个大病例组的报告中，与对照组相比，心电图电复极的发生率分别为：Haissaguerre 组 31% vs 5.9%；Antzelevitch 组 60% vs 3.3%；而 Rosso 组 43% vs 13%。

（2）下壁导联多见：患者心电图早复极改变多出现在下壁或下侧壁导联，运动使心率加快时，心电图早复极改变常消失（图 18-0-6）。

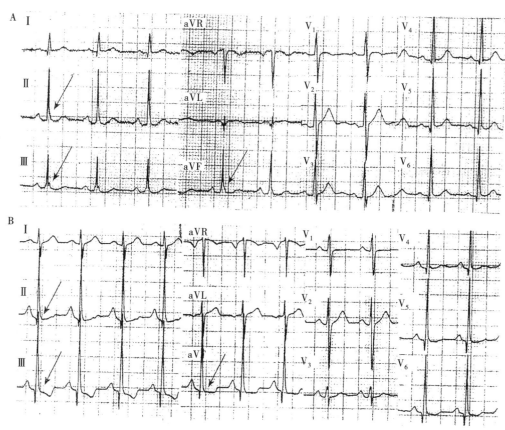

图 18-0-6　特发性心室颤动患者下壁导联的早复极改变

A. 运动前存在早复极改变；B. 运动心率增快后消失

（3）J 波振幅高：与其他人群相比，特发性心室颤动者 J 波振幅较高的比例大，尤其是男性患者。J 波振幅>0.20mV 的比例较高，而且恶性心律失常发生前可能有 J 波振幅的增加（图 18-0-7）。

（4）恶性室性心律失常发生率较高：资料表明早复极的 J 波幅度愈高，恶性室性心律失常的发生率愈高，复发率、死亡率也较高（图 18-0-8）（图 18-0-9）（图 18-0-10）。

4. QT 间期正常但相对较短　有人认为特发性心室颤动患者 QT 间期较短的比例较高。一组报告的 QT 间期为（397±56）ms。另一组特发性心室颤动的 QT 间期在 340~360ms。

5. Tp-Te 间期延长是心室复极离散度增加的标志，该间期延长是长 QT 综合征及 Brugada 综合征患者发生恶性心律失常风险的预警指示。但特发性心室颤动患者的 Tp-Te 间期正常。

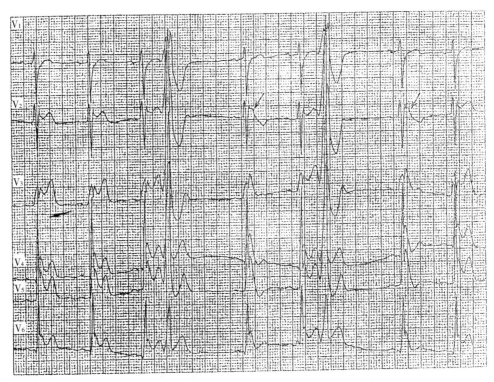

图 18-0-7 特发性心室颤动前胸前导联心电图改变

一患者的胸前 $V_1 \sim V_6$ 导联同步记录的心电图，$V_2 \sim V_6$ 导联可见明显的 J 波，可见室性期前收缩，室性期前收缩代偿间歇后的窦性心律 QRS 波的 J 波更为明显，显示了 J 波与频率明显的相关性，V_2 导联最明显（引自许原等，2003）。

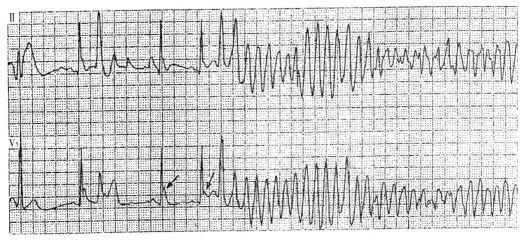

图 18-0-8 特发性心室颤动患者心室颤动发作时的心电图表现

与图 18-0-7 是同一患者，Ⅱ 和 V_5 导联同步记录的心电图中，V_5 导联的 J 波明显（箭头所示），一次室性期前收缩后发生了心室颤动（引自许原等，2003）。

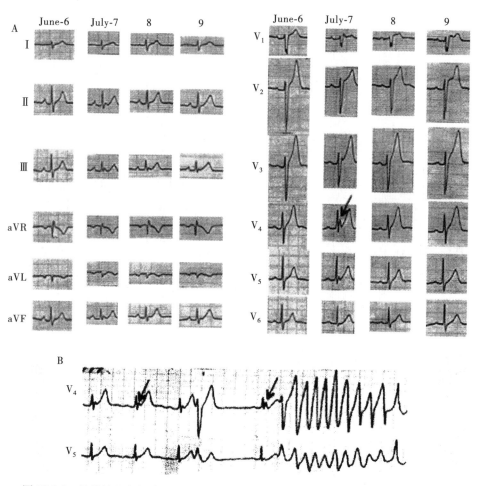

图 18-0-9 特发性心室颤动发作前数日发现 J 波增高。心室颤动发作前 J 波明显增高

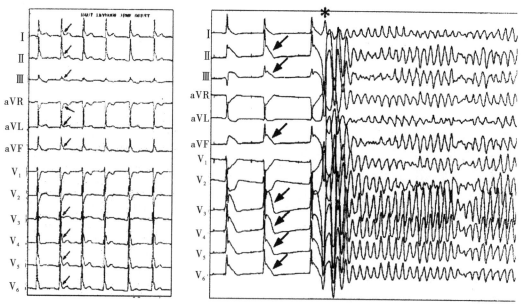

图 18-0-10 J 波增高诱发心室颤动发作

（三）特发性心室颤动发作时心电图特点

1. 触发性室性期前收缩

（1）联律间期短：每次触发多形性室性心动过速及心室颤动的室性期前收缩联律间期较短，平均联律间期为（302±52.29）ms，因室性期前收缩联律间期短故室性期前收缩的 QRS 波常在 T 波顶点（R on T 现象）或 T 波顶点后 40ms 以内（图 18-0-11）。

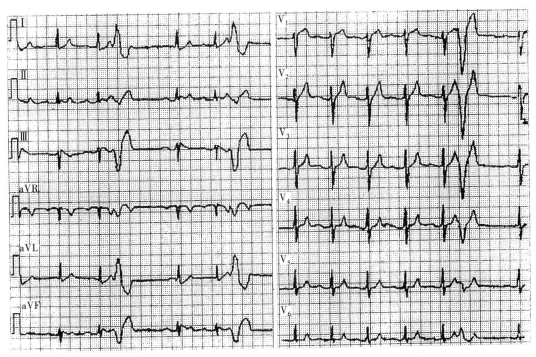

图 18-0-11 特发性心室颤动患者的短联律间期室性期前收缩
图中室性期前收缩的联律间期短而固定

（2）每次触发多形性室性心动过速与心室颤动的室性期前收缩形态常一致，不仅触发室性期前收缩的形态一致，而且紧随其后的第 2 个或第 3 个心室波的形态都极相似。提示多形性室性心动过速的心室颤动起源于同一部位。此外室性期前收缩形态可表现为左束支传导阻滞伴电轴左偏，也可为其他形态（图 18-0-12）

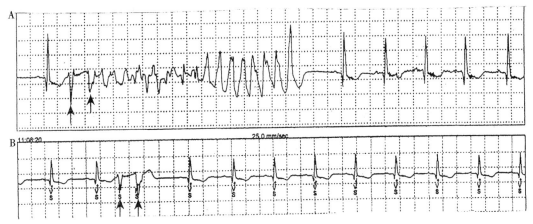

图 18-0-12 诱发室速的室性期前收缩形态一致
同一患者再次心电图记录，A 图中室性心动过速持续时间较短，B 图中只有两个连发室性期前收缩，A、B 两图中发作时前两个室性期前收缩的间期与形态完全一样（箭头指示）（引自郭继鸿，2013）

　　江洪等（2004）报道一例：男性，23 岁。反复发作晕厥 4 次，体表及动态心电图证实频发室性期前收缩要求消融治疗。8 岁时发现室性期前收缩疑为"心肌炎"。15 年来多次心电图为室性期前收缩，无明显症状。入院 1 个月反复发作晕厥 4 次，无明显诱因，发作晕厥后心电图有频发室性期前收缩（图 18-0-13）。心室晚电位和倾斜试验阴性，运动试验中室性期前收缩消失，无 ST-T 改变，动态心电图示频发单源性室性期前收缩（12034 次/24 小时），有成对出现，无室性心动过速。超声心动图正常。局麻下穿刺股静脉时患者突然意识丧失，心电图示心室颤动，经 300J 电击复律。回放 12 导联心电图可见心室颤动前有频发室性期前收缩，成对出现，诱发心室颤动的第 1 个异常 QRS 波与室性期前收缩相同（图 18-0-14）。遂放大头导管于右室起搏标测，在右心室游离壁起搏产生与室性期前收缩 12 导联心电图相同的 QRS 波。温控（50℃，50W）消融 120s，室性期前收缩消失，观察 30min 结束手术。随访 3 个月无晕厥发作，2 次动态心电图检查均无室性期前收缩。这一发现有重大意义，但是否均如此，尚须积累大量资料。

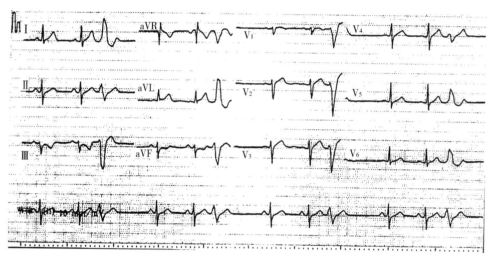

图 18-0-13　患者发作晕厥后有频发室性期前收缩（12 导联心电图）（引自江洪等，2004）

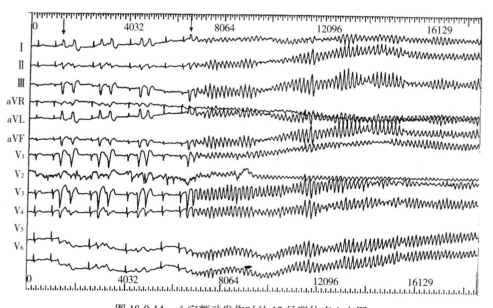

图 18-0-14　心室颤动发作时的 12 导联体表心电图

图示触发心室颤动和第 1 个 QRS 波与室性期前收缩形态相同（箭头）（引自江洪等，2004）

（3）特发性心室颤动患者室性期前收缩的 QRS 波较窄，提示起源部位不在心室外膜，而位于心内膜或其他部位。QRS 时限较短的特点，提示这些室性期前收缩可能起源于希浦系统。

Haissaguerre 等（2002）、郭成军等（2003）的初步观察，希-浦系统尤其远端浦肯野纤维的电生理异常，亦即局灶性电生理异常可能是心室颤动的起始机制—产生起源于浦肯野纤维的室性期前收缩。联律间期短、可呈 R on T 型。室性期前收缩的形态在 QRS 波初始成分陡峭或尖锐，QRS 波较窄，形态多变，但有规律。起源于右心室浦肯野纤维的室性期前收缩和心室颤动发作时第 1 个心室波为较为单一的左束支传导阻滞形态；起源于左心室浦肯野纤维者则根据其与左前或左后分支的接近程度，可分为左右分支传导阻滞型、左前分支传导阻滞型以及界于两者间的中间型 3 种基本类型（图 18-0-15）。解剖学上，浦肯野系统在心室肌组织中只占很小部分，它是由特殊纤维所构成，这些纤维与心室肌是绝缘的，直至它们在外周分支进入心室肌细胞时才不绝缘。在右心室前壁，浦肯野纤维单支（已不绝缘了）进入心室肌细胞，而在左心室和室间隔的较大区域内、浦肯野纤维至少分为 2 个以上的分支而与心室肌细胞相连接。这个解剖学特点也可以解释为什么起源自左心室的室性期前收缩的 QRS 波形态不一（图 18-0-16）。

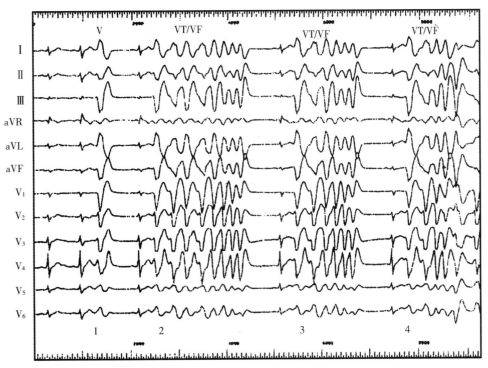

图 18-0-15　起源于右心室浦肯野纤维的室性期前收缩与短阵室性心动过速/心室颤动

自发室性期前收缩（1）与短阵室性心动过速/心室颤动的初始心搏（2、3、4）体表 12 导联 QRS
形态一致。V 为室性期前收缩；VT 为短阵室性心动过速；VF 为心室颤动（引自郭成军等，2003）

（4）特发性心室颤动时室性期前收缩的数量相对少，通常特发性心室颤动动态心电图检查时，24 小时室性期前收缩的数量较少。

（5）室性期前收缩触发多形性室性心动过速、心室颤动时，其上游心律中常无短—长—短现象。

（6）运动后室性期前收缩轻度增加，患者行平板运动试验时，室性期前收缩数量可能增多。但多数情况下室性期前收缩增加的数量不会太多。这与儿茶酚胺敏感性多形性室性心动过速患者的反应截然不同，更不会在运动中发生双向性室性心动过速、双向性室性期前收缩等。

2. 室性心动过速、心室颤动　这是特发性心室颤动患者的主要诊断依据，其形态特点与一般的心室颤动无明显差异。但患者的心室颤动常不易捕捉到，如在医院中发生的捕捉率就高，动态心电图监测或心电持续监护者捕捉率就会更高。

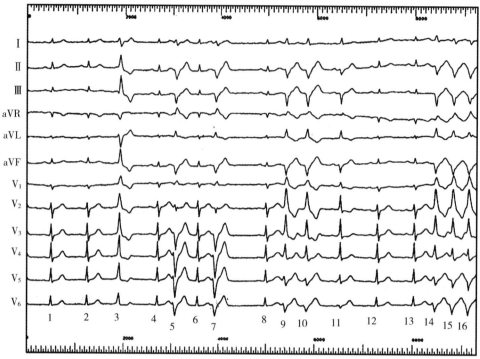

图 18-0-16　12 导联心电图上自左心室起源的室性期前收缩呈 3 种 QRS 形态

左心室浦肯野纤维起源的室性期前收缩在体表 12 导联心电图上的 QRS 形态可归为左后分支传导阻滞型（3）、左前分支传导阻滞型（5、7、9、10、14~16）和中间型（6、11）3 类。（引自郭成军，等. 2003）

在用动态心电图或心电监护仪上常可发现在心室颤动前有室性期前收缩、联律间期短、并可呈 R on T 型室性期前收缩。此外发现部分心室颤动发作前可呈多形性室性心动过速，但持续时间很短，很快蜕变成心室颤动（图 18-0-17）。

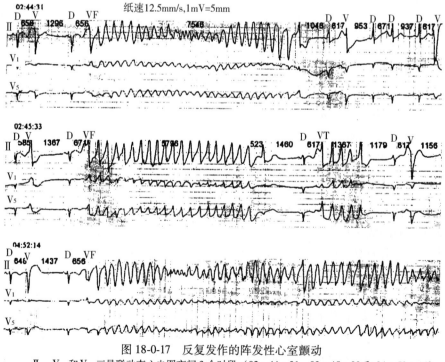

图 18-0-17　反复发作的阵发性心室颤动

Ⅱ、V_1 和 V_5 三导联动态心电图夜间 3 个时段（02：44：31，02：45：33 和 04：52：14）间断记录。D 为窦性心律；V 为室性期前收缩；VT 为室性心动过速；VF 为心室颤动。

（1）多形性室性心动过速：因患者静息时静息心电图不存在长 QT 间期，故诱发的多形性室性心动过速虽然部分患者的心室波形态明显存在尖端扭转，但仍然称其为多形性室性心动过速，不称其为尖端扭转性室性心动过速（Tdp）。单次室性期前收缩诱发的多形性室性心动过速持续相对较长。

（2）有学者发现恶性心律失常的发生风险与触发性室性期前收缩的联律间期长短呈反向关系。

（3）触发的多形性室性心动过速可以自行终止，有人发现当多形性室性心动过速 QRS 波振幅较高时，自行终止的概率高，而蜕化为心室颤动前多存在室性心动过速的加速期。

（4）心室颤动的诱发和自发：患者每次恶性室性心律失常发生时的情况相似，提示特发性心室颤动的恶性心律失常，多数起源于同一个局部病灶。心室颤动可直接被诱发，也可由多形性室性心动过速蜕变为心室颤动。

【电生理检查特点】

特发性心室颤动患者腔内电图中的 AH、HV 间期通常正常，心室不应期也正常。此可与 HV 间期延长的 Brugada 综合征和心房、心室不应期经常缩短的短 QT 综合征相鉴别。

特发性心室颤动患者的室性心动过速、心室颤动的诱发特点：

（1）每次均能被诱发，故诱发的阳性率高，当在右心室多个部位发放 2~3 个短联律间期的心室期外刺激时（联律间期可采用<200ms），有 75%~85% 的特发性心室颤动患者可被诱发出心室颤动。心室颤动一旦被诱发，则是患者心脏电生理检查的终点。依此可做出特发性心室颤动的诊断，并及早给予奎尼丁治疗。

但是，有 6%~28%QT 间期正常的正常人，当被连续发放 2~3 个短联律间期（<200ms）的室性期前刺激时，可诱发非特异性多形性室性心动过速、心室颤动。故要警惕心脏电生理检查可出现假阳性反应。

（2）心室期前刺激诱发出多形性室性心动过速、心室颤动时，可能存在刺激的依赖性。但右心室心尖部和右心室流出道本身不应期长短不能预测那一部位更易诱发室性心动过速、心室颤动。少数患者需要在左心室刺激才被激发。

（3）每次能被诱发的室性快速性心律失常的发作形式和 QRS 波形态十分相似，而且多数都经多形性室性心动过速蜕变为心室颤动（图 18-0-18）。

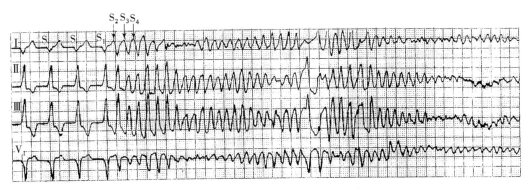

图 18-0-18　心脏电生理检查中诱发室颤

于右心室流出道发放心室刺激，刺激间期：S_1S_1 间期 600ms，3 次期外刺激的间期分别为 S_1S_2 240ms、$S_2S_3$190ms、$S_3S_4$220ms，刺激后引发心室颤动（引自郭继鸿，2013）

浦肯野纤维电位：在特发性心室颤动患者心电生理检查及仔细标测过程中，常在消融的有效靶位记录到局部心室的浦肯野纤维电位，记录到该电位的成功率高达85%（23/27）。此外，该电位常早于局部心室电位（11±5）ms，而比自发的心室异位电活动提早（10±15）ms。这些结果说明，多数患者室性期前收缩的触发位点都位于浦肯野纤维网内，仅少数室性期前收缩起源于右心室流出道。

【诊断】

特发性心室颤动是一个比较难的诊断。

特发性心室颤动在室性心动过速、心室颤动发作时的诊断：发作时因心电图有特征的表现。如短联律间期室性期前收缩触发多形性室性心动过速或心室颤动。因此，临床诊断相对容易。但诊断时还要注意与心肌缺血、Brugada综合征、短QT综合征等相鉴别。

特发性心室颤动患者在没有心脏性晕厥发作、也没有发作时心电图记录时的诊断　虽然心律失常性晕厥的发生率高，但发作时的心律失常心电图有时很难捕捉到。此时，需要按诊断程序，并在诊断过程中逐一排除所有混杂因素后作出诊断（图18-0-19）。

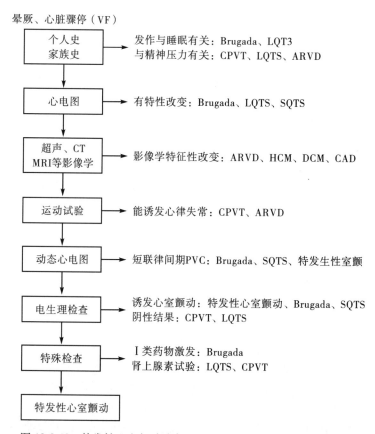

图18-0-19　特发性心室颤动诊断的流程（引自郭继鸿，等. 2013）

诊断特发性心室颤动患者必须有经心电图记录证实的心室颤动的发生，如无此条件诊断不能成立。但一些学者通过Holter、心电监护等发现，有一部分患者最初记录到的是多形性室性心动过速或心脏骤停，很快发展为心室颤动、伴有晕厥或猝死。这种情况下也应诊断为心室颤动。

在病程中如出现单形性室性心动过速可以排除特发性心室颤动。

有人认为特发性心室颤动的诊断并不意味着患者的心脏不一定完全正常，可以有轻微的心脏异常，但是不至于导致心室颤动，如一度房室传导阻滞、阵发性心房颤动、二尖瓣脱垂等。

总之，特发性心室颤动的诊断：①必须要有心电图证实的心室颤动的发生；②需要做好仔细的排他法（见鉴别诊断）。

【鉴别诊断】

特发性心室颤动需要鉴别的项目多，应抓住关键的鉴别点。

1. 极短联律间期型多形性室性心动过速　既往甚至至今仍有一些学者将极短联律间期型室性心动过速归为特发性心室颤动。两者确有许多类似之处。但前者可分为原发性和获得性两大类，获得性者均有病因可寻，而原发性者未发现有器质性心脏病、也非离子通道疾病，但对维拉帕米有特效，也无特发性 J 波（早复极）出现。联律间期间大多≤300ms。而特发性心室颤动维拉帕米无效，而奎尼丁有效，与早复极（J 波）有密切关系，特发性 J 波抬高可诱发心室颤动等故二者仍有明显的不同。

2. 儿茶酚胺敏感性多形性室性心动过速（CPVT）　两者相似点：多形性室性心动过速、心室颤动引发心脏性晕厥的发作次数相对较多。鉴别点：①首次发病年龄：CPVT 首发年龄低；②平板运动试验：CPVT 患者常有病理性反应，如运动诱发多形性室性期前收缩、双向性室性心动过速、多形性室性心动过速、甚至心室颤动。还能诱发这些更复杂的心律失常，运动仅能使室性期前收缩增多；③β-受体阻滞剂治疗有良好反应者，更倾向于 CPVT 的诊断。

3. Brugada 综合征　部分 Brugada 综合征患者不伴有右胸导联心电图三联症。患者多见于中青年男性患者，因此在 1991 年前尚未正式提出 Brugada 综合征时，很多病例均认为系特发性心室颤动。鉴别点：①Brugada 综合征的诊断标准为 I 型 Brugada 波+室性心动过速或心室颤动；②静息时心电图右胸导联多有三联征特征性改变；③ I 类抗心律失常药可使 40%的患者出现典型心电图改变。

4. 短 QT 综合征（SQTS）　与特发性心室颤动相似点：两者均有自发与诱发多形性室性心动过速与心室颤动；奎尼丁治疗两者均有效；ICD 植入后两者都能发生 T 波超感知而引发误放电；两者QT 间期均不出现相应延长。鉴别点：①SQTS 的 QTc 间期大多数<300ms；而特发性心室颤动大多正常，部分患者可轻度缩短为 340~360ms；②SQTS 患者部分可出现单形性室性心动过速；而转发性心室颤动如出现单形性室性心动过速即可否定其诊断。

5. 长 QT 综合征（LQTS）　88%的 LQTS 患者体表心电图有 QT 间期或 QTc 间期延长>440ms。肾上腺素激发试验能充分显示 LQT1 患者 QT 间期特征性变化。

6. 右心室流出道室性心动过速、室性期前收缩　特发性室性心动过速不伴器质性心脏病，其中起源于右心室流出道的室性期前收缩具备短联律间期，并能诱发出室性心动过速，而心室颤动很少能诱发。室性心动过速多为单形性室性心动过速。特发性心室颤动虽可由短联律间期被诱发，并容易被诱发出多形性室性心动过速或心室颤动，但没有单形性室性心动过速被诱出。二者鉴别并不困难。

7. 药物、酗酒或吸毒　大环内酯类、三环抗抑郁药物、Ⅱ类抗心律失常药物等，都可以延长 QT间期引起尖端扭转性室性心动过速。问病史一定要询问药物应用和饮酒情况，酒精性心肌病容易出现室性心动过速或心室颤动。如怀疑吸毒，要进行尿检。

8. 缺血性心肌病　心脏性猝死可为首发症状，往往发病之前可无症状。冠脉造影通常诊断冠心病至少要一支动脉超过 50%狭窄，狭窄 25%~40%时则需要做激发试验以除外痉挛因素造成缺血。冠脉肌桥（心肌桥）一般不会引起缺血发作导致猝死。但如果幸存者存在冠脉桥，一定要行核素扫描除外肌桥引起缺血发作。

9. 扩张型心肌病　诊断需超声确诊。需要注意的是心室颤动幸存者，必须在 24 小时以后进行超声心动图检查，否则心肺复苏后心脏收缩、舒张功能没有完全恢复，影响结果。轻微的心脏扩大和射血分数降低，可能是疾病的早期征象，不容忽视。

10. 肥厚型心肌病　大多数心室颤动幸存者如果有肥厚型心肌病，通过临床病史、体检、心电图、超声心动图等检查不难诊断。这种疾病大多有家族遗传倾向，随着基因的研究进展，将来对心室颤动幸存者可用基因芯片进行诊断。

11. 致心律失常性右心室心肌病（ARVC）　心脏性猝死往往是 ARVC 的首发症状，确诊需要组织学的证据。右心室心肌纤维化和脂肪变性，超声心动图可见室壁运动障碍、磁共振对诊断有一定价值。但轻微病变早期诊断还是很困难的。30%患者有家族史。对于心脏性猝死幸存者，需要系统临床评估和严密随访除外诊断。

12. 迷走神经介导的血管心脏抑制性晕厥　主要原因是心动过缓。但是最近发表的报道提示迷走神经张力增加可引起源于右心室流出道的室性期前收缩增加。继而出现室性心动过速、心室颤动，即迷走神经介导的特发性心室颤动。因此，迷走神经介导的晕厥也不总是安全的良性晕厥。对这样的患者，一定要在进行倾斜试验的同时，严密进行心电监测，以除外特发性心室颤动。

13. 夜间猝死综合征　发生有区域性和独特的临床表现。目前认为是一种独立的临床综合征，原因不明。主要分布在东南亚。在老挝称为 "Tai-lai"；在日本称为 Pokkuri，在菲律宾称为 Bangungut 等，主要累及中青年男性，夜间出现呼吸困难、梦魇、猝死。Brugada 综合征可能是潜在的原因之一。

14. 预激综合征合并心房颤动　旁道前传可以引起心室颤动、猝死。洋地黄可引发。左侧旁道心电图很难诊断，如旁道不应期小于 250ms，运动就会诱发晕厥。对这样 "心电图正常" 的患者需要行心电生理检查。

15. 心肌炎　可以导致猝死的证据来自美军士兵死亡之后的尸体解剖，至于没有其他的临床表现，单纯心肌炎是否可以导致猝死尚无定论。

16. 浸润性心肌病　病变侵及大部分心肌主要依靠影像学诊断，即使肺或皮肤活检阴性若心肌活检阳性就可确诊。

除上述外还有一些较罕见的疾病亦可引起猝死、心室颤动，不一一介绍。总之，在诊断鉴别诊断时要冷静地全面的去考虑。

上述介绍可知心室颤动可分为两大类：一类是病因不明的特发性心室颤动，另一类为有许多病因导致的心室颤动，并分别各有特色。这提示可否将特发性心室颤动命名为原发性心室颤动，而另一类统称获得性（或继发性）心室颤动。

取消心肌梗死时原发性和继发性心室颤动的命名，以免混淆。

【治疗及预后】

由于特发性心室颤动的猝死者与幸存者未能表现任何共同的临床特点，心室颤动发生时无任何诱因及先驱症状，使这些患者自发和复发的危险因素很难确定。

特发性心室颤动一旦确诊，治疗措施应包括：植入 ICD、奎尼丁药物治疗、病灶位点的射频消融，或以上治疗的联合应用。

（一）心室颤动发作时的治疗

按心肺复苏程序处理。强调电击复律、电除颤。临时心脏起搏器应尽早应用。

（二）特发性心室颤动发作后幸存者的预防治疗

1. 药物治疗　均系零散报道。

（1）奎尼丁：一组报道 17 例特发性心室颤动幸存患者，服用奎尼丁后可预防程序刺激诱发持续性多形性室性心动过速，随访 12~93 个月中，患者一直未发生恶性室性心律失常；另一组报道服用奎尼丁 13 例中随访 5~8 个月期间有 7 例复发心室颤动。有报道 1 例用奎尼丁治疗 40 年，室性心动过速、心室颤动未再复发。因此，对某些患者除 ICD 治疗外，奎尼丁治疗可能是唯一适当的选择。

（图 18-0-20）（图 18-0-21）

奎尼丁的作用机制是抑制多种离子流，包括 I_{to} 电流。

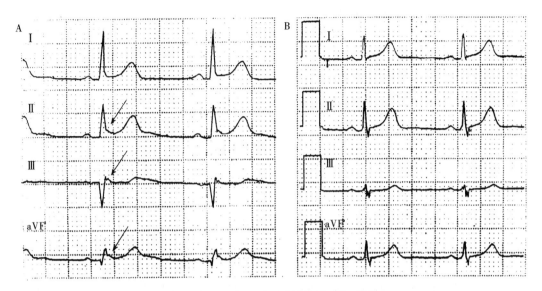

图 18-0-20　服奎尼丁后早复极（J）消失

A 图：患者两年前发生 36 次心室颤动并伴Ⅱ、Ⅲ、aVF 导联有早复极改变；

B 图：口服奎尼丁 600mg/d 后早复极心电图消失。随访 18 个月未发生心室颤动。

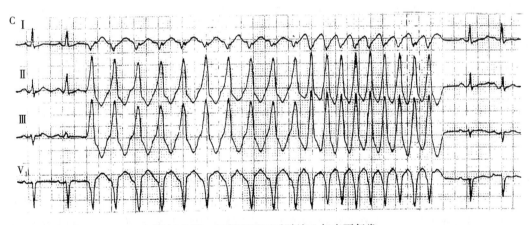

图 18-0-21　口服奎尼丁后随访 5 年未再复发。

一例特发性心室颤动发生过猝死幸存者口服奎尼丁 5 天后短阵联律间期的心室刺激不再夺获心室，而且多个心室期前刺激不再诱发室性心动过速、心室颤动，随访 5 年未再复发。（引自郭继鸿，2013）

2. 其他药物　欧洲国际心脏病协会的 UCARE 登记处资料表明Ⅰa 类抗心律失常药物的治疗效果不佳。160 例中有 15 例用钠通道阻滞剂治疗，其中 5 例复发了室性心动过速（多形性）、心室颤动。2 人猝死。

β-受体阻滞剂：Bhandari 等报道 4 例服用 β-受体阻滞剂。服药后电生理检查未能诱发出多形性室性心动过速、心室颤动。随访平均 27 个月均健在，无发作。另有报道 2 例服用 β-受体阻滞剂，在随访期中发生心室颤动而死亡。UCARE 指出 β-受体阻滞剂、Ⅰc 类药物对待心室颤动的预防是不充分的。文献中报道 3 例服胺碘酮后均因心室颤动复发而死亡。

虽然上述的疗效报道的结果不一，但多数学者仍认为服用一定的抗心律失常药物很重要。

3. 2009 年 Haissaguerre 研究了 122 例植入 ICD 的特发性心室颤动伴发早复极心电图改变的特点，并进行了电风暴发作时药物抑制电风暴和预防再发作的试验。结果显示：有效抑制电风暴的药物：胺碘酮 3/10 例，β-受体阻滞剂、维拉帕米、利多卡因、美西律无效。在心室颤动复发预防试验中，β-受体阻滞剂 2/16 可预防，胺碘酮 1/7 有效，奎尼丁 9/9 有效。而美西律 0/4、维拉帕米 0/4 治疗有效。电风暴发作后，异丙肾上腺素仅使 1/7 的患者有效预防电风暴。临床上发现异丙肾上腺素可有效抑制患者的电风暴与其能有效终止心动过缓依赖性尖端扭转型室性心动过速的机制一样。因为异丙肾上腺素能增强跨 L 型通道的钙离子流，进而降低局部的电压梯度，并通过心率的提高增加 I_{to} 电流的强度。

2. 植入心脏复律除颤器（ICD）ICD 是预防患者因多形性室性心动过速、心室颤动的发作而猝死的最有效方法，甚至认为 ICD 是特发性心室颤动治疗的唯一有效措施。即使在奎尼丁治疗长期有效及射频消融治疗已得明显疗效时，但只能作为辅助性治疗而不能替代 ICD 治疗。

UCARE 资料中 4 例植入 IC 在，有效成功地除颤后无一例死亡。植入 ICD 患者的随访中，75% 的患者未发生心室颤动，但有 11% 的 ICD 发生过不适当的放电。也有认为 ICD 的植入仅对 25% 的患者有治疗和预防意义。但是目前仍然主张特发性心室颤动一旦诊断，应尽早植入 ICD 治疗。

3. 射频导管消融特发性心室颤动多数由短联律间期的室性期前收缩触发，室性期前收缩主要起源存在早复极改变心肌区域的浦肯野系统，该起源部位相对固定而局限。希浦系统在特发性心室颤动的发生与维持方面起着重要作用。射频消融主要是破坏触发多形性室性心动过速、心室颤动起源于浦肯野纤维的室性期前收缩病灶。

1992 年 Aizawa 等首先报道了射频消融能成功治疗特发性心室颤动。

在许多特发性心室颤动的病例中发现心室颤动是由浦肯野纤维起源的室性期前收缩触发的；在少数特发性心室颤动是由于心室肌起源的室性期前收缩触发的。在电风暴中可标测到是由室性期前收缩诱发的。

1992 年、2002 年 Haissaguerre 等报道共 27 例特发性心室颤动存活患者行射频消融术，其特点如下：

（1）患者均有反复发作的心室颤动和心肺复苏史。均植入了 ICD。

（2）心电图上发现第 1 个心室颤动的室性期前收缩和心脏复苏前室性期前收缩的形态及配对间期均一致。

（3）电生理检查证实，通过心内标测发现诱发心室颤动的室性期前收缩是起源于浦肯野纤维和心室肌。在室性期前收缩和窦性心律时，如果在心内电图前均可记录到一次高尖电位，即为浦肯野纤维起源的室性期前收缩；如果在心内电图前无浦肯野纤维电位图就称为由心室肌起源的室性期前收缩。标测结果：①27 例中有 23 例（85%）室性期前收缩起源于浦肯野纤维，（在左心室间隔部 10 例占 43%；右心室前部 9 例占 39%；双侧心室起源的 4 例占 17%）。在室性期前收缩起源部位的希浦系统远端可记录到心室肌除极提前 10～150ms 的浦肯野纤维（P）电位，其可产生短联律间期的室性期前收缩，进而诱发心室颤动。27 例中诱发多形性室性心动过速、心室颤动的室性期前收缩 85% 占起源于左心室或右心室浦肯野纤维。②心室肌起源的室性期前收缩有 4 例（14%）。

（4）射频消融成功率 100%。

（5）27 例中有 24 例（89%）在不伴用抗心律失常药物情况下随访（24±28）个月，患者未再发生室性心动过速、心室颤动（图 18-0-22）。

2009 年 Knecht 等也对 38 例特发性心室颤动患者进行了室性期前收缩的射频消融术，其中 33 例起源于浦肯野纤维，5 例起源于心室肌（图 18-0-23）

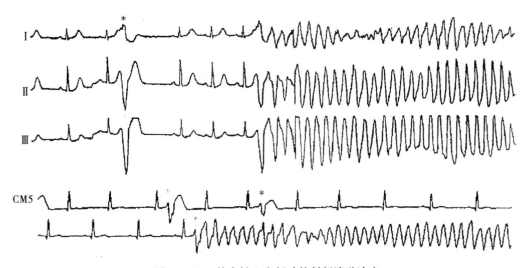

图 18-0-22　特发性心室颤动的射频消融治疗

同一形态的室性期前收缩诱发心室颤动，成功消融室性期前收缩后心室颤动发作得到有效抑制。（引自 Haissagure 等，2002）

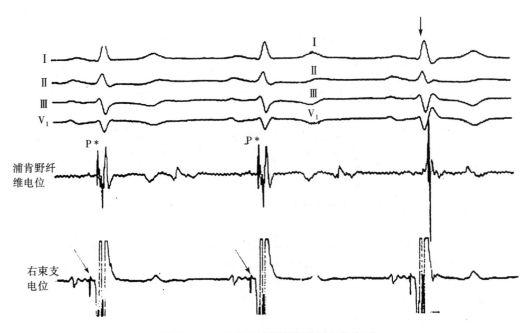

图 18-0-23　特发性室颤射频消融的靶点图

靶点图中可见浦肯野纤维的 P 电位（星号指示），导管的机械性损伤使最后一个心动周期中该电位消失（箭头指示）（引自 Knecht 等，2009）

一组报告 22 个中心有 206 例特发性心室颤动患者有 2 个特点：①对其中 8 例患者行电生理检查，在标测中诱发心室颤动的室性期前收缩其起源灶与异常复极的部位一致。共标测到 26 个不同室性期前收缩的起源，其起源部位主要分布在心室肌和浦肯野纤维组织，经射频导管消融 8 例中有 5 例患者的室性期前收缩被消融成功。②复苏成功患者早复极的发生率为 31%。

由于射频消融治疗特发性心室颤动已取得明显疗效（但是病例太少），尚不能替代 ICD 的治疗及预防作用，故目前其只能为 ICD 的辅助治疗。主要目的仍是减少心室颤动的发作，减少 ICD 的放电次数。

目前报道的射频消融的成功率为 81%～100%，但心室颤动的复发率为 0～20%。

郭成军等（2003）在国内首次报道对 4 例特发性心室颤动存活患者，在常规进行电生理检查后，在 S_1S_1 心室起搏时引进 S_2、S_3 和 S_4 心室期前刺激及短阵快速刺激，还加用了异丙肾上腺素静脉滴注，诱发出了心室颤动及室性期前收缩、多形性室性心动过速。用激动顺序法标测到期前的室性期前收缩的起源处。消融靶点是期前程度最大的室性期前收缩的浦肯野电位。这 4 例的室性期前收缩起源处，分别在右束支远端乳头肌周围（1 例）和室间隔左侧面（3 例）。经多次放电消融后室性期前收缩、室性心动过速消失，用术前同样的刺激方法未再诱发出心室颤动。术后随访 11 个月至 3 年（其中 3 例停服抗心律失常药）无心室颤动或晕厥复发。疗效显著（图 18-0-24、25、26、27）。

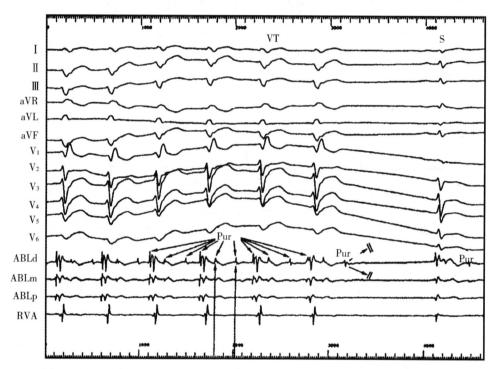

图 18-0-24　逐点消融至多发浦肯野电位与周围心肌完全分离，室性心动过速终止

放电消融使浦肯野电位传出阻滞，逐渐与周围心肌分离，室性心动过速频率减慢，最后终止。VT:
室性心动过速；S：窦性心律；RVA：右心室心尖部；ABLp：消融导管近端；ABLm：消融导管中部；
ABLd：消融导管远端；Pur：浦肯野电位（引自郭成军等，2003）。

郭成军等指出射频消融室性期前收缩（或短阵室性心动过速）来防治心室颤动的病例选择指征可以考虑以下几点：

（1）心脏骤停幸存者，但无力或拒绝接受 ICD 治疗，而心脏骤停经心电图或动态心电图证实是心室颤动所致。

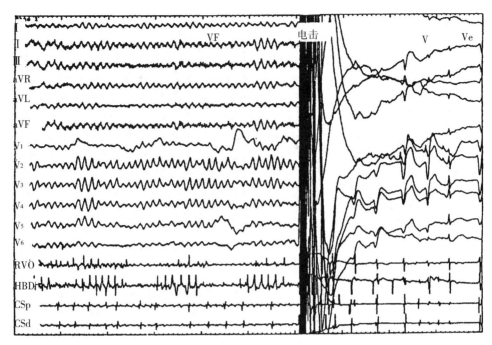

图 18-0-25　电位除颤后自发左心室间隔室性期前收缩

RVO：右心室流出道；CSp：冠状静脉窦近端；CSd：冠状静脉窦远端；HBE：希氏束；VF：心室颤动；V：室性期前收缩；Ve：室性逸搏（引自郭成军等，2003）

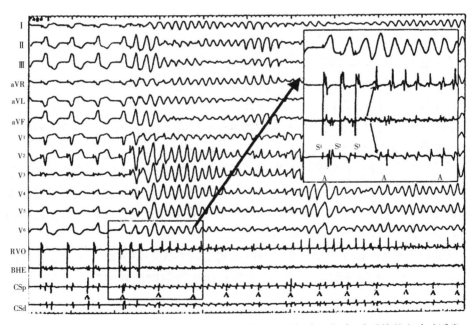

图 18-0-26　右心室流出道期前刺激（S₂-S₃）诱发心室颤动，由希-浦系统的电冲动诱发

期前刺激诱发心室颤动，初始阶段右心室与左心室为有序电冲动，希氏束记录为无序电冲动，且最早发生，频率最快，心室颤动由希-浦系统的电冲动所诱发和参与。RVO：右心室流出道；CSp：冠状静脉窦近端；CSd：冠状静脉窦远端；HBE：希氏束；A：心房波（引自郭成军等，2003）

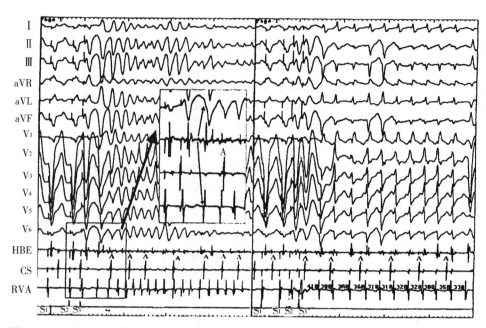

图 18-0-27　右心室心尖部期前刺激 S_1-S_2 诱发心室颤动（左），S_2-S_3 诱发室性心动过速（右）

　　右心室心尖部期前刺激 S_1-S_2 诱发心室颤动。心室颤动初始心内电图，右心室与左心室为有序电冲动，希氏束为无序电冲动，且最早发生，频率最快，心室颤动由希-浦系统的电冲动触发和参与。S_2-S_3 诱发室性心动过速，体表 QRS 窄，形态与临床室性心动过速相似，形态多样，起源于左心室浦肯野纤维。RVA：右心室心尖部；CS：冠状静脉窦；HBE：希氏束（引自郭成军等，2003）。

　　（2）临床和实验室检查证据可以排除一过性或可逆性原因引起的心室颤动，如急性冠状动脉综合征（急性心肌缺血）、血清电解质紊乱、急性药物中毒等。

　　（3）心电图和/或动态心电图发现频发室性期前收缩、短阵室性心动过速、多形性室性心动过速，或阵发性自限的心室颤动或无症状的心室颤动。

　　（4）室性心律失常经过积极的抗心律失常药物治疗后仍有室性心动过速/心室颤动发作的患者或仍有晕厥（心脏骤停）发作的患者。

　　自从开辟了射频导管消融治疗特发性心室颤动成功后，国内外学者尝试通过射频消融的方式来治疗不同原因的获得性（继发性）心室颤动，例如心肌梗死、心肌病、遗传性离子通道疾病等所致心室颤动。主要通过消除诱发心室颤动的室性期前收缩或消除可诱发心室颤动的室性心动过速、改良心律失常基质等，已获得了初步的可喜成功。

　　特发性心室颤动在平均随访 6 年中，超过 40% 的患者将再发心室颤动。在明确特发性心室颤动诊断后（3.4±2.3）年中，心室颤动复发率高达 39%；而进行射频消融治疗的患者也有部分复发心室颤动。

参 考 文 献

1. 刘念，陆再英. 心脏动作电位时限整复性—心室颤动电活动的决定因素. 中华心律失常学杂志，2002，6（6）：363.

2. 卢才义，毛树森，刘朝中，等. 58 例心室颤动患者临床分析. 中国心脏起搏与心电生理杂志，1999，13（4）：215.

3. 中华心血管病杂志抗心律失常药物治疗专题组. 抗心律失常药物治疗建议. 中华心血管病杂志，2001，29

（6）：323.

4. 蒋文平. 胺碘酮的临床应用. 中国心脏起搏与心电生理杂志，2001，15(5)：289.

5. Witkowski FX, Leon LJ, Penkoske PA, et al. Spatiotemporal evolution of ventricular fibrillation. Nature, 1998, 392：78.

6. Qu Z, Kil J, Xie F, et al. Scroll wave dynamics in a three-dimensional cardiac tissue model: Roles of restitution, thickness, and fiber rotation. Biophys J, 2000, 78：2761.

7. Akar FG, Laurita KR, Rosenbaum DS. Cellular basis for dispersion of repolarization underlying reentrant arrhythmias. J Electrocardiol, 2000, 33（Suppl）：23.

8. Saumarez RC, Heald S, Gill L, et al. Primary ventricular fibrillation is associated with increased paced right ventricular electrogram farction. Circulation, 1995, 92：565.

9. 中华医学会心电生理和起搏分会，中国生物医学工程学会心脏起搏与电生理分会 ICD 专家工作组. 埋藏式心脏转复除颤器（ICD）：目前认识和建议. 中国心脏起搏与心电生理杂志，2002，16：321.

10. 郭成军，吕树铮，王天松. 希氏-普肯耶系统电冲动与实验性室性心律失常的关系. 中国心脏起搏与心电生理杂志，2004，18(5)：369.

11. 郭成军，张英川，方冬平，等. 短 Q-T 综合征多频率室性心动过速和心室颤动的机理与消融治疗. 中国心脏起搏与心电生理杂志，2005，19(1)：23.

12. 江洪，赵冬冬. 心室颤动机制的研究现状. 中国心脏起搏与心电生理杂志，2006，20(2)：97.

13. Wiggers CJ, Bell JR, Paine M. Studies of ventricular fibrillation caused hy electric shock. II. Cinematographic and electrocardiograpnic observation of the natural process in the dog's heart. Its inhibition by potassium and the revival of coordinated beats by calcium. Am Heart J, 1930, 5：351.

14. Weiss JN. Ventricular fibrillation: Experimental and theoretical developments. Cardiac Electrophysiology Review, 2001, 5：343.

15. Chen PS, Wolf PD, Dixon EG, et al. Mechanism of ventricular vulnerability to singles premature stimuli in open-chest dogs. Circ Res, 1988, 62：1191.

16. Gray RA, Jalife L, Panfilov AV, et al. Mecanisms of cardiac fibrillation. Science, 1995, 270：1222.

17. Wu TJ, Kim YH, Yashima M, et al. Progressive actio potantial duration shortening and the conversion from atrial flutter to atrial fibrillation in the isolated canine right atrium. J Am Coll Cardiol, 2001, 38：1757.

18. Kim YH, Xie F, Yashima M, et al. Role of papillary muscle in the generation and maintenance of reentry during ventricular tachycardia and fibrillation in isolated swine right ventricle. Circulation, 1999, 100：1450.

19. Jalife J. Ventricular fibrillation: Mechanisms of initiation and maintence. Annu Rev Physiol, 2000, 62：25.

20. Zaitsev AV, Berenfeld O, Mironov SF, et al. Distribution of excitation frequencies on the epicardial and endocardial surfaces of fibrillation ventricular wall of the sheep heart. Circ Ros, 2000, 86：408.

21. Haissaguerre M, Shah DC, Jais P, et al. Role of Pukinje conducting system in triggering of idiopathic ventricular fibrillation. Lanect, 2002, 350：677.

22. 郭继鸿. 特发性心室颤动. 临床心电学杂志，1997，6(3)：178.

23. 郭继鸿. Osborn 波及其临床应用意义. 临床心电学杂志，1999，8(1)：54.

24. 许原，陈海红，李立昆. 特发性 J 波与心室颤动. 临床心电学杂志，2003，12(2)：122.

25. 章华萍，徐颖鹤，林荣海，等. 植入型心律转复除颤器治疗特发性心室颤动一例. 中华心律失常学杂志，2001，5（6）：378.

26. 郭成军，张英川，方冬平，等. 射频消融触发心室颤动的室性期前收缩治疗心室颤动. 中华心律失常学杂志，2003；7(2)：80.

27. 陈新，华伟. 消融治疗心室颤动的可喜尝试. 中华心律失常学杂志，2003，7(2)：69.

28. 叶新和，骆秉铨，胡大一. 几种特殊类型的多形性室性心动过速分类、诊断及治疗对策. 中国心脏起搏与心电生理杂志，2000，14(2)：89.

29. Belhassen B, Shapira L, Shoshani D, et al. Idiopathic ventricular and beneficial effects of class lantiarrhythmic agents. Circulation, 1987, 75：809.

30. Belhassen B, Pelleg A, Miller HI, et al. Serial electrophysiological studies in a yong patient with recurrent ventricular fibrillation. PACE, 1981, 4：92.

31. Wever FD. Unfavorable outcome in patients with primary electrical disease who survive ventricular fibrillation. Circulation, 1994, 89：2456.

32. Tung R, Shen W, Hammill S, et al. Idiopathic ventricular fibrillation in out-of-hospital cardiac aeeest survivor, PACE, 1994, 17：405.

33. Meissner M, Lehmann M, Steinman R, et al. Ventricular fibrillation in patients without significant structural heart disease：A multicenter experience with implantable cardioverter defibrillator therapy. J Am Coll Cardiol, 1993, 21：1406.

34. Haissaguerre M, Shoda M, Jais P, et al. Mapping and ablation of idiopathic ventricular fibrillation. Cieculation, 2002, 106：962.

35. Nakagawa H, Beckman KJ, McClelland JM, et al. Radiofrequency catheter ablation of idiopathic left ventricular tachycardia guided by a Purkinje potential. Circulation, 1993, 88：2607.

36. Kim YH, Xie F, Yashima M, et al. Role of papillary muscle in the generation and maintenance reentry during ventricular tachycardia and fibrillation in isolated swine right ventricle. Circulation, 1999, 100：1450.

37. 朱俊. 抗室性心动过速及心室颤动药物临床应用评价. 中国心脏起搏与心电生理杂志, 2006, 20(2)：107.

38. 江洪, 杨波, 唐其柱, 等. 射频消融室性期前收缩治疗特发性心室颤动（附一例报道）. 中国心脏起搏与心电生理杂志, 2004, 18(6)：429.

39. 牟华明, 庞小华, 杨建军, 等. 射频消融诱发心室颤动的室性期前收缩治疗特发性心室颤动一例. 中国心脏起搏与心电生理杂志, 2006, 20(3)：276.

40. Saliba W, Karim AA, Tchou P, et al. Ventricular fibrillation：Abblation of a trigger?. J Cardiovasc Electrophysiol, 2002, 13：1296.

41. Weerasooriya R, Hsu LF, Scavee C, et al. Catheter ablation of ventricular fibrillation in structurally normal heart targetting the RVOT and Purkinje ectopy. Herz, 2003, 28：598.

42. Li Yi-gang, Gronefeld G, Israel C, et al. Catheter ablation of frequen recurring ventricular fibrillation in a patient after aortic valve repair. J Cardiovas Electrophysiol, 2004, 15：90.

43. Wever EFD, Robles de Medina EO. Sudden death in patients without structural heart dissease. J Am Coll Cardiol, 2004, 43：1137.

44. 郭继鸿. 特发性室颤. 中国心律学, 2013, 134.

45. 杨延宗. 特发性室颤与早期复极综合征. 中国心律学. 2013, 405.

46. Belhassen B, Shapira I, Shoshani D, et al. ldiopathic ventricular fibrillation：inducibility and beneficial effects of class I antiarrhythmic agents. Circulation, 1987, 75：809-816.

47. Viskin S, Belhassen B. Idiopathic ventricular fibrillation. Am Heart J, 1990, 120：661-671.

48. Aizawa Y, Tamura M, Chinushi M, et al. An attempt at electrical catheter ablation of the arrhythmogenic area in idiopathic ventrie ular fibrillation. Am Heart J, 1992, 123：257-260.

49. Zipes DP, Wellens HJ. Sudden Cardiac death. Circulation, 1998, 98：2334-2351.

50. Yan GX, Antzelevitch C. Cellular basis for Brugada syndrome and other mechanisms of arrhythmogenesis associated with STsegment elevation. Circulation, 1999, 100：1660-1666.

51. Boineau JP. The early repolarization variant-normal or a marker of heart disease in certain subjects. J of Electrocadiol, 2007, 40：3. e11-3. e16.

52. Consensus Statement of the Joint Steering Committees of the Unexplained Cardiac Arrest Registry of Europe and of the Idiopathic Ventricular Fibrillation Registry of the United States. Survivors of Out-of-Hospital Cardiac Arrest With Apparently Normal Heart. Circulation, 1997, 95 (1)：265-272.

53. Takagi M, Aihara N, Takahi H, et al. Glinical characteristics of patients with spontaneous or inducible ventricular fibrillation without apparent heart disease presenting with J wave and ST segment elevation in inferior leads. J Cardiovasc Electrophysiolo, 2000, 11：844-848.

54. Haissaguerre M, Shoda M, Jais P, et al. Mapping and ablation of idiopathic ventricular fibrillation. Circulation, 2002,

106：962

55. Haissaguerre M, Shah DC, Jais P, et al. Role of Purkinje conducting system in triggering of idiopathic ventricular fibrillation. Lancet . 2002 . 359：677-678.

56. Surawicz B, Parikh SR. Prevalence of male and female patterns of early ventricular repolarization in the normal ECG of male and female from childhood to old age. J Am Coll Cardiol, 2002, 40：1870-1874.

57. Yan GX, Lankipalli RS, Burke JF, et al. Ventricular repolarization components on the electrocardiogram. Cellular basis and clinical significant. J Am Coll Cardiol, 2003, 42：401-409.

58. Letsas KP, Efremidis M, Pappas LK, et al. Early repolarization syndrome：is it always benign? Int J Cardiol, 2007, 114：390-392.

59. Boineau JP. The early repolarization variant-an electrocardographic enigma with both QRS and J-STT anomalies, J of Electrocariol, 2007, 40：3. e1-3. el0.

60. Tilz RR, Fedele L, Satomi K, et al. Idiopathic ventricular fibrillation. Herz, 2007, 32：233-239.

61. Masaharu K, Sei T, Kojiro T, et al. A case of vagally mediated idiopathic ventricular fibrillation. Cardiovascular Medicine, 2008, 5 (2)：111-115.

62. Chen kui, HuangCong-xin, Wang xi, et al. Characteristic of the Prevalence of J Wave in Apparently Healthy. Chinese Adults, 2008, 39：232-235.

63. Knecht S, Sacher F, Haissaguerre M, et al. Long-term follow-up of idiopathic ventricular fibrillation ablation：a multicenter study. J Am Coll Cardiol, 2009, 54：522-528 .

64. Kawata H, Noda T, Yamada Y, et al. Effect of sodium-channel blockade on early repolarization in inferior/lateral leads in patients with idiopathic ventricular fibrillation and Brugada syndrome Heart Rhythrm, 2012, 9 (1)：77-83.

65. Watanabe H, Nogami A, Ohkubo K, et al. Clinical characteristics and risk of arrhythmia recurrences in patients with idiopathir ventricular fibrillation associated with earlv repolarization. lnt J Cardiol, 2012, 159：238-240

66. Aizawa Y, Sato A, Haissaguerre M, et al. Dynamicity of the J-wave in idiopathic ventricular fibrillation with a special reference to pause-dependent augmentation of the J-wave J Am Coll Cardiol, 2012, 59：1948-1953.

67. 夏宏器, 邓开伯. 实用心律失常学. 第2版. 北京：中国协和医科大学出版社, 2008, 938~948.

第十九章 电 风 暴

电风暴（electrical storm，ES）亦称心室电风暴（ventricular electrical storm，VES）室性心动过速风暴（ventricular tachycardia storm），交感风暴（sympathetic storm）、儿茶酚胺风暴、ICD 电风暴等。

2006 年 ACC/AHA/ESC 室性心律失常的诊疗和心源性猝死预防指南首次将电风暴定义为 24 小时内自发 2 次或 2 次以上室性心动过速或心室颤动。通常需要电转复和电除颤等紧急治疗的临床症候群。近年来随着 ICD 应用的推广，电风暴又被定义为：在 24 小时内发生至少 3 次或 3 次以上明确的室性心动过速和（或）心室颤动，导致 ICD 干预〔包括抗心动过速起搏和（或）放电〕或检测为持续性室性心动过速（≥30s）。一些作者在定义电风暴时，将室性心动过速/心室颤动发作间歇期定为 5min。电风暴的心律失常类型大多为多形性室性心动过速，（部分为单形性室性心动过速）/心室颤动。

电风暴的发生是由于致心律失常基质和自主神经张力及心肌细胞环境的急性改变等因素相互作用的结果。可能的诱发因素包括药物治疗的改变或依从性差、心力衰竭的恶化、手术后早期、情绪应激、电解质紊乱、心肌缺血等。其中以心肌缺血最常见。

电风暴是急、危重症。在 24 小时内院内死亡率可达 14%。电风暴的患者虽经积极的治疗，仍有较高的死亡率。电风暴是死亡的独立预测因子。由于电风暴患者急诊治疗的及时，故与电风暴相关的急性期的死亡率并不很高。但是应特别注意，电风暴后死亡率非常高，并且多因非心律失常原因所致。故在电风暴发生后初始几个月不仅需对潜在的心律失常原因，还应针对所有的其他心脏原因、和药物治疗的潜在不良反应及反复电击所致的心肌损伤或顿抑等均可导致心力衰竭的加重而死亡。

第一节 电风暴概述

【电风暴的发生率】

按照新的定义 24 小时内 3 次除颤干预，多项观察期为 1~3 年的二级预防研究（仅限 ICD 植入患者）所报道的电风暴发生率在 10%~28%。一些作者报道的电风暴发生率如表 19-1-1。

表 19-1-1 不同作者报道的电风暴发生率

作者	电风暴定义	发生率（%）	作者	电风暴定义	发生率（%）
Wood	24 小时内>3 次 VT	10	Bansch	24 小时内>3 次 VT	28
Villacastin	>2 次由于单纯 VT 放电	20	Stuber	2 周内>3 次 VT	24
Fries	1 小时内>2 次 VT	60	Hohnloser	24 小时内>3 次 VT	23
Credner	24 小时内>3 次 VT	10	Verma	24 小时内>2 次 VT	10
Exner	24 小时内>3 次 VT	20	Brigadeau	24 小时内>2 次 VT	40
Sesselberg	24 小时内>3 次 VT	4	GatzoluisV	24 小时内>3 次 VT	19
Arya	24 小时内>3 次 VT	14	Gasparini	24 小时内>3 次 VT	7
Greene	24 小时内>3 次 VT	18			

（引自刘鹏，2013）

郭成军等（2006）报道 35 例电风暴，发作次数为 4~150 次，平均 29.1±37.9 次/天。一组报道 6 例电风暴患者，发作次数平均 16.5±5.3 次/天。笔者所见 3 例发作 5~9 次/天。

【病因及促发因素】

电风暴可发生在许多情况下，但最多见的是发生于器质性心脏病、非器质性心脏病、遗传性心律失常及植入 ICD 的患者等。

（一）病因

1. 器质性心脏病　电风暴可见于各种器质性心脏病、植入 ICD 的患者在发作室性心动过速/或心室颤动时。最多见的是冠心病，可见于急性心肌梗死、陈旧性心肌梗死、稳定型及不稳定型心绞痛患者，或为冠状动脉痉挛，以及心肌病、心肌炎、高血压性心脏病、先天性心脏病、瓣膜性心脏病等。其中冠心病占 36%，PCI 术中或术后等。郭成军报道 35 例电风暴者，冠心病为 17 例，孙志军报道 2 例均发生在急性心肌梗死早期；张萍（2007）报道一例急性冠脉综合征入院 4h 发生。汪康平报道 4 例均在 PCI 术中和术后 2 小时发作。植入 ICD 患者。

2. 遗传性心律失常　例如长 QT 综合征、LQTI、LQT2、LQT3 综合征、短 QT 综合征、Brugada 综合征、儿茶酚胺敏感性多形性室性心动过速、致心律失常性右室心肌病、离子通道疾病等。

3. 其他疾病　例如甲状腺功能异常、肿瘤、糖尿病酮症酸中毒，肾功能不全等，中枢神经系统病、脑出血、蛛网膜下腔出血、脑梗死等，以及高血钾等。

一组报道电风暴的基础病发生率：冠心病占 36%，高血压心脏病 18.0%，房室传导阻滞 16.0%，病态窦房结综合征 10.0%，心肌病 10.0%，心肌炎 8.0%，肾功能不全 6.0%，肺部真菌感染 4%，甲状腺功能异常 4%，多发性骨髓瘤 2%，瓣膜性心脏病 2%，ICD 植入后 2%，房间隔缺损 2%。

（二）促发因素

发生电风暴的患者大多有促发因素。但也有报道仅 26% 的患者找到触发因素，而 73% 的患者未能找到。

1. 心肌缺血及心力衰竭　心肌缺血是最常见的促发因素，大多都有冠心病的基础，少数冠心病患者急性心肌血时电风暴可为首发症状。心力衰竭时交感神经过度激活，心肌应激性增加、心电不稳定性增加，容易促发心律失常。

2. 电解质紊乱　低钾血症、低镁血症也是最常见的促发因素。利尿剂可导致低血钾症。

3. 抗心律失常药物致心律失常作用和抗心律失常药物的负性肌力作用　均可促发电风暴，例如奎尼丁、钠通道阻滞剂可诱发心律失常，利多卡因有负性肌力作用，能诱发心动过缓，可能会导致心律失常恶化，药物可导致获得性 LQTS、获得性 Brugada 综合征、获得性短 QT 综合征、获得性极短联律间期型多形性室性心动过速。

4. 儿茶酚胺促发恶性心律失常　当处于应激状态的患者应避免使用儿茶酚胺类血管活性药物如多巴胺、多巴酚丁胺等。儿茶酚胺促发儿茶酚胺敏感性多形性室性心动过速，使其处于应激状态，容易诱发恶性心律失常。

5. 自主神经的影响　运动、紧张、情绪激动使交感神经活性增高。自主神经失平衡在电风暴的发生率起重要的决定性重要作用，不仅可促发室性心动过速/心室颤动，并可使其顽固而持续不易转复。

电击复律如反复应用给患者造成的精神创伤会进一步激活交感神经。电击所致细胞内低钾也会促发恶性心律失常，从而形成恶性循环。

笔者报道三例女性分别为 58 岁、66 岁、71 岁皆因离别 30 年~50 年的亲戚。见面后高兴，谈了一日一夜、2 夜一日，又哭又笑，导致突然发生晕厥、猝死，心电图反复 3~5 次的多形性室性心动过速、心室颤动。多种药物治疗无效，电复律电除颤无效，尸检 2 例左前降支狭窄 50%、60%，1 例心脏正常。

【发生机制】

1. 交感神经过度激活　电风暴发生的根本原因是交感神经的过度兴奋。交感神经起源于延髓、丘脑及脊髓胸骨段侧角，通过白交通支进入交感神经节，中枢神经系统特别是下丘脑和延髓受损时，可累及交感神经中枢引起交感神经激活。交感神经在体内分布广泛，几乎所有的内脏器官都受其支配。当交感神经过度兴奋时，可波及整个系统，各脏器广泛反应，而心脏和血管的反应最敏感、最显著。临床上如存在急性冠脉综合征发作，运动、情绪激动、紧张、心力衰竭、围术期，电解质紊乱等，前述各种诱因导致交感神经过度激活时，释放大量儿茶酚胺类物质，进而改变了心肌细胞膜离子通道的构型受到改变，使大量钠、钙离子内流，钾离子外流，而引发各种恶性心律失常。频繁发作的恶性心律失常，再加上频繁的电击治疗，进一步加重了脑缺血，又可使中枢交感兴奋引发更加反复持续的室性心律失常风暴，这样形成恶性循环，使电风暴反复持久不易平息（图19-1-1、2）。

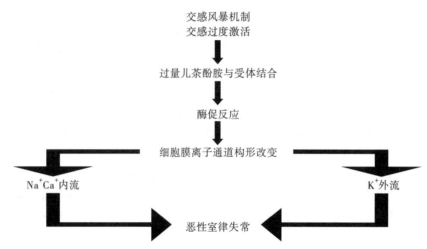

图 19-1-1 心室电风暴机制流程图（引自汪康平. 2008）

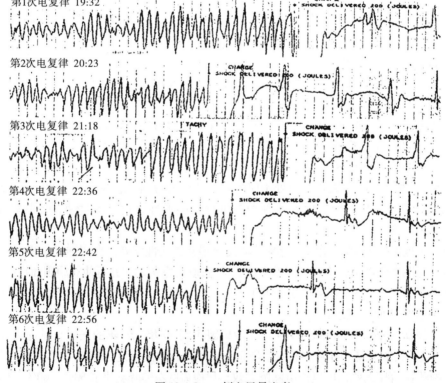

图 19-1-2 一例电风暴患者

1例急性冠脉综合征患者，入院4小时内先后发作6次心室颤动、多形性室性心动过速。胺碘酮和利多卡因均无效。静脉推注美托洛尔2.5mg后电风暴平息。（引自刘鹏，2012）

因此，交感活性增加在室性心律失常风暴中起重要作用。阻滞交感神经治疗减少室性心律失常风暴的发生已被证明可以有效防止心室颤动和猝死。Nademanee 等指出：与抗心律失常治疗（利多卡因、普鲁卡因胺或胺碘酮）相比，交感神经阻滞包括左星状神经节阻滞、艾司洛尔或普奈洛尔、美托洛尔等均可明显减少室性心动过速/心室颤动发作的次数和降低死亡率。Arna 等用异丙酚治疗一例 65 岁室性心律失常风暴患者，发现异丙酚不仅可以转复室性心动过速，还可预防心律失常的复发，这一作用也是通过降低交感神经张力产生的。在心力衰竭和心肌梗死过程中 β-受体所介导的儿茶酚胺效应起着不容忽视的作用。可导致恶性心律失常的发生。Billman 等在实验中发现，用 β-受体拮抗剂可显著降低犬心肌梗死恢复期心室颤动的发生率。Cuparencu 等则发现应用 β-受体拮抗剂可以显著延长离体猪心脏的有效不应期并增加心室颤动阈值。以上研究均表明交感神经兴奋和激活及其通过作用于 β-受体可能是缺血性心律失常发生室性心律失常的重要原因。应用 β-受体拮抗剂是预防和治疗缺血性室性心律失常的主要药物之一。

2. β-受体反应性增高 β-受体介导的儿茶酚胺效应在生理状态下虽然并不很重要，但在心力衰竭和心肌梗死的发展过程中起着不可忽视的作用，可导致恶性心律失常。Lown 等认为肾上腺素可能通过 β-受体激活，使心肌复极离散度增加，触发室性心律失常。一些实验报告显示 β-受体拮抗剂可显著降低心肌梗死恢复期心室颤动的发生率。可显著延长有效不应期，增加心室颤动的阈值。

3. 希浦系统传导异常 起源于希浦系统的异位激动不但能触发和驱动室性心动过速/心室颤动，而且由于其逆向传导阻滞，阻止了窦性激动下传促进室性心动过速/心室颤动发作，且不易终止。房室传导阻滞伴束支传导阻滞、H 波分裂、HV 间期 ≥70ms 等均为发生心室电风暴的电生理基础。有报告对由乳头肌希浦系起源的室性期前收缩行射频消融后，室性心动过速/心室颤动停止发作。

【临床表现】

患者突然起病，急剧恶化，病情凶险危重，其临床表现如下：

1. 常有不同程度的急剧发作性晕厥，是电风暴的特征性表现。多见于器质性心脏病患者，多数患者因晕厥入院。部分患者出现晕厥先兆，意识丧失、呼吸困难、发绀、抽搐，甚至发生猝死。

2. 频率较慢的单形性室性心动过速患者相对症状较轻。室性心动过速频率较快的患者易出现血流动力学障碍导致低血压或休克，出现阿斯综合征。如系多形性室性心动过速因频率太快、左室射血分数降低，血流动力学障碍明显，容易发生晕厥，易蜕变为心室颤动、猝死，反复发作者死亡率极高。

3. 交感神经兴奋性增高的表现，如心率加快、呼吸加速、血压升高。

4. 心电活动发生急剧而呈严重的紊乱 室性心动过速/心室颤动可反复发作，通常不能自行终止，室性心动过速呈持续性。既往治疗室性心动过速的药物如胺碘酮、利多卡因、普鲁卡因胺等变得疗效不佳或无效，甚至加重。有时电复律也无效，临床医师常错误地将药物治疗、电击无效归咎于基础心脏病已晚期或心律失常太严重而束手无策。

5. 室性心动过速/心室颤动反复发作的时间间隔可能逐渐缩短，需要电复律或电除颤治疗。每次心室颤动前窦性心率多有升高趋势。

6. 存在发生电风暴的基础疾病的病因和诱发因素如急性冠脉综合征、心力衰竭、ICD 植入、遗传性心律失常、电解质紊乱、颅脑损伤，躯体或精神应激以及感染等。临床上最常见的病因是急性心肌梗死、植入 ICD 后和 Brugada 综合征等。

7. 相关基础疾病相应的表现 缺血性胸痛、心功能不全、劳力性呼吸困难、电解质紊乱等。

【心电图特点】

电风暴的主要心电图改变是室性心动过速/心室颤动。但在电风暴发作前常有交感神经激活伴有相应的预警性心电图表现。

1. 预警性心电图

（1）窦性心率加快：常出现在电风暴来临之前，提示交感神经激活。

（2）室性期前收缩最常见，多为电风暴的前兆，紧随其后的就是簇集式的室性心动过速/心室颤动。其特点有：

1）可为单形、多形、多源性室性期前收缩。

2）可呈单发、频发、连发。

3）多数为短联律间期、R on T 型、或缺血时联律间期缩短（图 19-1-3）。

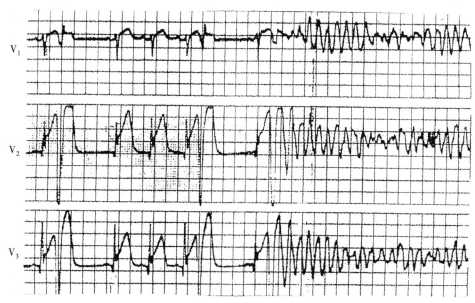

图 19-1-3   极短联律间期性室性期前收缩、三联、R on T 现象诱发心室颤动反复发作 3 次。经抢救存活

4）室性期前收缩后 ST 段逐渐抬高或出现逐渐压低（图 19-1-4）。

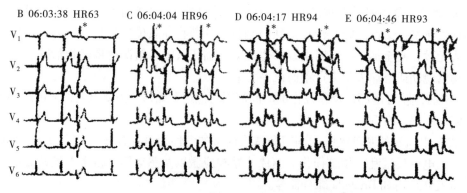

图 19-1-4   室性期前收缩后 ST 段逐渐抬高促发电风暴

B-E 图示：晨起发生室性期前收缩后，ST 段逐渐抬高，随后电风暴发作。（引自汪康平，2007）

5）室性期前收缩常起源于缺血区心肌，乳头肌（浦肯野纤维）起源的室性期前收缩，在 12 导联心电图上，室性期前收缩呈右束支传导阻滞图形+左前分支传导阻滞图形者，提示来自左后乳头肌周围，反映左后乳头肌周围缺血；如室性期前收缩呈右束支传导阻滞图形+左后分支传导阻滞图形，提示其起源于左前乳头肌周围，反映左前乳头肌周围缺血。

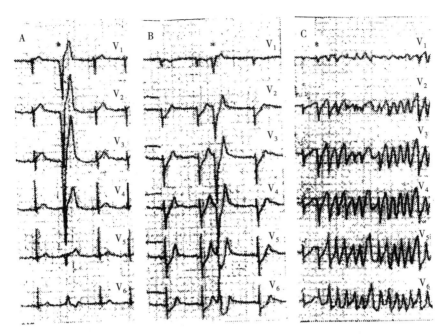

图 19-1-5　电风暴发作前室性期前收缩联律间期逐渐缩短

A 图示：室性期前收缩；B 图示室性期前收缩联律间期较 A 图明显缩短，C 图示：室性期前收缩促发心室颤动发作，并与心室颤动的初始 QRS 波形态一致。（引自汪康平，2007）。

6）电风暴来之前室性期前收缩的联律间期逐渐缩短（图 19-1-5）。（3）ST 段呈 R 型抬高或 ST 段呈"墓碑样"抬高。均系急性心肌梗死电风暴、猝死先兆表现（图 19-1-6、7、8）。

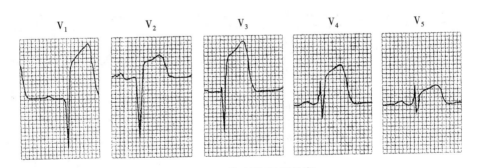

图 19-1-6　墓碑形 ST 段抬高

胸前导联 V_1~V_3ST 段顶峰于 R 波，R 波矮小且时限狭窄，V_1、V_2 导联伴有异常 Q 波，抬高 ST 段与其后 T 的升支相融合，T 波难以辨认。

（4）异常 J 波（早复极）增高、增宽，尤其是缺血性 J 波，或特发性 J 波，J 波呈慢频率依赖性（图 19-1-9）。

（5）T 波异常高尖或宽大畸形，Niagara 瀑布样 T 波（图 19-1-10）、T 波电交替。

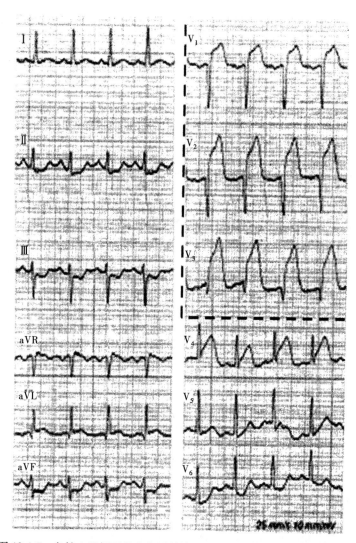

图 19-1-7 急性心肌梗死发生电风暴前出现墓碑形 ST 段抬高（$V_1 \sim V_3$）

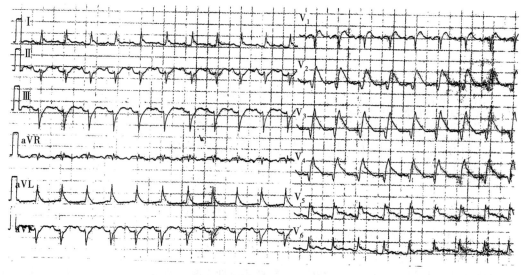

图 19-1-8 巨 R 波形 ST 段抬高

图中 QRS 波与 ST-T 融合在一起，ST 段呈尖峰状抬高或下斜，J 点消失，R 波下降支与 ST-T 融合成斜线下降，使 QRS 波、ST 段与 T 波形成单个三角形。

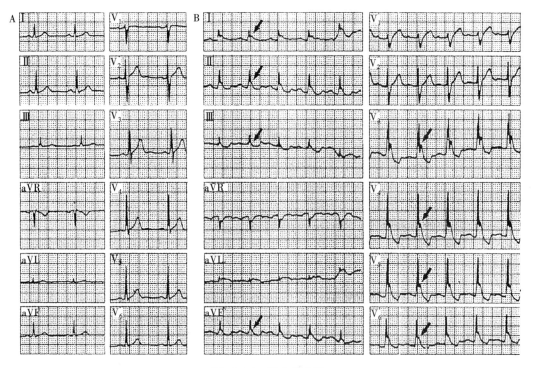

图 19-1-9 缺血性 J 波

A. 无症状时基本正常心电图；B. 冠状动脉痉挛时出现缺血性 J 波，后发作再次心室颤动（箭头处为抬高的 J 波）

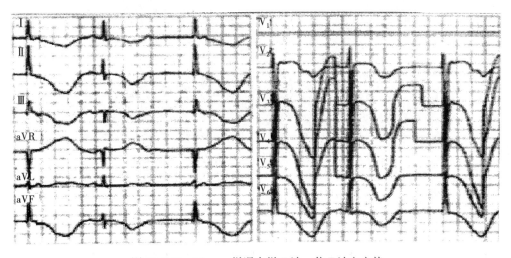

图 19-1-10 Niagara 样瀑布样 T 波，伴 T 波电交替

（6）U 波异常增高或倒置加深、U 波电交替。

（7）原发性离子通道疾病可出现 QT 间期更长或缩短、Brugada 波、Epsilon 波或 Osborn 波更显著。短 QT 综合征等。

（8）晕厥合并三度房室传导阻滞伴有室性期前收缩、HV 间期延长、H 波分裂等。

（9）短—长—短型室性期前收缩（图 19-1-11）。

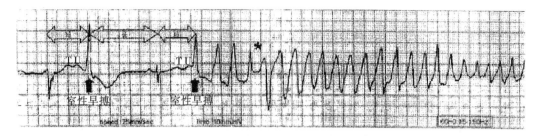

图 19-1-11　短—长—短室性期前收缩、RonU 型室性期前收缩促发尖端扭转性室性心动过速，U 波高大。

（10）缺血性 ST-T 改变，ST 段显著抬高或下移（图 19-1-12）

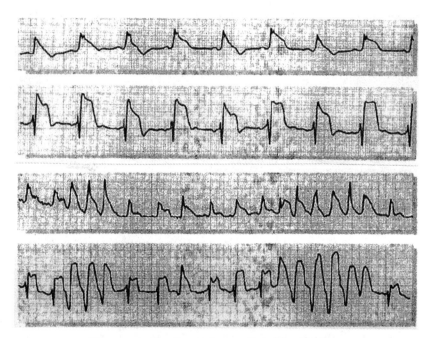

图 19-1-12　缺血性 J 波伴 ST 段抬高和 T 波电交替

上图为 AMI 急性期 ST 段抬高，可见 T 波电交替现象，下图为同一患者随后出现非

持续性室性心动过速（引自 Libby 等，2008）

2. 室性心动过速/心室颤动的特点　电风暴是指 24 小时内发生至少 3 次或 3 次以上明确的室性心动过速/心室颤动，导致 ICD 干预〔包括抗心动过速起搏和（或）放电〕可检测为持续性室性心动过速（≥30s）。

SHIELD 试验结果表明，148 例电风暴病例示电风暴的心律失常类型 80% 以上是单形性室性心动过速，小部分为多形性室性心动过速或心室颤动。ICD 植入时的心律失常类型与电风暴的心律失常类型之间有显著相关性。Verma 等（2004）等证实因室性心动过速植入 ICD 的患者，64% 的电风暴由室性心动过速所致。因心室颤动植入 ICD 的患者，45% 的电风暴由心室颤动所致。

但多数报道认为电风暴时室性心动过速类型多为多形性室性心动过速、尖端扭转性室性心动过速、心室颤动。国内报道较少，也大多为多形性室性心动过速（包括尖端扭转性室性心动过速）、心室颤动。

（1）室性心动过速/心室颤动反复发作，呈持续性，需及时用药物干预或多次电复律（图19-1-13）。

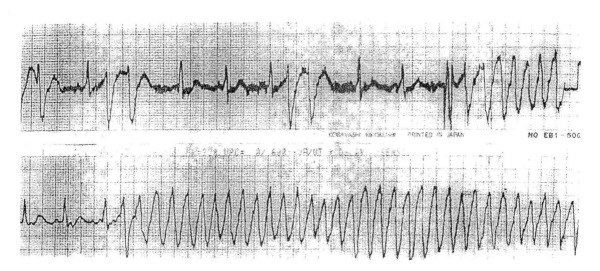

图19-1-13　极短联律间期型多形性室性心动过速联律间期（270ms）极短联律间期性、RonT性室性期前收缩，QT间期正常（0.40s）。

（2）反复发作的时间间隔有逐渐缩短的趋势。有些作用将发作的间歇期设置为5min。

（3）室性心动过速起始的形态与室性期前收缩相似，室性心动过速多为多形性、尖端扭转型，极易恶化为心室颤动。少数也可为单形性室速（图19-1-14、15）。

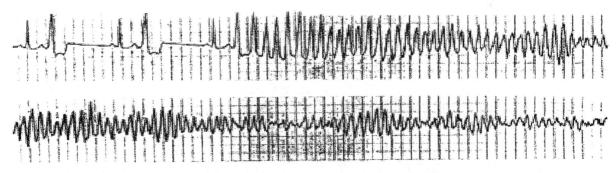

图19-1-14　多形性室性心动过速蜕变为心室颤动，多形性室性心动过速的起始形态与室性期前收缩相同

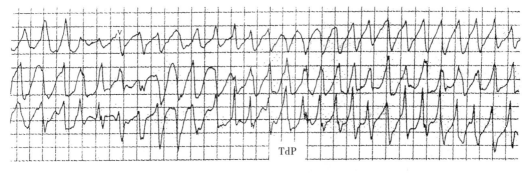

图19-1-15　尖端扭转性室性心动过速反复发作，共3次/天发作

（4）室性心动过速频率很快，一般在 250~350 次／分，心室节律不规则、大小、形态、振幅也不完全相同（图 19-1-16）。

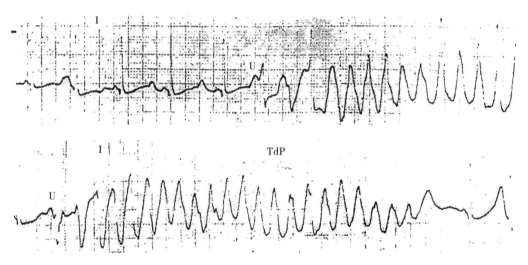

图 19-1-16　多形性室性心动过速的频率很快，心室节律不规则部分似尖端扭转性室性心动过速

（5）每次发作持续时间、间隔时间及频率等差异很大。

（6）电转复效果不佳，或转复后不能维持窦性心律，而室性心动过速／心室颤动，反复发作（图 19-1-17）。

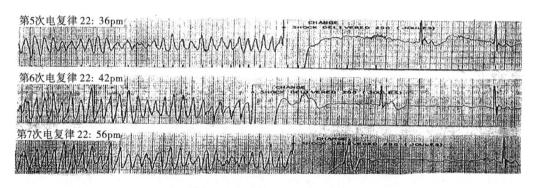

图 19-1-17　心室颤动电转复后不能维持窦性心律，仍复发，再行电击反复多次

（7）静脉注射 β-受体阻滞剂可有效终止室性心动过速／心室颤动发作（图 19-1-18）。

（8）电风暴时表现为持续单形性单形性室性心动过速（图 19-1-19、20、21）。

【诊断】

1. 在 24 小时内发作 3 次或 3 次以上明确的室性心动过速／心室颤动。

2. 存在基础的病因和诱因，如急性冠脉综合征、植入 ICD 者，电解质紊乱，左心室射血分数 ≤35%，心力衰竭、遗传性心律失常、颅脑损伤等。

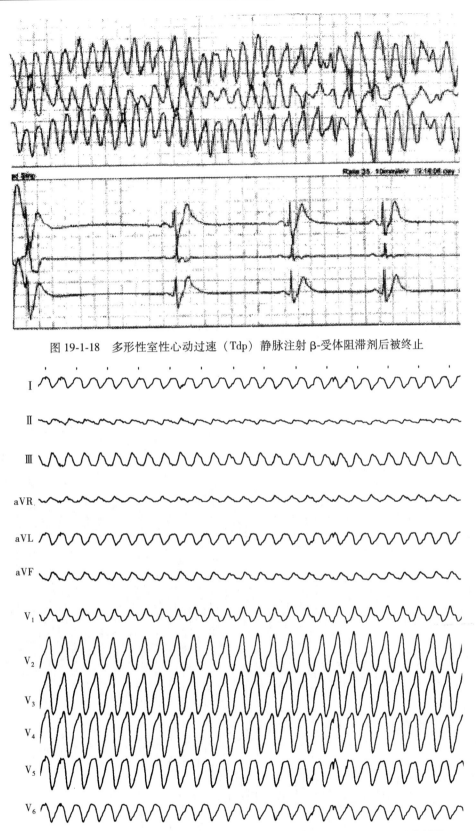

图 19-1-18　多形性室性心动过速（Tdp）静脉注射 β-受体阻滞剂后被终止

图 19-1-19　单形性室性心动过速（持续性）反复发作 3 次/24 小时导致的电风暴

　　患者 58 岁，男性，冠心病不稳定型心绞痛，突发单形性室性心动过速（持续性）呈 CRBBB 型，心室率 298 次/分，V_5、V_6 呈 QS 型，aVR 导联呈 R 型、每次电击能复律，但短时又复发。经静脉注射美托洛尔后控制。

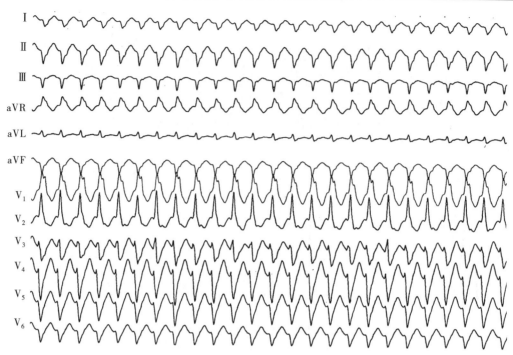

图 19-1-20　蛛网膜下腔出血导致电风暴

　　患者男性，68 岁，因头痛入院诊为蛛网膜下腔出血，次日又突然剧烈头痛，并伴心悸，心电图示持续性单形性室性心动过速，aVR 导联呈 R 型，心室率 268 次/分。反复发作 4 次/24 小时。经用胺碘酮静脉推注发作才终止，电除颤效果不明显。

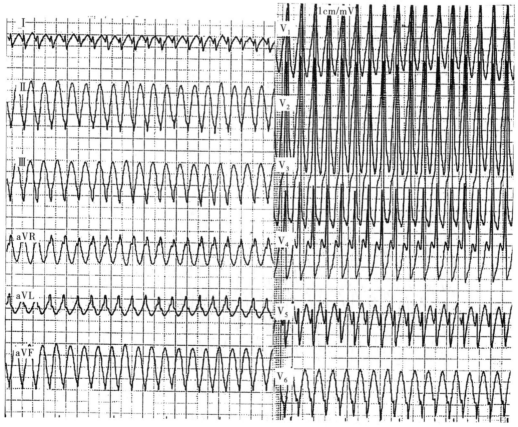

图 19-1-21　短 QT 综合征引发电风暴

　　患者男性，19 岁，1 个月内晕厥 4 次入院。次日突然心悸发作，心电图示持续性单形性室性心动过速，24小时内反复发作 6 次。经静脉滴注利多卡因后控制发作，多次心电图均为短 QT 间期综合征。

3. 室性心动过速/心室颤动发作前常伴有交感神经过度激活的症状；如血压升高、心率增快、呼吸急促、多汗等。

4. 心电图可见多形性或多源性室性期前收缩，ST 段抬高或压低，T 波宽大畸形、T 波电交替、Niagara 瀑布样 T 波或 Brugada Ⅰ 型波。多形性室性心动过速/心室颤动等。

5. 常规抗心律失常药物，如胺碘酮、普鲁卡因胺、利多卡因等疗效不佳或无效。甚至电复律、电除颤疗效不佳（这对诊断很重要）。有效措施是静脉注射 β-受体阻滞剂。如 β-受体阻滞剂疗效不佳时可加用苯妥英钠等抑制交感神经中枢兴奋的药物。也可使用全身麻醉或冬眠疗法。

【高危因素的识别】

具有下列情况的患者属于高危患者。应尽早识别，及时预防，争分夺秒提高抢救成功率，减少患者的死亡率：①晕厥；②急性心肌缺血；③交感激活表现；④外源性儿茶酚胺的影响；⑤有希浦系统传导异常；⑥QT 间期异常缩短或延长；⑦低血钾症；⑧抗心律失常药物致心律失常作用。

【治疗】

电风暴的治疗包括发作时的治疗，稳定期治疗和针对基础心脏病和诱因的治疗。发作时的治疗、植入 ICD、ICD 联合药物治疗等。

电风暴具有极高的致死性，治疗困难。一旦确立诊断，应首先在心肺复苏等治疗的基础上及时用电击复律或电除颤终止反复发作且顽固的致命性恶性室性心律失常室性心动过速/心室颤动。维持有效的血流动力学。它是最有效的方法，但也可无效或开始有效，以后无效。反复电击给患者造成的精神创伤会进一步激活交感神经。电击所致的心肌细胞内失钾，也会促发室性心动过速/心室颤动，从而形成恶性循环。因此，处理电风暴患者必须结合药物、射频消融等多种方法，同时积极治疗原发病并努力寻找和纠正其诱发因素。药物是治疗电风暴的基石，而且常需几种抗心律失常药物联合应用，才能得到满意的疗效。

（一）药物治疗

1. β-受体阻滞剂是目前唯一被证实可降低心源性猝死的药物。2006 年 ACC/AHA/ESC 室性心律失常治疗与心脏性猝死预防指南指出：静脉注射 β-受体阻滞剂是治疗心室电风暴唯一有效的方法。β-受体阻滞剂抗心室颤动作用的关键是其中枢性抗心律失常作用，阻断中枢的 β-受体产生的中枢介导性保护作用能降低交感神经的引力，降低血浆中去甲肾上腺素的水平。

（1）β-受体阻滞剂治疗心律失常的独特机制

1）广泛的离子通道作用：交感神经兴奋后，广泛影响离子通道，引发：①4 相自动化除极速率加快，促使各种异常自律性机制（包括触发活动）的形成。②使心肌细胞不应期缩短、传导性改变等使折返性心律失常容易发生。③心室颤动阈值降低。

β-受体阻滞剂能竞争性地拮抗肾上腺素受体，抑制交感神经介导的触发机制，抑制 Ca^{2+} 的过度释放，减慢交感启动的窦性心动过速。电风暴时大量的 Na^+、Ca^{2+} 内流增加，大量的 K^+ 外流增加，而 β-受体阻滞剂兼有阻断 Na^+、Ca^{2+}、K^+ 离子通道作用，能逆转这些离子改变。β-受体阻滞剂能抑制中枢和局部的儿茶酚胺释放，逆转儿茶酚胺对心肌电生理方面的不利影响。

2）中枢性抗心律失常作用：亲脂性 β-受体阻滞剂（如美托洛尔）能够有效地通过血脑屏障，抑制交感中枢。应该指出 β-受体阻滞剂的抗心室颤动作用的关键因素是中枢抗心律失常作用，阻断了中枢的 β-受体产生的中枢性介导性保护作用，能降低交感神经的张力，降低血浆中去甲肾上腺素的水平。

3）抗心室颤动、防治猝死的作用：β-受体阻滞剂抗心室颤动防治猝死的机制：①使心室颤动阈值升高 60%~80%。②中枢作用：阻断交感神经，使迷走神经兴奋性增强。③降低心率、减少心室颤动、稳定心电活动。

4）特殊情况时的抗心律失常作用，目前临床药理研究证实的抗心律失常药物的各种作用都是受试体在基础状态下得到的结果，不能说明这些药物在非一般状态时的作用与疗效。例如：循环儿茶酚胺水平和自主神经张力的变化能够改变药物原来的电生理作用。交感风暴时，药物的作用则可能被完全或部分逆转，使普罗帕酮、胺碘酮疗效下降，甚至无效。在这种状态时，β-受体阻滞剂在抑制交感神经兴奋后，使Ⅰ、Ⅲ类抗心律失常药物的作用得到了恢复。单独应用时无效，但与β-受体阻滞剂后则变为有效。

5）β-受体阻滞剂对基础疾病的治疗：β-受体阻滞剂具有治疗基础心脏病的作用。如防止儿茶酚胺的心脏毒性作用，抗心肌缺血，使缺血心肌保持电的稳定性。β-受体阻滞剂能使儿茶酚胺释放的昼夜节律高峰减低，减少儿茶酚胺对粥样斑块的破坏。尤其是在睡眠和清晨时，预防猝死的作用更加明显。β-受体阻滞剂能降低心肌耗氧量、改善心脏功能和左室结构，抗 RAS 系统的不良作用，抗高血压。β-受体阻滞剂也能抑制血小板的聚集功能，减少血栓形成。

（2）常用制剂

1）美托洛尔：药代动力学：①起效时间 2min；②达峰时间 10min；③作用渐衰时间 1h；④持续时间 4~6h。

给药方法：负荷量首剂 5mg，加液体 10ml 稀释后 1mg/min，间隔 5~15min 可重复 1~2 次。总量不超过 0.2mg/kg，15min 后改为口服维持。

2）艾司洛尔：药代动力学：①起效时间<5min；②达峰时间 5min，半衰竭 9min；③作用维持 10min 后作用迅速降低，20~30min 后作用消失；④停药后 24 小时内>88% 的药物以无活性酸性代谢产物，由尿中排出。

给药方法：①每支艾司洛尔 200mg/2ml，稀释于 500ml 液体中；②负荷量 0.5mg/（kg·min）；③维持量：按 $50\mu g/（kg·min）$ 的速度静滴，必要时滴速可增加到 $300\mu g/（kg·min）$。

3）联合用药：如果单独应用 β-受体阻滞剂不能控制心律失常时，可联合应用其他抗心律失常药物。胺碘酮合并 β-受体阻滞剂是治疗电风暴有明显疗效。罗彤等报道用美托洛尔和胺碘酮联合应用成功控制 2 例电风暴。

电风暴发生时，患者均会出现交感神经张力激活的临床表现，选择 β_1-受体阻滞作为首选如无效，再选择非选择性 β-受体阻滞剂如普萘洛尔。非选择性的 β-受体阻滞剂对交感神经末梢肾上腺素的释放比选择性 β-受体阻滞剂有更好地阻断作用，同时完全阻断 β_1 和 β_2 受体，较选择性阻断 β_1-受体有更好的抗心律失常作用。常联合使用镇静剂如咪达唑仑（咪唑安定）等。

2. 胺碘酮

1）疗效：胺碘酮能有效抑制复发性室性心动过速/心室颤动。2008 年胺碘酮抗心律失常治疗应用指南指出：胺碘酮对于其他药物治疗无效的反复发作的持续性室性心律失常有效，对心肌梗死后患者的电风暴，联合应用交感神经阻滞剂和胺碘酮，比使用其他抗心律失常药物更能降低短期病死率。对于急性心肌缺引起再发性或不间断性多形性室性心动过速也推荐应用胺碘酮治疗。

Nademanee 等报道 β_2-肾上腺素能阻滞剂治疗与口服胺碘酮合用可明显提高患者的生存率，显著改善预后。Credner 等报道急性期静脉使用胺碘酮，可以使大部患者的 ICD 电风暴在较短时间内获得稳定。

2）作用机制：胺碘酮是多通道阻滞剂。

①有轻度阻断通道的作用。但没有Ⅰ类抗心律失常药物的致心律失常作用。胺碘酮发挥钠通道阻滞作用，需要较大的瞬间剂量，因此需要静脉注射。

②阻断钾通道作用：胺碘酮能阻滞延迟整流外向钾流（I_K），对 I_{Kr} 和 I_{Ks} 有阻滞作用。正常心肌细胞动作电位 3 相复极电流由 I_{Kr} 和 I_{Ks} 混合组成。但在心动过缓时，I_{Kr} 成分大；心动过速时 I_{Ks} 的复极电流成分大，所以心率加快时胺碘酮的抗心律失常作用更强。

③弱的钙通道作用：胺碘酮能抑制I_{ca-L}电流，阻断钙通道，抑制早期后除极和延迟后除极，有利于抑制触发活动所导致的心律失常作用。

④阻滞α、β受体：胺碘酮能抑制交感肾上腺素能系统的活性，防治室性心动过速/心室颤动，从而降低猝死率。

2008年"胺碘酮抗心律失常治疗应用指南"指出：胺碘酮对于其他药物治疗无效的、反复发作的持续性室性心律失常有效。对心肌梗死后患者的电风暴，联合应用交感神经阻滞剂和胺碘酮，比使用其他抗心律失常药物更能降低短期病死率。

3）用法和用量：药代动力学：胺碘酮静脉推注1~2小时起效，3.5小时左右可获稳定浓度，心肌细胞内胺碘酮浓度为血浆浓度的10~50倍。

给药方法：通常以150mg静脉注射10min（即以15mg/min），随后1mg/min，持续6小时静脉滴注。以后0.5mg/min可维持18小时或数天。24小时用量可达2000~3000mg。一般同时口服负荷量和维持量，以尽快达到有效血药浓度。

在排除长QT综合征伴尖端扭转性室性心动过速所致电风暴的患者，Ⅲ类抗心律失常药如静脉给予胺碘酮或索他洛尔是有效的。胺碘酮联合β-受体阻滞剂比单独应用索他洛尔或β-受体阻滞剂更有效。

多形性室性心动过速如不伴有QT间期延长，胺碘酮常作为治疗电风暴的抗心律失常药物。

3. 维拉帕米 对极短联律间期性室性期前收缩引发的电风暴时，应用电转复常无效。常规治疗室性心动过速的药物也无效，应用维拉帕米有特效。原发性极短联律间期型室性心动过速有特效，而继发性（获得性）可能有效。

维拉帕米是钙通道阻滞剂，主要的电生理机制是抑制慢钙电流，抑制心室或浦肯野纤维的触发性心律失常。一般用5~10mg静脉注射。还多用于无器质性心脏病的特发性室性心动过速。

Ⅰ类抗心律失常药物应避免使用。但普鲁卡因胺、氟卡尼和奎尼丁对一些ICD电风暴的患者有效。利多卡因对一些病例有效，尤其是急性心肌缺血导致的电风暴有效。联合应用胺腆酮和利多卡因对一些病例有效。Brugada综合征患者出现电风暴时应给予异丙肾上腺素和奎尼丁治疗。长QT间期综合征伴尖端扭转性室性心动过速所致电风暴时，应静脉给予硫酸镁、钾，以及超速起搏（起搏频率≥90次/分）抑制尖端扭转性室性心动过速的再发有效。对于非先天性长QT间期综合征反复发作的长间歇依赖的尖端性扭转性室性心动过速急性患者，异丙肾上腺素可防止尖端扭转性室性心动过速的反复发作。心肌缺血诱发的多形性室性心动过速，应给予β-受体阻滞剂以及进行血运重建。

（二）植入ICD

冠心病时的电风暴为植入ICD的Ⅰ类适应证。强调ICD为首选治疗方法。多数学者同意植入ICD是目前治疗和预防电风暴发作的最佳非药物治疗方法，特别对于无法消除或未能完全消除电风暴的病因（如遗传性离子通道病等）的患者更为重要。

但是，有学者认为对冠状动脉严重狭窄而无心肌梗死和缺血性心肌病时的室性心动过速/心室颤动患者，经冠脉介入治疗改善心肌缺血后无需再植入ICD。

对于已植入ICD发生电风暴的患者，应去除其他相关的病因，有约66%的患者可由新发生或恶化的心力衰竭、抗心律失常药物的更改、合并其他疾患、精神焦虑、腹泻、低血钾症等诱发电风暴。同时酌情调整ICD相关参数和抗心律失常药物。静脉给予β-受体阻滞剂和胺碘酮联合治疗控制相关心律和心率，可显著减少ICD放电，协助ICD发挥更好的效能。

一些报告指出胺碘酮加β-受体阻滞剂比单独应用索他洛尔或β-受体阻滞剂更有效地减少ICD放电。

应该注意，胺碘酮可使室性心动过速的心率减慢至ICD诊断频率以下，并能提高除颤阈值。因此，已经植入ICD的患者服用胺碘酮时，完成负荷量之后应进行必要的检测，明确有无胺碘酮的不良影响，并及时调整 ICD 的相关参数。

（三）射频导管消融

20 世纪 90 年代起即有应用射频消融术治疗心肌梗死后的电风暴。近年来报道日益增多，提示射频消融术可消除或改善心律失常的基质。对电风暴患者的短期疗效较满意，而长期疗效尚须联合应用相关药物或 ICD 等。

Sra 等对 19 例出现过电风暴的患者用电解剖标测技术行射频消融，结果随访 26 周，有 66% 的患者未再复发。

2008 年 Carbucicchio 等对 95 例器质性心脏病（包括缺血性心脏病和致心律失常性右心室心肌病）发作过电风暴的患者之前曾使用过各种抗心律失常药物，消融术成功率 100%，经 2 年多的随访，92% 的患者无电风暴的复发，66% 的患者无室性心动过速再发。表 19-1-2 中列出了近年来不同作者采用射频消融治疗电风暴的成功率。

表 19-1-2   不同作者采用导管消融治疗电风暴的成功率

作者	患者数量	急性成功率（%）	作者	患者数量	急性成功率（%）
Willems	6	100	Marrouche	8	100
Strickbeger	21	76	Bansch	4	100
Sra	19	66	Brugada	10	80
Schreieck	5	100	Carbucicchio	95	100
Silva	15	80			

（引自刘鹏，2012）

导管消融目前已成为治疗电风暴的有效治疗手段，且安全性较高。射频消融主要适应证为反复发作或无休止性单形性室性心动过速，对室性期前收缩诱发的多形性室性心动过速/心室颤动，可考虑针对触发灶消融。

（四）交感神经阻滞术

动物实验显示，分别比较左侧、右侧和双侧交感神经阻滞，结果双侧交感神阻滞术具有最有效的抗心律失常作用。因此，对于持续性或无休止性室性快速性心律失常如没有更好的治疗方法，可考虑此方法。

Ajijola 等（2012）报告 6 例电风暴患者经双侧交感神经阻滞治疗（平均年龄 60.1 岁）（范围 47~75 岁），平均 LVEF25.8%（15%~40%）。5 例为单形性室性心动过速，1 例为多形性室性心动过速。5 例单形性室性心动过速中 4 例接受心内膜消融，2 例心外膜消融，6 例均用最大耐受量的 β-受体阻滞剂（50% 用美托洛尔、5% 卡维地洛）和胺碘酮，3 例用过利多卡因和美西律等。6 例接受了双侧交感神经阻滞术直至出院，只有 1 例对此手术无反应，其余 5 例在手术后室性心律失常的发生率明显下降。其中 3 例植入 ICD 的患者再无放电。6 例中 2 例死亡。1 例在出院 89 天因心力衰竭死亡，1 例出院 21 天死亡，原因不详。

由于例数太少，尚须深入研究积累数据。

（五）治疗基础病因及促发因素

1. 纠正电解质紊乱   低血钾是诱发恶性心律失常的重要原因之一。尤其在器质性心脏病（如心肌缺血、心肌病、心力衰竭）或原发性心电疾病（如 LQTS、Brugada 综合征、短 QT 综合征，等）情况下，血清钾浓度应维持不低于 4.0mmol/L。

补钾的同时应补镁，不但能提高细胞内钾、镁离子的水平。减少或控制室性心律失常，还能使充血性心力衰竭患者获益。镁剂可能是治疗药物引发的获得性长 QT 综合征并发的尖端扭转性室性心动过速的有效方法。即使在不缺镁的情况下，也可能有效。

给药方法：硫酸镁的负荷量为 1~2g，加入 50~100ml 液体中，5~60min 给药完毕。然后，静滴 0.5~1g。根据临床症状调整剂量和滴数。

2. 改善心功能　在应用排钾利尿剂时应检测血清钾，避免低血钾症。ACEI 或 ARB 和醛固酮受体拮抗剂具有间接抗心律失常的作用。交感神经兴奋时，血液中血管紧张素浓度升高并促进醛固酮分泌，而醛固酮可直接增强交感中枢的活性。ACEI 这组药物尽管作用机制相同，但与酶结合的方式、强度、前体状态、作用时间及消除对排泄方式各异。

3. 积极改善心肌缺血、血运重建　对于冠心病患者经冠脉内介入治疗或冠状动脉旁路移植术，可以预防心室电风暴。Nademanee 等报道 22 例心室电风暴的幸存者，3 例进行冠状动脉内支架植入术，6 例行冠状动脉旁路移植术，其中 4 例的 LVEF 值从 29% 增加到 51%，心功能明显改善，随访中这些患者未再有电风暴发作和 ICD 干预。一组报道 6 例冠心病患者，每例晕厥/心室颤动平均发作 16.5±53 次。植入支架后电风暴消失，随访平均 47.7±30.7 个月，未再发作，也无猝死。加强冠心病的治疗。

4. 消除紧张、焦虑情绪　可选用冬眠疗法，上述治疗均无效时，可采用全身麻醉等治疗。应用抗焦虑药物。

举例：

（1）艾司洛尔成功治疗交感风暴并严重心力衰竭：费翔等（2010）报道一例男性，51 岁。因反复胸闷 6 天、胸痛 2 天，外院诊为急性广泛前壁心肌梗死，溶栓治疗、后出现泵衰竭转入本院。经常规处理，并于前降支置入支架、主动脉球囊反搏术稳定。入院后第 10 天因肺部感染发生急性左心衰竭，治疗后好转。但后出现频发室性期前收缩、持续性室性心动过速 1 次、心室扑动，意识丧失，电复律后恢复窦性心律，并静注胺碘酮维持控制心律失常。第 15 天患者无明显心力衰竭加重表现，心电监护又出现频发室性期前收缩、短阵室性心动过速、继续胺碘酮维持，当天晚上突然出现心室颤动电除颤后转为窦性心律，QT 间期一直正常，又反射出现持续性室性心动过速、心室颤动，电复律 20 余次，因胺碘酮无效，改用利多卡因、硫酸镁恢复窦性心律。入院第 17 天又反复出现持续性室性心动过速、尖端扭转性室性心动过速、心室颤动，电复律 8 次，期间用利多卡因、硫酸镁效果有限，随后给予艾司洛尔 50mg 缓慢静注，室性期前收缩、室性心动过速明显减少并逐渐消失，继以美托洛尔 6.25mg 口服每日 2 次维持，此后未再发生恶性心律失常，病情逐渐好转。

（2）电风暴患者植入 ICD 后心室率稳定。

丁立群等（2010）报道 3 例

例 1：女性，62 岁，因"反复晕厥 2 年，加重 1 周入院"。有家族性心脏猝死史。有高血压（160/100mmHg）。心电图窦性心律，QTc527ms，心电监护频发室性期前收缩构成短长短周期诱发持续性尖端性室性心动过速及心室颤动。（图 19-1-22）。24 小时内发作 4 次，经电复律终止。电解质正常。诊断：长 QT 综合征并尖端扭转性室性心动过速、心室颤动。用硫酸镁 2g 稀释后静注。后 8mg/min 静滴，3 天后停用，同时从小剂量给予比索洛尔并逐渐加量至患者能耐受的最大剂量 7.5mg，每天一次。治疗 5 天后未再发作晕厥，但仍有频发室性期前收缩构成长短周期诱发非持续性尖端扭转性室性心动过速。入院第 6 天植入 ICD，术后继续服用比索洛尔 7.5mg，每日一次。随访 6 个月无恶性心律失常出现，ICD 无放电。

例 2：男性，62 岁，因反复胸闷 2 年，劳力性呼吸困难半月入院。2 年前曾患急性前壁心肌梗死。心电图窦性心律，V_1~V_4 导联呈 QS 型 T 波倒置。QTc420ms。心电监护频发多源性室性期前收缩，血清电解质、酶谱正常。诊断缺血性心肌病、NYHA 心功能Ⅲ级。给予硝酸甘油、ACEI 制剂等治疗，并给胺碘酮 150mg 稀释后缓慢静脉推注，继以 1mg/min 静脉点滴，6 小时减量为 0.5mg/min。入院当天夜间发作 4 次晕厥，QTc 610ms，T 波宽大畸形倒置、T 波电交替，频发室性期前收缩构成长短周期诱发持续性室性心动过速（图 19-1-23）均需电复律终止立即停用胺碘酮改用艾司洛尔 0.1mg/（kg·min）静滴后，次日未再发作晕厥，心电监护仍有频发室性期前收缩、非持续性多形性室性心动过速，从小剂量加用美托洛尔口服。入院第 8 日植入 ICD，术后服用美托洛尔 12.5mg，每天 2 次、利尿剂、ACEI。

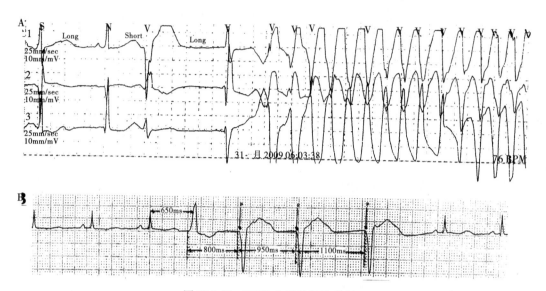

图 19-1-22　LQTS 电风暴行植入 ICD

图 A. 病例 1 患者动态心电图 QTc 527ms，室性期前收缩构成长短周期诱发尖端扭转型室性心动过速　图 B. 病例 1 患者室性期前收缩后 ICD 的心室稳定功能工作以联律间期 650ms+150ms 起搏，以后起搏间期以 150ms 递增，直至自身心律出现。箭头所示为起搏心律（引自丁立群等，2010）

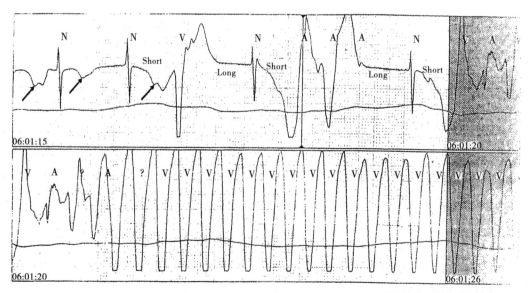

图 19-1-23　病例 2 患者心电监护 QTc610ms，室性期前收缩构成长短周期诱发室性心动过速。箭头所示为 T 波电交替（引自丁立群等，2010）

上述 2 例都打开了 ICD 心室率稳定功能，最小起搏周期 500ms，起搏周期以 150ms 递增，即在早期前收缩以联律间期+150ms 起搏，以后每次起搏以 150ms 递增直至自身心律出现。

（3）PCI 支架置入术后焦虑引发交感电风暴

宋泽军等（2011）报道一例：男性，59 岁，因胸闷、气短 3 年、心前区闷痛 10 天入院。肌钙蛋白阳性，其他酶正常。诊断亚急性前壁心肌梗死、阵发性心室颤动、频发室性期前收缩心功能Ⅳ级。入院第 6 天冠脉造影前降支狭窄 90%，置入支架一枚。术后无不适。术后第 3 天晚与人聊天突然意识丧失、四肢抽搐，10s 后意识恢复，血压 170/110mmHg，诊为脑缺血。次日又再次晕厥、四肢抽搐。心电监护示室性心动过速，心室率 270 次/分。电复律转为窦律，数分钟后反复室性心动过速发作，考虑电风暴，电除颤 10 次（200～300WJ）同时给予胺碘酮、倍他洛克 25mg 口服，补钾、镁。半小时后病情稳定。第 3 日又出现短阵室性期前收缩，继续用胺碘酮治疗，半小时后又四肢抽搐，心电监护为心室颤动电复律后恢复窦律，心率 80 次/分，患者一直情绪紧张、焦虑。以后又反复出现多形性室性心动过速、心室颤动，共电除颤 21 次，每次恢复窦律持续很短，又再发作。立即给予安定静注 10mg，补钾、镁（血清钾 4.3mmol/L）经 1 小时 30 分后患者无任何不适，心率 70 次/分，第四日考虑焦虑症等影响，调整剂量和 β 受体剂量，早、中午各服地西泮片各 5mg，每晚服地西泮 10mg、美托洛尔 25mg，4 次/天，并行心理干预。病情一直稳定，后改为阿普唑仑 0.8mg，3 次/天口服。以后室性心动过速未再发生。

（六）电风暴被控制后的治疗措施——后续治疗

一旦患者电风暴被成功抑制后，需要重新评估和治疗潜在心血管基质，如心肌缺血的恶化、心功能衰竭及心脏泵血功能的减退。电风暴后的最初几个月的治疗非常关键。因为大样本研究显示，电风暴患者的高死亡率，基本是后期非心律失常原因所致。所以，电风暴后最初几个月的治疗非常关键，不仅需要考虑心律失常的发生原因，还需全盘考虑与心脏有关的其他问题。包括心肌基质，恶化和药物不良作用等。ICD 反复放电造成的心肌损伤、炎症和心肌重构也不应忽视。

【预后】

AVIDS 的研究报告是发生过电风暴的患者全因死亡率升高 2 倍。风险主要集中在电风暴出现后的最初 3 个月内。Verma 等（2004）发现那些植入 ICD 的患者如出现电风暴，其死亡率同样会升高，所不同的是死亡集中出现在头 3 个月内，而是稍晚些，并且死亡原因也非是心律失常，而是与心力衰竭有关。

郭成军报道对 35 例电风暴随访 27 个月，10 例猝死，死亡率 28.6%；植入了 ICD 和药物治疗，2 年死亡率为 24%～30%。

Nademanee 等（2002）报道，常规药物组：应用利多卡用、普鲁卡因胺、溴苄胺治疗，结果 1 周死亡率 82%；接受左侧星状神经节切除疗法 6 例，应用艾司洛尔 7 例、普萘洛尔 14 例，结果 1 周死亡率 22%，1 年生存率 67%，提示交感神经阻滞剂组疗效优于传统药物组。

第二节　不同类型的电风暴特点

在上述电风暴总论的基础上再详细介绍不同类型的电风暴特点。

一、急性冠状动脉综合征电风暴特点

急性冠状动脉综合征（ACS）引起的恶性心律失常可发生于急性 ST 段抬高型心肌梗死（STEMI），急性非 ST 段抬高型心肌梗死（NSTEMI）和不稳定型心绞痛（UA）。急性冠脉综合征导致的死亡病例中，有一半左右为猝死，而猝死的主要原因为恶性心律失常（室性心动过速/心室颤动）可为 ACS 的首发表现，针对急性冠脉综合征的血运重建治疗（如溶栓、冠状动脉介入治疗等）

也可导致再灌注性恶性室性心律失常、猝死，而电风暴也可能是急性冠脉综合征发生的或是首发的恶性室性心律失常，也可发生在再灌注之后或恢复期。其中 ST 段抬高型心肌梗死电风暴的发生率为 10%；非 ST 段抬高型心肌梗死发生率为 20%，多发生在 48 小时内，80% 发生在 12 小时内。

由于急性冠脉综合征发生恶性室性心律失常、猝死本身就很高，而电风暴只是其更严重的表现。但二者表现相似，因内含尚有差别故对这两种情况均应了解、掌握、鉴别。

（一）急性冠状动脉综合征后恶性室性心律失常的发生率与预后

1. 室性心动过速　急性心肌梗死时室性心动过速的定义：包括；非持续性室性心动过速的持续时间为 <30s，持续性室性心动过速的持续时间 >30s 和（或）迅速引起血流动力学异常需立即处理，根据心电图表现室性心动过速可分为单形性或多形性室性心动过速。

对急性心肌梗死患者进行 24 小时心电记录 67% 以上患者可出现非持续性单形性或多形性室性心动过速。但非持续性室性心动过速不增加住院期间或第一年的病死率。而在心肌梗死后 48 小时内持续性室性心动过速的发作通常是多形性的，住院病例率为 20%。有报道急性心肌梗死后 48 小时内曾有持续性室性心动过速史而存活出院的患者，其一年内病死率并不比非持续性室性心动过速或急性心肌梗死后 48 小时内无室性心动过速发作的患者更高。

非 ST 段抬高型心肌梗死患者检测 48 小时后与 48 小时内室性心动过速/心室颤动的发生同样重要，此外在梗死早期、晚期发生室性心律失常均为多因素死亡的重要原因，应积极干预。

ST 段抬高型心肌梗死伴左心功能不全时室性心动过速常发生在心肌梗死的晚期，主要表现为持续性，其院内和远期死亡率增加。

心肌再灌注时间 >5 小时则明显提高室性心动过速诱发的阳性率。

2. 心室颤动　ST 段抬高型急性心肌梗死患者死亡病例中 1/2 以上为猝死，其中 80%～90% 猝死是由室性心动过速/心室颤动所致。常发生在症状出现后 4 小时之内（多在 1～2 小时内）。

心肌梗死所致室性心律失常分为原发性和继发性室性心动过速/心室颤动。原发性是指不伴有心力衰竭及心源性休克，产生机制是急性电事件。原发性者住院死亡率明显增加，而继发性的预后较差。

GISS1 试验结果显示住院期间原发性患者病死率明显升高；继发性者明显预后不良，院内病死率可达 40%～60%。

（二）急性冠状动脉综合征后室性心律失常电风暴

1. 急性冠状动脉综合征后电风暴的定义　急性冠脉综合征电风暴（室性心律失常风暴）的定义早在 20 世纪 90 年代即被提出，早期对其理解为在一段相对较短的时间内出现多次室性心动过速/心室颤动发作，随后在对电风暴的认识逐渐深入后，对其定义也越来越具体。根据 2006 年"室性心律失常的诊疗和心脏性猝死预防指南"（ACC/AHA/ESC）中对急性综合征后电风暴的定义为：指心室颤动或导致血流动力学不稳定的室性心动过速在 24 小时内反复发作 20 次或 4 次/小时，通常需电除颤或电击复律终止。大多数发生室性心律失常风暴的急性冠脉综合征患者多见于急性心肌梗死患者，多伴心功能不全或较低射血分数，室性心动过速/心室颤动发作反过来可加重心功能不全最终导致恶性循环。室性心动过速可以是单形性或多形性，但以多形性多见。2009 年 EHRA/HRS 室性心律失常导管消融治疗专家共识中提到室性心动过速风暴是指在 24 小时内自发的持续性室性心动过速 ≥ 3 次并需要紧急干预治疗。

2. 急性冠状动脉综合征电风暴大多数见于急性心肌梗死　多见于急性心肌梗死前降支或右冠状动脉近端闭塞。可在血运重建后发生（早期血运重建后罕见），多伴心功能不全或低 EF 值。室性心动过速/心室颤动发作加重了心功能不全，可导致恶性循环。发生急性冠脉综合征后室性心律失常电风暴的患者死亡率高。但治疗成功者其室性心动过速/心室颤动多为一过性，相当部分患者可长期存活。

3. 急性心肌缺血/梗死相关电风暴的发病率　发病率尚不确切，陈筱潮等（2007）报道 3 年内收治的 190 急性心肌梗死患者中仅 3 例发生电风暴现象。郭成军等（2005）报道 7 年内共收治 6 例以电风暴为主要表现的冠心病患者。汪康平报道的 8 例中 4 例为急性冠状动脉综合征 3 例发生在 PCI 术中，1 例发生在 PCI 术后 2 小时。孙志军报道 2 例电风暴均发生在急性心肌梗死早期。德国 Bansch 等（2003）报道 3 年内共 2340 急性心肌梗死患者中 4 例合并电风暴。事实上述数据或许并不真实反映急性心肌缺血/梗死合并电风暴的发生率。

4. 发生机制　急性冠脉综合征电风暴的发生机制可以概括为下列 10 个方面：①内源性儿茶酚胺急剧增加；②交感激活时离子通道功能紊乱；③心室颤动阈值下降；④折返通道形成；⑤血清钾异常；⑥再灌注损伤；⑦自主神经重构；⑧复极异常（缺血性 J 波、T 波电交替）；⑨除极异常；⑩触发恶性室性心律失常的室性期前收缩等。

5. 治疗　最先步骤是排除诱发因素，最常见的是电解质紊乱和心肌缺血，所以首先应纠正电解质紊乱和心肌缺血（血运重建）。

（1）电风暴可发生在已行血运重建的患者。应紧急排除急性或亚急性血栓形成，或冠状动脉无复流，同时改善心功能。

（2）静脉注射 β-受体阻滞剂，对多形性室性心动过速电风暴最有效。

（3）急诊血运重建治疗。

（4）对于急性缺血所致的电风暴，静脉用胺碘酮通常比其他抗心律失常药物（在部分患者除 β-受体阻滞剂外）更为有效。胺碘酮与 β-受体阻滞剂联合应用，可能更有效。

（5）可试用主动脉内球囊反搏术。

（6）对于频繁复发或无休止性室性心动过速可以考虑超速起搏，即以 100～120 次/分起搏心房（无房室传导阻滞）或心室（尤其室性心动过速的发作依赖于长间歇时）。

（7）急性心肌梗死后诱发出多形性室性心动过速或心室颤动的室性期前收缩多起源于心肌缺血或坏死区的浦肯野纤维，可行射频消融，消融这类室性期前收缩可终止大多数患者的电风暴。单形性室性心动过速电风暴如药物治疗无效者，射频消融可能有效。

（8）如上述措施均无效可考虑试用全身麻醉或阻断左侧星状神经节。

（三）急性冠脉综合征电风暴后的长期防治

1. 心肌梗死后伴左室功能不全、猝死率高，应进行血运重建（冠状动脉介入治疗或冠脉搭桥术）改善心肌供血，能够降低猝死率。

2. 积极控制心力衰竭，改善心功能，可降低室性心律失常发生率。

3. 如有下列情况者应考虑植入 ICD。

（1）心肌梗死 ≥40 天，NYHA 心功能 Ⅱ～Ⅳ 级的患者，且 LVEF≤30%，应进行猝死一级预防植入 ICD。

（2）如有血流动力学不稳定的持续性室性心动过速或心搏骤停应进行猝死的二级预防植入 ICD。

（3）LVEF≤40%，且有非持续性室性心动过速和（或）电生理检查如能诱发持续性单形性室性心动过速的患者，应植入 ICD。

（4）ST 段抬高型心肌梗死患者，虽经最佳药物治疗后仍有轻度心功能不全、LVEF≤35% 可以考虑植入 ICD。

（5）在急性心肌梗死期间发生过心脏骤停的患者，长期随访认为伴有恶性室性心律失常复发的高度风险，应用药物治疗，必要时可置入 ICD。

为了保证患者心功能有充分时间恢复，应在 ST 段抬高型心肌梗死患者接受血运重建至少 3 个月后再评估是否需要植入 ICD。

（6）因心肌梗死后左心功能不全伴有室性心动过速对 β-受体阻滞剂反应不佳者，可加用胺碘酮。

（7）他汀类药物可预防急性冠脉综合征患者发生室性心律失常。可作为一级或二级预防的药物。

郭成军等（2005）报道 1 例植入 ICD 患者在成功的冠状动脉血运重建后 6 年随访无室性心动过速/心室颤动发作。

承筱潮等（2007）报道 3 例急性冠状动脉综合征心室电风暴，如下述：

例1：男性，54 岁，因反复胸闷 3 年余，再发作胸痛 4 天入院。入院后 3 小时出现三度房室传导阻滞，室性逸搏性心律，心室率 30~35 次/分，给予阿托品 1mg 静脉注射，并床边经左锁骨下静脉安置临时心脏起搏器，5min 后出现多形性室性心动过速并演变为心室颤动，电击除颤（300J），静脉注射 25%硫酸镁 10ml 及胺碘酮 150mg 静脉注射并点滴维持。但室性心动过速反复发作，半小时内反复电击除颤 10 次，并多次用胺碘酮达 600mg，起搏心律与窦性心律交替出现。入院后 5 小时查肌钙蛋白弱阳性，肌酸激酶 3795U/L，心电图示急性下壁心肌梗死。入院后 6 小时起再次反复出现室性心动过速/心室颤动发作，每次电击均恢复窦性心律，期间继续静脉注射胺碘酮总量达 1850mg，利多卡因总量为 600mg，美托洛尔静注共 5mg，4 小时内电击复律 29 次，晚上再次出现心室颤动电除颤无效，患者死亡。

例2：女性，63 岁，2005 年因反复心前区疼痛 2 年，加重 5 天入院。入院后行冠状动脉造影示三支病变，左主干狭窄 95%，右冠状动脉长病变狭窄 60%。按急性冠状动脉综合征处理。入院第 6 天早上 8 时许，突然发生胸痛加重，随即出现不省人事，心电监护示三度房室传导阻滞，心室率 25 次/分，血压 0，血 K$^+$ 3.5mmol/L，Na$^+$ 142mmol/L，Cl$^-$ 99mmol/L，予以阿托品 1mg 静脉注射，多巴胺升血压。5min 后出现室性心动过速演变为心室颤动，反复发作，电击复律、电除颤 10 次，并用胺碘酮 150mg 静脉注射并维持，美托洛尔 5mg 静脉注射。30min 后心电活动逐渐稳定，血压回升，胺碘酮静脉点滴维持，3 小时后意识逐渐恢复，5 天后病情稳定出院。后口服小剂量美托洛尔维持，随访 5 个月无复发。

例3：男性，44 岁，因入院前 4 天出现反复胸痛、胸闷，入院当天 8 时许胸痛持续加重，20min 后不省人事，经急救处理，心电监护示室性自主心律并反复室性心动过速/心室颤动。予以电击复律、除颤、胺碘酮 300mg 静脉注射并点滴维持。4 小时内电击复律、除颤共 13 次。入院后 4 小时用美托洛尔 10mg 静脉注射，并植入心脏临时起搏器。维持窦性心律/起搏心律交替约 1 小时，再出现心室颤动，经电击除颤复律，美托洛尔 5mg 静脉注射，约 1 小时后一次室性心动过速发作电击复律后一直维持窦性心律。心电图示广泛前壁心肌梗死。3 天后逐渐苏醒。26 天后行冠状动脉造影示左前降支近端第一对角支分叉部位约 90%狭窄，予以经皮冠状动脉成形术，并植入 Cypher 3.5×15mm 支架，44 天后康复出院。

作者指出例 1、2 反复发作的室性心动过速/心室颤动始于阿托品 1mg 静脉注射后 5min，是否阿托品直接触发电风暴值得探讨。

汪康平报道一例：因情绪激动，突发胸闷伴恶心、呕吐、晕厥、休克。诊断为急性下壁伴右室心肌梗死，最早表现为交界逸搏—夺获心律，半小时后心率逐渐加快，下壁导联 ST 段抬高呈墓碑样，或呈巨 R 型，室性期前收缩的 ST 段也呈巨 R 型，联律间期极短。心电图表现为多支病变。由短联律间期室性期前收缩诱发室性心动过速/心室颤动。室性心动过速频率极快>300 次/分，呈多形性室性心动过速反复发作，电击转复 43 次。血钾 3.1mmol/L，给补钾、镁。因仍屡发不止，加用胺碘酮、利多卡因治疗均无效，给予艾司洛尔 20mg 静脉推注，80mg 加入液体中点滴，发作控制。2 周后作冠脉搭桥术，康复出院。

李秀梅等（2009）报道一例：男性，60 岁，因突发心前区疼痛 2 小时入院。心电图完全性左束支传导阻滞，急性前壁心肌梗死，冠状动脉造影左前降支完全闭塞，植入支架一枚。术后患者出现三度房室传导阻滞，血压 80/50mmHg，次日行临时起搏和主动脉内球囊反搏术（IABP）血压 88/

60mmHg，血氧饱和度 75%，呼吸困难、肺部干湿性啰音突然心室颤动、意识丧失，电除颤一次、心肺复苏后意识恢复。心电图示 $V_1 \sim V_6$ 导联 ST 段广泛抬高。此后患者反复发作心室颤动、室性心动过速，给予电除颤达 67 次，并胺碘酮、利多卡因治疗，多巴胺控制血压，3 天后出现尖端扭转性室性心动过速，停用胺碘酮，给予美托洛尔、硫酸镁治疗。主动脉球囊反搏使用 10 天后撤除，患者室性心动过速、心室颤动未再发作。后植入永久双腔起搏器，2 个月后病情稳定出现（图 19-2-1、2）。

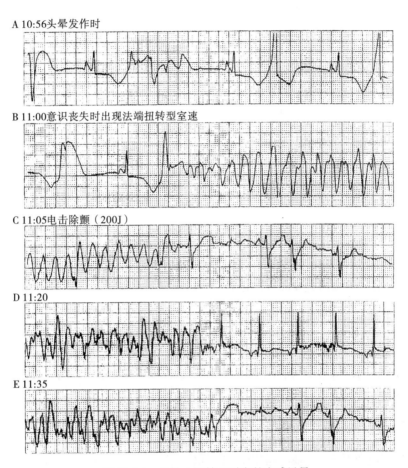

图 19-2-1　急性心肌缺血引发的交感风暴

　　本图为室性期前收缩、室性心动过速和心室颤动发作的不连续监护心电图。入院 2 小时后监护心电图发现频发多源室性期前收缩、频发短阵室性心动过速及心室颤动发作，先后给予利多卡因、胺碘酮效果不佳，电除颤转复窦性心律。随后 30min 内，先后发作 4 次心室颤动。由于QT 间期很长，未大量持续应用胺碘酮，静脉给予小剂量美托洛尔 2.5mg，10min 后又给予美托洛尔 2.5mg，继续应用利多卡因观察；患者未再发生室性心动过速或室颤。（引自刘肆仁，2010）

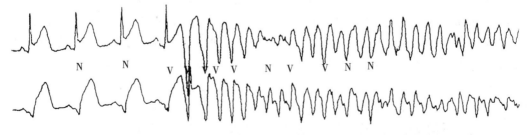

图 19-2-2　急性心肌梗死导致获得性长 QT 综合征电风暴

心电图示 ST 段抬高呈巨 R 波、RonT 室性期前收缩（短联律间期）触发尖端扭转性室性心动过速。

二、ICD 电风暴

（一）ICD 植入后电风暴的定义

定义为"在 24 小时内出现≥3 次互不相连的室性心动过速和/或心室颤动需要 ICD 介入（包括 ATP 治疗和除颤治疗的临床症候群）"。该定义强调每次室性心律失常的不连续性。有学者认为两次室性心律失常发作间隔时间至少 5min 以上。

（二）ICD 植入后电风暴的发生率和发生时间

关于 ICD 植入后电风暴的发生率、发生时间及预后等数据绝大多数来源于 ICD 二级预防的统计结果，但由于电风暴的定义不统一，ICD 植入适应证的多元化，药物治疗的多样性及随访时间长短不一等因素，导致 ICD 植入后，电风暴的发生率差异很大。

ICD 植入后电风暴的发生率在 10%~60%。MADIT II 试验的 ICD 二级预防组 1~3 年随访期间电风暴的发生率为 10%~28%，而一级预防患者电风暴的发生率低于二级预防患者约为 4%。电风暴发生的时窗在二级预防患者为 4~9 个月，而在一级预防患者为 11 个月。Credner 等（1998）对 ICD 二级预防的患者电风暴的发生率为 10%。第一次电风暴发生的时间在 ICD 植入后 4.4±4.5 个月。AVID 研究报道电风暴的发生率为 20%，第一次电风暴发生的时间在 9.2±11.5 个月。开胸植入心外膜电极的患者更容易在 ICD 植入后围手术期发生电风暴。局部炎症反应导致心电不稳定是发生电风暴的主要原因。

Verma 等（2004）报道因室性心动过速植入 ICD 的患者，64% 的电风暴由室性心动过速所致，因心室颤动植入 ICD 的患者，有 45% 的电风暴是由心室颤动所致。

（三）ICD 植入后电风暴的触发和危险因素

电风暴的发生是由于致心律失常基质及自主神经张力和心肌细胞环境的急性改变等因素相互作用的结果。多个临床研究证实，电解质紊乱、酸碱平衡失调、心肌缺血、药物治疗的改变或依从性差、心力衰竭的恶化、手术后早期、情绪应激、酗酒等，均系电风暴的触发因素。SHIELD 研究结果表明，148 例电风暴病例，只有 19 例（16%）有明确触发因素，其中 13 例心功能恶化、6 例电解质紊乱。大多数病例发生电风暴无明显诱因。

MADIT II 试验中约 53% 电风暴患者在 ICD 植入前有快速室性心律失常事件，患者出现电风暴的概率是阴性组的 9.1 倍。

肾功能不全患者电风暴发生率是正常组的 2.1 倍。

（四）植入 ICD 后发生电风暴的预后及临床意义

虽然电风暴患者的药物有效或被 ICD 纠正，但其总死亡率仍较高。AVID 研究组 90 例电风暴患者有 34 例在随访中死亡，死亡率高达 38%。而快速室性心律失常未达电风暴标准的患者中同期死亡率仅 15%。因此，电风暴是全因死亡的独立预测因素。总死亡的相对风险在一级预防患者及二级预防患者，分别增加 7.1 倍与 2.4 倍。电风暴的患者更易出现缺血相关事件。研究结果显示与电风暴相关的急性期的死亡率并不算高，而电风暴患者的高死亡率基本是在电风暴发生后初始几个月，并且多因非心律失常原因所致。这期间的治疗是关键，不仅需要考虑心律失常发生的原因，还须针对与心脏有关的其他心脏原因。因药物不良反应、心肌基质恶化等所致，以及 ICD 反复放电造成的心肌损伤，炎症和心肌重构等也可导致电风暴发生，而不是全部由心律失常所致。

（五）治疗

治疗原则是控制室性心律失常、明确潜在的诱发因素、评估基础心脏病的变化、合理的治疗措施、防止再次电风暴的发生、降低死亡率，随访尤其是电风暴发生后最初几个月内。

1. 电风暴发作期的治疗　药物治疗、纠正可逆因素、导管消融、麻醉等见总论部分。

2. 电风暴后期（长期）治疗　ICD 患者电风暴后应进行基础心脏病的评估，特别是对心肌缺血和心力衰竭的评估，应明确诱发因素，例如电解质紊乱、药物所致 QT 间期延长，以及潜在的并发病如感染可诱发心律失常。

（1）药物治疗：应用抗心律失常药物及其他药物长期治疗，通过抑制室性心律失常防止 ICD 放电或减慢室性心动过速的心室率得到 ATP 的成功治疗。

1）β-受体阻滞剂：可延长心力衰竭患者和心肌梗死患者的生存时间，以及降低猝死并且致心律失常作用低。

2）胺碘酮：未植入 ICD 患者，胺碘酮能降低心脏性猝死和心血管病死亡的风险分别为 29% 和 18%。胺碘酮对全因性死亡无影响。此外，胺碘酮可以不同程度减少 ICD 放电次数。其与 β-受体阻滞剂联合应用或与索他洛尔合用更为有效。但是胺碘酮有增加除颤阈值的作用。

3）索他洛尔：可明显减少全因性死亡或首次 ICD 适当放电复合终点风险达 44%。索他洛尔可防止 ICD 放电，在某些病例可考虑使用，特别是胺碘酮应用有禁忌者。

醛固酮拮抗剂已证实有效预防收缩功能障碍的高危患者心脏性猝死，可在心脏性猝死的一级和二级预防中作为 ICD 和（或）CRT 的辅助治疗。

（2）基础心脏病的治疗

1）心肌缺血：大多数 ICD 患者的基础疾病是冠心病，故明确心肌缺血诱发室性心律失常的可能的重要性，但是由于患者症状不典型而心电图也不能明确（特别是在 ICD 放电后即刻或起搏心律时），故需通过心肌酶检测以排除急性冠状动脉综合征。

在持续性室性心动过速发作后、心脏骤停幸存者、ICD 放电后肌钙蛋白水平常可升高。这些酶的标志物的增高是反映心律失常发作时整个心肌的缺氧，而不是冠状动脉血流的阻塞。此时，不能轻易做出"心肌梗死"合并室性心动过速的诊断，一些病例作冠状动脉造影等检查以明确是否是急性冠状动脉综合征是非常必要的。

如果缺血是诱因则重建血运是必要的，已证实可减少心律失常的复发。但也有报告即使血运重建的心肌梗死曾发生过电风暴者，仍有较高的室性心动过速/心室颤动的危险。

起源于瘢痕组织和正常心肌之间的临界区是室性心动过速的基质，可引起 ICD 频繁放电或电风暴。他们适合行导管消融治疗。

2）心力衰竭。在一级预防患者无论是适当或不适当的 ICD 放电，均能增加死亡的风险。可增加心力衰竭的死亡。因此，ICD 的放电必须注意心力衰竭的恶化。而心力衰竭的恶化，使心力衰竭植入 ICD 患者诱发的室性心动过速加重。

对心脏再同步化治疗（CRT）的 ICD 患者，应避免不必要的右心室起搏也很重要。

（3）装置的程控：临床研究证实抗心动过速起搏（ATP）和 ICD 的合理程控在减少放电次数和提高生活质量是有效的和安全的。

（4）导管消融　虽然抗心律失常药物可减少室性心动过速和 ICD 放电的发生率，但其应用还是受限于有限的疗效和明显的副作用。而导管消融室性心动过速被认为是治疗复发性室性心动过速的手段。

1）室性心动过速导管消融的适应证：

①对有症状的持续性单形性室性心动过速，尽管给予了抗心律失常药物治疗，但仍导致 ICD 频繁放电治疗，或抗心律失常药物不能耐受或无效（特别是室性心动过速复发演变为电风暴）。

②抗心律失常药物不能抑制的复发性有症状的或无休止性室性心动过速，不论室性心动过速是稳定或不稳定，或多种室性心动过速的存在。

③束支折返性室性心动过速或分支型室性心动过速。

④复发性持续性多形性室性心动过速和心室颤动，抗心律失常药物治疗无效，当怀疑触发灶诱发，可针对触发灶消融。

2）室性心动过速射频导管消融的禁忌证。

①存在活动性心室血栓。心外膜射频导管消融可考虑。

②对暂时性、可逆性原因，如急性心肌缺血、高血钾症引起的室性心动过速，或药物诱发的尖端扭转性室性心动过速。

（5）长期随访：电风暴后 3 个月内应定期门诊随诊，以后每 3~6 个月随访一次。这有助于对心律失常和基础心脏病的临床过程于以评价，以及对药物治疗或其他干预的反应。

（6）对 ICD 电风暴后患者发生的焦虑和抑郁应给予关怀和治疗　有 2/3 的 ICD 患者能保持患者的生活质量故能接受此项治疗。但约有 1/3 的 ICD 患者会产生焦虑和抑郁，如对这种精神应激不管，会导致自主神经功能平衡紊乱，而导致发生快速性室性心律失常而使 ICD 再次放电、主要采取心理危机的干预、因药物如吩噻嗪或三环类抗抑郁药可引起 QT 间期延长引发获得性长 QT 综合征等，应慎重选用抗抑郁、抗焦虑的药物。

Carbucicchio 等（2008）报道经导管消融 95 例 ICD 植入后抗心律失常药物治疗抵抗电风暴的结果。采用对可标测的室性心动过速行激动和拖带标测，对不可标测的室性心动过速则在基质标测的基础上行起搏标测和短时间的拖带标测。95 例中有 68 例（72%）不能诱发任何室性心动过速，17 例仅可诱发非临床室性心动过速，10 例至少可诱发一种临床室性心动过速。在（22+13）个月的随访中，10 例至少可诱发一种临床室性心动过速的患者均有室性心动过速复发，其中 8 例伴电风暴，4 例在 3 个月内死于不能控制的心律失常；而不能诱发任何室性心动过速患者的室性心动过速复发率仅为 16%，且无电风暴发生。结果提示采用经导管消融对控制电风暴，改善预后有较好的效果。

电风暴是一危险的临床事件，须积极干预。目前电风暴的急诊处理方法已降低了急性发作期的死亡率，但电风暴后较高的死亡率，应高度予以关注。

三、获得性 QT 间期延长综合征电风暴

张进等（2010）报道因发作电风暴且 QTc 延长入院的 23 例患者。男性 10 例，女性 13 例，年龄（58.7±7.8）岁。入选的 23 例患者均符合 2006 年 ACC/AHA/ESC 电风暴的定义。23 例患者 QTc 均明显延长，QTc 最短为 0.50s，最长为 0.71s，平均为（0.63±0.06）s。经心电图、心肌损伤标记物、超声心动图、血清电解质检查，5 例患者为急性心肌梗死、3 例为慢性风湿性心脏病、二尖瓣狭窄并关闭不全、心脏扩大、心功能（NYHA 分级）Ⅲ级，8 例为扩张型心肌病、心功能Ⅲ级，4 例为缺血性心肌病、心功能Ⅲ~Ⅳ级，3 例未发现器质性心脏病。发作间歇期为窦性心律，心率为（60.30±4.73）次/分，血压为（122.69±12.74）/（72.17±9.02）mmHg。均在 24 小时内行时域法检查微伏级 T 波电交替（TWA）。电风暴发作时心电图均为多形性室性心动过速或心室颤动。

电风暴发作时立即行非同步直流电除颤，同时静脉给予大剂量超短效 β-受体阻滞剂艾司洛尔（负荷量 0.5mg/kg，然后以 50μg/（kg·min）维持）进行抢救（心功能不稳定者则同时加大利尿剂改善心功能），同时予比索洛尔长期维持（2.5 毫克/次，1 次/天，逐渐增加剂量至 10mg/d），使目标心率达到 50~60 次/分为最大耐受剂量，随时观察心律、心率的变化。其中有 3 例 QTc 正常的患者，发作非持续性多形性室性心动过速时给予静脉注射胺碘酮 150mg，继之以 0.6mg/min 静脉滴注，24 小时后 QTc 延长且发作电风暴，立即停用胺碘酮，改用 β-受体阻滞剂治疗。20 例 QTc 延长的患者，直接给予 β-受体阻滞剂治疗。并且在同时重视基础心脏病的治疗和去除诱因，5 例急性心肌梗死患者 1 周内行冠状动脉介入治疗（PCI），15 例心功能不良者积极抗心力衰竭等治疗。2 例扩张型心肌病、1 例缺血性心肌病患者植入 ICD。术后随访 6 个月未再发作。

23 例患者纠正电风暴发作后 QTc 为（0.62±0.60s）、心率为（58.61±4.43）次/分。血压（122.13±11.63）/（72.69±8.71）mmHg。动态心电图测定微伏级 T 波电交替（MTWA）治疗前为（68.96±7.85）μV，治疗后（34.17±7.46）μV，MTWA 阳性标准是时域法>47μV。

张进等认为 MTWA 对 QTc 延长患者心律失常事件的发生有预测价值。考虑交感神经活性增高、细胞膜钙内流增加、心肌细胞复极不均一，是构成 QTc 延长患者发生 MTWA 的神经基础、离子基础和电生理基础。β-受体阻滞剂也许通过降低交感神经活性、减少细胞膜钙内流及改善心肌细胞复极不均一来降低 MTWA 幅度进而发挥抗心律失常作用。

张进等认为静脉给予负荷量艾司洛尔，平均维持时间为 24~48 小时，比索洛尔服用的剂量存在个体化差异，最小为 2.5mg/d，最大为 10mg/d。

四、中枢性电风暴

中枢性电风暴是指脑血管意外、蛛网膜下腔出血、颅脑损伤等中枢神经系统疾病引起的交感神经过度兴奋，儿茶酚胺突然分泌过多，引起巨大 T 波倒置（Niagara 瀑布样 T 波）、QT 间期延长等心电异常，并可反复出现快速室性心律失常（室性心动过速/心室颤动）即电风暴。

【病因】

（1）脑血管意外，包括颅内出血、颅脑损伤、蛛网膜下腔出血、脑外科手术等。以蛛网膜下腔出血最多见。

（2）完全性房室传导阻滞、多束支传导阻滞等所致严重心动过缓引发急性脑缺血，发作后可出现 Niagara 瀑布样 T 波。

（3）各种急腹症、肺动脉栓塞、Takotsubo 心肌病等，常伴有交感神经过度兴奋出现中枢性电风暴。

【发生机制】

各种原因导致的颅脑损伤、坏死时，如蛛网膜下腔出血等脑血管意外，或持续时间较长的阿斯综合征等，都可引起中枢交感神经高度兴奋，促使儿茶酚胺大量释放入血引发电风暴。过量的儿茶酚胺刺激下丘脑星状神经节，引起巨大倒置的 T 波和 QT 间期显著延长。过度的交感神经兴奋的刺激，可引发心肌细胞的损伤使心肌缺血、冠状动脉痉挛。左心室游离壁心外膜复极时程显著延长，也使胸导联 T 波倒置，巨大的 T 波倒置称 Niagara 样瀑布样 T 波。

【临床表现】

（1）晕厥：是电风暴的特征性表现。多数患者是因晕厥而入院的。可由床边心电图或动态心电图记录到室性心动过速/心室颤动。

（2）出现血压升高、呼吸加快、心率加速等交感神经兴奋性过度增高的临床表现。

（3）中枢神经系统基础疾病的症状：①缺血或出血可引发头痛、头胀；②颅脑损伤引发的肢体运动、感觉、定向力障碍；③颅内压增高的表现，如恶心、呕吐、头痛、头晕等；④房室传导阻滞等诱发阿斯综合征，可出现晕厥、黑蒙等。

（4）儿茶酚胺过度分泌，使心肌损害、心功能不全等。

【心电图特点】

1. Niagara 瀑布样 T 波　为特征性表现。2001 年 Hurst 等对出现在脑血管意外患者、形态特异的一种巨大倒置的 T 波，命名为 Niagara 瀑布样 T 波（Niagara falls T wave）。由于其 T 波酷似美国与加拿大边界上最大的 Niagara 瀑布样而得名。

（1）心电图特点

1）巨大倒置 T 波，振幅多大于 1.0mV，部分患者可达 2mV 以上。巨大 T 波常出现在胸前导联，以 V_3~V_6 导联较多见，也可出现在肢体导联，在 aVR、V_1 和 Ⅲ 导联可能出现宽而直立的 T 波。（图 19-2-3）

2）T 波宽大畸形，异常宽大 T 波的形成与 T 波前肢和 ST 段融合有关。T 波后肢和隐匿倒置的 U

波融合有关。T 波的开口及顶部都比较宽。T 波最低点常呈钝圆形。应与缺血性 T 波鉴别。

3）T 波的演变迅速，可持续数日，一般为 1~2 周后，这种巨大的 T 波便逐渐消失。

4）不伴有 ST 段的抬高和压低。心电图上也不出现异常 QT 波。

5）QT 间期显著延长达 20% 或更多，最长可达 0.7~0.95s。

6）U 波幅度增大，常大于 1.0（或 1.5）mV。

7）常伴有室性心动过速/心室颤动、猝死。

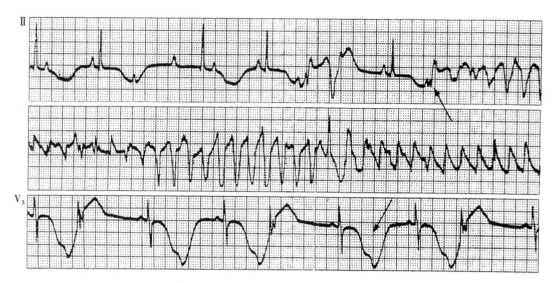

图 19-2-3　中枢性电风暴

图示 Ⅱ 导联为窦性心律三度房室传导阻滞。Niagara 瀑布样 T 波，TU 融合 RonTU 型室性期前收缩融发尖端扭转性室性心动过速，QT 间期延长，V₃ 导联窦性心律。Niagara 瀑布样 T 波，TU 融合，QTU 延长，T 波电交替。

（引自刘鹏，2012）

（2）发生机制：Niagara 瀑布样 T 波的发生与交感神经的过度兴奋有关。

1）动物实验切断左或右侧交感星状神经时，可引起巨大倒置的 T 波。

2）发生儿茶酚胺风暴时，交感神经的强烈而广泛的刺激能引起心肌细胞的直接损伤，并可引起心外膜冠状动脉的痉挛，引发广泛普遍的心外膜缺血，同时引起心电图这种特殊形态的巨大倒置的 T 波。

3）脑血管意外伴有心电图巨大倒置 T 波的患者，尸检未能发现有明显的心肌损伤。这种 T 波的变化可能类似于心肌缺血后的心肌顿挫现象。心肌顿挫现象消失后，可以不留器质性的心肌损伤。

（3）临床意义：各种颅脑疾病，包括脑出血、蛛网膜下腔出血、脑血栓形成、脑梗死、脑肿瘤、脑损伤等，心电图上都会出现 Niagara 样 T 波改变。

有报道，超过 80% 的蛛网膜下腔出血患者心电图有异常改变。如果示有 ST 段下移和巨大倒置的 T 波是蛛网膜下腔出血 3 个月内死亡的独立危险因素。

完全性房室传导阻滞和双束支传导阻滞的患者，发生恶性心律失常时，常引起急性脑出血和阿斯综合征，发作后常出现 Niagara 瀑布样改变。

伴发交感神经过度兴奋的其他疾病，包括各种急腹症、神经外科手术后、心动过速后、肺动脉栓塞、二尖瓣脱垂等临床病症都可能出现 Niagara 瀑布样 T 波。

五、电解质紊乱与电风暴

1973 年 Fisch 首次提出心律失常的发生与电解质有明显相关性。当水电解质平衡失调，均能影响心肌细胞的除极和复极过程，并易引发致死性心律失常（室性心动过速/心室颤动）而危及生命。如交感神经活性增高与电解质紊乱并存，则会增加电风暴的发生率。导致心律失常发生的电解质紊乱主要与钾、钠、钙、镁等离子密切相关。

在生理情况下，心室的动作电位主要由不同的离子通道调控，其中钾、钙、钠离子起着重要作用。

①心室动作电位 0 期：是由钠离子内流形成快反应细胞动作电位 0 相。钠离子是心肌细胞外环境中的主要离子。

②心室动作电位 1 期：是由 I_{to} 钾通道调节的外向钾离子流调控。

③心室动作电位的平台 2 期：是由 L 型钙通道调节的内向钙离子流和 I_{Ks} 调节的外向钾离子流调控的。

④心室动作电位 3 期：是由 I_{Kr} 调节的外向钾离子流调控的。

⑤心室动作电位 4 期：是由通过调节内向离子流调控动作电位 4 相而维持静息电位。

（一）电解质紊乱与心律失常

1. 高钾血症和低钾血症与心律失常

（1）钾离子的生理作用，在电解质引起的心律失常钾离子的影响最大，其作用有：

1）钾离子维持跨膜动作电位以及脉冲传导和冲动形成。

2）自律细胞的 4 相缓慢去极化过程主要由钾离子流降低而引起缓慢的钠离子内流。

3）高血钾和低血钾均可引起心脏传导异常，传导的加速和抑制可影响折返径路。因此，血钾水平是自律性和折返相关心律失常的一个影响因素。

4）高血钾阻滞舒张期去极化。

（2）高钾血症和低钾血症的危害

1）高钾血症：细胞外血钾增高可影响心脏的传导性、兴奋性和自律性而引发各种心律失常。血清钾浓度的轻微变化就能对心脏的节律和功能产生明显的影响。并因极低的细胞外钾离子浓度而明显影响 I_{Kr}、I_{Kto}、I_{K1} 电流。

2）低钾血症：血清低钾使外向电流减少，内向 I_{ca-L} 离子流增加，使动作电位时程延长，引起早期后除极。产生低血钾症最常见的心电图改变是 U 波增大，QT 间期延长或 QU 间期延长。如出现 U 波电交替和室性期前收缩 RonU 是恶性心律失常的先兆，均提示心电不稳、易导致尖端扭转性室性心动过速。而高交感活性因 β_2 受体激活将增加细胞外钾离子向细胞内转移，而使细胞外低钾。

2. 高钙血症和低钙血症与心律失常　钙离子主要作用于心肌细胞动作电位 2 相（平台期），血 Ca^{2+} 浓度增高，钙离子内流速度增加，平台期缩短，阈电位负值减小，自律细胞应激性降低。在动物模型可见高血钙导致室内阻滞、室性期前收缩和心室颤动。

低血钙：当血钙严重降低时，QT 间期显著延长，并出现 T 波电交替，此与心肌电活动不稳定有关。自主神经系统是钙离子调控和致心律失常的主要调节因素。

3. 低镁血症和高镁血症与心律失常

（1）低镁血症：常与钾、钠、钙离子失衡有关。镁离子代谢异常可引起：

1）可导致各种心脏病如缺血性心脏病、心力衰竭、心源性猝死、使动脉粥样硬化加重。

2）低镁血症与恶性心律失常的发生密切相关，可诱发难治性心律失常。

3）电风暴患者血清镁降低，其发生机制：①镁缺乏使心肌细胞内许多酶系如 Na^+-K^+-ATP 酶的活性受到抑制，使细胞膜内外的 K^+ 浓度梯度不能维持，从而使细胞膜电位不稳定而易发生心律失常。②低镁血症：此时的心肌细胞的应激性增高，兴奋性和自律性增加，易发生快速性心律失常。③镁离子也可以调节离子转运，从而调节血中的钾、钙离子浓度。④镁缺乏可导致心肌钙离子浓度降低，增加室性心律失常的风险。⑤镁离子能阻断内向离子流，从而降低窦房结脉冲频率，延长房室传导时间。

（2）高镁血症：主要表现为对自律性细胞的抑制作用。严重镁中毒时，可发生心脏骤停。

4. 低钠血症与心律失常　低钠血症伴血钾正常时心律失常的发生机制：由于血钠明显降低致使钠离子内流明显下降，而钾离子外流未受影响，导致 4 相自动支除极速度减慢、自律性下降，因此会产生房室传导阻滞及多种复杂的心律失常，甚至发生心脏停搏。

（二）特征性心电图表现与电风暴

电风暴发生后应仔细地分析心电图，可能会发现有长 QT、Brugada 波、短 QT 间期等现象，这些特点提示与电解质紊乱密切相关。应及时发现和纠正电解质不平衡的紊乱。

1. 长 QT 间期表现

（1）低血钾、低血镁、低血钠、低血钙可引起动作电位时程延长，因 QT 间期延长而诱发了室性心律失常。即获得性长 QT 综合征。

（2）交感神经刺激时增加 I_{ca-L} 电流，延长动作电位，增加 I_{Kr}、I_{Ks} 电流而缩短动作电位，不应期离散度降低，对正常心肌为非致心律失常源性。但在缺血性心脏，交感神经刺激使 I_{Ks} 电流加大，动作电位缩短，但对 M 细胞 I_{Kr} 无影响。从而导致不应期离散度加大，产生促心律失常效应。

（3）细胞外低钾降低了复极 3 期的 I_K 电流引起早期后除极导致 QT 间期延长。

（4）手术后、血液透析的患者可因电解质紊乱而发生猝死。其机制为电解质紊乱导致的 QT 间期延长是发生猝死的重要原因。

（5）Gordon 等（2008）报道，携带 Mripl 突变的长 QT 综合征患者发生心室颤动时伴有低血镁、低血钙，而血钾正常。

2. Brugada 波

（1）动作电位 1 期复极末期激活离子流的再平衡，使右心室心外膜的心肌细胞动作电位 2 相切迹的加深，并导致心外膜和心内膜透壁电压阶差而发生特征性的 Brugada 波。

（2）低钾血症降低外向离子流，高钙血症增加 I_{Ca} 内流，均可导致 1 期复极末期激活离子流的再平衡而产生 Brugada 波。

（3）高血钾导致细胞钾外流降低，可引起缓慢的钠离子内流，类似钠通道阻滞剂作用引起相对性 I_{to} 电流增强而产生 Brugada 波。

3. 短 QT 间期

（1）高钙血症和高钾血症也可以导致继发性 QT 间期缩短。在心肌缺血模型中观察到短 QT 间期引发的恶性心律失常与细胞外高血钾有关。

（2）血钙增高时，平台期缩短，心电图表现为 ST 段明显缩短或消失，QT 间期缩短，U 波增高。

（三）治疗

治疗已在电风暴概述中介绍过。

在复苏过程中 β-受体阻滞剂、静脉应用胺碘酮，仍有明显疗效。异丙肾上腺素有抢救早期复极综合征电风暴的作用。及时补充电解质对于抢救电风暴所致的心脏生猝死具有重要意义。除了补钾、镁离子除拮抗钙离子外，还有膜稳定作用，结合交感效应，防止钾离子丢失。此外，有必要适当地使用镇静药物。

在电风暴后必须对电解质状态进行评估，及时纠正电解质紊乱。

六、儿茶酚胺与电风暴

电风暴时体内儿茶酚胺分泌在短时间内升高数十倍甚至上千倍。使正常和异常的心脏组织同时发生电紊乱，形成反复且顽固的致命性室性心动过速或心室颤动。所以，应该了解儿茶酚胺的生理、病理时及电风暴时的作用。

（一）儿茶酚胺对心脏的病理生理作用

1. 儿茶酚胺（包括多巴胺、交感神经末梢释放的去甲肾上腺素和肾上腺髓质释放的肾上腺素组成）它是全身调节性激素，也是调节心血管活动的重要的神经递质。

2. 儿茶酚胺在正常情况下主要是通过作用于肾上腺素能受体（α、β受体）和多巴胺受体后产生收缩血管、使心肌收缩力增强以及提高心肌细胞的兴奋性来调节心血管活动的生理作用。

3. 儿茶酚胺增多：其主要原因是交感神经兴奋性增强。交感神经在心脏作用的受体主要是β肾上腺素能受体。在运动、情绪激动等应激情况时，儿茶酚胺则可大量分泌，将交感兴奋信号传递给心脏组织，引发心脏一系列病理生理的改变。当交感神经过度激活时，儿茶酚胺也会过度分泌，可导致儿茶酚胺电风暴。

4. 儿茶酚胺作用的病理生理机制　儿茶酚胺与β肾上腺素受体结合后与G蛋白偶联，激活腺苷酸环化酶，促使cAMP生成，活化蛋白激酶，使细胞膜表面蛋白质结构的功能改变，钙、钠、钾离子通道以及钠—钙交换体被激活，使钠、钙离子内流及钾离子外流情况增强（图19-2-4），则产生一系列病理生理效应：①增强心肌细胞的自律性、传导性和触发性；②增强心肌细胞收缩力。

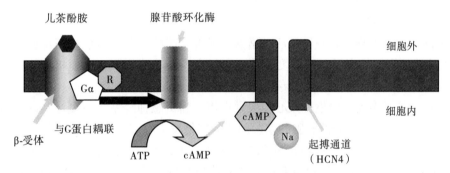

图 19-2-4　儿茶酚胺作用机制图

儿茶酚胺作用于β受体后，与G蛋白偶联，激活腺苷酸环化酶，促进cAMP生成，活化蛋白激酶，使钠通道开放，增加心肌细胞的自律性（引自张萍，2010）

5. 儿茶酚胺分泌水平　正常情况下，机体内儿茶酚胺水平为血浆去甲肾上腺素约 0.3~2.8mmol/L，肾上腺素 170~520mmol/L。

在精神刺激或疾病等时，交感神经兴奋时机体内儿茶酚胺可突然升高十倍、几百倍甚至上千倍的升高；它可以突然升高，也可为长期持续升高。

（二）儿茶酚胺性心肌损伤

1. 儿茶酚胺分泌过多可加重动脉粥样硬化形成和斑块破裂　高儿茶酚胺状态下，可导致血管内皮释放一氧化氮（NO）增多，内皮细胞损伤，血管内皮细胞下氧化低密度脂蛋白等堆积、泡沫细胞形成、血管壁通透性增强，平滑肌细胞和纤维组织增生，加重动脉硬化形成。

在应激情况下，儿茶酚胺急骤升高，导致心脏血管收缩加强，外周血管阻力增力，管腔内压力增大，不稳定的粥样斑块容易破裂，诱发或加重急性冠状动脉综合征。

2. 儿茶酚胺分泌过多可促使心肌缺血、缺氧增加　儿茶酚胺导致冠状动脉痉挛引起心肌缺血、缺氧，甚至坏死。高儿茶酚胺状态可增加血小板、激活凝血系统，促使血栓形成。交感神经激活时可容易发生冠状动脉急性闭塞。

3. 儿茶酚胺分泌过多可促使心肌细胞炎性反应　儿茶酚胺的代谢产物中含有大量氧自由基，可直接毒害心肌细胞促使多形粒细胞、淋巴细胞和组织细胞浸润和灶性出血、肿胀、坏死。通过一系列生化过程，使心肌细胞内钙内流增加，引起钙负荷过重而引发心脏细胞死亡。

4. 儿茶酚胺持续分泌过多可引起心肌肥厚　持续儿茶酚胺水平升高者，可引起心肌细胞体积明显增大、胞核多形且胞质成比例增加，促使心肌肥厚。

5. 儿茶酚胺分泌过多促使心肌细胞 β-受体密度和敏感性下降　通常心肌收缩是由 β 受体（包括 $β_1$ 占 80%、$β_2$ 占 20%）调节。主要由 $β_1$ 受体调节心肌收缩力当发生心力衰竭时，儿茶酚胺增多促使 β 受体密度下降，以 $β_1$ 受体下降为主，而 $β_2$ 受体的变化是发生脱偶联。$β_1$ 受体下调和 $β_2$ 受体的脱偶联，均使心肌应答儿茶酚胺刺激而兴奋的能力下降，导致心肌收缩功能降低。

6. 临床表现

（1）促发急性冠状动脉综合征：因交感神经过度激活时，大量的儿茶酚胺产生易导致粥样斑块的破裂、出血、血栓形成、脱落等，可导致冠状动脉痉挛、不稳定型心绞痛、心肌梗死等。

（2）心肌重塑：儿茶酚胺长期升高，使心肌细胞肥大导致心室肌肥厚。血浆中去甲肾上腺素高的高血压患者，更易出现心肌肥厚。急性心肌梗死后儿茶酚胺水平较高，可加重心肌坏死，也可使坏死周边存活心肌收缩活动过强，与坏死区可形成明显反向运动，促进室壁瘤的形成。

（3）心功能下降：儿茶酚胺过度升高时，可导致细胞心肌细胞功能受损或坏死。使有效收缩的心肌细胞数量减少或功能下降，导致心脏收缩功能降低，引发或加重心力衰竭。

（三）儿茶酚胺心电损伤

1. 儿茶酚胺分泌过多导致心脏异常活动增强　异常升高的儿茶酚胺使心肌细胞膜表面大量蛋白质结构均发生功能改变。如离子通道过度开放、离子交换泵功能增强，产生极度大量的钾、钠、钙离子跨膜流动导致心肌细胞的自律性、传导性和触发性极度增强。

2. 儿茶酚胺分泌过多促发中枢性致心律失常作用　当交感神经系统过度激活时，位于丘脑延髓的交感中枢兴奋性也增强，可降低心脏的室颤阈值，容易发生心室颤动导致猝死。

3. 儿茶酚胺分泌过多时可导致心室颤动阈值下降　血中儿茶酚胺升高，缺血和缺血再灌注的心脏的心室颤动阈值均显著下降。缺血也会损害心脏脂肪垫内神经之功能，继而增加心电不均一性和心律失常的易感性。

4. 儿茶酚胺分泌过多时会导致复极异常　高儿茶酚胺状态不仅产生心肌兴奋性异常、心室颤动阈值下降，还可以导致复极相异常。最典型表现为过度应激后某些患者的 T 波呈现深大倒置，即 Niagara 样 T 波。除此，还可出现异常 J 波、Brugada 波以及 T 波电交替。

5. 临床表现，交感激活程度不同引发的心脏电损伤不同，有如下表现

（1）一般交感激活：表现为心率增快，多为窦性心动过速。常见于一般的情绪激动、高血压、慢性心力衰竭等。

（2）交感神经过度激活：可发生各种心律失常，如心房扑动、心房颤动。交界性心动过速、室性心动过速等，可伴有血压升高。

（3）电风暴：交感神经极度激活，以出现反复室性心动过速/心室颤动发作为主要临床表现，甚至可导致猝死。

电风暴的主要特点有：

1）反复发作室性心动过速/心室颤动。

2）平时有效的抗心律失常药物，包括一些被称为"化学除颤"的药物如胺碘酮、普罗帕酮等可能无效或疗效不佳。

3）快速室性心动过速和心室颤动发作时间，间隔时间逐渐缩短，每次发作前窦性心率增快。

4）电击对心肌损伤、致痛等，加剧交感激活，与基础病因、恶化的体内环境（酸中毒、电解质紊乱）形成恶性循环。

参 考 文 献

1. Cruickshank JM Neil-Dwyer G, Stott AW. Possible role of catecholamines, corticosteroids, and potassium in production of electrocardiogaphic abnormalities associated with subarachiloid haemorrhage. Br Heart J, 1974; 36：697-706.

2. Grossman MA. Cardiac arrhythmias in acute central nervous system disease: Successful managelnent with stellate ganglion block. Arch Intern Med 1976; 136：203-207.

3. Downing SE, Chen V. Myocardial injury following endogenous cate cholamine release in rabbits J Mol Cell Cardiol, 1985 Apt; 17（4）：377-387.

4. Rudehill A, Olsson GL, StmdqviSt K, et al. ECG abnomalities in patients, with subarachnoid haemorrhage and intracranial tumours. J Neurol Neurosurg Psychiatry, 1987; 50（10）：1375-1381.

5. Chen V. Dwning S. E. Preservation of candiac metabolic canacitv after acute catecholamine injury. Am J Physiol Heart Circ Physiol, 1990, 258：H101-H106.

6. Sato H, Tateishi H, Uchida T. et al. Takotsubo-like left ventricular dysfimction due to multivessel coronary spasm; in Kodama K, Haze K, Hon M（eds）: Clinical Aspect of Myocardial Injury: From Ischemia to Heart Failure. Tokyo, Kagakuhyouronsya, 1990, pp56-64.

7. Dote K, Sato H, Tateishi H, et al. Myocardial stunning due to simultaneous multivessel spasm: a review of five cases. J Cardiol, 1991; 21：203-214.

8. interstitial norepinephrine release alter brain death using cardiac microdialysis. Transplantation. 1994; 57：371-377.

9. Kim SG, Ling J, Fisher JD, et al Comparison and frequeney of ventricular arrhythmias after defibrillator implantation by thoracotomy versus nonthoracotomy, approaches. Am J Cardiol, 1994; 74：1245-1248.

10. Kim SG, Ling. J, Fisher JD, et al. Comparison and frequency of ventricular arrhythmias after' defibrillator implantation by thoracotomy versus nonthoracotomy approaches. Am J Cardiol, 1994; 74：1245-1248.

11. Kim SG, Ling J, Fisher JD, et al. Comparison and frequency of ventriculal arrhythmias after defibrillator implantation by thoracotomy versus non-thoracotomy approaches［J］. Am J Cardiol, 1994, 74：1245.

12. Vorperian VR, Havighurst TC, Miller S, et al. Adverse effects of low dose amiodarone: a meta-analysis［J］. J Am Coil Cardiol, 1997, 30：791

13. Goldstein S, Ali AS, Sabbah H, et nL Ventriculal remodeling. Mechanisms and prevention. Cardiol Clin, 1998; 16（4）：623-632.

14. Credner SC, Klingenheben T, Mauss O, et al. Electrical storm in patients with transvenous implantable cardioverter-defibrillators. Incidence, management and prognostic implications［J］. J Am Coll Cardiol, 1998, 32：1909

15. incidence, management and prognostic implications. J Am Coll Cardiol, 1998; 32：1909-1915.

16. incidence, management and prognostic implications. J Am Coil Cardiol, 1998; 32：1909-1915.

17. Nademanee K Taylor R, Bailey WE, et al, Trearing electrical storm: sympathetic blocher versus advanced cardiac life support-guided therapy. Circulation. 2000; 102（7）：742-747,

18. Nademanee K. Taylor R, Bailey WE, et al. Treating electrical storm: sympathetic blockade verstlS advanced cardiac life support-guided therapy. Circulation, 2000; 102（7）：742-747.

19. Nademanee K, Taylor R, Bailey WE, et al. Treating electrical storm: sympathetic blockade versus advanced cardiac life suppon-guided therapy［J］. Circulation, 2000, 102：742

20. Parekh N, Venkatesh B, Cross D: Leditschke A, et al. Cardiac troponin I predicts myocardial dysfimction in arleurysmal SUbarachnoid hemorrhage. J Am Coll Cardiol, 2000; 36：1328-1335.

21. Incidence and short-term progmosis of late Stlstained ventricnlar tachycardia after myocardial infarction; Results of the Gruppo Italiano per lo Studio della Sopravvivenaz nell'Infarto Miocardico (GISSI-3) Data Base. J Am Heart, 2001, 142; 1：87-92.

22. Exner DV, Pinski SL. Wyse DG, et al. Electrical storm presages nonsudden death; the Antiarrhythmics Versus Implantable Defibrillators (AVID) trial. Circulation, 2001; 103：2066-2071.

23. Exner DV, Pinski SL. Wyse DG, et al. Electrical storm presages nonsudden death; the Antiarrhythmics Versus Implantable Defibrillators (AVID) trial. Circulation, 2001; 103：2066-2071.

24. Goldschlager N, Epstein AE, Naccarelli G, et. Practice Guidelines Subcommittee, North American Society of Pacing and Electrophysiology. Practical guidelines for clinicians who treat patients with amiodarone [J]. Arch Inter Med, 2002, 160：1741.

25. Bansch D, Oyang F, Antz M, et al. Successful catheter ablation of electrical storm after myocardial infarction. Circulation. 2003; 108 (24) ：3011-3016.

26. Bansch D, Oyang F, Antz M, et al. Successful catheter ablation of electrical storm after myocardial infarction [J]. Circulation, 2003, 108：3011.

27. Moulik Pk, Attar MN, Rose EL, et al. Successful resuscitation of a patient with electrical storm [J]. Emerg Med J, 2003, 20：E4.

28. Marrouche NF. Verma A, Wazni O, et al. Mode of initiation and ablation of ventricaular fibrillation storms in patients with ischemic cardiomyopathy. J Am Coll Cardiol, 2004; 43 (9) ：1715-1720.

29. Mönning G, Köbe J, Löher A, et al. Implantable cardioverter-defibrillator therapy in patients with congenital long-QT syndrome; a longterm follow-up [J]. Heart Rhythm, 2005, 2：505

30. Gatzoulis. KA, Andrikopoulos GK, Apostolpoulos T et al. Electrical storm is an in. dependent predictor of adverse long-term outcome in the era of implantable defibrillator therapy. Europace. 2005; 7：184-92.

31. Gatzoulis. KA, Andrikopoulos GK, Apostolpoulos T et al. Electrical storm is an in. dependent predictor of adverse long-term outcome in the era of implantable defibrillator therapy. Europace. 2005; 7：184-92.

32. Banki NM, Kopelnik A, Dae MW, et al. Acute neurocardiogenic injury after subarachnoid hemorrhage. Circulation, 2005; 112 (21) ：3314-3319.

33. Wittstein IS, Thiclnann DR, Lima JA, et al. Neurohumoral features of myocardial stunning due to sudden emotional stress. N. Engl J Med, 2005; 352：539-548.

34. Hohnloser SH. A1-Khalidi HR, Pratt CM, et al. Electrical storm. in patients with an implantable defibrillator; incidence, features, and preventive therapy; insights from a. randonmized trial. Eur Heart J. 2006; 27 (24) ：3027-3032.

35. Brigadeau F, Kouakam C, Klug D, et al. Clinical predictors and prognostic significance of electrical storm in patients with implantable cardioverter defibrillators. Eur Heart J. 2006; 27 (6) ：700-707.

36. Sesselberg Hw, Moss AJ, McNitt S, et al. Ventricular arrhythmiaa storms in postinfarction patients with impnlantable defibrillators for primary prevention indications indications; a. MADIT-II substudy. Heart Rhythm, 2007; 4：1395-1402.

37. Sesselberg HW, Moss AJ, McNitt S, et al. Ventricular arrhythmia storlns. in postinfarction patients with imlplantable defibrillators. for primary prevention indications indications; a MADIT-II substudy. Heart Rhythm, 2007; 4：1395-1402.

38. Bmnay C Taieb J, Morice R. Electrical storm. Ann Cardiol Angeiol, 2007; 56 (5) ：183-7.

39. Littmann L, Rennyson SL Electrical storm; clinical manifestations and management. Minerva Med. 2007; 98 (5) ：489-501.

40. Epstein AE, Dimarco JP, Ellenbogen KA, et al. ACC/AHA/HRS 2008 Guidelines for device-based therapy of cardiac rhythm abnormalities [J]. Circulation, 2008, 117：e350

41. Giugliano RP, White JA, Bode C. et al. Early versus delayed, provisional eptifibatide in acute coronary syndrornes. N Engl J Med. 2009; 360：2176-2190.

42. Abraham J, Mudd J O. Kapur N et al. Stress Cardiomyopathy atter intravenous adlninistration of catecholamines and Beta-receptor agonists. J Am Coll Cardiol 2009; 53：1320-1325.

43. Kowey PR, Levine JH, Herre JM, et a1. Randomized, double-blind comparison of intravenous amiodarone and bretylium in the treatment Oi pauents with recurrent, hemodynamically destabilizing ventricular tachycardia or fibrillation. The Intravenous Amiodarone Muhicenter Investigators Group〔J〕Circulation, 1995; 92：3255-3263.

44. Credner SC, Klingenheben T, Mauss O, et a1. Electrical storm in patients with transvenous implantable cardioverter-defibrillators：incidence, management and prognostic implications〔J〕. J Am Coil Cardiol, 1998; 32：1909-1915.

45. Exner DV, Reiffel JA, Epstein AE, et a1. Betablocker use and survival in padents with ventricular fibrillation or symptomatic ventricuiar tachycardia：the Antiarrhythmics Versus Implantable Defibrillators（AVID）trial〔J〕J Am Coll Cardiol, 1999; 34：325-333.

46. Pacific A, Hohnloser SH, WilIiams JH, et a1. Prevention of implantable-defibriffator shOCks by treatment with sotalol, d, 1-Sotalol Implantable Cardioverter-Defibrillator Study Group〔J〕. N Engl J Med 1999; 340：1855-1862.

47. Domanski MJ, Exner DV, Borkowf CB et a1. Effect angiotennsin converting enzyme inhibition on sudden cardiac death in patients following acue myocardial infarction. A meta-analysis of randomized clinical trials〔J〕J Am Coll Cardiol, 1999; 33：598-604.

48. Pitt B, Zannad F, ReITlrne WJ, et a1. The effect of spironolactone on morbidity and mortality in patients with severe heart failure. Randornized Aldactone Evaluation Study InVestigators〔J〕. N Engl J Med, 1999; 341：709-717.

49. Exner DV, Pinski SL, wyse DG, et a1. Electrical storm presages nonsudden death：the antiarrhythmics versus implantable defibrillators（AVID）trial〔J〕. Circulation, 2001; 103：2066-2071.

50. Brugada J, Aguinaga L, Mont L, et a1. Coronary artery revascularization in patients with sustained ventricular arrhythmias in the chronic phase of a myocardial infarction：effects on the electrophysiolgic substrate and outcome〔J〕. J Am Coll Cardiol, 2001; 37：529-533.

51. Brockes C, Rahn-Schonbeck M, Duru F, et a1. ICD implantation with and without combined myocardial revascularisation-incidence of ICD therapy and late survival. Thorac Cardiovasc Surg, 2002; 50：333-336.

52. Ellison KE, Hafley GE, Hickey K, et a1. Effect of beta-blocking therapy on outcome in the Multicente UnSustained Taehycardia Trial（MUSTT）〔J〕. Circulation, 2002; 106：2694-2699.

53. Haissaguerre M, Shoda M, Jais P, et a1. Mapping and ablation of idiopathic vemricular fibrillation〔J〕. Circulation, 2002; 106：962-967.

54. Wilkoff BL, Cook JR, Epstein AE, et a1. Dual chamber pacing or ventricular backup pacing in patients with an implantable defibrillator：the Dual Chamber and VVI Implantable Defibrillator（DAVID）Trial〔J〕. JAMA, 2002; 288：3115-3123.

55. Burjorjee JE, Milne B. Propofol for electrical storm；a case report of cardioversion and suppression of ventricular tachycardia by propofol〔J〕. Can J Anaesth, 2002; 49：973-977.

56. Sears SE Jr, Conti JB. Understanding implantable cardioverter defibrillator shocks and storms：medical and psychosocial considerations for research and clinical care〔J〕. CIin Cardiol, 2003; 26：107-111.

57. Wathen MS, DeGroot PJ, Sweeney MO, et a1. Prospective randomized muhicenter trial of empirical antitachycardia pacing versus shocks for spontaneous rapid ventricular tachycardia in patients with implantable cardioverter-defibrillators：Pacing Fast Ventricular Tachycardia Reduces Shock Therapies（PainFREE Rx Ⅱ）trial results〔J〕. Circulation, 2004; 110：2591-2596.

58. Verma A, Kilicaslan F, Marrouche Nf, et a1. Prevalence, perdictors, and mortality significance of the causative arrhythmia in patients with electrical storm. JCardiovasc Electrophysiol, 2004; 15：1265-1270.

59. Mahajan A, Moore J, Cesario DA, et a1. Use of of thoracic epidural anesthesia for management of electrical storm：a case report〔J〕. Heart Rhythm, 2005; 2：1359-1362.

60. Hohnloser SH, A1-Khalidi HR, Pratt CM, et al Electrical storm in patients with an implantable defibrillator：incience, featureS, and preventive therapy：insights from a randomized trial〔J〕. Eur Heart J, 2006; 27：3027-3032.

61. Fuster v, Rvden LE, Cannom DS, et a1. ACC/AHA/ESC 2006 guidelines for the management of patients with atrial fibrillation〔J〕. Eur Heart J, 2006; 27：1979-2030.

62. Wiikoff BL, Ousdigian KT, Sterns LD, et a1. A comparison of empiric to physician-tailored programming of implantable

cardioverter-defibrillators：results from the prospective randomized multicenter EMPIRIC trial ［J］. J Am Coll Cardiol, 2006；48：330-339. §

63. Connolly SJ, Dorian P, Roberts RS, et al. Comparison of beta-blockers, amiodarone plus beta-blockers, or sotalol for prevention of shocks from implantable cardioverter deflbrlllators：the OPTIC Study：a randomized trial ［J］. JAMA, 2006；295：165-171.

64. Brigadeau F, Kouakam c, Klug D, et al. Clinical predictors and prognostic significae of electrical storm im patients with implantable cardioverter defibrillators ［J］. Eur Heart J, 2006；27：700-707.

65. Goldberger JJ, Subacius H, Schaechter A, et al. Effects of statin therapy on arrhytbmic events and survival in patients with nonischemic dilated cardiomyopathy ［J］. J Am Coil Cardiol, 2006；48：1228-1233.

66. Vyas AK, Ouc) H, Moss M, et al. Reduction in ventricular tachyarrhythmias with statlns in the Muhicenter Automatic Defibrillator Implantation Trial（MADIT）-Ⅱ ［J］. J Am Coll Cardiol, 2006；47：769-773.

67. Gasparini M, Auricchio A, Regoli F, et al. Four-year efficacy of cardiac：resynchronization therapy on exercise tolerance and disease progression；the importance of performing atrioventricular junction ablation in patients with atrial fibrillation ［J］. J Am CollCardiol, 2006；48：734-743.

68. Goldenberg I, Moss AJ, Hall wJ, et al. Causes and consequences of heart failure after prophylactic implantation of a defibri llator in the multicenter automatic defibrillator implantanon trial II ［J］. Circulation, 2006；113：2810-2817.

69. Reddy VY, Reynolds MR, Neuzil P, et al. Prophylactic catheter ablation for the prevention of defibrillator therapy ［J］. N. Engl J Med, 2007；357：2657-2665.

76. Sesselberg HW,. Moss AJ, McNitt S, et al：Ventricular arrhythmia storms in postinfarction patients with implantable defibrillators for primary prevention indications：a MADIT-II substudy ［J］. Heart Rhythm, 2007；4：1395-1402.

71. Israel CW, Barold SS. Electrical storm in patients with an implanted defibrillator：a matter of definition ［J］. Ann Noninvasive Electrocardiol, 2007；12：375-382.

72. Dandamudi G, Ghumman WS, Das MK, et, al. Endocardial catheter ablation of ventricular tachycardia in patients wlth ventricular assist devices ［J］. Heart Rhythm, 2007；4：1165-1169.

73, Gunderson BD, Abeyratne AI, Olson WH, et al. Effect of programmed number of intervals to detect Ventricular fibrillation on implantable cardioverter defibrillator aborted and unnecessary shocks ［J］. Pacing Clin Electrophysiol, 2007；30：157 -165.

74. Olshansky B, Day JD, Moore S, et al. Is dual-chamber programming inferior to single-chamber programming in an implantable cardioverter-defibrillator?：results of the INTRINSIC RV（inhibition of unnecessary RV pacing with AVSH in ICDs）Study ［J］. Circulation, 2007；115：9-16.

75. Vardas PE, Auricchio A, Blanc JJ, et al. ESC/EHRA guidelines for cardiac pacing and cardiac resynchronization therapy ［J］. Europace, 2007；9：959-998.

76. Wilkoff BL, Williamson BD, Stern RS, et al. Strategic programming of detection and therapy parameters in implantable cardioverterdefibriliators reduces shocks in primary prevention patients：results from the PREPARE（Primary Prevention Parameters Evaluation）Study ［J］. J Am Coil Cardiol, 2008；52：541-550.

77. Ladwig KH, Baumert J, Marten-Mittag B, et al. Posttraumatic stress symptoms and predicted mortality in patients with implantable cardioverter-defibrillators：results from the prospective living with an implanted cardioverter-defibrillator study ［J］. Arch Gen Psychiatry, 2008；65：1324-1330.

78. Braunschweig F, Ford I, Conraads V, et al. Can monitoring of intrathoracic impedance reduce morbidity and mortality in patients with chronic heart failure? Rationale and design of the Diagnostic Outcome Trial in Heart Failure（DOT-HF）［J］. Eur J Heart Fail, 2008；10：907-916.

79. Wilkoff BL. Auricchio A, Brugada J, et al. HRS/EHRA expert consensus on the monitoring of cardiovascular implantable electronic devices（CIEDs）［J］. Europace, 2008；10：707-725.

80. Epstein AE, DiMarco JP, Ellenbogen KA, et al. ACC/AHA/HRS 2008 guidelines for device-based therapy of cardiac rhythm abnormalities ［J］. J Am Coll Cardiol, 2008；51：e1-62.

81. Carbucicchio C, Santamaria M, Trevisi N, et al. Catheter ablation for the treatment of electrical storm in patients：with

implantable cardioverter-defibrillators：short-and long-term outcomes in a prospective single-center study［J］. Circulation, 2008；117：462-469.

82. Coleman CI, Kluger J, Bhavnani S, et al. Association between statin use and mortality in patients with implantable cardioverter defibrillators and left ventricular systolic dysfunction［J］. Heart Rhythm, 2008；5：507-510.

83. Huang DT, Traub D. Recurrent ventricular arrhythmia storms in the age of implantable cardioverter defibrillator therapy：a comprehensive review. Prog Cardiovasc Dis, 2008；51：229-236.

84. Aliot EM, Stevenson WG, Almendral-Garrote JM, et al. EHRA／HRS expert consensus on catheter ablation of ventricular arrhythmias. Europace, 2009；11. 771-817.

85. Salmoirago-Blotcher E, Ockene IS Methodologicai-limitations of psychosocial interventions in patients with an implantable cardioverter-defibrillator（ICD）：a systematic review［J］. BMC Cardiovasc Disord, 2009；9. 56.

86. Piccini JP, Berger JS, O′Connor CM. Amiodarone for the prevention of sudden cardiac death：a meta-analysis of randomized controlled trials［J］. Eur Heart J, 2009；30：1245-1253.

87. Santini M, Lunati M, Defaye P, et al. Prospective multicenter randomized trial of fast ventricular tachycardia termination by prolonged versus conventional anti-tachyarrhythmia burst pacing in implantable cardioverter-defibrillator patients-（ADVANCE-D）［J］. J Interv Card Electrophysiol, 2010；27：127-135.

88. Braunschweig F, Boriani G, Bauer A, et al. Management of patients receiving implantable cardiac defibrillator shocks：Recommendations for acute and long-term patient management［J］. Europace, 2010；12, 1673-1690.

89. Credner SC, Klingenheben T, Mauss O, et al. Electrical storm in patients with transvenous implantable eardioverter defibrillators：incidence, management and prognostic implications. J Am Coil Cardiol, 1998, 32：1909-1915.

90. Exner DV, Pinski SL, Wyse DG, et al. Electrical storm presages nonsudden death：the Antiarrhythmics Versus Implantable Defibrillators（AVID）trial. Circulation, 2001, 103：2066-2071.

91. Verma A, Kilicaslan F, Marrouche NF, et al. Prevalence, predictors, and mortality significance of the causative arrhythmia in patients with electrical storm. J Cardiovasc Electrophysiol, 2004, 15：1265-1270.

92. Marrouche NF, Verma A, Wazni O, et al. Mode of initiation and ablation of ventricular fibrillation storms in patients with ischemie cardiomyopathy. J Am Coll Cardiol, 2004, 43：1715-1720.

93. Zipes D, Camm A J, Borggrefe M, et al. ACC／AHA／ESC 2006 Guidelines for management of patients with ventricular arrhythmias and the prevention of sudden cardiac death. J Am Coil Cardiol, 2006, 48：247-346.

94. Arya A, Haghjoo M, Dehghani MR, et al. Prevalence and predictors of electrical storm in patients with implantable cardioverter defibrillators. Am J Cardiol, 2006, 97：389-392.

95. Brigadeau F, Kouakam C, Klug D, et al. Clinical predictors and prognostic significance of electrical storm in patients with implantable cardioverter defibrillators. Eur Heart J, 2006, 27：700-707.

96. Hohnloser SH, Al-Khalidi HR, Pratt CM, et al. Electrical Storm in patients with an implantable defibrillator：incidence, features, and preventive therapy：Insights from a randomized trial. Eur Heart J, 2006, 27：3027-3032.

97. Stuber T, Eigenmann C, Delacretaz E. Characteristics and relevance of clustering ventricular arrhythmias in defibrillator recipients. Pacing Clin Eleetrophysiol, 2005, 28：702-707.

98. Sesselberg HW, Moss AJ, McNitt S, et al. Ventricular arrhythmia storms in postinfarction patients with implantable defibrillators for primary prevention indications：a MADIT-Ⅱ substudy. Heart Rhythm, 2007, 4：1395-1402.

99. Carbucchio C, Santamaria M, Trevisi N, et al. Catheter ablation for the treatment of electrical storm in patients with implantable cardioverter-defibribrillators. Short and long-term outcomes in a prospective single-center study. Circulation, 2008, 117：462-469.

100. Gasparini M, Lunati M, Landolina M, et al. Electrical storm in patients with biventricular implantable cardioverter defibrillator：incidence, predictors and prognostic implications. Am Heart J, 2008, 156：847-854.

101. Ajijola OA, Lellouche N, Bourke T, et al. Bilateral cardiac sympathetic denervation for the management of electrical storm. J Am Coll Cardiol, 2012, 59：91-92.

102. 陈筱潮，彭健，牛云茜，等. 急性冠状动脉综合征心室电风暴三例. 中国心脏起搏与心电生理杂志，2010.

103. 林治湖，中枢性交感风暴（Niagara 瀑布样 T 波，临床心电学杂志，2010, 19（1）：9.

104. 周胜华. ICD 与交感风暴. 临床心电学杂志, 2010, 19 (1)：7.

105. 洪葵. 交感风暴与电解质紊乱. 临床心电学杂志, 2010, 19 (1)：11.

106. 黄承麟. 深入认识心脏性交感风暴. 临床心电学杂志, 2010, 19 (1)：1.

107. 刘肆仁. 交感风暴的临床特征. 临床心电学, 2010, 19 (1)：13

108. 曲秀芬. 交感风暴的药物治疗. 临床心电学杂志, 2010, 19 (1)：16.

109. 张进, 丁立群, 王礼林, 等. QT 间期延长患者电风暴的临床特点、治疗策略及微优级 T 波电交替的预警价值. 中华心律失常学杂志, 2010；14 (6)：460.

110. 李秀梅, 赵冬冬, 徐亚伟. 急性心肌梗死合并心室电风暴和尖端扭转型室性心动过速. 中国心脏起搏与心电生理杂志, 2009, 23：483.

111. 费翔, 袁沃亮, 王景峰, 等. 艾司洛尔成功治疗交感风暴并严重心力衰竭一例. 中国心脏起搏与心电生理杂志, 2010, 24 (3)：282.

112. 宋泽军, 徐海蓉, 阿力木江, 等, 闭塞病变支架置入术后焦虑引发交感风暴一例. 中国心脏起搏与心电生理杂志, 2011, 25 (4)：370.

113. 汪康平. 心室电风暴. 临床心电学杂志, 2007, 16 (5)：305.

114. 杨新春. 急性冠脉综合征与电风暴. 临床心电学杂志, 2010, 19 (1)：5.

115. 张萍. 儿茶酚胺心肌和心电损伤. 临床心电学杂志, 2010, 19 (1)：2.

116. 丁立群, 范洁, 王礼琳, 等. 电风暴的患者植入埋藏式心脏转转复除颤器后心室率稳定功能的应用三例, 2010, 24 (2)：183.

117. 刘鹏. 电风暴及其治疗. 见：郭继鸿·中国心律学 2012. 北京：人民卫生出版社, 2012, 20.

第二十章　非持续性室性心动过速与持续性室性心动过速的临床意义

2009 年 Issa 等在《Braunwald 心脏病学》姊妹卷"临床心律失常与电生理学"中提出室性心动过速的分类，它包括两大类：①根据室性心动过速的形态分类；②根据室性心动过速持续时间的分类。前者已在第一章中室性心动过速的分类中作了讨论。后者为本章讨论的课题。

根据室性心动过速持续时间可分为：非持续性室性心动过速（NSVT）和持续性室性心动过速（SVT）两类。实际上它早就是对室性心动过速传统分类方法的一种。但对其所起的具体作用，相关报道很少。

【定义】

1. 非持续性室性心动过速（NSVT）的定义　"3 个或 3 个以上的 QRS 波（室性期前收缩）连续出现，持续时间在 30s 以内，并能自行终止。发作频率 100 次/分以上"。

在电生理检查中定义为：

（1）非持续性室性心动过速定义为"超过 5 个或 6 个以上波群的非束支折返性室性心动过速，而不考虑 QRS 波群形态。

（2）正常人心室期外刺激（VES）时，50% 会出现束支传导阻滞图形，其与临床上的（即自发性）非持续性室性心动过速无关。

（3）反复多形心室反应也很常见（50% 以上），特别是采用非常短的联律（配对）间期（180ms 以内）进行多个（3 次或以上）心室期外刺激时，诱发的多形性非持续性室性心动过速的临床意义尚存在争议。

2. 持续性室性心动过速（SVT）的定义　持续性室性心动过速的持续时间在 30s 以上，或虽未达到 30s，但伴有血流动力学障碍需要立即终止者，也应认为系持续性室性心动过速。

无休止性室性心动过速是指一种室性心动过速反复发作，即使多次终止室性心动过速，但 24 小时内仍有一半以上的时间发作。无休止性室性心动过速通常表现为持续性室性心动过速，电复律终止后又复发。转复和复发的间隔时间可能是数秒、数分钟或更长。少数情况下，无休止性室性心动过速表现为室性心动过速反复发作，自行终止，在出现几个窦性心律后，又重新发作室性心动过速，常见于特发性室性心动过速患者。

朱兴雷等（1993）报道持续性室性心动过速的持续时间可长达 3~168 小时，有 1 例持续 3 个月。并观察到持续 15s 的非持续性室性心动过速，都将或几乎都将持续 30s 以上。

【临床意义】

NSVT 与 SVT 只是根据室性心动过速发作持续的一个时间概念的分类。它不是一个独立的室性心动过速疾病。也不是一个独立的室性心动过速类型。而所有各类型也即每一种室性心动过速均可分类为 SVT 与 NSVT。这两者持续时间的分类标准在各类室性心动过速中是一样的，但其在各类室性心动过速中所具有的临床意义是不同的。它能帮助我们全面的认识该类型室性心动过速，例如：在流行病学调查中可知他们的发生率、用其作为疾病的定义、阐明 NSVT 与 SVT 发生的病因与其发生机制、它带来的临床表现以及心电图的各种特点和电生理检查特点和能否作为危险分层的指标、诊断及鉴别诊断的指标，针对该类室性心动过速出现 NSVT 与 SVT 时的不同的处理方法及预后等。只有这样才能充分认识到 NSVT 与 SVT 的临床意义。

下面举例简单说明他们在室性心动过速疾病中不同的临床意义

（一）病理性室性心动过速中的 NSVT 与 SVT 的临床意义

1. 冠心病室性心动过速中的 SVT 与 NSVT 的临床意义

（1）NSVT：

1）急性冠脉综合征发生后 2~3 小时发生的 NSVT 不影响预后，但 5 小时后发生的 NSVT 尤其伴有陈旧性心肌梗死病史者常提示预后不良。

2）心肌梗死 24 小时后冠脉再通伴发 NSVT 者预后较重。

3）心肌梗死 48 小时内的发生率为 6%~40%，24~48 小时内升高病死率。但 3 年的总病死率在有 NSVT 和无 NSVT 的患者中分别为 33% 和 15%。在心肌梗死后 48 小时内 SVT 发生率较低，主要见于广泛前壁心肌梗死，发生率为 2%~20%。

（2）SVT：

1）持续性单形性、多形性室性心动过速和心室颤动这三种属于恶性或潜在恶性室性心律失常。发生时提示心肌缺血或心肌梗死面积增大、程度重。

2）ACS 时 SVT 发生率为 0.5%~2%。在心肌梗死后 48 小时内的多为单形性持续性室性心动过速发生率为 0.3%~2.8%，但广泛前壁梗死者 SVT 发生率为 2%~20%。在最初的 48 小时内发生者，在以后的随访中可有复发。心肌梗死后 1 年发生率可达 3%~5%。伴有心功能不全或室壁瘤者发生率可更高。

Tdp 发作呈持续性者很少见，大多为非持续性。

（3）SMVT（持续性单形性室性心动过速）：

1）SMVT 是心肌梗死后较常见、较重要的 SVT。

3）SMVT 容易发生在慢性期，首次发作也可在心肌梗死后第 1 年内，中位发病时间为心肌梗死后第 3 年，也可晚至心肌梗死后 10~15 年才发生。

急性心肌梗死后一年内发生 SMVT 的机会最多，约为 30%。在以后的 15 年内，SMVT 的年发生率基本恒定在 3%~5%。有报道急性心肌梗死后 1 年内发生猝死者可达 5%~10%。

3）急性心肌梗死后 3 个月内发生 SMVT 患者的年死亡率为 5%~15%。也有报道心肌梗死后 3 月内发生 SMVT 者，2 年死亡率为 40%~50%。大多数为猝死。许多患者中 SMVT 是伴随心室颤动而发生的。

4）SMVT 的发生率因心肌梗死类型的不同而有区别。①GUSTO 试验报告，约 41000 例 ST 段抬高（有 Q 波）的心肌梗死患者接受溶栓治疗，约有 3.5% 患者发生 SMVT，2.7% 的患者发生 SMVT 与心室颤动。②另一项报告 25000 例非 ST 段抬高的急性冠状动脉综合征（包括非 ST 段抬高性心肌梗死和不稳定型心绞痛）患者，SMVT 的发生率较低（0.8%）。有 0.3% 的患者发生了 SMVT 与心室颤动。

5）发生 SMVT 比未发生 SMVT 患者住院期间的死亡率明显增加。但第 21~30 天存活者的 1 年死亡率并不增加，提示早期 SMVT 的致心律失常机制是一过性的。

6）在急性心肌梗死 48 小时后的恶急性期和愈合期发生 SMVT 的患者，一般梗死面积较大，常合并左心室射血分数降低，这类 SMVT 是危险分层预后不良的预测因子。

7）心肌梗死恢复期或晚期仍有反复发作的 SMVT，对预测心肌梗死后发生猝死有重要价值。

8）晚期出现的 SMVT 提示左心室功能明显受损以及室壁瘤或瘢痕的存在。

9）新的心脏事件可导致晚期心律失常的发生。

（4）在 CCU 病房心电监测室性心动过速的检出率以及 NSVT 与 SVT 的检出率。

1）检出率为 6%~40%。北京阜外医院报道为 7.4%。

2）检出率明显受心肌梗死病程的影响。例如在 2～12 小时检出率占 71%，两周后检出率仅为 10%～15%。

3）在发病 24 小时内 NSVT 检出率占 71%，而 SVT 只占 27%。

4）约 2/3 的室性心动过速患者呈反复发作连续发作的心率多在 150～250 次/分。均由室性期前收缩诱发。发作时心率在 150～200 次/分的占 70%，>200 次/分者并发心室颤动的发生率在 50%。

5）广泛前壁心肌梗死者并发室性心动过速的发生率高达 75%。

6）急性心肌梗死后进行 12 小时心电图连续记录分析：61% 以上患者可见 NSVT（可呈单形或多形性）。但 NSVT 不增加住院期间或第一年内的病死率。而在心肌梗死后 48 小时内 SVT 的发作，通常多是多形性 SVT，住院病死率为 20% 左右。

7）急性心肌梗死后 48 小时内曾有 SVT 发作史而存活出院者，其 1 年病死率并不比 NSVT 或心肌梗死后 48 小时内无室速发作的患者更高。

（5）急性期如有反复发作、频率快、持续时间长、难以控制的 SVT 是早期室壁瘤形成的标志。

（6）急性心肌梗死伴左心功能不全、LVEF<0.40 时，或并有束支传导阻滞时，室性心动过速的发生率高，发展成心室颤动、猝死的危险性大。

（7）在心肌梗死后发生的病理性室性心动过速中，SVT 患者的心肌梗死面积往往比 NSVT 或心脏性猝死患者的心肌梗死面积更大，左心室室壁瘤的发生率更高，左心室功能异常程度更明显。

（8）SVT 时的 LVEF 比 NSVT 或心脏性猝死患者更低。而特发性室性心动过速则无此现象。

（9）NSVT 特别是单形性 NSVT，可发生在有或无冠心病且心功能相对正常的患者。而单形性 SVT 患者往往 LVEF 较低，NSVT 患者 LVEF 往往较高，LVEF 较高的 NSVT 患者预后较好，而 LVEF 较低的 NSVT 患者为心脏性猝死高危人群。

（10）程序期前刺激诱发的 SVT、NSVT 的临床意义：MUSTT 研究显示在心肌梗死者程序刺激诱发的 SVT 明显增加猝死的危险性，可诱发的 SVT 对患者的心律失常事件预测的敏感性要高。

90% 以上的临床单形性 SVT 患者可诱发出 SMVT，并可被重复诱发；而心脏骤停或 NSVT 患者诱发成功率低。

（11）治疗中 NSVT 与 SVT 的临床意义：急性冠状动脉综合征时 NSVT（仅为单形性、LVEF 正常者）和加速性室性自主心律时，一般不需要预防性使用抗心律失常药物，但需监测。SVT 或血流动力学不稳定的 SVT 或 NSVT（发生率<3%）则需抗心律失常药物治疗，必要时应电击复律治疗。

心肌梗死后诱发多形性 SVT 或心室颤动的室性期前收缩，多起源于心肌缺血或梗死区的浦肯野纤维，消融室性期前收缩可终止大多数患者的室性心律失常以及电风暴。

（12）LVEF≤40% 且有 NSVT 和（或）电生理检查如能诱发出 SMVT 的患者，应置入 ICD。

如有血流动力学不稳定的 SVT 或心脏骤停者应行猝死的二级预防置入 ICD。

（13）心肌梗死发生的 SMVT 的机制是由于心室瘢痕区域的折返所致。瘢痕大多为陈旧性心肌梗死引起。

射频导管消融术治疗 SVT 成功率为 80% 左右，复发率为 10%～50%，可使 2/3 瘢痕相关室性心动过速患者的心律失常得到控制或改善。可挽救无休止性室性心动过速患者生命，也可减少 ICD 植入后因室性心动过速触发放电的频率。

（14）多形性 SVT 的 QRS 波形连续改变，提示心室激动顺序发生变化。虽然有明显的瘢痕存在，仍可能与急性心肌缺血有关，并不需要固定的结构基质瘢痕等基础存在。与 SMVT 不同，多形性 SVT 很少有可以辨认的触发灶及确保消融成功的基质部位。但是在一些特殊病例虽然多形性 SVT，其触发灶和折返形成的部位很可能仍在心肌梗死边缘区和（或）瘢痕区，这种多形性 SVT 仍可成功消融。

2. 扩张型心肌病室性心动过速中 NSVT 与 SVT 的临床意义

（1）扩张型心肌病（DCM）有 2/3 的患者在 Holter 中发现复杂的室性心律失常，1/3 存在 NSVT。

Olshausen 等对 60 例 DCM 患者行 Holter 检查 100%存在室性期前收缩。呈单形性和多形性、成对室性期前收缩和 NSVT，其发生率分别为 91%、78%和 42%。

Olshausen 等后又报道 74 例 DCM，98.1%存在室性心律失常，其中室性期前收缩>1000 次/24 小时者 35%，成对室性期前收缩 20%，NSVT49%。

Grimm 等对 202 例无 SVT 的 DCM 患者，随访 1~3 年，其中 32 例（16%）发生 SVT、VF 猝死。

（2）有 30%~40%的 DCM 患者有心外膜起源的室性心动过速。

（3）伴左心功能不全者 NSVT 发生率为 24%~51%，NSVT 与总死亡率增加有关。SMVT 发生率 25%，其猝死率达 50%。

心功能 I、II 级者 SVT 发生率为 15%~20%，而心功能 III 级者则 SVT 发生率增至 50%~70%。

LVEF 每降低 10%，则 SVT、心室颤动和猝死的相对危险增加 2.3 倍。

（4）SVT 发生机制是瘢痕基础的折返性 SVT。有报道 DCM 患者中 80%主要为瘢痕相关性折返机制。

（5）程序期前刺激不易诱发出 NSVT 和 SVT。有报告电生理检查中有 4%~15%的 DCM 患者中诱发出 SVT。

心肌病患者发生的室性心动过速，主要分为瘢痕相关性室性心动过速、局灶性室性心动过速两种。通常 SMVT 机制多为折返，少数为局灶，约 89%为瘢痕相关性折返性室性心动过速。

3. 肥厚型心肌病室性心动过速中 NSVT 与 SVT 的临床意义

24 小时 Holter 记录到室性心律失常包括室性期前收缩、成对性室性期前收缩、NSVT（通常为 3~6 个心搏）和 SVT。

Fananapazir 等用 2 个期前刺激有心脏骤停或晕厥史的 HCM 患者，仅 16%诱发出 SVT。另一组报告 155 例 HCM 患者程序刺激结果，22 例（14%）诱发出 NSVT，66 例（43%）诱发出 SVT，其中 SMVT16 例，多形性室性心动过速 48 例，心室颤动 2 例。有 19 例需 2 个期前刺激诱发出 SVT，47 例需 3 个期前刺激才能产生 SVT。

一些学者指出在心室颤动前发生多形性 SVT 的患者，程序刺激通常不能诱发临床上的心动过速（注临床上即自发性）。而一些并未发生心室颤动的患者，刺激却诱发出多形性 SVT，而这些室性心动过速可能是程序刺激引起的非特异性反应，而不是将在患者中发生并猝死的心律失常。也有人在 HCM 患者中程序刺激未能诱发出室性心律失常。所以许多学者认为电生理检查不能作为 HCM 患者的高危因子。

有人认为 HCM 患者电生理检查能诱发出室性心动过速（NSVT 或 SVT）者，则容易发生猝死。

4. 心力衰竭性室性心动过速中 NSVT 和 SVT 的临床意义

（1）无症状的左心室功能不全者，40%~60%有 NSVT；有症状的左心室功能不全者 85%有 NSVT。NSVT 与左心室功能不良和 LVEF 密切相关，但 NSVT 与心脏性猝死的关系较为复杂。

（2）心力衰竭猝死的危险性高于任何心血管病，较一般人群高 3 倍以上。猝死占心衰死亡的 50%~60%。既往认为 NSVT 或心室颤动是猝死的最重要原因，现认为：

1）复杂的室性心律失常，尤其是 NSVT 对总的猝死有预测作用，但其不能明确定位那些患者会发生猝死。

2）对心功能异常，但无心力衰竭症状的心律失常电生理诱发的 SVT 与心室颤动，并不能可靠地预测将会发生猝死。

3）随心力衰竭加重 NSVT 发生率升高，但猝死的危险性并未同步增加。因为严重的心力衰竭时心肌内儿茶酚胺耗竭、β 受体下调，较易耐受快速心律失常，故不易触发心室颤动而导致猝死。

（3）冠心病心力衰竭猝死的原因是心肌急性缺血诱发恶性心律失常（SVT、VF）。而扩张型心肌病并发心力衰竭发生猝死前则以严重的心动过缓型心律失常或"心电机械分离"较为常见。

室性期前收缩、NSVT 是冠心病心力衰竭猝死的独立预测因子。

（4）NSVT 是肥厚型、扩张型心肌病合并心力衰竭的猝死预测因子。肥厚型心肌病电生理检查能诱发出室性心动过速（NSVT、SVT）者则更容易发生猝死。

NSVT 也是心力衰竭尤其是 LVEF<0.3~0.4 者，是猝死的独立危险因子，尤其是左心功能不全时预后更差。

心肌梗死后左心功能不全患者无症状的 NSVT 两年死亡率约 30%，若晚电位也呈阳性者，则恶性室性心律失常（室性心动过速/心室颤动）发生率为 34%。

（5）慢性心力衰竭并发室性期前收缩、复杂室性期前收缩发生率为 87%，NSVT 为 50%，慢性心力衰竭猝死率占总死亡率的 50%~60%，尤其是冠心病合并左心衰竭猝死率更高。2 年病死率高达 20%。陈旧性心肌梗死合并心力衰竭（LVEF<0.35~0.40）NSVT 以及可由电生理诱发的 SVT 患者，5 年的病死率可高达 50%。

（6）Mayo clinic 对 52 名 ICD 升级为 CRT 患者回顾性分析，发现 CRT 治疗后虽可使心脏泵功能改变（平均 LVEF 从 22% 提高到 27%）但是 NSVT、SVT 和 VF 的发生率并未改善。

（7）Niwano 等对 864 例心力衰竭（LVEF37%±9%）患者中的 101 例 Holter 记录到 NSVT，发作者进行电生理检查，其中 53.3% 患者可诱发出 VT/VF。

（8）有报道认为无论是缺血性心脏病还是非缺血性心肌病伴心力衰竭患者，口服 β-受体阻滞剂能降低总死亡，减低 25%~40%，猝死发生率降低 32%~50%。但是中、重度心力衰竭患者口服 β-受体阻滞剂似乎不能降低 VT/VF 恶性室性心律失常性猝死风险。

（9）多中心 NSVT 试验（MUST）中对 2096 例冠心病合并中、重度心力衰竭患者随访 5 年发现 β-受体阻滞剂尽管能降低总死亡率，但对心律失常死亡或心脏骤停没有影响。

（10）Sasaki 对 474 例没有自发性 SVT/VF 的心力衰竭患者（NY Ⅲ~Ⅳ级）Holter 检查（其基础病为冠心病、扩张型、肥厚型心肌病、瓣膜病及其他心脏病），其中 177 例（37.3%）存在 NSVT，而这 177 例中又有 43 例电生理检查时诱发出 VF 或 VF，并随后植入 ICD，随访 32 个月，结果 56 例（11.8%）中有 21 例出现 NSVT。

（11）心脏瓣膜病是引发充血性心力衰竭的最常见的病因之一（2000 年国内调查居第二位）与其他病因或诱因导致充血性心力衰竭一样有较高的心律失常发生率。据 Fraacis 等、王福军等报道充血性心力衰竭患者，室性期前收缩发生率为 70%~95%，成对和/或多形性室性期前收缩发生率为 36%~95%，NSVT 为 28%~80%。原来有的心律失常发生恶化甚至发生致命性心律失常（VT/VF）。

5. 心脏外科手术后的室性心动过速中 NSVT 与 SVT 的临床意义

（1）心脏手术后新发生的单源性室性期前收缩或 NSVT 较常见，发生率达 36%。通常与电解质紊乱或其他代谢失衡有关，不过 SVT 段为少见，发生率为 0.41%~1.7%（早年报道为 6%）。

心脏手术后的单源性室性期前收缩并不增加发展为恶性心律失常的风险。患者的远期预后并未受到影响。复杂的室性期前收缩包括频发室性期前收缩（每小时超过 30 次）和 NSVT 对近期的预后也没有影响。

Pinto 等（1996）对心脏外科手术后频发室性期前收缩和 NSVT 的 85 例患者进行了远期预后的评价。平均随访 36 个月，发现此类心律失常者的死亡率为 8%，而对照组为 5%，二者无显著性差异。

Huikuri 等指出术后有复杂室性心律失常的患者，其远期预后与左心功能有密切关系。

（2）心脏外科手术后患者发生 SVT 时，其近期和远期预后均不佳。有报道术后出现 SVT 者住院期间的死亡率达 50%。最初存活下来的患者，以后仍有 40% 可出现再发。24 个月内发生心源性死亡的比例达 29%，对此类病例应采取积极措施尽可能植入 ICD 和电生理检查是有必要的，特别是在找不到可逆原因的情况下（如心肌缺血或心肌梗死）。

术后的室性心动过速大多为单形性 SVT（大折返）（SMVT）

对术后发生 SMVT 患者的远期处理，有时应根据左心功能和（或）电生理检查进行危险分层。术后发生过室性心动过速并且电生理检查能诱发者，出院后大约 40% 会再发生 SMVT，这也说明长期的治疗（ICD）将对患者带来益处。在手术 1 周后行电生理检查以评价最合适。

（3）Ohlow 等对 510 例行 PCI 的急性 ST 段抬高型心肌梗死，有 4.7% 的患者出现了 SVT，其中 60% 的室性心律失常事件发生在起病 24 小时内，92% 的事件发生在 48 小时之内。另有 16% 的患者出现了 NSVT。此外，40 例（7.8%）住院期间死亡的患者中 38 例死于心律失常。

（4）冠状动脉旁路移植术（CABG）后 17%~58% 的患者出现复杂的室性期前收缩和 NSVT，且 NSVT 的术后发生率（58%）明显高于手术前的发生率（6%）。但是 SVT 和 VF 的发生率并不高（仅 0.41%~1.4%）。

Abedim 等报道在 1599 例冠状动脉旁路移植术后的患者中仅 7 例为 SVT（0.43%），11 例为心室颤动（0.68%），其中 12 例见于术后第 1 天。

Michelson 等对 70 例 CABG 术后 1~5 天内进行了观察，只有 4 例发生 SVT（5.7%），而 50 例中有 18 例偶见室性期前收缩（36%）。

（5）Eckart 等报道在 496 例电生理检查与射频消融的室性心动过速患者中有 20 例（4%）在主动脉瓣或二尖瓣手术后发生。平均年龄 53 岁，平均 LVEF45%。4 例室性心动过速发生在术后早期，余下 18 例见于手术后较长时间（中位数时间为术后 12 年）。17 例诱发出 SVT，其中 14 例（70%）的室性心动过速为瘢痕相关性折返，有 9 例为多种室性心动过速，2 例为束支折返（10%）。

在瓣膜手术后的室性心动过速似有两种"极端"表现，要么见于术后早期，要么见于数年以后。

（6）法洛四联症（TOF）频发室性期前收缩及 NSVT 可使患者出现心悸、胸闷、头晕等症状，一部分患者出现反复发作的 SMVT。这种 SMVT 的发生常被认为是预后不良的表现之一。

对法洛四联症多项研究表明在心室程序刺激不能诱发出室性心动过速的患者中有 25% 的患者用其他方法检出 SVT。另一方面以心室程序刺激对先天性心脏病患者进行筛查会出现"假阳性"结果。

法洛四联症研究者将室性心律失常的发生与各种因素进行关联，发现有四个因素最重要：修复术的年龄、术后的时间、存在残余的右心室梗阻、存在着显著的肺动脉瓣反流。如果年龄较大，特别是超过 10 岁者，不论术后时间的长短，近乎 100% 会出现室性心律失常。Harrison 等研究显示室性心动过速（NSVT、SVT）与右心室血流动力学的因素密切相关，特别是右心室流出道室壁瘤和肺动脉瓣反流。Garson 等发现右心室收缩压超过 60mmHg 者以及右心室舒张末期超过 8mmHg 者，室性心律失常的发生率会明显增高。

（7）心脏手术后的 NSVT、SVT 处理

1）有 NSVT 但左心室功能正常者，预后较好。当发生 NSVT 时可用利多卡因或胺碘酮。但如 LVEF>35% 者要注意将 β-受体阻滞剂应用到充分剂量。

2）NSVT 伴左心室功能减退者如不治疗预后差。根据 MADITI 和 MUSTT 研究结果，对于此类术后发生 NSVT 的患者还要考虑进行电生理检查和必要时的 ICD 植入。

3）SVT 如不伴有血流动力学受损，可作如下处理：①心室超速起搏终止折返；②如室性心动过速持续或发生血流动力学受损应行电击复律；③胺碘酮静脉维持；④任何患者如发生了心室颤动或 SVT 造成无脉或血流动力学不稳定情况下却要根据心肺复苏流程立即行电复律。如不成功可紧急再次开胸行心脏按压术。

（二）特发性室性心动过速中 NSVT 与 SVT 的临床意义

1. 流出道特发性室性心动过速中 NSVT 与 SVT 的临床意义

（1）右心室流出道室性心动过速（RVOT-VT）：占全部特发性室性心动过速的 80% 左右。以 NSVT、SVT 分为下述两型。

1）非持续性、反复发作单形性室性心动过速（RMVT）。①定义：频繁发生室性期前收缩或成双、二联律、三联律以及 NSVT，中间间断出现短阵的正常窦性心律，占 RVOT-VT 的 90% 以上。②RMVT 期前刺激不能诱发，也无拖带现象，腺苷、依酚氯铵、β-受体阻滞剂可很快终止大部 RMVT 发作。为触发机制，5%～20% 室性心动过速可自行终止。在 RVOT-VT 反复出现室性期前收缩的患者大约 70% 的患者可见到 NSVT，然而仅有 20% 的患者发展为每次>5 个心搏的 NSVT。③RVOT-VT 中有 25%～50% 的患者可被运动试验重复诱发，诱发的室性心动过速通常是 NSVT，少数是 SVT。④近有少数报道 RVOT-VT 的特发性室性期前收缩、NSVT 可触发为多形性室性心动过速、心室颤动。⑤RVOT-VT 出现的室性期前收缩、NSVT 根据其心电图各导联的特点可对起源点定位。⑥RVOT-VT 为腺苷敏感性室性心动过速，维拉帕米有明显疗效。射频消融成功率 98.4%，很少复发。

2）阵发性运动诱发性 SVT。①比 RMVT 少见。②均呈 SMVT，呈 LBBB 型。③心室率平均 180 次/分。多起源于右心室流出道间隔部。发作间歇期多无室性期前收缩。④运动可诱发 SMVT，程序刺激也易诱发，因其发生机制是儿茶酚胺介导的延迟后除极和触发活动。⑤SVT 发作时，大多需药物治疗才能终止。⑥Ziad 等（2009）认为这两类 RVOT-VT 代表着 cAMP 介导的触发活动所导致的特发性室性心动过速的两端，中间有相当大的重叠。⑦维拉帕米效果佳，射频导管消融成功率为 85.4%～100%。很少复发。

（2）左心室流出道室性心动过速。

1）与起源于右心室流出道的 RMVT 相似。

2）由于 cAMP 介导的细胞内钙超负荷引起的触发活动所诱发。

3）多为 NSVT 可呈 RBBB 型或 LBBB 型。部分可呈 SVT。

4）维拉帕米等药物治疗与 RVOT-VT 相似，但疗效欠佳。射频导管消融 100% 成功。

（3）主动脉瓣特发性室性心动过速。

1）起源于主动脉瓣上的反复单形性室性心动过速（多为 NSVT，部分为 SVT）

一组报告 35 例，其中 23 例为单独室性期前收缩（平均 1 万个以上/24 小时），10 例为反复单形性 NSVT，频发呈二联、三联、成对的室性期前收缩。2 例为阵发性 SMVT，均呈 LBBB 型。

2）NSVT、SVT 用抗心律失常药物如胺碘酮、β-受体阻滞剂均无效。

3）程序刺激可诱发 NSVT、室性期前收缩、SVT。如诱发不成可用心室分级递增或静脉滴注异丙肾上腺素则易被诱发。

4）消融成功率高，复复率少。

（4）肺动脉瓣上特发性室性心动过速

1）多为局灶机制非折返。少数可为程序刺激所诱发，或静滴异丙肾上腺素后诱发。

2）室性心动过速大多为 NSVT 或频发室性期前收缩，部分为 SVT。

3）射频消融成功率 91%～100%。

2. 流入道特发性室性心动过速中 NSVT 与 SVT 的临床意义。

（1）三尖瓣环性特发性室性心动过速：均能记录到频发室性期前收缩平均（23274±6519）次/24 小时。也分别记录到单形性 NSVT（223±75）阵/24 小时，少数患者为 SVT（单形性）。

（2）二尖瓣环性特发性室性心动过速：①占全部特发性室性心动过速的 5%。②频发室性期前收缩、NSVT 反复发作。少部分为 SVT。

（3）希氏束性特发性室性心动过速：①发生率很低。②国内一组报告 6 例，5 例系 SMVT（呈 RBBB 型），1 例为多形性室性心动过速。

（4）乳头肌特发性室性心动过速：①占全部特发性室性心动过速的 3%～7%。②心电图表现多为频发室性期前收缩及 NSVT，而 SVT 较少见。均呈 RBB 型。一组报告 7 例，5 例为 NSVT 和室性期前收缩，2 例为 SVT。③室性期前收缩、NSVT 通常在运动后诱发，或需静脉滴注异丙肾上腺素诱发，不能被拖带，不能被程序刺激诱发。多为自发。④由于消融导管难以到位，消融难度较大，复发率较高。

3. 分支型特发性室性心动过速中 NSVT 与 SVT 的临床意义

左后分支型特发性室性心动过速：①占分支型特发性室性心动过速的 90%。②均为 SMVT，为阵发性可持续数分、数小时或更长时间不等。心室率 150~200 次/分心电图均呈 RBBB 图形和伴左前分支阻滞图形。

（三）加速性室性自主心律中 NSVT 与 SVT 的临床意义

心室率 55~120 次/分。大多呈 NSVT，常少于 30 个心动周期，QRS 时限>0.12s。可自行终止。少数呈 SVT。个别可持续 1 天或以上。

现认为，急性心肌梗死伴有加速性室性自主心律的患者，其后出现病理性 SVT 的发生率为 43%。也有报告为 13%或 14%。

加速性室性自主心律按心率快慢可分成两型：①心室率为 60~75 次/分者极少数发生 SVT；②心室率为 75~100 次/分者容易发生 SVT。当联律间期不等的迟发性室性期前收缩和两次连发间≥600ms 的室性期前收缩常为 SVT 发生的先兆。

尽管加速性室性自主心律的发生机制是自律性增高，而病理性 SVT 为折返。但在加速性室性自主心律时两者具有共同的电生理基础，即可发生加速性室性自主心律，也可发生病理性 SVT。因此，二者在同一病例中可以互相转化。

上述资料提示，对不同病种、不同病情、不同病程等时的 NSVT 和 SVT 的临床意义是不同的。所以，很难用一种固定模式来描述其临床意义。

第二十一章　室性期前收缩与室性心动过速

室性期前收缩也称室性过早搏动（简称室性早搏、室早，PVC）是心律失常中最常见的一种。我们收集了有关健康人群及 17 种有器质性和无器质性心脏病发生室性心动过速与室性期前收缩的研究资料，以便进一步的认识室性期前收缩及室性期前收缩和室性心动过速的关系，探讨室性期前收缩的分类。

一、有关室性期前收缩研究的现状

（一）健康人的流行病学调查

1. 健康婴幼儿室性期前收缩、室性心动过速的发生率。

Southall 等报告研究结果如下述：

（1）用常规心电图检查 2030 名新出生的婴儿，只有 11 名（0.54%）婴儿检出室性期前收缩。

（2）对 134 名出现 10 天的健康婴儿（足月、体重>2.5kg）进行了 24 小时动态心电图检查，结果均未检测到室性期前收缩及室性心动过速。

（3）对 104 名健康儿童（年龄在 7~11 岁）进行了 24 小时动态心电图检查，仅 1 人发现有单个室性期前收缩，平均室性期前收缩次数<1 次/小时。

2. 正常成年人室性期前收缩、室性心动过速的发生率。

Kostis 等对 101 例无心脏病的健康人（男性 51 名，女性 50 名，平均年龄 48.8 岁）用 24 小时动态心电图检查，其中 39 人（38.6%）在 24 小时内至少有一次室性期前收缩的存在。但仅有 4 人 24 小时室性期前收缩总数>100 个，任何 1 小时内室性期前收缩超过 5 次的也仅 4 人。

Bleiter 等用动态心电图对 1108 例（其中 98% 为能走动或能正常工作和生活的门诊患者）连续记录 10 小时，有 60% 出现室性心律失常（大多为室性期前收缩），仅 11% 心律完全正常。

Hinkle 等报道室性期前收缩在中年男性发生率达 62.2%，但多为偶见及单个起源点的室性期前收缩。有 19.1% 中年男性至少出现一次复杂性室性心律失常（包括二联、三联律、成对或短阵室性心动过速）短阵室性心动过速的发生率仅为 3.2%。

有报道经动态心电图连续记录 12 小时、24 小时、48 小时，分别有 14%、44%、50%、73% 的正常成年人出现室性期前收缩。

Clarke 等报道健康人有 12% 可出现频发室性期前收缩、室性期前收缩二联律、三联律、多源性室性期前收缩、R on T 室性期前收缩和短阵室性心动过速。

对健康人群研究室性期前收缩发生率的报告较多，但结果差异较大，室性期前收缩发生率从 0.8%~62.2%。虽然发生率有的很高，但也不过多为偶见的单个室性期前收缩，复杂的室性心律失常仍很少见。但多数学者认为室性期前收缩的发生率与年龄有关，随着年龄的增长，室性期前收缩的数量和复杂性也随着增加。Rabkin 等观察到在同一人群中（3983 人）室性期前收缩的发生率从最初的 0.8%（均无结构性心脏病）到 29 年后增加到 9.2%。有人观察到在 75 岁自认为健康的老人，室性期前收缩的发生率为 73%。其中 30% 的人群存在 Lown3 级或 3 级以上的室性期前收缩。Mamoli 等观察到 65 岁以上人群中室性期前收缩发生率达 82%，复杂的室性期前收缩也在增加。

（二）器质性心脏病时室性心动过速与室性期前收缩

1. 冠心病患者的室性期前收缩与室性心动过速特点。

（1）发生率：急性心肌梗死后室性心动过速的发生率在 6%~40%。室性期前收缩的发生率为 60%~93%。在急性心肌梗死发生的 48 小时内的发生率为 90%，R on T 型室性期前收缩占急性心肌梗死前 24 小时室性期前收缩总数的 2%，也存在缺血早期的双峰分布。也有报告急性心肌梗死后 2~3 天内室性期前收缩的发生率为 85%~91%，但是随着病程的延长，室性期前收缩的发生率可渐降至 10%左右。

急性冠脉综合征Ⅰb 期的发生率为 24%，而该期 34%的室性心动过速/心室颤动是由"RonT"室性期前收缩触发。显然"R on T"型室性期前收缩与Ⅰb 期恶性心律失常的关系密切。

冠心病患者室性期前收缩的发生率与心功能不全有密切关系。有报道心功能正常者室性期前收缩发生率为 5%~7%，并随心功能的减退而增加。当 EF<40%时室性期前收缩的发生率为 15%~18%。

在冠心病时不同病情或同样病情的不同阶段、不同时间的发生率差异可较大。一日之中通常上午发生较多，在其他时间相对较少，也有患者夜间发生较多而窦性心律也较慢。

运动试验可使正常健康人或冠心病等结构性心脏病患者的室性期前收缩发生率增多。在运动试验过程中或运动试验后可即刻出现室性期前收缩，正常健康人的室性期前收缩诱发率可达 20%~30%，而心脏病患者的诱发率可达 50%~55%。但是正常人只有 4%~5%再重复运动试验可诱发出室性期前收缩，而后者可有 20%的患者诱发出室性期前收缩。

（2）室性期前收缩与室性心动过速：心肌梗死发生的室性心动过速在发作间歇期多伴有室性期前收缩，（部分也可呈频发、二联，成对或 R on T 型、联律间期极短的室性期前收缩等）。心肌梗死并发的室性心动过速多由起源于瘢痕区边缘的单形性室性期前收缩所诱发，这些室性期前收缩具有低振幅、高频率特征的浦肯野电位，针对这些电位进行消融后，患者可不再出现自发性或程序刺激诱发的室性心动过速、室性期前收缩。乳头肌（浦肯野纤维）室性期前收缩可诱发特发心室颤动，消融室性期前收缩后，可避免特发性心室颤动再发。经程序心室期前刺激所诱发的室性心动过速与室性期前收缩触发的自发性室性心动过速的形态是相同的，这些室性心动过速的第 1 个心搏（即第 1 个室性期前收缩）与发作间歇期的室性期前收缩是相同的，间歇期时的室性期前收缩只要条件具备即可触发室性心动过速，所以发作时的室性心动过速与发作间歇期时的室性期前收缩是一体的，都代表着同一个起源点应予以同样重视，须根治消灭。如果它仍存在，则室性心动过速可随时再发作。这个间歇期持续的时间可短可长，如陈旧性心肌梗死由于瘢痕的存在可导致室性心动过速（SMVT）在心肌梗死后数月、数年，甚至十余年后仍有发作而导致心源性猝死。只要疾病仍存在、发生心律失常的基质不变室性心律失常还可反复存在。

冠心病时，室性期前收缩诱发出的室性心动过速会带给冠心病严重的影响。而发作间歇期出现的室性期前收缩尤其是出现频发、复杂的室性期前收缩对冠心病本身也会带来严重的影响，例如：

GISSI 研究其对 8624 例急性心肌梗死溶栓接受药物治疗的患者，频发、复杂的室性期前收缩发生率为 64%，频发室性期前收缩>10 次/时或者复杂室性期前收缩的患者 6 个月后心脏性猝死（SCD）发生率（分别为 2.1%、1.7%和 0.6%）和全因死亡率（分别为 5.5%、4.8%和 2.0%）均明显高于没有室性心律失常的患者。

Rubbrman 等对 1789 例急性心肌梗死男性患者急性心肌梗死早期出现的复杂性室性心律失常较之无室性期前收缩者在 5 年心脏猝死的发生率分别为 25%和 6%。

Mukharji 等对 533 例急性心肌梗死伴有室性心律失常的患者，经 2 年随访，结果频发室性期前收缩（≥10 次/时）与心源性猝死和全因死亡率有非常显著的相关性，而 R on T 型室性期前收缩与心脏性猝死和全因死亡率有一定的相关性。至于其他如成对室性期前收缩、多形性室性期前收缩和短阵室速等则与心脏性猝死和全因死亡率无相关性。

Rabkkin 等发现 40~45 岁和 50~59 岁的两个年龄段的男性检出室性期前收缩者冠心病的危险性是未检出室性期前收缩的 1.65 和 1.80 倍，而<40 岁和>60 岁的人群中二者无相关性。

Massing 等报道在冠心病人群中合并室性期前收缩人群的死亡率是冠心病患者不合并室性期前收缩人群的 3 倍（78% 和 2.1%）。

有报告入组时无冠心病的人群中发现室性期前收缩患者，在观察研究结束时出现冠心病的可能性是未检出室性期前收缩的 2 倍（3.4% 和 1.7%）。

有报告冠心病男性患者室性期前收缩发生率为 50%，而无冠心病室性期前收缩发生率为 33%，有认为室性期前收缩可能预示冠心病的发生，尤其对年龄 40~59 岁之间的男性。

2. 扩张型心肌病（DCM）与室性期前收缩　Olshausen 等对 60 例 DCM 患者行 24 小时动态心电图监测结果发现 100% 患者存在室性期前收缩。同时出现多形性室性期前收缩、成对室性期前收缩和非持续性室性心动过速（NSVT）的检出率分别为 91%、78% 和 42%。

Meinertz 等报道 74 例 DCM，发现有 95.1% 患者存在室性心律失常，频发室性期前收缩（>1000 次/24 小时）成对室性期前收缩和 NSVT 发生率分别为 35%、20% 和 19%。

有报告发现 2/3 的 DCM 患者经 Holter 检出复杂的室性心律失常。1/3 存在 NSVT。程序期前刺激有 4%~15% 的患者能诱发出持续性室性心动过速（SVT）。有部分不能被程序刺激所诱发。

Grimm 等对 202 例无 SVT 的 DCM 患者随访 3 年，结果有 32 例（16%）发生了 SVT 和 VF 与心脏性猝死。

DCM 患者所致的室性心动过速有 62%~89% 系瘢痕相关的心肌折返机制，部分为局灶性自律性或触发活动机制。

3. 肥厚型心肌病与室性期前收缩　室性心律失常的发生率较高。Mckenna 等报道 65 例其中有 62% 的肥厚型心肌病（HCM）患者有室性心律失常，伴有室性心动过速者约为 27.9%。随访 2~6 年有 7 例（7/65）死亡，其中 5 例有多形性室性期前收缩、成对室性期前收缩或 NSVT。

Fananapazir 等对 HCM 患者有心脏骤停史或晕厥史的患者用 2 个期前刺激，结果只有 16% 的患者诱发出 SVT。另一组报告 155 例 HCM 患者经心室程序期前刺激结果 14%（22/155）可诱发出 NSVT，43%（66/155）诱发出 SVT，其中单形性 SVT16 例、多形性 SVT48 例、心室颤动 2 例。对其真实的意义尚有分歧。

4. 高血压与室性期前收缩　高血压患者室性期前收缩检出率 7%~61%，差异较大。高血压合并左心室肥厚比不合并左心室肥厚发生频发室性期前收缩、成对室性期前收缩及室性心动过速要明显增高。

有报告在高血压合并左室肥厚者，有 28% 的男性和 17% 的女性患者合并复杂室性期前收缩或具有频发的室性期前收缩、并与死亡率有一定的相关性。

左心室质量的增加与高血压病程长，是高血压并发室性期前收缩的独立危险因子。

5. 心力衰竭与室性期前收缩　心力衰竭患者发生室性心律失常者约有 50%，而其中 5% 左右又都死于心脏性猝死。动态心电图监测有 80% 的患者有频发室性期前收缩和复杂室性期前收缩。有人报告 24 小时动态心电图结果示：①无症状的心功能不全的患者有 60%~90% 出现频发和复杂的室性期前收缩；40%~60% 有 NSVT。②有症状的心力衰竭患者，95% 并发频发和复杂的室性期前收缩，85% 合并 NSVT。

有报告室性心律失常特别是 NSVT 发生率与 NYHA 心功能分级及 LVEF 相关。

各种原因的心功能不全患者中，频发、多源性室性期前收缩是猝死的危险因子。NSVT 也是独立的危险因子，尤其是严重的左心功能不全的患者预后更差。

有研究发现心力衰竭患者不仅自发室性心律失常的发生率高，而在电生理检查时持续性单形性室性心动过速的诱发率也较高。

6. 心脏瓣膜病变与室性期前收缩

（1）主动脉瓣病变：多为风湿性心脏瓣膜病（占 82%）及老年性退行性心瓣膜病（发生率为 20%~50%，90 岁以上为 100%）。

主动脉瓣病变者的单源性或多源性室性期前收缩发生率为 9.8%，室性心动过速发生率为 15%~20%，主动脉瓣病变可发生心室颤动导致猝死。

（2）二尖瓣脱垂综合征：患者室性期前收缩发生率较高达 58%~90%。频发或复杂性室性期前收缩的发生率也为 30%~50%。

7. 心脏外科手术后与室性期前收缩　心脏手术后单源性室性期前收缩或 NSVT 的发生率为 36%，SVT 较少见发生率为 0.41%~1.7%。

法洛四联症修复术后的患者 48% 有室性期前收缩，其中 50% 的室性期前收缩是复杂性室性期前收缩，但大多症状不明显。有 8.8% 发生 SVT 及晕厥。在电生理检查中可诱发出室性心动过速。

一组 488 例法洛四联症手术后随访 6.1 年常规心电图检查有室性心动过速者占 13.3%，室性心动过速可在术后 2 个月到 21 年才出现（平均 7.3 年），其间可见室性期前收缩发生。

冠状动脉旁路移植术（CABG）后在 CCU 病房观察的 70 例，经 1~5 天监测，仅 4 例发生室性心动过速。另一组 50 例中有 18 例偶见室性期前收缩。有报道 44 例主动脉瓣置换术者仅 2 例出现室性期前收缩。

8. 致心律失常性右室心肌病（ARVC）与室性期前收缩　可出现 Epsilon 波为 ARVC 特异性图形，发生率为 20%~37.5%。

ARVC 可出现左束支传导阻滞型室性期前收缩或多源性室性期前收缩。NSVT 为 4.3%~43.3%，SVT 36.7%~100%。单形性室性心动过速占 48.4%，多形性室性心动过速占 51.6%。

（三）离子通道疾病时室性心动过速与室性期前收缩

1. 先天性长 QT 综合征型 Tdp 与室性期前收缩　先天性长 QT 综合征易发生尖端扭转型室性心动过速（Tdp）机制为先天性或获得性 LQTS 患者早期后除极介导的触发活动，可以启动特征性 Tdp。尽管这些患者的室性心律失常的起源还不清，但是明显的复极跨壁离散可产生容易发生折返的易损窗口，起源于此区域的早期后除极可能是产生室性期前收缩的基质（可能是在浦肯野纤维中的局灶性触发机制），而期前收缩又可启动或触发心动过速。LQTS 患者的动作电位时程延长产生早期后除极及触发活动，并诱发 Tdp，Tdp 的持续可能是反复的早期后除极及其触发活动和折返激动共同参与。Tdp 不能被程序期前刺激所诱发和终止。

丁世芬等（2010）对 Tdp 的发作方式分为四类。

1）快速节律依赖性 Tdp：心电图表现为"快速节律+长间歇+窦性心律+室性期前收缩"。

2）缓慢节律依赖性 Tdp：心电图表现为"缓慢节律+长间歇+窦性心律（或交界区心律+室性期前收缩）"。

3）T 波电交替依赖性 Tdp：表现为"T 波电交替+室性期前收缩"。

4）室性期前收缩依赖性 Tdp：表现为在成对、二联、三联或多形性期前收缩基础上发生 Tdp。Tdp 发作间歇期可见室性期前收缩。

可有反复发作的心室颤动或 Tdp，并有频繁发作的室性期前收缩。室性期前收缩起源于浦肯野纤维，或起源于右心室流出道。

2. 获得性长 QT 综合征型 Tdp 与室性期前收缩　基础心律多为缓慢性心律失常。QTc 男正常 ≤410ms，女 ≤480ms，QTc>500ms 属明显异常。

Tdp 发作方式可呈短—长—短周期现象，第一个室性期前收缩联律间期是短的，在其后是一段较长的代偿间歇（长周长）及一个室上性（窦性）搏动，然后又发生一个室性期前收缩，联律间期较短（短周长），故它从短—长—短周期诱发 Tdp。

Kay 报告 32 例获得性 LQTS 有 44 次 Tdp 发作中有 41 次（93.2%）是由短—长—短周长顺序开始的。

有一些报道这短—长—短周期顺序诱发的室性心动过速，不只见于 Tdp，有约 44% 的持续性单形性室性心动过速（SMVT）发生前即刻也呈此现象。并可以短—长—短心室周期顺序作程序刺激常能诱发出 SMVT。它们的不同点是没有 QT 间期延长、没有 U 波存在，而先天性 LQTS 及 QT 间期正常的多形性室性心动过速是没有这种顺序。所以，短—长—短周期及 QT 间期延长、U 波存在组合是获得性 LQTS 合并的 Tdp 的典型发作方式。

引发 Tdp 的室性期前收缩联律间期多数>500ms（500~700ms）有时可达 800ms。可视为长联律间期的室性期前收缩。由于 QT 间期明显延长，使引发 Tdp 的长联律间期室性期前收缩仍可属于 R on T 室性期前收缩 Tdp 的这种联律间期在同一患者常是固定不变的。但有时室性期前收缩为两种或多种形态时，联律间期是可以改变的，但是这类患者常见先有数次室性期前收缩呈二联律（即 Dessertence 所谓的特殊二联律）然后才发作 Tdp。

引发 Tdp 室性期前收缩的代偿间歇一般较长，其有多种心脏电生理不良作用。患者的心室颤动的发生也可能与室性期前收缩等触发因素有关。室性期前收缩可能起源于浦肯野纤维或右心室流出道心室肌。

3. Brugada 综合伴发的室性心动过速与室性期前收缩　Brugada 综合征的诊断条件是：Ⅰ 型 Brugada 波+恶性室性心律失常（室性心动过速/心室颤动），QT 间期正常。

Brugada 综合征伴发室性心动过速的发生机制：室性心动过速发生的基质是电流变化导致心外膜动作电位穹隆波的下降或消失，这个明显的跨膜复极电位的变化形成了一个易损窗，室性期前收缩落在这个窗口容易导致折返性心律失常，即通过动作电位 2 相折返引起局部重新激动，特别是当联律间期非常短的室性期前收缩落在易损窗时促使折返发生而导致室性心动过速或心室颤动。动脉灌注右室楔形模型及 Brugada 综合征右心室流出道心外膜表面单向动作电位的记录均支持此假设的机制。

电生理检查在 Brugada 综合征中有症状的患者比无症状的患者更易诱发出持续性室性心动过速（SVT）/心室颤动、室性期前收缩。既往认为程序刺激能诱发出的比未能诱发出的室性心动过速/心室颤动的猝死危险性高 8 倍。但以后的报告认为电生理诱发出的室性心动过速/心室颤动，不能作为心脏事件的预测因子。存在较大争议。患者可表现为反复发作的心室颤动，大多为起源于右心室流出道的室性期前收缩所诱发。

4. 儿茶酚胺敏感性多形性室性心动过速（CPVT）与室性期前收缩　有报道 CPVT 心律失常的典型表现是随着运动负荷增加而变恶化。当达到临界心率 90~110 次/分（也有报告在 120~130 次/分）时，开始出现室性期前收缩，随后室性期前收缩的次数逐渐增多，可呈二联律、三联律，当进一步增加时出现短阵室性心动过速、NSVT 或 SVT。室性心动过速多表现为多形性室性心动过速以及特征性的双向性室性心动过速，少数也可呈单形性室性心动过速。CPVT 发生的多形性、双向性室性心动过速很易蜕变为心室颤动导致心脏性猝死。

Sumitomo 等报道 CPVT 心电图特点：①发作前的窦性心率平均为 161 次/分；②室性心动过速多先起源于右心室，以后起源于左心室；③69% 为 NSVT，21% 为 SVT，3% 的 SVT 演变为心室颤动；④62% 为多形性室性心动过速，21% 为多形性室性心动过速合并双向性室性心动过速，10% 仅为双向性室性心动过速。

室上性心动过速也是 CPVT 的常见表现，它可作为触发心室延迟后除极和触发激动的诱因。如停止运动，室性心动过速可转为室性期前收缩，并逐渐恢复为窦性律。

程序刺激很少能从 CPVT 患者中诱发室性心律失常（0%~11%）。而异丙肾上腺素静滴后可诱发室性心动过速，但其敏感性不如运动试验。室性心律失常多起源于浦肯野纤维，单形 VT 起源于浦肯野纤维的一个局灶,而多形性起源于多个局灶,并可形成折返并演化成心室颤动。双向性 VT 的触发局灶交替来源于左和右心室的浦肯野系统。

5. 极短联律间期型多形性室性心动过速与室性期前收缩 心电图表现为极短联律间期(≤300ms)室性期前收缩导致的多形性室性心动过速。在发作间歇期可见到极短联律间期(≤300ms)的室性期前收缩,也可呈二联律等。QT 间期正常。Haissagvlerre 等认为这类室性期前收缩大多起源于左或右侧浦肯野纤维,标测到浦肯野纤维电位领先室性期前收缩 QRS 波 10~150ms。消融该电位可消除室性期前收缩/室性心动过速/心室颤动。认为其是触发性室性期前收缩。其机制可能是①浦肯野纤维和邻近心肌组织的自发性钙波导致的延迟后除极和触发活动;②浦肯野纤维与心室肌交界处发生的 2 相折返性室性期前收缩。

其他一些作者也认为自发性钙波导致的延迟后除极和触发活动,触发性室性期前收缩诱发了折返性室性心动过速。

极短联律间期型多形性室性心动过速与室性期前收缩对维拉帕 米很敏感,这也证实室性期前收缩为触发机制所致。

6. 缺血性心脏病型多形性室性心动过速与室性期前收缩 QT 间期正常。由于冠状动脉痉挛、变异型心绞痛诱发的缺血性多形性室性心动过速。可演变为心室颤动、心脏性猝死,病死率高。不论心律失常的原发机制如何,心脏内必须同时存在多个波前,才有可能在体表心电图上看到多形态的 QRS 波。

发生机制与缺血或瘢痕引起局部复极及不应期的改变使电活动异质性增加引起折返性室性心动过速。认为局部传导延缓及多个折返途径有关。发作间歇期可见有室性期前收缩。

电生理检查行程序期前刺激 75%~85% 患者可诱发出相同的室性心动过速。

7. 短 QT 综合征并发的室性心动过速与室性期前收缩 短 QT 综合征(SQTS)是长久性 QT 间期缩短(QT≤300ms)及伴有心律失常,可表现为室性心动过速、心室颤动、室性期前收缩,但也表现为心房颤动。室性心动过速多为单形性、部分为多形性室性心动过速。发作间歇期可见室性期前收缩。

SQTS 因不均一缩短有效不应期而使复极跨壁离散增加,导致心室肌和心房肌的易损性增加,为短联律间期室性期前收缩触发快速型折返性心律失常提供基础。

在模拟 HERG 通道的实验室中发现膜电位在 $I_{ca \cdot L}$ 通道复活产生一内向的 $I_{ca \cdot L}$ 电流,导致发生膜除极,产生早期后除极发生室性期前收缩。

电生理检查中有联律间期多变的室性期前收缩、多形性室性心动过速、室性心动过速。

发作间歇期可见室性期前收缩、R on T 型室性期前收缩。

(四)特发性室性心动过速(IVT)与室性期前收缩

IVT 患者均无器质性心脏病依据,QT 间期均正常。

1. 流出道特发性室性心动过速与室性期前收缩

(1)右室流出道 IVT 与室性期前收缩

1)非持续性、反复发作单形性室性心动过速(RMVT)与室性期前收缩

心电图表现:单个室性期前收缩、成对的相同形态的室性期前收缩、短阵室性心动过速交替反复发作。中间间断出现窦性心律。通常出现在休息或一段时间运动之后发作。短阵的室性心动过速的第一个室性期前收缩与单个或成对室性期前收缩形态相同,占右心室流出道室性心动过速(RVOT-VT)的 90% 以上。

发生机制是与 cAMP 介导的触发活动与细胞内钙超载和延迟后除极所致。有 30~100ms 的起搏窗口,长或短于此周长则不能诱发。且短阵快速刺激诱发的室性心动过速无拖带现象。

程序期前刺激不能诱发。腺苷敏感,维拉帕米等治疗有明显疗效,良性经过,预后良好。

2）阵发性运动诱发性室性心动过速与室性期前收缩：系儿茶酚胺介导的延迟后除极和触发活动，发作时呈持续性单形性室性心动过速，为运动所诱发。发作持续时间为 0.5~24 小时。每年发作 0.5~40 次。发作间歇期偶见室性期前收缩。

程序期前刺激容易诱发出室性心动过速。

（2）左心室流出道 IVT 与室性期前收缩：①右束支传导阻滞图形的左心室心内膜起源的室性心动过速。心电图表现右束支传导阻滞图形，心电轴右偏，各导联 QRS 波形态可作为心电图定位指标。频发室性早搏可呈单发或呈二联律、三联律等。伴反复非持续性室性心动过速者 QRS 形态相同。起源点大多邻近主动脉瓣环或三尖瓣环的连接处。②左束支传导阻滞图形的左心室流出道心内膜起源的室性心动过速。心电图除呈左束支传导阻滞图形外，与上述①所述相似。多起源于左心室间隔基底部上端。

（3）主动脉瓣上室性心动过速与室性期前收缩：杨平珍报告 35 例动态心电图检查结果：室性期前收缩 24 小时均有 1 万个以上，10 例有反复单形性室性心动过速、短阵室性心动过速，频发室性期前收缩，有的呈二联、三联律。23 例有单独的单形性室性期前收缩，2 例有 SMVT，均呈左束支传导阻滞。

一组报告 42 例起源于左冠状窦（54.5%），右冠状窦 31.8%，起源于左冠状窦 2.3%。

不易被程序期前刺激或心室分级递增刺激所诱发。静滴异丙肾上腺素可使患者的短阵室性心动过速或室性期前收缩的次数显著增加或较易诱发。

（4）肺动脉瓣上室性心动过速与室性期前收缩　Timmermans 等认为室性心动过速、室性期前收缩可起源于肺动脉内（或肺动脉瓣上、肺动脉主干、肺动脉瓣处），发生率占 IVT 的 4%~16%。多为局灶机制非折返性。多为自发或静滴异丙肾上腺后诱发。少数也可为程序刺激所诱发。

（5）左室游离壁室性心动过速与室性期前收缩　起源于左心室游离壁的室性心动过速、室性期前收缩均较罕见。可频繁发作，或无休止的持续发作。心电图示均为单形性室性心动过速，呈右束支传导阻滞型。系自律性及触发机制。

由于频繁发作或无休止发作可引起心动过速心肌病和心功能障碍。室性心动过速频率较慢为 110~120 次/分，室性期前收缩频发、二联律反复发作（类似 RMVT）。一组 11 例报告 7 例为 SVT、4 例为 NSVT。

程序期前刺激一组 11 例中有 2 例能被终止和诱发，另外 9 例不能被诱发。

2. 流入道特发性室性心动过速与室性期前收缩

（1）三尖瓣环性室性心动过速与室性期前收缩：起源于右心室流入道房室瓣组成邻近房室瓣 5mm 部位的心肌，还可起源于右室游离壁和间隔部的区域，占全部特发性室性心动过速的 7%。

均能记录到频发室性期前收缩平均（23274±6579）次/24 小时，NSVT 呈单形性为（223±75）阵/24 小时，少数为 SVT，多呈 LBBB 型。

多数表现频发室性期前收缩、反复发作短阵室性心动过速。

三尖瓣环的室性心动过速及室性期前收缩，可通过异丙肾上腺素和心室短快速刺激诱发，但不能通过程序心室刺激诱发。提示为触发或自律性升高机制，非折返机制。由于三尖瓣环与心房肌交界两种组织互相移行，电生理基质不一，使触发活动或自律升高容易发生。

（2）二尖瓣环性室性心动过速与室性期前收缩：大多起源于二尖瓣环及其周围部分，占全部特发性室性心动过速的 5%。室性心动过速、室性期前收缩频发均呈 RBBB 型。

Tada 报道 19 例室性心动过速/室性期前收缩，起源于二尖瓣环前侧壁（58%）、二尖瓣环后壁（11%）、二尖瓣环后间隔（31%）。

部分人群二尖瓣环上有发育中"残留"的或异位类房室结组织可能构成这类室性心动过速/室性期前收缩的"基质"。

　　大多数室性心动过速、室性期前收缩不能被程序期前刺激所诱发。而静脉滴注异丙肾上腺素和心室短阵快速刺激可诱发。这提示发生机制非折返，而是触发活动或自律性机制。室性心动过速发作时未观察到拖带现象。

　　用腺苷可终止室性心动过速，静脉注射维拉帕米对部分患者有效。

　　（3）希氏束性特发性室性心动过速/室性期前收缩：起源于右心室流入道希氏束旁区域。一组报告 5 例室性心动过速与室性期前收缩，多呈 RBBB 型，为单形性，心电图极度右偏，其中 1 例为多形性室性心动过速。

　　Yamada 等报道 12 例，1 例起源于希氏束和右冠状窦，呈 LBBB 图形，电轴偏右下；6 例呈 RBBB 图形，电轴左偏；3 例起源于希氏束。

　　（4）乳头肌特发性室性心动过速与室性期前收缩：起源于左、右心室乳头肌的 IVT，占全部特发性室性心动过速的 3%～7%。也可见于有器质性心脏病如心肌梗死等患者。

　　动态心电图表现为频发室性期前收缩比 SVT 更常见。

　　发生机制是起源于乳头肌深部的局灶性机制，可能为自律性或触发活动。乳头肌处富含浦肯野纤维容易发生触发活动和异常自律性。

　　乳头肌室性心动过速、室性期前收缩，通常在运动后容易发作，但不能被拖带。用异丙肾上腺素或肾上腺素静脉滴注能被诱发。部分患者程序刺激不能被诱发。

　　3. 分支型特发性室性心动过速与室性期前收缩

　　（1）左后分支型特发性室性心动过速与室性期前收缩：杨新春等报告起源部位在左心室间隔部，其中在左心室间隔后中 1/3 部占 63.9%，后上 1/3 部为 16.7%，后下 1/3 部为 13.9%，前上 1/3 部为 5.6%。

　　左后分支型室性心动过速的机制是大折返。

　　心电图表现均呈 RBBB 型，QRS 波时限多<0.14s，左后分支型室性心动过速均有 5%～10%的患者伴有左后分支阻滞的心电图表现。

　　自发或诱发的室性心动过速均为 SVT，单形性持续性室性心动过速发作持续时间均在 30s 以上。可持续数分钟、数小时。

　　室性心动过速发作间歇期偶见室性期前收缩。

　　室性心动过速可被心房起搏或心室起搏所诱发。单独或在程序期前刺激过程中同时静脉滴注异丙肾上腺素可使上述诱发更加容易。室性期前刺激诱发的联律间期或心室起搏的周长与室性心动过速第 1 个室性期前收缩的联律间期呈反相关。

　　静注维拉帕米可进行性减慢室性心动过速的频率，然后再终止室性心动过速。SVT 终止后一段时间可再次继续出现。注射维拉帕米后室性心动过速常不能被诱发。

　　（2）左前分支型特发性室性心动过速与室性期前收缩：机制可能与左后分支型室性心动过速一样为浦肯野纤维网内的折返激动。但此折返环为局部的微折返还是大折返尚无定论。

　　心电图表现常呈 SVT 或短阵室性心动过速，室性心动过速发作间歇期频发室性期前收缩、单发、成对、短阵和 SVT 并存在反复发作。室性心动过速呈 RBBB 型伴左后分支传导阻滞，电轴右偏（+99°）。

　　静注维拉帕米可终止发作。利多卡因、普罗帕酮等无效。

　　电生理检查程序刺激可诱发和终止室性心动过速。

　　4. 心外膜特发性室性心动过速与室性期前收缩

　　起源部位在心室——大动脉交界处，在主动脉窦附近及肺动脉瓣、在冠状血管周围心脏静脉系统。

　　心外膜室性心动过速是指当体表心电图提示室性心律失常（包括室性心动过速、室性期前收缩、心室扑动、心室颤动）起源于左或右心室心内膜，但经导管消融该处心内膜不能成功，认为病灶或折返环位于心外膜部位，并需在肺动脉瓣上、主动脉瓣上、冠状静脉系统或经心包穿刺、心包腔内或心脏静脉系统导管消融或经外科手术方能成功根治这些室性心律失常（包括室性期前收缩）。

电生理检查程序刺激可以诱发。

需要说明：上述各种类型的特发性室性心动过速和所伴的室性期前收缩，均可依据心电图 12 导联各 QRS 波的特点组合在一起进行起源部位的心电图定位诊断。已经射频导管消融证实成功率在 90%~100%，有很高的可靠性。室性期前收缩与室性心动过速的起源部位也基本一致。对器质性心脏病起源部位的心电图定位诊断也有一定的可靠性，但由于心室的病理基质不同，与特发性室性心动过速相比是有一定的差异。尚须继续研究。由于篇幅关系在本章未能具体写出，但在第三章等均已有详细地描述可参考。

（五）特发性室性期前收缩

特发性室性期前收缩（特发性室性期前收缩）是与器质性心脏病（离子通道等遗传病）性室性心动过速伴发的室性期前收缩与特发性室性心动过速伴发的室性期前收缩、以及健康人室性期前收缩均不同的一种独立类型的室性期前收缩。

特发性室性期前收缩的确切定义尚不统一，其发生率也不清。

特发性室性期前收缩是指心电图表现为频发室性期前收缩（指≥10 次/分，动态心电图检查>10,000 个/24 小时，室性期前收缩负荷 10%）多为单个室性期前收缩，也可呈二联律、三联律，少数有成对或短阵室性心动过速。起源部位大多在右心室流出道。通常不伴有以后也不会发生持续性室性心动过速。可伴有心悸、胸闷、偶有晕厥，但无心室颤动或猝死发生。无器质性心脏病，今后也不会演变为器质性心脏病。基因筛选正常，无遗传性。但可并发心律失常性心肌病，为可逆性，系功能性改变。药物治疗有一定疗效。射频导管消融成功率 90%~100%，预后良好。

1. **病因**　特发性室性期前收缩无明确病因，长期监测也不会演变为器质性心脏病，也不会形成特发性室性心动过速。必须用排除法才能确定，包括较长时间的随访观察才能除外。

2. **特发性室性期前收缩的发生机制**　黄永麟等（2013）认为特发性室性期前收缩经射频导管消融证实，认为右心室流出道起源的特发性室性期前收缩最多见。右心室流出道的室性期前收缩与先天性局部电位的异常相关。右心室流出道局部的传入阻滞可能是产生室性期前收缩的原因。其他常见分布有左心室、冠状动脉窦和肺动脉。频发室性期前收缩的发生机制有二个假说：①室性期前收缩与心肌衰老和退化有关；②部分患者曾发生无症状性心肌炎、微小心肌瘢痕可能引发室性期前收缩。另外，自主神经失调也与室性期前收缩的发生相关，室性期前收缩患者自主神经功能存在不同程度的损伤，以副交感神经为主。自主神经不能随机体活动状态的变化而发挥适应性调节作用。室性期前收缩发作越频繁，表明调节功能损伤程度越大。但究竟是室性期前收缩本身引起的自主神经功能改变，还是心脏本身潜在病变引起的自主神经功能受损而发生的室性期前收缩，有待进一步研究。

3. **临床表现**　特发性室性期前收缩患者大多发生在成年人，多见于青中年以及老年人群。症状视患者室性期前收缩是否频发、与持续时间长久相关。频发时可感心悸、胸闷、胸痛、心脏漏搏、头晕。个别可发生晕厥，但通常不会发生猝死。烦躁、焦虑，可影响生活质量。发作不频发者可无明显症状。也可因病程较长虽频发但已适应而无明显症状。

患者可表现运动耐力下降，这可能与有效心排血量减少有关。除心律不齐外体格检查正常。

4. **心电图特点**

（1）室性期前收缩的形态通常在某种程度上可以提示室性期前收缩的起源点和病因学，例如具有平滑和连续的等电位线和陡峭的 QRS 波曲折的室性期前收缩，通常代表孤立的异位起搏点和心脏结构正常；而带有宽的有切迹的 QRS 波曲折，可能代表一种病态的心肌基质。

（2）起源于束支和室间隔的室性期前收缩通常表现为狭窄的 QRS 波，而起源于游离壁和流出道的室性期前收缩 QRS 波较宽。

（3）室性期前收缩 QRS 波时限≥140ms，是 LVEF 损害的独立预测因子。

（4）室性期前收缩的形态如左束支传导阻滞或右束支传导阻滞图形似乎并不影响 LVEF。

（5）室性期前收缩负荷需要通过连续至少 24 小时动态心电图来评估。由于室性期前收缩负荷每天都有变化，所以单次 24 小时动态心电图并不一定能真实反映室性期前收缩负荷，如临床强烈怀疑频发室性期前收缩可能是左心室功能不全的病因，可能需要 48~72 小时，甚至多个 24 小时的动态心电图监测来确定。

5. 特发性室性期前收缩的起源部位

（1）特发性室性期前收缩约 2/3 患者起源于心室流出道，主要是右心室流出道。心室流出道的肌肉组织可能会延伸到肺和主动脉瓣上，从而成为致心律失常基质。

Gami 等对 603 例尸体心脏解剖发现，57% 患者的心肌延伸到主动脉瓣上，74% 延伸到肺动脉瓣上。24% 延伸到左冠状窦，55% 至右冠状窦、<1% 至无冠状窦上。心肌的延伸形成了异位激动或心动的电基质。

（2）特发性室性期前收缩的其他 1/3 起源于心室游离壁、束支、二尖瓣环、三尖瓣环、室间隔或乳头肌。

（3）异位搏动起源于上述部位单个或多个位点，在心电图上呈现单形性室性期前收缩或少部分呈多形性室性期前收缩，但起源于流出道的室性期前收缩大多为单形性。

（4）特发性室性期前收缩与特发性室性心动过速部位类似。可以参考特发性室性心动过速依据 12 导联心电图 QRS 的表现定位的指标进行标测、消融。

6. 特发性室性期前收缩诱发的室性期前收缩性心肌病

（1）定义：过多的室性期前收缩（多超过 1 万~2 万/24 小时）可导致二尖瓣反流、左心室增大和心功能不全，通过抗心律失常药物或射频导管消融抑制或治愈室性期前收缩后可使左心室增大和心功能不全得到逆转，称为室性期前收缩性心肌病或称心律失常性心肌病（ACMP）。其诊断必须排除其他任何能引起心脏扩大的原因，并且在室性期前收缩消除后心肌病能逆转。

（2）影响心功能的特发性室性期前收缩特点：1998 年 Duffee 等首次报道 4 例频发室性期前收缩合并扩张型心肌病患者，给予胺碘酮治疗，室性期前收缩消失后，其心腔变小，心功能得到了显著改善。随后的许多研究证实了频发室性期前收缩是可以引起心律失常心肌病。

Bogun 等（2002）报道 22 例频发室性期前收缩引起的心肌病患者。均经冠状动脉造影或心脏磁共振排除了器质性心脏病。24 小时动态心电图记录的室性期前收缩为总心搏次数的 21%。其中 80% 患者经射频导管消融成功。经 8 个月的随访有 80% 患者 LVEF 从 35%±13%，恢复至 59%±7%，左心室舒张末内径从（59±6）mm 缩小至（51±8）mm，认为室性期前收缩是引起心脏扩大、心功能障碍的唯一原因。消除室性期前收缩后，心腔逐渐缩小心功能逐渐改善直至正常。

Bogun 等（2007）对 60 例特发性室性期前收缩>10 个/小时患者，进行消融，术前 LVEF 为（34±13）%，消融后经 6 个月追踪，有 82% 消融成功者 LVEF 恢复至（59±7）%，4 例失败者（18%）LVEF 进一步下降。

Yarlagadda 等（2005）对 27 例无心脏结构病变及无缺血病变的频发右心室流出道室性期前收缩进行消融。其中 19 例患者药物治疗无效，8 例患者术前 LVEF≤45%，术前平均每日室性期前收缩为（17624±12611）个。23 例消融成功，包括 7 例 LVEF≤45% 者。平均随访（8±10）个月。反复动态心电图监测显示，7 例 LVEF≤45% 的患者消融术后室性期前收缩，由术前（17541±11479）个/24 小时，减至（507±722）个/24 小时。LVEF 由术前的（39±6）%，提高至（62±6）%。

（3）诱发心肌病的室性期前收缩负荷数界值

Kaner 等（2008）对 108 例无结构性心脏病患者室性期前收缩（>10 次/小时）起源于右心室流出道，其中 24 例室性期前收缩<1000 次/24 小时，55 例为 1000~10000 次/24 小时，29 例>10000 次/24 小时，各组对应左心室功能障碍比例分别为 4%、12% 和 34%。提示频发室性期前收缩，尤其是>1 万次/24 小时的患者更易出现心室功能障碍。

Niwano 等（2009）对 239 例无器质性心脏病的频发流出道室性期前收缩（>1000 次/24 小时）患者通过 4~8 年（平均 5.6 年）随访，发现有 7% 的患者左心室功能进行性损害，LVEF 逐渐下降>6%。左心室舒张末内径逐渐增大。提示室性期前收缩出现频率与 LVEF 降低和左心室扩大显著相关。

Baman 等（2010）报道 174 例射频消融治疗的室性期前收缩患者，发现室性期前收缩占 24 小时心搏总数的 24%，可作为预测室性期前收缩性心肌病发生的室性期前收缩数目的分界线。其敏感性为 79%，特异性 78%，发生心动过速心肌病组的最低室性期前收缩发生率为 10%。24% 可作为"心肌病"发生的唯一独立预测因素。长期（>5 年）、频发（>20%）室性期前收缩患者是室性期前收缩性心肌病的易感人群。

目前尚无一个统一的能够诱发心肌病的室性期前收缩负荷数的明确界值，室性期前收缩负荷>总心搏数的 10%/24 小时，或>1000 次/24 小时为频发室性期前收缩，室性期前收缩负荷>10%~24% 总心搏数/24 小时，可视为心肌病易感人群，可供参考。

（4）心动过速心肌病的发生机制　室性期前收缩诱发的心肌病最初认为是心动过速导致的心肌病，但现在许多学者认为动态心电图监测显示频发室性期前收缩患者的总心搏数与正常人很相似，未见到明显的心动过速，故应称其为心律失常性心肌病。

室性期前收缩性心肌病的发生机制尚未明了。有如下看法：

Yarlagadda 等（2005）认为 cAMP 介导的触发活动可能是部分室性期前收缩的发生机制。

Bogun 等（2007）推测频发室性期前收缩可使心室失同步和氧耗量增加是引发心肌病的机制。心室失同步可导致全心机械能的损耗，晚激活部位室壁厚度的不对称增加、心肌血流的变化、心肌蛋白表达的局部改变，这些都能引起心室结构和功能的异常。室性期前收缩引起心室收缩失同步化，特别是当室性期前收缩负荷很高时，可能导致左心室扩大和功能损害，机制与长期左束支传导阻滞或慢性右室起搏一样。

频发室性期前收缩引起左心功能不全的时间，Niwano 的研究显示需 4 年。然而在犬的模型中诱发心室异位搏动 4~12 周即可出现左心室功能不全，但是，这个室性期前收缩诱发心肌病动物模型在 3 个月的观察期内显示无明显心肌纤维化、细胞凋亡和线粒体功能改变。这些均提示左心功能改变是功能性的而不是结构性的。

一些学者认为与下列因素可能有关：

1）室性期前收缩使心脏不能有效输出，如同脉率减慢时的心输出量。如患者每日有 30000~40000 次室性期前收缩，其有效心脏输出量可能会丢失 1/3。这与心动过缓如病态窦房结综合征或房室传导阻滞等具有相似的病理改变。

2）频发室性期前收缩为高收缩产生高耗氧，可能也是导致左心室功能障碍的原因之一。

3）室性期前收缩后长时间的充盈期可导致心室容量负荷增加，长期会引起心室重构导致神经体液活化，出现收缩蛋白下调，使心脏结构及功能发生变化。

4）长期出现的频发室性期前收缩可导致心肌高能磷酸腺苷消耗，肾素—血管紧张素—醛固酮系统活性增高，心内膜下至心外膜下血流比异常，冠状动脉血流减少，心肌细胞钙超载，细胞外基质重构，β-受体肾上腺素反应性降低，自由基氧化应激损伤等。神经体液因素也起了明显作用。

7. **诊断** 特发性室性期前收缩与室性期前收缩诱发的心肌病的诊断是排除性诊断。必须排除因疾病引起的频发室性期前收缩。目前临床上通常结合病史和治疗反应诊断室性期前收缩引起的心肌病，当强烈怀疑频发室性期前收缩是左心功能不全的病因，可能需用 48~72 小时甚至多过 24 小时的动态心电图监测来确定，应用超声心动图测定 LVEF、左室收缩和舒张末期内径增大、弥漫性室壁运动异常及二尖瓣反流（由于二尖瓣环扩张引起）；并排除其他心肌疾病、瓣膜疾病；心脏磁共振排除器质性心脏疾病对左室收缩功能下降的患者均应行冠状动脉造影以排除冠心病。其中频发室性期前收缩和心功能异常发生时间顺序是心肌病诊断的重要线索。确诊心肌病的依据为控制和消除室性期前收缩后，心脏功能和结构、形态能明显或完全恢复。

目前认为当频发室性期前收缩患者 LVEF<50%、扩大的心脏，经药物控制或射频消融治疗后，LVEF 恢复正常或回升较基线值>15%，室性期前收缩减少>80%，扩大的心脏回缩，且排除其他致心血管疾病潜在因素，即可诊断。

8. **治疗** 对频发室性期前收缩以及合并左心室功能不全的患者（室性期前收缩负荷>10000~20000 次/24 小时或者大于心搏总数的 10%），临床高度怀疑室性期前收缩诱发的心肌病的患者，应给予药物治疗或射频导管消融治疗。

（1）药物治疗

①频发室性期前收缩患者长期预后一般认为是良性的，对大多数患者 LVEF 尚无明显改变、心脏尚无明显增大的患者，相对治疗较保守，但应密切随访。

药物：β-受体阻滞剂、维拉帕米为一线药物。Krittayaphong 等的一项随机试验，表明阿替洛尔能够明显减少症状发作频率和室性期前收缩计数（可用美托洛尔、比索洛尔）。当 β-受体阻滞剂、维拉帕米无效时可用氟卡尼、索他洛尔或普罗帕酮。短期作用疗效显著，但长期应用疗效明显下降。可考虑应用胺碘酮。

②对左心功能异常者。考虑到抗心律失常药物的致心律失常作用和对生存率的不良影响，Ⅰa、Ⅰc 类药物如氟卡尼、普罗帕酮并不推荐使用。胺碘酮和多非利特可作为首选药物。

（2）射频导管消融：许多作者均证实消融术后左心功能明显改善。Yarlagadda 等（2005）、Bogun 等（2007）、Wijnmaalen 等均认为频发室性期前收缩消融后，60%~82% 的患者左心功能明显改善、扩大的心脏可逐渐恢复正常。

尽早识别室性期前收缩引起的心功能异常和治疗室性期前收缩是治疗的关键。

治疗后患者将接受至少 3~12 个月的随访，以评估治疗后室性期前收缩负荷、左心室大小和 LVEF 等左心室功能。

二、室性期前收缩的分类

关于室性期前收缩的分类，已提出了许多方法，但至今尚不能满足临床的需要，对此，笔者认为应换一种思路去探讨，从室性期前收缩与室性心动过速（VT）、心室颤动（VF）的因果关系去思考。

目前认为室性心动过速的临床分类按心电图形态学分为单形性室性心动过速和多形性室性心动过速两大类。这两大类室性心动过速的触发因子均是室性期前收缩。心室颤动可分为特发性心室颤动、器质性心脏病性心室颤动和心脏离子通道疾病性心室颤动三大类，这三类自身性心室颤动的触发因子，也均为室性期前收缩。此外，室性心动过速可直接蜕变为心室颤动。

对室性期前收缩导致的后果了然后，应该探讨室性期前收缩的来源。室性期前收缩的来源于五类人群。

（一）器质性心脏病人群

1. **包含的病种** ①冠心病心肌梗死；②扩张型心肌病；③心肌炎；④瓣膜病；⑤心力衰竭；⑥

先天性心脏病外科手术；⑦电风暴等。

2. 器质性心脏病室性心动过速的特点。

（1）发生率占总室性心动过速的80%～90%室性心动过速。

（2）均具有异常的解剖基质及心律失常基质。

（3）VT发生机制：包括触发和维持机制。室性期前收缩是触发VT的触发因子；维持机制是围绕心脏瘢痕组织和（或）解剖屏障（瓣环）的折返，约占90%，而束支折返或局灶机制仅占10%

（4）器质性心脏病VT的心电图特点：①大多为单形性VT，部分为多形性VT（QT间期正常型），个别有双向性VT。②急性心肌梗死VT的发生率为6%～34%。在急性期约4.7%的患者出现持续性VT，其中60%发生在起病24小时内，92%发生在48小时内，16%出现非持续性VT。持续性单形性室性心动过速在急性心肌梗死最初2天内发生，约占3%～6%，其中2%VT合并VF。持续性单形性室性心动过速大多发生在心肌梗死后第1年，但中位发生在第3年，也可晚至10～15年或更长，可多次发作，持续性单形性室性心动过速图形可多年没变化。提示，对心肌梗死患者应终身监测、追踪。法洛四联症VT为8.8%～13.3%。其VT可发生在术后2个月到21年（平均7.3年）才出现呈两端VT。许多患者中持续性单形性室性心动过速是伴随VF发生的。③在VT的第一个异位搏动为触发室性期前收缩。④程序期前刺激诱发出的室性期前收缩、VT的QRS形态与自身的室性期前收缩、VT（12导联）是一致的，如不一致消融成功率下降。⑤VT大多起源于心室肌和浦肯野纤维。心肌梗死多起源于左心室或室间隔。⑥消融室性期前收缩和线性消融折返环关键峡部可根治或明显减少VT的复发复发。⑦持续性单形性室性心动过速和VF的关系尚不明确。VF多少是持续性单形性室性心动过速触发的，多少是自发的，尚不清楚。许多患者中持续性单形性室性心动过速仅是伴随VF发生的，但在一些适当的状况下，如复发心肌缺血，持续性单形性室性心动过速可提供一个快速的波前，波前分裂后，即可导致VF的发生。⑧器质性心脏病VT的发作间歇期可见到室性期前收缩。

3. 器质性心脏病VF的特点

（1）发生率：Framingham26年的前瞻性研究证实：猝死人群中75%为心脏性猝死，而心脏性猝死中88%为心律失常性猝死，绝大多数为VF。

心脏性猝死冠心病为80%，心肌病10%～15%，离子通道疾病1%～10%，其他4%。

75%的心脏性猝死患者，既往有心肌梗死史。心肌梗死的心脏性猝死中50%发生在急性期，50%发生在陈旧期（即急性期后直至死亡的漫长病程中）。

（2）发生机制：器质性心脏病VF是由VT和室性期前收缩触发所致。器质性心脏病VF患者经消融已经证实。折返激动是VF发生的基本维持机制，有主导环的假说和螺旋波折返两种假说。

1）消除可诱发器质性心脏病VF的室性期前收缩。①缺血性心肌病 急性心肌梗死早期或心肌梗死后心肌瘢痕形成的后期，都容易发生VF。在急性心肌梗死患者中浦肯野系统的缺血可能增加VF的发生率。对于既往曾有心肌梗死后心肌瘢痕形成的患者，VF的发生率与瘢痕组织周围形成的折返环有关。消融靶点包括浦肯野纤维及瘢痕组织周围等区域，进行激动和起搏标测，证实这些室性期前收缩来源于瘢痕组织周围并且大部分为浦肯野电位。②非缺血性心肌病：虽报道不多，通过对浦肯野电位的消融成功恢复窦性心律。③心脏手术后，如瓣膜修补术后起源于浦肯野纤维的室性期前收缩可反复诱发VF，对室性期前收缩消融后停止复发。在器质性心脏病患者诱发VF的室性期前收缩还可起源于心室肌。方法也是标测室性期前收缩的最早心内的激动点。

2）消除可诱发VF的VT：瘢痕相关的VT和浦肯野纤维相关的VT等均可恶化为VF。可经线性消融关键峡部折返环消除VT。例如应用三维标测引导下线性消融是治疗器质性心脏病患者特别是心肌梗死后VT的有效方法。

3）预防性基质标测与消融：对于器质性心脏病患者，在三维引导下窦性心律时对标测低电压区域和瘢痕区域进行基质标测和线性消融，可预防 VF 发生。

4）器质性心脏病 VF 心电图第一个异位心搏其 QRS 波形态与室性期前收缩的 QRS 波形相同。

4. 器质性心脏病时的室性期前收缩特点

（1）发生率：例如急性心肌梗死为 60%～90%，可随病程延长降至 10%；肥厚型心肌病 30%～60%；扩张型心肌病 100%；心肌炎 5%～30%；心力衰竭 60%～90% 等。

同时伴随 VT、VF 时的室性期前收缩发生率则尚无明确报道。只能参考 VT、VF 的发生率。

（2）器质性心脏病时的室性期前收缩有两种表现类型

1）伴随器质性心脏病时 VT、VF 时的室性期前收缩。①已组成 VT、VF 时的室性期前收缩：其特点是，作为产生 VT、VF 的触发因子（即 VT、VF 的第一个异位心搏），它们与孤立性室性期前收缩的 QRS 波形相同。触发因子的室性期前收缩多数可同时伴有 RonT 现象、极短联律间期、缺血性 J 波、T 波电交替、瀑布样巨型倒置 T 波等。它们的出现提示在原发病基础上，可能又受到缺血、缺氧、电解质紊乱（浦肯野细胞离子通道改变等）、儿茶酚胺增高、自主神经功能失调、运动等刺激出现心律失常基质改变有关。也可不伴有 RonT 现象等。②器质性心脏病 VT/VF 发作间歇期出现的室性期前收缩（亦称孤立性室性期前收缩）：有两种类型，一种是伴随 RonT 等现象的，另一种类型是不伴有 RonT 等现象的孤立性室性期前收缩，均应视为器质性室性期前收缩。对这两种孤立性室性期前收缩进行消融治疗，可消除和根治或减少 VT、VF 的复发。应视为器质性室性期前收缩。

2）伴有器质性心脏病但从无 VT、VF 发作史的室性期前收缩：也有两种情况，一是伴随 RonT 等现象者也应视为器质性室性期前收缩，另一种类型是不伴有 RonT 等现象，可定为可疑应长期追踪。

（3）室性期前收缩的形态：大多呈单个单源性，也可呈频发、联律、成对；多形性 VT 时可见多形性室性期前收缩。

（4）临床分型：可定为Ⅰ型室性期前收缩，诊断标准是：Ⅰ型室性期前收缩＝器质性心脏病＋VT/VF（或既往史）＋室性期前收缩。

（注：①未出现 VT/VF 的器质性心脏病患者＋具有 RonT 等现象的室性期前收缩＝Ⅰ型。②未出现 VT/VF 的器质性心脏病患者＋不具有 RonT 等现象的室性期前收缩＝可疑Ⅰ型室性期前收缩）。

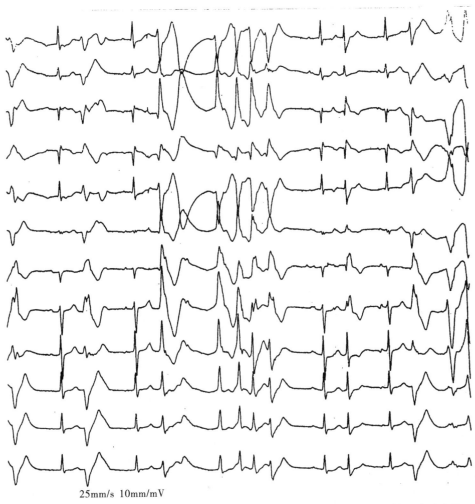

25mm/s 10mm/mV

图 21-0-1 冠心病三支病变患者的多形性室性心动过速、室性期前收缩与室性心动过速第 1 个异位搏动形态相同。示 Ⅰ 型室性期前收缩。

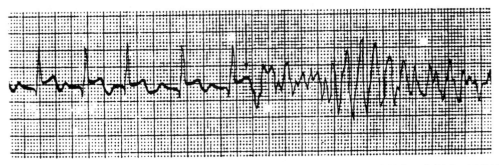

图 21-0-2 冠心病心肌梗死患者在发病后 3 个月突发 RonT 型室性期前收缩触发心室颤动。示 Ⅰ 型室性期前收缩。

左室前壁中部　　　　　　　左室壁后基底部　　　　　　　左室中下部

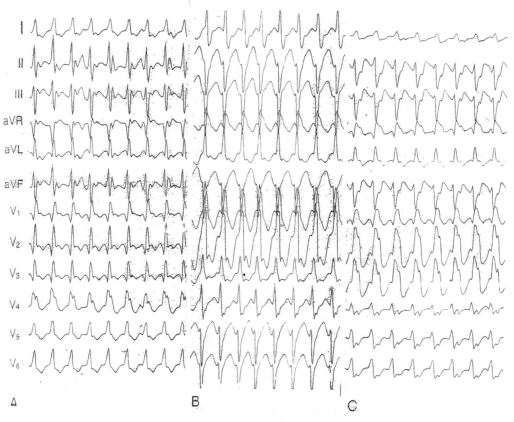

图 21-0-3　心肌梗死患者的持续单形性室性心动过速

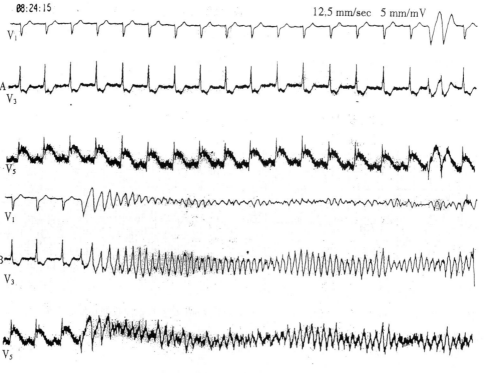

图 21-0-4　急性下壁心肌损伤、多形性室性心动过速、心室颤动

男性，67 岁。图 A 与图 B 连续记录，图 A 窦性心律，ST 段损伤型抬高，成对室性期前收缩；图 B 心室颤动。

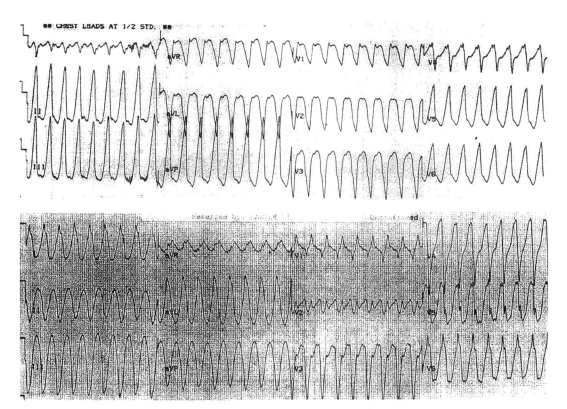

图 21-0-5　本图是一位 2 5 岁男性法洛四联症修补术后多年发生反复先兆晕厥患者的心电图。此图是在心室程序刺激过程中记录的电图，是来自右心室流出道补片周围（上图）和来自室间隔补片周围（下图）的室性大折返性心动过速（macroreentry ventricular tachycardia）。精确的术中标测证实了心动过速环的位置，并在术中经氩光消融（argon photoablation）折返环，术后 8.5 年未发生心律失常（记录纸速 25mm/sec）

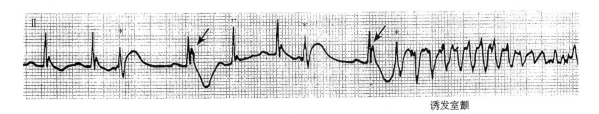

诱发室颤

图 21-0-6　RonT 室性期前收缩引起心室颤动及猝死

Ⅱ 导联心电图可见明显的 J 波，并显示，波的慢频率依赖性，使第 4、8 个 QRS 波后 J 波更明显（箭头指示）。此前的 RR 间期较长。图中可见频发的 R Oil T 室性期前收缩（半），最后 1 次诱发了心室颤动

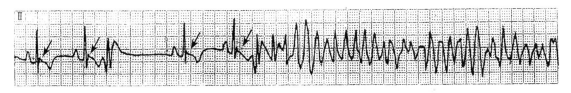

图 21-0-7　RonT 室性期前收缩诱发多形性室性心动过速、心室颤动

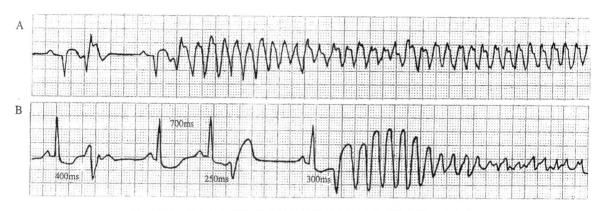

图 21-0-8　符合长短周期现象的室性期前收缩诱发恶性室性心律失常

　　A. 1 个室性期前收缩早的代偿间期形成了长的心动周期，其后的再次室性期前收缩诱发了心室颤动；B：3 个室性期前收缩的联律间期分别为 400ms、250ms、300ms，结果联律间期为 300ms 的室性期前收缩诱发了心室颤动，因其前面的心动周期最长（引自郭继鸿，2014）

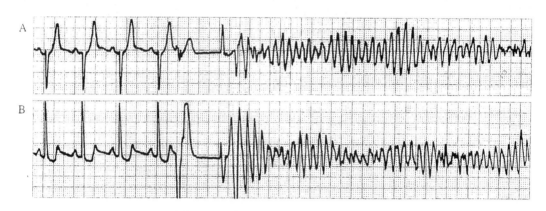

图 21-0-9　长短周期现象诱发心室颤动

　　图 A、B 为同步记录，4 个窦性周期后，发生第 1 个室性期前收缩，其较长的代偿间期后出现室性逸搏，逸搏后再次室性期前收缩诱发了室性期前收缩（引自郭继鸿，2014）

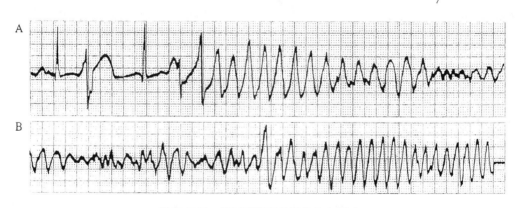

图 21-0-10　长短周期现象诱发心室颤动

　　图 A、B 为连续记录。图 A 中窦性搏动后出现第 1 个室性期前收缩，间隔 1 次窦性心律后，再次的室早诱发了尖端扭转型室性心动过速，随后又蜕变为室颤。图 A 中第 1 个室早后的代偿间期与第 2 个室早的联律间期形成长短周期现象（引自郭继鸿，2014）

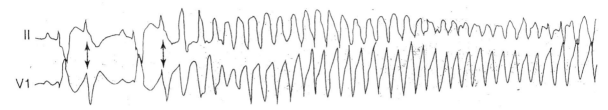

图 21-0-11　室性期前收缩（PVC）触发的多形性室性心动过速。遥测记显示窦性心律下的 PVC 触发了多形性室性心动过速。注意触发 PVC 的形态与孤立 PVC（箭头所指）相似。（引自 ZIad，等，2009）

（二）心脏离子通道疾病等人群

1. 包含的病种

（1）QT 间期延长型多形性 VT：①先天性 LQTS 性 TdP；②获得性 LQTS 性 TdP。

（2）QT 间期正常型多形性 VT：①Brugada 综合征；②儿茶酚胺敏感性多形性 VT；③缺血性心脏病型多形性 VT；④极短联律间期型多形性 VT。

（3）QT 间期缩短型多形性 VT

（4）短 QT 综合征

2. 心脏离子通道疾病 VT 的特点

（1）发生率约占总 VT 的 10%。

（2）解剖基质正常，无结构性心脏病。

（3）发病机制：多形性 VT 的触发和维持机制，目前已有证据说明触发因子是室性期前收缩。

例如：局灶室性期前收缩触发多形性 VT 和 VF。在离体实验结果显示在下列许多情况下，浦肯野纤维可通过自律性、折返或触发活动产生和维持 VT/VF。如电解质紊乱、儿茶酚胺刺激、使用其他药物和心肌缺血、缺氧时，远端浦肯野纤维的触发活动是最可能的机制。到第一个心动过速搏动，是被局部电位所触发的，随后局部纤维可被动激活心脏内同时存在多个波前，在心电图上可以看到多形态的 QRS 波。

又例如：某些存在电风暴的心肌梗死患者，120 次/分的超速起搏可以抑制室性期前收缩和 VT/VF，但只在起搏时间起作用，当起搏频率下降，室性期前收缩立即复发。这支持触发活动是室性期前收缩的机制。在实验模型中，瘢痕边缘区和存活的浦肯野纤维结构产生的触发活动是发生 VT/VF 的必要条件。心内膜浦肯野纤维可从心腔内血液获得营养。这足以保持其结构的完整性，即便功能受损，也可产生后除极和触发活动。浦肯野纤维网小范围内的微折返，也被认为是室性期前收缩的潜在机制。瘢痕和存活心肌共存提供了折返所需基质。

QT 间期正常型和 QT 间期延长型及 QT 间期缩短型及 QT 间期缩短型多形性室性心动过速最终心电图都表现为多形性 VT，其形态学特点并惊人相似。但不同的疾病各有自己特定的机制。

（4）心脏离子通道疾病 VT 的心电图特点。

1）多形性 VT 的 QRS 波形态不断变化，存在多种形态（没有 5 个以上 QRS 波群形态是恒定的，无明确的等电位线，或多个同步记录的导联 QRS 波群形态不同），表明心室激动顺序是变化的，起源部位不是单一的。

2）多形性 VT 的第 1 个异位搏动是室性期前收缩，其与以后反复发作的 VT 的第 1 个室早形态相同，与间歇期室性期前收缩（孤立性室性期前收缩）形态相同。如有 2 个成对图形不同所诱发，可见 VT 起始第 1、2 个心搏与其相同，或各领一组 VT，第 1 个心搏形态可不相同等。

3）触发多形性 VT 的室性期前收缩，可伴随（或不伴随）RonT 现象、短长短现象、长 QT 间期、缺血性 J 波、极短联律间期、短 QT 间期、T 波电交替、瀑布样 T 波等特殊性表现。

4）触发性室性期前收缩可呈单个、成对、多源性室性期前收缩。

5）双向性 VT 可演变为多形性 VT，再演变为 VF。个别单型性 VT 可演变为多形性 VT。

6）多形性 VT 有时可转变为单型性 VT，尤其是 IA 类抗心律失常药物可使一些多形性 VT（极少数 VF）转为典型的持续性单型性 VT，后者具有与折返性持续性单形性 VT 相同的特点，这些通常见于有晕厥或心脏骤停后接受抗心律失常药物治疗的患者。

7）为什么一部分患者多形性 VT 可自行终止，而另一部分患者再发展为 VF，其原因尚不清。

多形性 VT 发展为 VF 的患者存在一个 VT 的加速期，局部心电图上可观察到进行性的传导延迟，直至整个心脏的所有心电图上都出现碎裂和不规则的电活动。多形性 VT 是否发展为 VF，取决于是否存在整个心脏异常和紊乱电活动。当局部紊乱电活动仅限于心脏的小范围，并逐渐变得规整时，多形性 VT 可以自行转为窦性心律。

（5）程序期前刺激对于 QT 间期正常型的多形性 VT 患者，快速起搏和异丙肾上腺素不能促使多形性 VT 的诱发。对于 QT 间期延长的如先天性、获得性 LQTS 多形性 VT、VF 是不能通过程序期前刺激重复诱发的。

虽然这些患者中有 25%~50% 可通过强刺激程序诱发多形性 VT，但这种反应与无室性心律失常史的患者的反应并没有显著差异。诱发出的多形性 VT，可以是持续性或非持续性的，但它是一种非特异性的反应。

LQTS 型多形性 VT 患者不能诱发出特异性的多形性 VT，提示其机制为自律性或继发于早期后除极的触发活动。另一方面异丙肾上腺素可诱发先天性 LQTS 患者的多形性 VT。尖端扭转所特有的短-长-短周期顺序，可促进常规程序期前刺激所不能诱发的多形性 VT 的发作。

3. 心脏离子通道疾病 VF 的特点

（1）VF 的发生机制：无论受累的是什么心腔，初始的触发因子与维持心律失常的因子（基质）相互作用，导致持续性颤动。VF 的始动机制有多种，可被心室易损期的异位搏动（RonT 现象）所触发，表现为延迟后除极和触发活动。在心室颤动阈值测定过程中，心室易损期对 VF 得到诱发具有很重要作用。另一种观点认为 VF 还可以由单波或固定解剖障碍相互作用而产生的自发性折返所触发。解剖障碍引起波的断裂，产生多个自我维系的子波，引发高频电位活动。心室的不同结构（如心肌和浦肯野纤维网）参与的自律机制是第三种潜在的机制。根据多折返子波假设，目前认为 VF 同样是通过不同形式的折返或转子来维持的。实验研究提示，这些心律失常可能是通过移动的涡转、心肌壁内折返和浦肯野纤维网折返来维持的。然而 VF 可能是不同紊乱电活动的终点事件，不可能用单一机制来解释所有病例。

研究证明 VF 的触发因子是室性期前收缩。触发室性期前收缩的起源部位可定位于右心室或左心室。触发室性期前收缩可来源于浦肯野系统（如 LQTS 和特发性 VF），或来自于 RVOT（如 Brugada 综合征、缺血性心脏病时），无论初次心肌梗死后多长时间，触发的室性期前收缩来源于梗死边缘区域的远端浦肯野纤维网。从这些有 VF 发生的患者经动态心电图监测和植入的除颤器存储的心电图可发现有 67% 以上的自发性 VF 前面有孤立的室性期前收缩，其形态与触发 VF 的室性期前收缩完全相同。这些室性期前收缩毫无例外地存在低幅、高频的浦肯野电位，这也支持起源于浦肯野的触发活动引起了室性期前收缩，而室性期前收缩又诱发了多形性 VT 和（或）VF。

（2）激动标测可用于确定室性期前收缩的起源部位，心室激动存在浦肯野电位，表明室性期前收缩来自于浦肯野系统。如果最早激动位点处不存在该电位，提示室性期前收缩来源于心室肌，该处即为消融靶点。

目前已有许多报道消融室性期前收缩后，VF 不再发作或明显减少发作。

（3）孤立性室性期前收缩的 QRS 形态与 VF 第一个触发因子的室性期前收缩形态完全一致。

4. 心脏离子通道疾病室性期前收缩特点

（1）发生率 尚无明确的统计资料。

（2）心脏离子通道疾病时室性期前收缩有三种表现类型。

1）伴有心脏离子通道疾病和 VT、VF 时出现的室性期前收缩，有下述二种表现。

①室性期前收缩作为 VT/VF 的触发因子，已融入 VT/VF 成为第一个异位搏动。可伴随（或不伴随）RonT 现象。

②心脏离子通道疾病 VT/VF 发作间歇期室性期前收缩（孤立性室性期前收缩）可伴随或不伴随 RonT 现象，应并视为器质性室性期前收缩。

2）伴有心脏离子通道疾病但从无 VT/VF 发作史的室性期前收缩 不论其有无 RonT 现象，均应视为器质性室性期前收缩。

3）只有心脏离子通道病家族史，也从无 VT/VF 发作史的室性期前收缩，应视为可疑器质性室性期前收缩。

（3）临床分型 可定为Ⅱ型室性期前收缩，诊断标准是：

Ⅱ型室性期前收缩=心脏离子通道疾病+VT/VF（或既往史）+室性期前收缩。

（注：①有心脏离子通道疾病但从无 VT/VF 发作史的室性期前收缩，也应定为Ⅱ型室性期前收缩。②只有心脏离子通道疾病家族史，也无 VT/VF 发作史的室性期前收缩，应视为可疑Ⅱ型室性期前收缩。）

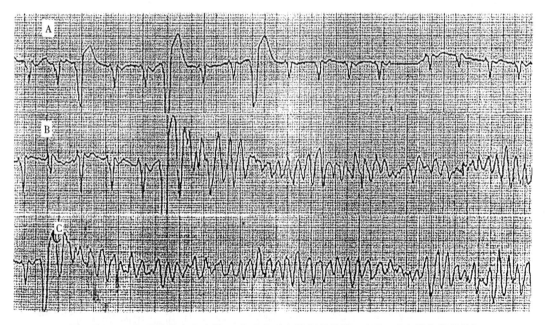

图 21-0-12 离子通道疾病室性心动过速型室性期前收缩。（示Ⅰ型室性期前收缩）

图示一例电风暴：A 图示：电风暴发作前，一先出现室性期前收缩；B 图示：室性期前收缩触发反复多形性室性心动过速其第 1 个室性异位搏动与室性期前收缩完全相同；C 图示：触发心室颤动的第 1 个室性异位搏动与间歇期室性期前收缩形态完全相同。室性期前收缩的联律间期极短。

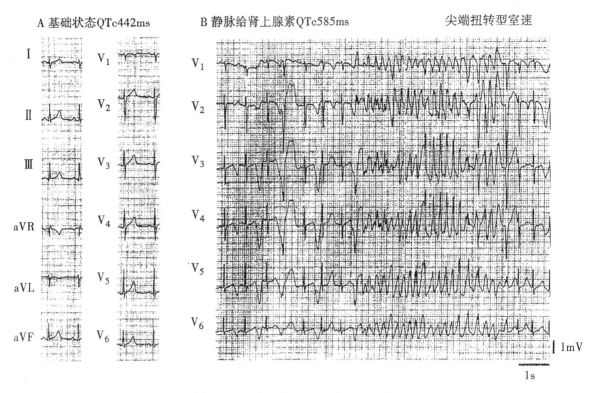

A 基础状态QTc442ms   B 静脉给肾上腺素QTc585ms   尖端扭转型室速

图 21-0-13 隐匿性 LQT1 患者心电图表现

A. LQT1 基因突变携带者静息时心电图 QTc 间期正常；B. 给予肾上腺素后，平均 QTc 间期显著延长，随后发作尖端扭转型室性心动过速，提示为隐匿性 LQT1 患者

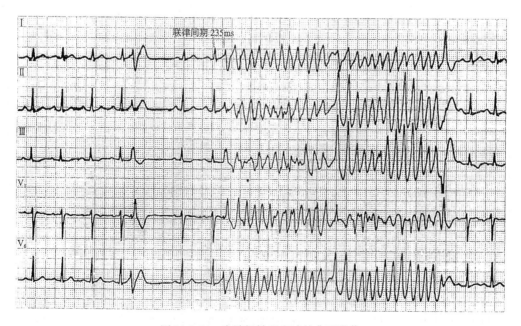

图 21-0-14 尖端扭转型室速的典型发作

蛰中孤立的室性期前收缩和诱发室速的室早形态相同，联律间期极短（235ms），尖端扭转型室性心动过速短阵发作后自行终止

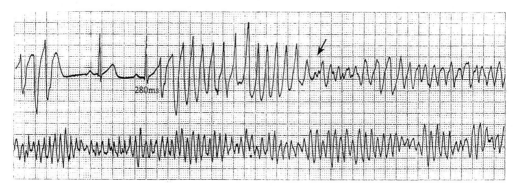

图 21-0-15　短联律间期尖端扭转型室性心动过速蜕变为心室颤动（箭头指示）

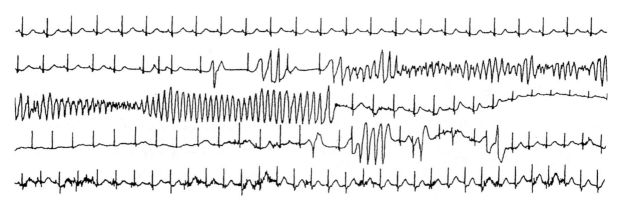

图 21-0-16　离子通道疾病室性心动过速室性期前收缩

　　图示：1 例儿茶酚胺敏感性多形性室性心动过速，室性期前收缩与多形性室性心动过速第 1 个异位搏动相同。（图示：Ⅱ型室性期前收缩）。

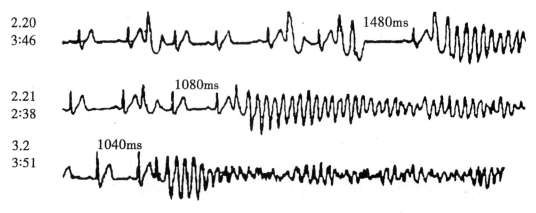

图 21-0-17　应用西洛他唑治疗 Brugada 综合征 1 例

1/3 0~2/7 日期间：心室颤动发作 5 次（箭头为心室颤动发作的次数）；2/7~2/1 9 日期间：应用西洛他唑 200rag qd，无心室颤动发作；2/1 9~2/2 1 日期间：停用西洛他唑，心室颤动发作 2 次；2/2 1~2/27 日期间：再次应用西洛他唑 200mg qd，无心室颤动发作；2/27~3/2 日期间：将西洛他唑减量至 1 00mg qd，室颤发作 1 次；3/2 一其后 13 个月：将西洛他唑恢复至 200mg qd，无心室颤动发作；下面 ECG 为每次发作前窦律、及心室颤动发作情况

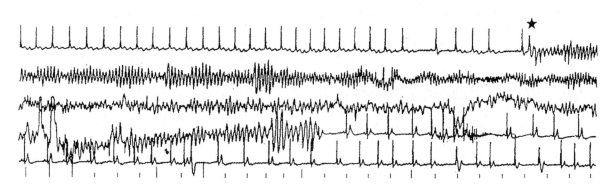

图 21-0-18　短 QT 综合征患者心室颤动发作时心电图

心电监测显示短 QT 综合征患者发生心室颤动，★示短联律 j 灏的室性期前收缩引发心室颤动，后自行终止

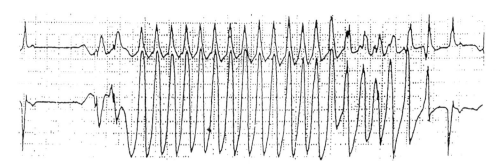

图 21-0-19　非持续性单形性室性心动过速演变为多形性室性心动过速（冠心病患者）

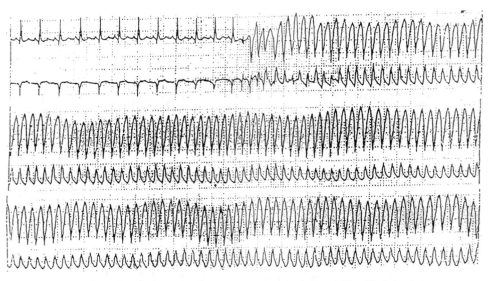

图 21-0-20　多形性室性心动过速演变为单形性室性心动过速

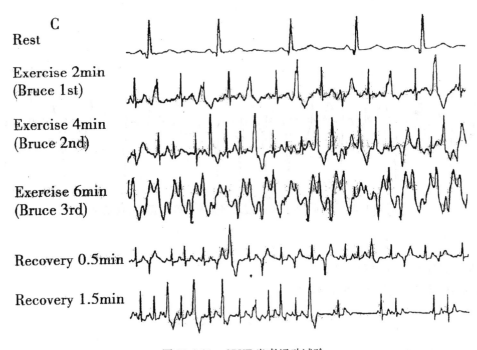

图 21-0-21　CPVT 患者运动试验

A

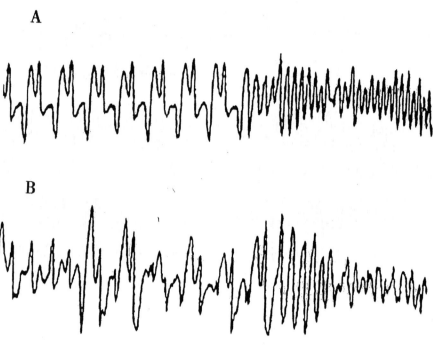

图 21-0-22　双向性室室性心动过速演变为多形性室性心动过速、心室颤动

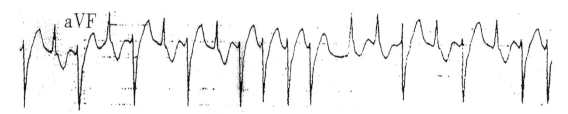

图 21-0-23　双向性室性心动过速演变为单形性室性心动过速

（三）特发性室性心动过速人群

1. 依据起源部位特发性 VT 可分为四类。

（1）流出道特发性 VT

（2）流入道特发性 VT

（3）分支型特发性 VT

（4）心外膜特发性 VT

2. 解剖基质正常，无结构性心脏病依据，病因不明

3. 发生机制　80%以上为流出道 VT（主要为右心室流出道）。VT 是由腺苷敏感的，由环磷酸腺苷（cAMP）介导的延迟后除极和触发活动引起的，心率加速促进 VT 的发生。心动过速可被心室或心房的程序期前刺激和快速起搏所诱发。单独注射儿茶酚胺或儿茶酚胺合并快速刺激均可诱发。

VT 的终止是依赖于钙通道阻滞剂对二氢吡啶受体的直接阻滞，或减低 cAMP 水平的药物或措施（如通过依酚氯铵或迷走神经兴奋来激活 M_2 型毒蕈碱受体，通过 β-受体阻滞剂，抑制 β 肾上腺素能

受体，或通过腺苷激活腺苷 A_1 受体）来终止 VT。

心室期前刺激起始的偶联间期或心室起搏周长与第一个 VT 搏动的偶联间期之间存在直接关系。VT 的起动是周长依赖的，以长于或短于关键周长窗口的周长起搏不能诱发 VT，这个关键的窗口可随自主神经张力的改变而变化。

4. 特发性 VT 的心电图特点　特发性 VT 根据起源灶分布于心内各处，但最常见的是右室流出道（RVOT），大约占 80%~90%。右室流出道 VT 是腺苷敏感性 VT。有两种心电图类型：

（1）非持续性、反复单行性特发性 VT（RMVT）：特征是频繁发生室性期前收缩、以及非持续性 VT 反复发作，中间间断出现短阵的正常窦性心律。所出现的室性期前收缩 QRS 形态相同。

这种类型的 VT 通常出现在休息或一段时间运动之后，运动期间 VT 通常是减少的，但不会完全消失。是最常见的类型占 60%~90%。

（2）阵发的运动诱发性特发性 VT：特征是运动或情绪激动促使 VT 持续发作。中间可被伴偶发室性期前收缩的正常窦性心律长间歇所分隔。室性期前收缩的 QRS 形态与 VT 的第一个 QRS 波形态相同。

上述两类 VT 代表着 cAMP 介导的触发活动所导致的特发性 VT 的两端，中间有相当大的重叠。几乎所有非持续性 VT 的患者均有高密度的反复发作和频繁的室性期前收缩。反复出现的室性期前收缩患者中，大约 70% 的患者也可见到非持续性 VT，然而仅有 20% 的患者发展为每阵大于 5 个心搏的 VT。

两种类型心电图 QRS 波均呈单形性 VT，呈典型的 LBBB 图形，电轴为右下（常见）或左下。

临床上曾有 VT 的患者中，25%~50% 以下的患者可被运动试验所诱发，多为非持续性 VT。

室性期前收缩与非持续性 VT 的第 1 个 QRS 波形态相同。

5. 程序期前刺激 60% 可诱发，诱发的室性期前收缩与 VT 的 QRS 波图形与自发的相同。

6. 标测起源点　心电图电位相对较早（提前体表心电图的 QRS 波 10~45ms），具有高振幅和快速斜率。

7. 消融发作期成功率大于 90%，复发率 7%~9%，复发者 40% 在消融后第 1 个 24~48 小时内，消融第 1 年后复发很少见。

8. 本型 VT 大多呈良性经过。极少发生 VF，猝死也极少见，但患者发作时可有明显症状。近年来已有少数报告发生 VF、猝死。故本型 VT、室性期前收缩仍应列入器质性。

9. 临床分型　本型可定为Ⅲ型室性期前收缩，诊断标准是：

Ⅲ型室性期前收缩=无结构性心脏病+特发性 VT+室性期前收缩。

（四）特发性室性期前收缩人群

对无器质性心脏病而有频发室性期前收缩的患者进行了广泛的研究。一些作者发现这类患者其 10 年的心血管事件发生率及死亡率与正常健康人类似。由此一来长期认为它是一类良性（即功能性）室性期前收缩。但是近年来一些作者发现有 7% 左右的良性频发的室性期前收缩患者，经大约 4~6 年后出现了进行性的心功能受损 LVEF 下降，心脏扩大，经多方检查无器质性等心脏病依据。经射频消融室性期前收缩等治疗后均可恢复正常，是可逆性的。称其为心律失常性心肌病（或室性期前收缩性心肌病）。通常不发生 VT、VF 及猝死。预后良好，故取名为特发性室性期前收缩。1998 年 Duffe 等首次报道 4 例。

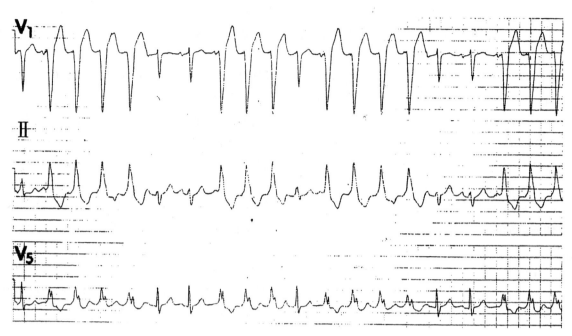

图 21-0-24　特发性室性心动过速（RVOT）

V_1，Ⅱ和 V_3 导联同时记录的心电图，病人没有器质性心脏病，QRS 波形态是典型的起源于室流出道的心动过速；呈左束支型，伴额面 QRS 电轴向下。图为典型的反复性单形性室性心动过速。意窦律时 QRS 波群是正常的。

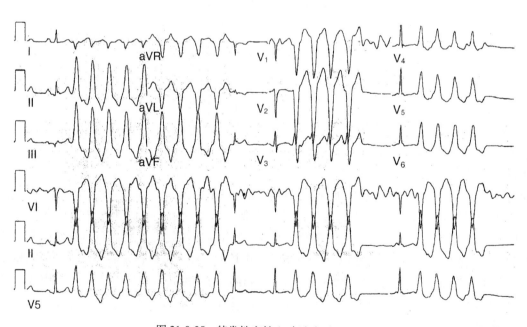

图 21-0-25　特发性室性心动过速（PVOT）

反复单形性右室流出室性心动过速反复发作，期间偶见心动过速的体表心电图。室性夹杂窦性复合波

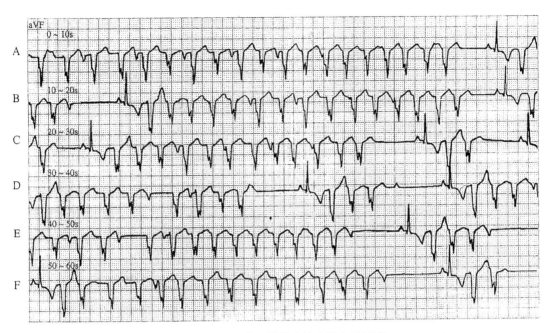

图 21-0-26　无休止性特发性室性心动过速

患者女，16 岁，无休止性室性心动过速 2 年。本图为心电图 aVF 导联 1min 的连续记录，每阵室性心动过速终止后，仅隔 1 次窦性心室性心动过速律将再次发生，室性心动过速的第 1 个 QRS 波与前面窦性室性心动过速 QRS 波的联律间期相等

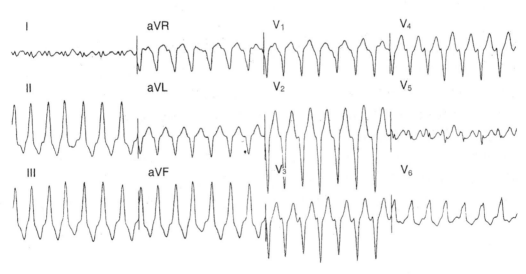

图 21-0-27　持续性右室流出道心动过速的体表心电图

1. 病因、发生机制　病因不清。频发和持续的室性期前收缩，可引起短暂细胞内钙和钠离子流的改变，心率的动态变化、血流动力学参数的变化、心肌和血管周围自发性的刺激和抑制，从而诱发心肌功能损害。通过 MRI 检查能够发现频发室性期前收缩患者心室肌或流出道形态和功能异常。

心室失同步和氧耗量增加也可能是引起心肌病的发生机制。室性期前收缩时左、右心室不同步收缩是导致心功能障碍的重要因素。这与长期右心室心尖起搏可导致心功能下降有相似之处。室性期前收缩时，左、右心室不同步收缩导致心脏有效泵血量减少。一次性室性期前收缩后的代偿期间可能进一步加大心室容量负荷。长期、频发室性期前收缩导致心室负荷过大，激活神经体液机制引起心室重构，最终导致心律失常心肌病。但是有少部分患者室性期前收缩数小于 5000 次/24 小时也发生了左心功能障碍。此外，心律失常发生程度类似的患者，部分发生左室功能障碍，而部分未发生，提示可能存在个体差异或遗传易感性。

动物模型证实无明显心肌纤维化、无细胞凋亡和线粒体功能改变。提示心功能改变是功能性的，而不是结构性，交感神经兴奋也可能会损害左心室功能。

2. 心电图特点

（1）频发室性期前收缩常呈联律，多呈持续发作。室性期前收缩形态无特殊。QRS 时限如 ≥ 0.14S 常提示左心室功能受损。

（2）目前尚无统一的能诱发心肌病的室性期前收缩负荷数的明确界值。

Niwano 等（2009）对 239 例无器质性心脏病的频发流出道室性期前收缩（>1000 次/24 小时）患者，经 4~8 年（平均 5.6 年）随访，有 7% 的患者左心室功能进行性损害（LVEF 逐渐下降>6%，左心室舒张末期内径逐渐增大。并提示室性期前收缩出现频率与 LVEF 降低和左心室扩大显著相关。

Baman 等（2010）对 174 例射频消融治疗室性期前收缩患者，发现是期前收缩占 24 小时心搏总数的 24% 可作为频发室性期前收缩心肌病的室性期前收缩数目分界线，其敏感性 79%，特异性 78%。发生心肌病的最低室性期前收缩发生率为 10%。24% 可作为心肌病发生的独立预测因素。长期（>5年）、频发（20%）的室性期前收缩患者是室性期前收缩心肌病的易感人群。

（3）引起室性期前收缩心肌病的频发室性期前收缩，需用长程动态心电图等监测。室性期前收缩数目增多是长期的，通常不会大起大落。长期心电监测通常也未能发现 VT、VF。

（4）特发性室性期前收缩的 QRS 形态在长程监测中应基本相同。

（5）通常特发性室性期前收缩不伴随 RonT 等现象，联律间期是正常的，无 QT 间期延长或缩短等现象。

3. 特发性室性期前收缩与自律性增高机制可能有关。程序期前刺激在异丙肾上腺素帮助下可能被诱发。特发性室性期前收缩的起源部位，约 2/3 起源于心室流出道，主要是右心室流出道，其他 1/3 起源于心室游离壁、束支、二尖瓣环、三尖瓣环、室间隔等处。

4. 治疗　多非利特治疗有效，β-受体阻滞剂、胺碘酮有一定的疗效。

许多作者均证实室性期前收缩消融后，左心功能明显改善。如 Bogum 等（2007）Wijnmaalen 等认为室性期前收缩消融后 60%~80% 的患者，左心功能明显改善、扩大的心脏逐渐恢复正常。

5. 临床分型　可定为Ⅳ型室性期前收缩，属功能性室性期前收缩。

诊断标准：Ⅳ型室性期前收缩＝无器质性、离子通道心脏病+无 VT/VF+特发性室性期前收缩。

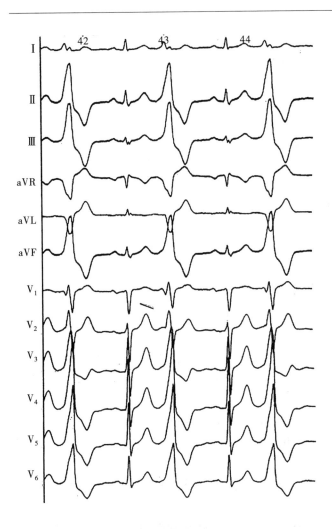

图 21-0-28　特发型室性期前收缩（示Ⅳ型室性期前收缩）

图示：左冠窦-右冠窦交界的室性期前收缩的 12 导联心电图。

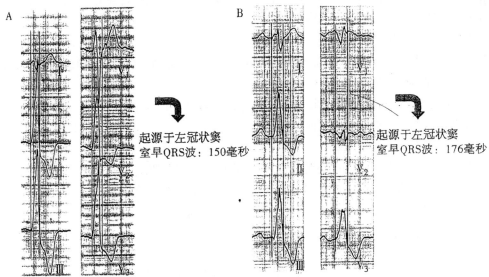

起源于左冠状窦
室早QRS波：150毫秒

起源于左冠状窦
室早QRS波：176毫秒

图 21-0-29　起源于左冠状窦口高室性期前收缩负荷患者的心电图

A. 射血分数正常组；B. 室性期前收缩心肌病（射血分数 40%），随后长时间抑制室性期前收缩后室性期前收缩心肌病逆转。在室性期前收缩心肌病患者中室性期前收缩时限较宽。LVEF，左室射血分数；VPD，室性期前收缩除极

（五）健康人群

1. 根据流行病学调查，健康人群也可发生室性期前收缩，属良性（功能性）室性期前收缩。

（1）婴儿室性期前收缩发生率为 0.54%。

（2）对 104 名健康儿童（7~11 岁）经 24 小时动态心电图监测，仅 1 人（0.9%）有单个室性期前收缩。

（3）正常成年人（男 51 名、女 50 名，平均年龄 48.8 岁），其中 39 人（38.6%）在 24 小时动态心电图监测至少有 1 次室性期前收缩的存在。仅有 4 人 24 小时室性期前收缩总数>100 个。

（4）Hinkle 等报道室性期前收缩在中年男性发生率达 62.2%，但多为偶见及单个起源点的室性期前收缩。有 19.1% 中年男性至少出现一次复杂性室性期前收缩，短阵室性心动过速发生率仅为 3.2%。

Clarke 等报道健康人有 12% 可出现频发室性期前收缩、二联、三联律及短阵室性心动过速（<5 个心动周期/每阵）。

Raokin 等观察到在同一人群中（3983 人）室性期前收缩的发生率从最初的 0.8%（均无结构性心脏病）到 29 年后增加到 9.2%。有人观察到 75 岁自认为健康的老人，室性期前收缩的发生率为 73%，其中有 Lown 3 级或 3 级以上的室性期前收缩。

Mamoli 等观察到 65 岁以上人群中室性期前收缩发生率达 82%，复杂的室性期前收缩也在增加。

（5）浦寿月等观察 30 例频发室性期前收缩，持续反复发作 10 年以上的患者，未发生心脏事件和死亡。

夏宏器等对 50 例 30~45 岁频发室性期前收缩（无心脏病依据）的患者，监测随诊 10~35 年，室性期前收缩也无明显变化，但无一例发生心脏急性事件或死亡。绝大多数患者在持续 3~5 年后虽有频发，但无症状或已明显减轻，原因是已适应了。

2. 健康人的室性期前收缩数量的波动性较大，一直持续者较少，多与情绪、劳累、饮酒、饭后等时易发生。

（3）对有室性期前收缩（尤其是有频发者）的健康人，首先应作详细全面的检查并定期复查以除外"结构性心脏病"。要定期追踪，终身随诊。

（4）健康人群室性期前收缩通常不会发生 VT 或 VF、无晕厥、无猝死。预后良好。

5. 健康人群的室性期前收缩可与前述四类人群的室性期前收缩重叠，使确诊困难。此时更须依靠临床检查以除外结构性心脏病。

6. 临床分型 可定为 V 型室性期前收缩（属良性或功能性室性期前收缩）

V 型室性期前收缩=健康人室性期前收缩。

室性期前收缩的分型：共五类型

（1）I 型室性期前收缩=器质性心脏病性 VT/VF 型室性期前收缩。

（2）II 型室性期前收缩=心脏离子通道疾病性 VT/VF 型室性期前收缩。

（3）III 型室性期前收缩=特发性室性心动过速性室性期前收缩。

（4）IV 型室性期前收缩=特发性室性期前收缩

（5）V 型室性期前收缩=健康人群室性期前收缩。

请参阅第 1~第 19 章中关于室性期前收缩与 VT、VF 相关的心电图片。

讨论：

（1）上述室性期前收缩的分类，尚须在实践中进一步论证和探讨。

（2）上述资料提示：绝大多数的室性心动过速（单形性和多形性室性心动过速）是由 I、II 型器质性室性期前收缩触发的；绝大多数的身性心室颤动是由 I、II 型器质性室性期前收缩触发的。而心源性猝死中 80% 以上是由心室颤动所致，因此，可以认为 I、II 型器质性室性期前收缩是心源性猝死的最主要原因。

参 考 文 献

1. Hinkle LE Jr, Carver ST, Stevens M. The frequency of asymptomatic disturbances of cardiac rhythm and conduction in middle-aged men [J]. Am J Cardiol, 1969; 24 (5)：629-650.

2. Clarke JM, Hamer J, Shelton JR, Taylor S, Venning GR. The rhythm of the normal human heart [J]. Lancet, 1976; 1 (7984)：508-512.

3. Morganroth J, Michelson EL, Horowitz LN, Josephson ME, et al. Limitations of routine long-term electrocardiographic monitoring to assess ventricular ectopic frequency [J]. Circulation, 1978：58 (3)：408-414.

4. Southall DP, Orrell MJ, Talbot JF, et al. Study of cardiac arrhythmias and other forms of conduction abnormality in newborn infants [J]. Br Med J, 1977; 2 (6087)：597-599.

5. Southall DP, Richards J, Mitchell P, Brown DJ, et al. Study of cardiac rhythm in healthy newborn infants [J]. Br Heart J, 1980; 43 (3)：14-20.

6. Michelson EL, Morganroth J. Spontaneous variability of complex ventricular arrhythmias detected by long-term electrocardiographic recording [J]. Circulation, 1980; 61 (4)：690-695.

7. Camm AJ, Evans KE, Ward DE, Martin A. The rhythm of the heart in active elderly subjects. Am Heart J, 1980; 99 (5)：598-603.

8. Rabkin SW, Mathewson FAL, Tate RB. Relationship of ventricular ectopy in men without apparent heart disease to occurrence of ischemic heart disease and sudden death [J]. Am Heart J, 1981; 101 (2)：135-142.

9. Kostis JB, Moreyra AE, gotzoyannis S, Aglitz MN, et al. Premature ventricular complexes in the absence of identifiable heart disease [J], Circulation, 1981; 63 (6)：1351-1356.

10. McKenna WJ, England D, Doi YL, Deanfield JE, et al. Arrhythmia in hypertrophic cardiomyopathy [J]. Br Heart J, 1981; 46 (2)：168-72.

11. Sobatka PA, Mayer JH, Bauernfeind RA, kanakis C Jr, et al. Arrhythmias documented by 24-hour continuous ambulatory electrocardiographic monitoring in young women without apparent heart disease [J]. Am Heart J, 1981; 101 (6)：753-759.

12. Southall DP, Johnston F, Shinebourne EA, Johnston P. 24-hour electrocardiographic study of heart rate and rhythm patterns in population of healthy children [J]. Br Heart J, 1981; 45 (3)：281-291.

13. Ruberman W, Weinblatt W, Goldberg JD, Frank CW, et al. Ventricular premature complexes and sudden death after myocardial infarction [J]. Circulation, 1981; 64 (2)：297-305.

14. Meinertz T, Hofmann T, Kasper W, Treese N, et al. Significance of ventricular arrhythmias in idiopathic dilated cardiomyopathy [J]. Am J Cardiol, 1984; 53 (7)：902-907.

15. von Olshausen K, Schafer a, Mehmel HC, Schwarz F, et al. Ventricular arrhythmias in idiopathic dilated cardiomyopathy [J]. Br Heart J, 1984; 51 (2)：195-201.

16. Mukharji J, Rude RE, Poole WK, Gustafson N, et al. Risk factors for sudden death after acute myocardial infarction：two-year follow-up [J]. Am J Cardiol, 1984; 54 (1)：31-36.

17. Bigger JT Jr, Fleiss JL, Kleiger R, Miller JP, et al. The relationships among ventricular arrhythmias, left ventricular dysfunction, and mortality in the 2 years after myocardial infarction [J]. Circulation, 1984; 69 (2)：250-258.

18. Maggioni AP, Zuanetti G, Franzosi MG, et al. Prevalence and prognostic significance of ventricular arrhythmias after acute myocardial infarction in the fibrinolytic era. GISSI-2 results [J]. Circulation, 1984; 69 (2)：312-322.

19. Pires LA, Wagshal AB, Lancey R, huang SKS. Arrhythmias and conduction disturbances after coronary artery bypass graft surgery：epidemiology, management, and prognosis. Am Heart J, 1995; 129 (4)：799-808.

20. Lerman BB, Belardinelli L, West GA, et al. Adenosine-sensitive ventricular tachycardia：evidence suggesting cyclic AMP-mediated triggered activity [J]. Circulation, 1986; 74 (2)；270.

21. McLenachan JM, henderson E, Morris KI, Dargie H. Ventricular arrhythmias in patients with hypertensive left ventricular hypertrophy [J]. N Engl J Med, 1987; 317 (13): 787-792.

22. Podrid PJ, Graboys TB, Lampert S, Blatt C. Exercise stress testing for exposure of arrhythmias [J]. Circulation, 1987; 75 (suppl Ⅲ): 60-65.

23. Abdalla IS, Prineas RJ, Neaton JD, jacobs DR Jr, et al. Relation between ventricular premature complexes and sudden cardiac death in apparently healthy men [J]. Am J Cardiol, 1987; 60 (13): 1038-1042.

24. Lo Ronald, Hsia HH. Ventricular arrhythmias in heart failure patients [J]. Cardiol clin, 2008; 26 (3); 381-403.

25. Kjekshus J. Arrhythmias and mortality in congestive heart fallure [J]. Am J Cardiol, 1990; 65 (19): 42-48.

26. Bikkina M, Larson MG, Levy D. Prognostic implications of asymptomatic ventricular arrhythmias: the framingham Heart Study [J]. Ann Intern Med, 1992; 117 (12): 990-996.

27. Mason JW. For the electrophysiologic study versus electrocardiographic monitoring investigators. A comparison of electro-physiologic testing with Holter monitoring to predict antiarrhythmic-drug efficacy for ventricular tachycardias [J]. N Engl J Med, 1993; 329: 445.

28. Bikkina M, Larson MG, Levy D. Asymptomatic ventricular arrhythmias and mortality risk in subjects with left ventricular hypertrophy [J]. JACC, 1993; 22 (4): 1111-1116.

29. Manolio TA, Furberg CD, Rautaharju PM, Siscovick D, et al. Cardiac arrhythmias on 24-h ambulatory electrocardiography in older women and men: the cardiovascular health study [J]. JACC, 1994; 23 (4): 916-925.

30. Jadonath RL, Schwartzman DS, Preminger MW, Gottlieb CD, et al. Utility of the 12-lead electrocardiogram in localizing the origin of right ventricular outflow tract tachycardia [J]. Am Heart J, 1995; 130 (5): 1107-1113.

31. Stevenson WG. Ventricular tachycardia after myocardial infarction: from arrhythmia surgery to catheter ablation [J]. J Cardiovasc Electrophysiol. 1995; 6 (part Ⅱ): 942.

32. Leenhardt A, Lucet V, Denjoy I, Grau F, et al. Catecholaminergic polyrmorphic ventricular tachycardia in children: a 7-year follow-up of 21 patients [J]. Circulation, 1995; 91 (5): 1512-1519.

33. Schillaci G, Verdecchia P, Borgioni C, Ciucci A, et al. Association between persistent pressure overload and ventricular arrhythmias in essential hypertension [J]. Hypertension, 1996; 28 (2): 284-289.

34. Chun K R, Satomi K, Kuckk K H, Ouyang F, et al. Left ventricular outflow tract tachycardia including ventricular tachy-cardia from the aortic cusps and epieardial ventricular tachycardia [J]. Herz, 1997; 32 (3): 226-232.

35. Cappato R, Schluter M, Weiss C, et al. Mapping of the coronary sinus and great cardiac vein using a 2-French electrode catheter and a right femoral approach [J]. J Cardiovasc Electrophysiol, 1997; 8: 371-376.

36. Schalij MJ, van Rugge FP, Siezenga M, et al. Endocardial activation mapping of ventricular tachycardia in patients: First application of a 32-site bipolar mapping electrode catheter [J]. Circulation, 1998; 98: 2168-2179.

37. Kamakura S, Shimizu W, Matsuo K, Taguchi A, et al. Localization of optimal ablation site of idiopathic ventricular tacy-cardia from right and left ventricular outflow tract by body surface ECG [J]. Circulation, 1998; 98 (15): 1525-1533.

38. Viskin S, Belhassen B. Polymorphic ventricular tachyarrhythmias in the absence of organic heart disease: classifciation, differential diagnosis, and implications for therapy [J]. Prog Cardiovas Dis, 1998; 41 (1): 17-34.

39. Nogami A, Naito S, Tada H, Oshima S, et al. Verapamil-sensitive left anterior fascicular ventricular tachycardia: results of radiofrequency ablation in six patients [J]. J Cardiovasc Electrohpysiol, 1998; 9 (12): 1269-1278.

40. Duffee DF, Shen W K, Smith HC: Suppression offrequent premature ventrieular Contractions and improvement of left ven-tricular function in patients With presumed idiopathic dilated eardiomyopathy [J]. Mayo Clin Proc, 1998; 73 (5): 430-433.

41. Chugh SS, Shen WK, Luria DM, et al. First evidence of premature ventricular complex-induced cardiomyopathy: a po-tentially reversible cause of heart failure. J Cardiovasc Electrophysiol, 2000, 11: 328-329.

42. Grimm W, Glaveris C, hoffmann J, Menz V, et al. Arrhythmia risk stratification in idiopathic dilated cardiomyopathy based on echocardiography and 12-lead, signal-averaged, and 24-hour Holter electrocardiography [J]. Am Heart J, 2000; 140 (1): 43-51.

43. Corrado D, Fontaine G, Marcus FI, McKenna WJ, et al. Arrhythmogenic right ventricular dysplasia/ cardiomyopathy:

need for an international registry [J]. Circulaiton, 2000; 101 (11): e101-e106.

44. Hachiya H, Aonuma K, Yamauchi Y, Harada T, et al. Electrocardiographic characteristics of left ventricular outflow tract tachycardia [J]. Pace, 2000; 23 (11) Pt 2: 1930-1934.

45. Simpson RJ, Cascio WE, Crow RS, Schreiner PJ, et al. Association of ventricular premature complexes with electrocardiographic-estimated left ventricular mass in a population of African-American and white men and women (the Atherosclerosis risk in communities [ARIC] study) [J]. Am J Cardiol, 2001; 87 (1): 49-53.

46. Soejima K, Delacretaz E, Suzuki M, et al. Saline-cooled versus standard radiofrequency catheter ablation for infarct related ventricular tachycardias [J]. Circulation. 2001; 103: 1858-1862.

47. Soejima K, Suzuki M, Maisel WH, et al. Catheter ablation in patients with multiple and unstable ventricular tachycardias after myocardial infarction: short ablation lines guided by reentry circuit isthmuses and sinus rhythm mapping [J]. Circulation, 2001; 104: 664-669.

48. Tada H, Nogami A, Naito S, Fukazawa H, et al. Left ventricular epicardial outflow tract tachycardia: a new distinct subgroup of outflow tract tachycardia [J]. Jpn Circ J, 2001; 65 (8): 723-730.

49. Bakker RF, de Lange F, Hauer RN, et al. Sequential map-guided endocardial resection for ventricular tachycardia improves outcome [J]. Eur J Cardiothoral Surg, 2001; 19 (4): 448-453.

50. Van Dessel PF, de Bakker JM, van Hemel NM, et al. Pace mapping of postinfarction scar to detect ventricular tachycardia exit sites and zones of slow conduction [J]. J Cardiovasc Electrophysiol, 2001; 12 (6): 662-670.

51. Nabar A, Rodriguez LM, Timmermans C, et al. Use of a saline-irrigated tip catheter for ablation of ventricular tachycardia resistant to conventional radiofrequency ablation: early experience [J]. J Cardiovasc Electrophysiol, 2001; 12: 153 -157.

52. O'Donnell D. Bourke JP, Anilkumar R, et al. Radiofrequency ablation for post infarction ventricular tachycardia. Report of a single centre experience of 112 cases [J]. Eur Heart J, 2002; 23 (21): 1699-1705.

53. Friedman PA, Asirvatham SJ, Grice S, el al. Noncontact mapping to guide ablation of right ventricular outflow tract tachycardia [J]. J Am Coll Cardiol, 2002; 39: 1808-1812.

54. Ouyang F, Fotuhi P, Ho SY, Hebe J, et al. Repetitive monomorphic ventricular tachycardia originating from the aortic sinus cusp [J]. J Am Coll Cardiol, 2002; 39 (3): 500-508.

55. Bella PD, Pappalardo A, Riva S, et al. Non contact mapping to guide catheter ablation of untolerated ventricular tachycardia [J]. Eur Heart J, 2002; 23: 742-752.

56. Fischer A, Verma R, Gomes JA, et al. Ventricular arrhythmia: role of the implantable cardioverter defibrillator and radiofrequency ablation in addition to drugs [J]. Mt Sinai J Med, 2002; 69 (4): 197-207.

57. Priori SG, Napolitano C, Menni M, Colombi B, et al. Clinical and molecular characterization of patients with catecholaminergic polymorphic ventricular tachycardia [J]. Circulation, 2002; 106 (1): 69-74.

58. Simpson RJ, Cascio WE, Schreiner PJ, Crow RS, et al. Prevalence of premature ventricular contractions in a population of African American and shite men and women: the Atherosclerosis Risk in Communities (ARIC) study [J]. Am Heart J, 2002; 143 (3): 535-540.

59. Al-Khatib SM, granger CB, Huang Y, Lee KL, et al. Sustained ventricular arrhythmias among patients with acute coronary syndromes with no ST-segment elevation: incidence, predictors, and outcomes [J]. Circulation, 2002; 106 (3): 300-312.

60. Bella PD, Ponti RD, Uriarte JAS, et al. Catheter ablation and antiarrhythmic drugs for haemodynamically tolerated postinfarction ventricular tachycardia. Long-term outcome in relation to acute electrophysiological findings [J]. Eur Heart J, 2002; 23: 414-424.

61. Soejima K, Stevenson WG, Maisel WH, et al. Electrically Unexcitable Scar Mapping Based on Pacing Threshold for Identification of the Reentry Circuit Isthmus. Feasibility for Guiding Ventricular Tachycardia Ablation [J]. Circulation, 2002; 106: 1678.

62. Cobb LA, fahrenbruch CE, Olsufka M, Copass MK, Changing incidence of out-of-hospital ventricular fibrillation, 1980-2000 [J]. JAMA, 2002; 288 (23): 3008-3013.

63. Bogun F, Bender B, Li YG, et al. Analysis during sinus rhythm of critical sites in reentry circuits of postinfarction ventricular tachycardia [J]. J Intery Card Electrophysiol, 2002 ; 7 (1) : 95–103.

64. Nogami A. Idiopathic left ventricular tachycardia: assessment and treatment [J]. Card Electrophysiol Rev, 2002; 6 (4) : 448–457.

65. Dixit S, Gerstenfeld EP, Callans DJ, Marchlinski FE. Electrocardiographic patterns of superior right ventricular outflow tract tachycardia: distinguishing septal and free-wall sites of origin [J]. J Cardiovasc Electrohpysiol, 2003; 14 (1) : 1 –7.

66. Ito S, Tada H, Naito S, Kurosaki K, et al. Development and validation of an ECG algorithm for identifying the optimal ablation site for idiopathic ventricular outflow tract tachycardia [J]. J Cardiovasc Electrophysiol, 2003; 14 (12) : 1280 –1286.

67. Wetzel U, Hindricks G, Dorszewski A, et al. Electroanatomic mapping of the endocardium. Implication for catheter ablation of ventricular tachycardia [J]. Herz, 2003; 28 (7) : 583–590.

68. Brugada J, Berruezo A, Cuesta A, et al. Nonsurgical transthoracic epicardial radiofrequency ablation: an alternative in incessant ventricular tachycardia [J]. J Am Coll Cardiol, 2003; 41 (11) : 2036–2043.

69. Timmermans C, Rodriguez LM, Crijns HJ, Moorman AF, et al. Idiopathic left bundle-branch block-shaped ventricular tachycardia may originate above the pulmonary valve [J]. Circulation, 2003; 108 (16) : 1960–1967.

70. Sumitomo N, Harada K, Nagashirna M, Yasuda T, et al. Catecholaminergic polymorphic ventricular tachycardia: electrocardiographic characteristics and optimall therapeutic strategies to prevent sudden death [J]. Heart, 2003; 89 (1) : 66–70.

71. Reddy VY, Neuzil P, Taborsky M, et al. Short-term resuhs of substrate mapping and radiofrequency ablation of ischemic ventricular tachycardia using a saline-irrigated catheter [J]. J Am Coll Cardiol, 2003 ; 41 : 2228–2231.

72. Vivek Y, Reddy MD, Wrobleski D, et al. Combined epicardial and endocardial etectroanatomic mapping in a porcine model of healed myocardial infarction [J]. Circulation, 2003; 107 : 3236.

73. Gaita F, Giustetto C, Bianchi F, Wolpert C, et al. Short QT syndrome: a familial cause of sudden death [J]. Circulation, 2003; 108 (8) : 965–970.

74. Morentin B, Sudrez-Mier P, Aguilera B. Sudden unexplained death among persons 1–35 years old [J]. Forensic Sci Int, 2003 ; 135 (3) : 213–217.

75. Ribbing M, Wasmer K, Monnig G, et al. Endocardial mapping of right ventricutar outflow tract tachycardia using noncontact activation mapping [J]. J Cardiovasc Electrophysiol. 2003 ; 14 : 602–608.

76. Kautzner J, Cihak R, Peichl P, et al. Catheter ablation of ventricular tachycardia following myocardial infarction using three-dimensional electroanatomieal mapping [J]. Pacing Clin Electrophysiol, 2003; 26 (1 Pt 2) : 342–347.

77. Fung JW. Chan HC, Chan JY, et al. Ablation of nonsustained or hemodynamically unstable ventricular arrhythmia originating from the right ventricular outflow tract guided by noncontact mapping [J]. Pacing Clin Electrophysiol, 2003 ; 26 : 1699–1705.

78. Thiagalingam A, Wallace EM, Campbell CR, et al. Value of noncontact mapping for identifying left ventricular scar in an ovine model [J]. Circulation, 2004 Nov 16; 110 (20) : 3175–3180.

79. Esteban M, Garcia-Pinilla JM, Mckenna WJ. Update in arrhythmogenic right ventricular cardiomyopathy: genetic, clinical presentation, and risk stratification [J]; Rev Esp Cardiol, 2004 ; 57 (8) : 757–767.

80. Herlitz J, Engdahl J, Svensson L, Young M, et al. Decrease in the occurrence of ventricular fibriilation as the initially observed arrhythmias after out-of-hospital cardiac arrest during 11 years in Sweden [J]. Resuscitation, 2004; 60 (3) : 283–390.

81. Leitman M, Lysyansky P, Sidenko S, et al. Two-dimensional strain-a novel software for real-time quantitatiVe ecbocardiographic assessment of myocardial function. J Am Soc Echocardiogr, 2004, 17: 1021–1029.

82. Szumowski L, Sandes P, walczak F, et al. Mapping and Ablation or Polymorphic VentricLllar Tachycardia After Myocardial Infarction [J] J Am Coll Cardiol, 2004; 44: 1700–1706.

83. Tada H, Ito S, Naito S, Kurosai K, et al. Idiopathic ventricular arrhythmia arising from the mitral annulus: a distinct

subgroup of idopathic ventricular arrhythmias［J］. J Am Coll Cardiol, 2005；45（6）：877-886.

84. Yarlagaada RK, 1wai s, stein KM, et a1. Reversal of cardiomyopathy in patients with repetitive monomorphic ventricular ectopy origiaating from the right ventrieular outflow tract. Circulation, 2005, 112：1092-1097.

85. Joshi S, Wilber DJ. Ablation of idiopathic right ventricular outflow tract tachycardia：current perspectives［J］. J Cardiovasc Electrophysiol, 2005；16（Suppl 1N）：S52-8.

86. Dixit S, Gerstenfeld EP, Lin D, callans DJ, et al. Identification of distinct electrocardiographic patterns from the basal left ventricle：distinguishing medial and lateral sites of origin in patients with idiopathic ventricular tachycardia［J］.

87. Sekiguchi Y, Aonuma K, Takahashi A, Yamauchi Y, et a1. Electrocardiographic and electrophysiologic characteristics of ventricular tachycardia originating within the pulmonary artery［J］. J Am Coll Cardiol, 2005；45（6）：887-895.

88. Antzelevitch C, Brugada P, Brugada J, Brugada R. Brugada syndrome：from cell to bedside［J］. Curr Probl Cardiol, 2005；30（1）：9-54.

89. Antzelevitch C, Brugada P, Borggrefe M, burgada J, et a1. Brugada syndrome：report of the second consensus conference［J］. Circulation, 2005；111（5）：659-670.

90. Kumagai K, Yanlauchi Y Takahashi A Yokoyama Y, et a1. Idiopathic lef ventricular tachycardia originating from the mitral annulus［J］. J Cardiovasc Electrophysiol, 2005；16（10）：1029-1036.

91. Azegami K, Wilber DJ, Arruda M, et. al. Spatial resolution of pacemapping and activation mapping in patients wirh idiopathic right ventricular outflow tract taehycardia［J］Cardiovasc Electrophysiol, 2005；16：813-829.

92. Farzaneh-Far A, Lerman BB. Idiopathic ventricuiar outflow tract tachvcardia［J］. Heart, 2005；91（2）；1209.

93. Obel OA, Avila A, Neuzil P, et al. Ablation of left ventricular epicardial outflow iract lachycardia from the distal great cardiac vein［J］. J Am Coil Cardiol, 2006, 48（9）：1813-1817.

94. Daniels DV, Lu YY, Morton JB, Santucci PA, et al. Idiopathic epicardial left ventricular taehycardia originating remote from the sinus, of Valsalva：electropysiologicai characteristics, catheter ablation；and identification from the 12-lead electrocardiogram［J］. Circulation, 2006；113（13）：1659-1666.

95. Rahimi K, Watzlawek S, Thiele H, Secknus M, et al. Incidence, time course, and prdicotrs of early malignant ventricuIar arrhythmias after non-ST-segment elevation myocardial infarction in patients with early invasive treatment［J］. Eur Heart J, 2006；27（14）：1706-1711.

96. Massing MW, Simpson RJ, Rautaharju PM, Schreiner PJ, et al. Usefulness of ventricutar premature complexes to predict coronary heart disease events and mortality（from the Atherosclerosis Risk In Communities Cohort）［J］. Am J Cardiol, 2006；98（12）：1609-1612.

97. Furushima H, Chinushi M, Sugiura H, et al. Ventricular tachycardia late after repair of congenital heart disease：efficacy of combination therapy with radiofrequency catheter ablation and class IIT antiarrhythmic agents and long-term outcome［J］. J ElectroCardiol. 2006；39（2）：219-224.

98. Zipes DP, Carom AJ, 130rggrefe M, et a1. ACC/AHA/ESC 2006 guidelines for management of patients with ventricular arrhythmias and the prevention of sudden cardiac death：a report of the American College of Cardioiogy/American Heart Association Task Force and the European Society of Cardiology Committee for Practice Guidelines（Writing Committee to Develop Guidelines for Management of Patients With Ventricular Arrhythmias and the Prevention of Sudden Cardiac Death［J］. J Anl Ootl Cardiot, 2006；48（5）：e247-346.

99. Zipes DP, Camm AJ, 130rggrefe M, et a1. ACC/AHA/ESC 2006 guidelines for management of patients with ventricular arrhythmias and the prevention of sudden cardiac death—executive summary：a reDort of the American College of Cardiology/American Heart Association Task Force and the European Society of Cardiology Committee for Practice Guidelines（writing committee to develop guidelines for managemenl of patients With ventrieular arrhythmias and the prevention of sudden cardiac death）［J］. Circulation, 2006；114：1088-1132.

100. Rajappan K, Selni-lting RJ. Non-contact mapping in the treatmenl of ventricular tachycardia after myocardial nfarction［J］. J Interv Card Electrophysiol. 2007；19（1）：9-18.

101. Sasaki S, Niwano S, Fukaya H, Yuge M, et a1. Clinical usefulness of electrophysiologic study（EPS）-guided risk stratification of lifethreatening arrhythmia in patients With heart failure［J］. Int Heart J, 2007；48（2）：155-163.

102. Bogun F, Crawford T, Reich S, et al. Radiofrequency ablation of frequent, idiopathic premature ventricular complexes: comparison with a control group without intervention [J]. Heart Rhythm, 2007; 4 (7): 863-867.

103. Dalai D, Jain R, Tandri H, et al. Long-term efficacv of catheler ablation of ventricular tachycardia in patients with arrnythmogenic right ventricular dysplasia/cardiomyopathy [J]. J Am Coll Cardiol, 2007; 50 (5): 432-440.

104. Tada H, Tadokoro K, Ito S, Naito S, et al. Idiopathic ventricular arrhythmias originating from the tricuspid annulus: prevalence, electrocardiographic characteristics, and results of radiofrequency catheter ablation [J]. Heart Rhythm, 2007; 4 (1): 7-16.

105. Yamawake N, Sishizaki M, Hayashi T, Niki S, et al. Autonomic and pharmacological responses of idiopathic ventricular tachycardia arising from the left ventricular outflow tract [J]. J Cardiovasc Electrophysiol, 2007; 18 (11): 1161-1166.

106. Letsas KP, Gavrielatos G. Efremidis M, el al. The natural history of arrhythmogenic right ventricular cardiomyopatby [J]. Am Heart Hosp J, 2007; 5 (4): 259-262.

107. Ford ES, Ajani U, Croft HJ, Critchley JA, et al. Explaining the decrease in U. S. Deaths from coronary disease. 1980—2000 [J]. N Engl J Med, 2007; 356 (23): 2388-2398.

108. Yamada T, Muto M, Murakami Y, et al. Macroreerttrant ventricular tachycardia mimicking focal ventricular tachycardia in a case with arrhythmogenic right ventricular eardiomyopathy [J]. J Interv Card Electrophysiol, 2007; 20 (1-2): 43 -47.

109. Zeppenfeld K, Schalij MJ, Bartelings MM, et al. Catheter ablation of ventricular tachycardia after repair of congenital heart disease: eIectroanatomic identification of the critical right ventricular isthmus [J]. Circulation, 2007; 116 (20): 2241-2252.

110. Bakir l, Brugada P, sarkozy A, et al. A novel treatment strategy for therapy refractory ventricular arrhythmias in the setting of arrhythmogenic right ventricular dysplasia [J]. Europace. 2007; 9 (5): 267-269.

111. Rosso R, Kalman Jm, rogowski O, Diamant S, et al. Calcium channel blockers and beta-blockers versus beta-blockers aloe for preventing exercise-induced arrhythmias in eatecholaminergie polymorphic ventricular tachycardia [J]. Heart Rhythm, 2007; 4 (9): 1149-1154.

112. Badhwar N, scheinrman MM. Idiopathic ventricular tachycardia: diagnosis and management [J]. curr Probl cardiol, 2007; 32 (1): 7-43.

113. Gallagher MM, Forleo GB, Behr ER, Magliano G, et al. Prevalence and significance of Brugada-type EGG in 12, 012 apparently healthy European subjects [J]. Int J Cardiol, 2008; 130 (1) : 44-48.

114. Good E, Desjardins B, Jongnarangsin K, Oral H, et al. Ventricular arrhythmias originating from a papillary muscle in patients without prior infarction: a comparison with fascicular arrhythmias [J]. Heart Rhythm, 2008: 5 (11) : 1530 -1537.

115. Kanei Y, Friedman M, Ogawa N, et al. Frequent premature ventricular complexes originating from the right ventricular outflow tract are associated with left ventricular dysfunction. Ann Noninvasive Electrocardiol, 2008, 13: 81-85.

116. Delgado V, Ypenburg C, Van Bommel RJ, et al. Assessment of left ventricular dyssynchrony by speckle tracking strain imaging comparison between longitudinal, circumferential, and radial strain in cardiac resynchronization therapy. J Am Coil Cardiol, 2008, 51: 1944-1952.

117. Tada H, Tadokoro K, Miyaji K, Ito S, et al. Idiopathic ventricular arrhythmias arising from the pulmonary artery: prevalence, characteristics, and topography of the arrhythmia origin [J]. Heart Rhythm, 2008; 5 (3) : 419-426.

118. Jastrzebski M, Bacior B. Repetitive monomorphic ventricular tachycardia originating from the inferior tricuspid annulus [J]. Cardiol J, 2008; 15 (3) : 277-280.

119. Elliott P, Anderssen B, Arbustini E, et al. Classification of the eardiomyopathies: a position statement from the European Society of Cardiology Working Group on Myocardial and Pericardial Diseases. Eur Heart J, 2008, 29 (2) : 270-276.

120. Kanei Y, Friedman M, Ogawa N, et al. Frequenc premature ventricular complexes originating from the right ventricular outflow tract are associated with left ventricular dysfunction [J]. Ann Noninvasive ElectroCardioi, 2008; 13 (1) : 81

-85.

121. Corrado D, Basso C, Leoni L, et al. Three-dimensional electroanatomical voltage mapping and histologic. evaluation of myocardial substrate in right ventricular outflow tract tachycardia [J]. J Am Coll Cardiol, 2008; 51 (7) : 731-739.

122. Goldenberg I, Moss AJ. Long QT syndrome [J]. J Am Coll Cardiol; 2008; 51 (24) : 2291-2300.

123. Niwano S, Wakisaka Y, Niwano H, et al. Prognostic significance of frequent premature ventricular contractions originating from the ventricular outflow tract in patients with normal left ventricular function [J]. Heart, 2009; 95 (15) : 1230-1237.

124. Lelakowski J, Dreher A, Majewski J, et al. Effects of catheter ablation of idiopathic ventricular ectopic beats on left ventricular function and exercise capacity. Kardiol Pol, 2009, 67: 847-855.

125. Hayashi M, Denjoy I, Extramiana F, Maltret A, et al. Incidence and risk factors of arrhythmic events in catecholaminergic polymorphic ventricular tachycardia [J]. Circulation, 2009; 119 (18) : 2426-2434.

126. Stanton T, Leano R, Marwiek TH. Prediction of all-cause mortality from global longitudinal speckle strain: comparison with ejection fraction and wall motion scoring. Circ Cardiovase Imaging, 2009, 2: 356-364.

127. Ideker RE, Rogers JM, Fast V, Li L, et al. Can mapping differentiate microreentry from a focus in the ventricle [J] Heart Rhythm, 2009; 6 (11) : 1666-1669.

128. Niwano S, Wakisaka Y, Niwano H, et al. Prognostic significance of frequent premature ventricular contractions originating from the ventrieular outflow tract in patients with normal left ventricular function. Heart, 2009, 95: 1230-1237.

129. Ruiz-Bailén M, Rucabado-A guilar L, Expósito-Ruiz M, Castillo-Rivera AM, et al. Sustained ventricular arrhythmias in unstable angina patients: results of the ARIAM database [J]. Med Sci Monit, 2009; 15 (6) : CR280-289.

130. Hua W, Zhang LF, Wu YF, Liu XQ, et al. Incidence of sudden cardiac death in China [J]. JACC, 2009; 54 (12) : 1110-1118.

131. Corrado D, Basso C, Thiene G. Arrhythmogenic right ventricular cardiomyopathy: an update [J]. Heart, 2009; 95 (9) : 766-773.

132. Sarrazin JF, Labounty T, Kuhne M, et al. Impact of Radiofrequency Ablation of Frequent Post-Infarction Premature Ventricular Complexes on Left Ventricular Ejection Fraction [J]. Heart Rhythm, 2009; 6 (11) : 1543-1549.

133. Baman TS, Lange DC, Bg KJ, et al. Relationship between burden of premature ventricular complexes and left ventricu lar function [J]. Heart Rhythm, 2010; 7 (7) : 865-869.

134. Marcus FI, McKenna WJ, Sherrill D, Basso C, et al. Diagnosis of arrhythmogenic right ventricular cardiomyopathy/dysplasia [J]. Eur H J, 2010; 31 (7) : 806-814.

135. Wijnmaalen AP, Delgado V, Schalij MJ, et al. Beneficial effects of catheter ablation on left ventricular and right ventricular function in patients with frequent premature ventricular contractions and preserved ejection fraction. Heart, 2010, 96 : 1275-1280.

136. Baman TS, Lange DC, Ilg KJ, et al. Relationship between burden of premature ventricular complexes and left ventricular function. Heart Rhythm, 2010, 7: 865-869.

137. Timir SB, Dave CL, Karl JI, et al. Relationship between burden of premature ventricular complexes and left ventricular function. Heart Rhythm, 2010, 7: 865-869.

138. Blaauw Y, Pison L, Opstal M, et al. Reversal of ventricular premature beat induced cardiomyopathy by radiofrequency catheter ablation. Netherlands Heart J, 2010, 18: 493-498.

139. Kim YH, Park SM, Lim HE, et al. Chronic frequent premature ventricular complexes originating from right and non-right ventricular outflow tracts. Int Heart J, 2010, 51: 388-393.

140. Ohlow M, Geller C, Richter S, Farah A, et at. Incidence and predictors of ventricular arrhythmias after ST-segment elvation myocardial infarction [J]. Am J Emerg Med, 2011 (Epub ahead of print).

141. Giustetto C, Schimpf R, Mazzanti A, Scrocco C, et al. Long-term follow-up of patients with short QT syndrome [J]. J Am Coll Cardiol, 2011; 58 (6) : 587-595.

142. Mahmoud KD, Zijlstra F, Rihal CS, Holmes DR. Sudden cardiac death: epidemiology, circadian variation, and triggers [J]. Curr Probl Cardiol, 2011; 36 (2) : 56-80.

143. Munoz FD, Sved FF, Noheria A, et al. Characteristics of premature ventricular complexes as correlates of reduced left ventrieular systolic function: study of the burden, duration, coupling interval, morphology and site of origin of PVCs. J Cardiovasc Electrophysiol, 2011, 18: 1111.

144. Hasdemir C, Ulucan C, Yavuzgil O, et al. Tachycardia-induced cardiomyopathy in patients with idiopathic ventricular, arrhythmi-as: the incidence, clinical and eleetrophysiologic characteristics, and the predictors. J Cardiovasc Electrophysiol, 2011, 22: 663-668.

145. Miki Yokokawa, MD, Hyungjin Myra Kim, et al. Relation of symptoms and symptom duration to premature ventricular complex-induced cardiomyopathy. Heart Rhythm, 2012, 9: 92-95.

146. 李世倍, 王祖禄, 梁延春, 等. 起源于乳头肌特发性室性心律失常的电生理特点及射频导管消融 [J]. 中华心律失常学杂志, 2011, 15 (3): 169-176.

147. 王祖禄, 韩雅玲. 体表心电图判断心外膜和心内膜起源的室性心动过速 [J]. 中华心律失常学杂志, 2010, 14 (1): 39-42.

148. 黄永麟, 郭帅. 室早与扩张型心肌病新进展. 中国心律学, 2012, 423.

149. 王永龙. 频发室早性心肌病 2013. 中国心律学, 2013, 430.

150. 王祖禄, 韩雅玲, 梁延春, 等. 射频消融室性早搏治疗特发性和心肌梗死后恶性室性心动过速 [J]. 中国心脏起搏与心电生理杂志, 2004, 18 (6): 424.

151. 丁燕生, 王禹川. 频发室早消融后的心功能恢复. 中国心律学, 2013, 463.

152. 夏宏器, 邓开伯. 实用心律失常学. 第 2 版, 北京: 中国协和医科大学出版社, 2008, 579-564.

153. 夏宏器, 邓开伯. 室性心动过速. 实用心律失常学. 第 2 版, 北京: 中国协和医科大学出版社, 2008, 684-914.

154. 黄从新. 室性早搏诱发的心动过速性心肌病. 中国心脏起搏与心电生理杂志, 2010, 24 (3): 189.

155. 刘书旺, Yongmei Cha. 频发室性早搏导致的心肌病. 中国心脏起搏与心电生理杂志, 2012, 26 (2): 101.

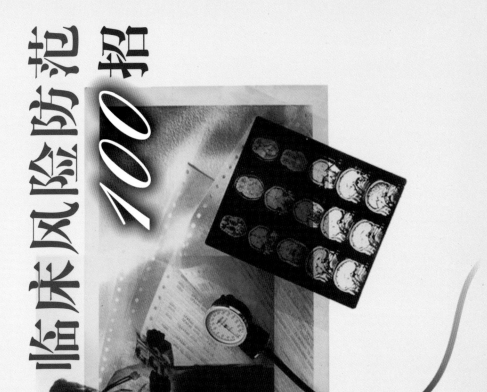

临床风险防范100招

临床风险防范100招　　王和平　主编　　中国协和医科大学出版社

中国协和医科大学出版社

ISBN 978-7-81136-277-0

定价：38.00元

临床风险防范100招